U0289672

朱良春

益肾蠲痹法治疗

风湿病

邓铁涛 题

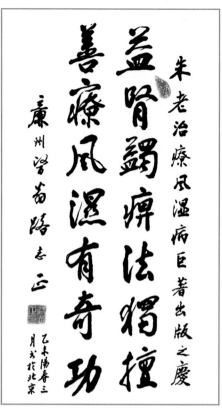

益肾蠲痹法犹擅
善疗风湿有奇功

朱老治疗风湿病巨著出版之庆

廉州学苗路志正

乙未阳春三月书于北京

国医大师路志正题词

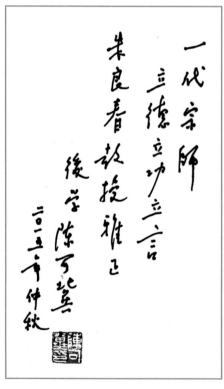

一代宗师
立德立功立言
朱良春教授雅正
后学陈可冀
二〇一五年仲秋

国医大师陈可冀院士题词

国医大师朱良春教授简介

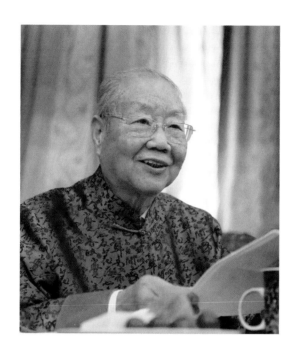

朱良春（1917.8～2015.12），主任医师、教授，首届国医大师，全国老中医药专家学术经验继承工作指导老师。早年拜孟河御医世家马惠卿先生为师。继学于苏州国医专科学校，并于1938年毕业于上海中国医学院，师从章次公先生，深得其传。历任南通市中医院首任院长（1956～1984）、中国农工民主党中央委员、江苏省政协常委暨南通市政协副主席、中国中医药学会第1～2届理事暨江苏省分会副会长、南通市科学技术协会副主席等职。1987年12月获国务院批准为"杰出高级专家"，享有终身不退休待遇。1991年7月，国务院颁予政府特殊津贴证书。曾任南通市中医院首席技术顾问，中国癌症研究基金会鲜药研制学术委员会名誉主任，南京中医药大学终身教授、博士生导师，上海同济大学特聘教授、广州中医药大学第二临床医学院及长春中医学院客座教授，中国中医科学院学术委员会委员，中国中医药学会终身理事，中医教材顾问委员会委员，《世界中医药》杂志顾问委员会副主任委员，新加坡中华医学会专家咨询委员，美国中医针灸医师联合会高级顾问等职。

朱良春教授从医已逾77载，是全国著名中医内科学家，治学严谨，医术精湛，对内科杂病的诊治具有丰富的经验，提出对时兴热病应"先发制病"，痹症具有"久痛多瘀、久痛入络、久病多虚、久病及肾"之特点，慢性久病"从肾论治"等论点。先后研制了"益肾蠲痹丸"、"复肝丸"、"痛风冲剂"等具有自主知识产权的医院制剂，"益肾蠲痹丸"获部、省级科技奖。主要学术著作有《虫类药的应用》、《章次公医案》、《医学微言》、《朱良春用药经验集》、《中国百年百名中医临床家丛书·朱良春》、《现代中医临床新选》（日文版，合著）、《章次公医术经验集》、

《朱良春医集》、《朱良春虫类药的应用》（第 2 版）等 10 余部，发表学术论文 190 余篇。曾先后应邀赴日本、新加坡、法国、马来西亚等国家做学术演讲。他因擅长用虫类药治疗疑难杂症，故有"虫类药学家"之称。他尝取苏东坡"博观而约取，厚积而薄发"为座右铭，博采众长，冶为一炉。章次公先生"发皇古义，融会新知"之主张及张锡纯之求实精神，对他启迪殊深。他治学严谨，勤于实践，师古不泥，锐意创新，颇多建树，是一位理论联系实际的中医临床家，年近百岁，仍为中医事业之振兴，发挥余热。

主编朱婉华教授简介

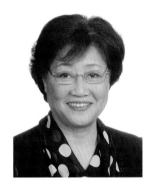

朱婉华（1949.11~），江苏省名中医，硕士研究生导师，尽得其父亲首批国医大师朱良春真传。中国农工民主党党员暨南通市原市委委员、江苏省第八届人大代表。1992 年 6 月评选为首批南通市中青年技术拔尖人才，2009 年获江苏省"五一"劳动奖章，2016 年评选为南通市"十佳巾帼创业明星"。现任南通良春中医医院院长暨良春中医药研究所所长、国家中医药管理局重点专科风湿病科全国痛风协作组组长、中华中医药学会风湿病分会名誉副主任委员、中国民族医药学会风湿病分会副会长、世界中医药学会联合会风湿病专业委员会副会长、海峡两岸医药卫生交流协会风湿免疫病学专业委员会常务委员、中华中医药学会名医学术思想研究会副主任委员、中国癌症基金会北京鲜药研制中心副主任委员、中国中医药研究促进会肿瘤专业委员会副主任委员、海峡两岸医药卫生交流协会中西医结合专业委员会常务委员、澳门中国中医药文化研究促进会资深专家委员会副主任委员、《实用中医药杂志》顾问、《世界中西医结合杂志》及《风湿病与关节炎杂志》编委等职。

朱婉华教授从医 40 余年，善于继承和创新，在整理朱良春教授经验的基础上，在中医药治疗风湿病、肿瘤领域率领团队归纳总结了朱老独特的临床治疗体系。在风湿病领域已获得七项部、省、市级科技成果进步奖，主持参与研发国家级新药"益肾蠲痹丸"；主持国家科技部"十五"重点攻关项目两项，国家科技部"十一五"科技支撑计划课题两项，江苏省科技支撑计划一项，主编《痛风（浊瘀痹）诊疗与康复手册》、《朱良春益肾蠲痹法治疗风湿病》，参与 14 本著作和五部大型工具书的编写，在各级各类杂志发表学术论文 60 余篇。

"顽痹（类风关）从肾论治"的研究成果

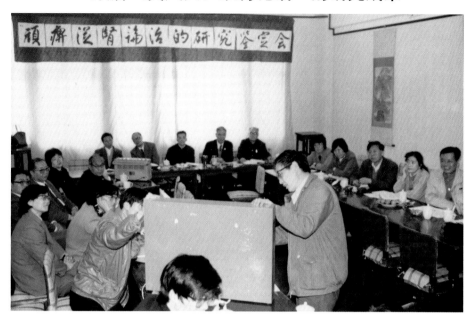

1987年10月，在南通召开《顽痹（类风湿关节炎）从肾论治的研究》课题评审鉴定会，中国中医研究院路志正教授、中日友好医院焦树德教授、皖南医学院李济仁教授、南通医学院附属医院程达人院长、南通医学院徐健教授、南通医学院附属医院邵荣世教授、北京同仁堂提炼厂刘桂贤厂长、南通市科委王铼主任、南通市卫生局柯观副局长等专家参加。该科研成果获江苏省科技进步奖四等奖，南通市科技进步奖二等奖

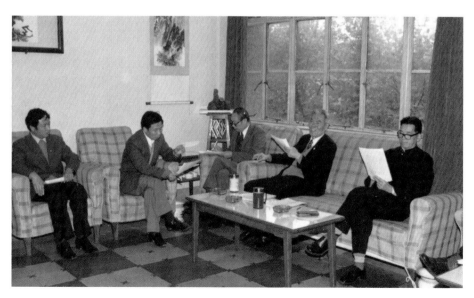

组长路志正（右一）、焦树德（右二）、程达人（右三）、柯观副局长（右四）、王铼主任（右五）在讨论鉴定结论

朱良春主任医师痹证诊疗软件成果

　　1984 年，与南京中医学院计算机中心合作研发《朱良春主任医师痹证诊疗软件》，人机符合率达 98%，此软件转让南京、安徽等医院使用，受到好评。

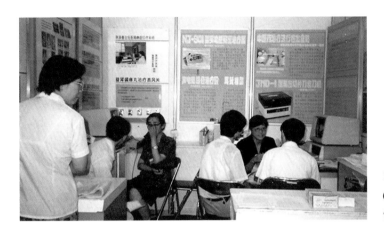

1989 年在首届国际博览会上作者（右二）向参观者介绍《朱良春主任医师痹证诊疗软件》

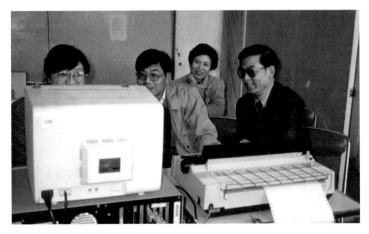

操作员巫明哲向中国中医研究院基础理论研究所沈绍功所长（右一）与中药研究所药厂李荣生厂长（左二）演示《朱良春主任医师痹证诊疗软件》

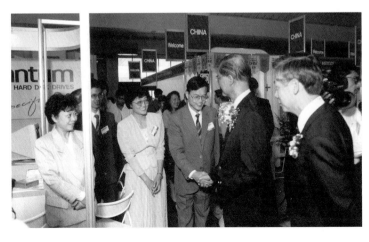

1991 年 12 月，作者（左三）应邀去新加坡演示推广《朱良春主任医师痹证诊疗软件》，并受到新加坡教育部长接见

益肾蠲痹丸治疗类风湿关节炎研究成果

1989 年，《益肾蠲痹丸治疗类风湿关节炎》的相关科研成果在首届国际博览会上参展，并获得银奖，江苏清江药业有限公司韩才峰厂长等向国务委员李铁映介绍"益肾蠲痹丸"患者反馈信息

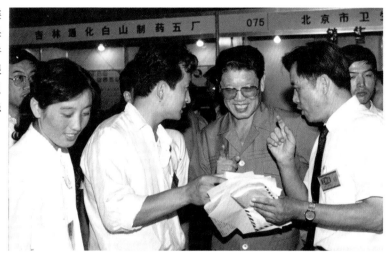

1990 年，益肾蠲痹丸转让广东省华南制药厂和江苏省清江制药厂生产，解决了广大患者买药难之苦，该药为国家级新药，获国际银奖、国家中医药管理局科技进步奖，为国家中医药管理局八五"金桥"计划推广项目、中国中西医结合风湿病专委会推广用药、国家中药保护品牌、全国医保用药

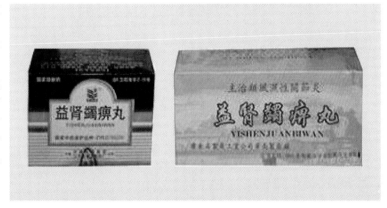

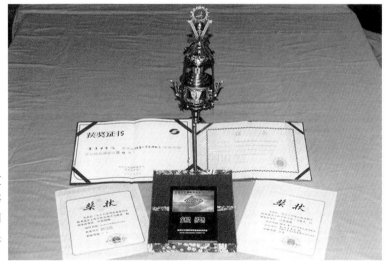

益肾蠲痹丸相关研究获得国家中医药管理局科技进步奖三等奖一项和江苏省科技进步奖四等奖两项、首届国际博览会银奖一项

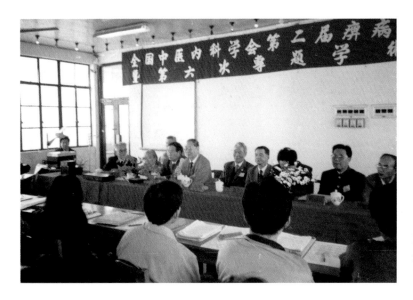

1987 年，全国中医内科学会第二届痹病专业委员会议暨第六次专题学术研讨会，朱良春教授在开幕式上讲话

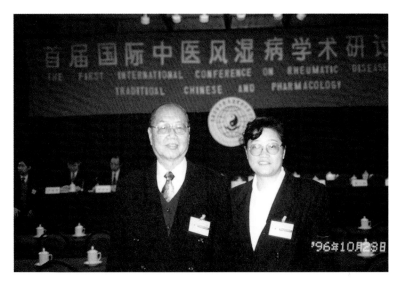

1996 年 10 月，朱良春教授与朱婉华教授参加首届国际中医风湿病学术研讨会

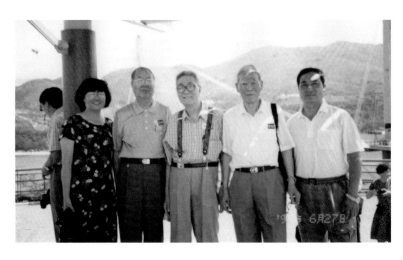

1999 年 6 月 27 日，在香港召开的第二届国际中医风湿病学术研讨会上，朱良春教授被聘为顾问，并作特别演讲，朱婉华院长为组委会委员，并作大会交流。图为与王为兰教授（右三）、焦树德教授（右二）合影

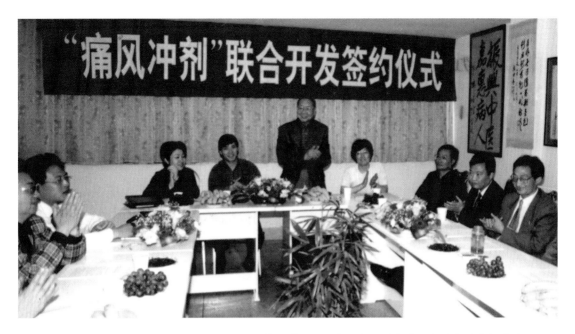

2000年5月14日，在良春中医药研究所举行"痛风冲剂"联合开发签约仪式，朱良春董事长致欢迎词，中国中医研究院基础理论研究所吕爱平所长（横排左二）、安徽神鹿制药集团杨红旗副总经理（横排左一）及朱婉华院长（横排右一）共同签署，南通市科委厉永茂主任（右排中）、南通市卫生局缪宝迎副局长（右排右一）、南通市医药管理局季荣生局长（右排左一）、南通市药检所秦忆泰所长（左排左一）、《南通日报》施烨记者（左排右一）等参加

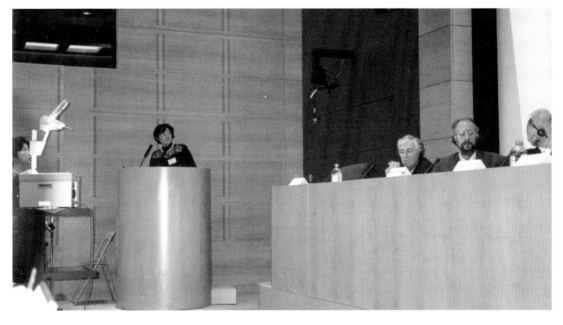

2000年11月26日，"第二届巴黎国际中医学术研讨会"在法国参议院梅迪西斯礼堂举行，国家中医药管理局原副局长于生龙、法国针灸学会会长吉尔·安德烈司为大会主席，朱良春先生为主席团成员之一，并致词，朱婉华院长做《痛风性关节炎的临床和实验研究》的发言

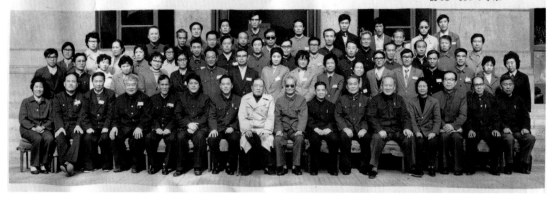

1985 年 10 月，在天津举办全国部分省市中西医结合治疗风湿寒病学术座谈会，第二排左十为作者

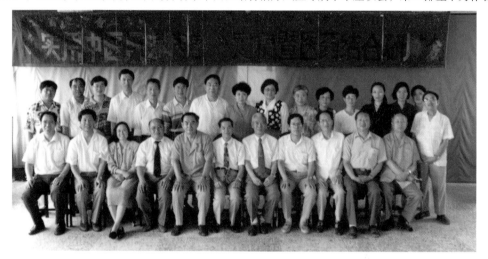

1995 年 10 月，《实用中医风湿病学》定稿暨医药结合研讨会在大连举办，全体编委会人员合影，后排右八为作者

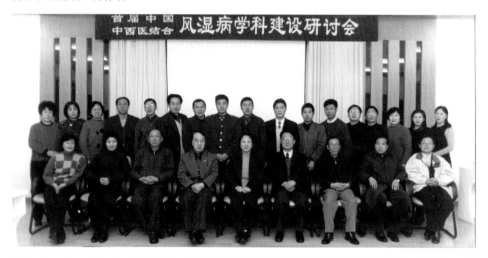

2001 年 1 月 12 日，在哈尔滨举办首届中国中西医结合风湿病学科建设研讨会，前排左一为作者，左二为尚秀兰教授，左四为张亭栋教授，右四为张凤山教授，右三为曾庆馀教授

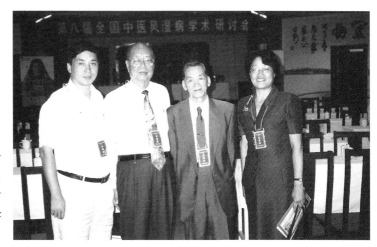

2001年9月4日，路志正教授（右二）、朱良春教授（左二）、吕爱平所长（左一）、朱婉华院长（右一）在第八届全国中医风湿病学术研讨会上合影留念

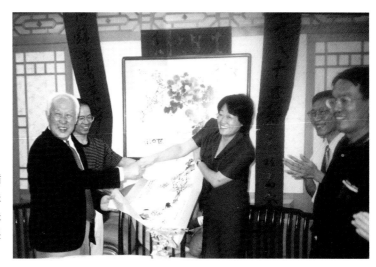

2001年9月22日，西医风湿病创始人张乃峥教授八十大寿，朱婉华院长送上中医风湿病泰斗朱良春教授赠送的沈绣"李时珍采药图"

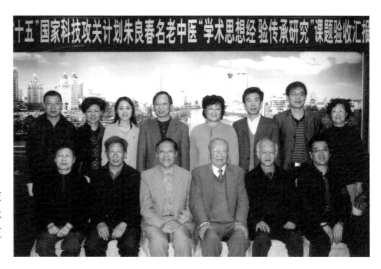

2007年4月，"十五"国家科技攻关计划"朱良春名老中医学术思想经验传承研究"课题验收汇报会

南通良春中医医院制剂室发展历程

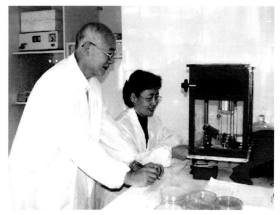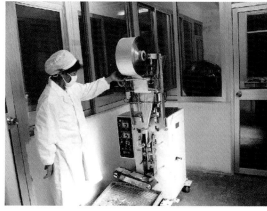

1995 年，租用南通二药厂旧厂房改造的制剂室

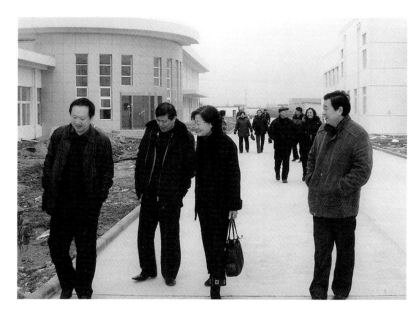

2002 年建设中的新制剂室，江苏省药监局李继平局长（左二）、南通市药监局姚顺昌局长（右一）来工地指导

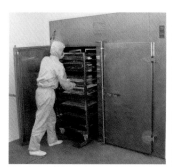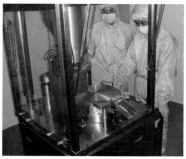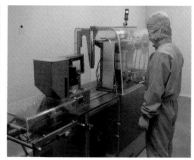

2005 年按 GMP 要求建成的使用面积达 2800 平方米的新制剂室

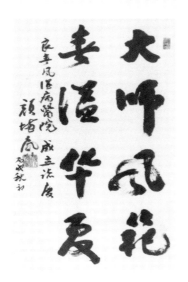

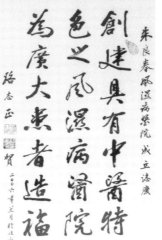

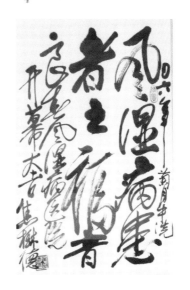

中华人民共和国卫生部
贺信

南通良春风湿病医院：

值此南通良春风湿病医院开业之际，谨向朱良春先生并医院全体职工表示热烈的祝贺！

朱良春先生是我国著名中医药学家，从医70余年，博采众长，严谨治学，勤于实践，锐意创新，建树颇丰。南通良春风湿病医院的成立，对于传承朱良春先生的学术理论、临床经验和医德医风，继承发展祖国中医药事业，满足群众中医药服务需求，提高人民健康水平，都具有积极的意义和作用。希望医院坚持正确的办院方向，发挥人才和学术优势，以服务人民的理念、改革创新的思路和严格管理的措施，把医院办出特色、办出水平、办出声誉，不断造福人民群众。

祝愿南通良春风湿病医院在发扬光大中医药事业的道路上不断前进，取得辉煌的成就！

高强

二〇〇六年八月二十四日

良医悬壶七十载　仁术惠泽万家春
南通良春风湿病医院开业志庆
佘靖
丙戌金秋

风湿病医院成立之庆
医院的成立，患者之福音
二〇〇六年九月
佛〇钱伟长

朱良春风湿病医院成立志庆
创建具有中医特色之风湿病医院，为广大患者造福
路志正贺
二〇〇六年三月于北京

良春风湿病医院成立志庆
大师风范　耆德华夏
颜德馨　〇〇秋初

2006年9月，南通良春风湿病医院(后改名为南通良春中医医院)成立之际，卫生部高强部长发来贺电，国家中医药管理局佘靖局长、中医界泰斗邓铁涛、路志正、颜德馨、焦树德为医院成立题词

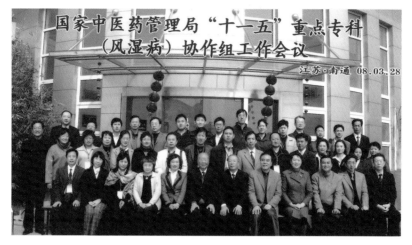

2008年3月28日，国家中医药管理局"十一五"重点专科风湿病协作组第一次工作会议在南通良春中医医院召开，国家中医药管理局医政司孙塑伦司长（前排右六）和重点专科办公室崔咏梅主任（前排左五）参会，南通良春中医医院被定为痛风协作组组长单位

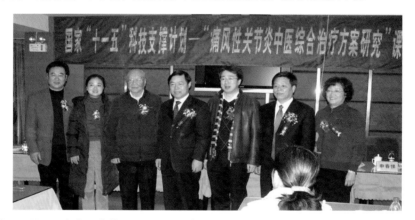

2008年12月，国家中医药管理局王思成主任（右三）、江苏省中医药局朱岷局长（左二）、南通市丁大卫市长（右四）、开发区陈德新书记（右二）、市卫生局蒋志群局长（左一）等领导参加了南通良春中医医院"十一五"国家科技支撑计划课题启动仪式

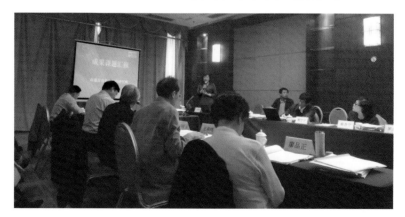

2011年4月14日，在北京小汤山"十一五"科技支撑计划课题成果梳理会上，专家评审一致表示：该临床试验完成目标任务，全部达到主要技术指标，产生成果水平较高，病例依从性高，有较好的应用前景

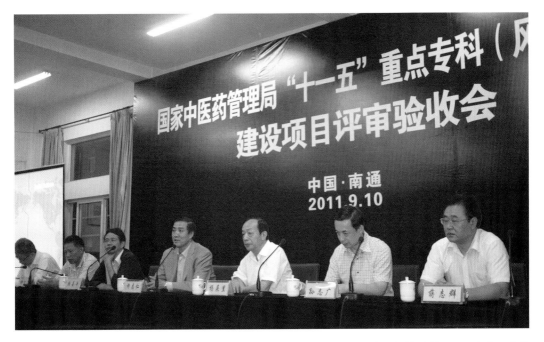

2011 年 9 月 10 日，南通良春中医医院风湿病科以 945.5 分，加分 50 分的高分顺利通过国家中医药管理局"十一五"重点专科验收，国家中医药管理局医政司许志仁司长（右四）给予高度评价：士气"高"、发展"快"、特色"浓"、疗效"好"、影响"大"、有创"新"、工作扎"实"

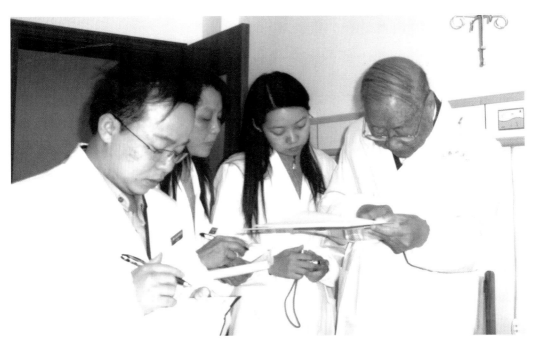

2006 年 10 月，朱良春先生（右一）教学查房，指导青年医师蒋恬（右二）、新加坡中医师蔡晓兰（左二）、王绪全（左一）

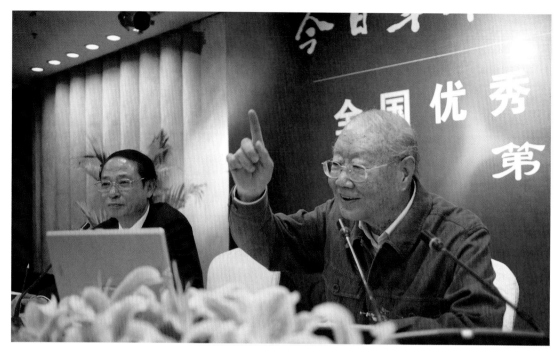

2010 年 11 月，朱良春教授在国家中医药管理局全国优秀中医临床人才研修班上做专题报告，左一为国医大师孙光荣

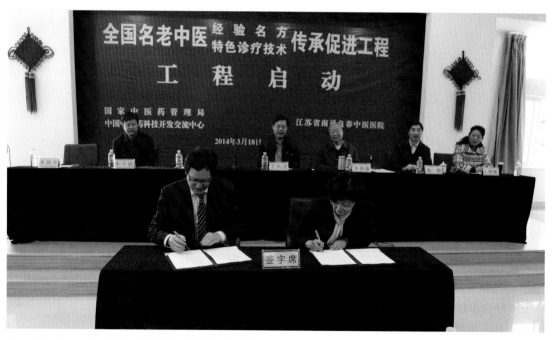

2014 年 3 月 18 日，国家中医药管理局中医药科技开发交流中心在南通良春中医医院启动了"全国名老中医经验、名方、特色诊疗技术传承促进工程"，南通良春中医医院成为中心认定的首家启动单位。"中心"黄晖主任与朱婉华院长签约，国医大师朱良春（右三）、南通市委书记丁大卫（左二）、副市长朱晋（右二）、市科技局局长朱千波（左一）、市卫计委主任王晓敏（右一）共同鉴签

朱良春益肾蠲痹法治疗风湿病学术经验培训班

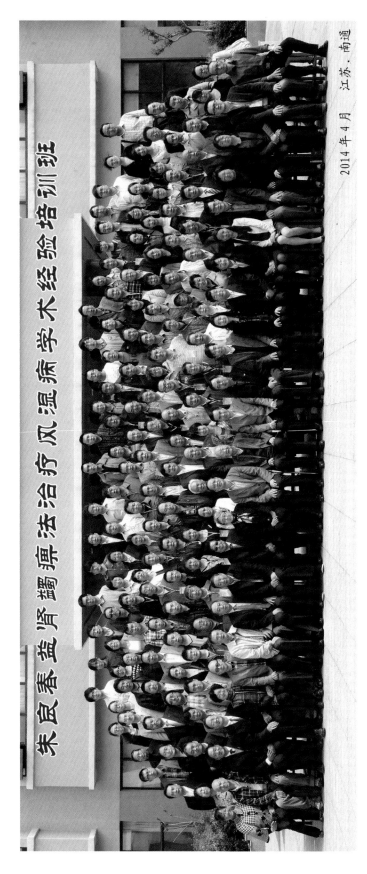

2014 年 4 月 江苏·南通

2014 年 4 月 25 日，南通良春中医医院承办由中华中医药学会主办的"朱良春益肾蠲痹法治疗风湿病学术经验培训班"。此次培训班除了由国医大师朱良春教授亲自授课主讲，其门人弟子参讲以外，还邀请了北京协和医院赵岩教授、卫生部北京医院黄慈波教授、上海仁济医院鲍春德教授等西医风湿病界的权威专家讲授风湿病的现代研究新进展

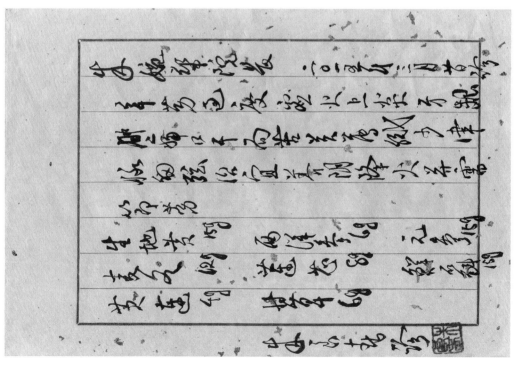

朱良春教授处方手迹

国家出版基金项目
NATIONAL PUBLICATION FOUNDATION

“十二五”国家重点图书出版规划项目

国医大师临床研究

中华中医药学会 组织编写

朱良春益肾蠲痹法治疗风湿病

朱婉华 主编

科学出版社
北京

内 容 简 介

本书是"十二五"国家重点图书出版规划项目《国医大师临床研究》分册之一，获得国家出版基金资助，是在国医大师朱良春先生直接指导下编撰而成。全书围绕益肾蠲痹法治疗风湿病这一主题，系统阐释了朱良春先生"益肾壮督治其本、蠲痹通络治其标"的学术观点，全面介绍了风湿病的基本知识、病因病机、常见症状与证候、治则治法，以及朱良春益肾蠲痹法治疗风湿病的理论体系、学术渊源、常用方药和诊疗技术；针对类风湿关节炎、强直性脊柱炎、痛风性关节炎、幼年特发性关节炎、干燥综合征、系统性红斑狼疮、系统性硬化病、银屑病关节炎、颈椎病、腰椎间盘突出等常见风湿病的诊疗规范，体现了益肾蠲痹法的诊疗特色。其中的病案均为朱老先生与其传人朱婉华主任的临证经验精粹，大部分属首次发表，弥足珍贵。

本书内容丰富，图文并茂，适合广大中医临床医生、中西医结合工作者和科研人员参考。

图书在版编目（CIP）数据

朱良春益肾蠲痹法治疗风湿病／朱婉华主编 . —北京：科学出版社，2016.1

（国医大师临床研究）

国家出版基金项目·"十二五"国家重点图书出版规划项目

ISBN 978-7-03-046507-8

Ⅰ.①朱…　Ⅱ.①朱…　Ⅲ.①风湿性疾病–中医治疗法　Ⅳ.①R259.932.1

中国版本图书馆 CIP 数据核字（2015）第 285551 号

责任编辑：贾冬梅　鲍　燕　曹丽英／责任校对：申晓焕
责任印制：赵　博／封面设计：黄华斌　陈　敬

科 学 出 版 社 出版
北京东黄城根北街 16 号
邮政编码：100717
http://www.sciencep.com
三河市春园印刷有限公司印刷

科学出版社发行　各地新华书店经销

*

2016 年 1 月第　一　版　　开本：787×1092　1/16
2025 年 4 月第八次印刷　　印张：26 1/4　插页：10
字数：672 000

定价：138.00 元
（如有印装质量问题，我社负责调换）

《国医大师临床研究》丛书编辑委员会

顾　问　王玉川　王永炎　邓铁涛　石学敏
　　　　朱良春　苏荣扎布　李大鹏　李连达
　　　　李济仁　李振华　李辅仁　吴以岭
　　　　吴咸中　张琪　张伯礼　张灿玾
　　　　张学文　陆广莘　陈可冀　陈凯先
　　　　周仲瑛　胡之璧　贺普仁　班秀文
　　　　徐景藩　郭子光　唐由之　程莘农
　　　　路志正　颜正华　颜德馨

主　编　王国强
副主编　马建中　王新陆　吕玉波　孙树椿
　　　　严世芸　李俊德　李清杰　杨明会
　　　　吴　浈　张大宁　陈传宏　林　鹏
　　　　徐镜人　高思华　曹洪欣　谢阳谷

编　委　王　健　王之虹　王垂杰　王麟鹏
　　　　布仁达来　权　红　朱婉华　刘小斌
　　　　次旦久美　李　军　李　艳　李炜弘
　　　　李郑生　杨金生　吴　坚　张　冰
　　　　张佩青　张增敏　陆为民　阿古拉
　　　　范永升　范春琦　周海哲　洪　净
　　　　徐丹华　徐光星　郭淑云　黄　辉
　　　　曹正逵　巢国俊　彭　斌　韩天雄
　　　　程海英　谢　钟　谢新才　颜乾麟
　　　　戴　铭

学术秘书　庄乾竹　曹丽英

（以上名单均按姓氏笔画排序）

《朱良春益肾蠲痹法治疗风湿病》
编委会

主　审　朱良春

主　编　朱婉华

副主编　赵建业　吕爱平　何清湖　蒋　恬
　　　　顾冬梅

编　委　(按姓氏笔画排序)

　　　　王承德　冯蓓蕾　朱又春　朱建华

　　　　朱剑萍　朱胜华　吴　坚　何　峰

　　　　张　弛　张侠福　陈达灿　陈党红

　　　　易法银　胡荫奇　高　想　蒋　熙

　　　　潘　峰

撰稿者　(按姓氏笔画排序)

　　　　马璇卿　王维恒　方小云　朱　泓

　　　　朱　健　江汉荣　祁　玉　祁　雪

　　　　孙飞虎　沙　滨　宋　楠　张侨侨

　　　　张赛男　陈玉平　陈绍云　陈章华

　　　　季维维　单文武　赵　琴　赵佩瑚

　　　　倪　婧　徐智敏　黄　金　蔡慧娟

　　　　薛　添　戴　栋　濮　杨

办公室工作人员　丁晓妹　张蕴珏　朱　韧　朱晓春

《国医大师临床研究》丛书序

2009 年 6 月 19 日，人力资源和社会保障部、卫生部和国家中医药管理局在京联合举办了首届"国医大师"表彰暨座谈会。30 位从事中医临床工作（包括民族医药）的老专家获得了"国医大师"荣誉称号。这是新中国成立以来，中国政府部门第一次在全国范围内评选国家级中医大师。国医大师是我国中医药事业发展宝贵的智力资源和知识财富，在中医药的继承创新中发挥着不可替代的重要作用。将他们的学术思想、临床经验、医德医风传承下来，并不断加以发展创新，发扬光大，是继承发展中医药学，培养造就高层次中医药人才，提升中医药软实力与核心竞争力的重要途径。

为了弘扬中华民族文化，广泛传播和充分利用中医药文化资源，满足中医药人才队伍建设的需要；进一步完善中医药传承制度，将国医大师的学术思想、经验、技能更好地发扬光大，科学出版社精心组织策划了"国医大师临床研究"丛书的选题项目，这个选题首先被新闻出版总署批准为"十二五"国家重点图书出版规划项目，后经科学出版社遴选后申报国家出版基金项目，并在 2012 年获得了基金的支持。这是国家重视中医药事业发展的重要体现，同时也为中医药学术传承提供良好契机。国家出版基金是国家重大常设基金，是继国家自然科学基金、国家社会科学基金之后的第三大基金，旨在资助"突出体现国家意志，着力打造传世精品"的重大出版工程，在"弘扬中华文化，建设中华民族共有精神家园"方面与中医药事业有着本质和天然的相通性。国家出版基金设立六年以来，对中医药事业给予了持续的关注和支持。

作为我国成立最早、规模最大的中医药学术团体，中华中医药学会长期以来为弘扬优秀民族医药文化、促进中医药科学技术的繁荣、发展、普及推广发挥了重要作用。本丛书编辑出版工作得到了中华中医药学会大力支持。国家卫生和计划生育委员会副主任、国家中医药管理局局长、中华中医药学会会长王国强亲自出任丛书主编。

作为中国最大的综合性科技出版机构，60 年来科学出版社为中国科技优秀成果的传播发挥了重要作用。科学出版社为本丛书的策划立项、稿件组织、编辑出版倾注了大量心血，为丛书高水平出版起到重要保障作用。

本丛书同时还得到了各位国医大师及国医大师传承工作室和所在单位的大力支持，并得到各位中医药界院士的支持。在此，一并表示感谢！

本丛书从重要论著、临床经验等方面对国医大师临床经验发掘整理，涵盖了中医原创思维与个性诊疗经验两个方面。并专设《国医大师临床研究概览》分册，总括国医大师临床研究成果，从成才之路、治学方法、学术思想、技术经验、科研成果、学术传承等方面梳理国医大师临床经验和传承研究情况。这既是对国医大师临床研究成果的概览，又是研究国医大师临床经验的文献通鉴，具有永久的收藏和使用价值。

文以载道，以道育人。丛书将带您走进"国医大师"的学术殿堂，领略他们深邃的理论造诣，卓越的学术成就，精湛的临床经验；丛书愿带您开启中医药文化传承创新的智慧之门。

《国医大师临床研究》丛书编辑委员会

2013 年 5 月

王　序

　　朱老良春先生及其团队的新著——《朱良春益肾蠲痹法治疗风湿病》付梓在即，可喜可贺！2009年，人力资源和社会保障部、卫生部、国家中医药管理局三部委联合授予朱老"国医大师"称号，2014年我去南通考察调研时朱老把《朱良春医集》赠予我，并附"为天地立心，为生民立命，为往圣继绝学，为万世开太平"的赠言。而今捧阅厚重的书稿，感佩先生以百岁之躯为中医药传承工作著述新篇之余，其为中医药事业竭心尽力、率先而行，为中医药事业鼓与呼的形象油然浮现眼前。

　　朱老乃朱熹公嫡裔，先后承杏林星火于马惠卿、章次公先生，悬壶济世于南通州，这位毕生奉献于基层的国医大师，以其在药物学、虫类药、风湿及肿瘤等疑难疾病诊疗上的深厚造诣和宝贵经验，赢得了"风湿病泰斗"的美誉。先生承鉴叶天士、马培之、章次公等前贤之学，结合本人临床实践，秉持章次公先生"发皇古义、融会新知"的学术主张，在风湿病（痹证）治疗方面提出了"益肾壮督治其本、蠲痹通络治其标"的观点，经进一步挖掘总结、创新发展，渐次形成了独特的益肾蠲痹法治疗风湿病的诊疗体系，成为中医药治疗风湿病的一大学术流派（章朱流派），并创研出国家级新药和多个中药制剂。

　　朱老不仅在学术上、医疗上独树一帜，成就斐然，而且敢为人先，在20世纪90年代初就率其子女、学生创立了国内首家名老中医自办的中医药临床研究所，之后又陆续牵头创办了风湿病专科医院、中医医院等。2005年"益肾蠲痹法治疗风湿病"成为国家中医药管理局科技成果推广项目，传承创新硕果累累。尤其值得一提的是，在痛风发病率极低的20世纪80年代，朱老就准确地阐述了痛风"浊毒瘀滞"的病因病机，创立了"浊瘀痹"这一中医新病名，既有别于西医所指"痛风"，又统一于中医的痹证范畴，补充了古典医籍中有关痹证分类的不足，继承和发展了"风寒湿三气杂至，合而为痹"的外邪致痹理论，提出浊、瘀、痰内邪互为因果的致痹论点和"泄浊化瘀、调益脾肾"的治则治法。朱老提出的"浊瘀痹"从理论到实验再到临床实践，是痛风病研究的一个创新突破成果。本书的问世，对中医风湿病、痛风病学科将有很大的学术意义和临床指导、应用推广价值。

　　为本书作序之际，12 月 13 日传来朱老突然仙逝的噩耗，朱老为中医事业殚精竭虑，躬身而行，是中医界的楷模，先生仁义仁术永存，仁爱厚德永恒。

　　缅怀之时，拟之为序。

国家卫生计生委副主任

国家中医药管理局局长

中华中医药学会会长

2015 年 12 月 15 日

孙 序

国医大师朱良春老教授是余至为钦敬且熟悉之前辈中医大临床家与中医大理论家。朱老师承高端，精研覃思，学验俱丰，潜心于理论与临床探索业已八十载，现又以百岁之身，率朱婉华院长等门人推出《朱良春益肾蠲痹法治疗风湿病》专著。此则既是朱老以仁心仁术惠泽苍生之重要成果，亦是当今中医人自信、自重、自强不息之写照。

余与朱老相识、相交三十载矣。余观而思之，朱老不仅为卓越临床家，亦是公忠体国、精勤不懈之中医理论探索者、中医文化传承者、中医发展战略研究者，故能运用"打开中华文明宝库"之钥匙，开启诸多研究领域，多所建树、多所贡献，举如脾胃病、肿瘤、痛风等病证治疗经典案例皆成行业标杆，予中医药界有极大教益与启迪。其中，尤以"益肾蠲痹法"著称于世，故中医界治风湿病素有"南朱北焦"之说。"南朱"者，首届国医大师、百岁高龄之南通朱良春先生也；"北焦"者，已故风湿病泰斗北京焦树德先生也。

道贵通达，学贵沉潜，法贵灵验，术贵精研。"益肾蠲痹法"实为朱良春老教授经过难以数计之临床实例创立之中医治疗痹病（风湿病）之大法，是对中医治疗学之重大贡献。"益肾蠲痹法"于20世纪80年代确立，其渊源可上溯至孟河学派之祖师。本法来自于临床实践，逐步上升至理论，屡经提炼，再指导临床实践，将研究成果凝练成风行天下之治法"益肾蠲痹法"及中成药"益肾蠲痹丸"，以满足广大患者解除病痛之需求。朱老却未满足于此、止步于此，仍在临床实践中孜孜不倦探索其原理，大力提高中医辨证之精准度、提高方证之吻合度，用以提高临床疗效，扩大本法之应用范围，致使"益肾蠲痹法"除对类风湿关节炎、强直性脊柱炎、痛风性关节炎、骨关节炎疗效确切外，进一步拓展到对系统性红斑狼疮、干燥综合征、白塞病、系统性硬皮病在辨证基础上使用，且效验卓著。通过理论探索与指导，创制一系列精品成药：蠲痹汤、益肾蠲痹丸、蝎蚣胶囊、寒湿痹颗粒、湿热痹颗粒、朱氏温经蠲痛膏等，皆成当代中医临床名方，广济众生。

中医学术经验之继承创新，首先在于真实之"衣钵传承"。"益肾蠲痹法"之研究自朱良春老教授承先启后，持续长达一个世纪之久，可谓渊源有自，脉络清晰。"源清流自畅"，以朱婉华院长为骨干之朱老学术传承团队现已完全接过这个学术传承重担，并竭诚继承、尽力发扬、成绩显著，真正做到后继有人、后继有术、后继有力、后继有成。所以《朱良春益肾蠲痹法治疗风湿病》不仅记叙了一位老中医人在这一领域之艰辛奋斗历程，亦能完整反映朱良春老教授之思想、品德、学术、经验，同时亦体现朱婉华院长领衔之学术团队继承之虔诚与功力。正是如此近乎完美之"传承链"，令我感佩、鼓舞、欣慰，预期朱老暨诸位老中医学术经验继承创新系列工程日后将大放异彩，前景辉煌。

新世纪新形势下，中医药如何发展，始终萦绕在每个中医人心头，朱良春老教授长期以来致力于"益肾蠲痹法"之研究，无疑为中医药特色发展、科学发展、创新发展、可持续发展提供了一个成功的范例。因此，《朱良春益肾蠲痹法治疗风湿病》问世，其意义不仅仅是对一个大门类病种作出最新科学总结，更可以在中医药临床实践、中医药科研设计、中医药有关标准与规范研制等方面提供借鉴与启迪。

一直以来，余寤寐所怀之"中医梦"，即是全体中医人提升中医理论素养、提高中医临床疗效，使历史悠久、生命力无穷之中医学深深植根于广大群众之中，造福全人类。"路漫漫其修远兮，吾将上下而求索"，唯有中医人同心协力方能达成，而《朱良春益肾蠲痹法治疗风湿病》应该是其道路上之重要路标。如朱老致力于中医药事业发展壮大之专家学者日益增多，像"益肾蠲痹法"之特色疗法与理论日益增进，方可望实现"中医梦"。

《朱良春益肾蠲痹法治疗风湿病》即将付梓，诚如元代王冕所谓"忽然一夜清香发，散作乾坤万里春"，必将有益于中医临床经验之交流，必将促进中医临床学术之进步，必将推动中医临床科技之提升。

爰为之序。

孙光荣

乙未年仲夏

孙光荣，男，1941 年 11 月生，湖南人（祖籍安徽）。第二届国医大师。中华中医药学会学术委员会副主任、常务理事；著名中医临床家、文献学家、中医药文化学者、全国老中医药专家学术经验继承工作指导老师；现任北京中医药大学中医药文化研究院院长、主任医师、研究员，湖南中医药大学顾问兼中医学院名誉院长。现受聘为国家中医药管理局中医药事业发展改革专家咨询委员会委员、中医药文化建设与科学普及委员会委员、中医药继续教育委员会委员。

前言（代自序）

世界卫生组织将风湿病对人体的危害总结为 5D，即致残（disability）、死亡（death）、痛苦（discomfort）、药物副作用（drug reactions）、经济损失（dollar lost）。风湿病包括 100 多种结缔组织疾病、免疫性疾病。在我国，仅类风湿关节炎、强直性脊柱炎、骨关节炎这三类患者就有 1 亿多人，风湿病已成为一种常见病多发病，故世界卫生组织将 2000~2010 年定为骨关节年，期待全球对骨关节炎治疗有新的突破。风湿病（痹证）在西方国家作为一个独立的学科已有 100 多年的历史，而在我国作为一个独立的学科只有 30 年的时间。而中医学记载治疗风湿病（痹证）已有 2500 年的历史，从《黄帝内经》《神农本草经》到《中医风湿病大全》《实用中医风湿病学》（1 版、2 版）等大型工具书都对中医风湿病有较为系统的介绍，已积累了浩如烟海的文献。作为学术流派对风湿病系统的介绍，也有呈现。

20 世纪 50 年代，国医大师朱良春教授在学术上承鉴叶天士、马培之、章次公等前贤认识，结合自身临床实践，对痹证（顽痹）明确提出了"顽痹（类风关）从肾论治"的学术观点，后经朱老门人、子女进一步创新发展，逐渐形成风湿病（痹证）之益肾蠲痹法学说，成为传统中医药学治疗风湿病的一大流派，也是章朱学术流派的核心技术之一。益肾蠲痹法技术除了对类风湿关节炎、强直性脊柱炎、骨关节炎有确切的疗效外，对系统性红斑狼疮、干燥综合征、白塞病、系统性硬化病、银屑病关节炎、幼年特发性关节炎、间质性肺炎、肺纤维化在辨证的基础上使用亦有较好的疗效，为广大风湿病患者带来了福音。

我是老三届高中生，毕业后在江苏生产建设兵团务农，当时农场选派我们五个和医院有直系关系的知青回城里学医，父亲朱良春先生认为作为一名中医必须要学一些西医基础，故建议我先学西医。当时是 1972 年，老师都是"文化大革命"后刚刚解放出来的"反动学术权威"，所以西医的基础打得很扎实。1975年，知青上调后我分配在南通市第一人民医院工作。1978 年，因父亲身边无子女继承，由江苏省卫生厅将我调至南通市中医院随父亲学习中医，经过这样一段在父亲身边侍诊的学习经历，加之经常跟随父亲外出研讨讲学、侍诊，接触到一批中医风湿病的大家，如焦树德老、路志正老、王为兰老、李济仁老、谢海洲老、陈之才老等前辈，深受启发，萌生研发新药、做课题的念头。记得 1985 年由冷方南教授组织的全国痹证协作组对"尪痹冲剂治疗类风湿关节炎"进行临床验证，给南通市中医院 60 个病例进行临床观察。当时的学术氛围非常开放，冷方南教授提出"如参加验证的单位有好的医院制剂也可以进行对照观察"，我留心了，在做尪痹冲剂临床观察的时候，加了一个"益肾蠲痹丸"组进行了对照观察，这为以后"益肾蠲痹丸"申报国家级新药奠定了基础，也为益肾蠲痹法的总结开了一个好头。2003 年 8 月，全国第一批优秀中医临床人才研修项目考试委员会拟定的考卷中有一条题目"中医风湿病的泰斗南＿＿＿北＿＿＿"，答案是"南是南通朱良春，北是北京中日友好医院焦树德"。足见焦树德老和朱良春老治疗风湿病的学术地位早已得到国内同行的认可。

益肾蠲痹丸按新药审批规定的要求于 1989 年 1 月获卫生部新药证书，并获国家中医药管理局科技进步奖三等奖。中国中医研究院基础理论研究所的专家团队用现代研究的方法有力地证明了该药治疗类风湿关节炎的有效性、安全性。特别是病理室王安民研究员和他的硕士研究生吕爱平在国内首创的类风湿关节炎动物模型上证实了益肾蠲痹丸除消炎止痛外，对滑膜的炎性渗出、血管翳的形成有抑制作用，对骨质破坏具有修复作用，这是一个突破性验证。我们真正地体会到沉下心来，认真传承名老中医的临床经验是站在巨人的肩膀上起步，是我们中青年中医传承人成功的关键。

怎样将名老中医治疗风湿病的临床经验进行系统的整理，从理论到临床观察到实验研究，我们进行了尝试，并归纳整理，1990 年"益肾蠲痹丸治疗（类风关）的临床与实验研究"列为国家中医药管理局"金桥计划"项目，"八五"中医科技成果推广计划第 17 项，"益肾蠲痹丸"被中国中西医结合风湿类疾病专业委员会向全国推广用药，列入全国医保用药；"顽痹（类风关）从肾论治"1987年获江苏省科技进步奖四等奖、南通市科技进步奖二等奖；1984 年和南京中医学院计算机中心合作研发的《朱良春主任医师痹证（风湿病）诊疗软件》，1988 年获江苏省科技进步奖四等奖、南通市科技进步奖三等奖。我们一步一个脚印的前行。1992 年 11 月，在父亲朱良春先生的带领下，我辞去了南通市中医院痹证专科负责人的公职，在兄弟姐妹支持下成立了南通市良春中医药临床研究所。1995年 1 月，该研究所获得了医院制剂生产许可证，生产自主研发的 21 种医院制剂。2006 年 9 月，南通良春风湿病医院成立，随着业务的拓展，2013 年 1 月，医院更名为南通良春中医医院（二级医院），为国家中医药管理局"十一五"、"十二五"风湿病重点专科暨痛风协作组组长单位。以国医大师朱良春教授为核心的学术传承队伍也逐渐形成壮大，在风湿病领域共获得部、省、市级科技进步奖七项，国家发明专利五项。从 2003 年开始我们共承办了中华中医药学会、中国中西医结合学会全国性学习班七期，传播国医大师朱良春教授治疗风湿病的学术思想和临床经验，同时也邀请西医风湿病专家北京协和医院赵岩教授、北京医院黄慈波教授、上海仁济医院鲍春德教授、广州中山医院叶志中教授、苏州大学附属第一医院陈志伟教授等授课，介绍风湿病最新诊治进展，使许多从业同行受益良多。"朱良春益肾蠲痹法治疗风湿病"2005 年 6 月被国家中医药管理局定为全国科技成果推广项目。但从风湿病的发病率和目前风湿病专科从业医生数量来看，培养更多的中医风湿科医生迫在眉睫，推广成熟的、安全的风湿病诊疗技术是功在当代、利在千秋、利国利民的一件大事。作为国家中医药管理局风湿病重点专科暨痛风协作组组长单位，2015 年 6 月我们传承团队出版了《痛风（浊瘀痹）诊疗与康复手册》一书，以期让更多的同行和患者增加痛风防治知识，传播朱良春老治疗痛风（浊瘀痹）的诊疗技术，让痛风这一世界公认的难治性可治愈性疾病从源头得到遏制，使百姓受益。本书出版两个月即得到同行和患者的好评。湖南中医药大学彭坚教授评论："收到您的大作，写得好，可以说是中西医结合、融汇古今，认识和治疗痛风病的一部最全面的杰作。朱老的处方确实有疗效，我用过很多次，只是认识还肤浅，您的总结全面，给人莫大的收获。"我们期望《朱良春益肾蠲痹法治疗风湿病》一书也能让更多的同行和患者受益。

近 30 年来，中医、西医、中西医结合专科人才队伍不断壮大发展。2015 年是中华中医药学会风湿病分会、中华医学会风湿病分会、中国中西医结合学会风湿病专业委员会成立 30 周年，中华医学会风湿病专业委员会曾小峰会长在成立 30 周年大会上公布：据国家统计数据显示，截至 2015 年 3 月，我国申请注册风湿病专科的医生共 8304 人，中医和中西医结合从事风湿病的医生虽然没有国家的具体统计，估计不会超过 7000 人（因为中医和西医交叉注册的也不少），也就是说，全国只有不超过 1.5 万的风湿病专科医生，但要面对 1 亿多的风湿病患者，风湿专科的医生严重短缺，培养风湿病专科医生是迫在眉睫的大事，特别是培养基层的风湿病专科医生。现在国内中医、西医、中西医结合的风湿病专科医生相互交流学习已蔚然成风。虽然我国著名风湿病泰斗中医的王为兰教授、焦树德教授、谢海洲教授、西医的张乃峥教授、曾庆馀教授、中西医结合的王兆铭教授、张凤山教授都离我们而去，但他们传授给我们的丰富临床经验，我们至今记忆犹新，他们的音容笑貌萦绕着我们、激励着我们。我们将在书中展现这些老前辈们二三十年前的图片，让大家永远铭记这些中国风湿病学的奠基人，他们的精神永存。

国医大师邓铁涛指出：辨证论治是中医的精髓。国医大师李士懋认为：中医的传承，首先是思辨，其次是学术思想，再次是具体经验，三点都很重要。国医大师朱良春提出：经典是基础，师承是关键，实践是根本，辨证与辨病相结合是治疗疑难重症的钥匙。我们铭记了大师们的至理名言，并思索之，怎样总结出行之有效、易于学习、方便推广的治疗风湿病的诊疗技术，是我们良春中医院"中华中医药学会全国名中医学术传承工作团队"一直在做的事，同年我们团队又完成撰写《朱良春益肾蠲痹法治疗风湿病》书稿，也是对风湿病同行和广大风湿病患者交出的又一份最好的答卷。

本书的编纂工作汲取了前人和中西医同行的知识经验，尤其是《实用中医风湿病学》，在此对各位的贡献一并表示衷心感谢，鉴于编写人员的水平有限，时间匆促，书中不足之处在所难免，希望同行读者在使用过程中提出宝贵意见，以便再版重印时进一步修订提高。

《朱良春益肾蠲痹法治疗风湿病》付梓，百岁国医大师邓铁涛老题写书名，九十六岁高龄的路志正老题字，国医大师、中国科学院陈可冀院士也给予题字，国医大师孙光荣老在病后康复中写序，国家卫计委副主任、国家中医药管理局局长、中华中医药学会会长王国强百忙之中也为本书作序，在此一并衷心感谢，并在此祝愿所有前辈同仁身心安泰，长乐永康！此书的撰写离不开各级领导和多位国医大师的支持、鼓励，及各位同门、师兄妹的通力合作，特别是国家新闻出版总署立项给予支持、辅导，再次表示衷心感谢！

朱婉华

2015 年 8 月

就在《朱良春益肾蠲痹法治疗风湿病》书稿出样之时，我捧上厚厚的书稿呈给父亲朱良春先生看的时候，他露出了满意的笑容。当他得知王国强局长要给本书写序，国医大师孙光荣的序也已写好，他心痛的对我说："国强局长日理万机，不要给他添麻烦；孙老身体还在康复中，难为他了。"并嘱咐我一定要认真三校样稿。可就在我完成一校样稿并寄出后第二天，2015 年 12 月 13 日晚 10 点 20 分，我最最敬爱的老师、我最最亲爱的父亲突然离我们而去。当噩耗传出后，世界各地认识和不认识的中医人都为之震惊！悲痛！纷纷发来唁电，表示哀思。南通地区的鲜花都卖空了，全国各地的同仁不约而同前与他老人家道别，逾千人参加了 17 日的追悼会，各级领导前来道别。让我们更感受到父亲仁心仁术的伟大魅力。我们只有更好地传承他老人家的衣钵，造福更多患者，才能告慰父亲的在天之灵，父亲您安息吧！

朱婉华　泣书

2015 年 12 月 20 日

目　　录

附 录

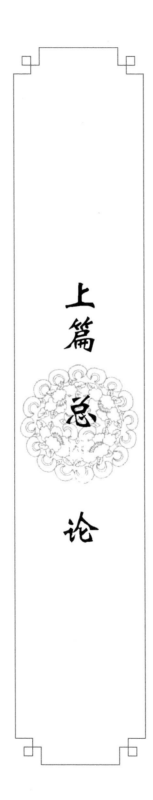

上篇 总论

第一章 朱良春益肾蠲痹法治疗风湿病概论

第一节 风湿病概述

一、风湿病的研究范畴

中医风湿病泛指机体正气不足，卫外不固，邪气乘虚而入，致使气血凝滞，经络痹阻，引起的相关系统疾病。或日久正虚，内生痰浊、瘀血、毒热、正邪相搏，使经络、肌肤、血脉、筋骨气血痹阻，失于濡养，而出现肢体关节疼痛、肿胀、酸楚、麻木、重着、变形、僵直及活动受限等症状，甚则累及脏腑的一类疾病。它包括了中医传统的各种痹证、痹病、风湿及因风寒湿等邪引起的许多肢体、关节的病变，《中国痹病大全》记录此类有关病名400余种。

西医学所指的风湿病，全称应是"风湿类疾病"（rheumatic diseases）。由于中医和西医是两种不同的医学体系，尽管研究的对象是同一的，可对疾病的病因、病理、疾病分类、诊断、治疗、预后转归等方面的认识，中医与西医是大不相同的。在西医学中，凡侵犯关节、肌肉、肌腱、韧带、滑囊等，以疼痛为主要表现的疾病，无论其发病原因如何，均属风湿病的范畴。从广义上来看，凡是引起骨关节、肌肉疼痛的疾病皆可归属为风湿病，包括感染性、免疫性、代谢性、内分泌性、遗传性、退行性、肿瘤性、地方性、中毒性等多种原因引起的100多种疾病，其中多数为自身免疫性疾病。从狭义上认识，风湿病则仅限于内科与免疫相关范畴的几十种疾病，其中有些病还是跨学科的，如痛风、骨关节病、感染性关节炎等。

现代医学上的风湿性疾病如骨关节炎、风湿性关节炎、类风湿关节炎、强直性脊柱炎、痛风性关节炎、骨质疏松综合征、骨质增生、产后关节痛等；弥漫性结缔组织病如系统性红斑狼疮、原发性干燥综合征、系统性硬化病、多发性肌炎、皮肌炎、混合性结缔组织病、血管炎等均属于中医风湿病（即痹证或痹病）的研究范畴。

二、风湿病的病名沿革

祖国医学早在公元前五世纪《黄帝内经》中即有风、寒、湿三气杂合而为痹的论述，中医风湿病病名经过了不同年代和时期的发展，经历了由痹—痹证—痹病—风湿病的病名沿革。

1. 痹 "痹"字在祖国医学文献上出现很早。马王堆汉墓出土的我国目前发现最早的古医书《足臂十一脉灸经》中就有"疾畀（痹）"之称；帛书《导引图》有"引畀（痹）病"的导引疗法；《史记·扁鹊仓公列传》也记载："扁鹊名闻天下……过雒阳，闻周人爱老人，即为耳目痹医。"这都说明至少在战国时代，"痹"字已作为医学的名词了。

痹的涵义较为丰富，在不同词语中，含义不尽相同，既可以表示病名、症状，也可以表示病机。概括起来，"痹"字在古医籍中的古义主要有四。

（1）指病名。凡具有经脉气血不通或脏腑气机闭塞这一病理特征者皆可曰痹，如风、寒、湿痹，五体痹，五脏痹，六腑痹等。如《说文解字》曰："痹，湿病也"；《全生指迷方》曰："若始觉，肌肉不仁，久而变生他证，病名曰痹。"此处"痹"，均以病名言。

（2）指体质。如《素问·逆调论》说："人身非衣寒也，中非有寒气也，寒从中生者何？岐伯曰：是人多痹气也，阳气少，阴气多，故身寒如从水中出。"所谓多痹气，就是指阳气少、阴气多的寒盛体质，这种体质的人具有易于罹患痹证的潜在倾向性。

（3）指症状或感觉。如喉痹表示发不出声音，耳痹表示听不到声音，目痹表示看不见物体。《灵枢·经脉》曰："喉痹，瘁痛"，指喉不能发声；明代《普济方》："夫脚气痹弱者，荣卫俱虚也"，指麻木的症状；清代程钟龄《医学心悟·喉痹》："痹者，痛也"，指疼痛的症状。这里的"痹"均言其症状。再如《金匮要略》白术附子汤方后云："分温二服，一服觉身痹，半日许再服。"《诸病源候论》寒食散服法云："药力行者，当小痹。"这里的"身痹"、"小痹"均指服药后药力窜通的苏苏感。

（4）指病因病机。《素问·痹论》曰："风寒湿三气杂至合而为痹也。"这里指的是病因。又云："痹在于骨则重，在于脉则血凝而不流，在于筋则屈不伸，在于肉则不仁，在于皮则寒。"又如《景岳全书·杂证谟·风痹》说："盖痹者，闭也，以血气为邪所闭，不得通行而病也。"《中藏经》说："五脏六腑感于邪气，乱于真气，闭而不仁，故曰痹。"这里的"痹"均作病机解。如果以"痹"作为疾病病名，广义的"痹"，泛指机体为邪痹阻，而致气血运行不利，或脏腑气机不畅所引起的病证，如胸痹、喉痹、五脏痹、五体痹等，而狭义的"痹"就是指"痹证"或"痹病"。

"痹"作为病名，自《黄帝内经》以来，历代医家是根据各自的经验和体会命名的，由于其内涵和外延不明确，命名也带有一定的随意性，如食痹、水瘕痹、仲春痹、木痹、留痹、深痹、厥痹、挛痹、远痹等，虽然冠以痹之名，但有的与"痹证"无涉，有的无临床实用价值，有的则在临床诊疗很少使用，随着医学的发展也就自然被淘汰。

2. 痹证 原作"痹症"，是中医内科学中的一个传统病名。如清代林佩琴《类证治裁·痹症》说："诸痹，风寒湿三气杂合，而犯其经络之阴也"；《玉机微义·痹症门》曰："痹，感风寒湿之气则阴受之，为病多重痛沉着，患者易得难去也。"近代为区别症状之"症"与证候之"证"的不同，认为以病证名之，应该用"证"字。"痹证"之说，目前仍比较通用，如《中医内科学》、《痹证论》、《痹证治验》等均作"痹证"之说。

3. 痹病 首见于宋代窦材《扁鹊心书·痹病》，其曰："风寒湿气合而为痹，走注疼痛，或臂腰足膝拘挛……痹者，气血凝闭而不行，留滞于五脏之外，合而为病。""痹病"之称自宋代以后的医书中很少见到，而渐被"痹证"所替代，盖因在中医学术发展上，极重辨证，从而使中医病名诊断被忽视。早在1962年，国医大师朱良春先生就提出"辨证与辨病相结合"的主张，并就此撰写专文，发表于《中医杂志》，表现了一位临床大家的客观眼光。英国史学家马伯英考证，朱良春先生是第一个提出"辨病与辨证相结合"的。由始中医界再度强调"辨病与辨证相结合"，对中医病名的研究及疾病诊断标准化研究进行了深入探讨。

1983年9月中华全国中医学会内科分会痹证专业学组专题研讨会上，学者们认为，痹证以"证"作为命名，已不符合疾病诊断规范化要求。鉴于"痹病"名称古已有之，并根据本病的证因脉治特点，遂一致同意将"痹证"命名为"痹病"。

4. 风湿病 以"风湿病"命名取代"痹病"名称是在最近几次全国痹病学术研讨会提出的。近年来，中医药学术蓬勃发展，国内中医、西医学术交流日益增多，中医界的学术交流方兴未艾。中医、中西医结合专家对于痹病的新观点、新认识不断涌现，逐渐认识到"痹病"的名称，虽较"痹证"命名更合理，但仍有不足之处。根据历代中医文献考证，专家们提出"痹病"命名应更改为"中医风湿病"，如此才能"名定而实辨"，"因名认病"，"因病识证，而治无差误"。

中医学中"风湿病"的名称，自古有之，并非是受近代西医学的启迪而命名的。在中医文献中，凡提到"风湿"的，其涵义有二：一是指病因；二是作为疾病的名称。长沙马王堆出土的《五十二病方》中就有"风湿"的记载，《神农本草经》中记载"风湿"有26处之多；《黄帝内经》中除痹论篇外，以"风湿"单独出现者有17处；汉代张仲景《伤寒论》一书，更有特点，其398条中均未言"痹"，而论及"风湿"者多处，《金匮要略·痉湿暍病脉证治第二》中更是极为明确地首先提出以"风湿"作为病名，如云："病者一身尽痛，发热，日晡所剧者，名风湿。"，"风湿，脉浮、身重，汗出恶风者，防己黄芪汤主之。"隋·巢元方《诸病源候论》载："风湿痹病之状，或皮肤顽麻，或肌肉酸痛。"又云："风湿者，是风气与湿气共伤于人也。"及至清代喻嘉言《医门法律》则更以"风湿"作为专论，详尽论述了风湿为患引起肌肉、关节病证的机制及处方，可谓独具匠心。由此可见，中医"风湿"一名，已有几千年的悠久历史，同时表明，以中医"风湿病"之名替代"痹病"之名，是有理论和文献依据的。

全国矢志研究痹病的中医、中西医结合专家经过反复论证，一致认为"风湿病"的名称有利于中医学术的发展，有利于中、西医学交流，而且，"风湿"作为病名的提出，既有较为严谨的内涵和外延，也符合中医疾病的命名原则，从"痹证"到"痹病"再到"风湿病"的命名，是中医学术发展中，对同一类病在命名研究上的再提高。这种命名，不但没有湮没中医学术观点，而且可补"痹病"命名之不足。

中医风湿病的概念是根据1986年3月卫生部在北京召开的中医证候规范学术会议上，老中医专家和中西医结合专家提出的《疾病定义草案》确定的。与会者认为"疾病是在病因作用和正虚邪凑的条件下，体内出现的具有一定发展规律的邪正交争、阴阳失调的全部演变过程，具体表现为若干特定的症状和各阶段相应的证候"。中医风湿病是指在身体素虚，或产后体虚，正气不足，肌表卫外不固的前提下，由于居处潮湿、涉水冒雨、气候剧变、冷热交错等因素以致风寒湿邪乘虚侵袭人体，注入经络，使气血痹阻而为痹病，或日久正虚、内生痰浊、瘀血、毒热、正邪相搏，使经络、肌肤、血脉、筋骨，甚则脏腑的气血痹阻，失于濡养，而出现肢体疼痛、肿胀、酸楚、麻木、重着、变形、僵直及活动受限等症状，甚则累及脏腑的一类疾病的总称。"根据这一概念我们可以看出，中医风湿病概念的提出更加符合实际，比"痹证"、"痹病"包含的范围更广泛。

三、风湿病的分类

风湿病是一大类病种繁多的疾病的总称，各病种的病因、病机、临床症状及预后差别很大，不少疾病的病因尚未完全阐明，病理、临床症状、体征、治疗认识观点存在不少差异，因此历代医家对风湿病的分类不尽相同，名称相当复杂，大致从病因、病位、证候、特征等方面进行了分类。国医大师朱良春在临床上综合前人分型，结合个人的实践体会，也形成了朱良春痹证分类方法。借古鉴今，现将风湿病的分类，大体归纳如下。

（一）按病因分类

按病因分类，始见于《黄帝内经》，从病因角度对风湿病进行分类，这种分类法是根据疾病发生的原因进行分类或命名，至今仍为风湿病的主要分类方法之一。

1. 风痹 亦称"行痹"。症状表现为关节疼痛，屈伸不利，关节游走疼痛，恶风发热、汗出，苔白，脉浮。

风痹以感受风邪为主，侵犯肌肤、关节、经络，以其性走窜，疼痛游走不定为症状特点。因风为阳邪，"上先受之"，故多发于上肢、肩背等处；卫阳不固，腠理空疏，故有恶风、汗出之表现。

2. 寒痹 亦称"痛痹"。症状表现为肢体关节疼痛，痛有定处，得热痛减，遇寒痛增，关节屈伸不利，苔白，脉浮紧。

"寒痹"因阳气不足，感受寒邪为主，其表现以肢体关节疼痛为主，固定不移，遇寒加重，得热痛减或缓解。《黄帝内经》所谓："痛者，寒气多也，有寒故痛也。"因阳气不足，又寒主收引，其性凝滞，故其症常兼恶寒、肢体拘挛、屈伸不利、脉弦紧等。

3. 湿痹 亦称"著痹"、"着痹"。症状表现为肢体关节疼痛重着，肌肤麻木，手足沉重，活动不利，苔白腻，脉濡缓。

"湿痹"以感受湿邪为主，湿邪留滞于肢体、关节、肌肉之间，临床表现以上述部位肿胀疼痛、重着麻木为特征。因脾主湿，而湿性黏滞，阻碍气机，故一般"湿痹"多兼有脾湿不运或湿困脾土及气机不畅等症状，如头沉而重、胸闷纳呆、腹胀身倦、苔腻、脉濡缓等。

4. 热痹 症状表现为关节疼痛灼热红肿，发热口渴，烦闷不安，汗出恶风，舌红苔黄燥，脉滑数。

"热痹"多因感受热邪或湿热之邪，或风寒湿邪入里化热，以肌肉关节的红肿热痛，伴有身热、汗出、口渴、舌苔黄腻、脉象滑数为特点。因火热阳邪，色赤入心，且易伤阴津，故红肿明显，常兼有红斑、结节、口渴、便干。这种风湿病疼痛显著，关节不能屈伸，医家多述之为"疼烦"。

5. 燥痹 是以感受燥邪为主，或由于阳热之邪化燥伤阴，引起肌肉筋骨关节失于濡养而致一类痹证。《黄帝内经》即已论及："痹或痛，或不痛，或不仁，或寒，或热，或燥，或湿，其故何也？"对于燥邪致痹，虽未展开论述，但已意在其中。"燥痹"之表现，因"燥胜则干"，以阴血津液不足，筋骨关节失于濡养，出现肌肉瘦削，关节不利，口鼻干燥，目干而涩等症为主要特点。

上述风、寒、湿、热、燥诸痹，为以单一外邪为主致病者。但临证所见，外邪侵袭，则多兼夹至，或复合外邪致病，或邪气入里而化，导致风寒湿热，错综复杂。临证又以风寒湿痹和湿热痹多见。

6. 风寒湿痹 风寒湿邪兼夹而至，为"风寒湿三气杂至，合而为痹"之本义。但临证辨析，应辨三者之中，孰轻孰重。有以风、湿为主者，称为"风湿痹"；有以寒、湿为主者，称为"寒湿痹"；若风寒湿三气兼重，则以"风寒湿痹"名之。

7. 湿热痹 属于《黄帝内经》指出的"其热者，阳气多，阴气少，病气胜，阳遭阴，故为痹热"之热痹。临床所见，一般热痹多为"湿热痹"。对于热痹的认识，《黄帝内经》已有明论。但汉唐之时多以风寒湿论痹，虽然仲景有白虎桂枝之治，但作为大法，毕竟从湿热论痹者较少。唐代孙思邈《备急千金要方》明确提出用犀角汤治"热毒流入四肢历节肿痛"，是对风湿病学的一大贡献。吴鞠通《温病条辨》之"湿痹"和"暑湿痹"，实际上皆是"湿热痹"。其病因病机被明确为"湿聚热蒸，蕴于经络"。吴鞠通认为痹证之中"寒湿固有，热湿尤多"，并以加减木防己汤为治痹之祖方。

（二）按部位划分

根据病变部位进行划分，是对痹证分类的一种传统方法。早在《黄帝内经》即有五脏痹、五体痹之称，沿用至今。随着中医风湿病学的发展，近世又有将风湿病按肢体部位划分的分类方法，如颈痹、肩痹、腰痹、膝痹、足痹。经络学说研究的深入，促进了痹证经筋学说的出现。

1. 五体痹与五脏痹

（1）皮痹与肺痹　皮痹是以皮肤浮肿，继之皮肤变硬、萎缩为主要症状的一种病证。外感风寒湿邪是本病主要病因，正如《黄帝内经》所谓之"以秋遇此者为皮痹"；先天禀赋不足或情志失调、饮食劳倦是发病的内在因素。其病机不外邪气痹阻、气血不畅，或正气虚衰、皮肤失荣两端。古医籍关于皮痹的证候描述有"在于皮则寒"、"血凝于肤者为痹"、"皮肤顽厚"、"皮肤无所知"、"遍身黑色，肌体如木，皮肤粗涩"等。概括起来，皮痹的主要表现为皮肤寒冷、肿胀、变厚、发黑，皮肤感觉迟钝、麻木。皮痹临床上除有皮肤损害的表现外，还常伴有肌肉、关节及脏腑功能失调的症状。该病与西医学所说的硬皮病相类似。轻者似局限性硬皮病，重则似系统性硬化病，包括肢端硬化及进行性系统性硬化。

肺痹是由皮痹日久不愈，肺脏虚损，又感风寒湿邪，浸淫于肺脏，致肺气痹阻，宣降失司，而见皮肤麻木不仁，状若虫行，甚而变硬，皮肤可见瘾疹风疮，搔之不痛，进而出现喘嗽气急，胸背疼痛，心胸烦闷，卧则气喘，甚则呕恶的一种病证。西医结缔组织病与自身免疫性疾病如硬皮病、系统性红斑狼疮、皮肌炎、干燥综合征等有间质性肺炎、弥漫性肺纤维化等病变者属"肺痹"范畴。

皮痹与肺痹的关系，《素问·痹论》指出："皮痹不已，复感于邪，内舍于肺。"从皮痹与肺痹的证候和病程的描述来看，与现代医学的硬皮病符合。硬皮病的特征是皮肤显著增厚、硬化，颜色随病情发展渐呈深棕色和棕褐色，皮肤感觉迟钝、麻木不仁，且大多伴有雷诺氏现象。近年来中西医专家研究硬皮病的结果证实，其基本病机是血瘀。用电阻或容积描记法测试硬皮病患者的中指血流图，看到代表血流量的波幅明显降低，表示血管弹性的重搏波不明显或消失，说明末梢血液供应明显减少，微循环灌流不良。甲皱与球结膜微循环均有血液瘀滞及红细胞聚集所致泥团样、断流样血流，血流速度减慢。当系统性硬皮病累及肺时，可发生肺广泛纤维变及囊肿性变，以致肺功能不全，出现呼吸困难、胸膈胀满、喘促等症。我们在临床上观察到，当系统性硬化病累及消化道时，主要表现为食管排出排空障碍，胃、十二指肠和小肠张力低，蠕动缓慢，可出现吞咽困难、恶心呕吐等症。日本学者报告的 59 例中，具有消化道症状者 26 例（44.9%），其中以食管病变引起吞咽困难及脚骨后烧灼感的发生率最高。这些表现与《黄帝内经》所谓"肺痹者，烦满喘而呕"的描述十分相符，故由皮痹发展为肺痹可看作是系统性硬化病累及于肺和消化道的表现。

（2）肌痹与脾痹　肌痹是指风寒湿、热毒等邪浸淫肌肉，闭阻经络，气滞血瘀，出现一处或多处肌肉疼痛、麻木不仁，甚至肌肉萎缩、痿软无力、手足不遂的病证。《黄帝内经》"痹……在于肉则不仁"点明了肌痹的主要特征。古医籍关于肌痹的证候的描述有"肌肤尽痛"，痹"在于肉则不仁"，"四肢缓而不收持"，"体痒淫淫如鼠走其身上，津液脱，腠理开，汗大泄，鼻端色黄"，"汗出，四肢痿弱，皮肤麻木不仁，精神昏塞"等。概括起来，肌痹的主要表现为肌肉疼痛、顽麻不仁、四肢痿软甚或手足不遂。该病主要包括多发性肌炎、皮肌炎、重症肌无力、流感病毒引起的肌炎、或进行性肌营养不良等病。

脾痹多由肌痹日久不愈，加之脾气虚弱，复感风寒湿邪，内舍于脾，致脾气更虚，湿浊内困而成，是以肌肉疼痛酸楚、麻木不仁、四肢痿软基础上，进而出现脘腹胀满、饮食乏味、阵发咳嗽、呕吐清水等为主要特征。该病多见于西医的多发性肌炎、皮肌炎、进行性肌营养不良症、系统性红斑狼疮、重症肌无力等疾病中，影响消化系统功能，出现消化道病变者。

关于肌痹与脾痹的关系，《素问·痹论》指出："肌痹不已，复感于邪，内舍于脾。"这些描述，与现代医学的多发性肌炎、皮肌炎相类似。以肌肉发炎、变性、退化为主要病理特征。大多呈对称分布。四肢近端肌肉常先受损，再累及其他肌肉。肌肉在进行性萎缩下肌力急骤减退、软弱无力，出现动作困难。袁子震在《中华消化杂志》1983年第4期报告的57例皮肌炎中伴吞咽困难者35例，占61%。本病还常伴发恶性肿瘤，以胃癌、肺癌、鼻咽癌为多见。潘乐泉于《中华皮肤科杂志》1984年第3期报告的34例皮肌炎中伴发恶性肿瘤者10例，占29.2%。因此，《黄帝内经》所谓"脾痹者，四肢懈惰，发咳呕汁，上为大寒"，盖指多发性肌炎、皮肌炎伴有咽喉或食管的肌肉病变或伴有胃癌、肺癌、鼻咽癌等情况而言。"痹，其时有死者……其入藏者死"，正说明肌痹绝非轻证。

（3）筋痹与肝痹　筋痹指因人体正虚，风寒湿热之邪客于筋脉，或内伤于筋，或痰湿流注筋脉，气血闭阻，致临床以筋急拘挛、抽掣疼痛、关节屈伸不利、腰背强直、步履艰难等为主要表现的一种病证。古医籍关于筋痹的证候记载有：痹"在于筋则屈不伸"、"筋挛节痛，不可以行"、"肝脉……微涩为瘈挛筋痹"、"筋缩挛，腰背不伸，强直时痛"、"脚手拘挛，伸动缩急"、"游行不定"等，概括起来，主要症状表现为筋急挛痛，腰背强直，步履艰难。西医的坐骨神经痛、肩周炎、腱鞘炎及一些创伤、慢性劳损等因素引起的肌腱粘连而活动不便的病症，属于"筋痹"的研究范畴。

肝痹多由筋痹不已，复感外邪，内舍于肝所致，临床以胸胁胀满或疼痛，夜卧多惊，筋挛节痛或阴缩为主要表现。该病包括西医的结缔组织病变涉及肝者，究竟属于何种风湿类疾病，尚待研究。

筋痹与肝痹的关系，《素问·痹论》指出："筋痹不已，复感于邪，内舍于肝。"这与现代医学的某些脊神经疾病（坐骨神经痛、臂丛神经炎等）相类似。如坐骨神经痛，临床上根据其发病部位不同，分为根性和干性两种。前者主要表现为下背部痛和腰部僵直感，局部有明显压痛，腰骶部位及下肢活动受限制或呈保护性姿势（"腰背不伸，强直苦痛"）；后者主要表现为沿坐骨神经分布区疼痛。疼痛多呈持续性钝痛而有发作性加剧，或呈烧灼样、针刺样、刀割样性质，活动受限（"筋挛节痛，不可以行"）。一般来说，筋痹和骨痹的区别是："手屈而不伸者，其病在筋；伸而不屈者，其病在骨。"下肢亦同理。应当指出，中医所说的筋不仅仅包括脊神经，也包括韧带、肌腱在内。因此，像风湿性关节炎一类以关节韧带病变为主者，有时亦可归属于筋痹。因此，筋痹、骨痹往往并见。当筋痹日久不愈，进一步发展就会出现肝痹的证候，如"夜卧则惊，多饮，数小便，上为引如怀（形容腹部胀大，如怀孕之状）"，"有积气在心下支胠……腰痛、足清、头痛"。肝主筋，其经脉下过阴器抵小腹，上循喉咙入颃颡，其疏泄功能直接关系到人体气机的调畅，而气机调畅又是水液代谢的必要条件。若筋痹不已，寒湿或湿热等邪就会入舍于肝。肝气郁滞，则"积气在心下支胠"，胀满不舒，有如怀子之状；气机郁闭，水液代谢失去调节，故可出现多饮、小便数等症；"肝藏魂，肝气痹则魂不安"，或坐骨神经痛，当夜卧变换体位时，压迫了疼痛部位，都可导致"夜卧则惊"。因此，肝痹实际上是指在筋痹基础上出现肝气郁闭、疏泄失常的情况而言。

（4）脉痹与心痹　脉痹是以正气不足，六淫杂至，侵袭血脉，致血液凝涩，脉道痹阻，而引起的以肢体疼痛、皮肤不仁、皮色黧黑或苍白、脉搏微弱或无脉等为主要特征的一种病证。古医籍关于脉痹的证候描述有"血凝而不流"、"令人萎黄"、"其脉左寸口脉结而不流行，或如断绝者是也"。可见脉痹最突出的表现是脉搏减弱或消失。该病主要包括西医的静脉炎、大动脉炎及雷诺病，以及血栓闭塞性脉管炎、结节性动脉炎、闭塞性动脉粥样硬化、下肢静脉曲张、肢体动脉栓塞等周围血管疾病未发生溃疡或坏疽等相关疾病。

《素问·痹论》指出"脉痹不已，复感于邪，内舍于心"。心痹除了脉痹的某些症状外，尚见胸闷、心悸、短气，甚或咯血、水肿，心慌气喘等症状。西医的风湿热急性发作或反复发作后遗留的心瓣膜病变而形成的风湿性心脏病属"心痹"的范畴。

（5）骨痹与肾痹　骨痹是由六淫之邪侵扰人体筋骨关节，闭阻经脉气血，出现肢体沉重、关节剧痛，伸直发生肢体拘挛屈曲，或强直畸形的病证。古医籍关于骨痹的证候描述有"骨重不可举，骨髓酸痛"、"挛节"、"举节不用而疼，汗注烦心"、"卷肉缩筋，肋肘不得伸"、"寸口脉沉而弱……历节黄汗出"、"盛人脉涩小，短气，自汗出，历节疼，不可屈伸"、"疼痛如掣"、"诸肢节疼痛，身体魁羸，脚肿如脱，头眩短气，温温欲吐"、"痛苦攻心，四肢挛急，关节浮肿"等。概括起来，骨痹的主要症状是：一个或数个关节疼痛、肿胀、屈伸不利，甚或关节僵直不用。西医的类风湿关节炎、强直性脊椎炎、骨关节炎、大骨节病、多发性骨髓瘤、痛风等病种而出现骨痹的主症时，可参考骨痹论治。

肾痹为骨痹不已，内有肾虚，复感外邪，内舍于肾；或虽无肾虚，但邪舍于肾经及肾之外府，表现以关节疼痛，骨重难举，腰背酸痛，甚则关节肿大变形，蜷曲不伸，步履艰难，以及兼见肾虚证候为特征的一类痹证。"肾主骨"。肾痹与骨痹关系最密，两者可以互参。典型的强直性脊柱炎即属"肾痹"。当正常的腰段生理弯曲消失，胸段生理弯曲显著后凸，髋关节强硬，颈项前倾，躯干在髋关节处屈曲、前弯呈弓形时，恰与《素问·痹论》"尻以代踵，脊以代头"的肾痹相符。肾痹还可见于西医学中多种疾病，如结缔组织疾病之类风湿关节炎（关节变形疼痛），自身免疫性疾病之系统性红斑狼疮（病变影响于肾），骨关节疾病之骨关节炎（颈椎病、腰椎肥大性关节炎、膝关节肥大性关节炎、跟骨骨质增生症、肥大性髋关节炎）、致密性骶髂关节炎，代谢性疾病之痛风（病损及肾），以及大骨节病等。这类疾病在病变发展的某一阶段，临床表现与肾痹有相似之处。

通过以上对五体痹证证候及其与现代医学某些疾病的关系分析可以看出，《黄帝内经》对五体痹证的描述是符合实际、有根有据的，是从临床实践悉心观察、认真总结归纳出来的。五体痹与五脏痹不是各自独立、互不相干的疾病，而是同一疾病发展的不同阶段。五体痹是形成五脏痹的基础，某一体痹具有向其相合的内脏发展的倾向性。但是否发展成脏痹，主要决定于脏腑的强弱、血气的多少、邪气的盛衰。皮痹易向肺痹发展，肌痹易向脾痹发展，脉痹易向心痹发展，筋痹易向肝痹发展，骨痹易向肾痹发展，这只是体痹向脏痹发展的一般规律。实际上，一种体痹可累及多个脏器，形成多种脏痹，同一种脏痹又可由多种体痹发展而来。这反映了痹证病程演变的复杂性。

2. 肢体痹　肢体痹是按肢体部位分类的风湿病，侧重于反映风湿病的肢体病位。肢体痹可以作为风湿病的二级病名，主要表现为肢体某部位的疼痛、活动不利，以肢体痹论治风湿病在临床上有着重要的意义，是对痹病传统以脏腑为中心进行辨治的有效补充。

（1）颈痹　颈痹是由于感受风寒湿邪，或长期劳损，或外伤等致病因素作用于颈部，使颈部经络气血运行不畅，脉络受损，或年老体弱、久病等造成肝肾不足，颈部肌肉筋骨失养，引起的头颈部疼痛，活动不利，甚则肩背疼痛，或肢体一侧或两侧麻木疼痛，或头晕、目眩，或下肢无力、酸沉，步履不稳，甚或肌肉萎缩等临床症状错综复杂的一种病证。

（2）肩痹　肩痹多由于年老体弱，肩部筋肉失养，或劳累过度，肩部筋肉劳损，加之不慎感受风寒湿邪而发病，以肩部慢性钝痛、活动受限为主症。肩痹有"五十肩"、"冻结肩"、"肩凝症"、"漏肩风"等别称。

（3）腰痹　腰痹是指腰部一侧或两侧疼痛为主症的病证。多由肾亏体虚、外邪杂至或跌扑伤挫损伤等引起。《黄帝内经》云："腰者，肾之府，转摇不能，肾将惫矣"，该病与肾的关系密切，腰痹的基本病机特点为肾虚不足、经脉痹阻，腰痹严重时，可连及腰脊、腰胯、腰膝、腰腿。

（4）膝痹　膝痹是以肝肾亏虚为内因，复感外在之风寒湿邪，致膝部筋脉、肌肉及骨节疼痛、重着或肿大、屈伸不利为主症的病证，该病严重者，日久不愈，骨节肿大，筋缩肉萎，可形成"鹤膝风"。

（5）足痹　足痹是因肾、肝、脾亏损，外邪侵袭或跌打损伤等，致足部关节筋骨、肌肉失养，经脉气血凝滞不通，而引起的以足部疼痛、肿胀、麻木、功能受限为特征的病证，临床以足跟痛最为常见。

3. 经筋痹　经筋是十二经脉在肢体外周的连属部分。十二经筋皆可患痹，总称十二经筋痹。经筋痹多属现代中医骨伤科的慢性筋伤，一般来讲，以推拿、针灸治疗疗效为佳。

按部位分类包括五体痹、五脏痹、肢体痹、经筋痹四类，前两者是一内一外的关系，后两者是一横一纵的关系，通过内外纵横的分类法，痹证的部位分类法已经日臻全面。

（三）按证候分类法

证候是病机变化的概括，它反映了疾病的本质，对临床施治有决定性的作用，所以按证候分类，对临床有很大的指导意义。由于风湿病的分类涉及病因、病位、病性、病机及临床特征多个方面，故其证候复杂多变，不胜枚举。但就其常见证候而言，不外虚证、实证、虚实夹杂证，兹概述如下。

1. 属于实证范畴者　偏于寒证者有：风寒痹阻证、风湿痹阻证、寒湿痹阻证、瘀血阻滞证、痰瘀痹阻证、营卫不和证等。偏于热证者有：湿热痹阻证、热毒痹阻证、暑湿痹阻证、瘀热痹阻证、寒热错杂证等。

2. 属于虚证范畴者　有气血亏虚证、气阴两虚证、阴虚内热证、气虚血瘀证、脾肾阳虚证、肝肾阴虚证、心脉瘀阻证、阴阳两虚证等。

3. 虚实夹杂证范畴者　有卫虚寒侵证、脾虚湿阻证、肾虚寒盛证、血虚脉瘀证、肺虚脾燥证、气虚血滞证等。

（四）朱良春痹证分类法

国医大师朱良春在临床上综合前人分型，结合个人的实践体会，将痹证分为风寒湿痹、风湿瘀郁久化热痹及正虚邪恋型三类；对病程长、病势重、病情复杂、久治难愈的一类疾病，则提倡用"顽痹"之名。朱良春在1985年就明确指出"顽痹，是指慢性风湿性关节炎、类风湿关节炎及脊柱增生等病程较长、症情顽缠、久治不愈之病例"（见《北京中医学院学报》1985 年第 3 期）。针对西医痛风性关节炎，朱老认为：痛风性关节炎患者多为形体丰腴痰湿之体，并有嗜酒、喜啖之好，导致脏腑功能失调，升清降浊无权，患者关节疼痛以夜半为甚，且有结节，或溃流脂液，患者受寒受湿虽为诱因之一，但湿热瘀滞内阻，才是其主要病机，因此名之为"浊瘀痹"，其他如筋痹、皮痹等部位分类法，朱老按其疾病实质，遵习用之。

此外，风湿病还有以临床特征，有行痹、痛痹、著痹、周痹、众痹、历节、痛风、鹤膝风、鼓槌风、漏肩风、尪痹等命名；另外，古人有以发病季节时令分类，春夏秋冬四时，根据月令不同，有孟、仲、季不同的痹证，如孟春痹、仲春痹、季春痹等，随中医临床诊疗规范标准化建设需要，渐少用之。

第二节　朱良春益肾蠲痹法概述

益肾蠲痹法治疗风湿病（痹证或痹病）技术，萌芽于江苏马培之、章次公，经国医大师朱良春等借鉴前贤、师承研习、创新发展，形成了善用虫类药与草木药配伍，协同增效，以"益肾壮督治其本、蠲痹通络治其标"，融理、法、方、药于一体、内治外治于一炉的独特风湿病诊疗技术，自章次公肇始到朱良春等形成发展于南通，传播于海内外，至今已 100 余年历史。以此理论指导下形成的浓缩益肾蠲痹丸为代表的"益肾蠲痹"技术应用于多种风湿病的治疗，经临床验证，可以解除疼痛，改善关节功能，预防关节畸形，防治内脏损害发展，为广大风湿病患者带来了福音。

益肾蠲痹法除了对类风湿关节炎、强直性脊柱炎、痛风伴痛风结石、骨关节炎有确切的疗效外，对系统性红斑狼疮、干燥综合征、白塞病、系统性硬化病在辨证的基础上使用也有确切疗效，经临床观察表明，患者坚持服用 3~5 年，多能临床治愈，经检索证明，益肾蠲痹法代表性药物益肾蠲痹丸是治疗风湿病药品中唯一具有修复骨质破坏作用的中成药。

一、益肾蠲痹法的形成

益肾蠲痹法是我国首批国医大师朱良春先生在勤求古训、传承先师章次公学术经验的基础上结合自身 70 余年的临床经验总结而成。

朱良春先生从 1959 年开始用益肾蠲痹汤治疗风湿病，在此基础上研制成"益肾蠲痹丸"（医院制剂），在临床应用 20 余年后，疗效满意，一直处于供不应求的状态，但未能进行开发。其女朱婉华在传承朱良春先生治疗风湿病经验的基础上，1985 年按新药审批方法和中国中医研究院合作进行研究，经五年努力，于 1989 年 1 月 6 日获新药证书。该药已转让江苏清江制药厂、广东华南制药厂生产，解决了广大患者买药难之苦。现已应用该药治疗我国大陆及港、澳、台地区和英、日、美等国患者百余万人次，使成千上万生活不能自理的患者重返工作岗位。"益肾蠲痹丸治疗（类风关）的临床与实验研究"为国家中医药管理局"金桥计划"（"八五"中医科技成果推广计划第十七项），"益肾蠲痹丸"为中国中西医结合风湿病专业委员会向全国推广用药，列入全国医保用药。2002 年 1 月，"益肾蠲痹丸"列入国家科技部"十五"重点攻关计划——中医药现代化研究与产业开发"类风湿关节炎治疗方案研究"课题治疗组用药（课题编号：2001BA701A17）；2006 年 10 月，"益肾蠲痹丸"列入"十一五"国家科技支撑计划——重大疑难疾病中医防治研究"基于二次临床研究的中医药治疗类风湿关节炎的临床评价"课题治疗组用药（课题编号：2006BAI04A10）；2007 年 12 月，"益肾蠲痹丸"列入"十一五"国家科技支撑计划——中医治疗常见病研究"痛风性关节炎中医综合治疗方案研究"课题痛风慢性期治疗组用药（课题编号：2007BAI20B034）。

　　1985 年朱良春教授根据多年治疗痹证的经验，从理论上提出顽痹（类风湿关节炎）从肾论治的观点，其女朱婉华等和中国中医研究院基础理论研究所合作，利用现代科学技术，在国内首创Ⅱ型胶原加不完全佐剂加寒湿因素所致的大鼠动物模型上证实益肾壮督、蠲痹通络法对类风湿关节炎滑膜炎症的渗出、骨质的破坏有修复和改善作用，从而为类风湿关节炎治疗提供了可靠依据（图 1-1）。1987 年获江苏省科技进步奖四等奖、南通市科技进步奖二等奖。

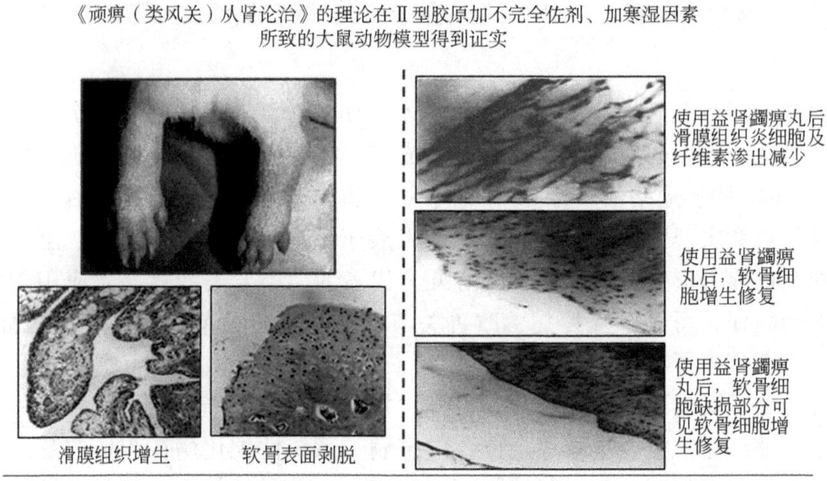

《顽痹（类风关）从肾论治》的理论在Ⅱ型胶原加不完全佐剂、加寒湿因素所致的大鼠动物模型得到证实

滑膜组织增生　　软骨表面剥脱

使用益肾蠲痹丸后，滑膜组织炎症细胞及纤维素渗出减少

使用益肾蠲痹丸后，软骨细胞增生修复

使用益肾蠲痹丸后，软骨细胞缺损部分可见软骨细胞增生修复

图 1-1　益肾蠲痹丸动物模型

　　1985 年，朱婉华、朱建华、朱建平等和南京中医药大学计算机研究中心合作，将朱良春先生治疗风湿病的经验研发成《朱良春主任医师痹证诊疗软件》。1988 年获江苏省科技进步四等奖、南通市科技进步奖三等奖。该软件在总结朱老 50 年治疗痹证学术思想和用药经验基础上，对痹证中常见、多发、难治的慢性风湿性关节炎、类风湿关节炎、颈椎病、腰椎增生、坐骨神经痛、肩周炎、风湿热等八个病证进行了医理设计，共设 141 个主证，36 个兼证，证候分类较为全面，对每个证均设有西医诊断标准，理、法、方、药齐全，人机符合率达 98%，经专家评审达国内领先水平。此软件已转让南京、安徽等医院使用，受到好评。

　　1995 年 1 月，朱婉华率领研发人员租赁南通第二制药厂的车间，改建成了南通良春风湿病医院（后改名为南通良春中医医院）制剂室，研发了具有自主知识产权的 21 种医院制剂，其中包括浓缩益肾蠲痹丸、蝎蚣胶囊、痹痛宁胶囊、扶正蠲痹胶囊Ⅰ号、扶正蠲痹胶囊Ⅱ号、寒湿痹颗粒、湿热痹颗粒、朱氏温经蠲痛膏、痛风颗粒等九种治疗风湿病的医院制剂。

　　科技研发的同时，益肾蠲痹法诊疗技术的相关成果已在临床应用 20 余年，通过"十五"科技部攻关计划、"十一五"科技支撑计划和国家中医药管理局"十一五"、"十二五"风湿病重点专科建设临床应用再次证实了它的实用性、安全性、有效性，造福于广大风湿病患者。

　　益肾蠲痹法的形成既依托于上述科研成果，又通过临床实践检验不断地完善，并逐渐形成行之有效的临床路径，目前已梳理完成 11 个常见病种的诊疗方案及临床路径，包括：浊瘀痹（痛风性关节炎）、尪痹（类风湿关节炎）、大偻（强直性脊柱炎）、骨痹（骨关节炎）、阴阳毒（系统性红斑狼疮）、狐惑病（白塞病）、燥痹（干燥综合征）、皮痹（系统性硬化病）、周痹（复发性风湿病）、疕痹（银屑病关节炎）、顽痹（幼年特发性关节炎）。"益肾蠲痹法治疗风湿病"2005年度被国家中医药管理局定为科技成果推广项目，2010年被定为南通市非物质文化遗产，2015年被评为江苏省非物质文化遗产。2014年国家中医药管理局科技开发交流中心与南通良春中医医院启动了"全国名老中医经验、名方、特色诊疗技术传承促进工程"项目（图1-2）。

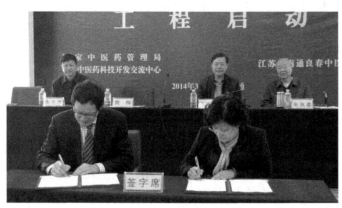

图1-2　2014年3月18日"全国名老中医经验、名方、特色诊疗技术传承促进工程"签约仪式

二、益肾蠲痹法学术思想

（一）辨证与辨病相结合

据英籍医史学家马伯英考证，朱良春教授是我国最早撰文提出"辨证与辨病相结合"的学者。朱老指出，"病"和"证"是一种因果关系，两者具有不可分割的有机联系。疾病是证候产生的根源，证候是疾病反映的现象。否定或肯定病和证的任何一方面，都是片面的、不完善的，而两者结合起来研究则相得益彰，有利于提高诊断准确率和疗效。如红斑狼疮、干燥综合征、硬皮病等都有类风湿关节炎的症状，如不进行生化检查、组织切片，就容易造成误诊，对病情的转化、预后的判断也不能有正确认识，往往容易贻误病情。又如强直性脊柱炎，75%的患者早期是被误诊的，该病的致残率极高，如果只辨病，不辨证，就错过了早期治疗，如此时能辨证用药，就能把握住最佳治疗时机。

朱老指出，我所提倡与强调的"辨证与辨病相结合"的精神，不仅是"合于时务"的务实之举，也是先师章次公先生"发皇古义，融会新知"和"双重诊断，一重治疗"学术思想的进一步发展。

（二）益肾壮督治其本、蠲痹通络治其标

风湿病相当于中医学的痹证，对久治难愈、病情顽缠的痹证，如类风湿关节炎、强直性脊柱炎，朱良春先生据证认为，当以《太平圣惠方》之"顽痹"名之。朱良春先生认为顽痹具有久痛多瘀、久痛入络、久病多虚、久病及肾的特点。同时患者多有阳气先虚，病邪遂乘虚袭据经络，风、寒、湿、热之邪内侵，气血为邪所阻，壅滞经脉，留滞于内，湿

停为痰，血凝为瘀，痰瘀交阻，凝涩不通，深入骨骱，胶着不去，邪正混淆，如油入面，肿痛以作。故此颇棘手，不易速效。五体痹久治不愈，累及内脏，又可转为五脏痹。朱良春先生通过长期实践，明确认识到：此证久治不愈者，既有正虚的一面，又有邪实的一面；且病变在骨，骨为肾所主，又督脉统督一身之脉，故确立益肾壮督治其本、蠲痹通络治其标的治则。

（三）虫类药与草木药相伍

朱良春先生积多年潜心钻研之功，总结出虫类药具有攻坚破积、活血祛瘀、息风定惊、宣风泄热、搜风解毒、行气和血、益肾壮阳、消痈散结、收敛生肌、补益培本、清热解毒、开窍慧脑、利水通淋、化痰定喘等十四大功用。应用虫类药得心应手，认为虫类药既能极大提高疗效，又具有其他药物不能替代的作用。1981年，朱良春先生出版了《虫类药的应用》专著，填补了我国中医学史上虫类药临床应用著作的空白。1994年出版《虫类药的应用（增订本）》，2011年出版《虫类药的应用（第二版）》。

益肾蠲痹丸就是朱良春先生善用虫药治疗顽痹的代表方药，方中20味中药，虫药就占了九味之多。一般治疗痹证中药都喜选用大队祛风燥湿、温经通络之品。但风药多燥，易于伤阴耗液，损伤正气。朱良春先生一方面遵前人"治风先治血，血行风自灭"之意，加重当归、熟地黄、淫羊藿、骨碎补等养血祛风、补肾培本的草木之品。另一方面强调"虫蚁搜剔，钻透剔邪"的特性，集中使用露蜂房、全蝎、僵蚕、乌梢蛇、地龙、土鳖虫等血肉有情之虫类药。虫类药为异体蛋白，含有大量的氨基酸和微量元素，特别是鲜动物药，含有大量生物活性物质。具有调节免疫功能、消肿止痛、减轻病变关节滑膜组织炎症、胶原纤维沉着、修复软骨细胞增生等功效。大队虫药与草木药熔为一炉，起到协同加强作用。

三、益肾蠲痹法的传承渊源

益肾蠲痹法是国医大师朱良春在总结了恩师章次公先生治疗风湿病经验，即用药时善用虫类药和草木药相伍、诊断时辨证与辨病相结合、治疗时标本兼治的基础上提出的。第二代传承人以朱婉华为首的学术团队在传承总结朱良春教授的用药经验基础上，研制开发出益肾壮督治其本、蠲痹通络治其标治疗类风湿关节炎的国家级新药"益肾蠲痹丸"、"顽痹从肾论治"、"朱良春主任中医师痹证诊疗软件"三个省、部级科研成果。第三代传承人在传承的基础上以专病诊治研究为方向，不断拓展继承和创新工作。

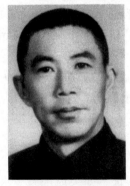

图1-3 章次公（1903～1959），
中国百年百名名中医（1900～2000），
曾任卫生部中医顾问

1. 章次公（1903～1959） 江苏镇江丹徒人，中国百年百名名中医，曾任卫生部中医顾问（图1-3）。

章次公早年就读于上海中医专科学校，师从孟河名医丁甘仁及经方大家曹颖甫，又问学于国学大师章太炎，品学兼优、敏悟过人、勤奋好学、博览群书。曹颖甫先生曾经说"众多门人中，得我心传者，唯次公一人而已"。1955年章次公任卫生部中医顾问，享副部级待遇。来到北京时间不长，就赶上了时任中央人民政府秘书长、中央"四老"之一的林伯渠的危重病救治。由于治好了林伯渠的病，章次公先生被毛泽东誉为"难得之高士"，后来，毛泽东身体不适，亦曾指名请章次公为他看病。

救治林伯渠的经过——林伯渠患前列腺肥大症，尿流不畅，遂做了前列腺摘除手术，术后第36小时开始发生呃逆，呃逆的深度及持续时间逐渐加重，每日呃逆次数曾多至20余次，最长延续时间达90min，影响睡眠，情况危险。周总理亲自组织专家组抢救。到呃逆一个月左右时，进京不久的章次公加入了专家组。章次公诊了脉象，查了病情。总理问道："林老的病怎么样？"次公先生说："没有想象的那么严重。"总理追根究底："根据是什么？"次公先生答："从四诊分析，神不散，气不竭，脉不乱。"总理又问："这病怎么治？"次公先生陈述了自己的意见，主张使用一味大剂量野山参进行治疗，周总理听后，指定章次公为抢救小组组长，负责救治。章次公开出方子之后，就守候在病床边。林伯渠老因为口服则呕吐，滴水不进已经多日了。参汤煎好之后，章次公就让人用棉球蘸上参汤，挤入林伯渠的嘴中，又嘱咐用新米煲稀粥。人们都感到奇怪，不吃不喝已多日，煲粥有何用？然而，随着时间的慢慢推移，一滴一滴的参汤进到林伯渠的嘴里，呃逆逐渐减轻。林伯渠逐渐睡着了，等醒来后，长出了一口气，说了声："好饿啊！"医护人员赶紧拿来已备好的新米粥，一小勺一小勺地喂了。参汤、米汤交替着喂下去，林伯渠又渐渐地睡着了，呃逆停止了！"简直是奇迹！"人们小声地议论着。但是更让人感到奇怪的是，在治疗之前，章次公竟然可以断定林伯渠将会产生饥饿感，竟然那么早就准备下了新米汤！章次公又开方治疗17天之后，林伯渠的呃逆完全治愈。整个呃逆过程长达47天。

章次公先生精研医书经典及诸家学说，在民国时期章老就接触西医并和西医交朋友，认为发扬中医须参合现代医学理论，打破中西医间的界限，力求两者的沟通。临诊主张运用中医之四诊、八纲、辨证论治，兼采用现代科学诊断手段，"双重诊断，一重治疗"，提高疗效。用药则博采众方，无论经方、单方、验方乃至草药，兼收并蓄，机动灵活，注重实效。剂量或轻或重，突出重点，击中要害，并以善用虫类药物治疗顽固的慢性病著称。

2. 朱良春（1917~2015）　中国百年百名名中医，首届国医大师（图1-4）（第一代传承人）。

国医大师朱良春先生是孟河御医马培之裔孙马惠卿先生的门人。1936年2月考入苏州国医专科学校，抗战开始后，转入上海中国医学院学习，其时受沪上名医章次公先生的亲炙，学乃大进，领悟了扣住主题的读书方法、抓主要矛盾的辨证手段，以及灵活选方用药的技巧。朱良春先生回忆当年随章师学习，不无感触地说："章师思路敏捷，学识渊博，临床颇多独特经验，对内科疑难杂症，尤擅其长，他一贯提倡贯彻'发皇古义，融会新知'的主张，对我影响很深，后来我之所以兼收并蓄，重视民间单方，走中西医结合的道路，都是章师正确引导的结果。"在毕业

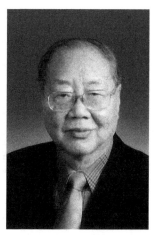

图1-4　朱良春先生
（1917.8~2015.12），
中国百年百名名中医，
首届国医大师，终身教授，
博士生导师，主任中医师
（第一代传承人）

时，章师赠送了一枚印章给朱良春先生，"儿女性情，英雄肝胆，神仙手眼，菩萨心肠"。他对爱徒说："这四句话是做一个好医生的必具原则，要遵而行之。"朱良春先生努力实践恩师的教导，并这样教育自己的儿女和学生。

早在1962年，朱良春先生就明确的提出"辨证与辨病相结合"的主张，并就此撰写专文，发表于《中医杂志》，表现了一位临床中医专家客观的眼光与开拓精神。朱良春先生认为，辨证论治是祖国医学理论体系的精髓，其优点是不论疾病如何千变万化，都可以从阴阳、正邪斗争的基本规律中，运用"四诊、八纲"的方法，归纳分析，提出整体的治疗措施，这是中医理论体系上的卓越之处。能掌握好"辨证论治"的规律，世界上就没有绝对的"不治之症"，而只有"不知之症"。所以对一些疑难杂症，他总是深入探索，努力从不知到渐知，转不治为可治。他认为中医"辨证论治"的原则是大经大法，如能认真掌握，灵活运用，就可应付自如，取得显效；朱良春先生又精辟地指出"辨证论治"也存在一些缺点，就是对疾病产生的具体机制和诊断缺乏客观的指标依据。对微观的"病"的认识，有时不免失于笼统，也常会出现误诊，这是时代所决定的，不应当苛责古人。例如病毒性心肌炎似热病后之劳倦症，肠癌早期又似慢性痢疾，如不及时结合辨病，进一步诊察，就会出现误诊。但是如果仅辨病不辨证，就要走上"对号入座"的狭路，把辨证变成僵死的教条，势必重蹈废医存药的歧途。"证"和"病"是一种因果关系，具有不可分割的联系。

朱老师从章次公先生，学习了许多虫类药应用的经验，积多年潜心钻研之功，总结出虫类药具有攻坚破积、活血祛瘀、息风定惊、宣风泄热、搜风解毒、行气活血、壮阳益肾、消痈散结、开窍慧脑、清热解毒、收敛生肌、利水通淋、化痰定喘、补益培本十四大功用，应用虫类药得心应手，认为虫类药既能极大提高疗效，又具有其他药物不能替代的作用。于1981年出版的《虫类药的应用》专著，填补了我国中医学史上虫类药临床应用著作的空白。朱良春先生传承了章次公先生的衣钵，树立了仁心仁术的国医风范（图1-5）。

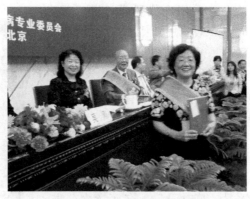

图1-5　2008年10月18日在"中国中西医结合学会风湿病专业委员会成立二十周年"庆典上，朱良春教授获"推动风湿病学术发展特殊贡献奖"，朱婉华院长获"推动风湿病学术发展贡献奖"，中国中西医结合学会陈香美会长颁奖

3. 朱婉华（1949~　）　江苏省名中医，教授，主任中医师。硕士研究生导师（图1-6）（第二代传承人）。

朱婉华教授学西医出身，1978年11月因父亲朱良春老中医身边无子女继承，由卫生局从南通市第一人民医院调往南通市中医院随父亲师承学习中医；朱婉华教授最早认识到父亲临床经验的宝贵和价值，她称父亲的经验方是"成熟的精品"。20世纪90年代初，她已任南通市中医院风湿病专科的负责人，随父亲临床学习中，她发现父亲治疗风湿病的疗效非常好，往往都是药到病除，并留心积累临床资料，在父亲的支持帮助下，积极与高等院校合作开发申报课题。

朱良春先生从 1959 年开始用益肾蠲痹汤治疗风湿病，在此基础上研制成"益肾蠲痹丸"（医院制剂），1985 年朱婉华在传承朱良春先生治疗风湿病经验的基础上，按新药申报要求和中国中医研究院合作，经过四年的努力，1989 年 1 月获新药证书，转让给江苏清江和广东华南制药厂生产，1990 年获国家中医管理局科技进步奖三等奖，南通市科技进步奖二等奖。

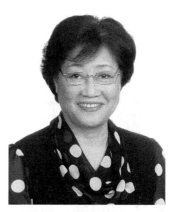

图 1-6　朱婉华（1949~），
江苏省名中医，教授，主任
中医师，硕士研究生
导师（第二代传承人）

1985 年和中国中医研究院合作，利用现代科学技术，在国内首创Ⅱ型胶原加不完全佐剂加寒湿因素所致的大鼠动物模型上证实"从肾论治"和"善用虫药"论点的科学性和实用性。1987 年获江苏省科技进步奖四等奖，南通市科技进步奖三等奖。

1985 年朱婉华等和南京中医药大学合作，将朱老先生治疗风湿病的经验研发成《朱良春主任中医师痹证（风湿病）诊疗软件》，人机符合率达 98%。1988 年获江苏省科技进步奖四等奖，南通市科技进步奖三等奖。

朱婉华和她的学术团队在上述科研成果的基础上，通过临床不断地完善，形成行之有效的临床路径，归纳而成"朱良春益肾蠲痹法"。1992 年 6 月，朱婉华被南通市政府授予"1991 年度南通市中青年技术拔尖人才"，她放弃了第二年可以享受国务院特殊津贴的机会，1992 年 11 月辞去南通市中医院的公职，在父亲的带领下、在兄弟姐妹的支持下成立了南通市良春中医药临床研究所。1995 年 1 月又成立了医院制剂室，以朱老的经验方为基础研发了以虫类药和鲜动物药为主要药材的治疗风湿病的浓缩益肾蠲痹丸、扶正蠲痹胶囊、蝎蚣胶囊、痛风颗粒等九种医院制剂，成为医院的拳头产品。为了更好地传承发展，2006 年 9 月良春风湿病医院在南通经济技术开发区成立，2007 年即被定为国家中医药管理局"十一五"重点专科建设单位暨痛风协作组组长单位，2013 年 1 月更名为南通良春中医医院。

益肾蠲痹丸是科技部"十五"攻关课题和"十一五"科技支撑计划重大疑难病课题（类风湿关节炎）的基础用药，疗效确切、副作用少，坚持服药五年大部分患者能达到临床缓解甚至治愈。该法对类风湿关节炎、强直性脊柱炎、骨关节炎、系统性红斑狼疮、硬皮病、干燥综合征等病的骨关节滑膜炎症的渗出和骨质的破坏有修复作用，能使强直性脊柱炎 HLA-B27 滴度表达下降至正常值，坚持服药五年以上可以达到临床治愈。红斑狼疮患者用本法治疗不仅能达到临床缓解，还可在怀孕过程中继续治疗，孕妇都能正常分娩，母婴健康，为广大想生育的红斑狼疮患者带来福音，填补了国内国际的空白。对间质性肺炎有改善和临床缓解的作用。重症银屑病关节炎能坚持服药五年并注意忌口者也能达到根治。

2005 年益肾蠲痹法治疗风湿病已经形成成熟的科研成果和临床路径，并被国家中医药管理局定为全国科技成果推广项目。

2008 年益肾蠲痹法治疗强直性脊柱炎和类风湿关节炎的诊疗方案列入风湿病重点专科全国协作组验证方案，在"十一五"、"十二五"得到推广应用。

4. 蒋恬（1979~） 主治中医师（图1-7）（第三代传承人）。

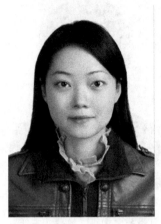

图1-7 蒋恬（1979~），主治中医师，硕士（第三代传承人）

蒋恬本科毕业于南京中医药大学、新加坡中医学院，硕士毕业于中国中医科学院，出身于中医世家，秉承家风，自幼跟随祖父儿科名家蒋仰三、外祖父国医大师朱良春、父亲蒋熙主任中医师、母亲朱婉华主任中医师临床侍诊，深得家传。在中国中医科学院工作期间，曾研究过中医音乐疗法、灸疗等自然疗法。在运用中医学辨证论治的基础上，药食并举，身心共调。坚持医身渡心的治疗理念，擅长风湿病等各种慢性病的治疗，以及针灸、耳穴、药物贴敷、音乐、香熏等非药物疗法。目前为中国中医科学院在读博士。

朱良春益肾蠲痹法技术经过近百年的发展，以师徒嫡传及开放办学为基础，已经广泛影响到大江南北，蜚声海内外。医院先后举办各类学习班十余次，其中规模较大的全国性学习班5次，培训学员1000余名，接受进修人员30余名。值得一提的是2010年10月，医院设立了全国博士后科研工作站，引进博士后研究人员2名，接收在读博士3名，由朱老亲自带教指导。目前影响较大的益肾蠲痹法传承人有：南通良春中医医院朱婉华、朱胜华、蒋恬等；南通市良春中医药临床研究所门诊部：朱建华、朱剑萍、朱又春等；南通市中医院：蒋熙、吴坚等；广东省中医院潘峰、陈党红等；江苏省中医院纪伟；常州市中医院张琪；苏州市中医院葛惠男；浙江省立同德医院李亚平；河南省中医院郑福增；中国中医科学院徐世杰、张华东；香港浸会大学吕爱平；朱步先、吕泽康等。

以医院为依托的临床科研、培训基地正日臻完善。随着南通良春中医医院的建立，以及多年不断发展，自主培养的医疗骨干不断涌现，在各自工作中成绩突出，也可以称作第三代传承人。如顾冬梅、张侠福、何峰等主治中医师。

以国医大师朱良春教授、朱婉华教授为首的中医药防治风湿病的学术团队和第二、三代传承人，将弘扬中医药文化为己任，不畏艰难，不断进取，正努力攀登中医药治疗风湿病的新高峰。

四、益肾蠲痹法治疗方案

朱婉华教授在继承其父朱良春先生学术思想的基础上，不断完善发展，根据益肾蠲痹法研制开发了一批相应的药物，摸索出一套相对标准化的使用规范，并在临床实践中不断进行验证修订，以使得益肾蠲痹法技术临床应用更符合客观实际，更有利于大范围临床推广应用（图1-8）。

益肾蠲痹法包括A、B、C三种治疗方案。

1. A方案 蠲痹汤（随症加减）+浓缩益肾蠲痹丸+蝎蚣胶囊

蠲痹汤（根据患者具体情况进行随症加减）：每日1剂，早晚各煎服1次；

浓缩益肾蠲痹丸：每次4g，每日3次；

蝎蚣胶囊：每次1.5g，每日3次。

2. B方案 蠲痹汤（随症加减）+浓缩益肾蠲痹丸+扶正蠲痹胶囊

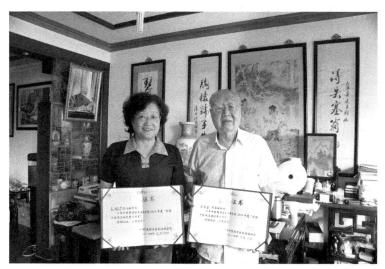

图 1-8　2014 年 7 月 26 日，在中华中医药学会主办的"第二届岐黄论坛"上，朱良春教授和朱婉华院长获"2014 年度全国中医风湿病优秀工作者"称号

蠲痹汤（根据患者具体情况进行随症加减）：每日 1 剂，早晚各煎服 1 次；

浓缩益肾蠲痹丸：每次 4g，每日 3 次；

扶正蠲痹胶囊：每次 1.6g，每日 3 次。

3. C 方案　蠲痹汤（随症加减）+浓缩益肾蠲痹丸+金龙胶囊

蠲痹汤（根据患者具体情况进行随症加减）：每日 1 剂，早晚各煎服 1 次；

浓缩益肾蠲痹丸：每次 4g，每日 3 次；

金龙胶囊：每次 1.0g，每日 3 次。

A 方案中蝎蚣胶囊为干品动物药，B 方案中扶正蠲痹胶囊为草木药与鲜动物药混合品，C 方案中金龙胶囊为纯鲜动物药，价格 C>B>A，起效时间 A>B>C，根据患者的病情及经济条件酌情选择，临床研究证实三方案均是较为安全有效的治疗方法。

五、益肾蠲痹法治疗风湿病的学术特色

理论：提出"顽痹"、"浊瘀痹"等病名，"久痛多瘀、久痛入络、久病多虚、久病及肾"的病机认识观。对于风湿病之"顽痹"，朱老指出：痹病顽缠者多有阳气先虚的因素，病邪遂乘虚袭踞经隧，气血为邪所阻，壅滞经脉，留滞于内，深入骨骱，胶着不去，痰瘀交阻，凝涩不通，邪正混淆，如油入面，肿痛以作。故治颇棘手，不易速效。通过长期实践，明确认识到：此证久治不愈者，既有正虚的一面，又有邪实的一面，病变在骨，骨为肾所主，故确立益肾壮督以治其本，蠲痹通络以治其标。

病证："疼痛、肿胀、僵直"三大主证的病证认识观，辨证与辨病相结合的双重诊断。

治则治法："益肾壮督治其本、蠲痹通络治其标"，"病证结合、扶正逐邪、通闭散结"。

用药特点：喜用大队虫类药与草木药相伍，协同增效。

代表方药：研发国家级新药益肾蠲痹丸和金龙胶囊，为全国医保用药；开发益肾蠲痹丸的第二代产品浓缩益肾蠲痹丸、痛风颗粒、蝎蚣胶囊、扶正蠲痹胶囊Ⅰ、扶正蠲痹胶囊Ⅱ、

寒湿痹颗粒、湿热痹颗粒、朱氏温经蠲痛膏等医院制剂。

外治技术：针灸、推拿、膏贴、腹针、导平、中药熏蒸、火疗。

六、益肾蠲痹法治疗各类风湿病三大关键点

国际上将风湿病对人体的危害称为 5D：致残（disability）、死亡（death）、痛苦（discomfort）、药物副作用（drug reactions）、经济损失（dollar lost），足见风湿病可对人体的健康和经济造成严重危害。风湿病包括两百多种疾病。据统计我国类风湿关节炎、强直性脊柱炎、骨关节炎这三类患者就有 1 亿多人。益肾蠲痹法应用"辨证和辨病相结合"的诊断方法、"益肾壮督治其本、蠲痹通络治其标"的治疗法则、虫类药和草木药相伍的组方原则，是中医治疗风湿病的创新，疗效确切、毒副作用少，坚持服药五年大部分患者能达到临床缓解甚至治愈。该治疗方法除了对类风湿关节炎、强直性脊柱炎、痛风性关节炎、骨关节炎有确切的疗效外，对系统性红斑狼疮、干燥综合征、白塞病、系统性硬化病、银屑病关节炎在辨证的基础上使用也有确切疗效，为广大风湿病患者带来了福音。各类风湿病患者，饮食忌口、功能锻炼、坚持治疗三者缺一不可，能做到这三点的都能达到临床治愈的满意效果。

（一）饮食忌口

饮食禁忌问题是中医学的组成部分，是先辈留给我们的宝贵遗产。《黄帝内经》指出"心病忌温食，肺病忌寒食……肝病禁辛，心病禁咸，脾病禁酸，肾病禁甘，肺病禁苦"等，人们选择的食物如果与疾病适宜，则有利于身体健康，有利于疾病康复，如果选择不相宜的食物，则不利于疾病的转归。临床上我们发现风湿病患者不宜食用牛羊肉、海鲜等发物，很多患者，治疗效果很好，病情稳定后就不注重饮食宜忌，最终导致复发，前功尽弃。因此在治疗此类疾病时首先强调饮食忌口。

（二）功能锻炼

临床上风湿病患者最易忽视功能锻炼，其实，坚持功能锻炼确实可以达到"四两拨千斤"的作用。我们在临床观察到，功能锻炼可以促进关节功能的改善，维持关节正常生理功能，保持良好的活动度，防止关节出现畸形或僵直挛缩，防止或减轻肢体废用及肌肉萎缩，降低致残率，延缓疾病的进展，同时又能调节心理，消除焦虑和提高生活质量，振奋精神，增强康复的信心。而且功能锻炼简单易掌握，无成本，有疗效，应作为治疗各类风湿病必不可少的辅助治疗。我们认为，应把鼓励患者坚持不懈地进行功能锻炼，看作与药物治疗同等重要的地位来认识。因此，除发热、血沉过高的患者外，我们都鼓励进行功能锻炼，并在众多患者中普及推广，使之变成行之有效的利民之举（图 1-9）。

（三）坚持治疗

目前对许多风湿病西医基本无良好的治疗方法，尤其是对未能明确诊断的未分化型风湿病。中医辨证论治是解除患者痛苦，改善关节功能，预防关节畸形，防治内脏损害发展的有效途径。朱婉华教授早在 20 世纪 80 年代即提出对强直性脊柱炎、类风湿关节炎等疾病的早期诊断、早期药物治疗是缓解症状和控制疾病进程的关键，可大大降低患者致残的发生率，减少患者的痛苦，提高患者的生活质量。临床上对初发风湿病患者及经西药治疗无效的患者

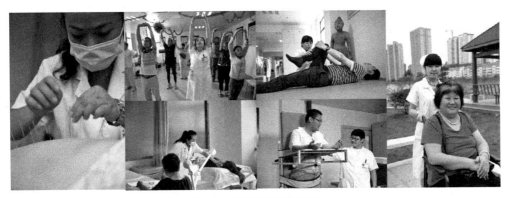

图 1-9　功能锻炼系列照片

采用益肾蠲痹法，治疗一至二年后病情稳定再递减药物，服中成药巩固治疗共需五年，均可达到临床治愈。除少数患者有虫类药异体动物蛋白过敏反应外，未出现不良反应，证明益肾蠲痹法是经过临床检验的安全有效的治疗方法。朱婉华教授因其在风湿病领域的突出贡献，被授予"终身贡献奖"（图 1-10）。

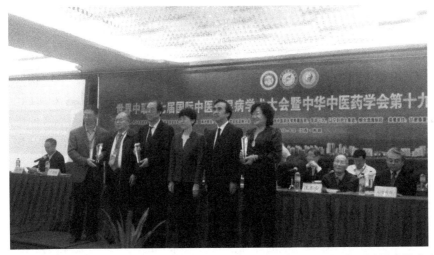

图 1-10　2015 年 11 月 7 日，在江西南昌举办的"世界中联第七届国际中医风湿病学术大会暨中华中医药学会第十九届风湿病学术会议"上，卫生部原副部长、世界中医药学会联合会会长佘靖（右三）、中华中医药学会秘书长曹正逵（右二）、世界中医药学会联合会骨伤委员会会长孙树伦（左二）给中华中医药学会风湿病专业委员会第十八届主任委员王承德（左三）、副主任委员娄玉钤（左一）、副主任委员朱婉华（右一）颁发"终身贡献奖"

第二章　益肾蠲痹法治疗风湿病诊疗概要

第一节　风湿病病因病机

中医关于病因学的发展及分类出现较早，远在《黄帝内经》理论形成时期，即将病因分为阴阳两类。如《素问·调经论》说："夫邪之生也，或生于阴，或生于阳。其生于阳者，得之风雨寒暑。其生于阴者，得之饮食居处，阴阳喜怒。"

汉代张仲景著《金匮要略》指出："千般疢难，不越三条，一者，经络受邪入脏腑，为内所因也；二者，四肢九窍，血脉相传，壅塞不通，为外皮肤所中也；三者，房室、金刃、虫兽所伤。以此详之，病由都尽。"他将病因按其传变概括为三个途径。

宋代陈无择著《三因极一病证方论》，在前人病因分类的基础上明确提出了"三因学说"，他说："六淫，天之常气，冒之则先自经络流入，内合于脏腑，为外所因；七情，人之常性，动之则先自脏腑郁发，外形于肢体，为内所因；其如饮食饥饱，叫呼伤气……金疮踒折，疰忤附着，畏压溺等，有背常理，为不内外因。"始以六淫邪气为"外所因"，情志所伤为"内所因"，而饮食劳倦、跌仆金刃，以及虫兽所伤等则为不内外因。这种把致病因素与发病途径结合起来进行研究的分类方法较之以往更为合理、明确，对后世影响很大，故沿用至今，即将病因分为外感性致病因素、内伤性致病因素和其他致病因素三大类。

中医风湿病的病因病机演变也不逾此规。《素问·痹论》关于"风寒湿三气杂至，合而为痹"的论述，代表了古人对风湿病外因的认识；"正气存内，邪不可干"、"风雨寒热，不得虚，邪不能独伤人"，则言明了正气不足等内因是疾病发生的根本因素。概而言之，风、寒、湿、热、燥等外邪是风湿病发生的外在因素，是标；正气不足是风湿病发生的内在因素，为本；痰浊瘀血既是风湿病发展过程中的病理产物，又可以作为病因作用于机体，成为新的致病因素。正虚易致邪侵，邪袭又致正虚，新病多属外因，久病多虚、痰瘀闭结为疾病之痼，则为风湿病的基本规律。

朱良春及其传承团队，在尊崇疾病"三因"学说的基础上，结合痹证本身发病特点完善发展了相关理论，如其提出痹证病因为肾虚为本，阳虚为其内因；病机上又有久痛入络、久痛多瘀、久病多虚、久病及肾的阐发，这些都是对中医风湿病病因病机认识论的创造性建树。

一、风、寒、湿、热、燥为风湿病之外因

朱良春认为，风湿病的初期，多为风、寒、湿、热等外邪侵袭，袭据经隧，病位在肌表、皮肉、经络。就其病因病机而言，是由于正气不足，感受风、寒、湿、热、燥邪气所致。而内因是风湿病的发病基础。素体虚弱，正气不足，腠理不密，卫外不固，是引起风湿病的内

在因素。

六淫外邪是风湿病的外因。《黄帝内经》提出"风寒湿三气杂至合而为痹"的观点，由于感邪偏胜的不同，临床表现也就有所差别。正如《素问·痹论》篇说："风寒湿三气杂至，合而为痹也，其风气胜者为行痹，寒气胜者为痛痹，湿气胜者为着痹也。"

风寒湿邪，侵犯人体，痹阻经络、关节，使气血运行不畅，不通则痛，故而引起肢节疼痛。风邪善行数变，风气偏胜发为"行痹"。《金匮翼》曰："行痹者，风气胜也，风之气善行而数变，故其症上下左右，无所留至，随期所至血气不通而为痹也。"故行痹表现为关节游走性疼痛、痛处不定。寒为阴邪，其性凝滞、收引、主痛，寒气胜者，气血凝滞不通，寒邪偏胜发为"痛痹"。《素问·举痛论》曰："寒气入经而稽迟，泣而不行，客于脉外则血少，客于脉中则气不通，故卒然而痛。"故痛痹突出表现为关节冷痛。湿为阴邪，重着黏滞，阻碍气血运行，湿邪偏胜为"着痹"。《景岳全书》卷十二中曰："湿气胜者为着痹，以血气受湿则濡滞，濡滞则肢体沉重而疼痛顽木，留着不移是为著痹，亦阴邪也。"故着痹表现为肢体重着、痛处固定不移。

应当指出，风湿疾病，临床上常非单一邪气所致，常见两气、三气杂至，出现的症状就更为复杂，如风邪与寒邪偏重的情况下，表现为风寒湿痹阻证候，关节不仅呈现游走性疼痛，同时伴有关节冷痛、屈伸不利。再如，寒邪与湿邪两邪偏胜，则表现为寒湿痹阻证候，则关节肢体不仅冷痛，同时伴重着、肿胀。当然，如果出现风、寒、湿三气痹阻证候，则具有关节冷痛、游走不定及沉重、肿胀三邪所致的表现。由风、寒、湿邪引起的风湿病，除见于行痹、痛痹、着痹外，也可见于漏肩风、肌痹、骨痹、历节风、顽痹等病中。

湿邪有寒、热之别。古今论治痹证，多以寒湿论治为主，盖痹证以关节冷痛表现为主。实际上，不仅寒湿可以引起关节痛，湿热同样可以阻滞经脉，引发气血不通而痹痛。仲景对湿热之邪所致痹有一定认识，如"湿家病身疼发热"、"湿家之为病，一身尽疼、发热"，颇似今西医之"风湿热"症状。

湿热痹阻，或由素体阳气偏盛，内有蕴热，或外受风湿之邪入里化热，或为风寒湿痹经久不愈，蕴而化热，或湿热之邪直中入里，均可使湿热交阻，气血瘀滞经脉关节，而出现关节红肿热痛、屈伸不利、得凉则舒，伴见发热、口干、舌黄、脉数等一派热象。历节风、骨痹、皮痹、肌痹、脉痹均可见湿热痹症状，而西医所称之类风湿关节炎、风湿性关节炎、系统性红斑狼疮、痛风性关节炎、皮肌炎等均有湿热痹阻的表现。

风湿疾病病因，尚需分辨风热、湿热及热毒之别。风热、湿热前已述及，热毒之因不得不提。素体阳盛之人，风热、湿热入里化火、火极生毒，热毒交炽，热盛动血，热煎营血，营血瘀滞，痹阻脉络，伤于脏腑，蚀于筋骨，热毒伤于血络，血热之邪外溢，凝于肌肤则见皮肤红斑；热毒阻滞经络关节则关节红肿热痛；内攻犯脏者，则五脏六腑受累，心、肝、肾、脑诸脏受损。本证常见于中医之骨痹、周痹及西医系统性红斑狼疮、类风湿关节炎、幼年特发性关节炎、风湿性关节炎、银屑病关节炎、皮肌炎、硬皮病、成人斯蒂尔病、风湿性多肌痛等。

关于燥邪所致风湿病古代医家少有论及，现代中医有"燥痹"之称。"燥痹"一病，是由中国中医药学会风湿病分会"五老"（路志正、焦树德、朱良春、谢海州、李济仁）之一的路志正先生根据本病的病因病机，结合自己多年的临床经验提出的。燥邪之由来，或外受（外燥），或内生（内燥）。"燥痹"是由燥邪损伤气血津液而致阴津耗损、气血亏虚，使肢体筋脉失养，瘀血痹阻，痰凝结聚，脉络不通，导致肢体疼痛，甚则肌肤枯涩、脏器损害的病证。如风燥之邪由外而入，或风热之邪伤人后，燥热耗伤津液，津液干涸而经脉痹阻，其证可见关节疼痛、肿胀、僵硬、口干唇裂、口疮舌疡、眼干泪少、苔燥光剥、舌质红或绛、脉细弱或脉细；或肝肾虚损，气血生化之源不足，津液枯燥，经脉气血痹阻，口眼干燥，少泪少唾，少涕少汗，目红咽红，龈肿齿衄，干咳少痰，肌肉酸痛。以上两种病因所致的痹证，中医均谓之"燥痹"，与西医之干燥综合征颇为相似。

二、脏腑内伤、阴阳失调、气血不和为内因

脏腑内伤、阴阳失调、气血不和是风湿病发生的重要原因，同时也是风湿病经久不愈、病机演变的必然结果。

（一）肾虚为本，脏腑内伤

五脏者各有所主，肝主筋、肾主骨、脾主四肢和肌肉、肺主皮毛、心主血脉。风湿病的发生主要表现为肾、肝、脾三脏的亏损，旁涉于心、肺两脏。若因禀赋不足，或房劳过度、饮食劳倦、起居失常、情志刺激，或胎孕经产等，精血耗损，致肾、肝、脾三脏亏损，遂使营卫气血亏虚、阴阳失调，外邪乘虚而入，而发为风湿之病。

早在1989年，国医大师朱良春先生就提出了"痹病顽麻有肾阳先虚"的病因学论点（见《中医杂志》1989年第4期）。这为益肾壮督治风湿病奠定了理论基础。肾为先天之本，内含元阴、元阳，为脏腑阴阳之本，肾主骨、生髓。风湿病主要病位在骨和关节，故肾脏受损是风湿病主要的病因；穷必及肾，肾气亏损，又是风湿病中各种疾病后期的主要病理形式。《黄帝内经》所谓"骨痹不已，复感于邪，内舍于肾"，是指骨痹日久不愈，肾气受损，又反复感受外邪而致肾气亏损而致肾痹。实际上，不仅骨痹，其他五体痹反复不愈，最终均可出现肾痹之证。肾痹主要表现为四肢关节和脊柱疼痛变形、肌肉萎缩、僵硬强直、活动受限、或伴面肢浮肿、眩晕耳鸣。西医类风湿关节炎、强直性脊柱炎、骨关节炎、颈、腰椎间盘突出等可见到骨痹表现。

肝藏血，主筋。肝脏损伤是风湿病发病原因之一。筋痹不已，内舍于肝，肝脉气血痹阻可成肝痹。《圣济总录·肝痹》曰："肝痹……肝之合，筋也。故筋痹不已，复感于邪，则舍于肝也。"肝痹者以两胁胀痛，甚则痞块，乏力疲倦等为主要表现，见于西医风湿病中的多种疾病的合并症。

脾司运化，主肌肉。脾胃素虚或劳倦内伤，脾虚湿困或肌痹不已，脾气受损、复感湿邪可致脾痹。《圣济总录·脾痹》曰："肌痹不已，复感于邪，内舍于脾，是谓脾痹。"一方面脾胃运化不足，气血乏源，出现四肢乏力，肌肉瘦削，甚则肢体痿弱不用；一方面表现为胃脘痞满、食少纳呆、大便溏泄、舌苔厚腻等脾湿不运、胃失和降之证。诚如《症因脉治·脾痹》所云："脾痹之证，即肌痹也。四肢怠惰，中州痞塞，隐隐而痛，大便时泻，面黄足肿，不能饮食，肌肉痹而不仁。"脾痹可见于西医风湿病中多种疾病的合并症。

脏腑经络互为表里，肾、肝、脾损伤，乘恶制克等造成心、肺损伤，或心肺本虚，或皮痹、脉痹既久，旁涉于心、肺，均可导致心痹、肺痹出现。西医风湿病中之风湿性心脏病、类风湿关节炎伴发的间质性肺炎、胸膜炎、胸腔积液、皮肌炎、硬皮病、系统性红斑狼疮等，均可见肺痹表现；西医风湿病中风湿性关节炎及类风湿关节炎合并心脏损害者，可见心包积液、心胸烦闷、心痛心悸、胸闷喘促、口舌青紫等心痹表现。

（二）阳虚为本、阴阳失调

阴阳失调对风湿病的发病及转归有着决定性的作用。朱良春为阴阳失调中当以阳气先虚为本，外邪乘虚而入，袭据经隧，气血为邪所阻，壅滞经脉，留滞于内，痹痛乃作。诚如《类证治裁》言："诸痹，良由阳气先虚，腠理不密，风寒湿乘虚内袭，正气为邪所阻，不能宣行，因而留滞，气血凝滞，久而成痹。"由此可见正气亏虚、肾阳不振才是内在的主因。

然人体禀赋有不同，具体于个体，阴阳各有偏盛偏衰，再加上所感受的邪气有偏盛，因而风湿病虽因其阴阳邪正盛衰而有寒与热的不同表现。《素问·痹论》中说："其寒者，阳气少，阴气多，与病相益，故寒也；其热者，阳气多，阴气少，病气胜，阳遭阴，故为痹热。"又如，肾主骨，肝主筋，风湿病病久不愈而多有伤及肝肾者，若伤及肝肾之阴，则会出现关节烦疼或骨蒸潮热，腰膝酸软，筋脉拘急，关节屈伸不利，关节肿胀变形；若病久伤及肝肾之阳，则表现为关节冷痛、肿胀变形、疼痛昼轻夜重、足跟疼痛、下肢无力、畏寒喜暖，手足不温。

（三）营卫气血失和

营卫与气血在生理功能上相互依赖，营卫之气具有的濡养、调节、卫外固表、抵御外邪的功能，只有在气血调和，正常循行的前提下才能充分发挥出来。《类证治裁·痹证》云："诸痹，良由营卫先虚，腠理不密，风寒湿乘虚内袭，正气为邪气所阻，不能宣行，因而留滞，气血凝滞，久而成痹。"所以，营卫气血失调也是风湿病发病的内在原因之一。气血不调有虚实之分。气血不足当属虚证，气滞血瘀应为实证。

气滞血瘀证就是由于各种原因导致脊柱、四肢的筋脉、关节等部位气血凝滞，经脉闭塞所致的疾病，少有风、寒、湿邪侵犯的表现，而气血凝滞更为明显，疼痛更加剧烈，以刺痛为主，夜里加重，并有面色不华、肌肤甲错等表现。风湿病是以肢体关节疼痛为主要症状的一类疾病的总称，中医认为"不通则痛"，故肢体关节疼痛的原因尽管有寒热虚实之不同，但气血凝滞不通则是疼痛的直接病理机制。

气血不足，或因素体气血亏虚，或因大病之后风寒湿热之邪乘虚而入，流注筋骨血脉，搏结于关节；或痹病日久，气血衰少，正虚邪恋，肌肤失充，筋骨失养，可见关节疼痛，并伴气短、食少、面黄、舌淡诸症。风湿病日久，不少疾病可见到气血不足或气血不调证。

由此可见，气血营卫内虚是风湿病致病的内在条件，风、寒、湿、热之邪外袭是致病的外在因素，经络气血阻滞则是风湿病的主要病机。

三、痰浊瘀血、凝涩不通与风湿病

痰浊与瘀血既是机体在病邪作用下的病理产物，也可以作为病因作用于人体，风湿病大多为慢性进行性过程，疾病既久，则病邪由表入里，由轻而重，导致脏腑的功能失调，而脏腑功能失调的结果之一就是产生痰浊与瘀血。如风寒袭肺，肺气郁闭，则肺津凝聚成痰；寒湿困脾，脾失运化，湿聚成痰；痹证日久，伤及肾阳，水道不通，水湿上泛，聚而为痰，若伤肾阴，虚火灼近变成痰浊；肝气郁滞，气郁化火，炼津为痰。加之风湿痹阻心气，血脉瘀滞，气滞血凝，或风湿病日久，五脏气机紊乱，升降无序，则气血痰浊交阻，痰瘀乃成。

痰瘀既成，则胶着于骨骱，痹阻经络，遂致关节肿大、变形、疼痛加剧，出现皮下结节或红斑、肢体僵硬、麻木不仁，为病多顽固难愈。

痰瘀为病因，或偏于痰重，或偏于瘀重，或痰瘀并重，临床表现不尽相同。若以痰浊痹阻为主，因痰浊流注关节，则关节肿胀，肢体顽麻；痰浊上扰，则头晕目眩；痰浊壅滞中焦，气机升降失常则见胸脘满闷、纳差呕恶。若以瘀血为主，则血瘀停聚，脉道阻滞，气血运行不畅而痛，表现为肌肉、关节刺痛，痛处不移，久痛不已，痛处拒按，局部肿胀或有瘀斑。若痰瘀互结，痹阻经脉，痰瘀为有形之物，留于肌肤，则见痰核、硬结或瘀斑；留著关节、肌肉，则肌肉、关节肿胀疼痛；痰瘀深著筋骨，则骨痛肌痿，关节变形、屈伸不利。由此可见，痰瘀痹阻是风湿病中的一个重要证候。该证候多出现于中医风湿病之中、晚期，可见于筋痹、脉痹、骨痹、心痹、肺痹中。西医风湿病中的类风湿关节炎、强直性脊柱炎、系统性红斑狼疮、皮肌炎、硬皮病、结节性多动脉炎、血管炎等，均可见之。清代董西园《医级·杂病》谓："痹非三气，患在痰瘀"，确是对《黄帝内经》痹病病因学的一个发展。

四、久痛入络、久痛多瘀与风湿病

清代名医叶天士在《临证指南医案》中，多次提及"初病在经，久病在络，以经主气、络主血"，"初为气结在经，久则血伤入络"，"病久、痛久则入血络"，形成了中医络病学说的雏形。朱良春先生在总结前人经验的基础上，将络瘀理论应用于风湿病的诊疗，提出了久痛入络、久痛多瘀的顽痹病机观。

络脉作为经络的组成部分在运行气血、络属脏腑等主要功能方面，与经脉有其共性，但络脉作为从经脉支横别出、逐层细化的网络，以及作为经脉的分支，而具有布散、渗灌经脉气血到脏腑形体官窍及经络自身的作用。《临证指南医案》指出："凡经脉直行，络脉横行，经气注络，络气还经，是其常度。"《素问·调经论》云："人之所有者，血与气耳。"气与血是构成人体的基本物质，人体一旦发生病变，不是出于气就是出于血。

朱良春先生宗叶天士之说，言"经主气，络主血"，络为聚血之所。经络为全身气血通道，气血为病往往都会影响到经络，络脉多深在脏腑组织之中，凡是发生于经络系统终末段、深入到脏腑机体四肢百骸的疾病，统属于"络病"。顽痹者，多因风湿病失治、误治、久治乏效，缠绵难愈者，经气之伤渐入血络，留滞于内，络脉失和，血失通利，血络也瘀，深入骨骸，瘀痰并阻络道，凝涩不通，邪正混淆，如油入面，而形成"久病入络"的病机。久病入络、久痛入络是疾病发展，病情深重、病位深在的一般规律，诚如叶天士言："在经多气病，在络多血病"、"百日久恙，血络必伤"、"久痛入络"、"痛久入血络"，临床多见于风湿病关节肿痛、功能障碍症状较重、病程长、疾病缠绵难愈者。

五、久病多虚、久病及肾与风湿病

风湿病的发生发展过程中呈现脏腑、气血、阴阳亏虚及慢性持久过程中"穷必及肾"的病机演变。朱良春总结前贤之说结合临床实践，名之曰"痹证久病多虚，久病及肾"。

久病多虚，结合痹证来看，病程日久，其虚多在气血和脏腑，其病机实质为痹证日久，肝肾不足，气血两虚，经络瘀滞。由于该病的日久，同时加上久服祛风散寒除湿等温燥之品，大多出现气血的耗伤，从而导致气血两虚证，所以在治疗此类疾病时，要注意有无气血不足的情况。再者，病程日久，由痹证初期的病在"筋脉肉骨"累及"脏腑"，由于痹证属于筋骨病变，而"肾主骨""肝主筋"，其累及的脏腑必然是肝与肾，此类痹证的证候表现有腰膝疼痛，关节屈伸不利，或麻木不仁，或关节变形，畏寒喜温，或伴有心悸气短，舌淡苔白，脉细弱或细迟等。

久病及肾，朱良春认为，痹证者，多因阳气先虚而成，而肾中之元阳为一身阳气之根本。痹证发生发展过程中多因禀赋不足或久病及肾引起肾虚合邪而成，或为素体肾虚，罹患痹证，或为痹证缠绵不愈者，或久病伤肾，形体虚衰，筋骨失养者，皆有肾虚之征。《素问·生气通天论》说："阳气者，精则养神，柔则养筋。"若肾阳不足，关节筋骨失于温煦，可出现关节疼痛、关节屈伸不利；同时肾阳不足，阳虚生内寒，寒性凝滞，气血运行稽迟不畅，亦可出现关节疼痛，发生痹证。《素问·宣明五气》篇"肾主骨"，《素问·阴阳应象大论》曰："肾主骨生髓"。肾主藏精，精能生髓，髓能养骨。当肾之精髓不足，不能养骨，可出现关节疼痛、腰脊疼痛、足跟痛等痹证表现，从临床观察来看，痹证的后期出现骨骼的不同程度的X线变化，包括关节面侵蚀，骨质的增生、融合、变形等，也从另一方面说明了肾主骨，肾精充足则骨髓生化有源，骨健有力；反之肾精亏虚，骨髓生化乏源，易生痹证或预后不良。西医所说的骨关节炎、骨质疏松症依据其临床表现当属中医"骨痹"的范畴。由于肾之阴阳为一身阴阳之根本，风湿病久病及肾，临床表现为体质柔弱，病程较长，筋骨关节疼痛、变形、伴有肾阳虚或肾阴虚见证，肾阳虚者，舌淡苔白，脉沉细无力，两尺尤弱；肾阴虚者，舌红苔少而干，脉沉细数。临床上对于风湿病日久不复者，从肾入手，采取滋阴补肾，或温肾散寒之法，常有良效。

第二节　风湿病常见症状

风湿病患者因体质差异、感邪途径不同、病机转变不同、临床表现差异，可表现出多种不同的症状，在复杂的病情中，抽丝剥茧，善于发掘疾病的内在规律，遣方组药，方能有的放矢，力专及鹄。症状表现是中医脉因证治体系的重要内容，抓住疾病的主要症状，是中医辨证论治的重要手段和依据，朱良春在风湿病的诊疗上，既重舌脉、审因，又重症状搜集，对风湿病症状研究深入透彻，特别是对"疼痛"、"肿胀"、"僵直拘挛"等有其独特认识，更将其作为风湿病的三大主证（症）。

一、风湿病三大主要症状

（一）疼痛

疼痛是风湿病的最主要症状之一，几乎所有的风湿病都会发生疼痛，如果能迅速缓解疼痛，则患者信心增强，病情易趋缓解。有学者研究证明风湿病患者有疼痛症状者占了50%以上。根据疼痛的临床表现，可将其分为风痛、寒痛、湿痛、热痛、瘀痛、阳虚痛，此六者只是各有侧重，往往多是混杂证型，难以截然分开。

疼痛是风湿病早期的主要症状，也是导致功能障碍的重要原因。风湿病的疼痛中，起源于关节及其附属结构的疼痛最为常见，关节痛、颈肩痛、腰背痛往往是风湿病的主要表现，有时还伴有关节的肿胀。肢体和躯干部位的疼痛症状可见于内脏和神经系统病变。属中医风湿病范畴的风湿热、类风湿关节炎、强直性脊柱炎、骨关节炎、皮肌炎、银屑病关节炎、风湿性多肌痛、成人斯蒂尔病、痛风性关节炎、坐骨神经痛等西医疾病，均以疼痛作为主要症状。

1. 风痛

症状表现：主证为肌肤、筋骨、关节酸痛，痛处游走不定，以上肢肩背部多见，局部皮色不红，触之不寒不热，脉浮，苔薄白。若兼夹寒邪者，疼痛更剧，遇寒痛增，得热痛减，触之不温反凉，脉浮而紧；若郁久化热或兼夹热邪者，可出现局部红肿、灼热、疼痛，或见发热、口渴、烦闷不安、舌红、苔薄黄、脉浮而数。

审症要点：肌肤、肢体、关节游走性疼痛，脉浮为其主要特征。

症状分析：风邪善行而数变，故风邪袭表则痛无定处，以风痛为主。《黄帝内经》称为"行痹"。正如《素问·痹论》云："其风气胜者为行痹……"；风为阳邪，其性开泄，易袭阳位，故多见上肢、肩背部疼痛；寒热不甚，故皮色皮温变化不著；苔薄、脉浮为风邪在表之候。兼夹寒邪者，因寒性凝滞，主痛，故疼痛剧烈、寒增热缓，脉浮而紧；夹热邪者，其肿痛灼热，正如《素问·至真要大论》"诸病胕肿，疼酸惊骇，皆属于火"所言。

2. 寒痛

症状表现：关节肌肉冷痛、疼痛剧烈，疼痛部位多固定不移，局部自觉寒冷，触之冷，皮色不红，畏惧风寒，遇寒痛增，遇热痛缓，患者常兼有肢体关节肌肉拘急、屈伸不利。舌质淡，苔白，脉沉弦紧。

审症要点：疼痛剧烈、痛有定处、得热痛减、遇寒痛增，关节拘急，脉紧为审证要点。

症状分析：寒痛为主者，《黄帝内经》称为"痛痹"。《素问·举痛论》曰："经脉流行不止，环周不休，寒气入经而稽迟。泣而不行，客于脉外则血少，客于脉中则气不通，故卒然而痛。"寒性凝滞，人体感受寒邪，易伤阳气，人体阳气受损，失于温煦，故遇寒疼痛加重；寒性收引，肢体感寒，故见肢体关节肌肉拘急、屈伸不利；寒邪袭体故见舌质淡、苔白、脉紧之象。

3. 湿痛

症状表现：肢体关节重着、疼痛兼有肿胀，肢节屈伸不利，肌肤麻木，尤以下肢为甚；疾病缠绵难愈，或可见皮下结节，舌质淡，舌体胖，舌苔白厚或白腻，脉弦滑。

审症要点：肢体肿胀、重着，舌苔白腻，脉弦滑为审证要点。

症状分析：《黄帝内经》言："湿气胜者为着痹，湿胜则肿。"湿邪痹阻，有形之邪最易阻碍气机，气血不畅，经脉不利，故见关节肌肉疼痛、麻木、肿胀；湿聚成痰，痰湿痹阻于筋骨关节，可见肢节屈伸不利；痰凝既久，聚于皮下或见皮下结节；湿性黏滞，故疾病缠绵难愈；湿为阴邪，易趋下位，故见下肢为甚；舌质淡、舌体胖、苔白厚腻、脉弦滑为水湿之征象。

4. 热痛

临床表现：关节、肌肉、皮肤疼痛，疼痛较重，得凉稍舒，局部红肿，触之发热，或自觉局部发热，兼见身热、汗出、口渴、斑疹。舌质红或绛，苔黄，脉滑数。本症多见于风湿病急性发作期。

审症要点：关节红肿热痛、发热口渴、苔黄脉数为审证要点。

症状分析：人体感受热邪，邪热入里，或素体阳盛之人感受寒邪，从阳热化，邪热充斥于内外，气血壅滞，关节肌肉疼痛，红肿、焮热；热盛于内，身热汗出，热易伤津，可见口干口渴，热邪深入营血，或见斑疹；舌质红绛、苔黄、脉数为火热之征象。

5. 瘀痛

临床表现：关节、肌肉、皮肤疼痛日久，痛如针刺，痛处固定不移，夜间痛甚，疼痛局部或见肤色紫暗，肌肤甲错，毛发不荣，或可触及皮下结节；舌质紫暗，舌体见有瘀点瘀斑，脉细而涩，多见于病程较长的患者。

审症要点：久痛、痛处固定不移，肌肤甲错，瘀点瘀斑，舌紫暗，脉涩。

症状分析：风、寒、湿、热、燥等邪气痹阻经脉，或因气滞、痰浊，或因气虚、阳虚寒凝，气血不畅，经气不利，不通则痛；血瘀为有形之邪，故痛有定处，性质为刺痛；夜间血行稽迟，疼痛更甚。肌肤甲错为血瘀内阻，新血难生难行，气血不荣所致；肤色紫暗、舌绛紫、脉涩为内有血瘀之征象。

6. 阳虚痛

临床表现：肢节冷痛，痛处喜暖恶寒，时轻时重，身体畏恶风寒，肢冷不温，精神不振，身喜蜷卧，大便稀溏，小便清冷；舌质淡，苔白，脉沉无力。

审症要点：冷痛喜暖、畏寒肢冷、精神不振、舌淡、苔白、脉沉无力。

症状分析：阳气虚衰，寒从内生，寒凝经脉，气血不畅故疼痛，阳气亏虚，失其温煦故冷痛，喜暖而恶寒、时轻时重恰是阳虚之表现。阳气不能敷布于肢体，身寒不温，总喜蜷卧，阳虚神失所养，精神委靡不振。大便溏薄、小便清冷、舌淡、苔白、脉沉无力皆系阳虚之征象。

（二）肿胀

风湿病关节肿胀是以关节周围浮肿而胀为主要表现的一种症状。关节肿胀以四肢关节为多，上肢常见于肘、腕、掌指及指间关节；下肢多见于膝、踝、跖趾、趾间关节等处；其他如胸锁、胸肋、肩锁关节也可发生。关节肿胀可见于单个关节或多个关节，更可对称发生，寒湿痹、湿热痹、顽痹、骨痹、浊瘀痹等多见关节肿胀。

朱良春先生认为，"湿胜则肿"，湿邪为肿胀发生之主因。患者或感受外湿，或肺、脾、肾三脏功能失调，津液输布运化失常，水湿滞留关节而发肿胀。诚如《说文解字》云："痹，湿病也"，经言"湿胜则肿"所说，肿胀究因，首重于湿；此外，风湿病久则湿聚成痰，血凝为瘀，终则痰瘀交阻，导致肿胀僵持难消，因此将湿邪、痰浊、瘀血留滞作为肿胀的主要病因。

风湿热、类风湿关节炎、幼年特发性关节炎、强直性脊柱炎、银屑病关节炎、反应性关节炎、骨关节炎、痛风性关节炎等多见关节肿胀。

根据肿胀的病因病机及临床表现的不同，肿胀主要有以下几类。

1. 风湿肿胀

临床表现：多见于风湿病初期，关节肿胀部位不固定，时上时下，时左时右，此起彼消，一处肿胀经数日逐渐消退，其他部位肿胀又起，或见恶风、汗出等症，舌苔白，脉滑。

审症要点：肿胀位置不固定、此起彼伏，恶风，舌苔白，脉滑。

症状分析：此证为感受风湿邪气所致。风性善行而数变，风湿之邪侵及肌体，肿胀发无定处、此起彼伏；恶风、汗出为风湿在表之征象，苔白脉滑为风湿相兼之征象。

2. 寒湿肿胀

临床表现：关节肿胀而冷痛，患者自觉肿胀之处冷而不温，触之发凉，皮色不红，喜暖恶寒，遇寒加重，得热则缓。舌质淡胖，苔白腻，脉弦滑紧。

审症要点：肿胀冷痛、喜暖恶寒、舌苔白腻、脉弦滑。

症状分析：此证主要为感受寒湿之邪而致。"寒胜则痛"，寒邪凝滞经脉骨节，经气不利，气滞血瘀、不通则痛；湿胜则肿，湿邪流注皮肤、骨节故见肿胀；"阴胜则阳病"，寒为阴邪，易伤阳气，阳气失于温煦故关节、皮肤冷而不暖，喜暖恶寒；舌质淡胖、苔白滑、脉弦滑紧皆为寒湿之象。

3. 湿热肿胀

临床表现：关节疼痛、肿胀而热，肤色发红，扪之发热；或见身热、汗出、口渴、面赤、皮肤起红斑；舌质红、苔黄厚腻，脉滑数。

审症要点：关节肿胀兼见红、痛、热象，舌红苔黄腻，脉滑数。

症状分析：湿热之邪阻于经脉关节，故可见关节红肿热痛；身热汗出、面赤口渴是热盛于内、热盛伤津的全身表现。热盛动血，湿热伤及皮肤血脉，可见皮肤起红斑；舌质红、苔黄厚腻、脉滑数均为湿热之象。

4. 痰瘀肿胀

临床表现：关节肿胀日久，难以消除，肿胀固定不移，肿胀按之如棉或硬如象皮，肿胀之处皮肤紫暗，皮下结节，其痛如针刺，疼痛夜甚。舌质紫暗有瘀点瘀斑，脉滑或细涩。

审症要点：肿胀刺痛，固定不移；肿如棉或硬如象皮，皮下结节；紫黯舌、脉涩。

症状分析：久病入络，聚湿成痰，痰瘀胶滞，其肿胀形成日渐，故其肿胀日久、难以消除。痰瘀等有形之邪位置固定，故肿痛固定不移；痰瘀互结，死血凝痰阻于关节皮下，故其肿胀或软如棉或硬如象皮，或见皮下结节。痛如针刺、疼痛夜甚、舌质紫暗或有瘀点瘀斑、脉涩为血瘀之象。

5. 气虚而肿

临床表现：肢节肿胀，按之凹陷不起，劳累后加重，恶风自汗，倦怠乏力，少气懒言。舌淡苔白，脉沉细无力。

审症要点：肢节肿胀劳累后加重、倦怠懒言、舌淡、脉沉细无力。

症状分析：气血津液失于运化，水湿流注肢节故肿胀，按之凹陷；劳则伤气，故劳累后肿胀更加严重；气虚卫表腠理不固，故恶风自汗出；倦怠乏力、气短懒言与沉细无力均是气虚之象。

（三）僵直拘挛

朱良春认为，僵直拘挛，关节屈伸不利是风湿病晚期之征象，不仅疼痛加剧，而且患者肢体功能严重障碍，生活不能自理。患者僵直拘挛可发生在单个关节或多个关节，预后因病情而异，轻者可以完全恢复如常，重者可发展成为关节僵直、畸形而致残。所以朱良春先生对具备僵直拘挛临床特征的风湿病以"顽痹"称之。僵直拘挛在风寒湿痹、热痹、湿热痹、顽痹、浊瘀痹、骨痹、皮痹等多种疾病过程中均可出现。本症概括起来主要有寒湿痹阻、湿热闭阻、痰瘀痹阻、气血不足、肝肾亏虚等。

风湿病中以类风湿关节炎及强直性脊柱炎多见此症，幼年特发性关节炎、骨关节炎、痛风、银屑病关节炎等也可见之。

1. 寒湿痹阻

临床表现：肢节屈伸不利，或伴冷痛、肿胀，遇寒加重，遇热减轻，肢冷不温。舌质淡、苔白，脉弦滑或脉沉细无力。

审证要点：关节拘挛疼痛、遇寒加重、舌淡苔白、脉弦滑或脉沉细无力。

症状分析：寒湿外侵肌肉、筋骨、关节，寒性收引，感寒则肌肉筋脉收引拘急，故见屈伸不利。"阳气者……柔则养筋"，寒邪易伤阳气，阳气亏虚，筋失所养，亦致肢节屈伸不利。肢节冷痛肿胀、舌质淡、苔白、脉弦滑乃寒湿之象；脉沉细无力为阳虚内生寒湿之象。

2. 湿热痹阻

临床表现：肢节屈伸不利，或伴关节红肿热痛，身热，口渴而不欲饮，汗出。舌质红，苔黄厚腻，脉滑数。

审证要点：肢节拘挛热痛、身热、舌红苔黄腻、脉滑数。

症状分析：湿热之邪痹阻肌肉、筋骨、经络、关节，使之受损，故见关节屈伸不利。《素问·生气通天论》说："湿热不攘，大筋软短，小筋弛长，软短为拘，弛长为痿。"即说明湿热之邪侵及筋脉可以导致肢节屈伸不利。关节红肿热痛、身热、舌质红、苔黄腻、脉滑数均为湿热之象。

3. 痰瘀痹阻

临床表现：关节屈伸不利、或疼痛肿胀日久、昼轻夜重，肤色暗滞，皮下结节。舌质暗，有瘀点瘀斑，脉细滑或涩等。

审证要点：关节拘挛疼痛日久、夜晚加重、肤色紫暗、舌暗脉涩。

症状分析：痰浊瘀血留滞于肢节，气血不畅，筋骨不利，故致肢节屈伸不利，关节疼痛肿胀。痰浊互结，结于皮下，可形成皮下结节；入暮气血运行渐迟，故夜晚加重，血行瘀滞，则肤色暗滞不泽。舌质暗、脉滑或涩为痰瘀之象。

4. 气血不足

临床表现：肢节屈伸不利，四肢无力，甚则肌肉萎缩，肢体酸痛，面色不华；心悸不寐，毛发稀疏，爪甲不荣，妇女经血量少。舌质淡，脉沉细无力。

审证要点：肢节拘挛无力，面色不华，舌质淡、脉细无力。

症状分析：风湿病日久，气血暗耗，肌肤、筋骨、关节失于滋润濡养，故肢节屈伸不利，肢体酸痛，四肢无力，肌肉日渐萎缩。血虚不荣于面，则面色无华，血虚，血不养神，故心悸不寐。妇女经血量少、舌质淡、脉沉细无力均为气血不足之象。

5. 肝肾亏损

临床表现：肢节屈伸不利，神疲乏力，腰膝酸软，头晕耳鸣，或见肢冷不温，畏寒蜷卧；或见五心烦热、潮热盗汗，口燥咽干。舌质淡或红，少苔，脉沉无力或细数。

审证要点：关节屈伸乏力，腰膝酸软，头晕耳鸣。

症状分析：屈而不能伸，其病在筋，伸而不能屈，其病在骨。肝主筋，肾主骨，肝肾亏虚，筋骨失荣，或屈伸不利。精气不足，则见神疲乏力，腰膝酸软，头晕耳鸣。阳虚失于温煦，则见肢冷不温，畏寒蜷卧；阴虚火旺，则见五心烦热、盗汗咽干，舌淡脉沉无力及舌红少津、脉细数分别为阳虚、阴虚之象。

二、风湿病其他常见症状

朱良春认为，风湿病除了疼痛、肿胀、僵直拘挛三大主证（症）外，由于患者体质差异、疾病种类不同，在风湿病发病的各个阶段还可以见到其他不同症状，在疾病的某个阶段，还有可能成为患者最主要的症状。因此，为医者在明悉三大主症的基础上，对其他常见症状也不可不察。

（一）发热

发热是风湿病常见的症状之一。风湿病发热的基本病理机制是风、寒、湿等外邪侵袭人体，邪气郁结，壅闭不散或脏腑阴阳失调所致。风湿病发热的形式是多样的。如寒热往来，壮热，长期低热或持续高热不退等，其临床证候有风寒外袭、风热外袭、湿热痹阻、邪阻少阳、热盛气分、热入营血、阴虚潮热等。

发热可见于多种风湿病。但以热痹、湿热痹最为多见。风湿病如风湿热、类风湿关节炎、强直性脊柱炎、幼年特发性关节炎、系统性红斑狼疮、皮肌炎、急性痛风性关节炎、成人斯帝尔病、风湿性多肌痛、干燥综合征、银屑病关节炎等均可见发热。

1. 风寒发热

临床表现：本证多见于风湿病早期，症见恶寒发热，恶寒重，发热轻，头痛身痛，无汗。舌苔薄白，脉浮紧等。

症状分析：外感风寒之邪，寒邪束表，故恶寒重，无汗；邪正交争故发热；寒邪外袭，经络被阻故头痛身痛。舌苔薄白、脉浮紧为风寒束表之征象。

2. 风热发热

临床表现：本证多见于风湿病早期，症见发热，微恶风寒，咽喉疼痛、口渴。舌边尖红，苔薄黄，脉浮数。

症状分析：外感风热，卫阳被郁，故发热、微恶风寒；热为阳邪，故发热重恶寒轻；热邪袭肺则咽喉疼痛，热伤津液故口渴。舌边尖红、苔薄黄、脉浮数为风热之征象。

3. 少阳发热

临床表现：寒热往来，口干苦，咽干，肢节疼痛，不思饮食。舌质红，苔薄黄，脉弦数。

症状分析：患者气血虚弱，邪气入侵，邪正交争于表里之间，枢机不利，故寒热往来如疟；少阳邪热循经上炎故咽干口苦；气机不利，疏泄失常，胃气失和，故不欲饮食。脉弦为少阳病之征象。

4. 热炽气分

临床表现：壮热不退，面赤口渴，多汗心烦，或见关节红肿热痛。舌质红，苔黄燥，脉洪大、滑数有力。

症状分析：邪热入里，热盛于内，充斥于外，故见壮热不退、面赤；热伤津液故口渴；热邪迫津液外泄故多汗；热扰心神故心烦；热郁关节故可见红肿热痛。舌红苔黄燥、脉洪大或滑数有力，均为热盛之征象。

5. 湿热痹阻

临床表现：发热日久不退，身热不扬，发热或轻或重，汗出不解，肢节沉重，渴不欲饮。舌红，苔黄厚腻，脉滑数。

症状分析：湿性黏滞，湿热互结，病程缠绵，故其发热日久不退，汗出热不解；湿中蕴热，故身热不扬；湿邪内阻，故渴不欲饮；湿邪重浊，留滞肢节故肢体沉重。舌红、苔黄腻、脉滑数为湿热之征象。

6. 热入营血

临床表现：发热较重或壮热不退，身热夜甚，心烦躁扰，皮肤斑疹，口干不甚渴饮。舌质红绛，少苔，脉细数。

症状分析：热入营血，热邪炽盛，故见壮热；邪热耗损伤阴则身热夜甚；热扰心神则心烦躁扰；营阴不能上承，故口干不欲饮。舌质红绛、少苔、脉细数为热入营血之象。

7. 阴虚发热

临床表现：身热不甚，日久不退，午后潮热，五心烦热，盗汗口干。舌红少苔，脉细数。

症状分析：风湿病日久，阴液耗伤，虚热内生，故身热不甚，日久不退，午后潮热；阴液不足故口干；五心烦热、盗汗、舌红少苔、脉细数均为阴虚火旺之征象。

（二）畏恶风寒

畏恶风寒是风湿病常见的症状。畏恶风寒既可以表现为全身的症状，亦可表现为肢体关节局部的症状。畏恶风寒实际包括了恶风、畏寒、恶寒三种不同的症状。恶风是为遇风吹始觉怕冷；畏寒是患者怕冷，但加衣被或近火取暖而有所缓解；恶寒指怕冷，且加衣被或近火取暖不能缓解。一般恶寒者皆恶风，恶风者也多兼有恶寒。故以畏恶风寒概括之。

1. 风寒外束

临床表现：风湿病初起，恶风寒，发热，身体疼痛，无汗，口淡不渴。舌苔薄白，脉浮紧。

症状分析：风湿病初起，风寒外束，邪正交争故发热；风寒束表，经脉不利，故身体疼痛；寒邪外束皮毛，腠理闭塞故无汗；感受寒邪，津液未伤故口淡不渴。舌苔薄白、脉浮紧为风寒表证之征象。

2. 风寒湿痹阻

临床表现：肢体关节疼痛，局部畏风，遇寒加重，遇热得温痛减。舌苔薄白，脉弦紧滑。

症状分析：风寒湿邪痹阻肢体关节，气血被阻，不通则痛。风寒湿邪痹阻、阳气不通，以及寒湿之邪损伤阳气，故见局部畏恶风寒，遇寒加重，遇温阳气得以通行故痛减。舌淡苔白、脉弦紧滑为寒湿之征象。

3. 气虚恶风

临床表现：恶风，常自汗出，倦怠乏力，气短懒言，脉沉细无力。

症状分析：气虚卫外不固，故见恶风，常自汗出；脾气虚，故倦怠乏力气短懒言。脉沉细无力为气虚之征象。

4. 阳虚内寒

临床表现：肢体关节冷痛畏寒，常需加衣被，近火取暖能缓解，手足不温，精神疲惫、自汗出，汗出后畏寒加重，便溏，小便清长。舌苔薄白，脉沉迟无力。

症状分析：风湿病日久，阳气耗伤，不能温煦肢体关节故畏寒；阳气不能达于四末，故手足不温；阳虚则精神失养，故见精神疲惫；阳虚卫表不固，故自汗出；汗出之后，阳气随之耗伤而畏寒加重；脾阳不足，运化失职，故见便溏；小便清长、舌苔薄白、脉沉迟无力为阳虚之征象。

（三）多汗

多汗是指较正常人出汗过多的一种症状。风湿病患者中多汗一症并不少见，其严重者，汗出不断，衣襟常湿。多汗有自汗与盗汗的不同。自汗是指人体不因劳累、天热、穿衣过暖和服用发散药物等因素而汗出较多。盗汗是指睡眠时汗出，醒来即止。多汗症状有虚实之别，虚则多由气虚、阳虚、阴虚所致；实则多由营卫失和、风湿外侵、湿热内蕴、热炽气分所致。

1. 风湿汗出

临床表现：多见于风湿病初起，时自汗出，汗出不多，畏恶风寒，舌苔薄白，脉浮而滑。

症状分析：风湿病初起，感受风湿之邪，卫气受伤，卫阳不固，故时自汗出；外感风湿，故畏寒恶风；湿性重浊，湿滞肢体，故肢体困重。舌苔薄白、脉浮滑是风湿之征象。

2. 营卫不和

临床表现：风湿病初起、汗出恶风，周身酸处，时发热，舌苔薄白，脉缓。

症状分析：风湿病初起，感受风邪，卫气不出，腠理开泄，营阴不能内守，故汗出；伤于风故恶风，邪正交争故发热；邪滞经络则见身体酸楚。舌苔薄白，脉缓为伤风之征象。

3. 湿热内蕴

临床表现：汗出较多，常湿衣襟，日久不愈，关节肿热，肢体沉重，屈伸不利，口干不欲饮。舌苔黄厚腻，脉滑数。

症状分析：湿热阻于气机，宣降失常，故汗出较多；湿性黏滞，故汗出日久不愈；湿性重浊，故肢体沉重；湿热留滞肢节，故屈伸不利，关节肿热；湿阻津不上承，故口干不欲饮；舌苔黄厚腻、脉滑数为湿热之表现。

4. 热炽气分

临床表现：身壮热，汗出较多，口渴欲饮，舌红，苔黄燥，脉洪大、数实。

症状分析：热盛于里，故身壮热；热邪迫津液外出，故汗出较多，热邪伤津，故口渴欲饮；舌质红、苔黄燥、脉洪大数实为热盛气分之象。

5. 气虚汗出

临床表现：常自汗出，动则益甚，时恶风寒，倦怠乏力，气短声怯，易患感冒，舌质淡，苔薄白，脉虚。

症状分析：此证因风湿病日久，或身体素弱，复感外邪，邪伤正气而致。气虚失于固摄，故常自汗出；动则气耗，故汗出益甚；表虚不耐邪侵，故畏恶风寒、易患感冒；倦怠乏力、气短声怯是气虚之征象。

6. 阳虚汗出

临床表现：常自汗出，肢冷畏寒，汗出后加重，神疲倦怠，大便溏薄，小便清长，舌质淡，苔白，脉沉细无力。

症状分析：风湿病日久，阳气受损，阳虚不能卫外，故汗出；阳失温煦，则肢冷不温；阳虚神失所养，故神疲无力；大便溏薄、小便清长、舌质淡、苔白、脉沉细无力是阳虚之表现。

7. 阴虚盗汗

临床表现：盗汗，口干咽痛，五心烦热，潮热，颧红，舌红少苔，脉细数。

症状分析：风湿病日久，阴液耗伤，阴虚火旺，虚热迫津外出故盗汗；阴虚津液不能上承，故口干咽痛；五心烦热、潮热颧红、舌红少苔、脉细数皆为阴虚火旺之象。

（四）晨僵

晨僵是典型的风湿病的症状。表现为患者早晨起床或睡醒之后，出现关节僵硬，活动受限，同时可伴有肢端发凉，麻木等现象，严重时可有全身僵硬感。起床后经活动或温暖后，症状会缓解或消除。晨僵持续的时间或长或短，轻者关节活动数分钟后即可缓解，重者需到午后方能缓解。类风湿关节炎、强直性脊柱炎、幼年特发性关节炎、骨关节炎多见有晨僵。

晨僵主要见于中医风湿病之顽痹、脊痹、大偻、骨痹等病证，主要证候有寒湿痹阻、湿热痹阻、痰瘀痹阻、肾阳亏虚等。我们在临床上发现，晨僵更多见于类风湿关节炎，是该病典型表现，早期症状之一。

1. 寒湿痹阻晨僵

临床表现：晨僵，伴有关节冷痛肿胀，遇寒加重，遇热减轻，舌质淡，苔白，脉弦滑。

症状分析：寒湿痹阻，气血不畅，关节不利，故见晨僵。寒湿为阴邪，易伤阳气，寒湿阻滞，有形之邪与收引之寒邪相合，痹阻日甚，故见关节冷痛肿胀，遇寒加重，遇热减轻。舌质淡、苔白、脉弦滑为寒湿痹阻之象。

2. 湿热痹阻晨僵

临床表现：晨僵，伴有关节肿热疼痛，皮肤发红，发热，口渴，舌红，苔黄厚，脉滑数。

症状分析：湿热痹阻，气血不畅，关节不利，故见晨僵。热为阳邪，湿热阻滞，故见关节肿热疼痛，皮肤发红；热邪充斥于外，故见发热，热邪伤津故见口渴。舌红、苔黄厚、脉滑数为湿热痹阻之象。

3. 痰瘀痹阻晨僵

临床表现：晨僵，伴关节疼痛肿胀日久，刺痛，疼痛夜晚加重，痛有定处，或见关节周围皮肤紫暗，皮下或见结节，舌质紫暗，有瘀点瘀斑，脉细涩或滑涩。

症状分析：痰瘀痹阻，气血不畅，关节不利，故见晨僵；刺痛夜晚加重，痛有定处，或见关节周围皮肤紫暗，皮下或见结节为血瘀之象；舌质紫暗，有瘀点瘀斑，脉细涩或滑涩为痰瘀交阻之征象。

4. 肾阳亏虚晨僵

临床表现：晨僵，伴局部关节冷痛，手足不温，畏寒喜暖，精神疲惫，腰膝酸软。舌淡、苔白，脉沉细。

症状分析：阳虚寒凝，关节失于温煦，故见关节冷痛、晨僵；阳气虚不能敷达四肢，故见手足不温。阳气虚，精神失养，故精神疲惫；阳虚腰膝失其所荣，故见腰膝酸软。舌淡、苔白、脉沉细为阳虚之象。

（五）麻木

麻木是指患者肌肤感觉异常或知觉障碍的一种症状。"麻"是指自觉肌肉之内如虫乱行，按之不止；"木"是指皮肤不知痒痛，按之不知，掐之不觉，一般通称"麻木"。《医学统旨》说："麻木，不仁之疾也，但麻为木之微，木为麻之甚耳。"此语极有见地。"麻木"实为两种症状，但因其病因病机相似，故一并论述。

风湿病麻木多见于四肢、手足，有因实者，有因虚者。实者多由寒湿痹阻，痰瘀痹阻所致；虚者多与气血不足，不能荣养肌肤、关节有关。麻木可见于寒湿痹、颈痹、脉痹、皮痹等。多发性神经炎、颈椎病、坐骨神经痛等病可见麻木的症状。

1. 寒湿痹阻麻木

临床表现：四肢肌肤麻木，肢冷不温，遇寒加重，遇热或活动后暂时减轻，或伴随有肢节冷痛，舌质淡，苔白润，脉弦或滑。

症状分析：寒湿之邪外侵肌肤，气血不和，经脉不畅，故见麻木；寒湿伤阳，阳失温煦，故肢冷不温、遇寒加重；寒湿阻络，经气不通，故肢节冷痛；遇热或活动后，气血得以流通，故可暂时缓解，舌质淡苔白滑、脉弦滑为寒湿之征象。

2. 痰瘀痹阻麻木

临床表现：四肢肌肤麻木日久，皮肤不荣甚或甲错，肢体困重，舌质紫暗，或有瘀斑瘀点；苔腻，脉细滑。

症状分析：痰瘀痹阻肌肤，气血不畅，皮肤失养，故是皮肤不荣甚或甲错，痰湿内阻故肢体困重，舌暗有瘀斑瘀点、脉细滑为瘀血、痰浊之征。

3. 气血不足麻木

临床表现：四肢肌肤麻木，休息后则减轻，面色不华，倦怠乏力，心悸气短，不寐健忘，舌质淡，脉细无力。

症状分析：风湿病日久，气血耗伤，四肢肌肤失荣所致。劳则气血更加亏损，故病情加重；休息后气血渐复故减缓；倦怠乏力，气短为气虚所致；心悸、不寐、健忘为血虚不能养心所致。舌淡、脉细是气血不足之表现。

（六）皮肤硬化

皮肤硬化是指皮肤变硬，不能捏起，皮肤皱纹变浅或消失的一种症状。皮肤硬化轻者可于四肢见点片状硬化，重者四肢、躯干、面部呈弥漫性硬化，皮肤坚硬，表面有蜡样光泽，不能捏起，面无表情，张口不利等。本症属于中医皮痹，主要见于西医诊断的硬皮病，初期呈实质性水肿，颜色为正常皮色或苍白色，经数周即进入硬化期，颜色亦随之加深，呈棕色或棕褐色，甚至黑色。病因病机主要有湿热痹阻、痰阻血瘀、气血不足、脾肾阳虚所致。

1. 湿热痹阻

临床表现：皮肤紧张而肿，肤色略红或紫红，触之微热，身热口渴。大便干、小便短赤。舌红、舌苔黄腻，脉滑数有力。

症状分析：素体阳虚，外感寒湿，邪从热化，或湿热侵袭皮肤，邪阻皮肤，气血瘀滞，故皮肤紧张而肿热。肤色紫红为郁热之征象；热邪入里故发热；热伤津液故口渴。舌红、舌苔黄腻、脉滑数有力为湿热之表现。

2. 痰阻血瘀

临床表现：皮肤坚硬如革，不能捏起，肤色暗滞，妇女月经不调。舌质暗有瘀斑瘀点，苔厚，脉滑或细涩。

症状分析：痰阻血瘀，凝结皮肤、皮肤失去柔和之性故坚硬如革，捏之不起；肤色暗滞、妇女月经不调、舌质暗有瘀斑瘀点、苔厚、脉滑或细涩为痰阻血瘀之征象。

3. 气血不足

临床表现：皮肤紧硬，肤色淡黄，局部毛发脱落、稀疏，皮肤萎缩而变薄，肌肉消瘦，周身乏力，头晕目眩，面色不华，唇舌色淡、脉沉细无力。

症状分析：气血亏虚，皮肤失荣，故皮肤紧硬，皮肤萎缩。肤色淡黄；发为血之余，血虚不荣则见毛发稀疏脱落；周身乏力、面色不华、头晕目眩、唇舌色淡、脉沉细无力等是气血不足之全身症状。

4. 脾肾阳虚

临床表现：皮肤紧硬，皮薄如纸，肌肉消瘦，肤冷肢寒，面色苍白，精神疲惫，腰膝酸软，腹痛泄泻。舌质淡，苔白，脉沉无力。

症状分析：阳虚寒凝，气血不行，皮肤不荣，故皮肤紧硬；阳虚不能温养四肢、头面，故肤冷肢寒，面色㿠白；精神疲惫、腰膝酸软、腹痛泄泻、舌质淡、苔白、脉沉无力是脾肾阳虚的全身表现和征象。

（七）皮肤红斑

皮肤红斑是指皮肤出现红色的呈圆形、椭圆形或不规则形态斑样改变的一种症状。红斑的大小不一，一般为 1.0～3.0cm。红斑的形态有多种。如环形红斑、结节性红斑、蝶形红斑、盘状红斑、多形性红斑。皮肤红斑多发生于四肢、胸部及面部，本症主要见于风湿热痹、脉痹，风湿热、系统性红斑狼疮、白塞病、结节病可见此类症状。此症的主要病因病机为风热外侵、热邪入营、热郁血脉等。

风湿病中环形红斑与病情轻重亦颇有关系。如环形红斑数量多者，表示邪热湿毒壅盛，少者则系病邪较轻。

1. 风热外侵

临床表现：皮肤多见环形红斑，红斑持续时间短，或时隐时现，消失后不留痕迹，伴关节疼痛，痛无定处。发热，咽痛，口渴，汗出。舌红，苔黄，脉数。

症状分析：风湿热邪外袭，伤及脉络，发于皮肤，故可见红斑；风性善行数变，故红斑时隐时现，持续时日短，关节疼痛无定处；发热咽痛、口渴、汗出、舌红、苔黄、脉数均为风热外侵的全身表现。

2. 热邪入营

临床表现：皮肤圆形红斑，或呈蝶形红斑、多形性红斑，身热较重或夜甚，心烦不寐，口渴不欲饮。舌质红绛，脉数。

症状分析：邪热入营，热邪内迫营血，发于肌肤，则见红斑；热邪内盛故见身热；营热蒸腾，故口干反不欲渴饮；营气通于心，邪热入营，心神被扰，则见心烦不寐。舌红绛、脉数为热邪入营之征。

3. 热郁血脉

临床表现：皮肤红斑，多见结节性红斑，红斑按之硬，有压痛，边缘清楚，消退后皮肤颜色转暗，常反复发作，亦可多年不愈，常兼关节疼痛、发热、乏力等症。舌质红，脉数。

症状分析：热伤血脉，血行瘀滞，壅结于肌肤，发为红斑，红斑结硬；热邪痹阻经脉，关节血行不畅，故见关节疼痛；邪热伤气故乏力。发热、舌质红、脉数为热郁血脉之征象。

（八）皮下结节

皮下结节是在患者皮下出现的小的硬结。皮下结节多发生在关节隆突部位，如上肢肘关节鹰嘴部、腕部、下肢的踝部及手背、足弓等部位。其大小不一，小者仅有小米粒样大小，大者如大枣样大，皮下结节可附着在肌腱、骨膜上，可有轻度压痛，皮下结节一旦出现则不易消除。其病因病机主要有湿热痹阻、寒湿痹阻及痰瘀互结。皮下结节多见于湿热痹、寒湿痹、顽痹。风湿性关节炎、类风湿关节炎及痛风性关节炎等可见此类症状。

风湿病中皮下结节的出现是邪气盛的表现，与病情轻重也颇有关系，此种结节凡存在时间短者，多表示邪毒尚轻；存留时间较久者，则为邪毒炽盛的象征。结合临床来看，皮下结节的出现常为风湿严重活动的表现，不及时控制，往往造成邪毒内陷而损及心脏的严重后果。

1. 湿热痹阻

临床表现：皮下结节，或伴关节疼痛、肿胀而热，或见全身发热，口渴，汗出，舌质红，苔黄厚腻，脉滑数。

症状分析：湿热痹阻，湿热互结，郁结皮下，形成结节；湿热阻于经络关节，故关节肿痛或兼红热；身发热、口渴、汗出、舌质红、苔黄厚腻、脉滑数为湿热之征象。

2. 寒湿痹阻

临床表现：皮下结节，关节冷痛、肿胀，遇寒加重，遇热减轻，肢体恶寒，舌淡苔白，脉弦紧。

症状分析：寒湿痹阻，寒湿互结，郁结皮下，形成结节；寒湿阻于经络关节，故关节冷痛肿胀；寒湿伤阳．故肢冷恶寒；舌淡苔白、脉弦紧为寒湿之征象。

3. 痰瘀互结

临床表现：皮下结节日久，关节疼痛肿胀，甚则关节僵直、畸形，或见皮肤少泽、色暗。舌质暗，苔厚，脉滑或细涩，

症状分析：湿热或寒湿等邪气痹阻日久，气血、津液运行被阻，瘀血痰浊形成，互结于皮下而成结节；痰瘀痹于关节日久，故可见关节僵直、畸形；痰瘀互结，气血瘀阻，皮肤不荣．故可见皮肤少泽或色暗；舌质暗，苔厚、脉滑细涩为痰瘀之征象。

（九）口眼干燥

口眼干燥是风湿病中常见的症状，以口干少津、目干少泪为主要表现，口干、眼干可以同时存在，也可以单独存在。口眼干燥常见燥热伤阴、阴虚火旺、湿热内阻证。干燥综合征及类风湿关节炎、系统性红斑狼疮等风湿病常见此症。

1. 燥热伤阴

临床表现：口干少津，目干少泪，或见咽干鼻干，干咳少痰，发热、关节疼痛。舌质红，苔薄黄少津，脉弦细或细数。

症状分析：燥热伤津，津液不足，津不上承，口、咽、鼻诸窍失于濡润，故见口干少津、眼干少泪及咽干、鼻干等症；燥热伤肺，故见干咳少痰；热为阳邪，阳邪内盛，故见发热；热伤津液，关节失荣，故见关节疼痛。舌质红、苔薄黄少津或有剥脱、脉弦细或细数为燥热伤阴之征象。

2. 阴虚火旺

临床表现：口干少津，眼干少泪，眼干涩，甚则视物模糊，咽干口疮，手足心热，心烦不寐，或有潮热盗汗，耳鸣眩晕，腰膝酸软。舌质红或有裂纹，苔少或有剥脱、甚或光剥无苔，脉细数。

症状分析：肝肾阴虚，阴液不足，口眼失于濡润，故见口干少津，眼干少泪，眼干涩，甚则视物模糊；阴液不足，虚热上扰，故见咽干口疮，耳鸣眩晕；虚火扰心，神不守舍，故见心烦不寐；手足心热、潮热盗汗均为阴虚火旺所致；腰为肾之府，肝主筋，膝为筋之府，肝肾阴虚，腰膝失荣，故见腰膝酸软。舌质红或有裂痕、苔少或有剥脱、甚或光剥无苔、脉细数，均属阴虚之象。

3. 湿热内阻

临床表现：口眼干燥，口黏不爽，口干不欲饮，关节肿痛，脘腹痞满，纳谷不馨，舌质红，苔白厚腻或黄厚腻，脉滑数。

症状分析：湿热内阻，津不上承，故见口眼干燥，口黏不爽，口干不欲饮；湿热中阻，脾失健运，气机不畅，故见脘腹痞满，纳谷不馨；湿热痹阻经络关节，故见关节肿痛；舌质

红、苔白厚腻或黄厚腻、脉滑数系湿热之征象。

（十）脱发

脱发是指头发脱落较正常情况增多的一种临床表现。风湿病中出现的脱发的病机主要有血热内蕴、精血亏虚、瘀血阻络等。脱发主要见于系统性红斑狼疮、风湿病患者使用免疫抑制剂后和严重贫血时。

1. 血热内蕴脱发

临床表现：头发脱落，毛发稀疏，或伴有皮肤斑疹，心烦不寐。舌红，苔薄黄，脉数。

症状分析：发为血之余，热扰血分，故见头发脱落、稀疏；血热内蕴，发于皮肤，故见皮疹；心主血、藏神，热入血分，心神被扰，故见心烦不寐。舌红、苔薄黄、脉数系血热内蕴之征象。

2. 精血亏虚脱发

临床表现：头发脱落，甚或眉毛、腋毛等体毛亦有脱落，伴见精神疲惫，面色不华，头晕目眩，心悸不寐，腰膝酸软，妇女月经量少，甚或闭经。舌质淡、苔薄，脉沉细无力。

症状分析：肾主藏精，其华在发，发为血之余，精血不足，毛发失荣，故见毛发脱落；心主血，其华在面，血虚不荣，故见面色不华；精血不足，清窍失养，故见精神疲惫、头晕目眩；心主血、藏神，血虚，心神失养，心不藏神，故见心悸不寐；肾精不足、腰膝失荣，故见腰膝酸软；血虚，冲脉空虚，故见女子月经量少甚或闭经。舌质淡、苔薄、脉沉细无力是经血亏虚之征象。

3. 瘀血阻络脱发

临床表现：头发脱落，头发稀疏，伴有头痛、胸痛、关节疼痛，皮肤粗糙甚至甲错。舌质暗或有瘀斑瘀点，苔薄，脉细或细涩。

症状分析：瘀血阻络，血脉不畅，毛发不荣，故见头发脱落；瘀血阻滞，不通则痛，故见头痛、胸痛、关节疼痛；瘀血阻滞，经脉不畅，皮肤失荣，故见皮肤粗糙甚或甲错。舌质暗或有瘀斑瘀点、苔薄、脉细或细涩为瘀血阻滞之征象。

第三节　风湿病常见证候

证候是通过四诊（即望、闻、问、切）手段获取的机体在某一时空条件下对各种内外因素（包括机体生理功能及生物、化学、环境、精神、气候等各种致病因子）反应而呈现的生理、病理状态信息的综合判断的表述。这里的生理是病位、病机，是脏腑、气血功能定位，是证；而病理是指症状，是外在表象，是特定时空条件下所获取的信息，是候。证候是指证的外候，即疾病过程中一定阶段的病位、病因、病性、病势及机体抗病能力的强弱等本质有机联系的反应状态，表现为临床可被观察到的症状等。

中医治疗疾病尤重辨证，辨证论治是中医学的精髓之一。西医也认为风湿病的发生、发展随其阶段不同，有一定的内在规律，朱良春先生在临床诊疗活动中将病、证结合，"双重诊断、一重治疗"，对风湿病的常见证候也做了归纳总结。

一、风寒痹阻证

【四诊摘要】

肢体关节冷痛，游走不定，遇寒则痛剧，得热则痛减，局部皮色不红，触之不热，关节屈伸不利，恶风畏寒，舌质淡红或暗红，舌苔薄白，脉弦紧或弦缓或浮。

风邪偏胜者，遍身肢体关节游走性窜痛，以腕、肘、膝、踝等大关节处多见；寒邪偏胜者，肢体关节疼痛，痛有定处，得热痛减，遇寒痛增。

【辨证分析】

寒为阴邪，其性凝滞、主收引；风性善行而数变，故风寒之邪侵袭肌体，闭阻经络关节，凝滞气血，阻遏经脉，使气血运行不畅，而见肢体关节冷痛，屈伸不利，痛无定处。诚如《金匮翼》云："行痹者，风气胜也，风之气善行而数变，故其症上下左右，无所留至，随期所至血气不通而为痹也。"寒既属阴，消伐阳气。故局部皮色不红，触之不热，恶风畏寒；《素问·痹论》曰："痛者寒气多也，有寒故痛也。"遇寒则血液凝涩，故痛更剧，得热则气血流畅，故其痛减；舌苔薄白亦属寒，舌质淡红或暗红，脉弦紧或弦缓为属痛属寒之征象，脉浮为邪气外侵之象。

【诊断要点】

主症：肢体关节冷痛，屈伸不利，痛无定处。
次症：①恶风畏寒、四肢不温；②遇寒痛剧，得热痛减。
舌脉：舌质淡红，舌苔薄白，脉浮或弦紧或弦缓。
诊断：具备主症，或兼次症一项及舌脉表现者即可诊断。

【论治法则】

祛风散寒，温经通络。

【代表方剂】

1. 防风汤（《宣明论方》）　风邪偏胜，首选防风汤。防风、麻黄祛风散寒；肉桂温经散寒；当归、秦艽、葛根活血通络，解肌止痛；当归并有"治风先治血，血行风自灭"之意；茯苓健脾渗湿；姜、枣、甘草和中调营。诸药共奏祛风通络散寒祛湿之功。

2. 乌头汤（《金匮要略》）　寒邪偏胜，首选乌头汤。方中麻黄发汗宣痹，乌头祛寒止痛，两药相合能搜剔入骨之风寒；芍药、甘草缓急舒筋；黄芪益气固卫，助麻黄、乌头温经止痛，又可防麻黄过于发散；白蜜甘缓，解乌头之毒。诸药配伍，功能温经散寒、祛风除湿，能使寒湿之邪微汗而解，则病邪去而疼痛止。

3. 麝香丸（《普济本事方》）　方中川乌辛热燥烈，其性善走，可散在表之风邪，逐在里之寒邪，能祛寒通痹止痛；蜈蚣、地龙、麝香，既能够通经开窍止痛，又因其虫蚁飞走、搜剔窜透之性，能祛内在骨骱之顽邪，黑豆补脾益阴、健脾利肾，既清水湿，又制川乌、蜈蚣、麝香之辛燥；全方合用，治白虎历节，诸风疼痛，游走无定，状如虫啮，昼轻夜剧，及一切手足不测疼痛。朱良春先生指出，麝香丸治疗急性风湿关节炎痛甚者，可获迅速止痛之效。

4. 麻黄附子细辛汤（《伤寒论》）　方中麻黄祛风散寒；附子温肾助阳、散寒止痛；细辛合麻黄，助麻黄祛风散寒而又有止痛之功，细辛内走少阴又有助附子温肾助阳、散寒止痛之效，全方药虽三味，却能退散结合、表里同治。

5. 朱良春经验方　针对风寒湿痹阻证，临床常以温经蠲痹汤（朱良春经验方）为主，随症加减。该方组成如下：当归、桂枝、淫羊藿、姜半夏、鹿衔草、制川乌、制草乌、甘草、熟地、地鳖虫、乌梢蛇、蜂房。方中熟地、当归养血扶正，川草乌、桂枝温经散寒，蜂房、淫羊藿温补壮阳，地鳖虫、乌梢蛇祛风除湿、化痰活血、蠲痹通络，为标本兼治之方。若痛处游走不定，为风邪盛，加寻骨风、钻地风；局部肿胀、重着为湿盛，加苍白术，生熟苡仁、炒白芥子、山甲。

二、风湿痹阻证

【四诊摘要】

肢体关节肌肉疼痛、重着、游走不定，或有肿胀，随天气变化而作，恶风不欲去衣被，汗出，头痛，发热，肌肤麻木不仁，或身体微肿，舌苔薄白或腻，脉浮缓或濡缓。

湿邪偏胜者，肢体关节疼痛重着，甚或关节肿胀，天阴雨更甚，兼有胸闷、时泛恶，肢体困重等症。

【辨证分析】

本证多由于素体虚弱，四时阴雨之时，或太阳寒水用事之月，或涉水湿地，触冒风雨，或寝处潮湿，或汗出当风，风湿之邪侵入肌体，闭阻经络、肢节所致。诚如《注解伤寒论·辨太阳病脉证并治》所云："风则伤卫，湿流关节，风湿相搏，两邪乱经，故骨节疼烦、掣痛，不得屈伸……风胜则卫气不固，汗出，短气，恶风不欲去衣，为风在表；湿胜则水气不行，小便不利或身微肿，为湿外搏也。"风者善行而数变，故风邪侵袭则痛无定处。朱丹溪《脉因症治·痹》云："湿为着痹，湿本重滞。"湿性重着、黏滞，故湿邪侵袭则肿胀重着，肢体沉重。风湿相搏，痹阻气血，经络失和，故肌肤麻木不仁；舌苔薄白、脉浮缓为风邪之征象；舌苔腻、脉滞缓为湿邪之象。

【诊断要点】

主症：①肢体关节肌肉疼痛、重着，痛处游走不定；②肢体关节肌肉疼痛，肿胀，屈伸不利，恶风。

次症：①发热，或头痛，或汗出；②肌肤麻木不仁；③身微肿，或小便不利。

舌脉：舌质淡红，舌苔薄白。或薄腻，脉浮腻，或濡缓。

诊断：具备主症一项，或兼次症一项及舌脉表现者，即可诊断。

【论治法则】

祛风除湿，通络止痛。

【代表方剂】

1. 薏苡仁汤（《类证治裁》）　湿邪偏胜首选薏苡仁汤。方中薏苡仁甘淡利湿，舒筋和脉；苍术健脾燥湿；羌活、独活、防风祛风胜湿；麻黄、桂枝、川乌散寒通阳；川芎、当归养血和血；生姜、甘草辛甘化阳。诸药合之具有祛湿健脾、温阳通络之功，用于风湿痹阻证湿邪偏胜者最为适宜。

2. 羌活胜湿汤（《内外伤辨惑论》）　方中以羌活、独活为主药，羌活善祛上部风湿；独活善祛下部风湿，两者相合，能散周身风湿，舒利关节而通痹；防风、藁本发汗止痛而祛肌表风湿，为辅药；佐以川芎活血祛风止痛，合蔓荆子升散在上的风湿而止头痛；使以炙甘草调和诸药。诸药合用，主治风湿痹阻证。

3. 苏羌达表汤（《重订伤寒论》） 方中以苏叶、防风、羌活、白芷祛风胜湿；以杏仁、生姜、茯苓皮、橘红祛湿化痰。若肿胀沉重甚者，加苍术、防己、蚕沙、薏苡仁；若病甚，舌暗红者，可加川芎、乳香、没药等活血理气之品；若麻木者，可加天麻、蕲蛇。

4. 蠲痹汤（《医学心悟》） 方中以羌活、独活、桂枝、秦艽、海风藤、桑枝祛风除湿通络；辅以当归、川芎、木香、乳香理气、活血、止痛，并以甘草调和诸药。诸药合用，祛风湿，止痹痛。偏风胜者，酌加防风；偏湿胜者，可加防己、苍术、薏苡仁；兼寒者，加制附子；痛在上肢者，可加威灵仙、姜黄；痛在下肢者，可加牛膝、续断。

5. 朱良春经验方 针对此证，临床也可以温经蠲痹汤为主随症加减，辨证方药加独活，重者加蕲蛇。朱老结合自己的临床经验曾作阐述：独活，因《名医别录》谓其"治诸风，百节痛风，无问久新者"；《本草正义》称："独活为祛风通络之主药……故为风痹痿软诸大证必不可少之药。"本品确有镇痛、抗炎、镇静、催眠之作用，用量以 10～15g 为佳。重症则宜选用蕲蛇，《玉楸药解》谓其"通关透节，泄湿祛风"；《本草纲目》称其"内走脏腑，外彻皮肤，无处不到也"。本品透骨搜风之力最强，乃"截风要药"；不仅善于祛风镇痛，而且具有促进营养神经的磷质产生之功，对拘挛、抽搐、麻木等症有缓解改善作用；还能增强机体免疫功能，使抗原、抗体的关系发生改变，防止组织细胞进一步受损，有助于促使痹证病情稳定，提高疗效。

三、寒湿痹阻证

【四诊摘要】

肢体关节冷痛、重着，痛有定处，疼痛较剧，屈伸不利，昼轻夜重，痛处肿胀，舌质胖淡，舌苔白腻，脉弦紧、弦缓或沉紧。

【辨证分析】

本证因人体营卫气血失调，加之冲寒冒雨，露卧当风，寒湿外邪杂至而成。寒为阴邪，其性凝滞，主收引。血气受寒，则凝而留聚，经脉不通，故见肢体关节冷痛，屈伸不利。遇寒或天气转冷，则凝滞加重，故遇寒痛剧；遇热则寒凝渐散，气血得以运行，故得热痛减。湿亦属阴，其性重着黏滞、易阻碍气机，故肢体重着，痛处不移。寒湿风盛，留于关节，故关节肿胀。舌质胖淡、舌苔白腻、脉弦紧、弦缓等为寒湿之象。

【诊断要点】

主症：肢体关节冷痛、重着。
次症：①痛有定处，昼轻夜重；②常于天寒雨湿季节发作，得热则减，得寒则增。
舌脉：舌质胖淡，舌苔白腻，脉弦紧、弦缓或沉紧。
诊断：具备主症和舌脉表现，或主症加次症一项即可诊断。

【论治法则】

温经散寒，祛湿通络。

【代表方剂】

1. 乌头汤（《世医得效方》） 适宜寒湿之重症。方中用乌头、附子、肉桂、细辛、川椒大干大热之剂，以辛甘之剂，补其中而升其阳，脾阳升则湿邪自化，乃离照当空，阴霾自除之意；再配独活、秦艽、白芍、甘草以和血脉，通经络，引药直达病所。

2. 附子汤（《金匮要略》） 方中重用附子温经通阳，散寒祛湿，通络止痛；人参、白术、茯苓益气健脾渗湿；参附同用，温补元阳，以祛寒湿；芍药、附子同用，温经和营止痛。全方共奏温经散寒、祛湿止痛之功。

3. 舒经汤（《普济方》） 适宜寒湿之轻证。方中用姜黄、羌活温经通络，散寒除湿；海桐皮、白术除湿而护脾；当归、赤芍活血通络；甘草调和诸药。病在上肢者，可加桑枝、桂枝；病在下肢者，可加独活、牛膝。

4. 海桐皮汤（《圣济总录》） 方中用海桐皮、防己化湿通络；侧子（按：即附子之边生者）、麻黄、肉桂温经散寒；天门冬甘寒反佐辛热；丹参活血通络；以生姜为使。共奏温经散寒、除湿通络之功。

5. 朱良春经验方 常以温经蠲痹汤加减为主随症加减，寒湿凝结者，予附片、干姜，配伍钻地风、千年健、苍术等，既可祛风除湿、疏通经脉，又有温阳健脾化湿之效。疼痛剧烈加蜈蚣、全蝎、六轴子（此药可入汤剂，一般每剂用 2g）。刺痛为气血痹阻，络脉不通，酌加三七、没药、延胡索、桃仁、红花。或配伍寒湿痹颗粒。

6. 寒湿痹颗粒（良春中医医院院内制剂） 略。

四、湿热痹阻证

【四诊摘要】

关节肌肉局部红肿热痛，触之灼热或有热感，有沉重感，且麻木萎软，步履艰难，伴口渴但不欲饮，烦闷不安，小溲黄浑，或兼有发热，舌质红，苔黄腻，脉濡数或滑数。

【辨证分析】

本证多由外感寒湿不解，郁而化热，或嗜食酒醴肥甘，湿热内生，或直接感受暑湿之邪，湿热交蒸，浸淫皮肉筋脉，以致气血运行不畅，痹阻不通所致。热为阳邪，阳盛则热，故见发热、烦躁不安、溲黄、舌红之象。湿为阴邪，重着黏腻，湿盛则肿，湿热交阻于经络、关节、肌肉等处，故关节肌肉呈局部红肿、灼热之象，且有重着感。气血阻滞不通，不通则痛，故关节疼痛，骨节屈伸不利。口干渴乃热灼津液，火热旺盛之象，然不欲饮为湿邪阻遏所致。舌苔黄腻，脉濡数或滑数均为湿热所致。由于湿热互结，胶固难解，其病多呈缠绵之势。

【诊断要点】

主症：关节或肌肉局部红肿、灼热、疼痛、有重着感。

次症：发热，口渴不欲饮，步履艰难，溲黄，烦闷不安。

舌脉：舌质红、苔黄腻，脉濡数或滑数。

诊断：具备主症加舌脉或再兼次症，即可确诊本证。

【论治法则】

清热除湿，宣痹通络。

【代表方剂】

1. 加味二妙散（《丹溪心法》） 苍术、黄柏为二妙散。苍术燥湿健脾，黄柏苦寒，清热兼以燥湿，两药合用，有清热利湿之功。《丹溪心法·二妙散》有"黄柏（炒）、苍术（米泔水浸炒）。上二味为末，沸汤入姜汁调服。二物皆有雄壮之气，表实气实者，加酒少许以佐之"，治疗筋骨疼痛因湿热者的记载。加萆薢、防己清热利湿，通络止痛；防风、威灵仙、桑枝、地龙祛风通络；用当归、牛膝养血活血；忍冬藤、连翘、秦艽清热解毒通络。诸药合用，共奏清热除湿、通络止痛之功，为治疗湿热痹阻证之常用方剂。

2. 白虎加苍术汤（《伤寒论》） 方用知母、石膏清热；苍术苦温燥湿，佐粳米、甘草养胃和中。本方具有清热燥湿之功效。临床可加黄柏、秦艽、虎杖、忍冬藤、威灵仙等以加强清热通络止痛之功效。

3. 宣痹汤（《温病条辨》） 方中以防己清热利湿、通络止痛；蚕沙、薏苡仁、赤小豆祛除水湿，疏通经络；连翘、栀子、滑石增强清热利湿之效。本方具有清热利湿、通络止痛之功，多用于湿热痹阻证中湿偏胜的证候。

4. 当归拈痛汤（《医宗金鉴》） 方用防风、苦参、黄芩祛风燥湿清热为主；配羌活祛风胜湿，猪苓、茵陈、泽泻清热利湿；苍术、白术燥湿健脾；知母清热；以升麻、葛根清热解肌，当归活血止痛，人参补脾益气为佐；甘草调和诸药为使。

5. 加减木防己汤 本方以木防己（以汉防己代）为主祛风除湿，配石膏清热；苡仁、通草、滑石清利湿热；杏仁开肺气以宣散湿邪；佐桂枝温经活络，助气化以行水湿。全方具辛开苦降，清化宣利之功效。临床加减：热重于湿者，去桂枝，加知母且重用石膏；湿胜于热，可加苍术、萆薢；风胜加羌活、防风、海桐皮；亦可酌加秦艽、桑枝、牛膝、威灵仙等以通络止痛。

6. 朱良春经验方 白虎加桂枝汤，热盛者加寒水石、黄芩、龙胆草；湿重者加苍术、蚕沙；痛甚者加乳香、没药、延胡索、六轴子等。白虎加桂枝汤原为治疗温疟而设，朱良春先生认为，此方中石膏、知母清热降火、滋阴生津；甘草、粳米和胃养阴；桂枝温通血脉，调和营卫，配于大队清热药中，搜剔深入筋骨之寒邪，即唐容川所谓"有伏寒在于筋节，故用桂枝以逐之也"之意，令全方寒而不凝，经络得以畅通。上药合奏清热开痹止痛之功。

7. 湿热痹颗粒（良春中医医院院内制剂） 略。

五、热毒痹阻证

【四诊摘要】

关节疼痛，灼热红肿。痛不可触，触之发热，得冷则舒，关节屈伸不利，或肌肤出现紫红色斑疹及皮下结节，高热烦渴，心悸，面赤咽痛，溲赤便秘，甚则神昏谵语，舌红或绛，苔黄，脉滑数或弦数。

【辨证分析】

本证主要由素体阳盛或阴虚有热，感受风寒湿邪，留滞经络，郁久化热，或平素嗜食肥甘厚味，而致蕴热于中，热为阳邪。热感化火，火热炽盛于极，聚而成毒，热毒交炽，使关节、经络、肌肤痹阻不通，气血运行不畅而出现关节红肿热痛，疼痛剧烈；热灼经脉，故关节屈伸不利；热毒入营血故见高热烦渴，肌肤出现紫红色斑疹及皮下结节；热扰心神，故见心悸，神昏谵语；面赤咽痛，溲赤便秘，甚则神昏谵语，舌红或绛，苔黄，脉滑数或弦数，均为热毒炽盛之象。

【诊断要点】

主症：关节红肿，疼痛剧烈，触之发热，得冷则舒，高热烦渴。

次症：关节屈伸不利，或肌肤出现紫红色斑疹及皮下结节，心悸，面赤咽痛，溲赤便秘，甚则神昏谵语。

舌脉：舌红或红绛，苔黄，脉滑数或弦数。

诊断：具备主症和舌脉，结合次症一项者，即可确立诊断。

【论治法则】

清热解毒，凉血通络。

【代表方剂】

1. 犀角地黄汤（《备急千金要方》）　本方清热养阴，凉血化瘀。方用水牛角为主药，重在清热解毒凉血，配以生地养阴清热，壮水制火，佐以丹皮、赤芍旨在加强清热凉血化瘀。诸药合用，实为治疗热毒入营血之主方。若有毒盛发斑可加元参、银花、大青叶等则疗效更佳。

2. 清瘟败毒饮（《疫疹一得》）　本方是由白虎汤、犀角地黄汤及黄连解毒汤化裁而成。白虎汤善于清阳明表里之热，黄连解毒汤（去黄柏）能泻三焦实火，此两方同用能清热解毒，除烦止渴，并能治疗热极迫血妄行而致的吐血、衄血、发斑。而犀角地黄汤（用水牛角代替犀牛角）更专于凉血解毒，养阴化瘀，治疗邪热入营，逼血妄行，或吐衄，或便血，或溢于皮肤而发瘀斑诸症。此外，玄参、桔梗、连翘与生甘草同用，能清润咽喉，治咽干肿痛；淡竹叶清心利尿，导热从下而去。所以本方为治瘟疫火毒的要方，对于疫毒火邪，充斥内外，气血两燔而出血危急者，用之有转危为安之功。

3. 四妙勇安汤（《验方新编》）　本方用大剂量玄参、银花以清热解毒，玄参兼有滋阴清热之功，加当归活血和营。甘草既可清热又可调和诸药，共奏清热解毒、活血和营之功。临床上最适用于脉痹，关节热肿疼痛，溃烂成脓，热毒炽盛而阴血耗伤者。

4. 朱良春经验方　此证临床多见于风湿热痹活动期，热毒炽盛以犀角地黄汤加减，水牛角代犀角，加丹皮、寒水石、虎杖、萆草等；如有发热，可以人工牛黄、羚羊粉分冲，或用西黄丸，局部肿痛者以芙黄散（生大黄、芙蓉叶）冷茶调敷患处。

六、寒热错杂证

【四诊摘要】

肢体关节疼痛，局部肿胀自觉灼热感，关节活动受限，可涉及一个及多个关节，兼见恶风恶寒，全身发热尚不明显，舌苔黄白相兼，脉紧而数。

【辨证分析】

本证多由外感风寒湿邪，蕴于肌肤筋骨，郁久化热，邪闭经脉，痹阻不通引起关节疼痛，局部肿胀且自觉灼热，脉数，苔黄，为邪已化热之象，但其热势不甚，恶风畏寒，脉紧，苔白，又属寒邪，故呈寒热错杂之机。

本证与单纯的寒邪偏胜之痛痹不同（痛痹无关节红、肿、热、痛，脉不数，苔不黄），与单纯的热邪偏胜之热痹亦不同。实为寒湿化热，又未尽化热，所出现的寒热错杂阶段。

寒热并存是本证一大临床特点。即在同一患者身上，同时出现寒、热两种矛盾对立的症状。临床最常见的大致有以下几种表现：肢体关节作痛、肿胀，自觉局部灼热，关节活动不灵，可涉及一个或多个关节，又感畏风恶寒，脉象紧数，舌苔黄白相兼；关节红肿热痛，或伴见结节红斑，但局部畏寒，喜热，且得寒痛不减，苔黄或白，脉弦或紧或数，关节冷痛，沉重，局部喜暖，但伴有身热不扬，口渴不喜饮；肢体关节疼痛较剧，逢寒更甚，局部畏寒喜暖、关节变形，伸屈不便，伴见午后潮热，夜卧盗汗，舌质红，苔薄白；又如，寒邪所致之典型痛痹症状，但舌苔色黄，或临床一派热痹表现，但观其舌苔色白而厚，皆属寒热错杂之象。

【诊断要点】

因本证特点为寒热并存，故临床表现寒、热痹症状同时存在，即可诊为本证，但应分清孰轻孰重或寒热并重。如症见关节红、肿、热、痛，但却逢寒痛甚，且触之不热；或关节作痛，自觉局部怕冷，但触之发热；关节疼痛，自觉局部发热，又感微恶风寒；皮肤结节红斑，关节强直、变形，局部喜热。其舌质可淡、可红，舌苔可黄、可白，或黄白相兼。

一般而言，舌质表明患者患病当时的体质，而舌苔则反映邪气当时之属性。舌质、舌苔是症状中最客观的表现，除染苔外几乎不见假象，故为临床症状的主要组成部分。

【论治法则】

清热除湿，温经散寒。

【代表方剂】

1. 桂枝芍药知母汤（《金匮要略》） 桂枝温通血脉，助阳解表；麻黄辛温散寒；防风发表散风除湿。三药合用，祛寒从表而解。附子、白术温中散寒除湿；芍药、知母清热和营敛阴；又加甘草调和之，共奏祛风散寒为主，清热化湿为辅，宣痹止痛之功。当寒热错杂证表现为寒重热轻时，用本方为宜。

2. 白虎加桂枝汤（《金匮要略》） 石膏，清热解肌；桂枝，温通经络；知母润燥滋阴；甘草、粳米，益胃和中，共呈清热泻火温通经脉之剂。多用于热重于寒之寒热错杂证。也可加用防己、地龙、僵蚕、桑枝等清热通络止痛之药。

3. 寒热痹冲剂（《中国基本中成药》） 桂枝、麻黄、附子、防风祛风通络，温经散寒止痛；芍药、知母清热和营；白术健脾除湿；地龙，通经活络，清热止痛；生姜、大枣调和脾胃。本方功用同桂枝芍药知母汤。

4. 加减苍术白虎汤（《中医内科临床治疗学》） 方以石膏清热降火，知母滋阴清热，防己清热化湿，甘草清热解毒。四药合用，清热化湿为主。苍术苦温燥湿，羌活、独活祛寒胜湿，赤芍凉血活血，消瘀散肿。诸药合参，以清热化湿为主，燥湿散寒为辅，适用于寒热错杂，热重于寒之痹证。

5. 小活络丹（《太平惠民和剂局方》） 川乌、草乌温经活络，祛风散寒；制南星燥湿活络，以祛络中之痰；乳香、没药行气活血，以化络中之瘀血；地龙通经活络，引药直达病所。寒热夹杂证，寒重热轻，有瘀血症状时，用其祛风除湿，化湿通络，活血止痛。

6. 大秦艽汤（《素问病机气宜保命集》） 秦艽，苦辛，平，为通痹之良药，因其性平，故外邪阻滞经络，不论寒热，均可用其通络舒筋止痛。正如《神农本草经》所言"主寒热邪气……"。羌活、独活、防风、细辛、白芷祛风散寒通络；黄芩、石膏、生地清热凉血；当归、熟地、白芍、川芎养血柔筋；白术、茯苓、甘草健脾渗湿和中。寒热错杂证，表现为寒热并重时，用本方祛风散寒，清热通络，佐以养血柔筋。

7. 朱良春经验方 此证临床常见，一方面风寒湿未尽，另一方面则又见化热伤阴之证，故而也称作"邪郁日久，化热伤阴证"，临床用药兼而顾之，以桂乌芍药知母汤（自拟方）加减，药如桂枝、赤芍、白芍、知母、制川乌、制草乌、生地、当归、僵蚕、地龙、乌梢蛇、生姜、大枣、甘草等，以祛风散寒，蠲痹通络为主，清热化湿为辅，共奏宣痹止痛之功。如热盛者，酌减桂枝、川草乌用量，加虎杖、寒水石、萆草、黄柏；阴虚内热、舌红便干者重用生地（一般用量 15~30g 为宜）。

七、瘀血痹阻证

【四诊摘要】

周身关节疼痛剧烈，多呈刺痛感，部位固定不移、痛处拒按，日轻夜重，局部肿胀或有硬结、瘀斑，兼见面色黧黑，肌肤甲错或干燥无光泽，口干不欲饮，舌质紫暗，或有瘀斑，舌苔薄白或薄黄，脉沉涩或细涩。

【辨证分析】

本证多由风寒湿痹，痛久气血运行不畅，气滞则血瘀，《济生方·血气》曰："盖人身血随气行，气一壅滞，则血与气并。"朱良春指出："久痛多瘀，凡顽痹久治乏效，关节肿痛，功能障碍，缠绵不愈者，多是病邪与瘀血凝聚经隧，胶结难解，即叶天士所云'络瘀则痛'是也。"外邪痹阻肌肤、关节、经脉等处，气血运行不畅，而致瘀血停聚，或痹病日久，正虚血瘀，不通则痛，故肌肤、关节剧烈刺痛而部位相对固定不移；血瘀实邪聚集不散，故局部拒按；经脉阻痹，水停湿蕴，血瘀阻络则局部肿胀；湿聚生痰，痰气相结．故现硬结；瘀血阻络，津液不能上承，故口干不欲饮；血行不畅，气血不能外达，肌肤失荣见皮肤干燥无光泽或肌肤甲错；血瘀阻络日久，溢于脉道之外，故见面色黧黑、舌紫脉涩等；血痹郁热，故见舌苔薄黄。

【诊断要点】

主症：肌肉、关节刺痛，痛处固定不移，久痛不已。

次症：痛处拒按，局部肿胀，可有瘀斑或硬结，或面色黧黑，肌肤甲错或干燥无光泽，口干不欲饮。

舌脉：舌质暗紫或有瘀斑，脉细涩或沉涩。

诊断：凡具备主症或兼见某项次症及舌脉即可确诊。

【论治法则】

活血化瘀，舒筋通络。

【代表方剂】

1. 身痛逐瘀汤（《医林改错》） 本方治疗瘀血闭阻证较宜。本方以川芎、当归、桃仁、红花活血祛瘀；牛膝、五灵脂、地龙行血舒络，通痹止痛；秦艽、羌活祛风除湿；香附行气活血；甘草调和诸药。共奏活血祛瘀，祛风除湿，蠲痹止痛之功。适用于瘀血挟风湿，经络痹阻，肩痛、臂痛、腰腿痛，或周身疼痛，经久不愈者。

2. 活络效灵丹（《医学衷中参西录》） 方中当归活血补血，丹参活血通脉，乳香、没药活血祛瘀止痛。四药共奏活血祛瘀，通经止痛之功效，对于各种血瘀作痛颇有疗效。对于寒凝气滞所致血瘀可加桂枝、附片、姜黄；血虚气虚所致瘀血，可加鸡血藤、何首乌、黄芪、人参等；痰瘀并见加半夏、南星，或与二陈汤并用；阴虚血瘀加生地、玄参、知母、地骨皮等。

3. 大黄䗪虫丸（《金匮要略》） 本方以大黄、土鳖虫为君，破瘀散结，清热活血；以虻虫、水蛭、蛴螬、干漆、桃仁、杏仁加强破瘀散结之功为臣；干地黄、芍药、黄芩养血和血清热为佐；甘草调和诸药为使。治疗血痹阻络，内有瘀血之证。

4. 桃红四物汤（《医宗金鉴》） 本方以桃仁、红花、熟地、当归、川芎、白芍组成养血活血、化瘀通络之剂，使瘀血消散，脉络通畅，疼痛可止。因外邪侵袭所致的瘀血痹阻证候，宜再加威灵仙、秦艽、豨莶草、羌活、薏米等祛风湿、通经络之品，则疗效更佳。

5. 朱良春经验方 临床类风湿关节炎、强直性脊柱炎病久顽缠，多以痰瘀互结骨节为主，根据朱良春教授多年临床经验总结，对于瘀血凝滞较甚之痹病，常规用药，恒难奏效。必须采取虫类透骨搜剔化瘀之品，始可搜剔深入经隧骨骺之痰瘀，以蠲痹止痛。对此证临床以僵蚕、地鳖虫、地龙、威灵仙、桂枝、生白芍、当归、鸡血藤等为主加减，临床还需配伍青风藤、穿山龙、拳参、忍冬藤等调节免疫药物综合治疗。其中穿山龙为薯蓣科植物穿龙薯蓣的根茎，味苦性平，入肺、肝、脾经，无论寒热虚实，均可应用，用于痹病各期和各种证型。穿山龙与青风藤合用，有祛风除湿、活血通络之功，能调整机体免疫功能，改善疼痛等主要症状和血沉、类风湿因子等实验室指标，是痹病治疗的基础用药，也是朱良春教授治疗痹病的一大特色。穿山龙的用量决定疗效，一般应用至 40~50g，量小则效果不著。

八、瘀热痹阻证

【四诊摘要】

关节肿热疼痛呈针刺状，部位固定，肌肤可见暗红色斑疹，手足瘀点累累，两手白紫相间，下肢网状青斑，口糜口疮，低热或自觉烘热，烦躁多怒，小便短赤，舌红苔薄白或有瘀斑，脉细弦、涩数。

【辨证分析】

风湿病日久不愈，脏腑功能虚弱，真阴不足，水亏火旺；或外感风寒湿之邪，郁而化热，血热相结。瘀热阻塞经络关节，可见关节肿热疼痛如针刺；瘀热阻塞体表脉络，故见手足瘀点累累，两手白紫相间，双腿网状青斑；阴虚火旺或外邪郁而化热，故见低热或自觉烘热，烦躁易怒；热迫血行，血不循经，溢于脉外则见紫斑；瘀热阻塞下焦水道则见小便短赤；舌红苔薄白或有瘀斑，脉细弦、涩数为瘀热之象。

【诊断要点】

主症：关节肿热疼痛，多呈针痛，或痛有定处，肌肤见暗红色斑疹，手足瘀点累累，低热或自觉烘热，小便短赤。

次症：烦躁易怒，两手白紫相间，两腿网状青斑，口糜口疮。

舌脉：舌红苔薄白或边有瘀斑，脉细弦、涩数。

诊断：凡具备上述主症及舌脉，并有一项次症者可确立诊断。

【治疗方法】

清热凉血，活血散瘀。

【代表方剂】

1. 玉女煎（《景岳全书》）　此方以石膏与熟地相配，滋阴降火，治疗低热，烦躁易怒；再用麦冬、知母以增滋阴清热之力，牛膝可通脉络并引火下行。临床应用时可配以桃仁、红花以活血化瘀，诸药合用以清热凉血，活血散瘀。

2. 四妙勇安汤（《验方新编》）　本方用大剂量玄参、银花以清热解毒，玄参兼有滋阴清热之功，加当归活血和营。甘草既可清热又可调和诸药，共奏清热解毒、活血和营之功。临床上最适用于脉痹，关节热肿疼痛，溃烂化脓，热毒炽盛而阴血耗伤者。

3. 朱良春经验方　临床以乳香、没药、丹参、地鳖虫、虎杖、地龙、桃仁、红花、水牛角等化裁治疗，对于瘀热明显、或关节灼热者，临床多提示风湿病活动期，此时可在辨证处方中酌加拳参、忍冬藤、秦艽、或知母、寒水石等凉血活血，同时还起到降低血沉、CRP 等作用。

九、痰浊痹阻证

【四诊摘要】

关节肌肉肿胀日久，麻木，疼痛，关节屈伸不利，兼见头晕目眩、重胀如裹，胸脘满闷，泛泛欲呕，饮食无味，痰多白黏，苔白滑黏腻，脉弦沉滑。

【辨证分析】

本证多为外受寒湿，内因饮食不节损伤脾胃，水湿不化停聚生痰，或因肺、脾、肾三脏因不同病变影响津液正常运行和敷布，水液凝聚成痰。外内合邪，则痰浊痹阻经络，寒痰借风热到处流窜为患。故见关节肌肉肿胀、麻木、疼痛；关节肿胀，则屈伸不利；气血运行不畅，肌肤失养则麻木不仁；头为诸阳之会，乃"清阳之府"，今浊痰凝聚，清阳不升，浊阴不降，故头晕目眩，且重胀如裹；痰阻胸膈，气机不畅，以致胸脘满闷不舒；痰浊犯胃，胃失和降，则泛泛欲呕；胃主纳，脾主运，痰湿困于脾胃，故纳运不佳，饮食无味；痰浊犯胃则痰多而白黏；苔白滑黏腻、脉弦沉滑皆为痰浊壅盛之象。

【诊断要点】

主证：关节肌肉肿胀日久，麻木，疼痛，关节屈伸不利。

次证：头晕目眩、重胀如裹，胸脘满闷，泛泛欲呕，饮食无味，痰多白黏。

舌脉：苔白滑黏腻，脉弦沉滑。

诊断：凡具备主症之一，兼次症及舌脉者，即可确立诊断。

【论治法则】

燥湿化痰，祛风通络。

【代表方剂】

1. 二陈汤加味方（《中医内科临床治疗学》）　方以二陈汤加白芥子、羌活。方中陈皮理气化痰，半夏燥湿化痰，茯苓健脾利湿；白芥子豁达经脉络道，祛皮里膜外之痰；羌活祛风胜湿、散寒止痛,《药性论》说它治"遍身顽痹"。诸药合用,共奏燥湿化痰,祛风通络之功,使湿痰消,风邪去,痹阻通,诸证除。

2. 小活络丹(《太平惠民和剂局方》) 方中以天南星燥湿化痰,能除经络之风湿顽痰而通络;制川乌、制草乌祛风散寒,除湿通痹而止痛;乳香、没药行气活血止痛;地龙通经活络。诸药合用,使经络之风寒湿得除,痰瘀得去,则经络通畅而痹阻自解。适用于痹证痰湿瘀阻,寒湿外侵证。

3. 朱良春经验方 痰浊痹阻证的主要症状以关节肌肉肿胀、风湿结节为主。早期以二陈汤、生黄芪、泽泻、泽兰等。中后期出现风湿结节、关节肿胀畸形则需参用化痰软坚的生半夏、南星、白芥子和消瘀剔邪的全蝎、水蛭、乌梢蛇等。此外,刘寄奴、苏木、山慈菇均擅消骨肿,临床亦可选用。

十、痰瘀痹阻证

【四诊摘要】

肢体关节肿胀刺痛,时轻时重,痛处不移,甚至强直畸形,屈伸不利,有痰核硬结(皮下结节)或瘀斑,肢体顽麻,面色黧暗,眼睑浮肿,或胸闷痰多,舌质紫暗或有瘀斑、瘀点,舌苔白腻,脉弦涩或细涩。

【辨证分析】

痰瘀是指痰浊和瘀血两种病理产物而言。津液不行,水湿内停,则聚而生痰,痰湿内阻,气机不畅,血流不畅,滞而为瘀。痰浊水湿与瘀血互结则为痰瘀。痰浊瘀血乃有形之邪,留阻于经络、关节、肌肉,瘀阻脉络,故肌肉关节肿胀刺痛;痰瘀留于肌肤,则见痰核、硬结或瘀斑,邪气深入,痹阻筋骨,而致关节僵硬变形,难以屈伸;痰瘀阻滞,经脉肌肤失于气血荣养,故肢体肌肤顽麻不仁;面色黧黑、舌质紫暗或有瘀斑、脉弦涩为血瘀之象;而眼睑浮肿、胸闷痰多、舌苔腻等,乃痰湿为患之征象。

痰浊和瘀血是人体受致病因素的作用在疾病过程中产生的病理产物,这些病理产物直接或间接作用于人体,引起新的病证产生,此在痹证的发病中起着不可忽视的作用,痰瘀在痹证中的形成有两种情况:一是在痹证发生之前,机体可由于某些因素在体内已产生痰瘀;二是痹证日久,导致痰瘀内生,进而成为痹证发生、发展过程中新的病因,严重影响疾病的预后转归。

【诊断要点】

主症:①肢体肌肉关节刺痛,固定不移;②关节疼痛,肌肤局部紫暗、肿胀,按之稍硬,肌肤顽麻或重着。

次症:关节疼痛僵硬变形,屈伸不利,有硬结、瘀斑,面色黧黑,眼睑浮肿,或胸闷痰多。

舌脉:舌质紫暗或弦涩,舌苔白腻,脉象弦涩。

诊断:凡具备主症之一,兼次症及舌脉者,即可确立诊断。

【论治法则】

化痰祛瘀,搜风通络。

【代表方剂】

1. 桃红饮（《类证治裁》） 当归、川芎养血活血，桃仁、红花、威灵仙活血通络。我们根据朱良春先生经验，用桃红饮加穿山甲、地龙、土鳖虫等透骨搜剔，化瘀通络；加白芥子、胆南星祛痰散结；加全蝎、乌梢蛇等搜风通络，在治疗痰瘀痹阻证上恒有良效。

2. 阳和汤（《外科全生集》） 本方对痰凝血瘀之证，有养血通阳、宣通血脉、祛痰化瘀之功能。方中重用熟地，滋补阴血，填精益髓；配以血肉有情之鹿角胶，补肾助阳，益精养血，两者合用，温阳养血，以治其本。白芥子化皮里膜外之痰，助姜、桂以散寒而化痰滞，少佐麻黄，宣通经络，与诸温经和血药配合，可以开腠理，散寒结，引阳气由里达表，通行周身。甘草生用为使，解毒而调诸药。综观全方，补血与温阳并用，化痰与通络相伍，益精气，扶阳气，化寒凝，通经络，温阳补血与治本，化痰通络以治标。我们的经验，阳和汤临床上用于痰瘀痹阻证宜合桃红四物汤（《医宗金鉴》），以助活血通络、祛瘀止痛之功。两方若能巧妙配合并灵活运用实为治疗痰瘀痹阻之良剂。

3. 双合散（《杂病源流犀烛》） 方中桃红四物汤活血化瘀，二陈汤合白芥子、竹沥、姜汁涤痰通络，名曰双合，实乃祛痰化瘀熔于一炉，为痰瘀患者的良方。我们在临床上应用时多注重灵活加减：痰留关节、皮下有结节者，可加胆南星化痰散结；痰瘀不散，疼痛不已者，加炮穿山甲、白花蛇、全蝎、蜈蚣、地龙等以搜剔络道；若神疲乏力，面色不华者，加党参、黄芪益气；肢冷畏风者，加桂枝、细辛、防风温阳散寒，祛风通络；有痰瘀化热之象者，加连翘、金银藤、黄柏、牡丹皮清热。

4. 身痛逐瘀汤（《医林改错》）**合二陈汤**（《和剂局方》） 本方具有活血行气、祛瘀通络、宣痹止痛之功效。其中桃仁、红花、川芎、当归活血化瘀，兼以养血；二陈汤以燥湿化痰；没药、五灵脂、地龙、香附具有祛瘀通络、理气活血的功能；秦艽、羌活则祛风湿强筋骨，通经络利关节，止周身疼痛，羌活又治上半身筋骨关节病变；牛膝可活血通络，引血下行，使瘀血去，新血生，并补益肝肾，使骨健筋舒；甘草调和诸药而守中宫。两方合用宜治痹久不愈、痰瘀互结、疼痛不已者。

5. 朱良春经验方 朱良春指出，痰瘀阻络之证，必须采取透骨搜络、涤痰化瘀之品，始可搜剔深入经隧骨骱之痰瘀。而首选药品，则以蜈蚣、全蝎、水蛭、僵蚕、地鳖虫、天南星、白芥子等最为合拍。其中虫类药之殊效已众所周知，唯天南星之功，甚值一提：生天南星苦辛温有毒，制则毒减，能燥湿化痰，祛风定惊，消肿散结，专走经络，善止骨痛，对各种骨关节疼痛，具有佳效。《神农本草经》之"治筋痿拘缓"，《开宝本草》之"除麻痹"，均已有所启示。前贤指出南星专治骨痛，在临床上屡用屡验，是很有深意的，一般 30~50g 为宜。

十一、气血两虚证

【四诊摘要】

关节肌肉酸痛，肌肤麻木不仁，入夜静时尤显，活动后疼痛减轻，筋惕肉瞤，肌肉萎缩，关节变形；兼见少气乏力，自汗神疲，心悸易惊，面黄少华，舌淡苔少，脉细无力。

【辨证分析】

本证多由劳伤过度，或久病失养，风寒湿之邪乘虚而入；或风湿病日久不愈，久痹不除，气血耗损，瘀血不去，新血不生，寒湿困阻，阳气损伤。气血衰少，正虚邪恋，经络筋脉失荣，而致关节肌肉酸痛无力，或肢体麻木、筋惕肉瞤、肌肉萎缩等；入夜安静之时，气血运行相对缓慢，痛势加剧，而当活动之时，气血运行加速，故痛势相对得缓，此为气血两亏所致痹痛的主要特点。气虚可见少气乏力，心悸自汗；血虚可见头晕目眩、面黄少华；舌淡苔少、脉细无力为气血两虚之象。

【诊断要点】

主症：关节肌肉酸痛无力，入夜静时尤显，活动后疼痛减轻，少气乏力，心悸。

次症：头晕目眩，面黄少华，肢体麻木，筋惕肉瞤，或肌肉萎缩，或关节变形。

舌脉：舌淡苔少，脉细无力。

诊断：凡具备上述主症和舌脉及次症一项者，即可确立诊断。

【治疗方法】

益气温经，活血通络。

【代表方剂】

1. 黄芪桂枝五物汤（《金匮要略》） 本方中黄芪益气实卫；桂枝温经通阳；白芍和营养血；黄芪、桂枝相伍补气通阳；临床应用时宜加当归，黄芪配当归益气生血；生姜、大枣合用既可调营卫，又可健脾和中；倍用生姜，宣发阳气，又可助桂枝以散风寒通血脉。全方配伍起来，既可补气血，调营卫以扶正，又可散风寒、通血脉，祛除邪气。

2. 独活寄生汤（《千金方》） 方中用独活、桑寄生祛风除湿，养血和营，活络通痹为主药；牛膝、杜仲、熟地黄、补益肝肾、强壮筋骨为辅药；川芎、当归、芍药补血活血；人参、茯苓、甘草益气扶脾，均为佐药，使气血旺盛，有助于祛除风湿；又佐以细辛以搜风治风痹，肉桂祛寒止痛，使以秦艽、防风祛周身风寒湿邪。诸药合用，是为标本兼顾，扶正祛邪之剂。

3. 三痹汤（《妇人大全良方》） 本方是将《备急千金要方》独活寄生汤加黄芪，以续断易桑寄生而成。细究之，只是加了黄芪，虽然只加黄芪，实在不可小觑，黄芪温分肉，充皮肤，实腠理，增强卫气司开合的能力，对于温通血脉、通利经络有重要作用。

4. 朱良春经验方 病久迁延，多以气血虚损，痰瘀痹阻经脉为主，治当益肾培本、蠲痹通络，常用益肾蠲痹汤（朱良春经验方），药如：生熟地、当归、鸡血藤、淫羊藿、鹿衔草、苁蓉、乌梢蛇、徐长卿、僵蚕、炙蜈蚣、炙全蝎、虎杖、山甲、老鹳草、地鳖虫等为主，血虚明显者加当归、熟地、砂仁；气虚明显者，加党参、黄芪、白术。本方益肾壮督治其本，虫蚁入络搜剔治其标。补不助邪，攻不伤正。使用时以丸剂内服为宜，现已有成药"浓缩益肾蠲痹丸"生产问世。

十二、气阴两虚证

【四诊摘要】

患者关节肌肉酸楚疼痛，抬举无力，局部肿胀、僵硬、变形，甚则肌肉挛缩，不能屈伸，皮肤不仁或呈板样无泽，或见皮肤结节瘀斑，伴形体瘦弱，面黄浮红，倦怠乏力，心悸气短汗出，眼鼻干燥，口干不欲饮，舌淡质红或有裂纹，苔少或无苔，脉沉细无力或细数无力。

【辨证分析】

风湿病迁延日久，易致气阴两虚之证；或是年老体弱、饮食失调日久，素体气阴两虚而感受风寒湿邪者。气阴两虚则肌肤筋骨关节失于濡养，病邪留恋，痹阻经络，深伏关节故关节疼痛、肿胀；气阴亏损已久，邪气稽留益深，以致关节变形、僵硬，甚则筋肉挛缩，不能屈伸；气虚则心悸气短汗出；气虚失运，生化乏源，气阴更亏，则见形体瘦弱，倦怠乏力，肌肤酸楚或不仁，眼鼻干燥、口干不欲饮等症；皮肤结节、瘀斑乃气虚血瘀之故；面黄浮红、舌胖质红或有裂痕、苔少或无苔、脉沉细无力、均为气阴两虚之征象。

【诊断要点】

主症：①关节疼痛、肿胀、僵硬、变形，甚则筋肉挛缩；②肌肉酸楚疼痛，活动后加重；③形体瘦弱，气短乏力，易汗出。

次症：神疲倦怠，心悸，眼鼻干燥，口干不欲饮，皮肤不仁或呈板样无泽，皮肤结节或瘀斑。

舌脉：舌胖质红或有裂纹，舌苔少或无苔，脉象沉细无力或细数无力。

诊断：具备主症①、③，或②、③，兼次症某项及舌脉者，即可确立诊断。

【论治法则】

益气养阴，活血通络。

【代表方剂】

1. 芍药补气汤（《东垣十书》）　方中黄芪益气固卫；白芍养血柔筋，益以甘草酸甘化阴；泽泻渗湿泄热而不伤阴，《医经溯洄集》载其有："泻肾邪，养五脏，益气力，起阴气，补虚损之功"；陈皮理气燥湿，辛散温和，助黄芪、芍药、甘草补而不滞。适用于痹证日久属气阴两虚或气血两虚证。

2. 生脉散（《内外伤辨惑论》）**合黄芪桂枝五物汤**（《金匮要略》）　生脉散是益气养阴的代表方剂，有益心气养血脉之功，合黄芪桂枝五物汤，对阴阳心气不足，久治不愈，气阴两虚的顽痹患者，两方合用，共奏益气和血、调养筋脉、调和营卫、祛邪除痹之功。

3. 朱良春经验方　临床当以益肾蠲痹汤加减为宜。对迁延日久之顽痹，气阴耗伤，复感外邪，或邪郁化热，郁于肌表，邪深不散而见虚热汗出、骨节烦痛、肌肉酸楚者，可去苁蓉、淫羊藿，加石斛、鳖甲、生白芍、拳参，并可酌加忍冬藤、青风藤、海桐皮等藤类药以舒筋活络。或临床配以浓缩益肾蠲痹丸、蝎蚣胶囊等，增加蠲痹通络之功。

十三、气虚血瘀证

【四诊摘要】

患者肌肉关节刺痛，痛处固定，拒按，往往持久不愈，或局部有硬结、瘀斑，或关节变形，肌肤麻木，甚或肌萎着骨，肌肤无泽，面色黧黑或有瘀斑，气短乏力，头晕汗出，口干不欲饮，妇女可见闭经、痛经。舌质暗淡或瘀点，脉沉涩或沉细无力。

【辨证分析】

气为血帅，血为气母，气行则血行，气虚不足以推血，则血必瘀。气短乏力，头晕汗出为气虚之证；气虚血运不畅而致血瘀，脉道瘀阻、不通则痛，而出现关节肌肉刺痛、变形，痛处不移且拒按，甚则局部出现硬结、瘀斑；肌肉筋脉失于濡养，则肌肤麻木，甚则肌萎着骨；面色黧黑，口干不欲饮，妇女或见闭经痛经，舌质暗淡有瘀斑，脉涩无力均为气虚血瘀、瘀血停留之证。

【诊断要点】

主症：①肌肉关节刺痛，痛处固定不移，或有硬结、瘀斑，或关节肿大变形，面色黧黑；②气短乏力，头晕汗出，肌肤麻木。

次症：肌肤干燥无泽，肌萎着骨，口干不欲饮，妇女闭经、痛经。

舌脉：舌质暗淡有瘀斑或有瘀点，脉象沉涩或沉细无力。

诊断：凡具备主症①、②，或兼次症某项及舌脉者，即可确立该证候诊断。

【治疗方法】

益气活血，蠲痹通络。

【代表方剂】

1. 补阳还五汤（《医林改错》）　本方用于风湿病正气亏虚、脉络瘀阻、筋脉肌肉失养。方中黄芪用量独重，以大补元气，使气旺血亦行，祛瘀而不伤正，为方中主药；辅以当归尾、川芎、赤芍、桃仁、红花、地龙活血通络。合而为剂，可使气旺血行，瘀去络通，诸症自可渐愈。若脾胃虚弱者，可加党参、白术以补气健脾；若偏寒者加制附子以温阳散寒。

2. 圣愈汤加桃仁、红花（《兰室秘藏》）　本方补气养血，是治气虚血瘀痹之效方。方中党参、黄芪补气，当归、赤芍药、地黄、川芎以养血活血，加桃仁、红花，意在增强化瘀之力。若病在上肢加羌活、防风；病在下肢加牛膝、地龙、苍术、黄柏。

3. 黄芪桂枝五物扬（《金匮要略》）　本方治血痹之肌肤麻木不仁，是一首振奋阳气、温运血行的方剂。本证乃正气不足，营卫不和，感受风邪，使血气运行不畅，痹于肌肤使然。故以黄芪益气固表为主药；辅以桂枝温经通阳，助黄芪达表而运行气血；佐以芍药养血和营，使以生姜之辛散；姜、枣同用以调和营卫。合而为剂，可使气行血畅，则血痹之证自愈。若兼血虚加当归、鸡血藤以补血；气虚重则倍加黄芪加党参以补气；筋骨痿软加杜仲、牛膝以强壮筋骨；久病入络，筋挛麻痹较甚者加地龙、蕲蛇等以通络散风；伤痛重者，加桃仁、红花、丹参以活血消瘀，如下肢疼加牛膝，上肢痛加羌活；腰痛重者加狗脊，若以本方治产后腰痛，重用黄芪、桂枝效果显著。

4. 朱良春经验方　临床以补阳还五汤加减，药如：生黄芪、当归、生白芍、桂枝、地龙、蜈蚣、全蝎、乌梢蛇、鸡血藤、地鳖虫、桃仁、红花等。气虚重则倍加黄芪，或五爪龙以补气；筋骨痿软加川断、牛膝以强壮筋骨；久病入络，筋挛麻痹较甚者加生水蛭、蕲蛇等以通络散风；四肢疼痛重者，加生水蛭、丹参以活血消瘀。

十四、肝肾阳虚证

【四诊摘要】

关节冷痛、肿胀，昼轻夜重，屈伸不利，腰膝痿软无力，足跟疼痛，趾指甲枯淡，或筋寒挛缩，畏寒喜暖，手足不温，面色苍白，自汗口淡不渴，毛发脱落或早白，齿松或脱落，或面浮肢肿，或小便频数，男子阳痿，女子月经量少后衍，舌质淡胖嫩，舌苔白滑，脉沉弦无力。

【辨证分析】

肝藏血而主筋，为罢极之本，肝之阳气不足，疏泄与藏血功能低下，则虚寒内生；肾藏精、生髓、主骨，为作强之官，肝肾阳虚则真气衰弱，髓不能满，筋骨失养，血气不行，痹阻经络，渐至关节疼痛、僵硬、屈伸不利。肾阳不足，温煦失职，而致畏寒喜暖，手足不温，面色苍白。腰为肾之府，肾阳衰弱，下元虚惫，故腰膝酸冷无力。足少阴肾经循足跟，肾虚经脉失养，故见足跟酸痛。肾藏精，肝藏血，肝肾阳虚，精血失于温养，故男子阳痿，女子月经量少后衍。齿乃骨之余，肾主骨，发为血之余，肝藏血，肝肾阳虚，则可见发脱齿摇，肾阳虚衰，膀胱失约，故见小便频数，阳虚水邪泛滥，则见面浮肢肿。舌淡体胖苔白滑、脉沉弦，均为阳虚之象。

【诊断要点】

主症：关节筋骨冷痛、肿胀，昼轻夜重，屈伸不利，腰膝酸软，足跟疼痛，下肢无力。

次症：畏寒喜暖，手足不温或面色㿠白，自汗，口淡不渴，头发早白或脱落，齿松早脱，或面浮肢肿，或女子月经量少后衍，或小便频数。

舌脉：舌质淡或胖嫩，苔白滑，脉沉弦无力。

诊断：凡具备主症之一和舌脉，或兼次症之一者，即可诊断为本证候。

【论治法则】

温补肝肾，祛寒除湿，散风通络。

【代表方剂】

1. 独活寄生汤（《千金要方》）　本方具有祛风湿、止痹痛、益肝肾、补气血之功。主治风、寒、湿三气痹着日久，而致肝肾不足，气血两虚者。方中以独活、秦艽、防风祛风湿，止痹痛，更加细辛发散阴经风寒，利筋骨祛风湿，且能止痛；用杜仲、牛膝、桑寄生补益肝肾兼祛风湿；以当归、地黄、白芍养血和血，党参、茯苓、甘草补益正气；再加川芎、桂心温通血脉，并助祛风。诸药协力，使风邪得祛，气血得充，肝肾得补，扶正祛邪，标本同治。

2. 附子汤（《宣明论方》）　本方具有温阳益肾、散风祛湿散寒、活血通络之效。主治因肾阳不足、风寒湿之邪深侵而致的骨痹。方中附子大辛大热，温阳散寒疗痹痛为主药；防风、独活、细辛、萆薢祛风散寒除湿，山茱萸、牛膝、肉桂益肾温阳，共为辅药；川芎、当归活血通络，黄芪、白术、枳壳补气行气，石菖蒲芳香性温，祛湿通窍，菊花清利头目，天麻祛风通络，共为佐药；生姜辛温发散，散寒通络为使药。

3. 补肝汤（《奇效良方》）　本方具有补肝肾、温阳祛寒、舒筋脉缓挛急之功。主治肝痹。方中乌头散寒止痛为主药；附子温助肾阳，逐寒燥湿，肉桂助肾阳，暖下焦，温通血脉，山茱萸补肝肾，共为辅药；独活祛风湿、止痹痛，薏苡仁、甘草、白茯苓健脾祛湿，防风、细辛祛风散寒，柏子仁养血安神明目，共为佐药；大枣缓和诸药为使药。

4. 朱良春经验方　临床以独活寄生汤加减，药如：乌梢蛇、地鳖虫、熟地、巴戟天、桑寄生、青风藤、金刚骨、仙灵脾、补骨脂、骨碎补、鹿角片、生白芍、当归、独活、制附片、桂枝、肉苁蓉、甘草等。阳虚较重者，加制川草乌、细辛、干姜；脾阳不足，纳差腹胀者，加党参、怀山药、蔻仁、茯苓等。

十五、肝肾阴虚证

【四诊摘要】

肢节疼痛久延不愈，或筋肉关节烦疼，入夜尤甚，肌肤麻木不仁，步履艰难，筋脉拘急，屈伸不利，腰膝酸软无力，日久则关节变形，形体消瘦，或头晕目眩，咽干口燥，耳鸣如蝉，或失眠多梦、健忘，盗汗，五心烦热，两颧潮红。男子遗精，女子月经量少。舌红少苔，脉细数或弦细数。

【辨证分析】

肾在体主骨，藏真阴而寓元阳，为先天之本。肝在体为筋，体阴而用阳，司全身筋骨关节之屈伸。肝肾同源，肝阴与肾阴互相资生，盛则同盛，衰则同衰，肾阴不足常导致肝阴不足，肝阴不足亦会使肾阴亏损。痹久伤阴，导致肾水亏虚，水不涵木，筋骨关节脉络失养，则见关节酸痛、肢体麻木不仁，筋脉拘急，屈伸不利，关节变形，行动困难。腰为肾之府，肾阴不足，则见腰酸软无力。昼为阳，夜为阴，邪入于阴。正邪相争，故夜重昼轻。肝肾阴虚，虚火上扰，头目失于阴精的滋养，故头晕目眩、健忘、耳鸣；阴液不能上承，故咽干口燥。肝肾阴虚则生内热，故五心烦热，盗汗颧红，失眠多梦，火动精室则遗精；冲任隶属肝肾，肝肾不足则冲任空虚，故月经量少。舌红少苔或无苔，脉细数或弦细数，均为阴虚有热之象。

【诊断要点】

主症：①关节烦痛或骨蒸潮热；②筋脉拘急，腰膝酸软，夜重日轻。

次症：头晕目眩，形体消瘦，咽干耳鸣，失眠盗汗，关节屈伸不利，精神不振，男子遗精，女子月经量少等。

舌脉：舌红少苔或无苔同，脉细数或弦细数。

诊断：凡具备主症加舌脉，或具备主症之一和2~3个次症加舌脉均可确诊。

【论治法则】

滋补肝肾，强壮筋骨。

【代表方剂】

1. 大造丸（《景岳全书》） 本方适合用于风湿病日久，出现五心烦热、口干咽痛、齿衄、肌衄、形羸肌瘦、舌红脉细等肝肾俱损、阴虚水亏诸症。方中用紫河车大补先天亏损；以龟板、熟地、天冬、麦冬补水以配火，黄柏直折肾中阴火，使水火得以平衡；杜仲、牛膝壮筋骨以通脉络，治腰膝酸软。

2. 左归丸（《景岳全书》） 本方具有养阴补肾、填精益髓之功。主治眩晕耳鸣、腰膝酸软、五心烦热、潮热盗汗，口干咽痛、遗精。本方由六味地黄丸演变而来，但方中不用丹皮清肝火、泽泻清肾火、茯苓渗脾湿，而增加了菟丝子、枸杞子滋补肝肾，龟板胶育阴潜阳，鹿角胶峻补精血，怀牛膝强筋健骨。故本方补肝肾、益精血的作用较六味地黄丸强。

3. 朱良春经验方 临床可以女贞子、旱莲草、熟地、生白芍、龟甲、阿胶、鹿角胶、甘枸杞子、紫河车等辨证加减。共奏益肾壮督、蠲痹通络之功。若阴虚有热，可在上方中加葎草、知母、青蒿等，如阴阳两虚，可加仙灵脾、巴戟天、骨碎补、补骨脂等，临床或配以金龙胶囊（由鲜动物药天龙、金钱白花蛇等组成）扶正蠲痹胶囊等益肾培元、活血通络，可增强和调节细胞免疫和体液免疫功能，早期服用可明显缩短病程，改善或治愈病情。

第四节　风湿病治则治法

治则即治疗疾病的法则。是参考阴阳五行、藏象经络、病因病机、辨证诊断等基础理论，在整体观念和辨证论治思想指导下确立的，对临床立法、处方、用药等具有普遍指导意义。治则重在"以平为期"，强调抓住疾病本质，针对主要矛盾进行治疗，即"治病必求于本"，以恢复机体阴阳协调平衡和内环境相对稳定为目的。

治则与治法不同，治则是指导治法的总则，治法是在治则指导下确立的具体措施和方法。治则在先，抽象程度高，注重整体；治法在后，针对性强，注重具体；治则的正确与否需在治法的实施过程中不断考证并完善。

一、风湿病治疗原则

风湿病的治疗原则，是根据四诊所收集的客观的临床表现，以中医的整体观念为指导，运用辨证论治的方法，在对风湿病综合分析和判断的基础上提出来的临证治疗法则。它包括了病证结合、扶正祛邪、见微知著、发于机先、早防早治、标本缓急、正治反治、三因制宜等内容。

（一）病证结合

辨证论治是中医学的临床特色。但如果仅凭辨证，不考虑辨病，在治疗中也仅仅是针对寒热、虚实、气血、表里、阴阳用药，没有针对病的用药，其结果是可能有效，也可能疗效不甚显著。辨证结合辨病论治，主要是强调参考现代医学的认识，即所谓"融会新知"，也就是中医的辨证论治和现代医学有关病的认识结合起来，在辨证论治的同时，还要选择有针对病的方药，以提高疗效。这里说的有针对病的方药，一方面，需要在临床中细心观察总结；另一方面，则需要学习现代中药药理研究的成果，把他们用到临床中去。

以痹证为例，痹证的范围很大，包括了现代医学 100 多种疾病，从辨证来说，实证无非风、寒、湿、热、顽痰、死血，虚证无非脏腑、气血、阴阳亏虚，这在很大程度上反映了不同疾病的共性，虚补实泻，也确是提纲挈领的施治大法，但不同疾病还存在特定的个性，也就是其自身的病理特点，即使辨证为同一证型，其临床特征也不尽相同，治疗用药应当有所差异。如类风湿关节炎属自身免疫性疾病，朱良春常用仙灵脾、露蜂房调节机体免疫功能。对血沉、C-反应蛋白，类风湿胶乳试验、黏蛋白增高而呈风寒湿痹表现者，多选用川乌、桂枝，对湿热痹表现者，多选用萆草、寒水石、虎杖。验之临床，不仅可改善临床症状，且可降低这四项指标。从病理变化来说，滑膜炎是类风湿关节炎的主要病变，滑膜细胞显著增生，淋巴细胞和浆细胞聚集，滑膜内微血管增多，肉芽组织形成，血管内皮肿胀，呈血管炎表现，相似于瘀血阻络的病机。实验证明：采用活血化瘀药，能够抑制滑膜的增生和血管翳的形成，阻止类风湿关节炎滑膜炎症的进展和骨质侵袭，病模实验和临床实际是颇为吻合的。在辨证时参用当归、赤芍、丹参、水蛭、地鳖虫、红花等活血化瘀药，确能提高疗效。化瘀药还有改善软骨细胞功能，促进新骨生成及修补。"久病及肾"，"肾主骨"，加用补肾药如熟地黄、骨碎补、鹿角胶、桑寄生等，对类风湿关节炎的骨质破坏、骨质疏松不仅有修复作用，且能巩固疗效，防止复发。此外，根据日本木村正康报道"辛夷的有效成分对类风湿关节炎引起内皮细胞多种反应的细胞因子具有明显的抑制作用，且可控制血管增生及滑膜细胞增殖，从而控制类风湿关节炎病情进展，其效果不仅不次于氢化可的松，而且还具有对慢性炎症，尤其是对关节滑膜炎等选择性作用的优点（详见《日本东洋医学杂志》1996 年第 46 卷 5 期）"。这是一个颇有启发的讯息，复习文献，也得到印证的线索。《神农本草经》曰："主五脏身体寒热风"，《别录》云："温中解肌，利九窍"，《日华子本草》曰："通关脉……瘙痒"。辛夷是值得我们进一步实践应用，加以推广，颇有前途的一味药。痛风性关节炎属代谢障碍性疾病（尿酸生成过多，排泄减少），常用大剂量土茯苓、萆薢降低血尿酸指标。骨关节炎是关节软骨退行性变性，继而引起新骨增生的一种进行性关节病变，常用骨碎补、补骨脂、鹿衔草、威灵仙延缓关节软骨退变，抑制新骨增生。同时，对于颈椎增生加葛根、腰椎增生加用川断，以引诸药直达病所。强直性脊柱炎，由于椎突关节狭窄，椎间盘外环纤维化，以及椎体周围韧带钙化，使脊柱强直畸形，常用鹿角胶、露蜂房、穿山甲、蕲蛇，活血通督，软坚散结，除痹起废。对长期使用激素的患者，在逐渐减量的同时，给予补肾治疗，并常用大剂量穿山龙、地黄、仙灵脾等，既可尽快撤除激素，又能防止反跳。

总之，辨证论治与辨病论治密切结合，对于研究疾病与证候的关系，探索临床诊治的规律，扩大治疗思路，提高临床疗效，都是很有意义的。

（二）扶正祛邪

"正"指正气，是人体对疾病的防御能力、抵抗能力、自然修复能力及人体对内、外环境的适应能力。"邪"指邪气，是指各种致病因素，以及由这些致病因素导致脏腑功能失调而产生的病理产物，即继发性的致病因素。疾病的过程，是正气和邪气矛盾双方斗争的过程。因此，在治疗原则上，其治疗大法离不开"祛邪"、"扶正"。

扶正，就是运用补益正气的药物或其他方法以扶助正气、增强体质、提高机体的抗病能力，达到祛除病邪、恢复健康的目的。如对风湿病见有气虚、血虚、阴虚、阳虚、脾胃虚弱、肝肾不足等表现者，可相应地运用补气、补血、滋阴、助阳、补脾益胃、补益肝肾等法。扶正法适用以正虚为主的病证。

祛邪，就是运用宣散攻逐邪气的药物或其他治疗方法（如针灸、推拿、药熨等），以祛除病邪，从而达到邪去正安的目的。祛邪法适用以邪盛为主的病证。根据邪气性质不同及其所侵犯人体部位的不同，选用相应的方法。如风邪胜，以祛风为主；寒邪胜，以散寒为主；热邪胜，以清热为主；湿邪胜，以祛湿为主；痰浊者，以化浊涤痰为主；瘀血者，以活血化瘀为主等。

运用扶正祛邪的法则，必须根据邪正盛衰消长的情况，分清主次先后，分别采取以扶正为主兼顾祛邪，或以祛邪为主兼顾扶正，或祛邪扶正同用的方法。如痹证初起或病程不长，患者全面状况尚好者，风寒湿痹自以温散、温通为正治，湿热痹则以清热利湿为主。久病则邪未去而正已伤，故其证多错综复杂，久病多虚，而久病亦多痰瘀、寒湿、湿热互结，且古人还有"久痛入络"之说，如此则邪正混淆，胶着难解，不易取效。此外，痹证之形成，与正气亏虚密切相关，正如张景岳云："痹证大抵因虚者多，因寒者多，惟气不足，故风寒得以入之；惟阴邪留滞，故筋脉为之不利，此痹之大端也。"因此，即使病情初起，祛邪之中也需时时注意充分固护正气。由此可知，痹证诊治应该通盘考虑，总之以祛邪不伤正，补不碍邪为基本指导思想。

另外，有些风湿病往往反复发作。一般而言，在发作期以祛邪为主，静止期以扶正为主。祛邪不可过缓，扶正不可峻补。

（三）通闭散结

痹者闭也，其初起经脉即为风寒湿热之邪阻遏，证见关节疼痛、肿胀、重着、屈伸不利，所以视其证象，寒者热之，热者寒之，是为正治，此间还需突出一个"通"字，即流通经络气血之谓。风寒湿痹，祛风、散寒、逐湿，必温而通之，即使正虚，选药如地黄、当归，亦具流通之性，当归为血中气药，地黄《神农本草经》亦言其"逐血痹"，非同一般呆补之品。热痹虽以"热者寒之"为基本原则，但痹证的病理特点是"闭"，虽为热邪入侵，亦需致气血痹阻始能发病，如仅用寒凉清热，不能流通气血，开其痹闭。

至于散结法，则是指中、晚期痹证，既见正虚，又见邪实，既有寒象，又见热象，即所谓虚实寒热错杂，正因为正虚，所以诸邪才得以深入，留伏于关节，隐匿于经隧，以致关节僵肿变形，疼痛剧烈难已。朱良春常用桃仁、红花、白芥子等祛痰化瘀，再用巴戟天、骨碎补、露蜂房、淫羊藿、补骨脂、紫河车、当归补肾壮督，其间虫蚁搜剔窜透之品，尤为开闭解结之良药，盖湿痰瘀浊胶固，非寻常草木药所可为功也。至于使用，一方面根据各药的性味功能特点，充分发挥其特长；另一方面根据辨证论治的原则，与其他药物密切配合，协同增效。

（四）标本缓急

《素问·标本病传论》说："知标本者，万举万当，不知标本，是谓妄行。"因此，审察标本缓急，是辨证的重要原则与内容。所谓"本"是相对"标"而言。任何疾病的发生、发展过程都存在着主要矛盾和次要矛盾。"本"即是病变的主要矛盾和矛盾的主要方面，起着主导的决定作用；"标"是病变的次要矛盾和矛盾的次要方面，处于次要的从属地位。因此，标本是一个相对的概念，可用以说明多种矛盾间及矛盾双方的主次关系。例如，从邪正关系来说，正气为本，邪气为标；从病因与症状来说，病因是本，症状是标；从病变部位来说，内脏病证是本，体表病证是标；从疾病发生的先后来说，旧病是本，新病是标，原发病是本，继发病是标等，由于标本所指不同，因此在临床上，用分清标本的方法，来决定治疗方法针对病证的先后缓急，就有了"治病求本"和"急则治其标，缓则治其本"等治疗原则。

"治病求本"，就是指首先要了解导致疾病的根本所在而求之。病之"本"能除，"标"也就随之而解。对风湿病而言，如肢体关节红肿热痛，得凉则舒，屈伸不利，或见壮热烦渴，舌红苔黄，脉滑数者，证属热痹。病因病机是热毒之邪侵袭肢体关节，为其"本"，而关节红肿热痛的症状则为"标"，治疗只能用清热解毒、凉血通络以治其本，而其症状之"标"可随之自然缓解。又加，关节肌肉酸痛，在实证中可出风邪、寒邪、湿邪、热邪等阻滞经络所致；在虚证中可由气血阴阳不足等引起。治疗时，就必须找到其病因病机所在，对实证分别用祛风、散寒、逐湿及清热解毒等治法，对虚证分别用调补气血、滋肾养肝、温阳益气等治法。这种针对病因病机的治疗，就是"治病求本"。正如清代李用粹《证治汇补·痹证》云："治当辨其所感，注于何部，分其表里，须从偏胜者为主，风宜疏散，寒宜温经，湿宜清燥，审虚实标本治之。"拔其本，诸证尽除矣。

"急则治标，缓则治本"，指在标象很急的情况下，如不先予以治标，可能会危及生命，或影响该病的预后，或加重病理的改变，或影响该病的治疗，就要首先治其标。一般情况下。风湿病势缓而不急者，皆从本论治。但如果病之时日已久，气血已虚。正气不足，复感外邪而出现急性发作期症状，可根据"急则治标"的原则，先以祛风散寒等祛邪之法逐其表邪，待其发作期症状缓解后，再予补气养血等扶正法以治其本。可见，"急则治标"多为权宜之计，待危象消除，还应缓图其本，以祛除病根。

标本同治之法也是风湿病常用的一个治疗法则。例如，产后感受外邪而见肌肤肢体麻木，酸楚疼痛，或见经脉挛急不舒，面色苍白无华，唇色淡白，舌淡，脉细，这时治疗可用补血之药如熟地、当归、白芍等治其本，同时用舒筋活络之品如鸡血藤、豨莶草、片姜黄、海桐皮、威灵仙等以治其标，就是标本同治之法。这种标本同治，有助于提高疗效，缩短病程，故为临床所常用。

（五）正治反治

疾病的变化是错综复杂的，在一般情况下，疾病的本质和反映出来的现象是一致的，但有时也会出现本质和现象不一致的情况。所谓正治与反治，是指所用药物性质的寒热、补泻，与疾病本质和现象之间的从逆关系而言。《素问·至真要大论》提出了"逆者正治，从者反治"两种治疗法则。就其本质而言，仍然是治病求本这一根本法则的具体运用。

所谓"正治"，就是通过分析临床症状和体征，辨明其病变本质的寒热虚实，然后分别采用"寒者热之"等不同的方法来解决。因其属于逆证候而治的一种正常的治疗方法，所以"正治"也称为"逆治"。由于临床上大多数疾病的征象与疾病的性质相符，如寒病见寒象，热病见热象，虚病见虚象，实病见实象，所以正治法是临床上最常用的一种治疗方法。通过正治，用药物的温清补泻之偏，达到补偏救弊，阴阳调和的目的。如寒者温之，寒痹用散寒温阳法；热者清之，热痹用清热法；虚者补之，气血不足，肝肾亏虚者用补气养血、滋补肝肾法；留者去之，湿痹用祛湿通痹法，痰瘀阻滞者，用化痰祛瘀法等。

"反治"用于疾病的证候本质与临床表现不相一致的病证，属顺从疾病的征象（假象）而治的一种法则，也称为"从治"。究其实质，仍然是治病求本。一般来说，疾病的本质与现象是一致的，但如果病势严重，也可以出现本质与现象不相一致的情况；有些个别情况，虽然病势并非严重，但由于病机变化中，阴阳之气出现逆乱，如"寒包火"或"阳气闭郁"，也能出现病证不一致的现象。"反治"的具体临床应用有"寒因寒用"、"热因热用"、"通因通用"、"塞因塞用"等。举热痹为例，热痹其本质是热，但在阳热亢盛时，或因内热郁闭、阳气不得外达时，有时出现恶寒战栗、四肢逆冷的假寒现象。如果辨明了这是内真热、外假寒，而治以寒凉之药以清热宣痹，这就是"寒因寒用"。

"正治"与"反治"相同之处，都是针对疾病的本质而治，属于"治病求本"的范畴。不同之处在于，"正治"适用于病变本质与其外在表现相一致的病证，而"反治"则适用于病变本质与临床征象不完全一致的病证。因此，临床上要知常达变，灵活运用正治法与反治法。

（六）三因制宜

三因制宜即因时、因地、因人制宜。疾病的发生、发展与转归受多方面因素的影响，如时令气候、地理环境、体质强弱、年龄大小等。因而在治疗上须依据疾病与气候、地理、患者三者之间的关系，制定相适宜的治疗方法，才能取得预期的治疗效果，这是中医学的整体观念和辨证论治在治疗上的体现。风湿病的治疗同样要遵循这一原则。

1. 因时制宜 四时气候的变化，对人体的生理功能、病理变化均产生一定的影响，根据不同季节的时令特点来考虑治疗用药的原则称之为"因时制宜"。如春夏季节，气候由温渐热，阳气升发，人体腠理疏松开泄，易多汗出，这时虽患风寒湿痹，但在应用辛散温热之药时，药量不宜过大，以防阳气耗散或汗多伤阴；秋冬季节，气候由凉转寒，阴盛阳衰，人体腠理致密，阳气敛藏于内，这时可根据病情，适当加大温热、宣通之品用量，以增强祛风、散寒、利湿、通络的作用，慎用寒凉之药，即使治疗热痹，在大队清热、通络药味中，也应少佐些辛散宣通之品，以增强透发的作用。

2. 因地制宜 根据不同地区的地理环境特点，来考虑治疗用药的原则，即是"因地制宜"。不同地区，由于地势高低、气候条件及生活习惯等的不同，人的生理活动和病变的特点也不尽相同，所以治疗用药也有所变化。如我国西北地区，地势高而气候寒冷，人体腠理往往开少而闭多；南方地区，地势低而气候温热潮湿，人体腠理开多而闭少。西北地区则罹患风寒痹者较多，治疗时慎用寒凉药；南方地区则罹患湿热痹者较多，治疗时慎用温热药。正如《素问·六元正纪大论》所云："用热远热，用凉远凉，用温远温，用寒远寒。"

3. 因人制宜 根据患者的年龄、性别、体质、生活习惯等不同特点，来考虑治疗用药的原则，叫"因人制宜"。在同一季节、同一地理环境，虽感受同一种邪气，但其发病情况往往因人而异。年龄不同、生理状况不同、气血盈亏不同，治疗用药应有所区别。如小儿生机旺盛，但气血未充，脏腑娇嫩，易寒易热，易虚易实，病情变化较快，因此，治疗中忌用峻剂，少用补剂，而且用药量宜轻，对马钱子、川乌、草乌、附子、蜈蚣等有毒峻烈类药物，尽量少用或不用；老年人气血亏虚，生理机能减退，故患病多虚或正虚邪实证，治疗宜顾其正气为本，虚则宜补，邪实须攻时宜慎重，而且祛邪药物剂量较青壮年宜轻，以免损伤正气。《温疫论·老少异治论》说："凡年高之人，最忌剥削。误投承气，以一当十；设投参术，十不抵一。盖老年荣卫枯涩，几微之元气易耗而难复也，不比少年气血生机其捷，其气勃然，但得邪气一除，正气随复。所以老年慎泻，少年慎补，何况误用也。亦有年高禀厚，年少赋薄者，又当从权，勿以常论。"总之，一般用药剂量，亦须根据年龄加以区别，药量太小则不足以祛病，药量太大则反伤正气，不得不注意。

男女性别不同，生理特点有异。妇女有经带胎产的情况，治疗用药应加以考虑。适逢月经期、妊娠期、产褥期，对于峻下、活血化瘀、辛热攻伐、泄利走窜之品，应当禁用或慎用。

由于每个人的先天禀赋和后天调养不同，个人素质不但有强弱，而且还有偏寒偏热的差异。一般来说，阳盛或阴虚之体，慎用温热之剂；阳虚或阴盛之体，慎用寒凉之剂。所以，体质不同的人患风湿病，治疗用药应有所区别。

另外，患者的职业、工作条件、性情及精神状态等，对风湿病的发生、发展都有一定影响，诊治时亦应有所注意。

（七）杂合以治

杂合以治的原则，就是采用不同的治疗方法，进行综合治疗。这种治疗原则是中医风湿病治则之一，受到广大临床医生和患者的欢迎。《素问·异法方宜论》曰："圣人杂合以治、各得其所宜……，得病之情，知治之大体也。"《类经·论治论》："杂合五方之治，而随机应变，则各得其宜矣。"尽管《黄帝内经》中载方不多，但明确记载了"针刺与药熨杂合"的治法，后世医家也多提倡内服药、外用药、膏摩、针灸等相结合的治疗方法。由于中医风湿病的范畴广，致病因素多样，病变部位深浅不一，病理属性复杂，采用"杂合以治"的原则，对提高疗效将起到重要作用。

二、风湿病治疗方法

治法，即依据治疗原则针对某一具体病证（某一类型的病证）所采用的具体治疗方法，是治疗原则的具体化。任何具体的治疗方法，总是从属于一定的治疗原则的。例如，各种病证的本质都是正邪相争，从而表现为阴阳消长盛衰的变化。因此，扶正祛邪是总的治疗原则，而在此总的治疗原则指导下所采取的益气、养血、滋阴、补阳等治法，就是扶正的具体治法；而祛风、散寒、除湿、清热等治法，就是祛邪的具体治法。可见，治疗原则与治法既有严格的区分，又不能混为一谈，但又有着密切的内在联系。

风湿病外在因素通常是因风、寒、湿、热之邪引起，所以散寒、祛风、除湿、清热等是风湿病常用的祛邪方法。由于正气虚弱是引起本病的内在因素，因此，理阴阳、和营卫、健脾胃、养气血、补肝肾等是本病的常用扶正之法。罹病日久，气血周流不畅，而致血停为瘀、湿凝为痰、痰瘀互结，阻痹经络，深入骨骱，胶着难愈，因而化痰软坚，活血化瘀也是常用之法。总之，由于邪气有偏盛，部位有深浅，体质有强弱，阴阳有盛衰，以及邪入人体后其变化各异，故临床见证，有表里俱病、营卫失和、寒热错杂、虚实并见、痰瘀相兼等不同情况，形成多种证候，临床上就需抓主症用多种治法分别治之。由于目前中医风湿病的名称尚不规范统一，其中有不少相近或雷同者，故本书依据目前通行的子病种，结合益肾蠲痹总则的治疗实际，将其中常用的治法分述如下。

（一）祛风散寒、除湿清热

1. 散风宣痹法 即用疏散风邪的方药来治疗由于风邪外袭，邪留肌表，经络所致痹证的方法。主要用来治疗行痹。临床表现以肢体关节、肌肉筋骨窜痛为特点，可伴有恶风发热等表证。脉象多浮，舌苔正常。代表方剂有防风汤、蠲痹汤等。常用药物如羌活、防风、独活、穿山龙、白花蛇。

2. 散寒通痹法 指用药性温热，能祛除寒邪的方药来治疗由于寒邪外袭，或素体阳虚、寒邪乘虚深入所致痹证的方法。主要用来治疗痛痹。临床表现以肢体关节、肌肉筋骨剧痛，痛处固定为特点，自觉局部发凉或触之冰冷，得温痛减，遇寒痛增。脉象多弦或紧或迟，舌体胖大，舌苔薄白或白润。代表方剂有乌头汤、麻黄附子细辛汤、桂枝附子汤、当归四逆汤等。常用药物有桂枝、麻黄、附子、乌头、细辛、巴戟天、淫羊藿等。

3. 除湿蠲痹法 指用具有除湿作用的方药来治疗以湿邪为主所致之痹证的方法。主要用来治疗着痹。临床表现以肢体关节、肌肉筋骨疼痛重着，痛有定处为特点。脉象濡缓或滑，舌胖有齿痕，苔白或白腻或水滑。代表方剂有薏苡仁汤、麻黄杏仁薏苡甘草汤等。常用药物如薏苡仁、泽兰、泽泻、防己、苍术、威灵仙、萆薢、蚕沙、木瓜、五加皮、伸筋草等。

4. 清热通痹法 指用清热燥湿、清热利湿、清热凉血方药来治疗热邪为主所致痹证的方法。主要用来治疗热痹，当其他诸痹在邪郁化热时也可配合使用。临床表现以肢体关节烦痛，局部红肿灼热为特点。痛处游走，痛不可及，犹如刀割，不能屈伸，得冷则舒。脉多滑数，舌质或红，舌苔黄或黄厚腻。代表方剂有白虎加桂枝汤、二妙散、三妙丸、宣痹汤等。常用药物如寒水石、生石膏、知母、黄柏、防己、薏苡仁、忍冬藤、生地、赤芍、牡丹皮等。

5. 散寒祛风法　指用具有疏散风邪与温经散寒作用的方药，治疗由于风寒之邪侵袭经络关节所致的风寒痹阻证。代表方剂有五积散、小活络丹等。常用药物如桂枝、羌活、独活、防风、制川乌、制草乌、炙麻黄、北细辛、制附片等。

6. 祛风化湿法　指用具有疏散风邪和化湿作用的方药，治疗风湿之邪阻滞引起的风湿痹阻证。代表方剂有蠲痹汤、七圣散、通气伤风散等。常用药物如羌活、独活、秦艽、青风藤、海风藤、络石藤、威灵仙等。

7. 散寒除湿法　指用具有散寒除湿、发汗解表作用的方药，治疗寒湿之邪阻滞引起的寒湿痹阻证。代表方剂有麻黄加术汤、乌头汤等。常用药物如麻黄、桂枝、白术、杏仁、乌头、独活、秦艽等。

8. 祛湿清热法　指用具有祛湿清热作用的方药，治疗湿热之邪流注关节经络、阻滞气血的湿热痹阻证。代表方剂有宣痹汤、加味二妙散等。常用药物如防己、晚蚕沙、草薢、黄柏、苍术、知母、苡仁等。

9. 清热解毒泻火法　指用具有清热解毒作用的方药，治疗热毒化火深入筋骨所致的热毒痹阻证。症见肌肤或关节红、肿、热、痛，痛苦攻心，手小可触，得冷则舒，可伴高热，面赤气粗，口渴心烦，溲黄便结，舌红苔黄燥或黄腻，脉洪数有力。代表方剂有清热解毒丸、白虎汤等。常用药物如水牛角、寒水石、生石膏、银花、黄芩、黄柏、栀子、龙胆草、苦参、蒲公英、白花蛇舌草、生地、牡丹皮、忍冬藤、紫花地丁、干地龙、地骨皮等。

10. 祛风散寒除湿法　指用具有祛风、散寒、利湿作用的方药，治疗因风寒湿邪侵袭留着关节阻滞经络而引起的风寒湿痹阻证。代表方剂有三痹汤、蠲痹汤等。常用药物如羌活、独活、威灵仙、桂枝、防风、泽泻、茯苓等。

11. 寒温并用法　指用寒温辛苦之方药，治疗风寒湿邪虽已化热但尚未祛除的寒热错杂证。代表方剂有桂枝芍药知母汤等。常用药物如桂枝、白芍、知母、麻黄、附子、防风、白术等。

（二）理气和血，活络祛风

1. 活血祛瘀法　指用活血化瘀作用的方药来行血、散瘀、通络、消肿、定痛以治疗风湿病兼有血瘀的一种方法。临床多用于病久不愈，关节肢体有明显疼痛，状若针刺，且部位固定，夜间痛甚，或夜间定时痛者。脉象沉涩，舌质暗、有瘀斑或瘀点，苔薄。代表方剂有活络效灵丹、桃红四物汤等。常用药物如桃仁、红花、乳香、没药、地龙、当归、赤芍、五灵脂、穿山甲等。

2. 通经活络法　指用具有通经活络作用的方药，作为除针对病因辨证论治外的一种治疗方法，不论哪一种风湿病均应辅以本法。临床表现以肢体关节、肌肉筋骨疼痛、麻木为特点。常用药物如豨莶草、络石藤、海风藤、忍冬藤、青风藤、鸡血藤、桑枝、海桐皮、伸筋草、千年健、透骨草、寻骨风、油松节、木瓜、穿山龙等。另外，根据不同的部位可选用引经药。上肢用羌活、川芎、桂枝、桑枝、片姜黄；下肢用牛膝、木瓜、防己、独活、草薢；颈项用葛根、蔓荆子；腰脊用桑寄生、川续断、杜仲、狗脊；全身用防风、威灵仙、鸡血藤、天麻、忍冬藤等。

3. 行气活血法　指用具有疏通气机、促进血行、消散瘀滞作用的药物为主组成方剂，对各种气滞血瘀进行治疗的方法。代表方剂有七厘散、血府逐瘀汤等。常用药物如醋香附、枳壳、红花、郁金、桃仁、元胡、青木香。

4. 益气养血法 指具有益气养血作用的方药，治疗风湿病日久，正虚邪恋气血两虚证。代表方剂如黄芪桂枝五物汤、八珍汤加味。常用药物如黄芪、党参、当归、熟地、鸡血藤、牛角腮、油松节、龙眼肉、枸杞子、红枣等。

5. 补气活血法 指用具有补气和活血化瘀作用的方药，治疗因正气亏虚、脉络瘀阻、筋脉肌肉失养所致的气虚血瘀证。代表方剂为补阳还五汤加减。常用药物如黄芪、当归、赤芍、川芎、地龙、全蝎、蜈蚣等。

6. 凉血散风法 指用凉血药与散风药相配合，治疗邪热入营血所致的环形红斑的方法。代表方剂有银翘散去荆芥豆豉加生地丹皮大青叶玄参方、凉血消风散、麻黄连翘赤小豆汤加减。常用药物如丹皮、生地、大青叶、玄参、紫草、蛇床子、仙鹤草、全蝎等。

7. 养血祛风法 指用养血与祛风的方药配合，治疗血虚受风所致的肌肤手足麻木、肢体拘急、恶风等。代表方剂有大秦艽汤、当归饮子等。常用药物如秦艽、当归、熟地、川芎、鸡血藤、威灵仙、防风等。

（三）泄浊化瘀，开闭散结

1. 化痰祛瘀法 指具有化痰祛瘀、搜风通络作用的方药，治疗风湿病关节炎慢性活动期，或中、晚期类风湿关节炎或骨关节炎等属痰瘀互结证者。代表方剂为桃红饮加减。常用药物如制南星、白芥子、淡竹沥、化橘红、丝瓜络、当归、桃仁、红花、川芎、乳香、没药、僵蚕、地龙等。

2. 软坚散结法 指用具有行气、散结、活血、软坚作用的药物为主组成方剂，治疗痰瘀互结，筋膜粘连，关节僵硬，屈伸不利，或皮下瘀血，瘀积成块，硬结不散的方法。代表方剂如小金丹等。常用药物如地鳖虫、乳香、没药、牡蛎、僵蚕、血竭、海螵蛸等。

3. 温阳化痰法 指用温阳补气、化痰通络作用的方药，治疗阳虚痰浊痹阻证。代表方剂如阳和汤等。常用药物如熟地、鹿角胶、制附片、肉桂、炮姜、麻黄、白芥子等。

4. 化痰散结法 指用具有祛痰或消痰作用的方药，治疗因痰湿流注经络、关节、四肢，而出现结节、囊肿及瘰块的方法。凡风湿病日久出现上述症状时均可应用此法。代表方剂有二陈汤、导痰汤等。常用药物如半夏、茯苓、陈皮、制南星、白芥子、浙贝母、白附子、僵蚕等。

5. 逐水化痰法 指用具有攻逐水饮与化痰作用的方药，治疗痰湿停聚关节的一种治法。代表方剂有己椒苈黄丸等。常用药物如木防己、茯苓、车前子、泽泻、椒目、葶苈子、白芥子等。

（四）益肾壮督，蠲痹止痛

"正气存内，邪不可干"，"邪之所凑，其气必虚"，痹证发生、发展及预后转归与人体的脏腑虚实、气血盈亏、阴阳消长有着密切的关系，而痹证患者又以疼痛、拘挛为主要见证，朱良春先生在临床上紧扣痹证的病因病机，提出了益肾壮督、蠲痹止痛，杂合而治的标本兼治大法。

1. 温肾壮督法 指用具有补肝肾、强筋骨作用的方药，治疗风湿病肝肾阳虚证，起到益肾壮督、蠲痹通络的作用，适用于骨痹日久，累及于肾，肾阳虚弱。证见骨节冷痛，行步无力，甚至骨节变形僵直，难以屈伸，伴畏寒肢冷、腰脊疼痛，舌淡苔白，脉沉细无力或沉迟。也适用于久病不愈"骨变筋缩"之顽痹。代表方剂如益肾蠲痹丸、金匮肾气丸、右归丸、尪痹冲剂等。常用药物如熟地黄、仙灵脾、仙茅、补骨脂、骨碎补、鹿角片、制附片、锁阳、巴戟天、川断、杜仲、金狗脊、鹿衔草、怀牛膝、桑寄生、千年健、露蜂房、熟地黄、乌梢蛇、全蝎、地鳖虫等。

2. 蠲痹通络法 指用虫蚁搜剔之品结合草木药物，治疗风湿病日久，病邪壅滞经络、关节、气血为邪气所遏，痰瘀交阻，凝涩不通所致的病证。症见关节变形，疼痛僵硬，难以屈伸，步履维艰，甚则卧床不起，肌肉消瘦，身体尪羸。对于久痹邪深，久痛入络之顽痹，宜在扶正基础上加用虫类药，以搜风剔络。常用药物如全蝎、蜈蚣、地龙、土鳖虫、僵蚕、露蜂房、蕲蛇、乌梢蛇、水蛭、穿山甲、蟋螂虫等。

3. 缓急止痛法 "通则不痛"，"痛则不通"，此法为风湿病中急则治标的权宜之法。对于疼痛剧烈，烦躁不安者，标证为急为重，当以止痛为先，镇静止痛法以缓急止痛。代表药物有蝎蚣胶囊、朱氏温经蠲痛膏等。常用药物如制马钱子、地龙、细辛、元胡、白芍、全蝎、蜈蚣、乌梢蛇、白花蛇、香附、川芎、冰片、白芷、鲜闹羊花侧根、川乌、草乌、麝香、雷公藤、天仙子、乳香、没药等。

4. 滋肾养肝法 指用具有滋肾阴、养肝阴、养肝血作用的方药，治疗风湿病久病阴虚，肝肾不足；或长期过用温燥，损伤肝肾之阴，使筋骨失于濡养的肝肾阴虚证候。代表方剂如六味地黄汤加味方、四物汤，当归补血汤。常用药物如熟地、牡丹皮、当归、白芍、山药、山萸肉、枸杞、杜仲、怀牛膝、桑寄生等。

5. 滋阴清热法 指用具有滋阴清热作用的方药，治疗风湿病，病久阴虚，肝肾不足，阴虚内热，或长期过用温热药物，使病体伤阴化燥，而出现的阴虚内热证。代表方剂如鳖甲散加减等。常用药物如秦艽、鳖甲、地骨皮、当归、知母、石斛、桑寄生、十大功劳叶等。

6. 调益脾肾法 指用具有补益脾肾作用的方药，治疗风湿病中脾胃虚弱、肾气不足之中下焦羸弱证者。着痹患者，浊瘀痹缓解期，也可以参考本法调治。代表方剂有六君子汤、益胃汤、附子理中汤等。常用药物如党参、黄芪、白术、茯苓、陈皮、半夏、白扁豆、薏苡仁、干姜、附子、补骨脂、麦冬、石斛等。

第五节 益肾蠲痹法治疗风湿病技术方药篇

一、常用中药

（一）羌活——长于疏风通痹，通利关节

羌活为伞形科植物羌活、宽叶羌活或川羌活的根及根茎，与独活功用相似而有异。羌活药用历史悠久，始见于《神农本草经》，列于独活项下。直至唐代的《药性本草》始将独活与羌活分列，《本草纲目》载："独活、羌活一类二种，西羌此为羌活，羌活需用紫色有蚕头鞭节者。"按上述记载，羌活主产于甘肃、青海、四川等地，与现今的分布基本一致。

羌活味苦、辛、性温。具有散表寒祛风湿，利关节之功效。治外感风寒、头痛无汗、风寒湿痹、项强筋急、骨节酸痛、风水浮肿、痈肿疮毒等。历代使用羌活的方剂很多，早在《备急千金要方》中就有羌活汤，以羌活、桂枝、白芍药、葛根、麻黄、生地黄、甘草、生

姜，治疗血虚外感风寒，身体疼痛，四肢缓弱不遂及产后外感风寒。《日华子本草》云：羌活"治一切风并气，筋骨拳挛，四肢羸劣，头旋眼目赤疼及伏梁水气，五劳七伤，虚损冷气，骨节酸疼，通利五脏。"朱良春研究历代所用羌活良方，分析后认为羌活善走窜、走表，为祛风寒、化湿，通利关节之良药，尤善治疗上肢及头面诸病。他指出，张元素对本药论述尤其周详。《主治秘诀》言其五大作用，手足太阳引经，一也；风湿相兼，二也；去肢节痛，三也；除痈疽败血，四也；治风湿头痛，五也。朱良春尤擅用于治疗风湿痹证，取《内外伤辨惑论》羌活胜湿汤、《景岳全书》之活络饮意化裁。

朱良春强调，羌活可列属"风药"范畴，能通畅血脉，发散风寒风湿，气清而不浊，味辛而能散，上行于头，下行于足，通达肢体。用治风湿痹证、头痛尤宜，常配独活、防风、当归、川芎、白术、豨莶草、海风藤、薏苡仁、苍术、生姜等，兼有发热加柴胡、老鹳草；阳虚加制附片、补骨脂；郁热加黄芩；湿盛加泽泻、茯苓。

朱良春曾治张某，女，36岁，农民。近半个月来，四肢关节、肌肉酸痛，以肩关节为甚，疼痛游走不定，周身困重，乏力嗜睡，纳呆，大便调。舌质淡红，苔薄白腻，脉濡。查抗"O"、RF、ESR均正常。乃风寒湿痹，经络气血不畅，治宜祛风散寒，化湿通络。处方：羌活10g，独活20g，穿山龙45g，川桂枝10g，生薏苡仁30g，徐长卿15g，片姜黄10g，露蜂房10g，豨莶草30g，炙甘草6g。7剂，水煎服。药后，关节肌肉疼痛大为好转，继以前法为主调治半个月，再以益肾蠲痹丸巩固而愈。

羌活与独活为一对药，为风湿痹证治疗中常用之品，然羌活发散力胜，善走气分治头面上肢风寒湿邪。独活发散力缓，善走血分搜除肌肉筋骨间之风、寒、湿邪，治下肢痹证。羌活药力雄厚，比较峻猛，能直上巅顶、横行手臂，善治游风；独活药力稍缓，能通行胸腹、下达腰膝，善理伏风。痹在上宜羌活，配桂枝，姜黄；痹在下宜独活，配牛膝、木瓜；上下俱病，羌独同用。痹初邪浅多用羌活，取其发散解表之力宏；痹久邪深多用独活，取其祛风除湿之力缓。血虚之痹不用或少用羌活，以防其发散太多，耗伤气血，或伍以当归、地黄、鸡血藤等养血之品。

因羌活辛、苦而温，凡阴虚、血虚、表虚之人，均应慎用。剂量亦应掌握，一般6~10g，超过15g，易引起恶心呕吐，不可轻忽。

（二）独活——治疗风寒湿痹要药

独活又名独滑、胡王使者、川独活，为伞形科植物重齿毛当归等的根及根茎。性微温，味辛、苦。功能祛风湿、散寒止痛。独活为治疗风寒湿痹要药，尤适用于病位偏下之风湿病。

《药品化义》说："独活，能宣通气道，自顶至膝，以散肾经伏风，凡颈项难舒，臀腿疼痛，两足痿痹，不能动移，非此莫能效也。"《本草正义》说："独活气味雄烈，芳香四溢，故能宣通百脉，调和经络，通筋骨而利机关，凡寒湿之痹于肌肉、着于关节者，非利用此气雄味烈之味，不能直达于经脉骨节之间，故为风痹痿软诸大证必不可少之药。"以独活为主组成的治痹方剂，有《备急千金要方》的独活寄生汤，独活酒等。

现代药理学研究证明，独活具有明显的镇痛、镇静、抗炎作用。独活寄生汤灌服对大鼠甲醛性脚肿有一定抑制作用，能使炎症减轻，肿胀消退加快。有报道用短毛独活制备之挥发油注射液肌注治疗各类软组织损伤112例，显效率为76.5%，能使疼痛明显减轻、肿胀消退、功能恢复。

临床上，风湿病病位偏下的腰膝疼痛，多配秦艽、威灵仙、细辛等同用。若病程久者肝肾不足，气血亏虚而见腰膝冷痛，酸软无力，常配桑寄生、地黄、当归、人参等同用。朱良春先生指出，独活为祛风通络之主药，用量以20~30g为佳，唯阴虚血燥者慎用，或伍以养阴生津之品，如当归、生地、石斛等，始可缓其燥性。

（三）薏苡仁——治疗湿热型痹证之要药

本品为禾本科植物薏苡的种仁。性凉，味甘、淡。功能清热利湿舒筋，为治疗湿热型痹证之要药。

《神农本草经》记载薏苡仁："治筋急拘挛、不可屈伸，风湿痹，下气。"《本草新编》曰："薏仁最善利水，不至损耗真阴之气。凡湿盛在下身者，最宜用之，视病之轻重，准用药之多寡，则阴阳不伤，而湿病易去。故凡遇水湿之症，用薏苡仁一二两（30~60g）为君，而佐之健脾去湿之味，未有不速于奏效者也。倘薄其气味之平和而轻用之，无益也。"以薏苡仁为君组成的治痹方剂，有《普济本事方》的薏苡仁散、《类证活人书》的薏苡仁酒、《张氏医通》的薏苡仁汤等。《本草纲目》载有薏苡仁粥：薏苡仁研为粗末，与粳米等分。加水煮成稀粥，每日1~2次，连服数日。功能补脾除湿，用于风湿痹痛、四肢拘挛，或脾虚水肿等。

现代研究，薏苡素能抑制骨骼肌的收缩；能减少肌肉之挛缩，缩短其疲劳曲线；亦能抑制横纹肌之收缩；还具有镇静、镇痛及解热作用，对风湿痹痛患者有良效。

薏苡仁生用则利湿舒筋，炒用则健脾利水。笔者常生、炒薏苡仁同用，一般用量为各15g。据病情可用至各25~50g。久服无副作用。湿热盛者常配土茯苓、土牛膝、五加皮等，寒湿盛者常配川乌、麻黄、桂枝、细辛等，取其利湿之用而去其寒凉之性。

（四）五加皮——祛风除湿逐恶血

本品为五加科植物五加或无梗五加、刺五加、糙叶五加，轮伞五加等的根皮。性温，味辛苦。功能祛风除湿、利水消肿、强筋壮骨。

《药性论》载五加皮："能破逐恶风血……主多年瘀血在皮肌，治痹湿内不足。"《本草经疏》曰："五加皮，观《本经》所主诸证，皆因风寒湿邪伤于（足少阴、厥阴）二经之故，而湿气尤为最也。……此药辛能散风，温能除寒，苦能燥湿，二脏得其气而诸证悉瘳矣。"《药性类明》曰："两脚疼痹，风湿也。五加皮苦泄辛散，能治风湿。"古人还认为五加皮有逐恶血（祛浊瘀）的功效。《药性论》言其"破逐恶风血"，即治痹之义也。丹溪治风湿脚痛加减法云："痛甚加五加皮。可见其逐恶血之功大也。"以五加皮为主组成的治痹方剂，有《奇效良方》治筋痹的五加皮酒等。

现代药理学研究表明，无梗五加具有抗炎及镇痛、解热作用；刺五加能增强机体抵抗力，调节病理过程，使其趋于正常化。

临床经验表明，五加皮与木瓜，一偏于利湿行水，一偏于舒筋活络，两药合用，有协同作用。特别是关节肿胀、屈伸不利者，在方剂中用五加皮15g，宣木瓜20g，消肿作用理想。此外，五加皮"主多年瘀血在皮肌"，皮痹可用其以皮行皮，常与地骨皮、海桐皮、刺猬皮等同用。

（五）木瓜——筋脉拘挛者尤为要药

本品为蔷薇科植物贴梗海棠的果实。性温，味酸，入肝、脾二经。功能祛湿舒筋活络。

主要用于风湿病如筋痹、骨痹之四肢拘挛、筋脉拘急者。木瓜有较好的舒筋活络作用，且能化湿，为治风湿痹痛所常用，筋脉拘挛者尤为要药。

《本草正》载："木瓜，用此者用其酸敛，酸能走筋，敛能固脱，得木味之正，战尤专入肝益筋走血。疗腰膝无力、脚气。引经所不可缺，气滞能和，气脱能固。"木瓜随其配伍之不同可益肝补肾，亦可祛湿舒筋。以木瓜为主组成的治痹方剂，有《张氏医通》之木瓜散、《汤氏家藏方》之木瓜匀丸等。

现代药理学研究，木瓜煎剂对小鼠蛋清性关节炎有消肿作用。木瓜果肉中含有的番木瓜碱具有缓解痉挛疼痛的作用，对腓肠肌痉挛有明显的治疗作用。筋痹、骨痹以下肢为主者无论其虚实均可用木瓜。湿盛邪实者常配以五加皮、薏苡仁、伸筋草、威灵仙、海风藤等；肝肾亏虚者常配以炒杜仲、怀牛膝、虎胫骨、熟地黄、续断、桑寄生等。木瓜入肝、肾二经，可作为筋痹、骨痹的引经药，一般用量为9～15g。

（六）细辛——宣痹止痛是良药

细辛为马兜铃科植物辽细辛、北细辛及汉城细辛的带根全草。又名细参、烟袋锅花。属马兜铃科，多年生草本植物，为常用中药。《神农本草经》列为上品。因其根细、味辛，故得名。朱良春先生认为，细辛大辛纯阳，为药中猛悍之品，以温散燥烈为能事，用之得当，则其效立见。

细辛有祛风，散寒，行水，开窍等功效。治风冷头痛，鼻渊，齿痛，痰饮咳逆，风湿痹痛。《神农本草经》言能治"百节拘挛，风湿痹痛"。细辛既散少阴肾经在里之寒邪以通阳散结，又搜筋骨间的风湿而蠲痹止痛，故常配伍独活、桑寄生、防风等以治风寒湿痹，腰膝冷痛，如独活寄生汤。对于风湿痹痛，以属于寒湿者为宜，可与羌活、川乌、草乌等配合应用。现代研究，本品对神经系统有镇静、催眠、抗惊厥、解热镇痛、麻醉的作用；具有明显的抗炎作用；具有强心作用。药理作用表明，细辛挥发油对细胞免疫及体液免疫都有明显的抑制和抗排异作用；有局部麻醉作用，50%细辛煎剂麻醉效价与1%普鲁卡因接近。

细辛常用于痹证疼痛。无论风寒湿痹、风热湿痹均可用之，但寒证用量可加大（朱良春常用量为8～15g），后者则仅取其宣通经隧，冲开蕴结之湿热，用量则不宜重，一般3～5g即可。

关于细辛的用量，历来多有限定，如张璐说："细辛，辛之极者，用不过五分。"顾松园说："以其性最燥烈，不过五分而止。"《本草别论》载："多（用）则气闷塞不通者死。"朱良春认为不可拘泥于前人旧说，头痛、腹痛、咳嗽、牙痛、口腔溃疡、肾炎，一般用3～6g，类风湿关节炎、肥大性脊柱炎，则可用10～20g，以上均为汤剂用量。为求稳当计，亦可先煎半小时。细辛在煎煮30min后，其毒性成分黄樟醚的含量能大大下降，不足以引起中毒。若研末吞服，则需特别慎重，以小剂量为宜。

（七）豨莶草——祛风湿，兼活血之要药

豨莶草又名豨莶、火莶、猪膏草、风湿草，为菊科植物腺梗豨莶或毛梗豨莶的地上部分。味苦、辛，性寒，有小毒。功能：祛风湿，通经络，利关节，清热解毒。主治：用于风湿痹痛、筋骨无力、腰膝酸软、四肢麻痹、半身不遂、风疹湿疮。《履巉岩本草》谓："医软瘫风疾，筋脉缓弱。为末，酒调服。"《本草蒙筌》说它："治久渗湿痹，腰脚酸痛者殊功。"《本草纲目》载："治肝肾风气，四肢麻痹，骨痛膝弱，风湿诸疮。"《本草经疏》誉其为"祛风

湿，兼活血之要药"，可见古人早认识其有活血作用。用于风湿痹证，骨节疼痛，肢体麻木，脚弱无力，不能步履，或两手牵绊，不能仰举者，可单用，方如豨莶散；亦常与臭梧桐合用，方如豨桐丸等。治风湿性关节炎、腰腿疼痛等症，可用豨莶草、老鹳草各12g，鸡血藤15g，水煎服。朱良春经验，豨莶草重用至100g，配合当归30g，治风湿、类风湿关节炎效果很好，大能减轻症状，消肿止痛；随着风湿活动迅速控制，抗"O"、ESR每见下降。

现代研究，豨莶草对细胞免疫和体液免疫都有抑制作用，对非特异性免疫亦有一定的抑制作用。豨莶草有效成分有抗炎作用。本品内服：煎汤，9~12g。无风湿者慎服、阴血不足者忌服。

（八）徐长卿——宣痹定痛治顽痹

徐长卿又名鬼督邮、石下长卿、一枝香、天竹，为萝藦科植物徐长卿的根及根茎或带根全草。味辛，性温。归肝、胃经。功能：祛风化湿，止痛止痒。《生草药性备要》载："浸酒，除风湿。"《简易草药》记载其功效说："治跌打损伤，筋骨疼痛。"广州部队编《常用中草药手册》记载其"祛风止痛，解毒消肿，温经通络"、"治风湿骨痛"。临床常用于风湿痹痛、腰痛、跌打损伤疼痛、脘腹痛、牙痛等各种痛症。徐长卿有较好的祛风止痛作用，广泛用于风湿、寒凝、气滞、血瘀所致的各种痛症。如治风寒湿痹，关节疼痛，筋脉拘挛，常配木瓜、威灵仙同用；若肝肾素虚，寒湿痹阻，腰膝酸痛，常配续断、杜仲、独活等同用。

痹痛一症，多因风、寒、湿、热邪之侵袭，着于经脉所致。尽管其见症各异，施治有温凉之殊，而宣通痹着实为要务。根据朱良春之经验，徐长卿与姜黄相伍，行气活血，有利于痹着之宣通，有明显的祛邪镇痛作用。风湿痹痛，加用虎杖、鹿衔草等，有较好的疗效。至于顽痹，因病邪深伏经隧，急切难解，应以益肾蠲痹为主，在对症方药中加用徐长卿，可以缓解疼痛之苦。

1978年朱良春去广州讲学，曾在某医院为一尿酸盐沉积引起的"痛风"患者会诊。当时患者左足拇趾第二关节肿痛，痛楚不堪，经西药治疗半年未愈，诊为湿毒蕴结，经脉痹闭，予泄化湿毒、宣痹定痛方。药用：土茯苓、生薏苡仁、怀山药各30g，生黄芪、木防己、泽泻、怀牛膝各12g，徐长卿15g，片姜黄9g。1981年该患者函述，此方连服30余剂，肿痛尽消而出院，3年来未复发。

近年来也用于手术后疼痛及癌肿疼痛，有一定的止痛作用。现代研究证明，徐长卿具有镇痛、镇静、抗炎、抗惊厥和抗变态反应等作用。所含牡丹酚能显著抑制实验性动物或人血小板聚集，对抗血栓的形成。本品一般煎汤内服，常用量为6~12g，不宜久煎；或研末服，1.5~3g。体弱者慎服。

（九）土茯苓——解毒除湿疗痛风

本品为百合科植物土茯苓的根茎。具有解毒除湿、通利关节之功。主用于湿热及热毒型痹证。

《本草正义》曰："土茯苓，利湿去热，能入络，搜剔湿热之蕴毒。"《本草纲目》称其能"健脾胃，强筋骨，去风湿，利关节，止泄泻。治拘挛骨痛，恶疮痈肿"。《浙江民间常用草药》载："用"土茯苓一斤，去皮，和猪肉炖烂，分数次连滓服"，治风湿骨痛；《万氏家抄方》用土茯苓酒治风气痛。方为"土茯苓（不犯铁器）八两。石臼内捣为细末，糯米一斗，蒸熟，白酒药造成醇酒用，酒与糟俱可食"。

土茯苓用于治疗痛风性关节炎恒有良效。至于痛风疾患，朱良春云："此乃嘌呤代谢紊乱所引起，中医认为系湿浊瘀阻、停着经隧而致骨节肿痛、时流脂膏之证，应予搜剔湿热蕴毒，故取土茯苓健胃、祛风湿之功。脾胃健则营卫从，风湿去则筋骨利。"此证确以湿毒为主因，但往往兼夹风痰、死血为患。恒以土茯苓为主药，参用虫蚁搜剔、化痰消瘀之品，屡收佳效。

据《江苏中医杂志》1986 第 9 期报道，土茯苓可治疗膝关节积液：以身痛逐瘀汤为基础方，加大土茯苓用量，轻则 30g，重则达 120~240g。一般病情轻者 20 剂即可见效，重者 100 剂收功。

临床经验证明，用土茯苓治疗湿热和热毒型痹证疗效满意，但用量要大，一般为 50g，多用可达 200g，无不良反应。

（十）地黄——逐血痹，填骨髓

本品为玄参科地黄属植物地黄和怀庆地黄的根茎。鲜地黄经不同的加工炮制，就成了生地黄、干地黄、熟地黄、地黄炭。生地黄和干地黄均有清热养阴、除痹止痛之功效，但生地黄较干地黄性寒。

《神农本草经》记载地黄："主折跌绝筋，伤中，逐血痹，填骨髓，长肌肉，作汤，除寒热积聚，除痹，生者尤良。"《本草从新》载地黄："滋肾水，封填骨髓，利血脉"，"治劳伤风痹"及"胫股酸痛。"《本草纲目》用生地黄治老人风湿久痹，筋挛骨痛，方为"牛蒡根一升切，生地黄一升切，大豆二升炒，以绢袋盛，浸一斗酒中，五六日，任性空心温服二三盏，日二服"。今人有用干地黄一味治疗风湿性、类风湿关节炎。方法是干地黄 90g 切碎，加水 600~800ml，煮沸约 1h，滤出药液约 300ml，为 1 日量，1 次或 2 次服完。儿童用成人量的 1/3~1/2。除个别病例连日服药外，均采取间歇服药法，即 6 天内连续服药 3 天，间歇 3 天，经 1 个月后，每隔 7~10 天连续服药 3 天。治疗 12 例风湿性关节炎及 11 例类风湿关节炎，多数患者疗效显著，关节疼痛减轻、肿胀消退，肢体活动障碍好转，血沉也有所降低。

现代药理学研究证明，地黄具有良好的消炎作用，以地黄水煎剂和醇浸剂 10g/kg 每日灌服，连续 5 日，对大鼠实验性甲醛性脚肿有显著消肿作用。在地黄、穿山甲、草乌、白花蛇、苍术与透骨草的酒浸剂对甲醛性关节炎的治疗作用观察中，发现地黄的作用最强。现代名老中医姜春华用生地黄治疗顽痹常投以大剂量，最多可达 150g。他认为生地黄具有免疫双向调节作用，具有保护肾上腺皮质功能的作用。大剂量生地黄加入温经通络复方中，温痹清营、扶正祛邪、刚柔相济，疗效较西药激素加抗风湿药为胜，而且无副作用。

新病邪实、热毒炽盛者可在清热解毒药中加生地黄 50~100g；久痹虚羸、精血亏损者可用熟地黄 15~20g，为防止其久服腻膈可用砂仁拌炒。生地性寒滑肠，脾虚及寒湿型痹证不宜应用。

（十一）秦艽——祛风除湿，舒筋通络

本品为龙胆科龙胆属植物秦艽、麻花秦艽等的根。味辛、苦，性微寒。功能祛风除湿、舒筋通络、清热止痛。

《神农本草经》记载秦艽："主寒热邪气，寒湿风痹，肢节痛，下水，利小便。"《名医别录》称秦艽能"疗风，无问久新，通身挛急"。以秦艽为主组成的治痹方剂，有治疗皮痹的秦艽地黄汤（《类证治裁》）、治疗血虚筋痹的大秦艽汤（《医学发明》）等。

现代药理学研究，秦艽具有抗炎作用，是通过神经系统以兴奋垂体—肾上腺皮质功能而实现的。并具有镇痛作用，若与天仙子、延胡索、草乌等伍用可使镇痛作用增强，作用时间延长。据报道，用秦艽注射液肌注治疗风湿性、类风湿关节炎，对镇痛、消肿、退热和关节功能的恢复都有显著作用。

秦艽长于除下肢风湿，常与独活、木瓜、牛膝、伸筋草等伍用。无论病之新久、偏寒偏热之痹证均可应用，但因其性偏寒，故尤宜于风湿热痹，关节红肿等热象偏甚者，多配伍防己、知母、忍冬藤等同用；若偏寒者，须配羌活、桂枝、附子等。常用量为9~15g。

（十二）防己——利湿祛风，通络止痛

本品为防己科植物粉防己、木防己及马兜铃科植物广防己、异叶马兜铃的根。粉防己又名汉防己。性寒，味苦。功能利湿祛风、通络止痛。

李杲："《本草》十剂云，通可去滞，通草、防己之属是也。夫防己大苦寒，能泄血中湿热，通其滞塞……至于十二经有湿热壅塞不通及下注脚气，除膀胱积热，而庇其基本，非此药不可，真行经之仙药，无可代之者。"历来将防己分为汉防己、木防己，认为两者功用各有所长，如《本草拾遗》说："汉防己主水气，木防己主风气，宣通。"

现代药理学研究，汉防己具有较强的镇痛、消炎及抗过敏作用，木防己有降温作用。汉防己甲素、乙素及汉防己流浸膏或煎剂均有镇痛作用，甲素的作用强于乙素；木防己碱有镇静、镇痛和降温等中枢抑制作用。木防己碱及异木防己碱皆可抑制实验动物加其他药物引起的关节炎，且有类似保泰松的效果。

一般说来，汉防己偏于除湿利水，木防己偏于祛风止痛。关节肿胀可用汉防己、宣木瓜、五加皮、薏仁米、泽泻等。一般剂量为6~15g。

（十三）寻骨风——祛风通络，治骨节痛

本品为马兜铃科植物棉毛马兜铃的根茎或全草，别名猴耳草、清骨草、猫耳朵等。性平，味苦；归肝经。功能祛风活血、消肿止痛。

《饮片新参》记载寻骨风："散风痹，通络，治骨节痛。"有用寻骨风制成流浸膏、浸膏片、注射液等多种剂型治疗风湿性、类风湿关节炎，观察306例，总有效率为75%。还有用寻骨风汤剂治疗类风湿关节炎。寻骨风30g（鲜草60g），红糖60g，米酒60g为1日量。先将寻骨风用文火浓煎后，置入红糖与米酒，待药液沸腾后，即可离火。将煎好的药液滤出，以不烫嘴为度，分成两份，在上、下午热服。

现代药理学研究，寻骨风水煎醇沉液可抑制大白鼠蛋清性关节炎和棉球肉芽肿的形成，对甲醛性关节炎有一定的治疗消肿作用，对小白鼠腹腔注射醋酸所致疼痛扭体反应有显著抑制作用。

临床常用寻骨风治疗风湿病、骨痹之关节肿痛，汤剂用量为10~30g，洗剂、熥剂用量可酌情考虑。注意：阴虚内热者不宜服。不宜大量或长期服用，肾病患者忌用。

（十四）乌头——温经散寒，镇痛蠲痹为要药

乌头为毛茛科乌头属植物的块根，附于其多年生宿根的子根。其由四川栽培者名"川乌"，而各地野生者称为草乌。乌头具有祛寒逐湿散风、温经止痛之功，为治疗痹证的要药。

乌头与附子最早记载于《神农本草经》。张仲景《伤寒论》、《金匮要略》中计有乌头、

附子及其加减方 54 个，李时珍《本草纲目》附方中应用乌头、附子者已达 177 个。足见历代医家运用附子、乌头有着丰富的经验。云南、四川等地尚有以之作为冬令温补剂食用者。以乌头为主组成的治疗方剂颇多，有《本事方》的川乌粥、《丹溪心法》的龙虎丹、《太平圣惠方》的川乌贴剂等。有报道用草乌注射液作肌内注射，成人每次 2ml（含总生物碱 2ml），每日 1 次，治疗风湿性关节炎、腰痛、神经痛，总有效率为 95% 以上，大多于治疗 6~10 天后疼痛即见减轻，对重症风湿性关节炎，止痛效果尤为明显。现代理学研究，草乌与川乌作用基本相同，前者生物碱含量达 0.425%，后者为 0.5991%，均具有明显的镇痛和局部麻醉作用。乌头与秦艽配伍，其镇痛效力可互相增强。

朱良春认为，川乌具有较强的温经散寒、镇痛蠲痹之功，是治疗风湿病疗效较佳的主药之一，凡寒证、痛证，必用本品。对疼痛剧烈而偏热者，可伍以甘寒之品如寒水石、知母，以制其偏。如舌红、脉弦大之阴虚内热证，则不宜用之。本品有毒，宜用制川乌为妥。如用生者，必先煎 2 小时，以减其毒。

朱良春指出，对于慢性风湿性关节炎、类风湿关节炎、系统性红斑狼疮、强直性脊柱炎、老年性关节病、骨质增生、坐骨神经痛、椎间盘突出、软组织损伤后筋肉拘挛和关节不利等所致之疼痛，伴有形寒肢冷、舌质淡或衬紫，苔白或腻，脉弦紧或弦缓者，均可用之。朱良春特别提醒：如热象较甚，红肿热痛者，则暂不宜用；尤其是心律失常、风湿性心脏病、心绞痛，以及老年性心肺功能不全者，更需慎用。乌头碱及所含之其他成分可能有蓄积作用，如出现头昏、舌麻、流涎、心律减慢、血压下降、呼吸减缓，是乌头碱中毒之症状，必须立即停服，并用绿豆、干姜、甘草煎服，以解其毒。用量：一般从小剂量 3~5g 开始，逐渐加至 10~15g 为宜，部分寒证，可加大剂量，但以不超过 30g 为宜。配伍上可与甘草等同用，生用需文火先煎 30 分钟以上。孕妇忌用，否则可能引起流产、早产，并影响胎儿神经系统发育。好药要善用、慎用，不可滥用。

乌头具有较强毒性。因体质差异，其中毒剂量相差悬殊，并与药物的炮制和配伍关系很大。已故老中医祝味菊素有"祝附子"之称，善用附子，最多用至 90~120 克。也有报道将附片 9g，水煮汤 3 小时后，连渣服下而中毒者，这说明个体中毒量差异很大。敏感者小剂量即可中毒，耐受性强者使用大剂量亦无妨。据研究，乌头的总生物碱含量与其毒性强度间无平行关系，而与配伍有关。日本花村训充报道附子与麻黄合用中毒。国内何永田亦有类似报道。在 6 例因附子与麻黄相配伍而发生中毒者之中，他选择了 4 例，并将所配伍的麻黄去掉，继续让他们服用原剂量的附子，服后并未发生中毒；同是此 4 例，再服用原剂量麻黄而去掉配伍的附子，服后亦不发生中毒。报道者认为，产生中毒的原因是附子与麻黄的配伍。其机制有待阐明。何永田还选择了 5 例因服附子兼饮酒（用 10~25ml 的白酒做药引）发生中毒者，让他们停止饮酒后继续服用原剂量附子，则不发生中毒。由此推论，酒能增强附子的毒性而导致中毒。盖由乌头碱在乙醇中的溶解度较大，乙醇能促进乌头碱吸收的缘故。药理实验证明，草乌经甘草、黑豆炮制后，毒性降低而不影响其镇痛效力。甘草、蜂蜜对草乌有解毒作用，甘草、干姜与附子同煎也可减低附子的毒性。因此，如法炮制、合理配伍可以有效地防止乌头中毒。

古医籍记载乌头的煎法有二：其一，单用者先以水久煎，再加蜜煎。如乌头煎方，"乌头大者五枚，以水三升，煮取一升，去滓，内蜜三升，煎令水气尽……"；其二，复方使用者，先以蜜另煎乌头，再将蜜煎与它药水煎取汁同煎，如乌头汤，先将川乌"以蜜二升，煎取一升，即出乌头"，再将川乌蜜煎与其他四味药水煎取汁合煎。上述两种煎法，旨在消除乌头之毒性，并充分发挥其药效。

（十五）苍术——痹证湿盛用之瘥

苍术为菊科植物茅苍术或北苍术等的根茎。其味辛、苦，性温，能芳香化浊、祛风辟秽、燥湿健脾，常用于痹证之湿盛者。以苍术为主组成的著名治痹方剂，有《丹溪心法》的二妙散、《医学正传》的三妙散及《丹溪活法心要》的上、中、下痛风方等。治筋骨疼痛因湿热者：黄柏（炒）、苍术（米泔浸炒），上二味为末，沸汤入姜汁调服。两物皆有雄壮之气，表实气实者，加酒少许佐之（《丹溪心法》二妙散，即《世医得效方》苍术散）。

苍术善治风湿痹痛，痿证。治风湿痹痛，如湿邪偏胜，肢体酸重而痛，常配防风、萆薢、薏苡仁等同用；若湿热偏胜者，可配知母、黄柏、秦艽等；若湿热下注所致脚膝肿痛，或足痿不利，常与黄柏等同用，方如二妙散。

《神农本草经》只有术，而不分苍术、白术。苍、白术之分始于仲景。《医学启源》说："苍术，主治与白术同，若除上湿发汗，功最大，若补中焦除湿，力少。"《玉楸药解》："白术守而不走，苍术走而不守，故白术善补，苍术善行。"现代药理研究亦证明，两者所含成分和药理作用确有不同，一般来说，苍术味苦，偏于燥湿，以治外湿为长；白术味甘，偏于健脾，以治内湿为善；内外湿邪并盛则苍术、白术同用。常用量为6～9g。

（十六）麻黄——宣散透邪为痹证要药

本品为麻黄科植物草麻黄、木贼麻黄或中麻黄的草质茎。味辛、微苦，性温。功能发表散寒、平喘利水。主用于寒湿型痹证。

《药性论》记载麻黄："治身上毒风顽痹，皮肉不仁。"《日华子本草》记载麻黄："通九窍，调血脉。"以麻黄为主组成的治痹方剂，有《金匮要略》的麻黄杏仁薏苡甘草汤，《三因极一病证方论》的麻黄左经汤等。

麻黄的功效特点可以概括为"宣、散、通"三字。虽然临床上麻黄被认为是一味峻药，但用之得当，收效甚捷。痹证初起，感受风、寒、湿邪，见关节、肌肉冷痛，麻木，得温则舒，或怯冷倍于常人，手足不温，舌淡红，有紫气，脉沉弦或细弦。宜大剂温峻猛药祛寒除湿，宣通经络。朱良春常用麻黄、附子、黄芪、桂枝、羌活、防风、补骨脂、仙灵脾、鹿角片、细辛为主药。配露蜂房、地鳖虫、徐长卿、鸡血藤、当归、宣木瓜、甘草、生姜，温阳散寒，祛风通络。方中加入黄芪、当归、鸡血藤益气补血之药及补骨脂、仙灵脾、鹿角片等益肾壮阳之品，力专效宏。苔白腻，头身困重，加生薏苡仁、苍术、白术。麻黄配附子、黄芪，麻黄行表以开泄皮毛，逐邪于外，附子温里以振奋阳气，鼓邪外达。三药攻中寓补，汗出而不伤正，扶正而不敛邪，共奏温阳散通之效。清代钱秀昌《伤科补要》中的麻桂温经汤，也是一治疗寒湿痹证可用之方，此方组成麻黄、白芷、桃仁、红花、赤芍药各6g，桂枝9g，细辛、甘草各3g。加葱、姜水煎服。有温经、活络、祛瘀之功。该方对寒邪伤及经络，血滞不和的肢体疼痛，颇为适宜。

朱良春先生的高徒何绍奇认为，麻黄为痹证要药，仲景乌头汤、桂枝芍药知母汤、麻黄加术汤等治痹名方都用麻黄。他深有体会地说："我治风寒湿痹，多以麻黄附子细辛汤为主方，张璐说麻黄得附子则'发中有补'，诚是。即湿热痹、久痹、顽痹，也有用麻黄之时，取其开达腠理，温阳散寒，通畅经络之功。"

《黄帝内经》说风寒湿三气杂至，合而成痹。风、寒、湿相合，性质偏寒，盖风为寒风，寒、湿皆为阴邪也。何绍奇曾治中央党校司机张某风寒湿痹（类风湿关节炎），以麻黄、川乌、附子、细辛、桂枝、干姜、甘草合为一方，服百余剂而终获痊愈。又治张某，女，中学教师，下半身恶寒甚，虽盛夏也见不得一点风，屡用附子、姜、桂辈得小效，然腿寒终不除。于是改用麻黄附子细辛汤温而散之，仅三剂，即有豁然通畅之感。去麻黄，再用温阳益肾之剂数十剂而愈，其温散通阳之功，于兹可见。

现代药理研究证实，麻黄具有抗炎、镇痛作用，对大鼠佐剂性关节炎有抑制作用；麻黄不同提取物对细胞免疫的抑制作用。

痹证初起，寒湿阻络，可冀麻黄一汗而解；但久痹、尪痹，气血亏耗则不宜大剂量应用麻黄，以防耗血散血。笔者对痹证疼痛甚者，常嘱患者用汤剂冲服九分散（乳香、没药、麻黄、马钱子），消肿、止痛效果明显。

（十七）桂枝——温经通脉除痹病

本品为樟科植物肉桂的嫩枝，性温，味辛、甘。功能发汗解肌、温经通脉。主治上肢痹证，尤以风寒、寒湿型为切当。

《长沙药解》曰："桂枝，入肝家而行血分，走经络而达荣郁。善解风邪，最调木气。……舒筋脉之急挛，利关节之壅阻。入肝胆而散遏抑，极止痛楚，通经络而开痹涩，甚去湿寒。"《药品化义》称桂枝"专行上部肩臂，能领药至痛处，以除肢节间痰凝血滞"。

现代药理学研究证实，桂枝有降温、解热作用。此作用系通过中枢及末梢，而使皮肤血管扩张，调节血液循环，使血液流向体表，有利于散热与发汗，并能加强其他活血化瘀药的功效。

桂枝配刺猬皮、五加皮、地骨皮、炙山甲等可软皮行皮、活络化瘀以治皮痹；配葛根、麻黄、马钱子、炙乳没等能发表解肌、行瘀止痛以治肌痹；配川芎、地龙、水蛭、当归身等可活血逐瘀、通脉解结以治脉痹；配伸筋草、牛膝、木瓜、五加皮等舒筋活络以平筋痹；配透骨草、寻骨风、川草乌、威灵仙，独活等逐寒祛湿以治骨痹。因其横行手臂，故为上肢痹证之引经药，常与片姜黄并用。

肉桂与桂枝：来源均是樟科植物肉桂，嫩树为桂枝，干皮及桂皮为肉桂，但功用各有所长，一偏于发汗解肌，一偏于温阳逐寒；一偏于表，一偏于里。肉桂香气浓烈醇厚，用熏洗治疗痹证，欲其透达力专，肉桂较桂枝为上。

朱良春指出，桂枝以其有温通之功，所有痹症，不论风、寒、湿、热诸证，参用之多有良效，舌质淡，苔白厚者，用量宜为15~20g；痛轻或苔黄或质微红者，用量宜为6~10g。

（十八）威灵仙——疗痛风，治骨刺，功在通利

本品为毛茛科植物威灵仙、棉团铁线莲（山蓼）或东北铁线莲（黑薇）的干燥根及根茎。又名铁脚威灵仙、黑脚威灵仙、灵仙、黑骨头。性温，味辛、咸。功能祛风除湿、通络止痛、消痰散积。其性走窜，无处不到。主用于风湿、痰湿型之痹证。风湿盛者，威灵仙常配羌活、防风、苍术、秦艽；痰湿盛者，常配白芥子、制南星、云茯苓、晚蚕沙、节菖蒲等。

《药品化义》说："灵仙，性猛急，盖走而不守，宣通十二经络。主治风、湿、痰壅滞经络中，致成痛风走注，骨节疼痛，或肿，或麻木。风胜者，患在上，湿胜者，患在下，二者郁遏之久，化为血热，血热为本，而痰则为标矣，以此疏通经络，则血滞痰阻，无不立豁。"古已有用威灵仙一味治疗痹证，如《太平圣惠方》的威灵仙散。

　　威灵仙对痛风性关节炎有良效。朱良春指出，痛风早、中期以关节炎为主要临床表现者，当属广义痹证范畴，又因发作时好发于下肢关节，疼痛、红、肿，属于痹证中的风湿热痹。但是，此病又自有其特殊性，即其本在脾、肾，脾虚则运化无权、升降失调，肾虚则气化失常、清浊不分；其标在筋骨、关节，缘于瘀浊、湿痰结聚流注，气血痹阻。基于以上认识和大量临床实践，朱良春拟定了痛风汤：土茯苓、萆薢、威灵仙、桃仁、红花、泽兰、泽泻、薏苡仁、车前子、苍术、山慈菇等。以土茯苓、萆薢、威灵仙三味为主药，三药合用，有显著的排尿酸作用。其中，威灵仙辛散宣导，走而不守，"宣通十二经络"（《药品化义》），"积湿停痰，血凝气滞，诸实宜之"（《本草正义》），对改善关节肿痛确有殊功。汤剂用量一般为30g，少则乏效。

　　曾治赵某，男，40岁，供销员。左足踝及拇趾侧经常灼热、肿痛，以夜间为剧，已起病3年，近年来发作较频，痛势亦剧。曾服秋水仙碱、别嘌呤醇等药，能顿挫病势，但胃肠道反应较剧，不能坚持服用，又因工作关系，频频饮酒，常食膏粱厚味，而致经常发作，颇以为苦，乃来求治。查血尿酸高达942μmol/L，确系"痛风"无疑。舌苔白腻，脉弦滑。此病多由脏腑功能失调，升清降浊无权，痰湿滞阻于血脉之中，难以泄化，与血相结而为浊瘀，闭留于经隧，则关节肿痛作矣。治宜泄化浊瘀，蠲痹通络，并需戒酒慎食，庶可根治。处方：土茯苓60g，威灵仙、虎杖、生薏苡仁各30g，萆薢、泽兰、泽泻各20g，桃仁、山慈菇、苍术各12g，甘草4g。二诊：服药5剂后肿痛显减，已能行走，效不更方，继进。5剂。后以"痛风颗粒"每服1包，每日3次善后，3周后复查血尿酸已趋正常，基本痊愈。

　　骨刺属中医"骨痹"范畴。近30多年来，随着人口老龄化的出现，颈椎、腰椎、跟骨骨质增生患者来诊者日益增多。朱良春根据中医学"肾主骨"的理论，对骨刺的治疗，皆以补肾壮骨治其本，活血调气、化痰、温经、泄浊治其标，常用熟地黄、淫羊藿、鹿角胶、穿山甲、山茱萸、赤芍药、白芍药、地鳖虫、骨碎补、续断、制川乌、没药、丹参、红花、鹿衔草、露蜂房、威灵仙、自然铜，病在颈椎者加葛根、川芎，病在腰椎者加杜仲、桑寄生，病在膝盖、跟骨者加牛膝。威灵仙为必用之品，因为威灵仙不仅能通利关节、宣痹止痛，而且从其能治鱼骨鲠喉推论，它可能有使病变关节周围紧张挛缩的肌肉松弛的作用。

　　曾治凌某，女，48岁，清华附中体育教师。患腰椎骨质增生，疼痛不可俯仰转侧，已3年余，近数月加重。舌脉无异常。拟补肾壮骨、活血宣痹法：威灵仙30g，熟地黄、续断、骨碎补各12g，淫羊藿、丹参、豨莶草、赤芍药、白芍药各15g，地鳖虫（研粉吞）、制川乌、炙甘草、山茱萸、山甲珠、路路通各10g，没药、红花、细辛各6g。患者服药5剂后，即觉疼痛明显减轻，遂再取12剂，痛竟止，可带领学生打腰鼓。继予壮骨关节丸10瓶，以善其后。

　　现代研究，威灵仙煎剂能轻度提高痛阈，具有一定的镇痛作用。今人有用威灵仙注射液，治疗肥大性脊椎炎和腰肌劳损，穴位注射取肥大椎体旁的华佗夹、脊穴，一般取2~4穴，每穴注射1ml，每1日或隔日1次。治疗脊柱肥大100余例，有效率为83%~93.81%；治疗腰肌劳损32例，显效14例，有效18例。还有用天南星0.25g，白芷、威灵仙各1g，制成浓度为62.5%的2ml新方威灵仙注射液，肌肉注射每日或隔日1次，每次4ml，治疗类风湿性关节炎。有报道用威灵仙叶作"冷灸"发泡法治疗鹤膝风。因此法和艾叶直接灸相似，但不用火燃，定名为冷灸。方法是采取威灵仙叶（以嫩为佳）捣成泥状，再加入少量的红糖，捣融。如冬日无嫩叶，可在深秋时采来备用。或是将干黑的威灵仙叶用水泡透再捣烂，即可。以患侧的内外膝眼为冷灸点。当局部有风行蚁动感后，在5min内必须除去"灸料"。

威灵仙善走窜消克，故久痹虚羸、气血衰弱者用时宜慎。常用量为6～12g。

（十九）鸡血藤——养血活血，蠲痹止痛

鸡血藤又名血风藤、红藤、活血藤，为豆科植物密花豆、白花油麻藤等的藤茎。性温，味苦、甘。具有养血活血、祛瘀舒筋止痛之功。临床常用于血虚、血瘀之痹证。

本药始载于《本草纲目拾遗》。其称谓：鸡血藤"每岁端阳日携带釜甑入山斫取，熬烁成膏，泡酒饮之，大补气血……鸡血藤胶治风痛湿痹，性活血舒筋。"后世据此制成鸡血藤膏，主治血不养筋而致的筋骨酸痛、手足麻木。《饮片新参》曰：鸡血藤能"去瘀血，生新血，流利经脉，治暑痧，风血痹症。"现代药理研究认为：鸡血藤酊剂给大鼠灌胃（40%，0.5ml/100g）对甲醛性关节炎有显著疗效。

朱良春认为，痹证其主要病机是气血痹阻不通，筋脉关节失于濡养所致，鸡血藤既能活血通络，又能滋养经络血脉，切中病机，能达到蠲痹止痛之目的。故此药为治痹证必备之药。对风湿病，肢体麻木痹着，筋骨疼痛，关节屈伸不利者，重用鸡血藤30～60g，加入炒赤芍药、炒白芍药、地鳖虫、露蜂房、炙全蝎、炙蜈蚣等；寒湿盛者，可加入川桂枝、制川乌、独活；关节红、肿、热、痛，湿热盛者加用忍冬藤、寒水石、老鹳草。以鸡血藤为主药治疗肩周炎、骨关节退行性变、血管痉挛性头痛、面神经麻痹等症，尤其擅用该药治硬皮病。硬皮病是一种以皮肤水肿、硬化、萎缩为主要特征的结缔组织疾病，属中医"痹证"范畴，称之"皮痹"。其发病多因素体气血不足、卫外不固、腠理不密、风寒湿邪乘虚而入，以致营卫不和，气血滞凝于皮肤、经络、血脉之间。鸡血藤正具有养血活血、舒筋通络之双重功效，用之甚为合拍。

附　大血藤

大血藤亦称血藤、血通，为木通科植物大血藤的藤茎。能活血祛风，强筋壮骨，清热解毒。论养血，鸡血藤优于大血藤；论活血，大血藤胜于鸡血藤。对血虚而兼瘀者，两药并用，相得益彰，补血而不滋腻，活血而不伤气。《简易草药》："治筋骨疼痛，追风，健腰膝，壮阳事。"《中药志》和《湖南药物志》均载其治"风湿痹痛"、"筋骨疼痛"。用于风湿痹痛，常与鸡血藤、威灵仙、牛膝等配用。

（二十）鹿角胶——补血益精、温通督脉

鹿角胶，又名白胶。为鹿科动物梅花鹿或马鹿的角煎熬而成的胶块。味甘、咸，性温。入肝、肾经，督脉。功能补血益精、温通督脉。

《神农本草经》记载白胶："治伤中、劳绝、腰痛、羸瘦，补中益气，妇女血闭无子，止痛安胎。"《本经逢原》："鹿角，生用则散热行血、消肿辟邪，熬胶则益阳补肾，强精活血，总不出通督脉、补命门之用，但胶力稍缓，不能如茸之力峻耳。……茸有交通阳维之功，胶有缘合冲任之用。然非助桂以通其阳，不能除寒热惊痫；非龟、鹿二胶并用，不能达任脉而治羸瘦腰痛；非辅当归、地黄，不能引入冲脉而治妇人血闭胎漏。"著名的阳和汤、龟鹿二仙胶即以鹿角胶生精补血、温通督脉。

临床上，对腰脊变形的脊柱型类风湿或腰间盘突出症等常龟、鹿两胶合用，疼痛有瘀者加炙山甲通督开瘀，疗效满意。久痹骨弱虚羸可嘱其长服鹿角胶丸：鹿角胶500g，鹿角霜、熟地黄各250g，牛膝、茯苓、菟丝子、人参各60g，当归身120g，白术、杜仲各60克，炙虎胫骨（编者注：可用狗骨代替。国家明令禁止使用虎骨，可用狗骨替代。现代研究，狗骨粉

对实验性关节炎有明显抑制作用，可以减轻关节肿胀。狗骨胶还有镇静和镇痛的作用）、炙龟甲各 30g，为细末，另将鹿角胶用好酒烊化，为丸如梧桐子大，每服 100 丸，空腹姜盐汤送下。

鹿角胶常用量为 6~12g，开水或黄酒溶化内服，或入丸、散、膏剂。

（二十一）狗脊——补肾壮腰，祛风除湿

本品为蚌壳蕨科植物金毛狗脊的根茎，又名金毛狗脊、金狗脊、黄狗头、老猴毛。本品有两种：一种有毛、一种有金毛，入药以金毛狗脊为佳。性温，味苦、甘。功能补肾壮腰、祛风除湿。主用于肝肾不足、年老体虚之筋痹、骨痹。

《神农本草经》曰：狗脊"主腰背强，机关缓急，周痹寒湿，膝痛。颇利老人。"《本草经疏》称："狗脊，苦能燥湿，甘能益血，温能养气，是补而能走之药也。"《本草纲目》谓其"强肝肾，健骨，治风虚。"《太平圣惠方》用狗脊丸治五种腰痛，利脚膝。

笔者对日久不愈、骨节变形之骨痹，常在应用虫类药搜风剔络的同时，配川狗脊、熟地、川断、杜仲、鹿角胶、龟甲胶等益精养血、强腰补肾。尤其是对年老体弱之人，祛邪时要不忘扶正。

（二十二）桑枝——疗风湿痹痛，治肢体拘挛

本品为桑科植物桑的嫩枝。性平，味微苦。功能祛风湿、通经络、利关节、行水气。主用于治疗风湿痹痛，肢体拘挛，关节疼痛，以及四肢拘挛之筋痹、骨痹。

《本事方》载："治臂痛，桑枝一小升。细切，炒香，以水三大升，煎取二升，一日服尽，无时。"现代研究表明，桑枝有较强抗炎活性，可提高人体淋巴细胞转化率，具有增强免疫功能的作用。

桑枝治风湿痹证，无论新病、久病、风寒、风热均可用之，尤其是风湿热痹，肩臂疼痛，可单味熬膏服。如偏寒者，配桂枝、威灵仙等；偏热者，兼配络石藤、忍冬藤等。

桑枝与桂枝、片姜黄合用能横行手臂，疗上肢痹痛；与牛膝、木瓜、五加皮同用，解下肢拘挛；与竹沥、姜汁、芥子同用能化痰开结；与赤芍、桃仁、乳没、红花同用能活血行瘀。笔者常以桑枝 30g、干草薢根 15g、杜仲 15g、鹿衔草 30g、猪脊骨 250g，合炖，每日 1 剂，治疗腰脊强痛，寒湿痹于腰府之骨痹。

（二十三）路路通——祛风通络治痹证，功在通利

本品为金缕梅斜植物枫香树的果实，又名枫实、枫香果、枫果、狼目。性平，味苦。功能祛风通络、利水消肿。

《本草纲目拾遗》称："其性大能通十二经穴，故《救生苦海》治水肿胀用之，以其能搜逐伏水也。"并记载了用路路通烟熏治疗痹证的方法，"周身痹痛，手脚及腰痛，焚之嗅其烟气，皆愈"。动物实验表明，路路通能抑制大鼠蛋清性关节炎肿胀的产生。

路路通气薄不堪重用，也就是说，不能用它去独当一面，但如能知其所长，用作辅佐，亦自有其功效在焉。路路通之作用在于通利，故无论滞气、瘀血、停痰、积水，均可用之为开路先锋。如滞气窜入经络，周身痹痛，或在四肢，或在腰背，走窜不定，其人郁郁不乐，嗳气频频，常法用羌活、独活、桑枝、秦艽、防风、细辛、川芎、赤芍药、姜黄、海桐皮、威灵仙之类有效，有效不显者，加入路路通，其效立见。

临床上，见水湿下注，关节肿胀，可以路路通配泽泻、茯苓、汉防己消肿利水；络脉瘀闭，屈伸不利，可以路路通配丝瓜络、桑枝、橘络、木瓜、红花等舒筋活络。一般用量为9～15g。孕妇慎服。

（二十四）穿山龙——祛风除湿，活血通络

穿山龙为薯蓣科植物穿龙薯蓣的根茎，别名甚多，如过山龙、串山龙、穿地龙、穿龙骨、穿山骨、金刚骨、柴黄姜等。但卫矛科植物过山枫的根及卫矛科大芽南蛇藤的根，也叫穿山龙，不可混淆。

本品味苦，性平，入肺、肝、脾经。含薯蓣皂苷、纤细薯蓣皂苷、穗菝葜甾苷等成分，其主要有效成分是甾体皂苷，乃生产甾体类抗炎药的原料。因此它不仅有舒筋活血、镇咳、祛痰、平喘、消食利水和改善冠脉血流量、降低血胆固醇、脂蛋白水平的作用，还对细胞免疫和体液免疫均有调节作用，所以是治疗风湿类疾病的主要药物。

本品是近30年来从民间搜集而逐步广泛应用的。首先见于《全国中草药汇编》（人民卫生出版社，1976：571），以后各地陆续报道，东北、西北诸省应用较多。《药学通报》[方一苇等. 1982, 17（5）：388]报道，用穿山龙注射液治疗风湿性和类风湿关节炎，有效率达89%。《中华本草》载其主要功能为祛风除湿，活血通络，止咳定喘，主治风湿痹痛，肢体麻木，胸痹心痛，劳损，慢性支气管炎，跌打损伤，痈肿等。说明其扶正气、祛风湿、通血脉、蠲痹着的功效是显著的，民间早已应用，可能是在《本草纲目拾遗》（1765）之后始发现而在民间流传的，但有文献记载则是近30年的事。

朱良春对本品研究精深，别具匠心，配伍灵活，得心应手。因其为草药，剂量以30～60g为宜，未见不良反应。治顽痹（类风湿关节炎、强直性脊柱炎等）多用穿山龙。顽痹一证，多指骨节疾患中病情顽缠、反复不愈的病证，常规治疗，不易奏效，关节疼痛、肿胀、变形是治疗的难点。顽痹"从肾论治"，从临床到实验研究中均得到证实，是切实有效的治疗方法。穿山龙用于痹证的各期和各种证型中，是朱良春用药的一大特色。穿山龙刚性纯厚，力专功捷，是一味吸收了大自然灵气和精华的祛风湿良药。临证验之，确实用与不用，有所差异。穿山龙用于辨证的各型中，往往能改善症状，提高疗效。临床实践也证明了穿山龙在体内有类似甾体激素样的作用，但无激素的副作用。

关于穿山龙的用量，《中华本草》谓其干品用量是6～9g，《中草药手册》多为15g，少数达30g，东北地区常用量也为15～20g。事实上，要取得较好的疗效，其用量需40～50g，30g以下收效不著。朱良春先生对类风湿关节炎、强直性脊柱炎、系统性红斑狼疮、干燥综合征、皮肌炎等顽症痼疾，多用50g为主药，确有调节免疫功能、缓解病情的作用。因其性平，所以不论寒热虚实，均可应用，是一味对风湿类疾病标本同治的妙药，值得推广。实验证实，用大剂量能控制介质释放，有抗组胺作用，从而减缓结缔组织疾病的进展，病情得以控制，乃至逐步缓解和稳定。

（二十五）当归——通补兼用治风湿

本品为伞形科植物当归的根。性温，味甘、辛。功能补血活血、温经通络、散瘀消肿。风湿痹病凡属血瘀血虚者均宜用之。

《别录》称当归能"温中止痛，除客血内塞，中风痉、汗不出，湿痹，中恶客气、虚冷，补五藏，生肌肉。"《本草正》曰："当归，其味甘而重，故专能补血，其气轻而辛，故又能

行血，补中有动，行中有补，诚血中之气药，亦血中之圣药也。大约佐之以补则补，故能养营养血，补气生精，安五脏，强形体，益神志，凡有形虚损之病，无所不宜；佐之以攻则通，故能祛痛通便，利筋骨，治拘挛、瘫痪、燥、涩等证。"说明当归既能补又能通，关键在配伍。以当归为主组成的治痹方剂，有《太平圣惠方》的当归散、《医学发明》的当归拈痛汤、《医学衷中参西录》的活络效灵丹等。

研究表明，当归及其阿魏酸有明显的抗血小板聚集和抗血栓作用；还有镇静、镇痛、抗炎等多方面的作用。当归总酸既有提高机体免疫作用，又有促进体液免疫作用。据报道，用当归制成5%~25%当归注射液于穴位、棘突、棘间韧带、关节腔、神经干、交感神经干、动脉或静脉注射治疗骨关节、肌肉、神经、血管及其他软组织病等20多种病1万多例，均取得不同程度的疗效。沈阳军医总医院内二科用复方当归注射液静滴治疗缩窄性大动脉炎（脉痹）15例，治疗后自觉症状改善，血管搏动能扪到或增强，血压能明显测到，脉压差增加，肢体血流图有不同程度改善。用当归及毛冬青注射液治疗皮病（皮痹），也取得了较好效果。

痹必兼瘀，久瘀必有虚，当归既养血又活血，通补兼备，实为补虚祛瘀的理想之药。特别是虫类破瘀之药，易伤气破血，尤应注意配伍当归、地黄、芍药等。一般来说，"归身主守，补固有功，归尾主通，逐瘀自验"，补血用当归身，活血用当归尾，攻补并施可用全当归。常用量为6~12g。当归滑肠，用量不宜过大，脾虚者尤应慎用。

（二十六）络石藤——善走经脉，通达肢节

本品为夹竹桃科植物络石的带叶茎藤。性寒，味苦。功能祛风通络、止痛消肿。适用于筋脉拘急、关节肿胀、腰膝酸痛之筋、骨痹。

本品始载于《神农本草经》。《新修本草》载："此物生阴湿处，冬夏常青，实黑而圆，其茎蔓延绕树石侧，若在石间者，叶细厚而圆短，绕树生者，叶大而薄，人家亦种之，俗名耐冬，山南人谓之石血，……《别录》谓之石龙藤。"

《名医别录》认为络石藤有益肾壮督之功，说它"养肾，主腰髋痛，坚筋骨，利关节"。《要药方剂》云："络石之功，专于舒筋活络。凡病人筋脉拘挛，不易伸屈者，服之无不获效，不可忽之也。"《本草正义》云："此物善走经脉，通达肢节。"《本草纲目》云："络石，气味平和，其功主筋骨关节风热痈肿……服之当浸酒耳。"

关节红肿热痛，可用络石藤20~30g，配以石膏、知母、土茯苓、地龙等；筋屈不伸可与其他藤类药并用，如鸡血藤、青风藤、天仙藤、忍冬藤、海风藤、宽根藤、丁公藤等。

络石藤与丁公藤均能利湿舒筋，但丁公藤性温有毒，偏治寒湿，用量为3~6g（煎汤）；络石藤性凉平和，偏治湿热，汤剂可用至30~60g。

（二十七）川芎——活血行气，祛风止痛

本品为伞形科藁本属植物川芎的根茎。又名芎藭。因四川所产质量最优，故名川芎。性温，味辛。功能活血行气、祛风止痛，为血中之气药，走而不守。

《本草正》云："芎归俱属血药，而芎之散动尤甚于归，故能散风寒，治头痛，破瘀蓄，通血脉，解结气，逐疼痛，排脓消肿，逐血通经。"《普济本事方》以川芎为主组成的方剂芎附散主治五种痹。

现代药理学研究，川芎及川芎红花注射液等能扩张外周血管，使脑、股动脉及下肢血流量增加。川芎有明显的镇静作用。川芎性温，其通脉行血之力强，为脉痹之要药，常与地龙、

鸡血藤、大血藤、当归尾、桂枝、水蛭等相配伍。若治风寒湿痹，可配羌活、桂枝、独活、细辛、桑寄生等药。但川芎性善走窜，易耗伤气血，故用量不宜过大，一般为 3~9g，也不宜久服。"久服则走散真气"（见《品汇精要》）。

（二十八）丝瓜络——清热活血，祛风通络

木品为葫芦科植物丝瓜的成熟果实的网状纤维管束或粤丝瓜的枯老果实。性平，味甘。功能清热化痰，通络，活血，祛风。主用于筋痹、骨痹，痹痛拘挛。丝瓜始载于《本草纲目》，列入菜部、瓜菜类。李时珍说："此瓜老则筋丝罗织，故有丝络之名"，"丝瓜老者，筋络贯串，房隔联属，故能通入脉络脏腑，而去见毒，消肿化痰，祛痛杀虫及治诸血病也。"

《本草便读》云："丝瓜络，入经络，解邪热。热除则风去，络中津液不致结合而为痰，变成肿毒诸症，故云解毒耳。"《本草再新》说它能"通经络，和血脉，化痰顺气"。痰凝阻络之筋、骨痹，常配以淡竹沥、生姜汁、姜半夏、橘络、路路通、露蜂房、芥子等。常用量为 6~12g。

该药见于多首常用民间验方。如治风湿性关节痛：丝瓜络 15g，忍冬藤 24g，威灵仙 12g，鸡血藤 15g，水煎服（《山东中草药手册》）。治手臂痛：丝瓜络 10g，秦艽 6g，羌活 3g，红花 4.5g，水煎服（中医研究院《常见病验方选编》）。治关节痛：丝瓜络 150g，白酒 500ml，浸泡 7 天，去渣饮酒，每次 1 盅，每日服 2 次。治慢性腰痛：丝瓜络切碎，焙成焦黄，研末，每日 1 包，分 2 次服，加黄酒少许冲服。

还有一种橘络，也常与丝瓜络并用。橘络为芸香科植物福橘或朱橘等多种橘类的果皮内层的筋络。能理气疏筋、通经活络，祛皮里膜外积痰。

（二十九）牛膝——补肾强筋，活血祛瘀

本品为苋科植物牛膝的根。味苦、酸，性平。生用活血祛瘀、通经止痛；熟用补益肝肾，强筋壮骨。

牛膝入肝、肾两经，能引药至下半身，故常作为引经药，凡痹在下半身均可酌用。《神农本草经》云：牛膝"主寒湿痿痹，四肢拘挛，膝痛不可屈。"朱震亨曰："牛膝能引诸药下行，筋骨痛风在下者，宜加用之。"《本草经疏》曰："盖补肝则舒筋，下行则理膝，行血则痛止。"《太平圣惠方》用牛膝叶一斤切，以米三合，于豉汁中煮粥，和盐酱空腹食之，治气湿痹痛、腰膝痛。

牛膝补肝肾、强筋骨、利关节、通经脉，长于治下半身如腰膝关节疼痛的经典名方"独活寄生汤"。朱师在临床应用中多以对药为用：牛膝配杜仲，相须为用，增强补肝肾、强筋骨之药力，可治肝肾不足而致的腰腿疼痛，两足无力之证；配木瓜，既可温通经脉之湿滞，又能活血祛瘀，通利血脉，可疗湿浊痹。在随朱良春临证中体会最深的是：重用怀牛膝 20~30g，独味治疗多例足跟痛患者，每获佳效。

现代药理学研究证实：牛膝具有抗炎及镇痛作用。对于大鼠的甲醛性脚肿，牛膝酒剂有明显的治疗作用。腹腔化学刺激法实验表明，牛膝煎剂腹腔注射对酒石酸锑钾或醋酸所致"扭歪反虚"有抑制作用，表明牛膝具有镇痛作用。

川牛膝偏于活血祛瘀、通经止痛，怀牛膝偏于补益肝肾、强筋壮骨。两者均可引药下行、引血下行。取其活血通痹，常用川牛膝配以当归、川芎、活血藤、桃红、乳香、没药、丹参等；取其补肾强筋，常用怀牛膝配以杜仲、虎胫骨（现代可用狗骨代替）、鹿角胶，肉苁蓉、

熟地、白芍、木瓜等。

但值得注意的是怀牛膝虽补肝肾、强筋骨，但其味甘、苦、酸，性平，凡脾胃虚寒、中气下陷、下元不固及孕妇应忌服。

（三十）片姜黄——治上肢痹痛之要药

本品为姜科植物姜黄或郁金的根茎。又名姜黄、温郁金、片子姜黄。《国家药典实用中药手册》还载有一种称为姜黄的药物，为姜科植物姜黄的根茎，别名宝鼎香、黄姜。片姜黄与姜黄功效基本相同，在浙江地区片姜黄即作姜黄使用。

姜黄性温，味辛、苦。功能活血行气、通经止痛。主治痹在上肢和肩背。《医林纂要》曰姜黄："治四肢之风寒湿痹。"《要诀》曰："片子姜黄能入手臂治痛，其兼理血中之气可知。"《赤水玄珠》用姜黄散治臂背痛。可见，片姜黄为治上肢痹痛之要药。《本草求真》引陈藏器语云："此药辛少苦多，性气过于郁金，破血立通，下气最速，凡一切结气积气，癥瘕瘀血，血闭痈疽，并皆有效，以其气血皆理耳。"是以严用和《济生方》蠲痹汤、孙一奎治臂背痛方皆用之。饶有兴味的是，严氏蠲痹汤中有黄芪、当归益气养血，孙氏治臂背痛方中有白术补脾扶正，是既宣痹又不忘扶正之意。姜黄横行肢节，行气活血，蠲痹通络，是治疗肩臂痹痛之要药。海桐皮祛风湿，通经络，达病所，疗伤折，有止痛、消肿、散瘀之功，古方用以治百节拘挛、跌仆伤折。据朱良春先生多年经验，姜黄与海桐皮同用，其效益显，虽两者皆耗气耗血，但用于大队养肝肾、补气血药中，即无此弊。如上述常用的配伍方法，补中有通，主次分明，契合此病病机，故屡用屡验。如能配合针灸、推拿，更可收事半功倍之效。现代药理学研究，姜黄素对角叉菜胶引起的大鼠和小鼠脚肿有明显的抗炎作用。

肩关节周围炎属于"痹证"的范畴，多见于中年以后的患者，故有"五十肩"之称。由于此际气血渐衰，肝肾渐亏，气血衰则关节失于濡养，肝肾亏则其所合之筋骨松懈，故虽见肩周疼痛，屈伸不便，若依寻常痹证治法，漫投祛风散寒逐湿之剂，往往无效。朱良春经验，此病必须以补肝肾、培气血为主，辅以蠲痹通络之品，补中有通，始能开痹闭。扶正常用熟地黄、当归、桂枝、鹿角胶、仙灵脾、黄芪、白术等。开痹常用防风、赤芍药、羌活、威灵仙、红花、炒白芥子等祛风、活血、化痰药，尤喜加用姜黄配海桐皮这一"对药"。

朱良春曾治宣某，男，56岁，工人。近数月来肩臂酸楚，其势逐步加剧，不能高举、后伸；夜卧时难于左侧睡，否则即疼痛加剧。舌苔薄，脉细。此肝肾、气血亏损，经脉痹闭不利之证。治宜养肝肾、益气血、通络脉。熟地黄、炙黄芪、海桐皮各15g，片姜黄、当归各12g，桂枝、甘草各6g，红花、赤芍药各10g。5剂。药后左肩臂酸楚疼痛显减，已能高举后伸，嘱其以原方继服5剂巩固之，并适当锻炼，慎避风寒。

（三十一）芍药——治风先治血，此物最相宜

芍药分白芍、赤芍。白芍为毛茛科植物芍药（栽培种）的根，赤芍为毛茛科植物芍药（野生种）或草芍药、川赤芍等的根。两者来源有别，功效亦异。白芍养血柔肝、缓急止痛，偏重于补，赤芍行瘀消肿、凉血止痛，偏重于通。

《本草求真》说："赤芍与白芍主治略同，但白则有敛阴益营之力，赤则止有散邪行血之意，白则能于土中泻木，赤则能于血中活滞。故凡腹痛坚积，血瘕疝痹，经闭目赤，因于积热而成者，用此则能凉血逐瘀，与白芍主补无泻，大相远耳。"以芍药为主组成的治痹方剂，有《儒门事亲》的愈风丹，治诸痹寒热交作；《本草纲目》："芍药二分，虎骨一两，炙为末，

夹绢袋盛酒三升，渍五日，每服三合，日三服，治风毒骨痛。"日本学者将芍药的药理作用归纳为 9 个方面，即镇痛作用、镇静作用、抗痉挛和解痉作用、血管扩张作用、抗炎作用、对子宫的特异作用、去瘀血作用、利尿作用、解热作用。国内研究，本品所含芍药贰对角叉菜胶引起的大鼠足部肿胀发生有显著的抗炎作用，故可用于痹证之肿痛、拘挛。

据《中国药理学通报》1994 年第 3 期报道，用白芍总苷治疗类风湿关节炎 29 例，对患者进行了开放性临床试验，大剂量服用白芍总苷，每日 12~18g，连续服用 8 周。结果，对类风湿患者有明显疗效，不仅能够减轻临床症状，而且能改善实验指标。

白芍用于肝肾亏虚、关节拘挛疼痛之筋痹、骨痹，配甘草名为芍药甘草汤，有良好的缓急止痛效果，临床对关节疼甚者大剂量应用白芍 30~50g。赤芍"除血痹"（《神农本草经》），用于脉痹、筋痹，骨痹以血瘀为主者，一般用量为 9~15g。

（三十二）鹿衔草——益肾强筋，祛风除湿

本品为鹿蹄草科植物鹿蹄草或圆叶鹿蹄草等的全草。又名鹿蹄草、鹿含草、破血丹、鹿安茶。性温，味甘、苦。功能补虚益肾、祛风除湿、强筋壮骨。对肝肾不足、骨节变形之骨痹最为适宜。

《滇南本草》载鹿衔草："添精补髓，延年益寿。治筋骨疼痛、痰火之证，煎点水酒服。"本品常用于治疗风湿痹痛，日久肝肾不足者，多配独活、老鹳草等药同用；如肾虚腰痛，筋骨痿痹，可配杜仲、牛膝、菟丝子等同用。配鸡血藤、熟地黄、肉苁蓉、骨碎补、莱菔子、鹿茸、千年健等治疗骨质增生，如刘柏龄的骨质增生丸。民间有以鹿衔草为主治疗风湿性、类风湿关节炎。其处方为鹿衔草、白术各 12g，泽泻 9g，水煎服。

现代研究表明，鹿衔草有免疫促进作用，其 50% 水煎液能提高活性 E—玫瑰花结形成，且对人体淋巴细胞转化率有明显促进作用；可明显抑制大鼠角叉菜胶性关节炎。一般用量：煎汤内服 15~30g，或入丸散剂。

（三十三）核桃仁——补肾强腰，治久痹肾虚

核桃肉即胡桃仁，为胡桃科植物胡桃的种仁。性温，味甘。功能补肾强腰、温阳养血。用于久痹肾虚。

《医学衷中参西录》说："胡桃，为滋补肝肾、强健筋骨之要药，故善治腰腿疼痛，一切筋骨疼痛。"《局方》用青娥丸治"肾气虚弱，腰痛如折，或腰间似有物重坠，起坐艰辛：胡桃肉二十个（去皮膜），破故纸（即补骨脂。酒浸，炒）八两，蒜四两（熬膏）杜仲（去皮，姜汁浸，炒）十六两。上为细末，蒜膏为丸。每联三丸，空心温酒下，妇人淡醋汤下。"青娥丸现代制用法：杜仲（盐炒）480g，补骨脂（盐炒）240g，核桃仁（炒）150g，大蒜120g。以上四味，将大蒜蒸熟，干燥，与杜仲、补骨脂粉碎成细粉，过筛，再将核桃仁捣烂，与上述粉末掺研，过筛，混匀。每 100g 粉末加炼蜜 20~30g 加适量的水泛丸，干燥，制成水蜜丸；或加炼蜜 50~70g 制成大蜜丸，即得。服法：每次 6~9g，每日 2 次。功能补肾强腰。主治用于肾虚腰痛，起坐不利，膝软乏力。清代名医张锡纯《医学衷中参西录》说："此方不但治肾虚腰痛，以治虚寒腿疼亦极效验。"

《续传信方》用之"治湿伤于内外，阳气衰绝，虚寒喘嗽，腰脚疼痛：胡桃肉二十两（捣烂；约 600 克），补骨脂十两（酒蒸；约 300 克）。研末，蜜调如饴服"。

肾虚骨痹，若腰脊冷痛、四末不温可用胡桃肉配以巴戟天、淡附片、上肉桂、炒杜仲、

菟丝子、鹿茸等，若脱发枯齿、腰脊空痛、身体尪羸，可用胡桃肉配以熟地黄、怀山药、鹿角胶、龟甲胶、当归、枸杞子、狗骨等。常用量为 10~15g。

（三十四）防风——发表祛风，胜湿止痛

本品为伞形科植物防风的根。味辛甘，性温。功能发表祛风，胜湿止痛。

《长沙药解》称其能"行经络，逐湿淫，通关节，止疼痛，舒筋脉，伸急挛，治肢节，起瘫痪……"，《太平圣惠方》之孩风散治疗白虎风，走转疼痛，两膝热肿；《宣明论方》用防风汤治行痹，行走不定；《杂病源流犀烛》用防风天麻丸治白虎历节风，均是以防风为主的治痹方剂。

现代药理学研究，防风具有解热、消炎、镇痛、抗病原微生物等多种作用。痹证初起，风气胜者，关节游走性疼痛，常以防风配羌活、威灵仙、桂枝、天麻、川芎、葛根、麻黄等。用于风寒湿痹，肢节疼痛，筋脉拘急者，常配合羌活、桂枝、姜黄。疼痛剧烈，游走不定，手足屈伸不利者，可配川乌、草乌或附子等以增强祛风散寒、除痹止痛之功。一般用量为 10~15g。久痹血虚气弱不宜用。

（三十五）海桐皮——擅治血脉麻痹疼痛

本品为豆科植物刺桐的干皮。性平，味苦辛。功能祛风湿、行气血、通经活络。

《海药本草》云："主腰脚不遂，顽痹腰膝疼痛"。《日华子本草》说它"治血脉麻痹疼痛"。《贵州草药》载："解热祛瘀，解毒生肌。"以海桐皮为主的治痹方剂很多，如治风湿痹不仁，肢体疼痛的海桐皮汤；治腰膝痛不可忍，似肾脏风毒攻刺的海桐皮酒；治风湿两腿肿满疼重，百节拘挛痛的海桐皮散等。取其以皮行皮之意，与五加皮、刺猬皮、露蜂房、地骨皮、炙山甲等配合治疗皮痹；与桑枝、牛膝、木瓜、五加皮、伸筋草等配合治疗筋痹。一般用量为 9~15g，也可于熏洗剂中随证加入。

用海桐皮配伍姜黄治疗肩关节周围炎，与大队养肝肾、补气血药同用，补中有通，主次分明，如配合针灸、推拿，则事半功倍。广西除用干皮外，其根皮亦同等入药。在江苏、浙江、安徽、四川等地，尚有以五加科植物刺楸的树皮作海桐皮使用者。刺楸，为五加科刺楸属植物，以根、根皮或树皮入药，辛，平，有小毒，功能祛风利湿、活血止痛。用于风湿腰膝酸痛、肾炎水肿、跌打损伤、内痔便血。

（三十六）透骨草——透骨舒筋，活络止痛

本品为大戟科植物地构叶或凤仙花科植物凤仙的全草。味甘、辛，性温。功能祛风除湿、透骨舒筋、活络止痛。透骨草治风湿病主要以下三个方面的作用。

（1）祛风除湿。该品辛温，辛能行散，温胜寒湿。入肝经，故能祛风除湿，如《本草纲目》曰透骨草："治筋骨一切风湿疼痛挛缩。"若因风寒湿邪侵袭肢体经络而导致肢体疼痛，麻木，屈伸不利。可选用该品，祛风散寒胜湿，病邪去，则诸症自愈。

（2）舒筋活络。该品辛散温通，入肝经，而肝主筋，故该品具有舒筋活络之功效。对于外感风寒之邪，经气失宣，症见肢体筋脉收缩抽急，不能舒转自如。可选用透骨草，祛风散寒，舒筋活络治之。如《陕甘宁青中草药选》即选用该品，治筋骨拘挛。

（3）活血止痛。该品辛散温通，入肝经血分，故能活血止痛。对于一身上下，心腹腰膝，内外各种疼痛，均可选用该品治之，取其辛温善走，活血利气之功，血气通则不痛。

《本草纲目》云透骨草能"治筋骨一切风湿疼痛挛缩,寒湿脚气"。《本草纲目拾遗》载:"透骨草二两(60g)、穿山甲二两(60g)、防风二两(60g)、当归三两(90g)、白蒺藜四两(120g)、白芍三两(90g)、豨莶草四两(120g)去茎用叶,九蒸九晒,海风藤二两(60g)、生地黄四两(120g)、广陈皮一两(30g)、甘草一两(30g),以上为末,用猪板油一斤炼蜜为丸,梧子大,早晚各五钱(15g),酒下,治风气疼痛,不拘远年近日。"

透骨草透达之力颇强,内服可透筋骨之伏邪外达,外洗可引诸药直达筋骨。《痹症通论》载有六草汤治疗筋骨痹方:透骨草、伸筋草、鹿衔草、老鹳草、豨莶草各30g,苍耳草25g,煎汤熏洗痛处,每天1次,每次半小时,每剂药可连用4次。现代研究,透骨草水煎剂的镇痛、抗风湿作用与水杨酸类药物相似,服药后2~3小时发挥作用,其干燥全草每次剂量15~30克/日,分2~3次口服。

(三十七)伸筋草——善通经络,治痹尤为常用之品

伸筋草为石松科植物石松的带根全草。性温,味苦辛。功能祛风散寒、除湿消肿、舒筋活血。《本草拾遗》说它"主人久患风痹,脚膝疼冷,皮肤不仁,气力衰弱"。

本品辛散、苦燥、温通,能祛风湿,入肝尤善通经络,治痹尤为常用之品。凡筋脉拘急、关节肿痛、僵硬不舒、屈伸不利之筋痹、骨痹,无论何型,均可酌情用之。治风寒湿痹,关节酸痛,屈伸不利,可与羌活、独活、桂枝、白芍等配伍;湿热型常配土茯苓、薏苡米、土牛膝、川萆薢、汉防己、忍冬藤等;肝肾不足型常配熟地、山萸萸、鹿角胶、龟甲胶、当归、白芍等;痰瘀互结可配芥子、淡竹沥、鲜姜汁、法半夏、炙南星、橘络、干地龙、桃红、乳没等;若肢体软弱,肌肤麻木,宜与松节、寻骨风、威灵仙等同用。一般用量15~25g,也可用至50g。

(三十八)天南星——治顽痹善止骨痛

本品又名南星,为天南星科植物天南星、异叶天南星的块茎。天南星味苦辛性温,其性燥烈,专走经络,为开结闭、散风痰之良药。临床每用以治湿痰、寒痰、风痰、咳嗽、中风、癫痫、痰涎壅盛和破伤风抽搐、口噤、风痰眩晕。若配川草乌、地龙、乳香、没药,即《局方》小活络丹,为痹症常用成药之一,专治痰瘀阻于经络,肢体关节疼痛、麻木。朱良春先生在痹证研究的实践中体会到:天南星功能燥湿化痰,祛风定惊,消肿散结,尤善止骨痛,对包括类风湿关节炎在内的各种骨痛均具有良效。盖久痛多瘀,亦多痰,凡顽痹久治乏效,关节肿痛,活动受限,多是病邪与痰瘀凝聚经隧,胶结难解,故常规用药,恒难奏效。必须采用透骨走络、涤痰化瘀之品,如蜈蚣、全蝎、水蛭、僵蚕、白芥子、露蜂房、天南星之属,始能搜剔深入经隧骨骼之痰瘀,痰去瘀消,则肿痛可止。现代研究表明,天南星煎剂有镇静、镇痛和抗惊厥作用;煎剂家兔灌胃有较好的祛痰作用;鲜天南星水提醇沉制剂有抑制癌细胞生长的作用。多年来朱良春对癌症骨转移疼痛,于辨治方中加用之,颇收著效。广东省中医院肿瘤科参用之,明显减少了麻醉药的使用量,值得推广应用。

天南星有毒,内服必须经过炮制方可使用。一种方法是用生姜、明矾浸泡至透,再晒干,是为"制南星";另一种是用牛胆汁拌和制成,名"胆南星"或"陈胆星"。凡风痰、湿痰、骨痛,均用制南星;如为惊痰、搐搦、热郁生痰,宜用"胆南星"。汤剂用量20~30g,如疗效不著,逐步增加至50~60g,止痛、消肿甚佳。

(三十九) 土鳖虫——通络开闭治顽痹

本品为鳖蠊科昆虫地鳖或冀地鳖的雌性全虫，又名土鳖虫、地鳖虫、土元。性寒，味咸，有毒。功能逐瘀破积、通络开闭。

土鳖虫，古称䗪虫。《神农本草经》载䗪虫："主心腹寒热洗洗，血积癥瘕，破坚，下血闭。"《分类草药性》："治跌打损伤，风湿筋骨痛，消肿……"。《金匮要略》用大黄䗪虫丸治疗虚劳腹满，内有干血，肌肤甲错。今人有用此方加减治疗皮痹。皮痹属痰瘀凝结者可伍用鳖甲、海藻、昆布、丝瓜络；属瘀血阻络者可伍用活血化瘀之品，如丹参、红花、当归、炙山甲等。日久不愈之骨痹，骨节变形者可与其他虫类药合用，如露蜂房、全蝎、蜈蚣、地龙、蛴螬等。煎汤内服，一般为 3~6g；或入丸、散剂。孕妇忌用。年老体弱应伍用养血之药。

朱良春在临床上常以土鳖虫、露蜂房合治顽痹（类风湿关节炎），寒盛者配制川乌；湿盛者配蚕沙；寒湿化热或热痹者配地龙、萆草、寒水石；挟痰者配僵蚕、白芥子；挟瘀者配桃仁、红花；关节僵硬变形者配僵蚕、蜣螂虫、白芥子、鹿衔草；筋骨拘挛者配穿山甲、白芍。治疗顽痹日久，关节畸形者，多用土鳖虫配地龙以化痰祛瘀通络，每多良效。

(四十) 全蝎——治久痹顽痹之要药

为钳蝎科动物钳蝎的干燥全虫。性寒，味咸辛。功能搜风剔络、解毒止痛。其性善于走窜，穿筋透骨，为治久痹顽痹之要药。《王楸药解》谓全蝎能："穿筋透骨，逐湿除风。"

《太平圣惠方》治疗风痹肢痛、营卫不行，用"川乌头二两炮去皮，以大豆同炒，至汁出为度，去豆焙干，全蝎半两，焙为末，醋甜熬稠，丸绿豆大。每温酒下七丸，日一服"。《仁斋直指方》载："治风淫湿痹，手足不举，筋节挛痛，先与通关，次以全蝎七个，瓦炒，入麝香一字，研匀，酒三盏，空心调服，如觉已透则止，未透再服。"清代叶天士，善用虫类药，尤善用全蝎，在《临证指南医案》痹门用虫类药的 7 案中，6 案用全蝎。

朱良春谓全蝎："走窜之力最速，搜风定痉、开瘀通络，内而脏腑，外而经络，皆能开之，通则不痛，故为治顽痹之要药。"全蝎不但能搜风剔络，用于久痹顽痹，还能化瘀解毒，故热毒型痹用之亦佳，可与蜈蚣、地龙、犀角、生地黄、土茯苓相伍用。一般用法：全蝎研末，每服 1~2g；若入汤剂，可用 6~9g。

(四十一) 蜈蚣——治久痹、顽痹之要药

为大蜈蚣科动物少棘巨蜈蚣或其近缘动物的干燥全虫。性温，味辛，有毒。功能祛风止痉、攻毒散结。朱良春认为，蜈蚣有舒利关节之功，对于类风湿关节炎之关节僵肿变形，拘挛不利者，能消肿定痛，舒利挛缩。

《医学衷中参西录》云："蜈蚣，走窜之力最速，内而脏腑，外而经络，凡气血凝聚之处皆能开之。"《疡医大全》用蜈蚣散治蛇头疔之红肿发热疼痛。可见其解毒之力颇强。日本民间用蜈蚣内服治疗神经痛、风湿性关节炎、浆液性关节炎等。用法是：一日 10 条，以文火煎 2 小时，一日 3 次分服。要注意根据体质调整剂量和用药时间，体质弱的应当减量。一般数日可见效果。朝鲜用法是用鸡炖食，男患者用雌子鸡，女患者用雄子鸡，去内脏后入蜈蚣 10 条，加高丽参 3 只（约 40g）入布袋内，另加粳米一合（约 30g），加适量水炖 10~12 小时，至干，3~4 日分服，有时加甘草、大枣。蜈蚣对遇冷即发的神经痛效果较好，闪腰亦常用之。

朱锡祺医师认为，蜈蚣之性最猛，其镇痛作用较其他虫类药为强，故常用于风湿、瘀血等引起的剧烈疼痛。散剂效果好，但剂量宜小，每天不超过 0.9g，否则可能出现皮肤过敏之红色斑块，奇痒难忍。

蜈蚣攻专力宏，开瘀破结、搜风定痛，为治久痹、顽痹之要药。治风湿顽痹，肢麻疼痛，多配白花蛇、乳香、没药等同用。常用剂量：散剂 0.5~1g，汤剂 1~2 条。本品有毒，用量不宜过大。为防其耗血散血，尤其是证实体虚之人，要适量配伍党参、黄芪、当归、熟地等补气养血之品。血虚生风及孕妇禁服。

（四十二）露蜂房——疗顽痹之关节肿僵疼痛

本品为胡蜂科昆虫大黄蜂或同属近缘昆虫的巢。性平，味甘，有毒。功能祛风攻毒、散肿止痛。

露蜂房，《昆明民间常用草药》："发汗除湿，清阴热。"《云南思茅中草药选》："舒筋活络，祛风湿，利尿。治风湿性关节炎，腰膝湿痹，肾炎水肿。"药理研究证实，本品有镇痛、降温作用。动物实验证明有抗炎作用，蜂房水提取液对大鼠蛋清性足肿胀、小鼠棉球性肉芽肿亦有明显抑制作用；皮下注射蜂房水提取液，其抗炎作用与氢化可的松相仿。

《乾坤生意秘韫》用露蜂房治手足风痹，黄蜂窠大者 1 个，小者 3、4 个（烧灰），独头蒜一碗，百草霜 4.5g，同捣敷上。忌生冷荤腥。朱良春认为，露蜂房"对顽痹之关节肿僵疼痛，甚则变形者，乃必用之药"。常与全蝎、蜈蚣、蜣螂虫、地鳖虫、地龙、乌梢蛇等虫类药配伍应用。汤剂用量为 3~6g，或入丸散。

（四十三）僵蚕——味辛行散，能祛风化痰通络

本品为蚕蛾科昆虫家蚕蛾的幼虫感染白僵菌而僵死的干燥全虫。性平，味辛、咸。功能活络通经、化痰散结、祛风开痹。主治痰凝血滞型之皮痹、骨痹。

《神农本草经》曰："白僵蚕……灭黑黚"，《本草经疏》说："辛能祛散风寒，温能通行血脉，故主如上诸症也。肺主皮毛，而风邪客之，则面色不光润，辛温入肺，去皮肤诸风，故能灭黚及诸疮瘢痕也。"《玉楸药解》谓白僵蚕："活络通经，驱风开痹。"

僵蚕味辛行散，能祛风、化痰、通络，皮痹痰凝血瘀以白僵蚕配软坚化痰、软皮行皮之品，如海藻、昆布、鳖甲、刺猬皮等；骨痹关节变形者可配熟地、当归、鸡血藤、鹿衔草、骨碎补、怀牛膝、狗骨等益肾强腰壮骨之品及搜风剔络、逐瘀开痹的虫类药物。一般煎剂用量 5~10g；散剂 0.5~1g，白水或黄酒送服。

（四十四）地龙——清热活血，通络止痛

本品为巨蚓科动物参环毛蚓或正蚓科动物背暗异唇蚓等的全体。性寒、味咸，功能清热活血、通络止痛。

现代药理研究，蚯蚓能治"大热"。其解热成分蚯蚓解热碱及蚯蚓水浸剂对大肠杆菌内毒素及温热刺激引起的人工发热的兔均有良好的解热作用，而且具有镇静、抗惊厥作用，与中医传统的认识一致。因此，地龙常被用于热毒型和血瘀型的痹证。《兰室秘藏》用地龙散治腰脊痛或跌扑损伤，坠落伤，瘀血积于太阳经中，或胫腨臂股中痛不可忍，说明地龙活血通经止痛功效卓著。

朱良春经验，地龙配土鳖虫能化痰祛瘀通络，治顽痹日久，关节畸形者；地龙配露蜂房

能化痰消肿，通络止痛，治疗顽痹肿痛，关节变形者。热毒型痹证常用地龙配水牛角、生地黄、双花、连翘、丹皮、土茯苓等；肿痛难忍，可在九分散（马钱子粉、乳香、没药、麻黄）基础上加用地龙。一般煎汤内服 9~15g，散剂 2~3g。

（四十五）　白花蛇——透骨搜风治顽痹

白花蛇又名蕲蛇，为蝮蛇科动物五步蛇或眼镜蛇科动物银环蛇幼蛇等除去内脏的全体（又名蕲蛇）。味甘、咸，性温，有毒。功能搜风逐湿，通经活络，透骨舒筋。主要用于血瘀顽痹。

《本草经疏》曰："蛇性走窜，亦善行而无处不到，故能引诸风药至病所，自脏腑而达皮毛也。"有报道用枫蛇酒治疗腰腿疼痛：干枫荷梨根 150g，蕲蛇、乌梢蛇各 100g，金钱白花蛇 3 条，置容器中，加白酒适量，略高于药面 10cm 左右，密封，浸 1 个月左右饮用（服完后可再用白酒浸 1 次），每次 30~50ml（可根据酒量大小适量增减），每日 3 次。不善饮酒或畏恶腥味，亦可改将三蛇研粉装入胶囊之中，每次 4~5 粒，每日 3 次，用枫荷梨根（编者注：枫荷梨，一名半荷枫、鸭脚荷，系五加科树参属树参。根茎入药。味甘，性温。功能祛风湿，壮筋骨，活血止痛。用于风湿性、类风湿关节炎，腰肌劳损，坐骨神经痛，臂痛，肩关节周围炎等痹证范畴）30g 水煎送服，同样可以收效。

现代研究，白花蛇对小鼠有镇静、催眠和镇痛作用。《新中医》1987 年第 3 期报道，用蕲蛇或乌梢蛇、蜈蚣、全蝎各 10g，研末，分成 8 包，每日服 2 包，共治坐骨神经痛 54 例，疗效满意，一般 1~2 个疗程可显效或痊愈。

白花蛇性走窜，善行而无处不到，朱良春先生谓其能外达皮肤，内通经络，而透骨搜风之力尤强，被称为"截风要药"。凡疠风顽痹，肢体麻木，筋脉拘挛，半身不遂，口眼㖞斜，惊痫抽搐，瘾疹瘙痒，症势深痼，而风毒壅于血分者，朱良春先生均以其为主药，屡屡获效。

类风湿关节炎俗称四大难症之一，其病机复杂，病程缠绵，殊难奏效。通过长期临床实践，以益肾养血，通督壮筋治其本，钻透剔邪，蠲痹通络治其标的原则，治疗类风湿关节炎数千例，获得显效。其经验就在选药上，除选草木之品养血补肾培本外，又借虫类药搜风逐邪、散瘀涤痰，白花蛇即为必用之品。朱良春采用"蝎蛇散"，专治类风湿关节炎关节变形或骨质破坏而致剧烈疼痛者。处方：全蝎 15g，金钱白花蛇 20g，六轴子（即闹羊花之种子，剧毒）4.5g，炙蜈蚣 10 条，钩藤 30g，共研细末，分作 10 包。每次 1 包，第 1 天服 2 次，以后每晚服 1 包，服完 10 包为 1 个疗程。此方还对强直性脊柱炎、坐骨神经痛，甚则癌肿因肿块浸润、压迫而致剧烈疼痛者有卓效。

附　乌梢蛇

乌梢蛇为游蛇科动物乌梢蛇除去内脏的干燥全体，又名乌蛇、黄风蛇。功用与白花蛇类同。有用蛇肉治疗类风湿关节炎：活乌梢蛇去头尾、皮及内脏后放砂锅中加水煮熟（可加少许葱、姜、酒），每周吃 1~2 条，10 条为 1 疗程，疗程之间间隔 1~2 周；用活蛇（不论何种）杀后或泡酒后的蛇（均去内脏）焙干、磨粉，每日服 3 次，每次 1.5~3g。个别人服后出现皮疹，可作对症处理。

研究表明，乌梢蛇水煎液和醇提液有抗炎、镇痛作用。治疗血瘀顽痹可用白花蛇、乌梢蛇与其他活血化瘀药配伍应用。以服散剂为佳，日服 0.5~1g。煎剂一般用 3~9g。或入丸剂、酒剂。

（四十六）　穿山甲——透达关窍开血凝

本品为鲮鲤科动物鲮鲤的鳞甲。处方常写炮甲珠、炙山甲或炒甲片。功能通经化瘀、搜风去湿。

《医学衷中参西录》云："穿山甲，味淡性平，气腥而窜，其走窜之性，无微不至，故能宣通脏腑，贯彻经络，透达关窍。凡血凝血聚为病，皆能开之。"故风湿病之湿痰瘀血凝聚，非一般活血化瘀开痰之药所能奏效者，皆可用山甲透达。《德生堂经验方》载："凡风湿冷痹之证，因水湿所致，浑身上下，强直不能屈伸，痛不可忍者，于五积散加穿山甲七片，炮熟，同全蝎炒十一个，葱、姜同水煎，入无灰酒一匙，热服取汗，避风。"中医风湿病泰斗焦树德治疗病程较长、病情较重的风湿性关节炎、类风湿关节炎时，常在应证汤（丸、散）药中，加入适量的炙山甲，认为除加强通脉活血外，并有引药"直达病所"的作用。焦树德先生说："对风寒湿痹导致的手足麻木、四肢疼痛、拘挛等症，可用本品通经络、活气血。常配合羌活、防风、天麻、川芎、当归、独活、桂枝、伸筋草、威灵仙、络石藤等同用。"

穿山甲用于治疗血瘀痰凝之皮痹，可配刺猬皮、地骨皮、川芎、桃红、橘络、海藻、昆布等，用于治疗骨节变形之骨痹，可配用补肾壮骨和虫类搜剔之品。一般用量为汤剂 6~9g，或入丸、散、熥剂。

（四十七）天仙藤——流气活血治痹痛

天仙藤又名马兜铃藤、青木香藤，为马兜铃科植物马兜铃的茎叶。功能行气止痛、活血化瘀。

《本草汇言》曰："天仙藤，流气活血，治一切诸痛之药也。"《本草求真》曰："即其所治之理，亦不过因味苦主于疏泄，性温得以通活，故能活血通道，而使水无不利，风无不除，血无不活，痛与肿均无不治故也。"《仁斋直指方》创制天仙散治痰注臂痛，方为天仙藤、羌活、白术、白芷各三钱（9g），片姜黄六钱（18g），制半夏半两（15g）。上锉，每服三钱（9g），姜五片，加水煎服。间下千金五苓丸。笔者对筋痹、骨痹痰湿重、疼痛甚者常加用天仙藤 15g，有良好的止痛效果，可与其他藤类药如络石藤、忍冬藤、海风藤、鸡血藤、大血藤等配伍应用。

注意：天仙藤体虚者慎服。《本草汇言》："诸病属虚损者勿用。"《得配本草》："气血虚者禁用。"

附 天仙子

天仙子为茄科植物莨菪的种子，与天仙藤名近实异。其主要成分为莨菪碱、阿托品及东莨菪碱，具有较强的镇静止痛作用。《圣济总录》治风痹厥痛，用炒天仙子三钱（9g），草乌头、甘草各半两（15g），五灵脂一两（15g）为末，糊丸，为梧桐子大，每服 10 丸，男子菖蒲酒下，女子莞花汤下。天仙子止痛作用迅速强大，肌痹、筋痹、骨痹以痛为主者均可酌情使用。用法：天仙子 0.9g，闹羊花 0.6g 研末，用汤剂送服，痛减即停药。注意：因本品有毒，不可过剂，内服宜慎。青光眼、心脏病患者及孕妇禁服。

（四十八）雷公藤——祛风湿通经活络消肿痛

雷公藤又名黄藤根、菜虫药、蝗虫药、水莽草，为卫矛科植物雷公藤的根。味苦、辛，性凉；有大毒。功能祛风除湿、消肿止痛、通经活络。适用于风湿病之筋痹、骨痹。既往医籍认为，雷公藤不可内服。大多外敷药敷药时间不可超过半小时，否则可能起泡。但据福建省三明地区第二医院报道，用雷公藤根去皮后的木质部分久煮后内服治疗类风湿关节炎，有一定疗效。近代对雷公藤的研究不断深入，大大拓展了其内治范围。

《本草纲目拾遗》记载：雷公藤用于清热解毒、祛瘀接骨。近年来，各地将雷公藤试用于治疗类风湿关节炎、慢性胃炎、系统性红斑狼疮、白塞病和麻风病等收到明显效果，有效率均在90%左右。有人用雷公藤（取木质部）15~25g，加水400ml，文火煎2小时（不加盖），得药液150ml，残渣再加水煎取100ml，混合后早晚2次分服，7~10天为1疗程，疗程间停药2~3天，治疗类风湿关节炎50例，用药1~20个疗程不等，多数为5~6个疗程。其中44例有不同程度的好转或缓解，服药后关节疼痛、肿胀、功能障碍等有不同程度的好转或减轻，血沉下降，部分患者测定类风湿因子或乳胶凝集试验转阴，对活动期患者疗效尤佳。目前应用雷公藤主要有以下剂型。

（1）片剂：雷公藤多苷片，每片10mg，每次3~4片，每日3次。用途：祛风解毒、解湿消肿、舒经通络。有抗炎及抑制细胞和体液免疫等作用。用于风湿热瘀，毒邪阻滞所致的类风湿关节炎，肾病综合征，白塞三联征，麻风反应，自身免疫性肝炎等。口服：每日每千克体重1~1.5mg，分3次饭后服。一般首次应给足量，控制症状后减量。宜在医师指导下服用。

（2）浸膏剂：将本品干浸膏或干浸膏的乙醇提取物，制成25%药液，每次口服20~40ml，每日3次。用于类风湿关节炎。

（3）合剂：雷公藤250g，生川、草乌各60g，当归、红花、桂皮、川牛膝、羌活、杜仲、地骨皮各18g，加水煎至1000ml，滤渣后加入红糖250g溶化，冷后，加入白酒1000g。内服，成人每次30~50ml，每日3次，老年、儿童酌减。用于类风湿关节炎。

（4）酒剂：雷公藤60g，浸入白酒500g中7~10天，成人每次10~15ml，每日3次。用于类风湿关节炎。

雷公藤毒性较大，内服宜慎。内服：煎剂，去皮根木质部分15~25g，带皮根10~12g，均需文火煎1~2小时。外用：适量（多用10%~50%酒精溶液）。特别提醒：雷公藤是一种剧毒药物，尤其皮部毒性极大，使用时最好是剥净皮部，包括二重皮及树缝中的皮分。

（四十九）苍耳子——通督升阳，解挛急治风湿痛

苍耳子为菊科苍耳属植物苍耳的果实。性温，味辛、苦，有毒。功能散风止痛、除湿蠲痹。

《神农本草经》载苍耳："主风，头寒痛，风湿周痹，四肢拘挛痛，恶肉死肌。"《本草正义》称："苍耳子，温和疏达，流利关节，宣通脉络，遍及孔窍肌肤而不偏干燥烈，乃主治风寒湿三气痹着之最有力而驯良者。"取其镇痛消肿之功，《杂病源流犀烛》以苍耳子为君组成定痛散。治疗风湿痹痛、四肢拘挛，可用本品，与川芎、威灵仙、淫羊藿等配伍应用，方如仙灵脾散。

朱良春认为，苍耳子可通督升阳，以解项背挛急。朱良春云："《得配本草》称苍耳子能'走督脉'，项背挛急乃督脉主病，用之既有引经作用，又有祛邪之功。且《神农本草经》言其主'恶肉死肌'，盖风湿去而气血流畅，瘀去新生。"此症多系素禀不足，风、寒、湿之邪袭于背俞，筋脉痹阻而致。若缠绵不解，病邪深入经隧骨骱，每每胶着难愈，常以苍耳子与葛根相伍，邪在筋脉则更配当归、威灵仙、蚕沙之类，邪已深入骨骱则更佐熟地黄、鹿衔草、淫羊藿、乌梢蛇、露蜂房之类；疗效历历可稽。中国人民解放军159医院用自制的苍耳子注射液治疗163例慢性腰腿疼患者，有效率为89%，认为对扭伤和风湿痛疗效较好，对坐骨神经痛和肥大性腰椎炎的疗效较差。

苍耳子对关节肿胀疼痛之骨痹和肌肉酸胀疼痛之肌痹均有较好的治疗效果，一般汤剂用6～9g。本品有毒，宜炒用。不宜久服或过量，年老体弱之人勿服。

（五十）马钱子——通经络宣痹疗瘫

马钱子又名番木鳖，为马钱科植物马钱的成熟种子。性寒，味苦，有毒。功能为通经络、止疼痛、散血热、消肿毒、祛风湿、强筋骨。常用于以疼痛、肿胀为主的肌痹、筋痹、骨痹。

朱良春指出，马钱子善通经络，而止痹痛，常用于慢性腰腿痛、风湿性肌炎、慢性肌肉劳损、坐骨神经痛、陈旧性外伤性关节炎及风湿性、类风湿关节炎等病症。以上病症，皆可归属于中医学"痹证"的范畴，临床上大致可分为风寒湿痹（性质偏寒）、风热湿痹（性质偏热，包括风寒湿痹郁久化热者）、顽痹、虚痹四个大类，前两者大都以祛邪为主，顽痹往往需正邪兼顾；虚人久痹，大法以扶正为主。马钱子原则上可用于其中任何一类痹证，因其有宣通经隧、止痛消肿之长，而其用量又极小，不致损伤正气。类风湿关节炎晚期，活动严重受限者，即张子和所谓"即遇智者，亦难善图"，如能在补益气血、补肾壮督、活血通络、虫蚁搜剔的基础上加马钱子，亦往往可收到意想不到的效果。

朱良春云："马钱子一药向为医家所畏用，以其有剧毒（含番木鳖碱，即士的宁），如因误用，或服用过量，或炮制不得法，可引起呼吸麻痹而致死。然马钱子之药效卓著，用之得当，可以起重病，疗沉疴，往非他药所能替代者。"朱良春先生常说："马钱子是中药里的'异数'：其味极苦，却大能开胃进食；其性至寒，却大能宣通经脉，振颓起废。"

以马钱子为主药组成的治痹方剂很多，如《救生苦海》的马钱散：番木鳖（入砂锅内，黄土拌炒焦黄为度，石臼中捣磨，筛去皮毛，拣净末）、山芝麻（去壳，酒炒）、乳香末（箬竹叶烘出汗）各五钱（15g），穿山甲（黄土炒脆）一两（30g）。共研末。每服一钱，酒下，不可多服。服后避风，否则令人战栗不止。如人虚弱，每服五分。黄伟康氏用马钱子300g，牛膝、甘草、苍术、麻黄、僵蚕、乳香、没药、全蝎各35g，配制成粉，每次1包，用白酒冲服，每晚服1次，20天左右为1疗程，治疗肥大性腰椎炎20例，显效18例。

马钱子毒性较大，应严格如法炮制并掌握剂量。寒凝血瘀疼痛者常嘱患者用汤剂冲服九分散1～2g，若肌肉松弛、缓弱无力可用汤剂冲服马钱子粉0.6～0.9g。

附 马钱子炮制法

马钱子的炮制至关重要。诚如张锡纯所说："制之有法，则有毒者，可至无毒。"

1. 张锡纯法 将马钱子先去毛，水煮两三沸而捞出，用刀将外皮皆刮净，浸热汤中，日、暮各换汤1次，浸足3昼夜取出，再用香油煎至纯黑色，擘开视其中心微有黄意，火候即到。将马钱子捞出，用温水洗数次，以油气尽净为度。（《医学衷中参西录》）

2. 赵心波法 马钱子先用砂锅煮，内放一把绿豆，至开花时，剥去马钱子外衣，用刀切成薄片，晒两三天后，再用砂土炒制至黄色，研末备用。（《赵心波儿科临床经验选》）

3. 朱良春法 马钱子水浸去毛，晒干，置麻油中炸。火小则中心呈白色，服后易引起呕吐等中毒反应；火大则发黑而炭化，以致失效。在炮制过程中，可取一枚用刀切开，以里面呈紫红色最为合度。（《虫类药的应用》）

（五十一）芥子——止痹痛，搜剔内外痰结

芥子为十字花科植物白芥或芥的干燥成熟种子；前者习称"白芥子"，后者习称"黄芥

子"。味辛，性温。温肺豁痰利气，散结通络止痛。常用于寒痰喘咳，胸胁胀痛，痰滞经络，关节麻木、疼痛，痰湿流注，阴疽肿毒。

芥子辛温，味厚气锐，内而逐寒痰水饮，宽利胸膈，用于咳嗽气喘，痰多不利，胸胁咯唾引痛；外而走经络，消痰结，止痹痛，除麻木。《开宝本草》谓芥子主"湿痹不仁……骨节疼痛"，《本草纲目》亦谓芥子可治"痹木脚气，筋骨腰节诸痛"。朱良春先生认为，久痹疼痛，未有不因停痰留瘀阻于经隧者，因此所谓治"骨节疼痛"、"不仁"云云，皆指其辛散温通，入经络，搜剔痰结之功。故常在痹证方中加用芥子一药。如与姜黄、制南星、桂枝、露蜂房、赤芍药、海桐皮、淫羊藿、鹿角、制附片、当归等相伍，治疗肩关节周围炎；与生地黄、熟地黄、淫羊藿、鹿角、麻黄、桂枝、制川乌、制草乌、乌梢蛇、炮山甲、骨碎补、续断、威灵仙、木瓜等相伍，配食益肾蠲痹丸，治疗类风湿关节炎、骨质增生、慢性腰腿痛，疗效均较为满意。

芥子可治结节病（皮痹）。结节病是一种原因不明、可累及全身多个器官的非干酪性上皮样慢性肉芽病变，可发生在淋巴结、肺、肝、脾、眼、皮肤等处。此当属中医学中的"皮痹"、"痰核"、"痰注"范畴，如朱丹溪说："人身中有结核，不痛不红，不作脓，痰注也。"故其治疗，当以化痰软坚散结为主，常用芥子、生半夏、紫背天葵、僵蚕、薏苡仁、海藻、昆布、夏枯草、生牡蛎、老鹳草等；夹瘀者加赤芍药、炮山甲、当归、地鳖虫、露蜂房；夹气滞者加青皮、陈皮、姜黄；阴虚者加麦门冬、天门冬、百合、十大功劳叶；肾阳虚者加鹿角、仙灵脾、熟地黄、巴戟天。

朱良春用白芥子，一般为 10～15g（汤剂），最大量用至 18g，无任何不良反应。注意：内服过量可致呕吐。阴虚火旺及无痰湿水饮者忌服。

（五十二）鬼箭羽——破瘀散结，治贼风历节诸痹

又名卫矛，为卫矛科植物卫矛的具翅状物的枝条或翅状附属物。《神农本草经》即有载录，味苦，性寒，善入血分，破血通络，解毒消肿，蠲痹止痛。一般临床较少应用，事实上本品行散入血，既能破瘀散结，又擅活血消肿，祛痹定痛，凡是瘀血阻滞之证，均可参用。

《神农本草经》称其"除邪，杀鬼蛊疰"，就是指出它能治疗瘀血阻络而导致的诸多疑难杂证。《本草逢原》载其"治贼风历节诸痹"。现代药理研究，证明它有调节免疫作用，所以对自身免疫性结缔组织病如类风湿关节炎、系统性红斑狼疮、干燥综合征、硬皮病、白塞综合征等疾病，均可应用。上述诸病均有不同程度的关节肌肉疼痛，并常伴有不规则的发热，以及皮肤、黏膜损害，症情反复缠绵，有"四久"之特征，即"久痛多瘀、久痛入络、久病多虚、久病及肾"。临床常以之配穿山龙为主药，结合辨证论治，时获佳效。但气血亏虚，或有出血倾向，以及妇女月经过多、孕期，则不宜应用。用量一般在 15g 左右，体实者可用至 30g。《浙江民间常用草药》治风湿病方，用卫矛 60～90g，水煎服用，副作用较小，只是虚寒证宜慎用之。

此外，由于本品擅解阴分之燥热，对糖尿病之阴虚燥热型者颇合，不仅能降糖，而且并发心脑血管和肾脏、眼底及神经系统等病变，有改善血液循环、增加机体代谢功能等作用，既能治疗，又能预防。据药理分析，证实其所含草酰乙酸钠能刺激胰岛细胞，调节不正常的代谢功能，加强胰岛素的分泌，对中虚气弱者，可配合参、芪、术等同用。但孕妇慎用。

（五十三）肿节风——散瘀除痹，清热解毒

肿节风为金粟兰科植物草珊瑚全株。又名观音茶、九节风、九节茶、接骨木。味辛、苦，性平。归肝、大肠经。有祛风除湿、活血散瘀、清热解毒之效。常用于肺炎咳嗽、口腔炎症、细菌性痢疾、肠炎等。现有成药"肿节风片"、"肿节风注射液"以肿瘤辅助治疗为其适应证，有抑制肿瘤、抗癌增效的作用。

朱良春先生在长期临证观察中，发现肿节风因其剂量的不同，功效也有区别。小剂量（15g以下）有扶正的作用，大剂量（30g以上），则以清热解毒、散结化瘀为其所长，而多用于免疫性疾病活动期，如系统性红斑狼疮、皮肌炎、类风湿关节炎、混合性结缔组织病等。肿节风的用量为30~60g，配伍忍冬藤、鬼箭羽、生地黄、水牛角等，起到免疫抑制作用。

例如葛某，女，26岁，2004年5月就诊。系统性红斑狼疮1年多，长期激素治疗，仍持续发热，关节疼痛，红细胞沉降率增快。遂予上药加味，治疗3个月，体温、红细胞沉降率恢复正常，关节疼痛明显好转，目前继续中药治疗，小剂量激素维持，病情相对稳定。朱良春先生曾用肿节风配伍大青叶、桃仁、生石膏、野菊花、蚤休、金荞麦等，治疗1例败血症肺炎高热患者，已用药10多日，多种抗生素治疗乏效，而且病情危重，服用朱良春先生上述药物三剂后，体温和血常规中白细胞数呈阶梯式下降，病情转危为安。肿节风小剂量的使用，有增强免疫功能的作用，单味治疗血小板减少性紫癜有效。朱良春先生常用来伍以仙鹤草、油松节、枸杞子、仙灵脾、紫草等，效果显著。朱良春先生指出，无论是免疫性疾病的活动期，还是感染性疾病的急性期，往往呈现出热毒壅盛之证候，热毒内遏，可以熬血成瘀。瘀血与热毒相互搏结，故瘀热瘀毒是导致疾病的发生、发展的主要因素和特异性病机。而肿节风正具有清瘀、解毒、散结的功效，即使阴虚火旺，只要配伍恰当，可以照常使用。

二、常　用　对　药

（一）川乌　草乌

用量　生川乌、生草乌各适量。

功效　祛寒定痛。

主治　风寒湿痹之疼痛。

按语　凡风寒湿痹之疼痛，寒邪重者用生川乌，寒邪较轻而体弱者用制川乌。对于寒湿痹痛之重证，则需生川乌和生草乌同用，盖草乌开痹止痛之力较川乌为甚。

至于两者的用量，因地有南北，时有寒暑，人有强弱，故其用量，一般从小剂量（3~5g）开始，逐步加至10~15g为宜。生、川草乌均需文火先煎40min，再下余药，以策安全。

（二）川乌　桂枝

用量　制川乌10g，川桂枝12g。

功效　温通止痛。

主治　寒湿偏胜之顽痹。

按语　治顽痹寒湿偏胜者常用桂枝配川乌，鲜用麻黄配川乌，因麻黄虽可宣痹解凝，但有发越阳气之弊。此外，两药对硬皮病亦有效。

（三）川乌　当归

用量　制川乌 10g，全当归 12g。

功效　祛寒养血止痛。

主治　久患寒湿痹痛而血虚者。

按语　久患寒湿痹痛，往往会兼夹血虚，故用制川乌祛寒止痛，当归补血活血。

（四）川乌　生石膏

用量　制川乌 10g，生石膏 30g。

功效　祛寒、除热、止痛。

主治　热痹和寒热互结之痹痛。

按语　制川乌祛寒止痛，本品用于寒湿痹痛为宜，但与清透郁热的生石膏配伍，则可用于热痹和寒热互结之痹痛，以四肢关节肿痛，扪之微热或灼热为指征。

（五）川乌　羚羊角

用量　制川乌 10g，羚羊角 0.6g（或用水牛角 30g 代）。

功效　清解温通，祛风蠲痹。

主治　寒热夹杂之痹痛。

按语　用羚羊角治痹痛，古已有之，如《备急千金要方》用羚羊角配栀子、黄芩等治历节肿痛，《本草纲目》又云：“经脉挛急，历节掣痛而羚羊角能舒之。”现代实验研究证明，羚羊角有解热、镇痛、抗炎作用。羚羊角清热止痛，制川乌祛寒止痛，故合用于治疗寒热互夹之痹痛。

（六）桂枝　附子

用量　桂枝 10g，附子 6~15g。

功效　祛风散寒，除湿定痛。

主治　阳气不足，风寒湿邪凝滞筋脉及肌表的痹病。

按语　桂枝温通肌表经络，附子气雄性悍，走而不守，能温经通络，逐经络中风寒湿邪，张元素谓其“乃除寒湿之圣药”，两药配伍可温经扶阳，祛风散寒，除湿定痛，常用于阳气不足，风寒湿邪凝滞筋脉及肌表的痹病。

（七）桂枝　石膏

用量　桂枝 10g，生石膏 30g。

功效　清络止痛。

主治　热痹或风湿发热，持续不退，四肢疼痛者。

按语　桂枝温通肌表经络，生石膏清透表里邪热，两药合用，共奏清络止痛之效。

（八）水牛角　赤芍

用量　水牛角 30g，赤芍 15g。

功效　清热凉血，消肿止痛。

主治　热痹之关节红肿热痛。

按语　如见环形红斑或皮下结节者，加丹皮 10g、僵蚕 12g。

（九）萆草　虎杖　寒水石

用量　萆草 30g，虎杖 20g，寒水石 15g。

功效　清络止痛。

主治　热痹或湿热痹。

按语　萆草可祛除经络之湿热，具祛邪止痛之功，与虎杖、寒水石配伍，可作为治疗热痹、湿热痹证的主药，服药后血沉、抗"O"多能较快地降至正常。若久痹之虚热，证见低热缠绵，午后较甚，舌尖红，舌苔薄黄，脉来较数者，又应用萆草与银柴胡、白薇、秦艽等配伍，以清虚热而兼治痹证。

（十）秦艽　白薇

用量　秦艽 10g，白薇 15g。

功效　养阴清热，疏风通络。

主治　阴虚湿热之痹证。

按语　秦艽祛风湿而偏清利，且能清阴虚之热；白薇善于清解阴血之热，故两药适用于治疗阴虚湿热之痹证。

（十一）生地黄　黄芪

用量　生地黄 30~60g，生黄芪 15~30g。

功效　滋阴凉血，益气扶正。

主治　风湿热、类风湿关节炎、干燥综合征、系统性红斑狼疮、白塞综合征等自身免疫性疾病，证属气阴两伤，热入营血者。

按语　现代药理研究证明生地有类激素样作用，黄芪能提高和调节免疫功能，用于免疫性疾病确有一定效果。

（十二）生地黄　蒲公英

用量　生地黄 40g，蒲公英 30g。

功效　凉血解毒，散热除痹。

主治　热痹见关节红肿热痛，或伴有风湿结节属血热壅滞者。

按语　风湿热有侵犯心肌倾向者，生地黄可加至 60~90g，因生地黄含有营养心肌、保护心肌和强心的多种因子。

（十三）海桐皮　海风藤

用量　海桐皮 10g，海风藤 30g。

功效　祛风湿，通经络，止痹痛。

主治　风湿痹痛。

按语　海桐皮祛风湿、通经络，善止痹痛；海风藤入经络而祛风湿、止痹痛，故合用治疗风湿痹痛之证。

（十四） 青风藤 忍冬藤

用量 青风藤 30g，忍冬藤 30g。

功效 祛风除湿，通络止痛。

主治 痹证见拘挛、疼痛症状者等。

按语 "凡藤蔓之属，皆可通经入络"（《本草便读》）。青风藤和忍冬藤，两者均善于祛风通络，因风湿所致关节疼痛，屈伸不利等症，均为常用，取藤茎类祛风湿药有通行经络、疏利关节，舒挛缓痛之功，可缓解疼痛与拘挛。但青风藤性偏温，适用于风寒重而无热象者；忍冬藤性偏寒，偏用于风湿痹痛兼有热象者，组成药对则制其寒热之性，适应证更为广泛。

（十五） 姜黄 海桐皮

用量 片姜黄 10g，海桐皮 15g。

功效 蠲痹、通络、止痛。

主治 肩痹（肩关节周围炎）。

按语 姜黄横行肢节，行气活血，蠲痹通络，是治疗肩臂痹痛之要药；海桐皮祛风湿，通经络，达病所，疗伤折，有止痛、消肿、散瘀之功。两药合用，其效益显。气血虚者加当归 10g、黄芪 15g 益气养血，脾虚者加白术 15g 补脾扶正。

（十六） 骨碎补 鹿衔草

用量 骨碎补 15g，鹿衔草 30g。

功效 补肾强骨，祛风湿，除痹痛。

主治 骨痹（增生性关节炎）。

按语 增生性关节炎乃退行性病变，用骨碎补、鹿衔草治疗，可延缓关节软骨退行性变性，抑制新骨增生。

（十七） 麻黄 白芥子

用量 麻黄 5g，白芥子 15g。

功效 通络化痰，消肿止痛。

主治 痰湿阻滞所致关节肿胀或肿痛，关节腔积液。

按语 麻黄散寒通痹，白芥子化痰通络，善搜皮里膜外、筋骨经络间痰湿，故两药合用可治疗痰湿阻滞所致关节肿胀或肿痛。

（十八） 麻黄 熟地黄

用量 麻黄 4g，熟地 20g。

功效 温通血络，消散阴凝。

主治 ①阳虚阴寒，痰瘀结滞于肌肤、筋骨之痈疽、痰核、流注、脉痹、骨痹、顽痹等；②中风后遗症，证属阴寒内凝，瘀血阻络者。

按语 麻黄辛温通痹，可疏通肌肤经络；熟地滋阴养血，生精补髓，两者配伍，宣通滋补并施，可使阳气宣通，阴凝消散。两药用治中风后遗症，配合葛根、丹参、豨莶草效好。

（十九） 地龙 土鳖虫

用量 地龙 15g，土鳖虫 10g。

功效 化痰、祛瘀、通络。

主治 ①咳喘日久，顽固不愈者，如肺源性心脏病、风湿性心脏病、慢性支气管炎、支气管哮喘等；②顽痹日久，关节畸形。

按语 地龙化痰平喘，土鳖虫活血逐瘀，一化痰，一活血，且皆能通利经络，故用于上述痰瘀交阻之证。

（二十） 地龙 露蜂房

用量 地龙 15g，露蜂房 10g。

功效 镇咳平喘，通络止痛。

主治 ①顽痹肿痛，关节变形者；②慢性咳喘较剧者。

按语 两药可化痰消肿，通络止痛，故又可用于治疗类风湿关节炎，朱良春所研制的益肾蠲痹丸即配有地龙、露蜂房。

（二十一） 仙灵脾 露蜂房

用量 仙灵脾 15g，露蜂房 10g。

功效 补肾调经，温阳除痹。

主治 ①阳虚风湿痹痛者；②精气清冷不育、阳痿遗精、宫寒不孕者可以选用；③冲任不调，形盛气虚之月经不调、经事淋漓、怯寒乏力者。

按语 治阳虚风湿痹痛，伍入熟地、仙茅和鹿衔草效好。

（二十二） 露蜂房 土鳖虫

用量 露蜂房、土鳖虫各 10g。

功效 行瘀通督，祛风攻毒。

主治 顽痹（类风湿关节炎）。

按语 两药合治顽痹，寒盛者配制川乌；湿盛者配蚕沙；寒湿化热或热痹者配地龙、萆草、寒水石；夹痰者配僵蚕、白芥子；夹瘀者配桃仁、红花；关节僵硬变形者配僵蚕、蜣螂虫、白芥子、鹿衔草；筋骨拘挛者配穿山甲、白芍。

（二十三） 鬼箭羽 露蜂房

用量 鬼箭羽 15g，露蜂房 10g。

功效 化瘀散肿，除痹止痛。

主治 类风湿关节炎，关节肿痛、僵直，甚至变形者。

按语 鬼箭羽化瘀行血，活络通经，善治湿热夹瘀之痹证；露蜂房能入骨祛风，除痹止痛，两药合用治疗类风湿关节肿痛、僵直和变形有一定效果。

（二十四） 豨莶草 当归

用量 豨莶草 100g，当归 30g。

功效　祛风除湿，活血解毒。

主治　风湿性和类风湿关节炎。

按语　豨莶草有"祛风湿，兼活血"（《本草经疏》）的作用，与当归配伍，用治风湿性、类风湿关节炎，大能减轻症状，消肿止痛，随着风湿活动迅速控制，抗"O"、血沉亦可下降。体弱者可先用半量，随后逐渐加量。

（二十五）豨莶草　鸡血藤

用量　豨莶草、鸡血藤各 30g。

功效　祛风除湿，活血通络。

主治　各种风湿痹痛。

按语　两药合治风湿痹痛，用量需在 30g 以上，轻则效微。

（二十六）土茯苓　萆薢

用量　土茯苓 30~60g，萆薢 15~30g。

功效　泄化浊毒。

主治　痛风。对膏淋、尿浊、蛋白尿、带下属湿热壅结者亦效。

按语　痛风乃嘌呤代谢紊乱，系尿酸生成过多、排泄减少所致，在中医乃湿浊瘀阻，停着经隧而致骨节肿痛之证，治宜泄化浊毒。土茯苓善祛湿毒而利关节，萆薢善利湿浊而舒筋络，两药合用，可快速消除症状，降低血尿酸指标，是治疗痛风的要药。土茯苓、萆薢亦可同威灵仙合用，威灵仙宣通十二经络，对改善关节肿痛有效。

（二十七）黄芪　当归

用量　黄芪 30~60g，当归 15g。

功效　益气养血、荣筋养骨。

主治　痹证。用于痹证因气虚血滞，筋脉失养者。

按语　黄芪甘温，荣筋骨，擅补气，气足则血旺，血旺则气行有力，用于痹证因气虚血滞，筋脉失养者；当归甘平柔润，长于补血，《别录》谓其可除"湿痹"，《伤寒论注解》谓其能"通脉"。《得宜本草》云黄芪"得当归能活血"。朱良春言："黄芪、当归相使为用，则补血生血活血之效更著，有阳生阴长，气旺则血生之义，具有增强机体免疫力，促进新陈代谢等作用，以黄芪、当归为药对以治风理血，实乃从化源滋生处着眼人之阳气，资始在肾，资生在脾，且顽痹症多久服风药，当有疏风勿燥之意。"

（二十八）穿山龙　当归

用量　穿山龙 40~50g，当归 15g。

功效　益气养血、祛风除湿、活血通络。

主治　各种风湿痹证。

按语　穿山龙为薯蓣科植物穿龙薯蓣的根茎，味苦性平，入肺、肝、脾经，无论寒热虚实，均可应用，用于痹病各期和各种证型。《别录》有当归除"湿痹"之语，药理研究证明其具有免疫调节和镇痛、抗炎作用，痹病久则兼夹血虚，因而也可以用于痹证的治疗。穿山龙与当归合用，有益气养血、祛风除湿、活血通络之功，能调整机体免疫功能，改善疼痛等主要症状和血沉、类风湿因子等实验室指标，是痹病治疗的基础用药，也是朱良春先生治疗痹病的一大特色。穿山龙的用量决定疗效，一般应用至 40~50g，量小则效果不著。

（二十九） 全蝎 蜈蚣

用量 全蝎、蜈蚣各等份。

用法 共研细末。每服 1~3g（按年龄、病情增减用量），1 日 2~3 次，开水送服。

功效 息风、定痉、止痛。

主治 各种痹痛及偏头痛、痉挛、抽搐。

按语 实验研究证明，两药对中枢神经兴奋剂引起的惊厥，有明显的对抗作用。对癫痫经常发作者，持续给药，可减少或制止其发作。临床实践证明，对小儿乙型脑炎或高热惊搐，于辨证方中加用两药，有止搐缓惊作用。

（三十） 附子 全蝎

用量 附子 6g，全蝎 3g（研吞）。

功效 温阳息风止痉，散寒通络止痛。

主治 顽固性抽搐及阳虚寒凝之痹痛、麻木、偏头痛等。

按语 《证治准绳》蝎附散以此两味为主药。附子温阳祛寒除湿，全蝎通络搜风解痉，两药相伍，攻克顽固性寒凝痹痛、头痛、抽搐等证每有殊功。

三、常 用 方 剂

（一） 蠲痹汤（南通良春中医医院协定方）

常用药物 乌梢蛇、炙蜂房、鸡血藤、金雀根、甘草等。

功效 搜风钻剔，开痹通络。

主治 顽痹各种证型用药的基础方。

按语 据"痹"者"闭"也之意，本方诸药配伍具有搜风钻剔、开痹通络之功。全方扶正与逐邪并重，善用虫药，搜剔通络，适用于各种风湿顽痹及免疫功能失调导致的慢性顽疾。

（二） 痛风汤（南通良春中医医院协定方）

常用药物 土茯苓、威灵仙、草薢、防己、泽兰、泽泻、蚕沙等。

功效 利湿泄浊，消肿止痛。

主治 痛风及痹证肢体肿胀者。

按语 肿胀早期，多用二妙、防己、泽兰泻；中后期，重用半夏、南星、白芥子和全蝎、蜈蚣、地鳖虫。

（三） 痛风颗粒

常用药物 土茯苓、草薢、蚕沙、车前子等七味中药。

功效 清热解毒，泄浊化瘀，调益脾肾，排泄尿酸。

主治 痛风性关节炎、高尿酸血症等。

按语　痛风颗粒1995年批准为医院制剂（批准文号：苏药制字Z04001377），已获得国家发明专利授权，专利号：ZL200610088103.3。痛风性关节炎虽表现为局部痹痛，以关节肿胀、变形（痛风石）为主，实际上是脏腑功能失调，升降失常，气血失和的全身性疾病。在遣方择药上，我们恪守"泄浊化瘀、调益脾肾"的治疗大法。土茯苓味甘淡、性平，入肝、肾、脾胃经，无毒，益肾敛精，健脾除湿，清热解毒，祛风湿，强筋骨，通利关节；蚕沙性味甘温，入肝、脾、胃经，祛风除湿，和胃化浊，活血通经。二药合为君药，调益脾肾，泄浊化瘀，通利关节，标本兼治。威灵仙味辛咸、性温，无毒，入膀胱经。功能祛风湿，通经络、消痰涎、散癖积、止痛；徐长卿味辛、性温，入肝胃经，功能祛风化湿，行气活血，止痛，解毒消肿。两药相伍，善止关节痹痛，合之为臣药，以增强君药之作用。重楼味苦微寒，入肝经，清热解毒，消肿止痛，凉血定惊；萆薢味苦性平，入胃、肝经，祛风除痹，分清泄浊。二药合为佐药，可增强消肿止痛、分清泄浊、蠲痹通络之功。车前子味甘淡微寒，入肺、肝、肾、膀胱经，清热利尿，渗湿通淋，为使药，引药下行，促使浊瘀从膀胱排泄。全方共奏调益脾肾、泄浊化瘀、蠲痹通络之功。

1996年我们与中国中医研究院基础理论研究所合作进行"痛风冲剂（痛风颗粒）治疗痛风性关节炎临床和实验研究"，2008年10月与四川大学华西药学院合作进行痛风颗粒的药效学实验研究，证实痛风颗粒具有降低血尿酸含量、修复关节损伤、抗炎和镇痛作用，对痛风有较好的治疗作用；该药具有调节核酸、嘌呤代谢，促进核酸合成，改善微循环，抗炎镇痛，利尿消肿等多种生物学效应，具有抑制尿酸生成和促进尿酸排泄的双向调节作用；经过急毒、长毒实验证明该药安全无毒。"痛风冲剂治疗痛风性关节炎临床和实验研究"获2003年度南通市科技进步三等奖。

（四）浓缩益肾蠲痹丸

常用药物　当归、地鳖虫、炙僵蚕、广地龙、炙蜂房等二十味中药组成。

功效　益肾壮督，蠲痹通络。

主治　各类顽痹，如类风湿关节炎，强直性脊柱炎，风湿性关节炎，颈椎病，胸、腰椎增生，肩周炎，坐骨神经痛，肿瘤骨转移等。

按语　顽痹以阳虚居多，加之痹证后期骨质受损，顽痹必用补肾之品，因此，本方可以应用于一切顽痹。阴虚者，加生地、麦冬、石斛代茶饮送服；阳虚者，加阳和汤；湿热者，酌配湿热痹冲剂；血压高者，加广地龙、天麻煎汤送服；服药后肤痒者，徐长卿、地肤子煎服。

风湿病通常表现为病程长，症情顽固缠绵，久治不愈，朱良春先生喜用"顽痹"称之，认为其具有"久痛入络，久痛多瘀，久病多虚，久病及肾"的特点，正虚邪恋，壅塞络脉，留滞于内，深入骨骱，胶着不去，凝涩不通，邪正混淆，如油入面，草木之品很难祛除，必借"虫蚁搜剔"之性，庶克奏功。朱良春先生在先贤及先师章次公先生运用虫类药治疗顽痹经验的启示下，根据顽痹形成之机转制定了"蠲痹舒络合剂"，并逐渐发展完善为"蠲痹通络丸"，最终形成"益肾蠲痹丸"，成为益肾蠲痹法的代表方药。方中所选药品，除植物药外，侧重于虫类药物，因为虫类药不仅具有搜剔之性，而且均含有动物异体蛋白质，对机体的补益调整，有其特殊作用。特别是蛇类还能促进垂体前叶促肾上腺皮质激素的合成与释放，使血中这种激素的浓度升高，从而达到抗炎、消肿、止痛的疗效。在实践中我们体会到虫类药的使用对缩短疗程、提高疗效具有重要作用。由于风药多燥，根据"治风先治血"的原则，故立方时重用地黄、当归、鸡血藤等养血之品，以缓其燥性，提高疗效。

20世纪80年代我们与中国中医研究院基础理论研究所合作，经Ⅱ型胶原与不完全福氏佐剂加寒湿因素所致大鼠关节炎动物模型实验，证明益肾蠲痹丸具有调节免疫功能、消肿止痛、减轻病变关节滑膜组织炎症及胶原纤维沉着、修复软骨细胞增生等功效。经检索是目前国内众多治疗类风湿关节炎中成药中唯一对骨质破坏有修复作用的中成药，并作为科技部"十五"攻关计划"类风湿关节炎治疗方案研究"课题及"十一五"科技支撑计划"基于二次临床研究的中医药治疗类风湿性关节炎的临床评价"课题的治疗组用药。该药组方中寻骨风由于含有马兜铃酸而一度被禁止使用，我院经过处方和工艺的改良，申报了医院制剂"浓缩益肾蠲痹丸"，服用量小，毒副作用少，且不含马兜铃酸，经临床使用20年，疗效肯定，并优于第一代产品"益肾蠲痹丸"，对骨关节炎亦有显著疗效，成为医院的拳头产品。

（五）蝎蚣胶囊

常用药物　蜈蚣等二味中药组成。

功效　息风通络，化瘀止痛。

主治　痹痛、麻木、眩晕等症。风湿类疾病如类风湿关节炎、红斑狼疮、皮肌炎、硬皮病、强直性脊柱炎、干燥综合征以及早、中期肿瘤，间质性肺炎等免疫系统疾病。

按语　对异体蛋白过敏者，在医生指导下服用。

（六）扶正蠲痹胶囊Ⅰ

常用药物　全蝎、乌梢蛇、守宫、水蛭等六味中药组成。

功效　扶正固本，化瘀蠲痹，解毒消结。

主治　风湿类疾病如类风湿关节炎、红斑狼疮、皮肌炎、硬皮病、强直性脊柱炎、干燥综合征以及早、中期肿瘤，间质性肺炎等免疫系统疾病。

按语　对异体蛋白过敏，血小板、血细胞减少者，在医生指导下服用。

（七）扶正蠲痹胶囊Ⅱ

常用药物　全蝎、乌梢蛇、地龙等六味中药组成。

功效　扶正固本，化瘀蠲痹，解毒消肿。

主治　风湿类疾病如类风湿关节炎、红斑狼疮、皮肌炎、硬皮病、强直性脊柱炎、干燥综合征以及早、中期肿瘤，间质性肺炎等免疫系统疾病。

按语　对异体蛋白过敏者，在医生指导下服用。

（八）金龙胶囊

常用药物　鲜守宫、鲜金钱白花蛇、鲜蕲蛇等。

功效　破瘀散结，解郁通络。

主治　原发性肝癌血瘀郁结证，症见右胁下积块，胸胁疼痛，神疲乏力，腹胀，纳差等。临床上我们用于风湿类疾病如类风湿关节炎、红斑狼疮、皮肌炎、硬皮病、强直性脊柱炎、干燥综合征以及早、中期肿瘤，间质性肺炎等免疫系统疾病。

按语　金龙胶囊〔（98）卫药准字Z-070号〕是一种治疗多种癌症及自身免疫性疾病的鲜动物药制剂，具有扶正荡邪、补肾培元、解毒消肿、活血化瘀之功。《神农本草经》早就强调"生者尤良"，《本草纲目》更明确指出"生"就是指新鲜中药。根据清华大学生命科学与工程研究院检测的结果："活动物冷冻干燥，其活性成分大于干品五六倍或十几倍。"经低温冷冻现代生化分离提取技术制备而成的现代鲜动物药金龙胶囊，既克服了动物药生吃不易消化吸收、易引起感染、异体蛋白质易导致过敏的缺点，又保存了鲜动物药的有效活性成分。首都医科大学高益民教授研究发现，金龙胶囊主要含氨基酸、多肽、蛋白质、酶、多糖、核酸、脂肪等多种活性物质，且分子量在1万以下的小分子物质占98%以上，易于被人体吸收。经冷工艺制备的金龙胶囊与传统热工艺制备的产品相比，氨基酸含量为传统工艺的1.5倍，多肽为4倍。李玉衡报道，总糖占金龙胶囊物质成分的26.9%，其中多糖占7.2%。众所周知，多肽和蛋白质常常作为抗原刺激机体产生后天获得性免疫反应，而多糖对先天免疫功能的促进作用也日益受到广泛关注。金龙胶囊各种活性成分吸收进入人体后，对免疫功能进行整体、双向和多层次调节，对多种免疫性疾病均有较好的治疗效果，充分体现了中医"异病同治"以及鲜动物药整体平衡的独特优势。

（九）金水鲜胶囊

常用药物　鲜蛤蚧、鲜白花蛇、西洋参、冬虫夏草等。

功效　益气养阴，补肺益肾。

主治　适用于气阴两虚、肺肾不足所致的倦怠乏力、面色㿠白、口干口渴、自汗盗汗、纳差食少、腰膝酸软、咳嗽气短、胸闷胸痛等症状。也可用于肺癌患者及化疗的合并用药。

按语　金水鲜胶囊为治疗肺癌的鲜动物药制剂，临床上我们用于风湿病引起的间质性肺炎常获佳效。

（十）寒湿痹颗粒

常用药物　制川乌、桂枝等中药组成。

功效　温经散寒，蠲痹通络。

主治　风寒湿痹。

按语　阴虚、湿热证者慎服。行痹以游走不定为主者，重用独活、海风藤；蕲蛇用于风寒湿痹重症，不仅善于祛风镇痛，而且具有促进磷质产生、增强机体免疫能力的功效；寒痛者，重用附子、细辛、川乌、草乌。

（十一）湿热痹颗粒

常用药物　生白芍、知母、生地等中药组成。

功效　养阴、清热、止痛。

主治　风湿热痹。

按语　脾胃虚寒者忌用，或在医生指导下使用。

（十二）复肝胶囊

常用药物　红参、鸡内金、炮山甲、白花蛇舌草、土茯苓等十七味中药组成。

功效　益气活血，化瘀消癥，佐以解毒降酶。

主治　主治慢性迁延性肝炎，慢性活动性肝炎，肝硬化，脾肿大，对乙肝病毒携带者等有效。

按语　服药期间忌食辛辣，湿热较盛者暂停服用或在医生指导下使用。

（十三）朱氏温经蠲痛膏

常用药物　羌活、生大黄、川芎、细辛、生川乌等九味中药。

功效　温经通络，蠲痹止痛。

主治　主治风湿性关节炎、类风湿关节炎、肩周炎、坐骨神经痛、颈椎病、腰椎增生、骨肿瘤等引起的疼痛。

按语　皮肤过敏者慎用，局部红肿灼热者忌用。

（十四）麝香丸

常用药物　生草乌、地龙、黑豆、麝香等。

功效　祛风散寒、通络止痛。

主治　风寒湿痹疼痛顽剧者。

按语　泛丸如绿豆大，日服14~28粒，夜卧前温酒下，微汗出便效。地龙性喜走窜，长于通络治痹；乌头辛温大热，善于温经散寒，宣通痹闭而解寒凝；黑豆能祛风除痹解毒；麝香活血通经，镇痛消肿，诸药配伍可获迅速止痛之效。

第六节　益肾蠲痹法治疗风湿病其他技术

风湿病是一种范围广泛、致病因素多样、病变部位不一，病理属性复杂的疾病。临床上用单一的治疗方法，很难取得满意的效果。治疗风湿病，应杂合以治（或称综合治疗），即从整体上把握其病因病机、将多种不同的治疗方法有机地联系起来，进行全面的综合治疗，杂合以治是风湿病的基本治疗原则。

朱良春益肾蠲痹技术在坚持内治的同时，紧扣肾督空虚、阳虚合邪的病机，以益肾蠲痹为宗旨，形成了融饮食治疗、火龙技术、敷贴、推拿、运动、康复等多种特色治疗技术为一体，临床上以杂合以治、标本结合、动静结合、内外结合、防治结合、医疗与护理结合等原则，丰富了风湿病的治疗方法。

一、风湿病饮食疗法

利用食物进行预防和治疗疾病的方法，称为食物疗法，又叫饮食疗法、药膳疗法，简称"食疗"。食物之所以能够治疗疾病，主要是因为它具"偏性"，也即是具有药物的功能，具有和药物一样的性能，包括"性"、"味"、"归经"等内容。药疗与食疗都是利用药与食的偏性，来调节人体内的平衡，是对寒性、热性的纠偏。偏，就是人体内的平衡被打破，出现或热、或冷、或虚、或实，就会出现病症。中医对药物讲究辨证施治，是纠偏；对饮食也讲究辨证择食，也是纠偏。换句话说，食物和中药一样有药物的性能，因此有"药食同性"、"医食同源"之说。

食物也具有性味，部分食物同时也是药物，用之得当，可以防病治病。唐代著名医家孙思邈在《备急千金要方·食治》中云："安身之本，必资于食。救疾之速，必凭于药。不知食宜者，不足以存生也；不明药忌者，不能以除病也。……是故食能排邪而安脏腑，悦神爽志以资血气，若能用食平疴、释情、遣疾者，可谓良工。"继而强调："夫为医者，当须先洞晓病源，知其所犯，以食制之，食疗不愈，然后命药。"《备急千金翼方·养性》更明确指出了食疗重要作用"药食两攻，则病无逃矣"。《寿亲养老新书》说："人若能知其食性调而用之，则倍胜于药出"；"善治药者不如善知食。"清王孟英说："食疗药极简易，性最平和，味不恶劣，易办易服。"风湿病饮食疗法具体包括以下三种原则。

1. 辨证配膳 朱良春认为，食物和中药一样有药物的性能，因此有药食同性一说。辨证诊治也是食疗的基本原则。以"虚则补之，实则泄之"、"寒者热之，热者寒之"、"温者清之，凉者温之"等为治疗大法。配膳时要根据"证"的阴阳、虚实、寒热，分别给予不同的饮食配方。一般而言，风痹者宜用葱、姜等辛温发散之品；寒者宜用胡椒、干姜等温热之品，而禁忌生冷；湿痹者宜用茯苓、苡米等药食两用之品；热痹者一般是湿热之邪交织，药膳宜用黄豆芽、绿豆芽、丝瓜、冬瓜等药食物，而不宜吃羊肉及辛辣刺激性食物。

2. 烹饪合理 凡食疗物品，一般不采取炸、烤、爆等烹调方法，以免其有效成分被破坏，或使其性质发生改变而失去治疗作用。应采取蒸、煮、炖、煲汤等方法。烹饪的目的在于既使其味美可口，又使其保持药性。

饮食调养对风湿病患者来说非常重要。首先，风湿病患者应选用高蛋白、高维生素及容易消化的食物经过合理的营养搭配及适当的烹调，尽可能提高患者食欲，使患者饮食中的营养及能量能满足机体的需要。其次，风湿病患者不宜服用对病情不利的食物和刺激性强的食品，如辣椒等，尤其是类风湿关节炎急性期的患者及阴虚火旺型患者最好忌用。糖类及脂肪也要少用，这是因为治疗类风湿关节炎常用糖皮质激素，导致糖代谢障碍，血糖增高，而脂类食物多黏腻，可使血胆固醇升高，造成心脏、大脑的血管硬化，并且对脾胃功能也有一定损害。类风湿关节炎患者的食盐用量也应比正常人少，因为盐摄入过多会造成钠盐潴留。另外，茶叶、咖啡、柑橘、奶制品也可能会使类风湿患者的症状加重。不同类型的风湿病患者，其饮食宜忌也各不相同，分述如下。

（1）风热型和湿热型：风热型主要症状为关节游走性疼痛，发热，咽痛，便秘，小便溲赤，苔厚，舌红，脉数或弦数，血沉也明显增快，而湿热型的患者可出现低热、胸闷、纳差、关节肿痛有积液、舌质红、苔白腻、脉搏滑数、血沉增快等表现。出现这些症状的患者应该多选用寒凉的饮食，如米仁粥、豆、生梨、豆卷、菊花菜、芦根等，可以协助清除内热；而不应食用温热性的食物，如辣椒、芥末、姜、桂皮、酒等，因为吃这些会伤阴助火，加重症状。

（2）寒湿型：主要表现为关节肿痛或有积液，纳差，大便溏薄，小便清长，畏寒，消瘦，面色无华，舌淡苔白腻，脉濡，血沉也增快。此型的患者应选用一些温热性的食物，如姜、桂皮、木瓜、药酒等。

（3）肝肾两虚型：这型患者可表现为关节疼痛畸形，肌肉萎缩，筋腱拘挛，畏寒，消瘦，面色无华，舌淡薄白或白腻，脉沉细，而血沉多不增速，或接近正常。此型患者可以多食一些补益的食品，如胡桃、桂圆、芝麻等。

一般来说，风湿病患者应注意少吃辛辣、刺激性食物，少吃生冷、油腻之物。例如，强直性脊柱炎、骨关节炎患者，多具有骨质疏松或骨质增生、退化，应多吃鱼、肉类、蛋白、猪骨等含钙、磷丰富的食品；合并有贫血的患者还需注意补充含铁食物，如动物血、菠菜、香菇、紫菜。另外，关于类风湿关节炎患者饮酒问题，也根据病情辨证对待。

3. 饮食宜忌 风湿病宜用食物具体情况如下。

①苦瓜、苦菜、马齿苋、丝瓜、薏仁、豆腐、芹菜、山药、扁豆等食物，具有清热解毒功效，可以缓解局部发热、疼痛等。

②蛇类、虫类等活血通络祛风止痛的食品，既可做菜，也可泡酒后饮用，可以缓解局部的肿痛症状，还可起到防止病变向其他关节走窜的作用，因此是作用较强的食物。

③多种青菜、水果可以满足人体对维生素、微量元素和纤维素的需求，同时具有改善新陈代谢的功能，可起到清热解毒、消肿止痛作用，从而缓解局部的红肿热痛症状。

④香菇、黑木耳等食品，具有提高人体免疫力的作用，可以缓解局部的肿痛等症状。

总之，选对食物都可以起到缓解类风湿关节炎患者症状的作用，但我们选用食物时一定要对症，否则会影响效果。

风湿病患者禁忌食物分类如下。

（1）高脂肪类：脂肪在体内氧化过程中，能产生酮体，而过多的酮体，对关节有较强的刺激作用，患者不宜多吃高脂肪类食物，如牛奶、肥肉等，炒菜、烧汤也宜少放油。

（2）海产类：海鲜，俗称"发物"。有些系统性红斑狼疮患者食用海鲜后会出现过敏现象（系统性红斑狼疮患者大多为高过敏体质）诱发或加重病情。痛风患者不宜多吃海产品，如海带、海参、海鱼、海虾等，因其中含有嘌呤，被人体吸收后，能在痛风患者关节中形成尿酸盐结晶，使关节症状加重。

（3）过酸、过咸类：如花生、白酒、白糖及鸡、鸭、鱼、肉、蛋等酸性食物摄入过多，超过体内正常的酸碱度值，则会使体内酸碱度值一过性偏高，使乳酸分泌增多，且消耗体内一定量的钙、镁等离子，而加重症状。同样，若吃过咸的食物如咸菜、咸蛋、咸鱼等，会使体内钠离子增多，而加重患者的症状。

二、风湿病针灸疗法

针灸疗法是祖国传统疗法，已有几千年的历史，我国最古老的医书《五十二病方》中就有针灸治痹的记载。应用针刺和艾灸的方法，可通过腧穴的作用，促使经脉通畅、气血调和，从而达到祛除疾病、恢复健康的目的。针刺治病是用特制的金属针具刺入身体一定部位或穴位，以治疗疾病的一种疗法，针刺治疗风湿病有较好的疗效，但要选好适应证。一般应用于风湿病关节肿胀、疼痛和功能障碍等的治疗，另外发热的风湿患者也可应用。艾灸是指将艾条的一端点燃后，置于痹痛部位或穴位上，相距皮肤 $0.5 \sim 1cm$ 处施灸，不要烫、烧伤皮肤，以温热感、不烫、皮肤微红为度。艾灸不但可以治病，还能强身防病，故在没有痹痛发作时也可应用。艾灸主要适用于风湿患者膝、踝、腕关节酸沉冷痛、屈伸不利等的治疗，常与针刺配合使用。

1. 毫针刺法 为临床中治疗风湿病最常用的针刺方法。取穴：主穴：大椎、身柱、至阳、筋缩、脾俞、肾俞、委中、足三里、太溪；配穴：①上肢：肩髃、肩髎、肩贞、曲池、外关、阳池、合谷、八邪；②下肢：鹤顶、内膝点、外膝点、阴陵泉、阳陵泉、昆仑、解溪、丘墟、八风；③颈项：C1～C7 夹脊；④颞颌关节：上关、下关。针法：病在皮肤肌肉宜浅刺，或用皮肤针叩击；病在筋骨宜深刺留针，病在血脉可放血。

2. 灸法 用艾绒或其他药物放置在体表的穴位上烧灼、温熨，借灸火的温和热力及药物的作用，通过经络的传导，起到温通气血，扶正祛邪，是达到治疗疾病和预防保健目的的一种外治疗法。适用于寒湿凝滞，经络痹阻所引起的各种风湿病。

简易温灸方法：全身痛或麻木者，可用固定式艾条熏灸器长时间熏灸大椎穴，每次两小时以上；待灸感到达命门穴以下，加熏灸命门穴；再等待灸感抵病痛关节以下，再加熏灸病痛关节处的经验穴或压痛点。灸后病痛感觉范围会逐渐缩小，再依下列办法施灸：①在背部或有不适感处先找出痛点，再用点燃的艾条在痛区巡回熏灸。没有压痛点则在肤温降低区，或者功能障碍的关节处熏灸，灸时如有特殊感觉直往体内钻，钻得最快、最深的点就是该病区的反应点。长时间熏灸反应点，会取得满意的疗效。②如果病痛只在一条经络的某一节段，则这一节段上的任何一点，接近艾火马上就会产生条状灸感，而灸其他任何经络的任何节段都不会出现此现象。如果条状灸感不趋向肢端方向，则改灸有感线的上端，灸感就会下行。循着这条有感线相距约 3 寸处各灸 5min，灸至不再有灸感出现的地方，便算完成一次灸治。每天可灸两三次，逐日灸下去，有感线会自上端起逐渐缩短，病痛也跟着逐渐转好。

3. 拔罐法 应用各种方法排除罐筒内空气以形成负压，使其吸附体表以治疗疾病的方法。又称吸筒疗法、拔筒法。古代有以兽角制成的，称角法。通过吸拔，可致局部组织充血或瘀血，促使经络通畅、气血旺盛，具有活血行气、止痛消肿、散寒、除湿、散结拔毒、退热等作用。适用于风、寒、湿痹及肿痛症、颈项、腰背及四肢疼痛、麻木、功能障碍等。

4. 朱氏益肾蠲痹之"火龙灸" 任督二脉，主司十二经脉的气血运行，温煦濡养筋脉骨节。任督二脉失和为产后风湿病之重要病机。温督补任法为治疗产后风湿病之捷法，通过扶阳益阴以助正气，使正盛以逐邪，邪祛而正安，进而阴阳平衡，气血得以生化，人体各方面的生理机能得到调节。火龙灸为温督补任之妙法，通过酒精燃烧产生的温和火力逐步把湿毛巾温热，进而促使芳香药力渗透，经任督二脉经络的传导，激发经气，内达脏腑，外通肢节，收到固本培元、调和阴阳、温经散寒、祛风止痛的效用。

适应证：①强直性脊柱炎、肌筋膜炎、风湿性关节炎、腰椎间盘脱出症、颈椎病、产后风湿病等见有颈腰背、双膝及双下肢冷痛属痹证日久、肝肾两亏、气血不足者。②男子阳痿，兼见腰足酸软、眩晕耳鸣、肢冷怯寒、舌胖淡、苔白腻、脉沉迟等属于命门火衰，精气虚寒者。③女子宫寒、痛经或带下病，兼见下肢浮肿、形寒肢冷、性欲下降、白带清稀、身重乏力、小腹冷感、舌胖淡、苔灰腻、脉沉细属肾阳虚寒者。④胃寒冷痛、五更泻属脾肾阳虚者。

具体操作：第一步：将调制好的中药均匀地涂抹于患者督脉/任脉上，接着盖湿毛巾 1~2 条于中药上。第二步：用注射器在毛巾上洒 95% 酒精，然后点燃酒精，形成一条"火龙"。第三步：待患者感到灼热时，扑灭火焰，并循经点穴按压。第四步：热退后再洒酒精点火，如此反复 3~5 次。治疗结束时，患者背部或腹部出现一条宽宽的潮红色反应带。5 次为一疗程，隔日 1 次。

三、益肾蠲痹推拿疗法

1. 病变在四肢者 取穴：以病变关节为治疗重点。常取八邪、阳溪、阳池、阳谷、内关、外关、肩髎、肩髃、肩贞、肩井、天宗、曲池、手三里、八风、解溪、丘墟、照海、昆仑、太溪、承山、悬钟、阴陵泉、阳陵泉、膝眼、鹤顶、血海、梁丘、秩边、环跳、承扶。

推拿手法：①患者取坐姿，按摩师按常规用滚法在患肢手臂内、外侧施治。从肩至腕部，上下往返 3~4 遍。②术者循患臂上、下循经用拿法，同时重点在肩、肘、腕部配合按、揉曲池、手三里、合谷等穴。然后在病变关节施以按揉局部穴位以痛为俞。最后再用揉法施于患肢，并配合被动活动有关关节而结束上肢治疗。时间约 10min。③患者仰卧，术者一手握住患者踝关节上方，另一手以滚法从大腿前部及内、外侧至小腿外侧施术，同时被动伸展活动下肢。随即在踝关节处以按、揉治疗，同时伸展内、外翻活动该关节。再循髋关节、膝关节、踝关节上、下先按揉伏兔、梁丘、丘墟、八风等穴。时间约 10min。④患者俯卧，术者以滚法施于臀部至小腿后侧，并重点施术于髋关节、膝关节，然后再按揉环跳、悬钟、太溪、秩边、承扶、承山、委中、飞扬、昆仑等穴。时间约 5min。

2. 病变在脊柱者 取穴：以脊椎两旁肌肉为治疗重点，常取夹脊、大椎、大抒、风门、肺俞、心俞、膈俞、肝俞、脾俞、肾俞、命门、志室、腰阳关、八髎等穴。

操作手法：①患者俯卧，在患者腰背部沿脊柱及其两侧用滚法施术，并配合后抬腿活动，时间约 5min。②患者取坐势，术者于后方用滚法、拿法交替施于颈项两侧及肩部，同时配合颈部左、右旋转及俯、仰活动，再拿肩井，时间约 2min。③接上势，用按揉法从颈至腰、臀部循经施于上述穴位。先取夹脊，再取其余穴位，最后平推脊柱以热为度（本过程患者坐势和俯卧均可），再按肩井结束治疗，时间约 10min。

以上治疗连续 10 天为 1 疗程，每天治疗 1 次，疗程间休息 3~6 天。

四、风湿病运动疗法

运动疗法，是应用运动或体育锻炼治疗的一种方法。益肾蠲痹运动疗法，以病变部位为核心，突出各部位的运动康复治疗，通过患者的功能锻炼，达到三个重要的目的：①保持或改善病变关节的功能和运动范围；②防止肌肉萎缩；③促使患者精神振奋，体力增强，唤起与疾病斗争的信心。

（一）颈部运动法

（1）立位或坐位，做头部旋转动作，先顺时针方向旋转，再逆时针方向旋转。动作缓慢，幅度自小而大，重复 6~8 次。

（2）立位，曲颈位两手掌向上交叉于胸前，然后两手翻掌尽量上举，同时头部后仰，眼睛注视两手背。重复 8~12 次。

（3）立位，两肩放松下垂。颈部尽量上伸拉长颈部并持续片刻，放松后再重复上述动作。

（二）腰椎锻炼法

（1）五点支撑法：取仰卧位，双肘、膝及髋关节屈曲，以头、双足、双肘为支撑，慢慢将腰拱起，反复进行 3~4 次，每日重复 3~4 次。

（2）三点支撑法：在上法的基础上，如腰部肌力增强，可进一步锻炼腰肌，原位不动，将两上肢屈曲置于胸前，以头和双足为支撑点，慢慢使腰拱起，反复 5~10 次，每日如此重复 3~4 次。

（3）飞燕式锻炼法：取俯卧位，两上肢伸直，然后抬头挺胸，与此同时使两上肢向后直伸，两腿直伸向后抬起，反复进行 3~5 次，每日如此重复进行，初练时，两上、下肢的动作也可分别进行。

（4）托天按地法：取站立位，抬头挺胸一上肢向上高举过头顶，腕背伸，掌心向上，如拖天状，向上用力，与此同时，另一上肢呈下垂状伸直位，腕背伸位，掌心向下，如按地状用力向下，两上肢如此交替进行，反复 3~8 次，每日如此重复 3~4 次。此法不但可矫治腰椎畸形，增强腰部肌力，而且对矫治颈椎畸形也十分有利。

（三）胸廓锻炼法

平肩扩胸运动：将两上臂平肩做扩胸运动一回合十次，每日三个回合。

（四）肩部锻炼法

（1）屈伸锻炼法：取站位或坐位，患肢下垂于体侧，逐渐向前上方抬举患肢，必要时可用健肢的手或他人协助进行，然后复原，再使患肢向后尽量伸。

（2）划圈锻炼法：站立位身体前倾 30°~45°，患肢下垂做顺、逆时针方向划圈活动，活动范围由小到大缓慢进行。

（3）爬墙运动：患者面对墙站立，两足尖顶墙，患侧手掌平放在墙壁上，利用手指缓慢向上爬行，每日纪录爬行高度。

（五）肘关节锻炼法

（1）伸屈锻炼法：手握掌徐徐做肘关节的主动或被动的伸屈活动，或将患肢平放在桌上肘后加垫，健手握持前臂，做主被动伸屈活动。以主动锻炼为主，别人以协助之，应因势利导，决不可强行粗暴行施，否则适得其反，每次实施后，应以领袖带悬吊于胸前的实施位。

（2）旋转锻炼法：坐位立位，手握木棒，屈肘 90°，上臂紧贴体侧，行前臂的旋前、旋后活动，以主动为主，被动为辅。

（六）腕手部功能锻炼法

（1）合掌张臂法：将双手掌合实，呈立掌位，置于胸前缓慢用力伸张两臂，如此反复进行，起到伸手指和背伸腕关节的作用。

（2）背伸张屈法：用力握拳，做腕背伸、掌屈活动。

（3）抓空法：将五指用力张开，再用力抓紧拳。

（4）腕关节操：两手合掌，反复交替用力向一侧屈曲。

（七）髋关节功能锻炼法

（1）站立位锻炼法：若髋关节有一定的活动度，肌力在 3 级以上，可采用站立锻炼。屈伸锻炼：自然站立，两上肢向前平伸，做髋关节的下蹲、起立活动，若两侧患病，不能单独站立者，可一手扶持物体做上述活动。收展锻炼：自然站立位，然后两腿做分开和并腿活动或手扶物体，做患髋的收展活动。

（2）床上锻炼法：屈伸锻炼：髋关节自主或被动的屈伸活动，每日 3~4 次，每次 3~8 回，活动度逐渐增加，每次活动次数也逐步增加，如果疼痛较重者可配合下肢牵引或在牵引下做起坐活动。收展锻炼：仰卧位，做患肢的分腿和收腿训练，次数同上。划圈运动：取仰卧位，做髋关节顺、逆时针的划圈运动，次数同上。外旋运动：健肢伸直，患肢半屈位置于健肢上，做患肢的外旋锻炼，随着外旋度的加大，患肢逐步上移以增加其外旋度。

（八）膝关节锻炼法

（1）屈曲：仰卧位训练：仰卧，患膝尽量屈曲，健踝交叉放在患踝前方，健足将患足轻轻的拉向后靠近臀部。俯卧位训练：俯卧，屈患膝，健踝交叉放在患踝前方，慢慢的拉患足使之向臀部靠近，直到患膝有牵张感为止。

（2）伸展：俯卧：患肢在下，健踝前方交叉放在患踝后方，轻轻推直患膝，直到感到有牵张感为止。仰卧：伸直健肢，屈患髋90°，双手环抱于患股后方，慢慢伸足指向天花板。

（九）踝足功能锻炼法

（1）床上背伸跖屈锻炼：坐位做主被动仰足和勾足运动，活动度应由小到大，同时要做足趾的伸屈活动及足踝的收展和旋转活动。

（2）立位锻炼法：手扶持物体使膝前屈以带动踝关节的背伸活动。

五、风湿病熏蒸疗法

熏蒸疗法是中医外治疗法中应用最广的疗法。熏蒸法是集传统的熏法和洗法为一体，利用热力和药力对患部进行熏蒸治疗。它是利用药物煎汤，趁热在皮肤或患处进行熏蒸、淋洗的治疗方法。它是借助药力和热力，通过皮肤、黏膜作用于肌体，促使腠理疏通，脉络调和，气血流畅来防治疾病。

熏蒸疗法是一种古老的治法，早在汉代的《五十二病方》中就载有熏洗方8首。在汉时熏洗疗法已普遍应用于临床各科。现代医学实验证实，熏蒸时湿润的热气，能加速皮肤对药物的吸收，同时皮肤温度的升高，可导致皮肤微小血管扩张，促进血液和淋巴的循环，因此有利于血肿和水肿的消散。由于温热的刺激能活跃网状内皮系统的吞噬功能，增加细胞的通透性，提高新陈代谢等作用，故对各种慢性炎症有良好的疗效，对霉菌等引起的皮肤疾病，熏洗药中的有效成分往往能直接杀灭。

皮肤是人体最大的器官，具有丰富的血管和神经，具有多种神经反射。皮肤可通过角质层、毛囊皮脂腺及汗管口三个途径吸收外界物质（包括气体）。外界温度升高时，皮肤的吸收能力增强。这是因为皮肤血管扩张，血流加快，已透入组织内的物质弥散速度也加快，物质不断地移于血液循环之中。相对而言，水溶液难被吸收，蒸汽气体可增加脂溶性和水溶性物质的吸收。熏蒸疗法正是利用这一原理，将药液变为蒸汽送入体内，修复、疏通受损、堵塞的毛细血管。使患部肌肤、经络、骨质细胞恢复供氧气、供营养及排泄废物。在药力及自身供血系统恢复正常的双重作用下，无菌炎症、各种关节结节、滑膜炎症等病灶开始消退。风湿病的表面症状在药力的直接作用下与身体的自身愈合能力的恢复中逐渐消失，这就是《黄帝内经》所谓"治病必先祛其病所从生者也"。即风、寒、湿、热等六邪，因正气、营卫失调而从肌肤侵入。所以必须以其侵入之处着手治理的道理。也是对古人"祛风先行血，血行风自灭"的精辟论断的最好解释。

熏蒸疗法治疗疾病的范围相当广泛，尤其对外科、皮肤科、骨伤科及风湿病等效果显著。

（一）适应证

风湿性关节炎、类风湿关节炎（早中期）、骨关节炎、痛风性关节炎、赖特综合征、风湿性多肌痛、膝关节肿痛、肌肉萎缩、颈椎病、产后风寒、月子病、网球肘、腰椎管狭窄、肩周炎、陈久性坐骨损伤及运动型损伤、骨质疏松、腰椎间盘突出症、腰椎脱位症、颈椎病等各类疾病。

（二）常用方药

熏蒸液：蠲痹汤加辨证方药。

六、温经蠲痛敷贴疗法

敷贴疗法又称外敷疗法，是将药物研为细末，与各种不同的液体调制成糊状制剂，敷贴于所需的穴位或患部，以治疗疾病的方法，是中医常用的外治疗法之一。敷贴疗法除能使药力直达病灶所发挥作用外，还可使药性通过皮毛腠理而由表及里，循经络传至脏腑，以调节脏腑气血阴阳，扶正祛邪，从而治愈疾病。朱氏益肾蠲痹敷贴技术以朱氏温经蠲痛膏和痹通方为主要敷贴药物，所选用药物均有祛风除湿、通经活络之功效，通过经络穴位或者局部给药，可以同时发挥药物和穴位的双重作用，药物通过透皮吸收，在局部达到一定的血药浓度，并且刺激局部经络穴位，发挥最大的全身药理作用。

（一）适应证

类风湿关节炎、风湿寒性关节痛、强直性脊柱炎、骨关节炎、颈椎腰椎退行性病变等疾病。

（二）治疗方法

1. 三伏贴 头伏、二伏、三伏分别敷贴一次，敷贴治疗时间以 2~4 小时为宜，连续 3~5 年为 1 疗程。夏季三伏为人体经络气血旺盛之时，此时配合穴位药物敷贴，可达到最佳疗效，适应于风湿病的慢性阶段与预防。

2. 即时贴 适用于各种风湿病急性发作期以疼痛为主要表现者。

（三）常用方药

朱氏温经蠲痛膏、痹通方及辨证方药。

第七节 风湿病的护理调摄

风湿病的治疗以药物为主，其次为一般性治疗，如休息、饮食、功能锻炼等方面都属于护理内容，而且对疾病康复非常重要。风湿病是一种比较顽固的慢性疾病，反复发作，缠绵难愈，同时患者的思想情绪也往往会随着病情的进退而转化，因此在风湿病治疗的同时，对风湿病的护理与调摄也不能忽视，常言"三分治疗，七分护理"，说明在正确治疗风湿病的同时，一定要有恰当的护理密切配合，才能取得良好的疗效；"三分治，七分养"，说明了生活调摄在风湿病治疗康复中的重要作用。有了恰当的护理调摄，才能使患者正确对待疾病，有战胜疾病的信心，而且对如何服药、如何锻炼等都有了正确的认识，则大大有利于风湿病患者的康复。

一、风湿病的护理

（一）生活护理

生活护理包括起居、饮食等方面的护理，在疾病的影响下，风湿病患者在生活上有很多不方便，如肌肉、关节酸痛，或关节僵直、行走不便，常需要他人帮助。因此生活护理是风湿病护理中的重要部分，必须做好以下几个方面。

（1）风湿病患者最怕寒冷、潮湿，要指导患者随时收看天气预报，留意天气变化，注意保暖、防冻或防潮湿，少用冷水，居住的房屋最好向阳、通风、干燥，保持室内空气新鲜，床铺要平整，被褥轻暖干燥，常常洗晒，尤其是对有强直性脊柱炎的患者，最好睡木板床，床铺不能安放在风口处，防睡中受凉。

（2）洗脸洗手用温水，晚上洗脚热水以能浸至踝关节以上为好，时间在 15min 左右，可促使下肢血液流畅。

（3）患者汗出较多者，需用干毛巾擦干，衣服被褥被汗渍浸湿者应及时更换干燥衣被，避免因之而受凉受湿。夜间有盗汗者，除内服药之外，可在睡前用五倍子粉加水调匀敷于脐部。对大便干结者，必须嘱咐多饮水，多吃水果、蔬菜，保持大便通畅。

（4）对四肢功能基本丧失而长期卧床者，应注意帮助其经常更换体位，防止发生褥疮。

（5）对于指关节畸形或肘关节屈曲挛缩难伸者，不能刷牙、洗脸及持筷进食者，要及时照顾，或设计一些简便用具，如用不需拧绞的小毛巾，用调羹代替筷子，用长柄牙刷等，使患者感到方便，而且为能自理生活而感到欣慰。

（6）对两膝关节及踝关节变形、行走不便者，要注意防其跌仆，或设计一些适当的拐杖，使其能扶持便于室内活动。厕所内在适当地方装上把手，便于下蹲后起立。必须处处理解患者生活不能自理的痛苦，设身处地、想方设法地予以帮助。

（7）对于系统性红斑狼疮等疾病因其抵抗力差，易引起皮肤受损，要做好皮肤护理，可用洗必泰洗创口等。

（8）风湿病患者常有口腔溃疡，要注意口腔护理，可用硼酸水多次漱口等。

（9）注意气候变化，天气剧变寒冷时，及时添加衣服。注意保暖，预防感冒。

（10）坚持锻炼身体，增强体质，提高自己的抗病能力。

（二）情志护理

心理对于病情的控制有着极大的关系，乐观的心态可以辅助治疗疾病，风湿病病程较长，且常导致关节畸形和功能丧失，患者思想负担重，认为该病难治愈，甚至放弃治疗，任其发展，以致完全丧失劳动能力。对于这种心理障碍的风湿病患者的治疗一定要做耐心、细致的疏导工作，主动关心和帮助他们，使患者树立战胜疾病的信心和毅力。同时家庭应让患者自己了解风湿病病因、病理及目前治疗方法和疗效，以便更好地配合治疗。

中医历来讲究情志护理，《黄帝内经》中即有"恬淡虚无，真气从之，精神内守，病从安来"、"精神不进，志意不治，故病不可愈"。说明精神情志的调节在人类防病、治病、延年益寿中起了很大作用，也为情志护理奠定了理论基础，后世医家在《黄帝内经》的基础上又有了不同程度的充实发展。

中医认为喜、怒、忧、思、悲、恐、惊七情的活动是人们正常的精神活动，但人的思想感情往往会受到周围环境变化和内心健康状况改变的影响，尤其是患病后由于肉体的痛苦也带来精神上的苦恼，就会产生与健康人不同的精神状态，如对疾病产生恐惧、对治疗产生焦虑等，这种七情活动太过，则又会在某些情况下反过来促使疾病进展、恶化。

由于风湿病的病程长，病情反复大，患者的思想活动、情志变化更为复杂，如疾病急性发作，或病情加重，行动不便，生活不能自理时，就感到悲观失望，甚至产生轻生的念头；有的对疾病缺乏正确的认识，又产生了急于治愈、心情急躁、要求医疗效果过高的情绪等精神状态，都严重影响了治病的疗效，此时虽有"灵丹妙药"也难奏效，所以对风湿病患者要做好情志护理。具体做法如下。

（1）指导和帮助患者正确对待疾病，减轻患者心理上的压力。对初诊或新入院的风湿病患者，先要观形察色，区别对待。先用语言疏导，通过与患者交谈，审其忧苦，解其郁结，达到情调志悦。对病情正在急性发作，一时尚不能得到控制的、性情急躁、急于求愈的患者，必须加以宽慰，说明此病有反复性、周期性，如果及时治疗，可使病情逐步缓解。如与医护人员密切配合，做好各种治疗，可望逐步康复，使其解除忧虑、耐心接受治疗。对病情严重者，患者往往情绪低沉，对治疗失去信心，医护人员应该根据其病情，恰当地解释，使患者懂得治疗必须经过一定的过程，忧虑过多于病无益，使其了解当前治疗的要求与目的，听从医护人员的指导，积极主动地配合治疗。对病情尚轻或年轻的患者，如表现满不在乎，亦不遵守医嘱，生活上不注意保暖，或卧床不起，不愿意做适当锻炼的患者，必须将风湿病的顽固性、复杂性、长期性及目前治疗上缺乏特殊疗法的情况告知，使其能自病自得知，做到心中有底，促使其正确认识病情，遵循医嘱，与医护人员配合，促进早愈。

（2）争取亲属积极配合，使能达到预期疗效。风湿病患者长期受疾病折磨，如果有一个和谐美满的家庭，给予患者无微不至的关怀和周到的照顾，将能给患者带来心灵上的抚爱和对康复的希望，从而使患者情绪稳定，减轻思想上的苦闷、有利于病情缓解。任何最好的治疗，如果没有亲属的积极配合与协助，是达不到预期疗效的。

疾病不仅生在患者身上的某个部位，而且影响着人的整体身心，因此要以整体观念对待疾病。与患者长期相处在一起的亲人，不但要了解目前患者肉体上的痛苦，还必须理解患者目前整个身心的状况，善于了解患者的思想状态，及时向医护人员反映，争取医护人员有的放矢地进行解释安慰。

（三）饮食护理

饮食是维持人体生命的重要因素，合理的饮食能增加营养，患病之后如饮食调理恰当，能更好地为治疗创造有利的条件，因此对风湿病患者的饮食护理也很重要。

（1）饮食要根据具体病情而有所选择。风湿病患者的饮食，一般应进高蛋白、高热量、易消化的食物，少吃辛辣刺激性的食物及生冷、油腻之物。中医对风湿病患者的饮食还要根据患者的证候而调整。如患者舌苔厚腻，食欲不振，就要忌食油腻的膏粱厚味，而可以吃些薏苡仁之类以祛湿；如风寒湿痹，舌苔白而润者，可适当吃些温散的食物，如姜汤、姜皮茶等助其辛散；如消化不良，舌苔厚腻的，则必须给予质软、清淡、易消化的食物，如冬瓜汤等。如属风湿热痹，舌质红者，凡热性的食物如葱、韭等勿食。

（2）饮食不可片面，正确对待药补食补问题。瓜果、菜蔬、鱼、肉、鸡、鸭等均有营养，不可偏食。有些人认为，有了病就是虚，应该吃补药，但也有人主张"药补不如食补"，这些说法都欠全面，要正确对待药补与食补问题。风湿病患者在漫长的疾病过程中，往往服药过多，脾胃功能不佳者不少，因此对药补、食补问题更需注意。如牛奶、豆浆、麦乳精、巧克力及目前形形色色的营养品，虽然都属食补佳品，但如果患者内有湿热，舌苔黏腻，食欲不振，食之反而脘腹胀满难受，甚至不思饮食。人参、白木耳、阿胶、珍珠粉及层出不穷的补药，虽都表明有补气、补血、养阴、安神等作用，但病未祛除，徒进补益，反而增加了脾胃负担。有些糖浆、冲剂，味多甜腻，服之反而壅气助湿，胃肠呆滞。特别值得一提的是，目前人民生活水平提高，更加讲究食物营养，有些人对鳖的营养价值大加赞赏，认为其肉有补阴、凉血、益气之功，但其性寒而难消化，于脾胃虚弱者，很不适宜。而有些家属出于好心，希望风湿患者多吸取食物营养，到头来使患者更加湿滞难化，适得其反。因此，补药必须请医生指导，食补也要根据患者的消化能力而定，食而不化，反而增加麻烦。

（3）注意饮食宜忌。饮食方面酸性食物不宜摄入过多，否则体内酸碱度值一过性偏高，消耗体内的钙、镁而加重骨质疏松，致病情加重。过咸的食物像咸菜、咸蛋、咸鱼，使体内钠离子增多会加重病情。苦瓜、苦菜、丝瓜等具有清热解毒的功效，可缓解局部发热、疼痛等。薏苡仁、豆腐、芹菜、山药、扁豆等具有健脾利湿的功效，可缓解关节肿胀等。主张患者多食蔬菜、水果、补充维生素和钙质，对过去曾明显诱发或加重自己病情的食物应避免食用。不宜过多地吃高脂肪类食物，脂肪在体内氧化过程中可产生酮体，对关节有很强的刺激，如过量牛奶、肥肉、油炸制品等，炒菜、烧汤也宜少放油。不宜过度食用过酸、过咸食物，如花生、白酒、白糖、及鸡鸭鱼肉、蛋类等。对于系统性红斑狼疮患者尽可能少吃含补骨脂素的芹菜、无花果，含联胺基因的新鲜蘑菇、烟熏食物和豆荚等，少用或不用磺胺类、四环素类抗生素、含雌激素或雌孕激素混合制剂的避孕药（最好用避孕套）。对于痛风患者应注意不吃动物内脏、海鲜等嘌呤含量高的食物。

一般来说，在病情急性发作时不宜食辛热的食品；胃肠失健或脾胃虚寒、大便稀溏者不宜多食生冷瓜果；若患者在食某种食物之后感到病痛增加或有某种过敏反应者则不宜再食；在食用膏粱厚味的食物之后，感到胃中饱胀，则必须注意饮食要清淡些。风湿病患者病程较长，如果忌口太严格，长年累月，反而影响营养的吸收，于病情不利。

（四）服药护理

服药是治疗疾病的重要手段，但服药并非药到张口，吞下即是，而是有许多具体的要求。风湿病患者病程长，服药的时间也相应较长，药物的种类也较多，治疗方案也较多，服药的方法也不相同。所以指导患者如何服药及服药后如何观察反应的护理就成为一个非常值得注意的问题。

1. 煎药、服药的方法与服药的时间　一副中药是由多种药物组成，根据病情不同，所用中药也就性味不同，有的药宜多煎，有的药需少煎。煎药方法不能一律对待，煎药方法不对也可影响药效。

正确的方法是把干燥的药物浸泡于冷水中 1~2h（冬日时间长些，夏日短些），煎药的时间必须视药物性质而定。如发表药一般不宜多煎，沸后 2~3min 即可；有些含挥发油的药物，如薄荷、砂仁等，必须后下，即在其他药物煎沸后方可放入同煎 1~2min 即可；补药则宜多浸多煎，但在猛火煎沸后，即改用文火为宜；金石、介类药物如磁石、鳖甲、牡蛎、石决明等必须先煎；清热凉血药应多浸快热；芳香化湿的药煎沸后煎即可。若不讲究煎药方法，不论何药，一律多煎或不浸即煎，必然影响药效。

在服药方法上，也不是千篇一律的一张药方煎服两次，也要根据药物的性质而定，如有些药物，必须日服 3~4 次，使药物在体内保持一定的浓度；有些药物必须顿服，使药力集中；有的药物，服后见效，可不必再服；有些药物治疗慢性疾病，服后虽不能立即见效，但服用时间持续，则效果逐步产生。有些药必须空腹服用，使药物能迅速吸收，发挥药效加快；有些药物必须饭后服用，以免刺激胃部，可以减少副作用。有的甚至在饮食一半时服下，再吃饮食，更可减少刺激胃部；有些安神药，必须睡前服用，可使夜间安睡；有些润肠药物，睡前服用，可使翌晨大便通畅。总之，服药方法要根据药物的持性而定。对风湿病患者来讲，一般服养血通络的药物必须持续服用一段时间，才能逐步生效；但如遇疼痛剧烈必须止痛，则服后痛楚减轻后可以逐步停服。服用煎药，最好在饭后 2 个小时左右服药，一可避免胃中不舒；二可利于吸收。对于服用汤药的温度，一般认为温热性的药物以热服较好，补益药宜温服，清火解毒药宜稍凉服，火热证时可以冷服。但逢到假热真寒、假寒真热之证，则须根据病之本质，热药凉服或凉药温服以防格拒。

2. 注意观察药后反应 服药之后要密切观察有否反应，从反应的情况中可以窥测药效是否到达，或是症情严重之先兆。一般对服用大辛大热之剂的患者，必须询问其有否口干、舌燥、咽痛、便结、出血等见症。服清热解毒药后，应注意有否胃中不舒及便溏、腹泻等情况。目前治疗风湿病的中西药合用者甚多，必须及时了解患者目前服药的情况，熟悉各种药物的副作用。

由于风湿病的治疗迄今缺乏特效药物，因之新研究出的药物甚多，也有许多中草药提纯制成了药片。如雷公藤制剂较多，但也有许多副反应出现，如服后月经紊乱、闭经、皮肤黏膜发生皮疹，面部及四肢毛细血管扩张，眼睑及面颊出现色素沉着，尤其是胃肠道刺激症状如呕吐、腹泻等。有些患者服后有效，擅自加大剂量。

3. 切勿杂药乱投 风湿病病情复杂，用药后往往不能迅速见效，而患者及家属均求愈心切。往往风闻某药有效，或观看了药物广告，某药对某病有 100%、90% 的有效率，又错将有效率当作了治愈率，认为服药后疗效一定显著。甚至有些患者相信一些言过其实的宣传，为一些"克星"之类的说法所迷惑。服用某药后不久，嫌其效果不快，即又更换某药，甚至朝药暮改，杂药乱投，往往病未痊愈，反而又产生了药物反应，使疾病的症状与药物的反应错综复杂，交叉出现，给医生处方用药带来了不少麻烦。有些药物起效需要一定时间，如果浅尝辄止，功效未见即停药，对病情无益。有时数药同服，病未得愈，但胃痛已难忍。所以，病程长、病情复杂的风湿病患者一定要有耐心服药的思想准备，而且在服用某一药物或增添某一药物一段时间后有什么反应，护理人员应注意，患者有责任向医生如实反映，再在医生指导下更换或增减药物，这样才对病情有利。要明白"药能治病，亦能致病"的道理。护理人员非但要了解患者服药的品种，而且还要了解服药的数量，以及是否遵照医嘱实行，切勿杂药乱投，产生不良反应则自食其果。

（五）功能锻炼护理

风湿病患者必须进行功能锻炼，目的是通过活动关节，避免关节出现僵直挛缩，防止肌肉萎缩，恢复关节功能，即所谓"以动防残"。通过锻炼还能促进机体血液循环，改善局部营养状态，振奋精神，保持体质，促进早日康复，因此如何指导风湿病患者适当休息和进行必要的锻炼也是风湿病护理工作中重要的一环。

给风湿病患者必要的休息，可使整个机体及病变关节在一段时间内得到充分的休养，减轻因活动引起的疼痛，这是需要的。但是，让风湿病患者长期卧床休息的做法，对疾病是利少弊多。另外，只注意药物治疗，而忽略肢体的活动与锻炼，往往因活动过少而使关节固定于某一位置，最终导致关节畸形、僵直、粘连，给生活、工作带来很大的不便。因此，在风湿病的治疗过程中，将休息与锻炼、静与动密切结合才对病情有利。所以"以动防残"的说法是有充分理由的，但在指导风湿病患者进行功能锻炼的时候必须注意以下几点。

1. 有病时的功能锻炼与无病时的体育锻炼要求不能一样　人是一个有机的整体，经常进行体育锻炼可使身体强壮，但是由于体质不同、年龄不同、性别不同，锻炼的要求与方法也不一样。一旦机体被疾病侵袭，尤其是风湿病患者，锻炼是为了维持和恢复关节的功能。如风湿病患者在急性发作期全身症状明显或关节严重肿胀，此时应该卧床休息，严重者可休息一段时间。要注意手足关节的功能位置，一旦病情缓解，即可做一些床上的功能锻炼，如关节屈伸运动、按摩肿痛关节等。

病情稳定后，可开始下床活动，慢步行走，也可做一些简单的运动。关节肿痛消除后，必须将功能锻炼放在恢复关节功能方面，按照病变关节的生理功能进行锻炼，开始时先从被动活动逐步转为主动活动，或两者结合进行，以主动活动为主，促进关节功能恢复。亦可借助一些简单的工具与器械，如手捏核桃、弹力健身圈锻炼手指功能，两手握转环练习旋转锻炼手腕功能，脚踏自行车锻炼膝关节，滚圆木、踏空缝纫机以锻炼踝关节；滑轮拉绳活动锻炼肩关节等。

2. 功能锻炼的场所、形式与时间　风湿病患者功能锻炼在什么场合进行，也要因人因病制宜，如不能起床者在床上锻炼，能下床的在室内进行，病情好转能行走的在室外或公园里一面活动一面呼吸新鲜空气，观赏花草可以增加锻炼兴趣。

锻炼的形式，可以一人独自锻炼，也可几个病情相仿的患者在一起锻炼，可以彼此交流，增加乐趣，使心情比较舒畅。开始时可由护理人员领操，提出要求，熟练后即可自己进行。有些病情较为严重，则不能急于锻炼，待病情缓解后可先由护理人员协助做被动锻炼，好转后再自行锻炼。

锻炼的时间，有人主张清晨即起，甚至天未亮先出门做室外活动，但对风湿病患者来讲，因为天气冷暖、季节不同，不可一律要求。因为严寒冬季太早外出，易受风寒，反对病情不利。因风湿病患者，身体都较虚弱，无力抵御外邪，若无视季节之不同，不顾气候的变化，一律天未明即至室外锻炼，若因此再受风邪寒冷，复感于邪可加重病情。

总之，风湿病患者的功能锻炼，切勿操之过急，超过自己的耐受力，要适可而止，量力而行，锻炼的活动量也要逐步增加，循序渐进，切勿一开始活动量过大，不仅起不到预期的作用，反而造成筋骨酸痛，体软乏力。必须动静结合，持之以恒锻炼，方能发生效力。

二、风湿病的调摄

《灵枢·本神》曰："故智者之养生也，必顺四时而适寒暑，和喜怒而安居处，节阴阳而调刚柔，如是，则僻邪不至，长生久视。"说明要防治疾病，就必须顺应气候变化，调和情志，饮食起居有常。具体到风湿病的调摄应注意以下几点。

（一）恬淡虚无，调摄情志

人的精神状态与疾病的发生、发展有密切的关系。因为七情内伤可以直接致病，亦可由七情内伤引起人体阴阳失调，气血亏损，御邪乏力，外邪入侵。临床大量的资料显示，如有些患者在未退休时身体健康，退休后即患类风湿关节炎。这可能是由于退休后日常生活的安排与节奏突然变动，心理上有很大转变所引起。有些患者在患病前有明显的精神刺激史。因此保持精神愉快是预防本病的重要方面。遇事要防止过于激动，或闷闷不乐、忧忧郁郁。要善于自我节制，要努力学习，积极工作，心胸宽广，愉快生活。精神健康可带来身体健康。正气内实，病安从来。

（二）动静结合，锻炼身体

生命在于运动，通过坚持不懈地锻炼，活动机体，使全身气血流畅，调节体内阴阳平衡，可达到增强体质，减少疾病，减少致残的目的。临证痹病锻炼的方式很多，可坚持每晨打太极拳、舞太极剑、做练功十八法及广播操、或跑步、打球等，亦可结合日常生活锻炼，如步行上下班。但锻炼必须根据各人的身体情况而选择相应的方法，总的原则是开始活动不要过久过猛，以后逐步有所增加，循序渐进，贵在坚持。锻炼时间春夏宜早，严冬适当推迟。经常锻炼，身体健康，则患痹病的机会可以减少。

（三）防范风寒、避免潮湿

痹病之成因，与风、寒、湿有密切关系。因此，无病之时，防范风寒、潮湿之侵袭非常重要，尤其是当身体虚弱时更应注意。天气寒冷时，应随时增添衣服以防风寒；炎热之际，切不可睡于风口或露宿达旦，因为入睡之后，人之卫阳之气静潜，毛孔开放，风寒易乘虚而入；夏日也不宜卧于席地（尤其是水泥地及砖石之地），以防凉气入于经脉，影响筋骨。更有炎夏分娩之产妇，切忌当风而卧，或睡中还以电扇取凉；因产后百脉空虚，自汗较多，寒气入内则易成疾。贪凉称快于一时，则病后受累一世。

随着社会发展，夏天防暑降温之措施也日益讲究。在有空调设备的房间工作的人，应随着室内外气候温度的迥异，随时增减衣着。临床上常见在恒温室中工作几年后即患病之病例。冬月室内有火炉及暖气者，衣着可以少些，但如到室外去，必须披衣防寒，勿因怕麻烦而忽略之。在冰库及寒冷的水中操作者，入冰库前添衣服，在冷水中操作完毕，勿骤用热水浸手，以免一冷一热，脉络一紧一松，调节失常。引起脉道不利以成痹病。

身体健壮者，尚能耐受风寒，而年老体弱或劳累过度，身体虚弱者，易被风寒所侵，必须谨慎。

受潮湿最多见的是以水为事者。经常同水打交道的人，应在工作完毕之后，立即用干毛巾擦干身体，换上干燥衣服。居处地势低而潮湿者，日常可用石灰撒于墙边屋角，以吸潮气；床上被褥在晴天宜经常曝晒，以去潮气；天晴时经常开门开窗，以通气去湿。当然有条件的还可垫高地势，向阳开窗开门最好。

夏暑季节，暴风骤雨，低地积水，在涉水淋雨之后，而宜用干燥毛巾，擦干水渍，擦至皮肤潮红发热，再洗净换上干燥衣服。劳动后大汗淋漓，亦不可入凉水中洗澡或入水游泳，因汗孔未闭，易使寒湿之气骤入。黄梅季节，湿令当时，如为脾胃失健，内湿较甚之人，宜服用燥湿、化湿之剂；如为脚肿面浮者，亦可服利湿退肿之剂以通利之，勿使内外湿交阻成患。

痹病成因是风、寒、湿、热等邪气杂至。日常生活中注意避风，御寒，防湿，截其来路，是预防之良策口如有内湿之人，更应注意，若致外湿入内，得病则缠绵难已。

（四） 加强营养，合理膳食

营养依靠食物，营养丰富有利于身体健康，但补充营养亦非千篇一律。《素问·阴阳应象大论》云："形不足者，温之以气；精不足者，补之以味。"说明补益必须根据各人的体质及虚之所在而补之。如素体内热者，不宜服红参、鹿茸；脾胃虚弱运化乏力者，食银耳会引起脘腹胀闷，食阿胶更使胃中饱胀，饮食不馨；酸过多者，食牛奶、豆浆后易泛酸胀气，舌苔黏腻；中有湿阻者更不能进补，补则胃脘痞塞，胃呆少纳，则得不偿失。

鱼、肉、鸡、鸭、蔬菜、瓜果、谷食都有营养，必须根据个体情况及脾胃运化能力而选择不同饮食。脾胃健者，味虽厚尚能运化，而脾胃虚弱者则以清淡为宜，切勿暴饮暴食，致伤脾胃。

（五） 有病早医，勿乱投药

如发现有痹病之症状，如关节、肌肉、筋骨的酸、麻、肿、沉重，应早就医，早诊断，早治疗。若病延日久，病情日深，则治愈越难。

目前，卫生知识日益普及，医药广告很多，有些患者能正规求医治病。但亦有人对痹病的慢性程度认识不足，求愈心切，发现自己有痹病时，惊慌失措，怕变形，怕瘫痪，因之乱投医、服药，甚至一周内辗转几个医院，药物成堆，而且对一些单方、偏方亦想同时使用，以求速效，结果病未治愈，脾胃先伤，反而增加疾病的复杂性。

中医主张治未病。因此，注意调摄，未雨绸缪有其重要意义。综上所述，如果能在未病时保持精神愉快，坚持锻炼身体，配上适当的营养，并在日常生活中防风寒，防潮湿，有病后早诊断，早治疗，就能使发病率降低，治愈率提高。

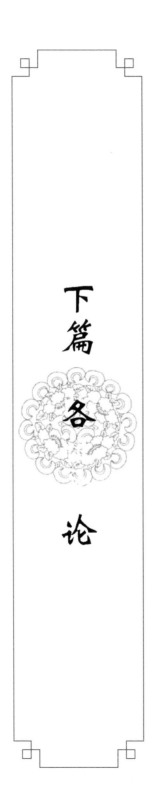

下篇

各论

第三章 尪痹（类风湿关节炎）

第一节 中西医概述

类风湿关节炎简称类风湿（rheumatoid arthritis，RA），是一种以关节和关节周围组织的非感染性炎症为主的全身性疾病。目前公认类风湿关节炎是一种自身免疫性疾病，可能与内分泌、代谢、营养、地理、职业、心理和社会环境的差异、细菌和病毒感染及遗传因素等方面有关系，以慢性、对称性、多滑膜关节炎和关节外病变为主要临床表现。其关节症状特点为关节腔滑膜发生炎症、渗液、细胞增殖，血管翳（肉芽肿）形成，软骨及骨组织破坏，最后关节畸形、功能丧失，甚至致残。

在19世纪中叶之前，人们往往将类风湿关节炎与风湿性关节炎混为一谈。随着科技医疗的发展，人们对类风湿关节炎才认识得越来越清楚。类风湿关节炎这一病名是1858年由英国医生加罗德首先使用的。1896年舍费尔和雷蒙将该病定为独立的疾病，同年斯蒂尔对儿童型的类风湿关节炎做了详细的描述。1931年塞西尔等发现类风湿患者血清与链球菌的凝集率很高。1940年瓦勒发现类风湿因子。1945年卡维尔蒂、1961年斯勒芬分别提出类风湿发病机制的自身变态反应理论，并得到确定。1941年美国正式使用"类风湿关节炎"的病名。除中国、英国、美国三国使用"类风湿关节炎"病名外，法国、比利时、荷兰称之为"慢性进展性多关节炎"；德国、捷克和罗马尼亚等称之为"原发性慢性多关节炎"；苏联称之为"传染性非特异性多关节炎"；日本则称之为"慢性关节风湿症"。

类风湿关节炎在中医古籍文献中常被描述为"痹证"、"历节"、"风湿"、"鹤膝风"。风湿病泰斗焦树德先生确立了"尪痹"的病名；对类风湿关节炎病程较长、病情顽缠、久治不愈者，朱良春先生曾命之曰"顽痹"。近年来，中医界多以尪痹、顽痹为该病之病名。2010年国家中医药管理局发布第一批22个专业95个病种的中医诊疗方案和中医临床路径，正式将类风湿关节炎的中医病名定为"尪痹"。

【流行病学】

据世界关节基金会报道，类风湿关节炎的发病率在1%~3%。欧美国家的发病率明显高于中国人，发病地区多在温带、寒带和亚热带。我国北方地区为该病的高发区，患病率为0.34%。据1984年东北、北京及汕头等地调查，其发病率在0.24%~0.5%，似较国外为低。

类风湿关节炎以青壮年居多，成年后多发于中年女性，好发年龄为20~45岁。女性发病率是男性的2~3倍，男女发病率之比为1:3.5。该病5~10年致残率可高达60%，严重影响患者的劳动能力，危害民众的健康和生活质量。

【病因病理】

1. 中医病因病机　尪痹乃痹证日久不愈，发生关节肿大、僵直畸形、骨质改变、筋缩肉挛、肢体不能屈伸等症，其发生是内因与外因互相作用的结果。六淫杂感是外在致病因素，营卫气血失调和脏腑功能紊乱是内在基础。疾病日久，复感外邪，内舍脏腑，而出现各种脏腑证候，兼之痰瘀内生，留着骨骱关节，致尪痹缠绵难愈。

（1）外感风寒湿邪：《素问·痹论》篇中指出："风寒湿三气杂至，合而为痹也"，"荣者，水谷之精气也……卫者，水谷之悍气也……逆其气则病，从其气则愈，不与风寒湿气合，故不为痹。"该病的外因是感受风寒湿热之邪、居住潮湿、冒雨涉水、气候骤变、冷热交错等，以致邪侵人体，注入经络，留于关节，痹阻气血而为病。

（2）正气不足：该病内因是禀赋素亏，营血虚耗，气血不足，肝肾亏损，或病后产后，机体防御能力低下，若再劳后汗出当风，或汗后冷水淋浴等，外邪乘虚而入。《素问·评热病论》中指出："风雨寒热，不得虚，不能独伤人"，由此可见，正气不足是尪痹发生的内因，是本；而感受风、寒、湿等致病外邪是尪痹发生的外在因素。

（3）痰瘀凝结：《类证治裁·痹证》曰："诸痹……良由营卫先虚，腠理不密，风寒湿乘虚内袭，正气为邪气所阻，不能宣行，因而留滞，气血凝涩，久而成痹。"故尪痹初起多为邪伤营卫，表现寒热症状和肢节疼痛。尪痹经久不愈，可内传入里，形成脏腑痹，如《黄帝内经》所云："五脏皆有所合，病久而不去者，内舍于其合也。"病邪由表入里，由轻而重，导致脏腑功能失调，五脏气机紊乱，升降无序，气血痰浊交阻，形成痰瘀。尪痹晚期多以痰瘀痹阻的证候为主，骨痛肌萎，关节变形，屈伸不利等。

2. 西医病因病理　该病病因尚未完全明确。类风湿关节炎是一个与环境、细菌、病毒、遗传、性激素及神经精神状态等因素密切相关的疾病。

（1）细菌因素：实验研究表明 A 组链球菌及菌壁有肽聚糖（peptidoglycan）可能为类风湿关节炎发病的一个持续的刺激源，A 组链球菌长期存在于体内成为持续的抗原，刺激机体产生抗体，发生免疫病理损伤而致病。支原体所制造的关节炎动物模型与人的类风湿关节炎相似，但不产生人的类风湿关节炎所特有的类风湿因子（RF）。在类风湿关节炎患者的关节液和滑膜组织中从未发现过细菌或菌体抗原物质，提示细菌可能与类风湿关节炎的起病无关，但缺乏直接证据。

（2）病毒因素：研究表明，人类疱疹病毒（EB 病毒）感染所致的关节炎与类风湿关节炎不同，类风湿关节炎患者对 EB 病毒比正常人有更强烈的反应。在类风湿关节炎患者血清和滑膜液中出现持续高滴度的抗 EB 病毒胞膜抗原抗体，但到目前为止在类风湿关节炎患者血清中一直未发现 EB 病毒核抗原或壳体抗原抗体。

（3）遗传因素：该病在某些家族中发病率较高。国内外的资料都显示白细胞抗原（HLA-DR4）阳性者发生类风湿关节炎的相对危险性是正常人群的 3~4 倍。对人类 HLA 的研究还发现 DW4 与类风湿关节炎的发病有关，患者中 70% HLA-DW4 阳性，患者具有该点的易感基因，因此遗传可能在发病中起重要作用。

（4）性激素：研究表明类风湿关节炎发病率男女之比为 1∶2~4，妊娠期病情减轻，服避孕药的女性发病减少。动物模型显示 LEW/n 雌鼠对关节炎的敏感性高，雄性发病率低，雄鼠经阉割或用 β-雌二醇处理后，其发生关节炎的情况与雌鼠一样，说明性激素在类风湿关节炎发病中起一定作用。

（5）免疫因素：现有研究已表明类风湿关节炎与体内免疫反应有关，类风湿因子（RF）

的形成说明这一点。RF 是免疫球蛋白 IgG Fc 端的抗体，它与自身的 IgG 相结合，故又是一个自身抗体。类风湿因子和 IgG 形成的免疫复合物是造成关节局部和关节外病变的重要因素之一。

类风湿关节炎的基本病理改变是滑膜炎。在急性期滑膜表现为渗出性和细胞浸润性，滑膜下层有小血管扩张，内皮细胞肿胀，细胞间隙增大，间质水肿和中性粒细胞浸润。当病变进入慢性时期，滑膜变得肥厚，形成许多绒毛样突起，突向关节腔内或侵入到软骨和软骨下的骨质。这种绒毛具有很大的破坏性，它又名血管翳，是造成关节破坏、关节畸形、功能障碍的病理基础。

类风湿结节是血管炎的一种表现，常见于关节伸侧受压部位的皮下组织，但也见于肺。结节中心为纤维素样坏死组织，周围有上皮样细胞浸润，排列成环状，外被以肉芽组织，肉芽组织间含有大量的淋巴细胞和浆细胞。血管炎症可发生在类风湿关节炎患者关节外的任何组织，它累及中、小动脉和（或）静脉，管壁有淋巴细胞浸润、纤维素沉着，内膜有增生导致血管腔的狭窄和堵塞。

该病发病机制尚未完全明确，多数认为类风湿关节炎是一种自身免疫性疾病。具有 HLA-DR4 和 DW4 型抗原者，对外界环境条件、病毒、细菌、神经精神及内分泌因素的刺激具有较高的敏感性，当其侵袭机体时，改变了 HLA 的抗原决定簇，使具有 HLA 的有核细胞成为免疫抑制的靶子。由于 HLA 基因具有可携带 T 淋巴细胞抗原受体和免疫相关抗原的特性，当外界刺激因子被巨噬细胞识别时，便产生 T 淋巴细胞激活及一系列免疫介质的释放，因而产生免疫反应。

此外，寒冷、潮湿、疲劳、营养不良、创伤、精神因素等，常为该病的诱发因素，但多数患者发病前常无明显诱因可查。

第二节　朱良春教授对尪痹（类风湿关节炎）的认识

一、久痛多瘀、久痛入络、久病多虚、久病及肾言病机

朱良春认为尪痹具有久痛多瘀、久痛入络、久病多虚及久病及肾的特点。此类患者多有阳气先虚的因素，病邪遂乘虚袭踞经隧，气血为邪所阻，壅滞经脉，留滞于内，深入骨骱，胶着不去，痰瘀交阻，凝涩不通，邪正混淆，如油入面，肿痛以作，治颇棘手，不易速成。朱良春明确指出，此证久治不愈者，既有正虚的一面，又有邪实的一面，且其病变在骨，骨为肾所主。尪痹的邪气入侵及病情之发展，与肾、督关系密切。《黄帝内经》云："阳者卫外而为固也。"肾为水火之脏，督统一身之阳，"卫出下焦"，卫阳空虚，屏障失调，致使病邪乘虚而入。既病之后，机体无力驱邪外出，使邪气由卫表、皮毛、肌腠渐次深入经络、血脉、筋骨。另外，肝主筋，肾主骨，筋骨既赖于肝肾精血的充养，又赖于肾阳气的温煦。肝肾精亏，肾督阳虚，不能充养温煦筋骨，使筋挛骨弱而留邪不去，痰浊瘀血逐渐形成，必然造成痹证迁延不愈，最后关节变形，活动受限，尪痹成矣。

二、益肾壮督治其本、蠲痹通络治其标

朱良春先生强调指出，类风湿关节炎病因复杂，病机虚实夹杂，而且不同阶段，病机又会发生变化。朱良春先生认为肾督亏虚为其正虚的主要原因，寒、热、痰、湿、瘀邪痹阻经隧骨骱为邪实的一面，痹证日久，绝非一般祛风、除湿、散寒、通络等法及草木之品所能奏效，必须借用血肉有情之虫类药。倡导益肾壮督治其本、蠲痹通络治其标为治疗类风湿关节炎的主要大法。一方面，通过益肾壮督，提高机体抗病能力，使正胜邪却；另一方面，蠲痹通络之剂，多辛温宣散，走而不守，药力难以持久，通过益肾壮督，使药力得以加强，药效得以延长，从而发挥了最佳的治疗作用，使治疗效果倍增。

三、善用虫类搜剔，虫草结合增其效

朱良春以先师章次公提出的"发皇古义，融会新知"为座右铭，治疗上遵循"辨病与辨证相结合"的原则，用药以虫类药和草木药相伍为特点，创立了益肾壮督治其本，蠲痹通络治其标的"益肾蠲痹法"治疗类风湿关节炎。该法立足于益肾生精以充盛督脉，逐瘀化痰以蠲痹通络，其用药特点为益肾壮督与祛风散寒、除湿通络、涤痰化瘀、虫类搜剔诸法合用，标本兼顾，提高机体抗病能力，使正胜邪却，此即所谓"不治之治，正妙于治也"。

临证多使用虫类药如露蜂房、乌梢蛇、全蝎、蜈蚣、地鳖虫、僵蚕，蠲痹通络，起协同加强之功，善用虫类搜剔是朱良春治疗尪痹的特点。朱良春认为，虫类药物能够钻透搜剔经隧骨骱之顽邪；而且，虫类药含动物异体蛋白质类，有补益调节作用，特别是蛇类药促进糖皮质激素合成释放，抗炎、消肿、镇痛，实践验证，可以缩短疗程、提高疗效；由于风药多燥，取"治风先治血，血行风自灭"之意，立方重用地黄、当归、熟地养血，可以缓和风药之燥性，提高疗效。

四、中西汇通、病证结合，诠释尪痹治疗之玄机

临证中类风湿关节炎一般可分风寒湿痹证、郁久化热证、正虚邪恋证。但是分型施治最忌生搬硬套，刻舟求剑。人有异禀，病有殊变，证可兼夹，型可分合，在临床上，既要有高度的原则性，又要有灵活性，因人、因证，或一法独用，或两法兼施，才能得到理想的治疗效果。朱良春提出了围绕痹证三大主症（疼痛、肿胀、僵直拘挛）集中针对三个关键问题（治证与治病、扶正与逐邪、通闭与散结）进行诊疗的学术观点。

在临床上辨证与辨病相结合，以辨证论治为基础，选择有针对性的中药，以提高疗效。如类风湿关节炎属自身免疫性疾病，在处方中常加穿山龙、青风藤等祛风通络，调节免疫；若脾肾虚弱，免疫功能低下者，加用黄芪、淫羊藿、露蜂房等辅助正气，增强体质；若热毒内炽，或瘀热阻络，或湿热蕴遏，免疫反应亢盛者，酌加生地黄、忍冬藤、青蒿、秦艽、知母、黄柏等祛邪解痹，抑免制亢；类风湿关节炎激素治疗后对机体的伤阴、损阳的表现明显，往往掩盖病情的发展，扰乱机体的平衡，大量服用激素时患者多表现阴虚内热（或湿热蕴遏），宜重用生地黄配淫羊藿，以阴中求阳；撤减激素时患者表现肾阳不振，可用大量淫羊藿配生地黄阳中求阴，补偏救弊，平衡阴阳，适用于激素治疗后出现不良反应的一种治疗方

法。滋阴降火药可防治激素戒断依赖综合征，可使垂体—肾上腺皮质功能轴的调节处于相对正常的动态平衡。温补肾阳药可作用于下丘脑—垂体—肾上腺皮质轴系统，提高兴奋性，减少外源性激素的负反馈作用。

第三节　益肾蠲痹法治疗尪痹
（类风湿关节炎）诊疗规范

尪痹乃痹症日久不愈，发生关节肿大、僵直畸形、骨质改变、筋缩肉挛、肢体不能屈伸等症，相当于西医的类风湿关节炎，是一种以关节滑膜炎为特征的慢性全身性自身免疫性疾病。朱良春认为尪痹具有"久痛多瘀，久痛入络，久病多虚及久病及肾"的特点。同时患者多有阳气先虚的因素，病邪遂乘虚袭踞经隧，气血为邪所阻，壅滞经脉，留滞于内，深入骨骱，胶着不去，痰瘀交阻，凝涩不通，邪正混淆，如油入面，肿痛以作，治颇棘手，不易速成。通过长期临床实践明确指出，此证久治不愈者，既有正虚的一面，又有邪实的一面，且其病变在骨，骨为肾所主，故确定"益肾壮督治其本，蠲痹通络治其标"的治疗原则。在立法用药、配伍组方上着眼于肾，治疗时辨证与辨病相结合，标本兼顾，大队虫类药与草木药融为一炉，取得显著疗效。

一、临床诊断

1. 西医诊断标准　参照 1987 年美国风湿病协会（ARA）提出的修订标准如下。

（1）晨僵：关节及其周围僵硬感至少持续 1h（病程≥6 周）。

（2）3 个或 3 个区域以上关节部位的关节炎：医生观察到下列 14 个区域（左侧或右侧的近端指间关节、掌指关节、腕、肘、膝、踝及跖趾关节）中累及 3 个，且同时软组织肿胀或积液（不是单纯骨隆起）（病程≥6 周）。

（3）手关节炎：腕、掌指或近端指间关节中，至少有一个关节肿胀（病程≥6 周）。

（4）对称性关节炎：两侧关节同时受累（双侧近端指间关节、掌指关节及跖趾关节受累时，不一定绝对对称）（病程≥6 周）。

（5）类风湿结节：医生观察到在骨突部位，伸肌表面或关节周围有皮下结节。

（6）RF 阳性：任何检测方法证明血清 RF 含量异常，而该方法在正常人群中的阳性率小于 5%。

（7）影像改变：在手和腕的后前位相上有典型的关节炎影像改变，必须包括骨质侵蚀或受累关节及其邻近部位有明确的骨质脱钙。

以上 7 条满足 4 条或 4 条以上并排除其他关节炎即可诊断类风湿关节炎。

2. 类风湿关节炎进展的分类标准

Ⅰ期（早期）：①X 线检查无破坏性改变；②可见骨质疏松的 X 线证据。

Ⅱ期（中期）：①骨质疏松的 X 线证据，有或没有轻度的软骨下骨质破坏，可有轻度的软骨破坏；②可见关节活动受限；③邻近肌肉萎缩；④有关节外软组织病损，如结节和腱鞘炎。

Ⅲ期（严重期）：①骨质疏松加上软骨或骨质破坏的 X 线证据；②关节畸形，如半脱位，尺侧偏斜，或过度伸展，无纤维性或骨性强直；③广泛的肌萎缩；④有关节外软组织病损，如结节或腱鞘炎。

Ⅳ期（末期）：①纤维性或骨性强直；②Ⅲ期标准内各条。

3. 证候分类 朱婉华等在1991年中国中医药科学出版社出版的何绍奇主编的《现代中医内科学》类风湿关节炎章节中指出：类风湿关节炎是在人体正气不足的前提下，风寒湿热诸邪相合，乘虚袭入于经隧，使气血的正常运行受到阻遏而致。诸邪先后杂至，各有特点，痛点不固定或游走性者为风；疼痛剧烈，痛处喜暖畏寒，屈伸不利者为寒；痛处固定，肿胀明显者为湿；痛处红肿灼热，喜凉恶热者为热。若日久失治，病邪深入于关节骨骱，瘀血、痰浊等病理产物继之而生，与邪气胶结，阻闭经络，留滞关节，则关节疼痛、肿胀、变形、僵直。根据其病机特点及临床实际，将类风湿关节炎分为风寒湿瘀阻络，邪郁日久、化热伤阴，正虚邪恋三型进行辨证论治，该治疗方案纳入国家中医药管理局"十一五"重点专科主攻病种临床验证方案。

（1）风寒湿瘀阻络：一个或多个关节疼痛，肿胀，但不红不热，晨僵，痛处畏寒，得热则舒，常因天气变化而加剧，舌淡、苔薄白，脉细或细小弦。

（2）邪郁日久，化热伤阴：症见关节疼痛肿胀，局部灼热，关节僵硬，初得凉渐舒，稍久则仍以温暖为适。口干而苦，舌质红，苔黄或黄腻，脉细小数或弦或弦数。

（3）正虚邪恋：症见形体消瘦，面色萎黄，神疲乏力，腰膝酸软，关节疼痛，经久不愈，痛势绵绵，甚至彻夜不已，日轻夜重，舌苔薄白或白腻或白腻罩黄，质或红或淡，脉细小弦。

二、治 疗 方 法

1. 分型论治

（1）风寒湿瘀阻络

1）治法：温经散寒，祛风逐湿。

2）方药：温经蠲痹汤（自拟方）。蠲痹汤加青风藤30g，金刚骨50g，生黄芪30g，泽兰、泽泻各30g，川桂枝10g，制川乌10g，半夏15g，熟地15g，凤凰衣6g，莪术6g。用法：每日1剂，水煎服，早晚各1次。

3）随症加减：风胜者加钻地风20g；寒胜者加熟附片10~15g，干姜3g；湿胜者加苍术、白术各15g，生薏苡仁、熟薏苡仁各20g；舌质紫或关节刺痛者加制乳香、制没药各6g；关节肿胀明显者加白芥子15g、穿山甲10g；痛剧、苔腻者加延胡索30g、制南星30g；C反应蛋白（CRP）、红细胞沉降率（ESR）显著升高者加拳参、忍冬藤各30g。

（2）邪郁日久，化热伤阴

1）治法：清化郁热，温经通络。

2）方药：桂乌芍母汤（自拟方）。蠲痹汤加青风藤30g，金刚骨50g，生黄芪30g，泽兰30g，泽泻30g，川桂枝8g，制川乌8g，白芍20g，知母15g，生地20g，寒水石20g，拳参30g，忍冬藤30g，凤凰衣6g，莪术6g。用法：每日1剂，水煎服，早晚各1次。

3）随症加减：热盛者，酌减桂枝、川乌用量，加虎杖20g或黄柏10g、萆草20g；阴虚内热，舌红，便干者重用生地（一般用量以30~40g为宜）；痛剧者加六轴子2g；有环形红斑及皮下结节者加水牛角30g、陈胆星30g。

（3）正虚邪恋

1）治法：益肾培本，蠲痹通络。

2）方药：益肾蠲痹汤（自拟方）。蠲痹汤加青风藤30g，金刚骨50g，生黄芪30g，泽兰30g，泽泻30g，骨碎补30g，补骨脂30g，山萸萸15g，生地15g，熟地15g，凤凰衣6g，莪术6g。用法：每日1剂，水煎服，早晚各1次。

3）随症加减：气虚甚者黄芪改为80~100g，党参20g；阴虚者加川石斛10g、生白芍30g；阳虚者加鹿角片15g、淫羊藿15g；血虚者加当归10g、枸杞子15g；寒甚者加川桂枝10g、制川乌10~15g。

2. 中成药与医院制剂

（1）浓缩益肾蠲痹丸（医院制剂，具有益肾壮督、蠲痹通络等作用），每包4g，每次1包，每日3次，餐后温水送服。

（2）蝎蚣胶囊（医院制剂，具有息风通络、化瘀止痛作用），每日3次，每次5粒，餐后温水送服。

（3）扶正蠲痹胶囊Ⅰ（医院制剂，具有扶正固本、化瘀蠲痹、解毒消结的作用），每日3次，每次4粒，餐后温水送服。

（4）扶正蠲痹胶囊Ⅱ（医院制剂，具有扶正培本、化瘀蠲痹、解毒消肿的作用），每日3次，每次4粒，餐后温水送服。

（5）金龙胶囊（鲜动物药），每日3次，每次4粒，餐后温水送服。

（6）朱氏温经蠲痛膏（医院制剂，具有温经通络、蠲痹止痛的作用），外敷疼痛处，每次1张，每日更换1次。

治疗方案如下所述。

A方案：蠲痹汤（院内协定方）辨证加减+浓缩益肾蠲痹丸+蝎蚣胶囊。

B方案：蠲痹汤（院内协定方）辨证加减+浓缩益肾蠲痹丸+扶正蠲痹胶囊。

C方案：蠲痹汤（院内协定方）辨证加减+浓缩益肾蠲痹丸+金龙胶囊。

在国家"十五"科技攻关计划项目《类风湿关节炎治疗方案的研究》（任务书编号：2001BA701A17）中，通过分析类风湿关节炎多中心随机对照试验数据，采用回归分析、主成分分析、因子分析、辨别分析、聚类分析等多元统计方法，发现益肾蠲痹丸联合用药方案对于虚证的类风湿关节炎患者更为有效，而西药组合疗法更适合于寒证的类风湿关节炎患者。研究结果发表于 *J Altern Complement Med*（2009），这是类风湿关节炎证候与疗效关联研究结果首次见于 SCI 收录杂志，同时，该研究也被 *Nature Outlook*（2012）转载，受到国际学界的广泛关注。

在国家"十一五"科技支撑计划项目《基于二次临床试验的类风湿性关节炎疗效评价研究》（任务书编号：2006BAI04A10）资助下，项目组应用创新性两阶段临床试验方案设计，探索益肾蠲痹丸联合用药方案的适应症，发现具有夜尿多、汗多及盗汗症状特征的患者获得更好的疗效，该研究结果发表于 *Scientific Reports*（2015）。在胶原诱导关节炎鼠模型药理学研究中，同样证实了益肾蠲痹丸对于肾虚型模型鼠的关节保护作用（*Evidence-Based Complementary and Alternative Medicine*，2012）。

3. 中医特色疗法

（1）体针法

1）取穴①风寒湿瘀阻络：足三里、三阴交、血海、阴陵泉、阳陵泉、阿是穴。②邪郁日久，化热伤阴：足三里、三阴交、太溪、阿是穴。③正虚邪恋：足三里、气海、申脉、阿是穴。

2）操作方法：根据取穴患者选择适当的体位，以1~1.5寸30号毫针刺入，得气后采用提插捻转补泻手法，留针30min，每日1次或隔日1次，10次为1疗程，疗程间隔3~5天。根据病情随症加减穴位。

（2）腹针法

1）主穴：中脘、下脘、气海、关元、滑肉门、外陵。

2）配穴：①肩及上肢疼痛不适加上风湿点；②手腕及手指疼痛不适加上风湿外点；③膝关节及下肢疼痛不适加下风湿点；④踝及足部疼痛不适下风湿下点；⑤日久脾虚加大横。

3）操作方法：施术部位要严格消毒，选用规格为0.22mm×40mm的毫针。进针时避开毛孔、血管，施术要轻缓，针尖抵达规定的深度后，留针30min，10次1疗程。

（3）中药熏蒸：根据患者具体情况，辨证选用中药熏蒸治疗，每次30min，每日1~2次。以专家经验方为基础，根据患者体质情况及病情进行辨证加减，采用中药熏蒸治疗仪，充分体现中医个性化治疗原则。

（4）温针结合中药熏蒸：该疗法是临床上治疗类风湿关节炎的特色疗法，主要用于治疗尪痹之风寒湿瘀阻络型，疗效显著。

1）温针治疗：取足三里、三阴交、血海、阴陵泉、阳陵泉、阿是穴，可随症加减。

操作方法：根据取穴患者选择适当的体位，以1~1.5寸30号毫针刺入，得气后用艾柱置针炳上以局部皮肤红晕为宜，留针30min，每日1次或隔日1次，10次1疗程，疗程间隔3~5天。

2）中药熏蒸治疗：蠲痹汤（本院协定处方：由制川乌、川桂枝、路路通、艾叶、没药等药物组成），治疗仪为智能型中药熏蒸自控治疗仪。每日1次，每次30min。

注意事项：温针结合中药熏蒸治疗尪痹（风寒湿瘀阻络型）能较好地缓解症状。施术部位要严格消毒，进针得气后嘱患者配合呼吸补法，密切观察患者的情况，以免发生艾灸烫伤；中药熏蒸治疗时蒸汽与施术部位保持一定距离，以患者舒适为度，以免发生烫伤；患者治疗后局部保持温暖。

4. 康复护理

（1）饮食护理：给予蛋白质和维生素充足、营养丰富的饮食，宜清淡、易消化，忌辛辣刺激性的食物，忌食糯米、肥腻食物，忌食虾、蟹、海鲜等发物，忌食坚硬油炸食物以避免对胃肠道刺激。

（2）一般护理：急性活动期应卧床休息，以减少体力消耗；嘱患者注意疼痛关节的保温及休息，减少对疼痛关节的不良刺激；鼓励患者早晨起床后行温水浴，或用热水浸泡僵硬的关节，而后活动关节以减轻晨僵。

（3）中医辨证施护

1）风寒湿瘀阻络型：加强保暖教育及监督，观察记录患者的畏风寒、晨僵情况，嘱可食适量生姜、葱、药酒等，疼痛关节可以给予理疗、针灸或外敷止痛药物，注意观察局部反应及药物作用。

2）邪郁日久，化热伤阴型：嘱少食牛、羊、狗肉、桂圆、荔枝、牛奶等热性食物，注意观察记录发热关节的红肿灼热变化情况，可予外敷芙黄膏，特别注意观察并及时处理患者合并上呼吸道感染的情况，体温升高者嘱其注意休息，科学补充水分，体温在 38℃ 以上时，可遵医嘱给予清热解毒类制剂，可用薄荷水大椎刮痧等。夏季可食西瓜、冬瓜汤，尿酸不高者可饮绿豆汤。

3）正虚邪恋：注意观察患者的饮食情况、消化道反应、面色、活动能力、消瘦、睡眠、夜尿等整体情况。气血不足可用西洋参、枸杞子、大枣等泡茶饮，可在做菜时合理加入当归身、黄芪等；脾胃虚弱者建议服食山药、莲子、党参、大枣；虚寒或血虚明显可服当归生姜羊肉汤。鼓励患者改善饮食，指导药膳调补。

（4）心理护理：护士在与患者的接触中要以和蔼的态度采取心理疏导、解释、安慰、鼓励等方法做好患者的心理护理。

三、疗 效 评 价

1. 临床观察指标

（1）休息痛、关节压痛、关节肿胀、关节功能、晨僵、双手平均握力、20m 步行时间、中医证候量化分级。

（2）相关检查（RF、ESR、CRP、Ig 系列、X 线等）。

（3）血、尿常规，肝、肾功能、心电图等安全性指标。

2. 症状量化分级得分 （表3-1）

表 3-1　症状量化分级标准

症状	0分	1分	2分	3分
关节疼痛	无疼痛	尚能忍受，或仅劳累或天气变化时疼痛，基本不影响工作	较重，工作和休息均受影响	严重，难以忍受，严重影响工作和休息，需服用止痛药
关节肿胀	无肿胀	轻度肿胀，皮肤纹理变浅，关节的骨标志仍明显	肿胀明显，皮肤纹理基本消失，骨标志不明显	重度肿胀，皮肤纹理消失，骨标志消失
发热	无	面微赤，体温37~37.9℃	面热赤，体温38~38.9℃	肌肤灼热，体温39℃以上
关节压痛	无压痛	轻度压痛，患者称有痛感	中度压痛，尚能忍受，皱眉不适等	重度压痛，痛不可触，压挤关节时患者很痛，将手或肢体缩回
关节屈伸不利	关节活动正常	关节活动轻度受限，关节活动范围减少<1/3	关节活动明显受限，关节活动范围减少≥1/3	关节活动严重受限，关节活动范围减少≥2/3，甚或僵直
关节发热	无	关节触之微热，自觉不热	关节触之热，自觉亦热	关节触之热，且自觉灼热
关节作冷	无	仅关节恶风寒，触之不凉	关节恶风寒，触之凉，喜温	关节恶风寒明显，常衣保护

续表

症状	0分	1分	2分	3分
口渴	无	口干微欲饮，饮水量不多	口干欲饮，饮水量较多	口中烦躁，时时欲饮，饮水量多
汗出		偶有汗出多	经常汗出，动则汗出	汗出较多，常湿衣襟
畏恶风寒	无	偶有畏恶风寒	经常畏恶风寒，不需加衣	关节畏恶风寒明显，常加衣保护
肢冷不温		自觉时冷，但触之不凉	经常自觉冷，触之凉	肢冷重伴有疼痛
腰膝酸软	无	微酸软，或时有时无	酸软明显，时轻时重	酸软甚，转侧不利
晨僵	无	晨僵<1个小时	1个小时≤晨僵<2个小时	晨僵≥2个小时

3. 疗效判定标准

参照美国风湿病学会（ACR）推荐的类风湿关节炎病情改善的 ACR 标准必要条件：①关节压痛数改善程度；②关节肿胀数改善程度。并且下列 5 项中 3 项改善程度：①患者对疼痛的评价；②患者对疾病活动的总体评价；③医生对疾病活动的总体评价；④患者对身体功能的评价；⑤急性期反应物的数值（ESR、CRP）。

注：计算公式为各项指标的改善百分率＝（治疗前值−治疗后值）/治疗前值×100%。

（1）疾病疗效判定标准

1）无效：与治疗前相比，治疗后各项指标整体改善<30%。

2）改善：与治疗前相比，治疗后各项指标整体改善≥30%。

3）进步：与治疗前相比，治疗后各项指标整体改善≥50%。

4）明显进步：与治疗前相比，治疗后个各项指标整体改善≥75%。

（2）证候疗效判定标准

1）临床痊愈：中医临床症状、体征消失或基本消失，证候积分减少≥95%。

2）显效：中医临床症状、体征明显改善，证候积分减少≥70%。

3）有效：中医临床症状、体征均有好转，证候积分减少≥30%。

4）无效：中医临床症状、体征均无明显改善，甚或加重，证候积分减少不足30%。

注：计算公式（尼莫地平法）为［（治疗前积分−治疗后积分）÷治疗前积分］×100%。

第四节　典型医案

案例一　尪痹风寒湿瘀阻络案

蔡某，女，1972 年 1 月出生，江阴市璜土镇人。初诊：2010 年 9 月 6 日。

患者 6 年前双手近指、掌指关节肿痛，渐及腕关节肿痛，晨僵，于当地医院查抗角蛋白抗体（AKA）：弱阳性，抗环瓜氨酸肽抗体（CCP）：（+），ESR：29mm/h，确诊为类风湿关节炎，予中药治疗肿痛稍减轻，症状迁延不愈。刻诊：关节晨僵 2 个小时，左膝肿痛，行走欠利，时有肩背疼痛，畏寒倍于常人，关节得温则舒，纳可，二便自调，夜寐尚安。查颈椎压痛（+），叩击试验（-），臂丛神经牵拉试验（±），腰椎压痛（+），直腿抬高试验（-），"4"字征（+），双手指关节肿痛，屈曲受限。X线：颈、腰椎退变，骨盆关节 X 线片示骶髂关节间隙局部欠清，查血常规 WBC：7.19×10^9/L，N：79.6%；ESR：64mm/h，RF：168.3IU/ml，CRP：30.4mg/L。

辨治过程：患者苔薄白，脉弦细，病属尪痹，证属寒湿入络，经脉痹阻，西医诊断为类风湿关节炎，治宜温经散寒，益肾蠲痹。处方：①蠲痹汤加穿山龙 50g，青风藤 30g，骨碎补 30g，补骨脂 30g，鹿角片 15g，川桂枝 10g，制川乌 8g，生半夏 15g（加姜 3 片先煎），生黄芪 30g，泽兰、泽泻各 30g，炒元胡 30g，凤凰衣 8g，莪术 8g。水煎服，每日 1 剂。②蝎蚣胶囊，每次 1.5g，每日 3 次。③浓缩益肾蠲痹丸，每次 4g，每日 3 次。

二诊（2010 年 9 月 16 日）：患者来电述：药后 10 天仍周身关节疼痛，但晨僵已由 2h 缩短为 1h 左右，纳眠尚可，两便自调，苔黄腻，宗原法继治。汤剂原方加陈胆星 30g。依法并服浓缩益肾蠲痹丸、蝎蚣胶囊，服法同上。

三诊（2010 年 10 月 16 日）：药后症情较前减轻 10% 以上，周身关节疼痛未已，纳寐均可，二便自调，苔白腻，宗原法继治。汤剂原方加生白芍 30g、泽漆 15g；浓缩益肾蠲痹丸、蝎蚣胶囊继服。

四诊（2010 年 12 月 16 日）：药后关节基本无疼痛，天气变化时偶有左膝、左髋部疼痛，纳可，两便自调，夜寐佳，苔薄白，脉细。复查血常规示 WBC：6.23×10^9/L，N：82.8%；ESR：34mm/h，患者恙情已减，效不更方，治法同上。

五诊（2011 年 1 月 18 日）：来电述：药后已无明显关节疼痛，纳寐均可，二便自调，苔薄白，续当原法出入。处方同上。

六诊（2011 年 2 月 21 日）：来电述：药后症平，关节疼痛不显，无特殊不适，纳寐可，二便调，苔薄白，求续配半月中药，1 个月成药，嘱其正规服药。处方同上。

七诊（2011 年 3 月 23 日）：患者家属来电代述：药后症平，唯气交之变时双手指关节略有肿胀，余无特殊不适，苔薄白，中药未正规服用，家中尚有，续 1 个月成药，药后来院复诊。

八诊（2011 年 4 月 5 日）：药后症情稳定，但近 1 周感冒后两手掌指关节肿痛，但较病初明显减轻，纳可，二便自调，夜寐佳，复查血常规示 WBC：5.88×10^9/L，N：76.5%；ESR：35mm/h，RF：20.9IU/ml，CRP：14.7mg/L，苔薄白，脉弦，宗原法继治。汤方改陈胆星为制南星 30g，加生薏苡仁 30g。同时内服浓缩益肾蠲痹丸、蝎蚣胶囊。

九诊（2011 年 5 月 20 日）：家属来电述：患者 2 帖药服 3 天，药后症情稳定，唯手掌指关节肿痛减而未已，纳寐可，余无不适，续汤剂 15 剂，成药 1 个月。处方同上。

十诊（2011 年 6 月 25 日）：家属来电代述：药后症情平稳，关节肿痛基本已释，唯劳作时明显，余无特殊，纳可寐安，二便如常，苔薄白，续配半个月中药，一个半月成药。处方同上。

十一诊（2011 年 8 月 8 日）：家属来电代述：药后症情平稳，无不适感，续药 1 个月，1 个月后来院复查。处方同上，嘱其认真服药。

十二诊（2011 年 10 月 31 日）：患者期间因劳作关节疼痛又起，现明显减轻，但劳累后稍有疼痛，怯冷感不明显，纳可，二便如常。复查 RF：23IU/ml，CRP：7.2mg/L，ESR：27mm/h，苔薄白，脉弦细，宗原法继治。

患者于 2011 年 10 月至 2013 年 6 月一直来电述症索药，期间因天气或劳作略有反复，症情稳定，平素无不适。

按

此为取得明显治疗效果的案例。患者指、腕、膝关节肿痛晨僵 6 年，确诊为"类风湿关节炎"，畏寒胜于常人，服药疗效欠佳，病情逐渐进展，来诊时 ESR、CRP 较高，苔薄白，脉弦细，此乃寒湿入络、经脉痹阻之尪痹。该例治疗以蠲痹汤加金刚骨、青风藤、骨碎补、补骨脂、鹿角片以补肾培本、蠲痹通络、调节免疫，川桂枝、制川乌温经散寒，生黄芪、生半夏、泽兰、泽泻、炒元胡益气利湿、化痰散结、通络止痛。其中穿山龙一药，为薯蓣科植物穿龙薯蓣的根茎，味苦性平，入肺、肝、脾经，有扶正气、祛风湿、通血脉、蠲痹着之功。现代药理研究证实其对细胞免疫和体液免疫具有调节作用，朱良春先生认为此品性平，药性纯厚，力专功捷，是治疗痹病的主要药物之一，临床实践也证明其有类似甾体样激素的作用，而无任何不良反应，可以调整机体免疫功能，无论寒热虚实，均可应用，用于痹病各期和各种证型。是痹病治疗的基础用药，也是朱良春先生治疗痹病的一大特色。其用量宜大，一般应用至 40~50g。方中半夏生用，盖生者性味浑全，药效始宏，长于化痰破坚、消肿散结，治疗痰核之顽缠者。另外，患者天气变化或劳作后则关节肿痛明显，此为伏邪遇感触发，要加强祛邪扶正之功，运用制南星、生白芍、泽漆化痰消肿、缓急止痛，其中，生南星辛温有毒，制则毒减，能燥湿化痰，祛风定惊，消肿散结，专走经络，善治骨痛，对各种骨关节疼痛，颇有佳效，《神农本草经》谓"治筋痿拘挛"。对类风湿关节炎而言，其基本病理变化滑膜炎之病理特征，与痰瘀深结经隧骨骱之机制，颇多吻合，前贤指出制南星专治骨痛，甚有深意。脉证合拍，诸药相伍，取效快捷，患者症情渐消，复查指标亦明显下降，随访未有复发。

案例二　尪痹邪郁日久、化热伤阴案

邱某，女，1978 年 7 月出生。初诊：2015 年 5 月 3 日。

患者半年前始有双侧指、腕关节疼痛，曾于外院就诊，查 RF（+），拟诊为"类风湿关节炎"，予双氯芬酸钠、来氟米特等治疗乏效，继起双肩、肘、膝、踝关节游走性疼痛，时有肿胀，逢气交之变尤甚，未正规治疗。今来诊：双腕、踝关节肿痛，局部发热，得凉稍舒，晨僵 30min 左右，平素稍有畏寒，纳眠可，二便调。腕、踝关节肿胀（+），压痛（+）。今查 X 线：类风湿关节炎待排，血常规示 WBC：$6.64×10^9$/L，N：74.65%；ESR：49mm/h。苔薄白，脉弦细。

西医诊为类风湿关节炎，中医乃尪痹之候，证属寒湿入络，郁久化热。治宜清化郁热，温经通络，益肾蠲痹。处方：①蠲痹汤，金刚骨 50g，青风藤 30g，淫羊藿 15g，生地 20g，熟地 20g，炒知母 10g，川桂枝 12g，骨碎补 30g，补骨脂 30g，炒元胡 30g，凤凰衣 8g，莪术 8g。②浓缩益肾蠲痹丸，每次 4g，每日 3 次。③蝎蚣胶囊，每次 1.5g，每日 3 次。④新癀片（备用，疼痛剧烈时加用）每次 0.96g，每日 3 次。

二诊（2010 年 5 月 17 日）：查 CRP：32.1mg/L，RF：60.6IU/ml，IgG：17.52g/L，循环免疫复合物（CIC）：16.9A，服药 2 周关节疼痛肿胀减轻 30%，已能行走，可穿鞋，苔薄白腻，质淡红，脉细小弦，药既获效，率由旧章。续上方继服 60 剂；同时内服浓缩益肾蠲痹丸、蝎蚣胶囊；朱氏温经蠲痛膏 60 张，外用。

三诊（2010 年 7 月 13 日）：药后症情减轻 50% 以上，正常行走，双下肢亦无明显肿胀，唯右肘关节屈伸不利，双腕关节时有疼痛，纳可，便调，寐安。血常规示 WBC：$6.64 \times 10^9/$L，N：74.65%，PLT：$312 \times 10^9/$L；ESR：43mm/h，苔薄白，脉弦细，宗原法继治。汤剂续上方加生白芍20g，60剂；同时内服浓缩益肾蠲痹丸、蝎蚣胶囊。

四诊（2010年9月12日）：复查：血常规正常，ESR为21mm/h。药后症情平稳，右肘关节疼痛，贴膏药后过敏，屈伸欠利，压痛（+），纳可寐安，二便自调，苔薄白，脉小弦，续当原法出入。汤剂原方加羌活15g，60剂；继服浓缩益肾蠲痹丸、蝎蚣胶囊。

五诊（2010年11月12日）：药后症情较首诊时好转70%左右，无明显关节疼痛，纳寐均可，二便自调，苔薄白微腻，脉细小弦。复查血常规示 WBC：$6.4 \times 10^9/$L，N：72.6%；ESR：9mm/h，RF：12.1IU/ml，CRP：3.9mg/L，宗原法继治。处方同上。

六诊（2011年1月16日）：药后症情平稳，自我感觉无明显不适。要求停服汤药，纳可，寐安，两便自调，苔薄白，脉小弦，续当原法出入。中药守方15剂，中药汤药减量服用，1帖煎服2天。继服浓缩益肾蠲痹丸、蝎蚣胶囊。

七诊（2011年8月8日）：患者2010年5月份开始服中药及中成药，目前已停服中药汤剂近7个月，停服中成药近3个月，患者症情稳定，已无明显关节疼痛，关节活动正常。RF从60.6IU/ml下降至12.1IU/ml，ESR从49mm/h下降至9mm/h，2010年11月12日遇风寒后偶有右肘关节隐痛，得温则舒，关节伸不直，纳寐可，两便如常。今查ESR：14mm/h，苔薄白，微腻，质紫，脉细小弦，药既合拍，率由旧章。处方：①蠲痹汤，青风藤30g，金刚骨50g，拳参30g，骨碎补30g，补骨脂30g，鹿角片15g，生黄芪30g，泽兰30g，泽泻30g，苏木30g，落得打30g，凤凰衣8g，莪术8g，羌活12g，14剂，一剂煎服3天。②浓缩益肾蠲痹丸，每次4g，每日3次。③蝎蚣胶囊，每次1.5g，每日3次。

八诊（2011年9月1日）：患者药后症情平稳，全身关节无明显疼痛，续服中成药浓缩益肾蠲痹丸巩固治疗。

九诊（2013年5月13日）：症状基本缓解，唯右手拇指及左足踝后部发有小结节，无疼痛，纳可寐安，二便自调。苔薄白、微腻，质淡紫，脉细小弦，续当原法出入。随访无异常。

按

该案例治疗效佳，患者病程较短，四肢多关节痛半年余，晨僵约半小时，逢气交之变尤甚，双腕、踝关节肿痛，局部发热，得凉稍舒，但全身怯冷，辨证为"寒湿入络，郁久化热"，此类临床表现为该证型的突出特点。治疗以蠲痹汤加金刚骨、青风藤、补骨脂、骨碎补、熟地、淫羊藿以益肾填精、温肾蠲痹。"益肾壮督"有三层涵义：一是补益肝肾精血；二是温壮肾督阳气，阴充阳旺，可以驱邪外出，也可御敌不致再侵，病情不会反复发作；三是"奇经八脉隶属于肝肾"，督脉通则筋强骨健，必然关节滑利，客邪不会留注不去，痰浊瘀血无由生，顽疾亦不会缠绵难愈。"益肾壮督"不仅适用于顽痹稳定期及恢复期治疗，在起病初期、发展期也可采用，只不过应以治标为主，所以益肾壮督乃扶正固本以利祛邪的重要治法，但顽痹病情复杂，还是要根据临床实际需要，辨证施治，始可丝丝入扣。处方中生地、知母滋阴清热，桂枝、炒元胡温经通络止痛。此案辨治得当，以温肾蠲痹为主，辅以滋阴清热。在药物上尤其重视淫羊藿，此药味辛甘，性温，入肝、肾两经，功擅补肾壮阳、祛风除湿，朱良春先生谓之"淫羊藿温而不燥，为燮理阴阳之妙品"，与熟地黄、补骨脂、骨碎补等药相合疗效显著，起顽痹之大症，使ESR、RF等实验室指标明显下降，疗效非常显著。

案例三 尪痹正虚邪恋案

朱某，女，29岁，常州人。初诊：2010年10月5日。

主诉：全身关节畸变5年。

患者5年来，手关节、肘关节、肩关节、膝关节先后出现疼痛，并出现畸变。曾在常州市第一人民医院风湿免疫科住院治疗，疼痛甚，夜间发热达39℃左右，用退热药后体温可降，但仍反复升高。当地医院查血常规示HGB：87 g/L，PLT：638×10⁹/L，曾予柳氮磺吡啶（SASP）、氨甲蝶呤（MTX）、来氟米特等治疗，病情控制不佳，持续进展，要求中医药治疗。刻诊：激素面容，周身关节疼痛，无法下蹲，体温暂不升（昨日已加服泼尼松至2粒/日、双氯芬酸钠及SASP治疗）。纳可，苔薄，质红，口干，脉细数。最近复查相关指标：ESR：117 mm/h，Ig系列指标升高，RF：406.01IU/ml。辨证属尪痹正虚邪恋型。治宜：益肾蠲痹、养阴退热。

处方：①蠲痹汤加生地黄20g，炒赤白芍各20g，金刚骨50g，青风藤30g，肿节风30g，鬼箭羽30g，虎杖30g，徐长卿30g，独活15g，制南星15g。14剂；②浓缩益肾蠲痹丸，每次4g，每日3次；③金龙胶囊，每次1.0g，每日3次。

二诊（2010年10月27日）：患者药后病情平稳，活动时关节疼痛较前缓解，口干明显，纳食可，二便调，舌质红，苔薄微黄，脉细。处方：上方加川石斛10g，丹皮10g，熟地10g。中成药同前。

三诊（2010年11月25日）：患者诉症缓，关节晨僵明显，活动不利，关节在天气变化时出现酸痛。处方：上方加鹿角片15g，中成药同前。

四诊（2011年1月18日）：患者诉病情没有进一步缓解，关节仍有僵滞，阴雨天时关节酸痛明显，现服泼尼松2粒/日，双氯芬酸钠。处方：上方加淫羊藿30g，枸杞子10g。并嘱激素不可再加量，在中药取效情况下，方能逐渐递减。

五诊（2011年3月22日）：患者诉现服泼尼松每日8.75mg，PLT：300×10⁹/L，ESR：40 mm/h，逢湿则关节痛显仍如前。处方：上方加制南星35g，余药同前。

六诊（2011年5月13日）：患者诉泼尼松已减至每日7.5mg，双氯芬酸钠75mg，每日2粒。四肢关节仍痛，下肢无力，左膝肿大，双手指梭形肿大，握拳不能。上午症状重，无发热，颈部有不适感，纳可，二便调，苔薄腻质红，口干欲饮，脉细数。肝肾功能正常。血常规示WBC：33.2×10⁹/L，HGB：95 g/L，PLT：超过10万；ESR：108 mm/h，RF：320IU/ml，ASO：<200IU/ml，CRP：17.3 mg/L，IgG：21.7 g/L，IgM：3.26 g/L，CIC：（+）。服药8个月，CRP已从71.3 mg/L降至17.3 mg/L，RF从406IU/ml降至320IU/ml。泼尼松、双氯芬酸钠已减半量，而MTX、SASP均已停服。治疗方法及用药有效，继续原法处理：①蠲痹汤加金刚骨50g，生黄芪30g，肿节风30g，泽泻30g，炮山甲10g（分冲），制南星40g，生、熟地各15g，鬼箭羽30g，萆草20g，猫人参30g，鹿角片15g，赤芍30g，生白芍30g，猫爪草30g，淫羊藿15g，徐长卿15g。②中成药同前。

现症情平稳，仍在巩固治疗中。

按

此为一重症类风湿关节炎案例，全身关节畸变5年，历经SASP、MTX、来氟米特、激素等治疗，病情渐重，来诊时激素面容，周身关节疼痛，无法下蹲，反复夜间发热达39℃左右，舌质红，口干，脉细数。此为久病正气内虚，复因治疗不当所致肾督亏虚、湿浊瘀阻、久而化热，复因激素长期使用，更伤阴津，出现阴虚火旺所致，故立"益肾蠲痹、养阴退热"以标本兼治。首诊以蠲痹汤、炒赤白芍、金刚骨以益肾蠲痹通络止痛，以鬼箭羽、肿节风、青风藤、徐长卿、制南星解毒消肿，虎杖、生地黄、独活以养阴清热补肾，并浓缩益肾蠲痹丸、金龙胶囊口服益肾壮督通络。14剂后，患者关节疼痛较前缓解，口干明显，舌质红，苔薄微黄，脉细，郁久化热之征明显，原方加川石斛、丹皮以清血分热养阴，加熟地以温柔濡润并防寒凉伤阳。三诊时患者症情缓，但关节晨僵明显，天气变化时出现酸痛。"阳气者，精则养神，柔则养筋"，此为阳虚不能温养所致，加鹿角片以温补肾督，其后更加淫羊藿、枸杞子培补肝肾阴精气血。治疗过程中，患者激素渐减，至五诊时，已减至8.75mg，患者逢湿则关节痛显仍如前，此为久病，邪伏深留，不可急进，只宜缓图，前方不变，继加制南星以开结闭、散风痰以镇痛通络。服药8个月，CRP已从71.3 mg/L降至17.3 mg/L，RF从406 IU/ml降至320 IU/ml，泼尼松、双氯芬酸钠已减量，而MTX、SASP均已停服。患者寒湿瘀阻已明显减轻，宜扶正为主，祛邪为辅，俾正气充足则邪自去，以蠲痹汤、金刚骨、生黄芪、鹿角片、淫羊藿、生熟地培补肾督、提高免疫功能，肿节风、徐长卿、泽泻、鬼箭羽、炮山甲、制南星散结、泄郁浊、通络道，以萆草、赤白芍、猫人参、猫爪草清解郁热。病情稳定改善。

此案例治疗似不如其他案例效果明显，其实不然。此本为重症痹证，关节畸形多年，复因长期服用泼尼松、双氯芬酸钠、MTX、SASP等所带来的不良反应十分明显，且已呈激素依赖状态。而且患者来诊时因长期较大量服激素已呈现阴虚火旺征象，虚实寒热错杂。故治疗既要扶正培本以滋潜浮阳，又要解郁热以通络，撤除激素等西药是比较长的过程。因此，从泼尼松、双氯芬酸钠已减半量，MTX、SASP均已停服来看，用"益肾蠲痹、通络止痛"法治疗已取得明显效果。本案特点是有效解决了治疗过程中撤减激素问题。

案例中亦可看出朱良春先生治疗激素依赖的方法及步骤：先以滋阴降火以引火下行，潜阳于肾中，药如生地、玄参、枸杞子、甘草等；待激素渐减量而患者出现脾肾两虚时，及时予以温补脾肾，如熟地黄、淫羊藿、仙茅、鹿衔草、巴戟天、肉苁蓉、补骨脂、鹿角片、露蜂房等，通过培补脾肾以提高患者免疫力，减少因激素所带来的不利影响。治疗须分阶段进行，盖肾为水火之脏，蕴真阴真阳，两者互为存在基础，若肾水浅则不能潜阳而致浮阳于上，轻者表现为"阴虚火旺"，重者则表现为"龙雷之火"上冲，故宜潜宜养；若肾寒水太甚则有生命之忧。

案例四　尪痹正虚邪恋案

杨某，女，1946年4月出生，初诊：2010年3月20日。

患者十几年前出现四肢多关节肿痛，伴晨僵约2个小时，曾于当地医院查RF：（+），诊断为"类风湿关节炎"，予"中药、醋酸泼尼松片、雷公藤多苷片"等中西药叠服，效果不佳，渐至关节畸形、脱位，活动不利，后以"醋酸泼尼松片15mg，每日一次"维持约1年。刻诊：神疲乏力，四肢多关节肿痛，日轻夜重，以指、腕、膝、踝关节为甚，局部畸形，活动受限，纳少，夜寐因疼痛欠安，二便尚调。舌衬紫，苔薄白，脉弦细。体格检查：神清，精神欠振，形体消瘦，轮椅推入诊室，脊柱生理曲度变直，双手近端指间关节、掌指关节肿胀，压痛（++），双手指尺侧偏斜，屈曲畸形，弯曲受限，双膝关节肿胀、压痛（+），下蹲困难，足趾关节变形，局部可见类风湿结节。辅助检查：血常规示WBC：5.27×10⁹/L，N：73.0%，HGB：91g/L，ESR：87mm/h，CRP：33.7mg/L，RF：330.5IU/ml，ASO：302IU/ml，IgG：17.93g/L，CCP：371.9RU/ml。X线提示类风湿关节炎Ⅲ期。证属尪痹正虚邪恋型，治以益肾培本，蠲痹通络为大法。

处方：①蠲痹汤加青风藤 30g，金刚骨 50g，拳参 30g，忍冬藤 30g，生黄芪 30g，泽兰 30g，泽泻 30g，骨碎补 30g，补骨脂 30g，生白及 10g，当归 15g，生薏仁 30g，生水蛭 8g，炮山甲 8g，制南星 30g，莪术 8g，凤凰衣 8g。②浓缩益肾蠲痹丸，每次 4g，每日 3 次。③金龙胶囊，每次 1.0g，每日 3 次。④醋酸泼尼松片（自备），每次 15mg，每日 1 次。⑤双氯芬酸钠缓释片（自备），每次 75mg，必要时加服。

二诊（2010 年 4 月 24 日）：患者服药近 1 个月，药后症情平稳，关节疼痛较前稍有缓解，活动欠灵活，晨僵约 1 个小时，纳寐均可，二便自调。唯大便稀溏，日 4～5 行，无腹痛。复查：血常规示 WBC：$4.94 \times 10^9/L$；ESR：24mm/h，CRP：8.2mg/L，RF：208.7IU/ml，IgG：16.72g/L，中药汤剂中去生水蛭，加党参 20g、怀山药 30g、炒白术 20g 健脾止泻，浓缩益肾蠲痹丸、金龙胶囊续服 1 个月，醋酸泼尼松片改为每次 12.5mg，每日 1 次。

三诊（2010 年 5 月 23 日）：患者关节疼痛反复，活动不利，纳寐一般，二便可，舌衬紫有瘀斑，苔薄黄微腻，脉细弦。复查血常规正常，ESR：30mm/h，CRP：10.6mg/L，RF：210.3IU/ml。患者病程日久，致关节畸形，以"肾虚为本"，治疗此类顽疾，首重补肾壮督，其次正气不足，邪气乘虚而入，痰瘀阻滞，胶结难愈，故选方以益肾培本为主，辅以化瘀通络之品。

处方：①蠲痹汤加青风藤 30g，金刚骨 50g，拳参 30g，忍冬藤 30g，生黄芪 30g，泽兰 30g，泽泻 30g，骨碎补 30g，补骨脂 30g，生熟薏苡仁各 30g，川断 15g，制南星 35g，凤凰衣 8g，莪术 8g，怀山药 30g，党参 20g，淫羊藿 20g，生熟地各 15g，桃仁 10g，红花 10g，炒元胡 30g，鹿角片 15g，制马钱子 1.5g，炮山甲细粉（分吞）4g。②浓缩益肾蠲痹丸，每次 4g，每日 3 次。③金龙胶囊，每次 1.0g，每日 3 次。④醋酸泼尼松片，每次 10mg，每日 1 次。

四诊（2010 年 9 月 27 日）：患者坚持服药，期间症情平稳，四肢关节疼痛较前已有明显改善，活动转利。但 2 周前，患者感冒后出现全身关节肿痛复作，以双手指、肘、膝关节为甚，活动不利，晨僵约 2 个小时，纳少，夜寐因疼痛欠安，二便自调。复查血常规正常，ESR：30mm/h，CRP：9.1mg/L，RF：208IU/ml。中药汤剂调整如下：蠲痹汤加青风藤 30g，金刚骨 50g，拳参 30g，忍冬藤 30g，生黄芪 30g，泽兰 30g，泽泻 30g，骨碎补 30g，生薏苡仁 40g，川断 8g，制南星 35g，熟地 20g，凤凰衣 8g，莪术 8g，怀山药 30g，党参 20g，淫羊藿 20g，桃仁 10g，红花 10g，炒元胡 30g，鹿角片 15g，制马钱子 2g，炮山甲细粉（分吞）4g。中成药同前，另加朱氏温经蠲痛膏外贴。

五诊（2011 年 1 月 10 日）：来电述：药后症平，虽仍有周身关节疼痛，但较前已改善 30%左右，晨僵约 1 个小时，纳少，夜寐尚可，二便调。患者症情渐缓，效不更方，治法同上。

六诊（2011 年 07 月 14 日）：患者 2011 年 5 月因"胆囊炎"于当地医院行"胆囊切除术"，停药 1 个月，症情加重，周身关节疼痛明显，双肩、膝关节为甚，纳呆，夜寐因疼痛欠佳，小便尚可，大便稀薄，日行 7 次，无里急后重感，无腹胀、腹痛。查体：神清，精神欠振，跛行，脊柱生理曲度变直，双手指肿胀，压痛（+）双手指尺侧偏斜，屈曲畸形，弯曲受限，双腕、肘、膝、踝、足趾关节压痛（+），弯腰受限，下蹲困难，足趾关节畸形，可见类风湿结节。辅检：血常规正常，ESR：52mm/h，CRP：50.2mg/L，RF：184.0IU/ml，CCP：80.4RU/ml。患者脾胃虚泄，拟方以生黄芪、炒白术合用，可补脾胃而助运化，使气血生化有源，辅以熟薏苡仁、神曲以增健脾和中之功。

处方：蠲痹汤加金刚骨 30g，骨碎补 15g，补骨脂 15g，党参 20g，茯苓 20g，炒白术 30g，凤凰衣 8g，莪术 8g，金钱草 15g，神曲 20g，鸡内金 15g，谷麦芽各 15g，怀山药 30g，川桂枝 8g，制川乌 8g，炒元胡 20g，砂仁（后下）4g，生白及 10g，炒防风 15g，生黄芪 30g，刺猬皮 15g；中成药同前。

七诊（2011 年 08 月 12 日）：患者关节肿痛改善约 50%，活动转利，已可进行相应功能活动，纳食增加，夜寐安，二便调。辅检：血常规正常，ESR：32mm/h，CRP：13.8mg/L，RF：186.9IU/ml。治疗同前。

八诊（2012 年 05 月 01 日）：患者坚持服药 8 个月，四肢多关节肿痛稍作，较前已明显改善，以双膝为重，日轻夜重，活动欠灵活，气交之变症情稍有反复，纳寐均可，二便自调。血常规正常，ESR：36mm/h，CRP：21.7mg/L，RF：196.7IU/ml，CCP：107.9RU/ml。原法续治，醋酸泼尼松片减为 5mg/d。

随访：目前患者坚持服药中，症情尚平稳（图 3-1）。

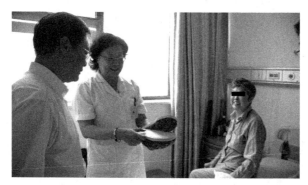

图 3-1　杨某患类风湿关节炎 21 年，通过益肾蠲痹法治疗 3 年，症状明显改善，亲自做了布鞋送给院长，感谢全院医务人员对她的精心治疗。左一为国家中医药管理局马建中副局长

按

患者罹患类风湿关节炎多年，关节畸形，活动受限，加之中西药间歇性叠加治疗，胃肠功能紊乱，正气渐虚，风寒湿邪，留滞经脉，日久失治，故见诸症。治疗当以益肾蠲痹治其本，顾护胃气扶其正，以蠲痹汤加减，配以乌梢蛇、炙蜂房、金刚骨、忍冬藤、青风藤、补骨脂等益肾蠲痹，生黄芪、当归、山药、党参、白术等调益气血，健脾和胃，同时患者病久失治，加之经济困境，常有肝气郁结、胁肋胀满、喜太息之症，故而随症配以郁金、徐长卿、金钱草、砂仁等宽胸理气之品；其中因局部类风湿结节、关节脱位变形等，加用大剂量制南星 35g，以及制马钱子、炮山甲等以图蠲痹止痛，同时在随证治疗中，选用萆薢 30g、肿节风 30g，证实有"类激素样"作用，病症复杂，临证选以大方、复方杂合以治，取得佳效，生活逐渐可以自理。2015 年 7 月复诊，各项指标已正常，行动自如，体质增强。

第四章 大偻（强直性脊柱炎）

第一节 中西医概述

强直性脊柱炎（ankylosing spondylitis，AS）属风湿病范畴，为脊柱各关节，包括骶髂关节、关节突关节、肋椎关节及关节周围组织的侵袭性炎症。至晚期，各关节发生骨性融合，韧带骨化，脊柱呈强直状态。该病是血清阴性脊柱关节病的一种。由于该病也可侵犯外周关节，并在临床、放射学和病理表现方面与类风湿关节炎（RA）相似，故长时间以来一直被看成是类风湿关节炎的一种变异型，称为类风湿性脊柱炎。鉴于强直性脊柱炎患者不具有 IgM 类风湿因子（血清阴性）及它在临床和病理表现方面与类风湿关节炎明显不同，1963 年美国风湿病学会（ARA）终于决定将两病分开，以"强直性脊柱炎"代替"类风湿性脊柱炎"。

该病病因尚不明确，但研究表明与 HLA-B27 呈强关联；某些微生物（如克雷白杆菌）与易感者自身组织具有共同抗原，可引发异常免疫应答，而致四肢大关节、椎间盘纤维环及其附近结缔组织纤维化和骨化、关节强直为病变特点的慢性炎性疾病。

该病属中医"痹证"范畴，古人称之为"龟背风"、"竹节风"、"骨痹"、"肾痹"。《黄帝内经》云："骨痹不已，复感于邪，内舍于肾"；又说："肾痹者，善胀，尻以代踵，脊以代头"，比较形象地描述了强直性脊柱炎的脊柱、髋关节的畸形改变。朱良春先生认为：肾主藏精，而精生髓，髓居于骨中，骨骼得髓的充养而坚固有力。反之，肾精虚少，骨髓化源不足，不能充养骨骼，则出现骨脆无力；同时肾虚阳气卫外不固，风、寒、湿邪乘虚而入，发为痹证，故常以"肾痹"名之。著名风湿病泰斗焦树德先生将其称之为"大偻"。"大偻"之名，首见于《黄帝内经》，《素问·生气通天论》中说："阳气者……开阖不得，寒气从之，乃生大偻。"大偻，王冰注曰："身体俯曲，不能直立。偻，背脊弯曲。"所以说，大偻即是指"身体俯曲，不能直立"，"腰不能直，身不能仰"的一种病证。《素问·痹论》云："肾痹者，善胀，尻以代踵，脊以代头。"比较形象地描述了强直性脊柱炎的脊柱、髋关节的畸形改变。按历代医家及前贤所述，"大偻"病的症状和发病规律与现代医学所述的强直性脊柱炎极为相似。"大偻"作为强直性脊柱炎的中医病名已得到中医界的普遍认同。国家中医药管理局 2010 年发布的第一批 22 个专业 95 个病种中医诊疗方案和中医临床路径，正式将强直性脊柱炎中医病名定为"大偻"。

【流行病学】

强直性脊柱炎是一种慢性结缔组织病，有明显的家族聚集现象，并与 HLA-B27 密切相关。强直性脊柱炎呈世界范围分布，是关节病中最常见的疾病之一，在不同种族及国家，其人群患病率不尽相同。总的来说，发病率依次是印第安人>白种人>黄种人>黑种人。

强直性脊柱炎可以发生在任何年龄，但通常在 10～40 岁发病，10%～20% 的强直性脊柱炎患者在16岁以前发病，高峰在15~35岁，平均发病年龄为25岁，而在50岁以上及8岁以下儿童发病者少见。无论40岁以上成人或儿童患者，发病初期常常因为症状轻微而不被重视，一旦症状明显就诊时再追问病史，实际已患病数月或数年。根据国内外相关的报告，从最初出现症状到明确诊断之间的间隔时间，平均可延误3~4年。近年来，由于人们对强直性脊柱炎的重视和诊断水平的提高，临床中也发现大量6~10岁的儿童发病，发病年龄呈低龄化趋势。

男性强直性脊柱炎的患病率要高一些，而女性发病相对少见，国外报告男性和女性患者之比为9∶1，国内报告为10.6∶1。但是，近年来研究发现，强直性脊柱炎的发病在两性中相差并无如此悬殊，只不过女性发病常较缓慢，病情较轻，临床表现不甚典型，往往容易延误诊断甚至漏诊。目前的资料表明，强直性脊柱炎患者中男性占65%~80%，男女比例约为3∶1。性别不同，疾病的临床表现也不同，男性患者脊柱和骨盆最常受累，胸壁、髋部、肩部和足部也可受累。相反，女性患者发病年龄相对晚，脊柱病变相对轻，而膝、腕、踝、髋和骨盆更常受累。

【病因病理】

1. 中医病因病机

（1）肾督亏虚：肾虚是强直性脊柱炎发病的根本原因。《诸病源候论·腰痛不得俯仰候》说：“肾主腰脚，而三阴三阳、十二经、八脉，有贯肾络于腰脊者，劳损于肾，动伤经络，又为风冷所侵，血气击搏，故腰痛也。阳病者，不能俯，阴病者，不能仰，阴阳俱受邪气者，故令腰痛而不能俯仰。”《医学入门》说：“腰痛新久总肾虚。”督脉自腰骶至颈椎贯穿整个脊柱，故强直性脊柱炎脊柱各部症状与督脉相关，正如张锡纯在《医学衷中参西录》中说：“凡人之腰痛，皆脊梁处作痛，此实督脉主之。”明确指出脊柱多处疼痛是督脉病变的结果。

（2）外邪因素：风、寒、湿、热是强直性脊柱炎发病的诱因。早在《素问·生气通天论》就有“阳气者，精则养神，柔则养筋，开阖不得，寒气从之，乃生大偻”之论述。现代中医风湿病泰斗焦树德认为“大偻”即为强直性脊柱炎，其病机为阳气功能失常，汗孔开阖失司，寒邪乘虚而入，留滞于腰背的筋脉而致脊背俯不能仰。《证治准绳》论腰胯疼说：“若因伤于寒湿，流注经络，结滞骨节，气血不和，而致腰胯脊疼痛。”《东医宝鉴》论“背伛偻”时说：“中湿背伛偻，足挛成废。腰脊间骨节突出，亦是中湿。老人伛偻乃精髓不足而督脉虚也。”均提示强直性脊柱炎的发生与寒湿相关。又如《素问·阴阳应象大论》提出“热胜则肿”，强直性脊柱炎亦常见外周关节受累，表现为关节红肿热痛。刘完素提出热邪亦可侵袭人体致腰痛，“风热病……体倦腰痛。脾热者，热争则腰痛不可俛仰。肾热者，腰痛胻酸苦渴”，由此可见热邪亦可诱发该病。

从古今医家论述分析可以看出，强直性脊柱炎的病因病机是先天禀赋不足、肾虚或后天失于调理、劳伤于肾者，或是久居寒湿之地，或冒雨感寒，或沐浴之后感受风寒，寒湿之邪侵袭肌表；或是久居南方湿热之地，或季夏感受湿热之邪，湿热之邪从人体肌表入侵，或饮食不节、思虑过度而损伤脾胃，湿邪内生，湿郁而化热，湿热互结，或寒湿之邪侵袭人体后郁久化热，寒湿或湿热阻滞气血的运行，瘀血痹阻经络、筋脉、骨节，综合而致该病。

总之，该病的发病是因“阳气不得开阖，寒气从之”而形成。肾虚是强直性脊柱炎的发病基础和根本原因；风、寒、湿、热乘虚侵袭人体，阻滞于经络、筋脉、骨节是强直性脊柱炎发病的诱发及加重因素，是标实的表现。

2. 西医病因病理

（1）病因

1）遗传因素：强直性脊柱炎表现出明显的家族聚集倾向，遗传因素与强直性脊柱炎的发病有直接关系。强直性脊柱炎的 HLA-B27 阳性率高达 96%，其直系亲属 HLA-B27 阳性率达 58%，而普通人群仅 4%。研究认为，HLA-B27 与某些疾病易感基因连锁而致病，HLA-B27 本身即疾病易感因子。

2）感染因素：一般认为该病与某些细菌或其他微生物感染有关。近年来由外伤感染和前列腺炎导致的强直性脊柱炎越来越多，研究还提示克雷伯菌及志贺氏菌可能有触发该病的作用。呼吸道感染是导致强直性脊柱炎疾病活动的危险因素之一，而且，强直性脊柱炎患者也易发生呼吸道、泌尿生殖道和胃肠道感染性疾病。Mason 等统计，83% 男性强直性脊柱炎患者并发前列腺炎，有的研究者发现约 6% 溃疡性结肠炎并发强直性脊柱炎；其他报道也证实，强直性脊柱炎的患者中溃疡性结肠炎和局限性肠炎发生率较普通人群高许多，故推测强直性脊柱炎可能与感染有关。

3）免疫因素：有人发现 60% 强直性脊柱炎患者血清补体增高，大部分病例有 IgA 型类风湿因子，血清 C4 和 IgA 水平显著增高，血清中有循环免疫复合物（CIC），但抗原性质未确定，以上现象提示自身免疫机制参与该病的发病。

4）环境因素：长期生活在潮湿寒冷的环境下，会使得脊柱不能很好地被供血，并且寒冷环境会导致病情的加重恶化，这也是青少年强直性脊柱炎的发病因素之一。

（2）病理：强直性脊柱炎主要病理改变为滑膜和关节囊、肌腱、韧带的骨附着点炎，常见关节外病理改变为虹膜炎和主动脉根炎。

1）附着点炎：关节囊、肌腱、韧带的骨附着点炎症是强直性脊柱炎的主要病理特点。其病理过程为以关节囊、肌腱、韧带的骨附着点为中心的慢性炎症，初期以淋巴细胞、浆细胞浸润为主。炎症过程引起附着点的侵蚀，附近骨髓炎症、水肿，进而肉芽组织形成，最后受累部位钙化，新骨形成。此过程反复发生，使整个韧带完全骨化，形成骨板或骨桥。肌腱端炎是在韧带或肌腱附着于骨的部位发生的炎症。强直性脊柱炎的肌腱端炎常发生于脊柱和骨盆周围，最终可能导致骨化。附着点病可见于软骨关节或双合关节尤其是活动性较差的关节，如骶髂关节、脊椎突关节。骶髂关节炎是强直性脊柱炎的病理标志，是其最早的病理表现之一。骶髂关节炎的早期病理改变主要是软骨下肉芽组织形成，继之出现骨骼侵蚀和软骨破坏，然后渐被退变的纤维软骨替代，最终发生骨性强直。强直性脊柱炎脊柱损害的最初表现是椎间盘纤维环和椎骨边缘连接处肉芽组织形成；进而可有弥漫性骨质疏松、邻近椎间盘边缘的椎体破坏、椎体方形变、椎间盘与椎骨交界处炎症形成和破坏。骨突关节的炎症性关节炎亦常见，其破坏可导致骨性强直。

2）滑膜炎：强直性脊柱炎的滑膜炎并不少见。典型表现为滑膜细胞肥大和滑膜增生，有明显的淋巴细胞、浆细胞浸润。强直性脊柱炎周围关节病变为滑膜增生、淋巴细胞浸润和血管翳形成。

3）关节外病理：主要关节外病变如虹膜睫状体炎、主动脉根炎、心传导系统异常、上肺纤维化、马尾综合征及前列腺炎等，主要是其各自纤维结缔组织炎症所致。

第二节　朱良春教授对大偻（强直性脊柱炎）的认识

一、阳虚为本、寒湿为因的病因观

朱良春认为该病以阳气虚弱为本，与外邪侵袭，筋骨失养相关。督脉所过乃脊柱所在，肾督空虚复感外邪，病气留恋，病或缓或急，但总不离此病本。《素问·生气通天论》曰："阳气者，精则养神，柔则养筋。开阖不得，寒气从之，乃生大偻。"言明其病因与阳虚感受外邪相关。

强直性脊柱炎发病与肾督两者相关。强直性脊柱炎的主要症状即腰部疼痛、晨僵、俯仰不利。《素问·脉要精微论》说："腰者肾之府，转摇不能，肾将惫矣"；《诸病源候论·腰痛不得俯仰候》说："肾主腰脚"；《景岳全书·卷二十五心集杂证谟》引徐东皋之言："腰者肾之外候，一身所恃以转移阖辟者也。"肾的病变可在腰部反映出来，因此，强直性脊柱炎腰部症状与肾的病变相关。

强直性脊柱炎的特征性表现为项、背、腰、骶中轴关节的病变。督脉行于脊背，为人身阳气之海，统督一身之阳。《灵枢·营气》曰："足厥阴……其支别者，上额，循巅顶，下项中，循脊，入骶，是督脉也"；《难经·二十八难》曰："督脉者，起于下极之俞，并于脊里，上至风府，入属于脑。"因此，项、背、腰、骶部与督脉、足太阳膀胱经关系最为密切，脊背不适必与此两条经脉病变相关。

肾督正气不足，风、寒、湿三邪（尤其是寒湿偏重者）深侵肾督，督脉督一身之阳，受邪则阳气不得开阖失于布化；肾受邪，则骨失淖泽，且不能养肝，肝失养则血海不足，冲任失调，筋骨失养；肾督两虚，脊背腰胯之阳失布化、失营荣，寒则凝涩而致腰胯疼痛，精血不荣渐致筋脉僵急，督阳失布，气血不化而致脊柱僵曲，形成大偻之疾。

二、益肾壮督、蠲痹通络治则观

《素问·痹论》云："肾痹者，善胀，尻以代踵，脊以代头。"比较形象地描述了强直性脊柱炎的脊柱、髋关节的畸形改变。肾主藏精，而精生髓，髓居于骨中，骨骼得以髓的充养而坚固有力。反之，肾精虚少，骨髓化源不足，不能充养骨骼，则出现骨脆无力；同时肾虚阳气卫外不固，风、寒、湿邪乘虚而入，发为痹证。

该病病位在督脉，病机核心为肾虚督寒。强直性脊柱炎的发生是由于先天肾阳亏虚，后天感受风寒湿等邪气，病邪趁机体正虚之时侵袭人体督脉，气血不通，壅滞经脉，邪气深入脊柱、骨骼、督脉之中，胶着不去，痰瘀阻滞经络，导致脊柱关节僵硬疼痛。若不及时治疗，邪气侵袭人体日久，如油入面，缠绵难愈，故有久痛多瘀、久痛入络、久病多虚、久病及肾等特点，病理实质为虚证，即肾虚督寒。故我们在治疗上应坚持以补肾壮督，蠲痹通络为主。

三、证分阴阳、以人为本辨证观

强直性脊柱炎从病机核心上属于肾虚督寒。阳虚内寒、复感外邪,两寒相合,寒性凝滞、收引,脉络瘀阻,患者疼痛、屈伸不利,临床上,大多数患者多见阳虚寒凝络瘀之证。然而,人本一气,气分阴阳,阴阳互根,病程既久、阴阳消长,阳损及阴;又或患者素体阴虚,或偶感湿热外邪,或气机不利,郁久而内热,因此,阴虚脉痹也不少见。临床上应以病为本,分为阳虚络瘀和阴虚脉痹两型。

四、杂合以治、调治结合治疗观

强直性脊柱炎在控制病情,减轻或缓解症状的同时,要维持正常姿势和最佳功能位置,防止畸形。要达到上述目的,关键在于早期诊断、早期治疗,采取综合措施进行治疗,除了药物治疗之外,包括食疗、体疗、理疗、心理、手术治疗等综合措施,方能达到医治该病之目的。

该病治疗从宣教入手,使患者及家属了解疾病的性质、大致病程、可能采用的措施及将来的预后,以增强治疗的信心和耐心,取得他们的理解和密切配合。患者应保持乐观情绪,消除紧张、焦虑、抑郁和恐惧的心理;戒烟酒;按时作息;强直性脊柱炎患者注意日常生活中要维持正常姿势和活动能力,参与力所能及的劳动和体育活动。工作时注意姿势,防止脊柱弯曲畸形等。

理疗一般可用热疗,如热水浴、水盆浴或淋浴、矿泉温泉浴等,以增加局部血液循环,使肌肉放松,减轻疼痛,有利于关节活动,保持正常功能,防止畸形;病情严重者,可在病情稳定时,进行手术治疗。

第三节 大偻(强直性脊柱炎)诊疗方案

一、临 床 诊 断

1. 西医诊断标准 参照 1984 年修订的强直性脊柱炎的纽约分类标准。

(1)临床标准

1)下腰痛持续至少 3 个月,活动后可改善,休息无改善。

2)腰椎在额状面和矢状面的活动受限即腰椎前屈、侧屈和后伸活动受限。

3)扩胸度较同年龄、同性别的正常人减少。

(2)骶髂关节 X 线改变分期

1)0 级:正常骶髂关节。

2)Ⅰ级:可疑或极轻微的骶髂关节炎。

3)Ⅱ级:轻度异常,局限性的侵蚀、硬化,关节间隙无改变。

4)Ⅲ级:中度异常,中度或进展性骶髂关节炎,伴有以下一项(或以上)变化:侵蚀、硬化、增宽或狭窄或部分强直。

5）Ⅳ级：严重异常，骶髂关节完全强直、融合，伴或不伴有硬化。

（3）确诊标准：具备单侧Ⅲ~Ⅳ级或双侧Ⅱ~Ⅲ级 X 线证实的骶髂关节炎，加上临床标准 3 条中至少 1 条。

2. 证候分类　根据该病肾督亏虚的病理本质，临床分为阳虚络瘀和阴虚脉痹两型。

（1）阳虚络瘀：骶髂、腰部疼痛，间断发作，逐步上移腰背，呈固定性疼痛，也可病及胸椎、颈部。畏寒、僵硬，以夜间或凌晨为著，手足欠温，得温痛缓，腿膝酸软，甚者脊柱畸形，活动困难，苔薄白，舌淡有紫气，脉沉弦。

（2）阴虚脉痹：腰脊、胸椎、颈部疼痛，僵硬较剧，弯腰、翻身、下蹲、转项等活动受限、形瘦、神疲，身烘口干，手足心热，甚则烦躁难寐，脊柱严重畸形，疼痛固定，日轻夜重，苔薄舌红或舌暗有瘀斑，脉细弦而涩。

二、治 疗 方 法

该病病程较长，顽固难愈，"抓住早期治疗，控制中期发展，改善晚期症状"是治疗该病的关键。患者如能及时诊断及合理治疗，可以达到临床控制。应通过非药物、药物等综合治疗，缓解疼痛和发僵，控制或减轻炎症，保持良好的姿势，防止脊柱或关节变形，已变形者加强矫形锻炼，以达到改善和提高患者生活质量的目的。

该病病位在脊柱，脊柱为人体最大的也是最重要的支柱。脊背部为督脉、足太阳膀胱循行处，肾督正气不足，外感六淫或外伤瘀血，均可致经络阻塞而发病，其本在肾督正气不足。朱良春先生指出，大偻的治疗方法，是以补肾强督为主，佐以活血脉、壮筋骨。如有邪郁化热者，可佐用苦以坚阴、化湿清热之品。痹阻肢节者，可适加疏风、散寒、通利关节之品。我们在朱良春先生"益肾壮督、蠲痹通络"总原则指导下，临床上发挥自己的特色优势，疗效颇为满意。

1. 分型论治

（1）阳虚络瘀

1）治法：益肾温阳，化瘀通督。

2）方药：蠲痹汤加减。蠲痹汤加青风藤 30g，金刚骨 50g，生黄芪 30g，泽兰 30g，泽泻 30g，补骨脂 30g，骨碎补 30g，制南星 30g，淫羊藿 15g，山茱萸 15g。用法：每日 1 剂，水煎服，早、晚服各 1 次。

3）随症加减：①舌质淡，舌边齿痕重者黄芪加量至 60~100g；②寒甚者加制川乌 10g、川桂枝 10g，或熟附片 10~15g、干姜 3g；③夹痰者加炒白芥子 15g、半夏 10~15g；④痛甚者加生白芍 30g、制元胡 30g；⑤血沉（ESR）、C 反应蛋白（CRP）显著升高者加拳参 30g、忍冬藤 30g。

（2）阴虚脉痹

1）治法：益肾养阴，通调督脉。

2）方药：蠲痹汤加减。蠲痹汤（院内协定方）加青风藤 30g，金刚骨 50g，生黄芪 30g，泽兰 30g，泽泻 30g，补骨脂 30g，骨碎补 30g，制南星 30g，生白芍 30g，生熟地各 15g。用法：每日 1 剂，水煎服，早、晚服各 1 次。

3）随症加减：①兼血虚者加当归 10g、枸杞子 15g；②热象明显者加虎杖 15~20g、秦艽

15g、莶草 30g；③口干口苦者加知母 10g、黄柏 10g；④ESR、CRP 显著升高者加拳参 30g、忍冬藤 30g；⑤痛甚者加制元胡 30g。

2. 中成药与医院制剂

（1）浓缩益肾蠲痹丸（医院制剂，具有益肾壮督、蠲痹通络等作用），每包 4g，每次 1 包，每日 3 次，餐后温水送服。

（2）蝎蚣胶囊（医院制剂，具有息风通络、化瘀止痛作用），每日 3 次，每次 5 粒，餐后温水送服。

（3）扶正蠲痹胶囊Ⅰ（医院制剂，具有扶正固本、化瘀蠲痹、解毒消结的作用），每日 3 次，每次 4 粒，餐后温水送服。

（4）扶正蠲痹胶囊Ⅱ（医院制剂，具有扶正培本、化瘀蠲痹、解毒消肿的作用），每日 3 次，每次 4 粒，餐后温水送服。

（5）金龙胶囊（鲜动物药），每日 3 次，每次 4 粒，餐后温水送服。

（6）朱氏温经蠲痛膏（医院制剂，具有温经通络，蠲痹止痛的作用），外敷疼痛处，每次 1 张，每日更换 1 次。

治疗方案如下所述。

A 方案：蠲痹汤（院内协定方）辨证加减+浓缩益肾蠲痹丸+蝎蚣胶囊。

B 方案：蠲痹汤（院内协定方）辨证加减+浓缩益肾蠲痹丸+扶正蠲痹胶囊。

C 方案：蠲痹汤（院内协定方）辨证加减+浓缩益肾蠲痹丸+金龙胶囊。

3. 中医特色疗法

（1）体针法

1）阳虚络瘀型：三阴交、关元、腰阳关、阿是穴。

2）阴虚脉痹型：三阴交、太溪、照海、阿是穴。

操作方法：根据取穴患者选择适当的体位，以 1~1.5 寸 30 号毫针刺入，得气后采用提插捻转补泻手法，留针 30min，每日 1 次或隔日 1 次，10 次为 1 疗程，疗程间隔 3~5 天。可随症加减。

（2）腹针法

1）主穴：中脘、下脘、气海、关元。

2）配穴：①颈部疼痛不适加商曲、滑肉门；②背部疼痛不适加滑肉门、石门；③ 腰背部疼痛不适加商曲、天枢；④腰痛加水分、外陵；⑤寒湿偏重加上风湿点、下风湿点；⑥虚寒证加灸神阙；⑦肩及上肢疼痛不适加商曲、滑肉门、上风湿点、上风湿外点；⑧髋关节及下肢疼痛加外陵、下风湿点、下风湿下点。

3）操作方法：施术部位要严格消毒，选用规格为 0.22mm×40mm 的毫针。进针时避开毛孔、血管，施术要轻缓，针尖抵达规定的深度后，留针 30min，10 次 1 疗程。

（3）导平疗法

1）主穴：大椎（－）、腰阳关（－）、双膀胱穴（＋）、双足三里穴（＋）。

2）操作常规：①将保护棉垫浸水湿透，并扣在导线上用扎带将其置于选定的穴位上固定。固定带的松紧以能插入一指为佳；②检查操作面板上的调节旋钮是否在正确的位置；③开机前告之患者局部有轻度的钝击感，嘱其放松不要紧张，开机后逐渐调整功率至合适为止；④治疗时间为 60min。

（4）中药熏蒸：根据患者具体情况，辨证选用中药熏蒸治疗，每次 30min，每日 1~2 次。

以该专家经验方为基础，根据患者体质情况及病情进行辨证加减，采用中药熏蒸治疗仪，充分体现中医个性化治疗原则。

（5）火疗：适用于治疗强直性脊柱炎（大偻）属阳虚络瘀型。

1）操作方法：火疗方（本院协定处方：制川乌、公丁香等数味中药研末）与醋调敷，均匀敷置于施术部位，并覆盖温湿的毛巾，在毛巾一定的部位上均匀洒上95%的乙醇，点燃后待患者有温热感后盖上湿毛巾，温热感减弱后重复上述操作，反复数次。每次30min，每日1次，10次为1疗程。

2）注意事项：操作者要认真仔细以免乙醇洒落皮肤上，并且要仔细询问患者温热的情况防止烫伤。患者局部有破溃、大血管部位、火疗治疗后局部出现红疹瘙痒不宜用此方法，大关节活动处慎用此法。

4. 康复护理

（1）饮食护理：选择高蛋白、高维生素、营养丰富、易消化、含钙高的食品。

（2）一般护理：疼痛较轻者，可给予疼痛关节按摩，热敷，或嘱患者稍作休息；疼痛较重者，首先要让患者卧床休息，给予患者疼痛关节的理疗或遵医嘱给药，亦可外敷止痛药物，注意观察局部反应及药物作用；关节肢体晨僵或僵硬是强直性脊柱炎患者常见症之一，要注意提醒患者在睡眠时，可经常变换体位，促进全身血液循环，减轻晨僵，早晨醒后，可在床上轻微活动、或揉搓按摩容易发生僵硬的肢体关节部位，使局部血流改善，肌肉放松，起床后再行肢体屈伸、腰背扭转等活动，能使晨僵尽快缓解，日常生活中，要提醒患者注意不要长时间同一体位坐、站、卧，体位改变时，动作要轻缓，以免发生摔跤、骨折等；纠正患者的不良生活习惯，告诫患者行、走、站、坐都要保持良好的姿态，保证腰背的生理曲度，减少畸形的发生。

（3）中医辨证施护

1）阳虚络瘀型：加强保暖宣教及监督，观察记录患者的畏风寒、晨僵情况，嘱可食适量生姜、葱、药酒等，疼痛关节可以给予理疗、针灸或外敷止痛药物，注意观察局部反应及药物作用。

2）阴虚脉痹型：嘱少食牛肉、羊肉、狗肉、桂圆、荔枝、牛奶等热性食物，注意观察记录发热关节的红肿灼热变化情况，可予外敷芙黄膏类，特别注意观察并及时处理患者合并上呼吸道感染的情况，体温升高者嘱其注意休息，科学补充水分，体温在38℃以上时，可遵医嘱给予清热解毒类制剂，可用薄荷水刮痧大椎等。夏季可食西瓜、冬瓜汤，尿酸不高者可饮绿豆汤。

3）久病正虚邪恋：注意观察患者的饮食情况、消化道反应、面色、活动能力、消瘦、睡眠、夜尿等整体情况，气血不足可用西洋参、枸杞子、大枣等泡茶饮，可在做菜时合理加入当归身、黄芪等，脾胃虚弱者建议服食山药、莲子、党参、大枣，虚寒或血虚明显可服当归生姜羊肉汤，鼓励患者改善饮食，指导药膳调补。

（4）心理护理：与患者多进行面对面的沟通，给予患者耐心的开导、热心的抚慰与鼓励，帮助患者正确认识自己的病情、了解治疗的过程与方法，建立战胜疾病的信心。

（5）康复指导

1）对患者及其家属进行疾病知识的宣教是整个治疗计划中不可缺少的一部分，有助于患者主动参与治疗并积极配合治疗。

2）指导患者进行主动功能锻炼，以维持脊柱关节的最好位置，增强椎旁肌肉和增加肺活量，由护士每天对部分住院患者进行被动功能锻炼或关节功能松解治疗，其重要性仅次于药物治疗。

3）站立时应尽量保持挺胸、收腹和双眼平视前方的姿势。坐位也应保持胸部直立。应睡硬板床，多取仰卧位，避免促进屈曲畸形的体位。

4）避免引起持续性疼痛的体力活动。定期测量记录身高是防止不易发现的早期脊柱弯曲的一个好措施。

5）对疼痛或炎性关节或其他软组织选择必要的物理治疗。

三、疗 效 评 价

1. 临床观察指标

（1）一般信息。

（2）晨僵时间、指地距、枕墙距、"4"字试验、夜间痛（VAS）、脊柱痛（VAS）。

（3）相关检查（ESR、CRP、HLA-B27、X线等）。

（4）血、尿、肝、肾功能等安全性指标。

（5）不良反应随时记录。

2. 强直性脊柱炎症状分级量化表　参照1994年《中药新药临床研究指导原则·中药新药强直性脊柱炎的临床研究指导原则》结合临床实际，确定强直性脊柱炎症状分级量化得分标准（表4-1）。

表4-1　强直性脊柱炎症状分级量化表

症状	0分	1分	2分	3分
腰骶脊背疼痛	无	腰骶隐痛，能忍受、不影响工作	腰骶疼痛、伴僵硬，工作休息受影响	腰骶剧烈持续疼痛、活动受限。严重影响休息和工作
脊背疼痛	无	脊背隐痛	脊背隐痛、伴僵硬	剧烈疼痛、脊柱活动受限
关节肿胀	无	肿胀未超过关节附近骨性标志	肿胀与关节附近骨性标志相平	肿胀高于关节附近骨性标志
发热	无	低热 37.5~37.9℃	中等度热 38.0~38.9℃	高热 39.0℃以上
腰脊活动受限	无	活动受限<1/3	活动受限<2/3、≥1/3	活动受限 ≥2/3、甚或强直
关节发热	无	仅关节触之热，患者无明显自觉热	关节触之热，伴有自觉热	关节触之热，伴自觉灼热
关节作冷	无	仅关节恶风寒，触之不凉	关节恶风寒，触之凉，喜温	关节恶风寒明显，常加衣保护
乏力	无	活动后乏力	稍有活动即乏力	卧床休息亦乏力
腰膝酸软	无	轻微腰膝酸软	持续腰膝酸软，劳则加重	腰膝酸软不欲行走

续表

症状	0分	1分	2分	3分
刺痛	无	轻微刺痛	刺痛较重	刺痛剧烈
口干不欲饮	无	轻微口干	口干少津，但不欲饮	口干难忍，但不欲饮
肢体困重	无	微觉肢体困重	经常肢体困重	头重如囊、身体困重、不欲活动
肌肤干燥	无	肌肤干燥少泽	肌肤干燥少泽，有皮屑	肌肤干燥无泽，皮屑多
遗精	无	偶有遗精	1周数次	每日遗精
畏寒喜暖	无	微畏寒	畏寒明显	畏寒欲加衣被

3. 疗效判定标准　参照 1994 年《中药新药临床研究指导原则·中药新药强直性脊柱炎的临床研究指导原则》相关标准结合临床实际进行疗效评估。

（1）疾病疗效判定标准

1）临床缓解：临床症状基本消失，活动功能基本正常，各项观察指标恢复正常，放射学表现改善或稳定者。

2）显效：病情活动度指标 BASDAI、BASFI、BASMI 改善超过 50%，辅助检查指标 ESR、CRP 恢复正常，放射学表现无明显变化者。

3）有效：病情活动度指标 BASDAI、BASFI、BASMI 及辅助检查指标 ESR、CRP 改善超过 20%，放射学表现无明显变化者。

4）无效：未达到上述有效标准或加重者。

（2）证候疗效判定标准

1）临床痊愈：中医临床症状、体征消失或基本消失，证候积分减少≥95%。

2）显效：中医临床症状、体征明显改善，证候积分减少≥70%。

3）有效：中医临床症状、体征均有好转，证候积分减少≥30%。

4）无效：中医临床症状、体征均无明显改善，甚或加重，证候积分减少不足 30%。

注：计算公式（尼莫地平法）为［（治疗前积分-治疗后积分）÷治疗前积分］×100%。

第四节　典型医案

病案一　强直性脊柱炎肾虚络痹、痰浊瘀阻案

冯某某，男，25岁，初诊：2010年4月20日。

主诉：腰骶痛6年，加重2年。

患者于6年前因腰骶部疼痛，在当地检查后确诊为"强直性脊柱炎"，因疼痛不甚未予重视。2年前腰骶痛加重，并出现颈项部僵痛，在当地服用"塞来昔布胶囊1粒/日、白芍总甙4粒/日"，效果不明显，渐至驼背畸形，转侧翻身不利，难以平卧，生活难自理。故来求诊中医药治疗。刻下：腰骶、颈项僵滞疼痛、难以平卧，久坐久行后乏力明显、疼痛加重，夜间翻身困难，时有双髋疼痛，胸胁疼痛，冬季畏寒胜于常人，纳可，眠欠佳，二便调，舌淡苔薄白，脉细小弦。

检查：指地距58cm，枕墙距20cm，胸廓活动度1cm，颈椎、胸椎、腰椎压痛（+），双"4"字征（++），双直腿抬高试验（+），症状分级量化评分总分23分；辅助检查：ESR：38 mm/h，X线示：强直性脊柱炎，HLA-B27：45.3 U/ml，CRP：20 mg/L。

西医诊断：强直性脊柱炎。中医诊断：大偻，证属肾虚络痹、痰浊瘀阻。治宜益肾蠲痹通络。处方：①蠲痹汤，金刚骨50g，拳参30g，青风藤30g，忍冬藤30g，骨碎补30g，补骨脂30g，生黄芪30g，泽兰30g，泽泻30g，制川乌10g，川桂枝10g，制南星30g，凤凰衣8g，莪术8g，生白芍30g。30剂。②浓缩益肾蠲痹丸，每次4g，每日3次，口服。③蝎蚣胶囊，每次1.5g，每日3次，口服。④嘱患者加强腰背肌锻炼。

二诊（2010年5月25日）：述药后颈肩背腰部僵痛明显，转侧不利，晨起及久坐后明显，活动后减轻，偶有双膝酸痛、发凉，遇温得舒，纳眠可，二便调，苔薄白。守上方加独活12g、细辛3g。30剂。继服浓缩益肾蠲痹丸，每次4g，每日3次；加蝎蚣胶囊，每次1.5g，每日3次，口服。

三诊（2010年6月25日）：述药后症情减轻30%左右，双膝关节酸痛显减，晨僵亦减，唯颈项僵滞明显，转侧不利，纳可，二便调，眠安，苔白腻。效不更方，上方加葛根20g。30剂。继服浓缩益肾蠲痹丸、蝎蚣胶囊，剂量、用法同上。

四诊（2010年8月23日）：症情较前好转40%，颈肩腰部僵滞较前明显好转，僵硬消失，颈部偶有疼痛，转侧不利，近日左膝关节隐痛，上、下楼梯时尤甚，活动后缓解，晨僵已不明显，但晨起腰痛，需侧身坐起，纳可，眠安，二便调，苔薄白，质淡紫，边有轻微齿痕，脉细。体检：指地距31cm，枕墙距7cm，胸廓活动度1cm，颈椎、腰椎压痛（+），左"4"字征（+），右"4"字征（-），直腿抬高试验（-），症状分级量化评分总分13分。续当原法出入，上方加炒白芥子15g，余守上治疗方案。

五诊（2010年9月25日）：药后症情稳定，因家里经济困难，不能继续治疗，要求续配1个月药后暂停治疗。处方：守上治疗方案。

六诊（2010年11月7日）：患者再来取药一次。此后停用药物。

七诊（2011年6月9日）：患者因颈肩腰背疼痛加重再次来诊，时逢胃癌患者袁某在我院经中医药治疗后效果显著，患者儿子（当地有名的企业家）非常高兴，当场捐赠十万元予朱良春慈善救助基金会，朱婉华院长知道冯某的情况后，从慈善基金里划拨部分基金予冯某住院系统治疗，诸症改善，颈肩背腰活动较前明显灵活。其后坚持服药，病情稳定，目前已可参加正常工作。检查：指地距20cm，枕墙距5cm，胸廓活动度4cm，颈椎、胸椎、腰椎压痛（-），双"4"字征（+-），双直腿抬高试验（-），症状分级量化评分总分4分，查ESR、CRP、HLA-B27均降至正常。

按

此为取得明显治疗效果的案例。患者畏寒胜于常人，腰骶、颈项僵滞疼痛、驼背畸形，久坐、久行后乏力明显，夜间翻身困难，时有双髋疼痛，胸胁疼痛，舌淡，苔薄白，脉细小弦。此为肾虚络痹、痰浊瘀阻之大偻，且肾督阳气虚损明显，故立"益肾蠲痹通络"为法。以蠲痹汤加骨碎补、补骨脂培补肾精，以生黄芪、制川乌、川桂枝益气温阳、逐寒邪通络蠲痹，金刚骨、拳参、青风藤、忍冬藤通络止痛，泽兰、泽泻、制南星等泄浊化湿，蜈蚣、全蝎活血止痛，并以浓缩益肾蠲痹丸口服，并嘱加强腰背肌锻炼。药后患者颈肩背腰部僵痛明显，转侧不利，偶有双膝酸痛、发凉，遇温得舒。此为正气稍复、与寒邪争矣，加独活、细辛温经散寒、祛湿通络。三诊时，患者症情减轻30%左右，双膝关节酸痛显减，晨僵亦减，唯颈项僵滞明显，转侧不利。治疗4个月，患者症情较前好转40%，颈肩腰部僵滞较前明显好转，颈部偶有疼痛，转侧不利晨僵已不明显。效不更方，以上方加炒白芥子以搜剔内外痰结。患者后住院系统治疗，现颈肩背腰活动明显灵活，基本如常人。

我们体会到，该病的治疗必须在精确辨证的前提下，准确把握以温阳祛寒、培补肾督之治则治法，方能以全其效。方中有两味药乃朱良春先生独到之处：一是细辛，盖指北细辛，《神农本草经》之上品药，能通少阴之生气上升，少阴气升则水天一气，故能透泄寒水之邪。《素问·生气通天论》曰："阳气者，精则养神，柔则养筋，开阖不得，寒气从之，乃生大偻"。此示明阳气不足并为寒邪所伤，太阳之气不得开，少阴枢转不利，寒气内伏，则生大偻。朱良春先生认为，该品功能温散内在寒水之气，为仲景治外寒内饮之主药，盖由于味辛走窜、善于通阳散结之故。朱良春指出，细辛在《神农本草经》中就言其主"百节拘挛、风湿痹痛"，因此，无论风寒湿痹、风热湿痹均可用之，只是寒证用量需加大而已。朱良春先生同时指出，目前对细辛曲解甚多，如《本草别论》谓其"多用则气闷塞不通者死"，顾松园曰"以其性最燥烈，不过五分而止"，张璐亦认为"细辛，辛之极者，用不过五分"。朱良春先生认为不可拘泥于前人旧说，而误失治重证奇证之功臣，该品确为一交通阴阳之妙品，不知今人为何畏之如蛇蝎？甚至有医者终身不敢用？二是白芥子，芥子辛温，味厚气锐，内而逐寒痰水饮，宽利胸膈，外而走经络、消痰结、止痹痛、除麻木。《本草经疏》言其"搜剔内外痰结及胸膈寒痰、冷涎壅塞者殊效"，《开宝本草》谓其主"湿痹不仁……骨节疼痛"，《本草纲目》亦指出该品可治"痹木脚气，筋骨腰节诸痛"。朱良春先生认为，久痹疼痛，未有不因停痰留瘀阻于经遂者，故常在痹证方中加用白芥子、片姜黄、制南星、桂枝、露蜂房、赤芍、海桐皮、淫羊藿、鹿角片、制附片、乌梢蛇、炮山甲、骨碎补、续断等。而朱良春先生治疗"痰注""痰核"之结节病，亦用白芥子、生半夏、紫背天葵、僵蚕、露蜂房等，随症加减。原方加葛根一为引经，一为疏筋解肌。葛根在《神农本草经》"主消渴，身大热、呕吐、诸痹、起阴气、解诸毒"，而《别录》谓其"疗伤寒中风头痛，解肌发表出汗，开腠理，疗金疮止痛、胁风痛"，朱良春先生常以葛根善解肌舒筋之用而常用于痹证之颈项不适者，如颈椎骨质增生等，认为本品有较强的缓解肌肉痉挛作用。

强直性脊柱炎的治疗难点之一是对已经产生竹节样改变的脊柱的治疗。单一的药物、针灸很难解决患者所有的问题，所以综合治疗非常必要，予中药、针灸、导平、康复锻炼治疗后，很多行动不便、生活不能自理的，诸如挂拐、坐轮椅的患者，都达到了"控制中期发展，改善晚期症状"的治疗目标，重新开始了正常的工作与生活。

病案二 强直性脊柱炎 HLA-B27 转阴案

姚某，男，16岁，初诊：2010年3月15日。

主诉：双髋疼痛半年余，背脊僵痛3月。

患者于2009年9月始出现双髋关节痛，反复低热，波动在37.3~37.6℃，未治疗，当年12月体温波动较大，最高38.6℃，伴双肩关节酸痛，遂于2009年12月3日入北京协和医院住院治疗，行MRI示左侧三角肌炎症可能性大，HLA-B27（+），考虑"强直性脊柱炎"可能，因患儿年幼，未予免疫抑制剂等治疗，仅予以对症处理，热退后出院。出院后以布洛芬缓释胶囊、细菌溶解产物（泛福舒）口服，双氯芬酸钠外涂双肩关节，疼痛间或减，但双肩痛持续加重，渐至不能抬举。近3个月以来背脊僵痛，双膝关节酸痛，晨起尤显。为求中医药治疗来诊。近日易汗，动辄汗出，以盗汗为著，怯冷，纳寐可，两便调。苔薄黄腻，燥，脉细小弦。

检查：枕墙距0cm，臀地距40cm，指地距13cm，胸廓活动度2cm，直腿抬高试验（+），约45度；右"4"字征（+++），左"4"字征（++），全脊柱压痛（+），症状分级量化评分总分27分。

西医诊为强直性脊柱炎；中医诊为大偻，证属肾虚骨痹、经脉痹阻。治宜益肾蠲痹。处方：①蠲痹汤加金刚骨50g，青风藤30g，泽兰30g，泽泻30g，生黄芪30g，补骨脂30g，骨碎补30g，制南星35g，生地15g，熟地15g，炙鳖甲15g，虎杖20g，炒元胡30g，生白芍30g，凤凰衣8g，葛根30g，淫羊藿15g，山茱萸30g，煅龙骨，煅牡蛎各30g。每日1剂。水煎分2次服。②浓缩益肾蠲痹丸，每次4g，每日3次，口服。③蝎蚣胶囊，每次1.5g，每日3次，口服。

2010年4月15日，患者来电话述服药1个月，无明显胃肠道不适，唯关节疼痛症状仍不能缓解。遂考虑蝎蚣胶囊改为金龙胶囊增强蠲痹通络之效。患者母亲积极配合治疗，汇款邮药。

二诊（2010年6月2日）：患者述药后症情改善，逢气交之变颈、背、腰部、双髋关节僵痛，动辄易汗，汗出痛减，纳眠可，二便调，余无明显不适。近查ESR：8 mm/h，血常规正常。药合病机，效不更方，汤药守上方继进30剂。中成药浓缩益肾蠲痹丸、金龙胶囊继服。

三诊（2010年7月6日）：患者述症情平稳，唯天气变化则关节痛明显。守上方加怀牛膝15g、炒白芥子10g，继进30剂。中成药同前。

四诊（2010年8月11日）：患者加服怀牛膝、炒白芥子后疼痛改善，近来髋关节痛复又加重，遇阴天明显，便溏，日行2~3次，纳可，小便尚可，苔腻脉细。续当益肾壮督、蠲痹通络。处方：蠲痹汤加金刚骨50g，淫羊藿15g，鹿角片12g，炮穿山甲粉4g（分冲），补骨脂30g，鹿衔草20g，炒白芥子12g，怀牛膝15g。继服30剂。中成药同前。

五诊（2010年9月2日）：患者述药后症情明显好转，纳可，便调，舌淡，苔白微腻，脉细小弦。仍守上处理方案。中药汤剂再进30剂，中成药同前。

六诊（2010年10月13日）：患者述连日胃脘隐痛，伴呕吐，饱时疼痛加剧，在当地服藿香正气丸效果不佳，纳一般，二便调。处方：守上方加姜半夏10g，生白芨10g，制香附15g，陈皮8g，生谷芽15g，生麦芽15g，生白芍20g，5剂。另嘱自购香砂养胃丸内服。

七诊（2010年10月20日）：患者关节基本已无疼痛，天气变化时稍有僵痛，服上药后胃脘痛有所减轻，仍有进食后加重，纳少，二便自调，苔薄白，脉平。查体：枕墙距 0cm，指地距 5cm，胸廓活动度 3cm，直腿抬高试验（－），双"4"字征：右（＋）、左（＋－），脊柱压痛（－），症状分级量化评分总分 9 分。行胃镜示浅表性胃炎。仍以益肾蠲痹通络为主，辅以护胃之品。处方：蠲痹汤加金刚骨 50g，生黄芪 30g，木蝴蝶 8g，莪术 8g，刺猬皮 8g，徐长卿 15g，甘松 10g，补骨脂 30g，炮穿山甲粉 4g（分冲），制南星 20g，继进 30 剂。同时内服浓缩益肾蠲痹丸、金龙胶囊。

八诊（2010 年 11 月 10 日）：患者药后症情平稳，唯全身泛发红色皮疹，经予抗过敏治疗后缓解，纳可，寐安，二便调，苔薄质红，脉细弦。处方：上方去甘松，制南星改为 30g，加地肤子 30g、赤芍 20g。中成药同前。

九诊（2010 年 11 月 24 日）：药后皮疹已消，唯近日天气变化出现关节痛，伴左肩部有一过性皮疹，苔薄质红，脉小细弦。处方：蠲痹汤加金刚骨 50g，淫羊藿 15g，生地 15g，熟地 15g，制南星 30g，补骨脂 30g，徐长卿 15g，木蝴蝶 8g，葛根 20g，赤芍 20g，白芍 20g。中成药同前。

十诊（2010 年 11 月 30 日）：患者服药后皮疹已退，唯近日颈背、双髋关节酸痛反复，动辄易汗，盗汗明显，纳寐可，二便调，血常规正常。苔薄白根黄腻，脉细小弦，ESR：2 mm/h。药既合拍，率由旧章。处方：蠲痹汤加金刚骨 50g，生地熟地 20g，补骨脂 30g，骨碎补 30g，山茱萸 20g，生白及 10g，葛根 20g，赤芍 20g，白芍 20g，莪术 8g，凤凰衣 8g，徐长卿 15g。中成药同前。

十一诊（2011 年 1 月 28 日）：守上方加减，续服 2 个月后症减，但近日又复关节痛，纳差，大便 3~5 日一行，苔黄微腻，质红，脉细小弦。原法出入。处方：蠲痹汤加金刚骨 50g，淫羊藿 15g，生地 15g，熟地 15g，制南星 30g，徐长卿 15g，刺猬皮 12g，甘松 12g，木蝴蝶 8g，郁李仁 30g，炒莱菔子 20g。中成药同前。

十二诊（2011 年 2 月 14 日）：患者近来髋关节痛，恶热汗出，偶有皮肤出现皮疹，瘙痒，脘腹作胀不适，大便数日一行，舌偏红苔薄腻，脉细。前法继治，住院治疗。处方：蠲痹汤加金刚骨 50g，生地 30g，生白芍 30g，芒硝 8g（烊冲），生大黄 15g（后下），炒枳实 10g，火麻仁 30g，决明子 20g，莱菔子 20g。中成药同前。

十三诊：患者一直服上方至 2011 年 2 月 20 日，述服上药症情平稳，继前法治疗，续 7 剂，中成药同前。

十四诊（2011 年 3 月 20 日）：患者来电述：关节痛略减，胃痛减，纳增，大便 5 日一行，口腔溃疡 1 周未愈，动辄出汗。舌脉无法查及。处方：上方加浮小麦 30g，山萸肉 30g，炒莱菔子 30g，露蜂房 10g，狗脊 15g。同时服用浓缩益肾蠲痹丸、金龙胶囊。

十五诊（2011 年 7 月 27 日）：患者持续以上治疗 4 月余，药后症情稳定，精神好，纳谷香，大便日行一次。经北京协和医院查：HLA-B27（－），血常规正常，肝肾功能正常，CRP（－）。朱良春先生会诊后指示守前方案处理。

十六诊（2011 年 8 月 17 日）：患者症情平稳，无关节疼痛等不适，枕墙距 0cm，指地距 0 cm，胸廓活动度 4 cm，直腿抬高试验（－），双"4"字征（－），脊柱压痛（－），症状分级量化评分总分 2 分。守上处理方案出院带药治疗，嘱注意保暖，勿吹空调及受凉。随访无不适。临床疗效评价：治愈（图 4-1、图 4-2）。

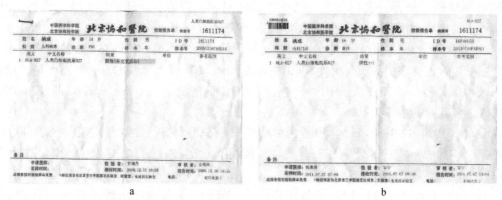

图4-1 姚某2009年12月15日在北京协和医院查HLA-B27（+）（图a），
治疗14个月后症状缓解，2011年7月7日复查HLA-B27（-）（图b）

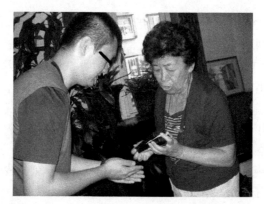

图4-2 2015年暑假，姚某考取河北中医学院后拜访董怡教授，并将其治疗前后病例
资料给董怡教授查看。董怡教授赠送姚某钢笔一支，鼓励他好好学习

按

此强直性脊柱炎案例为16岁患者，经治痊愈。患者于2009年9月始出现双髋关节痛，反复低热，伴双肩关节酸痛，外院考虑为"强直性脊柱炎"，以布洛芬缓释胶囊、细菌溶解产物、双氯芬酸钠外用等治疗，双肩痛持续加重，渐至不能抬举，并出现背脊僵痛，双膝关节酸痛，晨起尤显，动辄盗汗，怯冷。此为肾虚骨痹、经脉痹阻之大偻，立法"益肾蠲痹"，以蠲痹汤加补骨脂、骨碎补、生熟地、淫羊藿温壮肾督，以金刚骨、生黄芪、青风藤、炒元胡、葛根、生白芍等益气通络止痛，山茱萸、煅龙牡、炙鳖甲以补益肝肾、潜浮阳，以泽兰、泽泻、制南星、蜈蚣、全蝎等活血止痛。患者症情平稳，然天气变化则关节痛明显，此为伏邪遇感触发，加怀牛膝以壮腰膝、强筋骨，并炒白芥子解结开闭、以透邪外出。药后虽有疼痛改善，但遇阴天复又更加明显，且出现便溏，此为正气渐复祛邪外出之佳象也，续益肾壮督、蠲痹通络。原方加鹿角片、鹿衔草、炮穿山甲粉阴阳并补、开结消滞，患者症情明显好转，但随后又出现胃脘隐痛，伴呕吐，饱时疼痛加剧，在当地服藿香正气丸效果不佳。考虑为浊邪外排之反应，或为药食伤胃之气阴不足，予加姜半夏、制香附、陈皮、生谷麦芽理气止痛，并生白及、生白芍护胃止痛、消肿散瘀，并服香砂养胃丸。白及为朱良春先生经验用药，该品味苦、甘涩、微寒，并具收敛止血、消肿生肌之功，《别录》载其"主胃中邪气者，

下篇 第四章 大偻（强直性脊柱炎）| 151

则苦寒之品，能除胃热耳"，而《本草经疏》谓其"入血以清，散结逐腐"，朱良春先生认为白及甘缓和中，虽属胶黏之质，但涩中有散，具有吸附、收敛、止血、生肌、清热、护膜、消肿、散瘀等效，以该品单用或配伍广泛用于一切胃和十二指肠溃疡、糜烂性胃炎、溃疡性结肠炎等，皆收佳效。患者药后症情明显好转。但又出现全身红色皮疹，此考虑一为体弱患者经补益肾督后正气恢复排邪外出的反应，一为虫类药过敏可能，慎重起见，原方加地肤子、赤芍以活血凉血、祛风止痒。患者药后皮疹消失，但气交之变再现局部一过性皮疹。反复出现关节痛，且痛渐重，并出现反复口腔溃疡、动辄出汗。朱良春先生认为，此为正气已复，正邪交争，祛邪外出之象也，加山茱萸、露蜂房、狗脊加强温肾壮督，以增强祛邪之力，并加浮小麦敛虚火上浮所致口腔溃疡。经1年余治疗，患者症情稳定。北京协和医院查：HLA-B27（-），肝肾功能正常，CRP（-）。前法巩固以善后。

　　此案治疗颇多周折，表现为皮疹反复出现，口腔溃疡，腹泻至大便难排，再到大便正常等。但朱良春先生"益肾壮督"治其本，"通蠲痹通络"治其标的根本原则贯穿始终，"持重"、"应机"充分体现。故医者"言常者易，通变者难"也。知常达变，乃可为"上工"。

　　此外，此例患者HLA-B27经治转阴，HLA-B27是强直性脊柱炎最主要的易感基因，是存在于人白细胞中与遗传直接相关的染色质上的一种抗原，西医认为是从父母遗传的，终生携带，不会随治疗转阴。该案患者父母及祖父母曾至北京解放军301医院检查，HLA-B27均为阴性，根据该院两千多例的强直性脊柱炎的随访调查，患病者父辈、祖父辈亲属多无此病，且随访部分男性患者，发现其子女亦并不发病。故此说法有待商榷。中医认为大偻的病机乃先天不足，加之后天调补不慎，导致肾督亏虚，督脉主一身之阳，督脉亏虚则风、寒、湿邪趁机侵袭机体，经脉痹而不通。《黄帝内经》云："正气存内，邪不可干；邪之所凑，其气必虚。"疾病的产生内因是根本，外因是条件，故治疗上益肾壮督为其根本大法。

病案三　强直性脊柱炎临床治愈案

　　吴某，男，20岁，广东湛江人。初诊：1997年5月29日。

　　吴某在当地确诊"强直性脊柱炎"3年，经多方治疗无效，由于病痛折磨，体重由130多斤下降到90多斤，周身肌肉萎缩，持续发热、自汗、盗汗、眩晕、食欲不振。1997年4月起卧床不起，连续3天3夜不能动弹。广州南方医院风湿科主任建议他来我院治疗，5月28日由家人用单架抬着乘飞机来诊。ESR：168mm/h，CRP：39.6mg/L，IgG：27.3g/L，IgM：4.3g/L，RF阴性，HLA-B27阳性，X线摄片提示强直性脊柱炎。患者就诊时腕关节、膝关节、踝关节肿胀疼痛伴滑膜囊肿，脊柱、骶髂关节僵硬疼痛，不能站立，翻身困难，神疲乏力，体温38.5℃左右，肌肤灼热，给予补益气阴、退热止汗的中药和蠲痹通络的浓缩益肾蠲痹丸、金龙胶囊（益肾蠲痹法C方案），并嘱咐患者配合进行功能锻炼，饮食忌口。治疗3个月后，患者能下床行走，半年后全身情况明显好转，12月底自行乘飞机回湛江。继续通过函诊服药治疗，1998年9月第二次专程来南通复诊，面色红润，体重恢复到130斤。复检HLA-B27阴性（14.30U/ml），ESR、CRP正常，脊柱和骶髂关节X线摄片与1997年相比明显好转。1999年初开始正常上班。2000年10月打电话来告知，髋关节已能自如下蹲，非常兴奋地称为"六年第一蹲"！复查X线显示"脊柱S型侧弯较前片明显变直"。该患者2008年结婚，2009年8月喜得贵子，2010年4月发来一家三口的幸福照片（图4-3）。

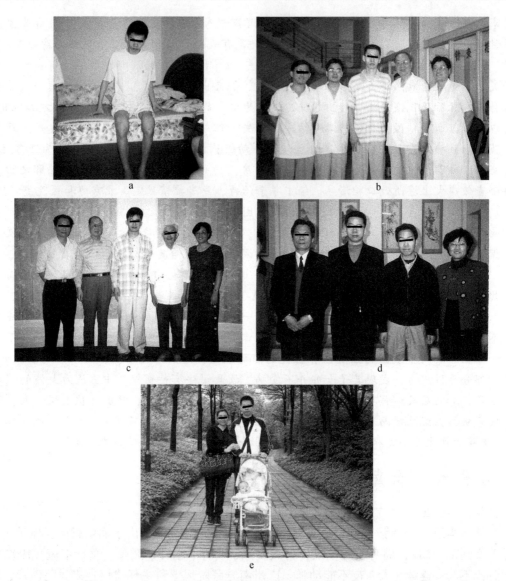

图 4-3　吴某治疗前后照片

a. 1997 年 5 月吴某由家人抬着担架乘飞机前来治疗；b. 治疗 3 个月后，吴某已能下床行走；c. 治疗 1 年半后来复诊时所摄合影，吴某面色红润，体重恢复到 130 斤；d. 吴某治疗 3 年后恢复正常；e. 吴某 2010 年发来的全家福照片

按

　　患者久病不愈，肾督阴亏，湿热瘀滞于内，治以益肾壮督之益肾蠲痹丸，借其含草木之品以补肾培本之外，又借其虫类血肉有情之品搜风逐邪，散瘀涤痰，标本兼顾。患者伴持续发热、自汗、盗汗、眩晕，虑其久病肾督阴虚，故参以中药汤剂益气养阴，补气阴以退虚热，发热、自汗、盗汗皆除；滋肾水而潜浮阳，则眩晕自愈。本案收效甚捷，是益肾蠲痹法治疗风湿病卓著疗效的明证。

病案四　强直性脊柱炎生物制剂治疗失败案

陶某，女，22 岁，无锡人，初诊：2011 年 1 月 12 日。

主诉：骶髂关节疼痛反复2年半，加重3周。

患者2008年5月出现左侧骶髂关节疼痛酸重，渐累及右侧，逐渐加重，活动受限，不能行走，至上海东方医院查HLA-B27（-），后至上海仁济医院查CT示双侧骶髂关节炎。诊断为强直性脊柱炎，予"莫夫利西单抗"注射治疗，第1周、2周、4周、6周各1针，后改为每2个月注射1次，关节疼痛明显减轻。2008年10月患者加用氨甲蝶呤10mg口服，每周1次，一直维持至今。期间患者关节疼痛多次，2010年12月底停用"莫夫利西单抗"后，骶髂关节疼痛出现反复，逐渐加重，行走困难，来诊求中医治疗。其母亲有强直性脊柱炎病史。查精神欠振，腰骶关节疼痛，行走困难，二便自调，纳可，舌红苔薄白，脉细数。查：胸廓呼吸活动度4.0cm，脊柱生理曲度存在，腰椎压痛（+），直腿抬高试验（-），双"4"字征（+），弯腰指地距30cm，枕墙距0cm。证属阳虚络瘀。病位在肾，在骨，病性属本虚标实。肾督亏虚为本，经脉痹阻为标。中医药治疗以益肾温阳、蠲痹通络为大法。

处方：①蠲痹汤，青风藤30g，金刚骨50g，骨碎补30g，补骨脂30g，生黄芪30g，泽兰30g，泽泻30g，生白芍30g，鹿角片15g，凤凰衣7g，莪术7g，桂枝10g，制川乌10g，熟地20g，制南星30g，拳参30g，忍冬藤30g。②浓缩益肾蠲痹丸，每次4g，每日3次。③金龙胶囊，每次1.0g，每日3次。④氨甲蝶呤（自备）10mg，每周1次病情稳定后减量。

2011年1月15日复查ESR：42mm/h，CRP：31.4mg/L，HLA-B27：43.8 U/mL；腰脊酸胀，夜间疼痛明显，加用炒元胡30g、怀牛膝15g、淫羊藿20g、生地20g、炮山甲4g、巴戟天20g，后带药出院门诊坚持服药。

2011年2月8日再次住院，查ESR：56mm/h，CRP：19.6mg/L，患者关节疼痛较前好转，考虑血沉升高与停用"莫夫利西单抗"有关，继续守方坚持。

患者半年后停用氨甲蝶呤治疗，腰背酸痛较前缓解，活动正常，查CT提示骶髂关节炎基本同前；血沉、CRP等均降至正常。至2015年3月复查骶髂关节CT较前明显改善，逐渐减少中药剂量，1剂药煎服2天，诸症平稳。于2015年10月8日复诊，偶劳累后腰背酸痛感，各项检查正常，临床基本治愈。嘱患者坚持巩固治疗，并坚持功能锻炼。

按

该案患者强直性脊柱炎诊断明确，且处于活动期，中医辨证为阳虚络瘀，选以青风藤、金刚骨、乌梢蛇、地龙、骨碎补、补骨脂、鹿角片、桂枝、制川乌、制南星、生黄芪加减，其中针对急性活动期选以拳参、忍冬藤清热通络之品，配合制南星、炒玄胡、炮山甲蠲痹止痛，改善临床症状；朱婉华根据朱良春先生临床擅用生地、淫羊藿的药对，以起到平稳递减西药的目的；同时服用中药开始阶段，可能出现关节疼痛加重，以及检验指标升高等情况，多年的分析研究显示，多数为药理反应，一方面是"逐痹散结"，关节经脉"通而不通"致使疼痛加重，另一方面当为治病的"排邪反应"的表现，在此过程中，可随症加减，如此案选以炒玄胡、炮山甲增加逐痹之功。临床遇到此种情况当耐心坚持治疗，配合理疗。此例同时服用了金龙胶囊，也是成功撤减MTX，替代生物制剂，到达临床治愈的关键。

病案五　未分化脊柱关节病生物制剂停用复发案

孔某，男，12岁，西安人，初诊：2013年7月12日。

患者2010年始出现双足跟疼痛，渐累及腰骶、脊背部疼痛，晨起僵滞不舒，就诊于北京协和医院，未明确诊断。转诊于中国人民解放军第四军医大学西京医院，查ESR：6mm/h，CRP：0.15g/L，HLA-B27：（-），MRI示：①双侧骶髂、髋关节骨质内多发异常信号，多考虑炎性病变；②双侧髋关节腔内少许积液。诊断为未分化脊柱关节病，予注射"类克"治疗半年余，疼痛改善，停药后反复，改用"泼尼松15mg/d"配合柳氮磺吡啶口服，关节僵痛缓解，但出现库欣氏综合征，颜面浮肿，身体严重肥胖，动辄汗出气喘，而至该院求诊，查：体重68 kg，胸廓呼吸活动度2.0cm，脊柱生理曲度存在，腰椎压痛（+），直腿抬高试验（-），双"4"字征（+），弯腰指地距12cm，枕墙距0cm。腰骶、双足跟疼痛不适，活动欠灵活，纳谷尚可，二便自调，夜寐尚安。舌质衬紫，苔白厚腻，脉细数。入院查X线：心肺膈未见异常，双足跟骨后缘可见局部骨质密度增强，颈椎生理曲度变直，胸、腰椎未见明显异常。CT：双侧骶髂关节未见明显骨质破坏，左侧股骨头疑似低密度灶。入院西医诊断：未分化脊柱关节病，中医证属阴虚脉痹，治疗以益肾壮督，蠲痹通络为大法。

处方：①蠲痹汤加青风藤30g，金刚骨50g，骨碎补30g，补骨脂30g，生黄芪30g，泽兰30g，泽泻30g，生白芍30g，生薏苡仁30g，炒知母8g，生半夏（加生姜3片先煎30min）15g，制南星30g，拳参30g，忍冬藤30g，凤凰衣7g，莪术7g；②浓缩益肾蠲痹丸，每次4g，每日3次；③蝎蚣胶囊，每次1.5g，每日3次。

患者入院第3天，精神欠振，诉腰骶、双足跟疼痛不适，活动稍欠灵活，唯大便仍干结难解，稍觉腹部胀满，纳谷尚可，小便自调，夜寐尚安，舌质衬紫，苔白厚腻，脉细。查CRP、ESR正常，心电图示窦性心动过速、心律不齐。调整处方以增行气消胀，润肠通便之效，枳壳10g、全瓜蒌20g、当归15g、黄芩6g、川厚朴10g、生大黄6g，常法煎服。至2013年7月21日患者腹胀便秘较前改善，关节疼痛亦有缓解，予带药出院，门诊治疗。

而后患者2014年2月、8月的寒暑假期间均来院复诊，至2014年8月患者已停用泼尼松及柳氮磺吡啶，体重下降至57kg，复查血常规正常，ESR：4mm/h，HLA-B27：22.4 U/L。患者足跟疼痛已缓解，自觉仍以腰骶部疼痛不适为苦，晨起尤甚，无明显汗出，纳谷一般，夜寐安，小便自调，大便偏干。舌质衬紫，苔白根微腻罩黄，脉细弦。守方加减：蠲痹汤加青风藤30g，金刚骨50g，骨碎补30，补骨脂30g，生黄芪30g，泽兰30g，泽泻30g，生白芍30g，生半夏（加生姜3片先煎30min）10g，制南星30g，拳参30g，忍冬藤30g，人中黄7g，炒子芩12g，炒知母12g，焦山栀8g，淡豆豉15g，生白术30g，炒白芥子15g，凤凰衣7g，莪术7g。中成药同前。

2015年8月12日患者再次住院，一般情况可，无发热，腰骶疼痛较入院时好转，晨起僵滞不显，纳可，夜寐尚可，二便尚调。舌质衬紫，苔薄白腻，脉细小弦。ESR：4mm/h，CRP：2.9mg/L。诸症平稳，临床守方调治，1剂药煎服3天。现临床症状消失，生长发育正常（图4-4）。

按

以上两个病案，均使用过生物制剂治疗，而后停药反复，病情反致加重，表明西医生物制剂治疗失败。临床我们采用"益肾蠲痹法"治疗，以蠲痹汤辨证加减为主，选用生半夏、制南星化痰散结，其中生半夏对足跟疼痛有奇效，使得疼痛很快好转。临床经验证实，益肾蠲痹法治疗可以成功替代生物制剂及激素、MTX等抗风湿药，且无毒性作用，也为患者的生长发育创造了良好环境。临床许多患者因采用西药出现的毒性反应而停药，甚至不可逆转的病理损害，而影响了个体的生理发育。临证时一般选用生黄芪、凤凰衣、莪术药对，以调和中焦，益气护膜，坚持按疗程治疗，并顾护胃气，常获佳效。当然临证需要"圆机活法"，随症治之，如孔某案腹胀便秘，配以陷胸汤加减，一般服用1~2年后减量，而在减药过程中，一定听从医嘱，而不可盲目停药。同时坚持功能锻炼和饮食禁忌。

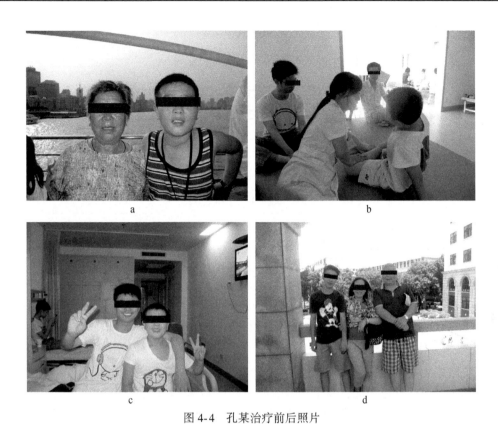

图 4-4　孔某治疗前后照片

a. 2013 年初诊时，因服用激素出现满月脸，向心性肥胖；b. 住院期间进行康复功能锻炼；
c. 住院期间通过中药内服配合康复功能锻炼，病情得到有效改善；d. 2015 年 8 月暑假复诊，经治疗 2 年，
临床症状消失，生长发育正常，现为陕西省射击队队员

第五章 顽痹（幼年特发性关节炎）

第一节 中西医概述

幼年特发性关节炎（juvenile idiopathic arthritis，JIA），是 16 岁以下儿童常见的结缔组织病，以慢性关节炎为主要特征，典型的关节炎的表现是疼痛、肿胀和活动受限。除关节炎症和畸形外，常有皮疹、肝脾及淋巴结肿大、胸膜炎和心包炎等全身症状和内脏损害。多数预后良好，少数可导致关节永久损害和慢性虹膜睫状体炎，是小儿致残的主要原因。该病的发病原因至今尚不明确，但目前认为可能与遗传和免疫功能紊乱有一定的关系，感染可能是诱发或加重该病的主要原因之一。

中医古籍中无此病名，其状似与痹病、风湿、热病、热痹及白虎历节风等病证相近。中医认为该病主要由于气血两虚，营卫失和，腠理不固或素体蕴热，外感风、寒、湿邪，阻滞经络，气血运行不畅，筋骨失养或痰湿瘀阻致关节肿痛、活动受限，据其临床表现属中医"痹证"、"发热"范畴。日久内舍肝肾可致关节挛缩、僵直，患者多有先天禀赋不足，气血为邪所阻，深入骨骱，胶着不去，痰瘀交阻，凝涩不通，邪正混淆，如油入面，肿痛发热时作，治颇棘手，不易速成，当属"顽痹"的范畴。

目前，针对该病，西医尚无很好的办法，主要以控制病变的活动度，减轻或消除关节疼痛和肿胀；预防感染和关节炎症的加重；预防关节功能不全和残疾；恢复关节功能及生活与劳动能力为目的。

【流行病学】

该病有价值的流行病学资料匮乏，文献少有涉及流行病学与发病机制的资料，国内也没有关于该病的多中心、大样本、流行病学与发病机制的研究资料可供参考。国外一些单中心临床资料也存在病例少、观察时间短、失访数较多的缺陷。一些研究资料表明，幼年特发性关节炎多关节型发病率：芬兰报告幼年特发性关节炎多关节型发病率最高，为 19.5/10 万，加拿大为 17.8/10 万；美国 20 世纪 90 年代为 7.8/10 万；男女性别比美国和加拿大分别为 1∶2.8 和 1∶2.1；国内报告男性略多，男女性别比为 1.1∶1。

该病临床症状复杂、命名繁多，如幼年类风湿关节炎（juvenile rheumatoid arthritis，JRA）、Still's 病、幼年慢性关节炎（juvenile chronic arthritis，JCA）、幼年型关节炎（juvenile arthritis，JA）等。为了便于国际协作组对这类疾病的遗传学、流行病学、转归和治疗方案实施等方面进行研究，2001 年国际风湿病联盟儿科委员会专家组经过多次讨论，将儿童时期（16 岁以下）不明原因关节肿胀，持续 6 周以上者，命名为幼年特发性关节炎（JIA）。

根据是否存在全身症状，如发热、皮疹、心包炎，以及受累关节的数量等因素将幼年特发性关节炎分为全身型；多关节型，类风湿因子阴性；多关节型，类风湿因子阳性；少关节型；

与附着点炎症相关的关节炎（ERA）；银屑病性关节炎；未定类的幼年特发性关节炎七类。

【病因病理】

1. 中医病因病机 祖国医学虽然没有幼年特发性关节炎的记载，但是在"痹证"、"内伤发热"、"血证"等病证中有相似的论述。该病内因主要是禀赋不足，腠理不固，脏腑虚损；外因主要是感受风寒、湿、热之邪导致气血运行不畅，气滞血瘀，肢体筋脉失养而挛缩。基本病机为外感时邪、风寒、暑湿之邪，由气入营，气血流通不畅，瘀滞成痹。

小儿体属纯阳，为稚阴稚阳之体，且脾常不足，心肝有余，感受病邪，易于化热，形成热证，该病以热痹多见。病证初起以邪实为主，邪实多为风湿热瘀；后期损伤正气，以气阴两伤，阴血亏虚为主。

2. 西医病因病理 该病病因至今尚不清楚，可能与多种因素有关。

（1）感染因素：约35%的JIA患者关节液细胞中能分离出风疹病毒，有些全身型JIA患者有柯萨奇病毒或腺病毒感染的证据。虽有许多关于细菌（链球菌、耶尔森菌、志贺菌、空肠弯曲菌和沙门菌属等）、病毒（细小病毒B19、风疹和EB病毒等）、支原体和衣原体感染与该病有关的报道，但都不能证实是诱导该病的直接原因。

（2）遗传因素：很多资料证实幼年特发性关节炎具有遗传学背景，研究最多的是人类白细胞抗原（HLA），具有HLA-DR4（特别是DRl＊0401）、DR8（特别是DRBl＊0801）和DR5（特别是DRl＊1104）位点者是幼年特发性关节炎的易发患者群。其他与幼年特发性关节炎发病有关的HLA位点为HLA-DR6，HLA-A2等。也发现另外一些HLA位点与JIA发病有关。有研究者已经证实单卵双胎及同胞兄妹共患幼年特发性关节炎的病例，由此提示遗传因素可能发挥重要作用。

（3）免疫学因素：有许多研究证实幼年特发性关节炎为自身免疫性疾病：①部分患儿血清和关节滑膜液中存在类风湿因子（RF，抗变性IgG抗体）和抗核抗体（ANA）等自身抗体；②关节滑膜液中有IgG包涵体和类风湿因子的吞噬细胞（类风湿关节炎细胞，RAC）；③多数患儿的血清IgG、IgM和IgA上升；④外周血CD4+T细胞克隆扩增；⑤血清炎症性细胞因子明显增高。

综上所述，幼年特发性关节炎的发病机制可能为各种感染性微生物的特殊成分作为外来抗原，作用于具有遗传学背景的人群，激活免疫细胞，通过直接损伤或分泌细胞因子、自身抗体触发异常免疫反应，引起自身组织的损害和变性。尤其是某些细菌、病毒的特殊成分（如HSP）可作为超抗原，直接与具有特殊可变区β链（Vβ）结构的T细胞受体（TCR）结合而激活T细胞，激发免疫损伤。自身组织变性成分（内源性抗原）如变性IgG或变性的胶原蛋白，也可作为抗原引发针对自身组织成分的免疫反应，进一步加重免疫损伤。

第二节　朱良春教授对顽痹（幼年特发性关节炎）的认识

一、小儿脏腑未充、脾肾不足是病源

幼年特发性关节炎多发于16岁以下的少年儿童。小儿者，脏腑未充，形体不盛，脾、肾两脏常有不足，先、后天皆有失养亏虚之害，百病自然丛生。

肾者，先天之本，主藏精，孕天癸等精微物质，内寓元阴元阳，为各脏腑阴阳之根本，精者，身之本。患儿先天禀赋薄弱，精亏，身之本不固，易发该病。又肾属水，人之阴精之所藏，但一水不胜二火（君火、相火），所以阳常有余，阴常不足，肾常虚，筋骨难成，关节受累，发为该病。

脾为后天之本，主运化水谷精微，为气血生化之源，小儿生长发育迅速，生长旺盛，对营养精微需求较成人相对较多，但小儿脾胃薄弱，且不知饮食自节，稍有不慎即易损伤脾胃引起运化功能失调出现呕吐、食滞、泄泻、厌食等病证。

肾为先天之本，脾为后天之本，先天之精需要后天水谷精微的濡养，后天水谷精微又需先天之精的辅助运化，两者相辅相成，脾土亏虚会影响肾水功能，肾水不足又会反侮脾土运化，彼此相生相克，相乘相侮，导致脾虚、肾虚或者脾肾两虚。

二、明确诊断、早期治疗是关键

幼年特发性关节炎发生在 16 岁前生长发育期间，易误诊为儿童时期生长痛。该病的诊疗首先要做到早发现、早诊断、早治疗。圣人不治已病治未病。首先是抓住核心病机辨治，以核心病机为轴心进行辨证施治，以"益肾壮督"治其本，"蠲痹通络"治其标的治疗大法，"浓缩益肾蠲痹丸"为其代表方药。全方以补益肝肾精血、温壮肾督阳气与祛邪散寒、除湿通络、涤痰化瘀、虫蚁搜剔诸法合用，扶正祛邪，标本兼顾，故临床疗效显著。朱良春的"益肾蠲痹法"治疗风湿病，是运用中医整体观念、辨证论治精髓的典范。早期治疗非常重要，及时采用中医药干预治疗，可避免病情的发展，具有独到的优势。我们在临床上观察发现，"益肾蠲痹法"用于该病的治疗，疗程越长，疗效更佳。治疗期间可以逐渐撤减激素及免疫抑制剂，直至停服；对长期服用激素导致生长发育停滞和骨质破坏者，具有促进生长发育、修复骨质破坏的作用。对于某些病程绵长，反复发作的患者，必须守效方耐心治疗，积极配合，坚持按疗程服药，可以达到临床治愈。

第三节　顽痹（幼年特发性关节炎）诊疗规范

一、临床诊断

1. 西医诊断标准　参照国际风湿病联盟（ILAR）2001 年制定的诊断及分型标准。

诊断要点：16 岁以下儿童持续 6 周以上原因不明的关节炎，排除其他疾病即可诊断。

（1）全身型幼年特发性关节炎（systemic JIA）　每月发热 2 周以上，伴有关节炎，同时伴随以下 1 项或更多症状：①短暂的、非固定的红斑样皮疹；②全身淋巴结肿大；③肝脾肿大；④浆膜炎。

应除外下列情况：①银屑病患者；②8 岁以上 HLA-B27 阳性的男性关节炎患儿；③家族史中一级亲属有 HLA-B27 相关的疾病（强直性脊柱炎、与附着点炎症相关的关节炎、急性前色素膜炎或骶髂关节炎）；④两次类风湿因子阳性，两次间隔时间为 3 个月。

（2）少关节型幼年特发性关节炎（oligoarticular JIA）　发病最初 6 个月 1~4 个关节受累。有两个亚型：①持续性关节型 JIA，整个疾病过程中关节受累数≤4 个。②扩展性关节型 JIA，病程 6 个月后关节受累数达≥5 个。

应除外下列情况：①银屑病患者；②8 岁以上 HLA-B27 阳性的男性关节炎患儿；③家族史中一级亲属有 HLA-B27 相关的疾病（强直性脊柱炎、与附着点炎症相关的关节炎、急性前色素膜炎或骶髂关节炎）；④两次类风湿因子阳性，两次间隔为 3 个月；⑤全身型 JIA。

（3）多关节型幼年特发性关节炎（polyarticular JIA）（类风湿因子阴性）　发病最初的 6 个月，5 个以上关节受累，类风湿因子阴性。应除外下列情况：①银屑病患者；②8 岁以上 HLA-B27 阳性的男性关节炎患儿；③家族史中一级亲属有 HLA-B27 相关的疾病（强直性脊柱炎、与附着点相关的关节炎、急性前色素膜炎或骶髂关节炎）；④两次类风湿因子阳性，两次间隔为 3 个月；⑤全身型 JIA。

（4）多关节型幼年特发性关节炎（poly articular JIA）（类风湿因子阳性）　发病最初 6 个月 5 个以上关节受累，伴类风湿因子阳性。应排除下列情况：①银屑病患者；②8 岁以上 HLA-B27阳性的男性关节炎患儿；③家族史中一级亲属有 HLA-B27 相关的疾病（强直性脊柱炎、与附着点炎症相关的关节炎、急性前色素膜炎或骶髂关节炎）；④ 全身型 JIA。

（5）银屑病性幼年特发性关节炎（psoriatic JIA）　1 个或更多的关节炎合并银屑病，或关节炎合并以下任何 2 项：①指（趾）炎；②指甲凹陷或指甲脱离；③家族史中一级亲属有银屑病。

应除外下列情况：①8 岁以上 HLA-B27 阳性的男性关节炎患儿；②家族史中一级亲属有HLA-B27 相关的疾病（强直性脊柱炎、与附着点炎症相关的关节炎、急性前色素膜炎或骶髂关节炎）；③两次类风湿因子阳性，两次间隔为 3 个月；④全身型 JIA。

（6）与附着点炎症相关的幼年特发性关节炎（enthesitisrelated JIA，ERA）　关节炎合并附着点炎症，或关节炎或附着点炎症，伴有下列情况中至少 2 项：①骶髂关节压痛或炎症性腰骶部及脊柱疼痛，而不局限在颈椎；②HLA-B27 阳性；③8 岁以上发病的男性患儿；④家族史中一级亲属有 HLAB27 相关的疾病（强直性脊柱炎、与附着点炎症相关的关节炎、色素膜炎或骶髂关节炎）。

应除外下列情况：①银屑病患者；②两次类风湿因子阳性，两次间隔为 3 个月；③全身型 JIA。

（7）未定类的幼年特发性关节炎（undefined JIA）　不符合上述任何一项或符合上述 2 项以上类别的关节炎。

2. 中医诊断标准　参照中华人民共和国中医药行业标准《中医病症诊断疗效标准》（ZY/T001.1-94）、《实用中医风湿病学》（王承德，沈丕安，胡荫奇主编，人民卫生出版社，2009 年）。

（1）发病人群为幼年儿童，其中 2~3 岁、9~12 岁为两个高峰阶段。

（2）关节损害主要表现关节肿痛，由于病型多样，受累关节多少不一，一般病程多大于6 周。

（3）全身症状主要为反复发热、皮疹、肝脾肿大、浆膜炎等症状。

（4）病情重者可见各脏腑的病症，如胸闷、气喘、呼吸困难、呕吐、黄疸等。

3. 证候分类

（1）邪热瘀毒，痹阻经脉：发热，四肢关节肿痛，皮肤斑疹，口干尿赤，或心悸胸闷、气短喘促，舌红脉数。如邪郁少阳，枢机不利，寒热往来，默默欲呕，口苦咽干，脉弦；或气营两燔，邪入心包，出现高热斑疹，心悸乏力，脉细结代。

（2）寒湿郁久，化热伤阴：症见低热，或午后发热，关节疼痛肿胀，局部灼热，关节僵硬，迁延反复，初得凉渐舒，稍久则仍以温暖为适。口干而苦，舌质红，苔黄或黄腻，脉细小数或弦或弦数。邪热伤阴明显，出现潮热反复，皮疹隐隐，口干盗汗；如气虚湿阻，则颜面或关节浮肿，纳少身倦，舌淡苔薄白，脉缓；痰瘀互阻，肝脾肿大，淋巴结肿大。

（3）正虚邪恋：表现关节肿痛，僵硬畸形，腰膝酸软，经久不愈，痛势绵绵，日轻夜重，发热或夜间潮热，病势迁延，形体消瘦，面色萎黄，神疲乏力，食纳欠馨，舌苔薄白或白腻或光剥，质或红或淡，脉细小弦。

二、治 疗 方 法

1. 分型论治

（1）邪热瘀毒，痹阻经脉

1）治法：清热解毒，蠲痹通络。

2）方药：蠲痹汤加青风藤 15g，金刚骨 30g，拳参 15g，忍冬藤 15g，葎草 15g，白薇 10g，凤凰衣 6g，莪术 6g。

3）随症加减：邪热袭肺，发热咳喘，加牛蒡子 6g、金荞麦 20g、鱼腥草 15g；湿热浊毒，壅滞三焦，加虎杖 10g、秦艽 10g、碧玉散 15g；邪郁少阳，枢机不利，加炒黄芩 8g、柴胡 10g；热毒炽盛，气营两燔，邪入心包，加寒水石 15g、羚羊粉 0.6g、人工牛黄 0.6g；斑疹隐隐，皮肤瘙痒，舌质紫加地肤子 10g、白鲜皮 15g、赤芍 10g；关节肿胀明显者加白芥子 10g、穿山甲 4g；关节疼痛剧烈，舌苔腻者加延胡索 15g、制南星 15g。

（2）寒湿郁久，化热伤阴

1）治法：清化郁热，蠲痹通络。

2）方药：蠲痹汤加青风藤 15g，金刚骨 30g，川桂枝 6g，制川乌 6g，生白芍 15g，知母 8g，生地 12g，拳参 15g，忍冬藤 15g，凤凰衣 6g，莪术 6g。

3）随症加减：邪热偏盛者，酌减桂枝、川乌用量，加虎杖 10g 或黄柏 10g、葎草 15g；阴伤明显，舌红，大便干者重用生地（一般用量 20～30g 为宜），加川百合 15g、地骨皮 10g；湿邪久留，脾气不足，加防己 10g、生白术 15g、生黄芪 15g；肝脾、淋巴结肿大，加生半夏 8g、生薏苡仁 20g、虎杖 10g，肝功能异常可加复肝胶囊口服。

（3）正虚邪恋

1）治法：益肾培本，蠲痹通络。

2）方药：蠲痹汤加青风藤 15g，金刚骨 30g，生黄芪 15g，骨碎补 15g，补骨脂 15g，枸杞子 10g，生地 10g，熟地 10g，凤凰衣 6g，莪术 6g。

随症加减：气血亏虚，纳少便溏，贫血乏力者生黄芪改为 30～50g，加党参 12g、当归 8g；肝肾亏虚，骨质破坏，或生长发育受到影响者，加鹿角胶 6g、龟板胶 6g、淫羊藿 15g。

注意事项：以上药物剂量为 10 岁到 16 岁患者剂量，如小于 10 岁，则按身高、体重折算的体表面积使用；超过 16 岁患者一般可按成人剂量使用，或 2 剂药煎服 3 天。

2. 中成药与医院制剂

（1）浓缩益肾蠲痹丸（医院制剂，具有益肾壮督、蠲痹通络等作用），每包 4g，每次 1

包，每日 3 次，餐后温水送服。

（2）蝎蚣胶囊（医院制剂，具有息风通络、化瘀止痛作用），每日 3 次，每次 5 粒，餐后温水送服。

（3）扶正蠲痹胶囊Ⅰ（医院制剂，具有扶正固本、化瘀蠲痹、解毒消结的作用），每日 3 次，每次 4 粒，餐后温水送服。

（4）扶正蠲痹胶囊Ⅱ（医院制剂，具有扶正培本、化瘀蠲痹、解毒消肿的作用），每日 3 次，每次 4 粒，餐后温水送服。

（5）金龙胶囊（鲜动物药），每日 3 次，每次 4 粒，餐后温水送服。

（6）朱氏温经蠲痛膏（医院制剂，具有温经通络、蠲痹止痛的作用），外敷疼痛处，每次 1 张，每日更换 1 次。

（7）复肝胶囊（医院制剂，具有保肝降酶、软坚散结之功），每日 3 次，每次 4 粒，餐后温水送服。

治疗方案如下所述。

A 方案：蠲痹汤（院内协定方）辨证加减+浓缩益肾蠲痹丸+蝎蚣胶囊。

B 方案：蠲痹汤（院内协定方）辨证加减+浓缩益肾蠲痹丸+扶正蠲痹胶囊。

C 方案：蠲痹汤（院内协定方）辨证加减+浓缩益肾蠲痹丸+金龙胶囊。

3. 中医特色疗法

（1）体针法

1）湿热瘀阻：足三里、三阴交、阴陵泉、阳陵泉、阿是穴。

2）邪郁日久，化热伤阴：足三里、三阴交、太溪、阿是穴。

3）正虚邪恋：足三里、气海、申脉、阿是穴。

操作方法：根据取穴患者选择适当的体位，以 1~1.5 寸 30 号毫针刺入，得气后采用提插捻转补泻手法，留针 30min，每日 1 次或隔日 1 次，10 次为 1 疗程，疗程间隔 3~5 天。根据病情随症加减穴位。

（2）腹针法

1）主穴：中脘、下脘、气海、关元、滑肉门、外陵。

2）配穴：肩及上肢疼痛不适加上风湿点；手腕及手指疼痛不适加上风湿外点；膝关节及下肢疼痛不适加下风湿点；踝及足部疼痛不适加下风湿下点；日久脾虚加大横。

3）操作方法：施术部位要严格消毒，选用规格为 0.22mm×40mm 的毫针。进针时避开毛孔、血管，施术要轻缓，针尖抵达规定的深度后，留针 30min，10 次为 1 疗程。

（3）中药熏蒸　根据患者具体情况，辨证选用中药熏蒸治疗，每次 30min，每日 1~2 次。以专家经验方为基础，根据患者体质情况及病情进行辨证加减，采用中药熏蒸治疗仪，充分体现中医个性化治疗原则。每日 1 次，每次 30min。

注意事项：中药熏蒸治疗时蒸汽与施术部位保持一定的距离，以患者舒适为度，以免发生烫伤；患者治疗后局部保持温暖。

（4）中药外敷治疗　高热无汗则予捏脊或青黛加蜂蜜外敷大椎穴可退热，亦可用中药煎汤泡脚；发热汗多，予五倍子研粉外敷神阙以止汗；局部肿痛，屈曲不利，扪之灼热者，可予朱氏温经蠲痛膏外贴，或芙黄膏、新癀片及六神丸等混合外敷，消肿止痛。

4. 康复护理

（1）一般护理：急性活动期应卧床休息，以减少体力消耗；嘱患者注意疼痛关节的保温及休息，减少对疼痛关节的不良刺激；鼓励患者晨起活动关节以减轻晨僵。

（2）饮食护理：给予蛋白质和维生素充足、营养丰富的饮食，宜清淡、易消化，忌辛辣刺激性的食物，忌食糯米、肥腻食物，忌食虾、蟹、海鲜等发物，忌食坚硬油炸食物以避免对胃肠道刺激。

（3）中医辨证施护

1）高热皮疹患者加强保暖教育及监督，观察记录患者的发热、皮疹情况；肿痛关节可予外敷芙黄膏之类，特别注意观察并及时处理患者合并上呼吸道感染的情况，体温升高者嘱其注意休息，科学补充水分，体温在38℃以上时，可遵医嘱给予清热解毒类制剂。

2）正虚邪恋患者注意观察患者的饮食情况、消化道反应、面色、活动能力等整体情况，气血不足可用西洋参、枸杞子、大枣等泡茶饮，可在做菜时合理加入当归身、黄芪等，脾胃虚弱者建议服食山药、莲子、党参、大枣，虚寒或血虚明显可服当归生姜羊肉汤，鼓励患者改善饮食，指导药膳调补。

（4）心理护理：护士在与患者的接触中要以和蔼的态度采取心理疏导、解释、安慰、鼓励等方法做好心理护理。

（5）康复指导：除急性发热外，患儿在药物治疗的基础上还应参加适当的运动，尽可能像正常儿童一样生活。定期进行裂隙灯检查以尽早发现虹膜睫状体炎。医生要指导家属帮助患儿克服因慢性疾病或残疾造成的自卑心理，增强战胜疾病的信心，让患者多与其他孩子一起活动、游戏等。只要家长重视、患儿配合、坚持规范治疗，患儿能维持正常的关节功能，像其他正常儿童一样享受丰富多彩的生活。

三、疗效评价

参照美国风湿病协会1997年制定的ACR儿科标准（ACR pediatric）。1997年，ACR联合来自14个国家的21名儿科风湿病学家，采用一致的标准，随机对照试验（RCT）方法，对72例幼年型关节炎患儿进行评估，结果经过严格的统计学处理后，定义了ACR儿科标准。目前已广泛运用于儿童风湿病临床研究。以下是ACR儿科标准6个核心纲要及解读。

1. ACR儿科评价系统包括6个核心纲要

1）医生对疾病活动度的整体评价。

2）家长/患儿的对健康状况的整体评价。

3）（关节）功能评价。

4）有活动性关节炎的关节个数。

5）活动受限的关节个数。

6）反映炎症的实验室指标（如ESR）。

2. 核心纲要解读 　纲要1）和2）均采取10cm直观类比量表（visual analogiscale，VAS）判定，0代表非常好，10为非常差，医生、家长（患儿）从0至10中选择相应数字代表医生或家属对患儿健康总体情况的评价。纲要3）主要由患儿家属填写儿童健康问卷调查表（childhood health questionnaire，CHQ）的方式完成，常用CHQ为CHQ-PF50（CHQ parent form 50），内容包括患儿整体健康状况、体育活动、日常活动、疼痛、行为、情绪、生活满意度、家长对健康状况的评价、对家人生活的影响9个方面，共50个项目，每个项目0~4分或0~5分评分。因评价项目繁多，且有部分存在主观因素，故也有建议使用简化问卷调查表。纲要4）需要强调的是"活动性关节炎"的定义为肿胀关节个数、压痛或活动时疼痛的关节个数、活动受限的关节个数，三者之一即可。该条主要针对肿胀或疼痛关节个数的变化，而对关节肿胀和疼痛的程度轻重未予关注，这也是该纲要的不足所在。纲要5）中"关节活动受限"定义为"被动活动时关节正常的活动范围受到限制"，评价此条时要求测评者熟悉每个受检关节的正常活动范围，并做到尽可能详细的全面体检，尤其是手足小关节应逐个检查。值得一提的是，不同测评者对同一关节测评指标（如肿胀或活动受限）的误差可能大于20%，因此，为减少测评误差，尽量让进行该研究的同一个测评者完成整个测评过程。纲要6）即ESR。

3. ACR pediatric 30（50/70）反应评判标准及意义　在6条核心纲要中应满足：至少有3条改善≥30%，并且没有任何一条≥30%的恶化，即称为ACR pediatrics 30改善（responder），反之为未改善（nonresponder）。同理，如果满足至少有3条改善≥50%或≥70%，并且没有任一条≥30%的恶化，即称为ACR pediatrics 50或70改善。

第四节　典型医案

案例一　幼年特发性关节炎（顽痹）案

冯某，女，6岁，南京人，初诊：1993年。

患者发热皮疹，伴四肢关节肿痛，当地医院检查诊断"幼年特发性关节炎"，治用"醋酸泼尼松片"2年余，发热皮疹逐渐消退，后减少激素剂量，四肢关节肿痛反复，肿痛僵硬，痛势绵绵，日轻夜重，且出现"满月脸"，神疲乏力，食纳欠馨，舌苔白腻质淡红，脉细小弦。查RF正常，CRP：23.6mg/L，ESR：52mm/h，血常规提示中度贫血。病属"顽痹"，证属肾虚脉痹，邪热瘀阻，气阴亏耗，症情复杂，治疗颇为棘手。当以益肾培本，蠲痹通络为法，以观察之。

处方：①青风藤20g，金刚骨30g，忍冬藤15g，秦艽10g，当归10g，鸡血藤20g，生黄芪20g，桂枝8g，生白芍15g，生地20g，熟地12g，炙甘草6g，凤凰衣6g，15剂，1剂加水煎汤600ml，一次150ml，两天分服；②益肾蠲痹丸4g，每日3次，口服；③醋酸泼尼松片10mg，每日1次。

患者坚持函诊邮药，守"益肾蠲痹法"治疗1年余，关节疼痛好转。1995年患者复查各项风湿指标均正常。已停用激素，库欣综合征已消失，唯下肢膝踝关节肿胀不适，屈曲活动不利，食纳一般，二便调，夜寐时有盗汗，舌淡苔薄白微腻，脉细。中药调治巩固，处方：蠲痹汤加青风藤20g，金刚骨30g，忍冬藤15g，女贞子15g，当归10g，熟地15g，鸡血藤20g，生黄芪20g，骨碎补20g，补骨脂20g，桂枝8g，生白芍15g，汉防己8g，生薏苡仁20g，陈皮6g，炙甘草6g；30剂，一剂煎汤600ml，分两天服用，一次150ml，一日3次。

上方服用半年，后间断服用益肾蠲痹丸治疗，2000年朱婉华教授去南京出差，给予面诊，患儿一切正常，全身关节无明显肿痛，活动如常，基本达到临床治愈，唯身高较矮。

2014年患儿父亲介绍系统性红斑狼疮患者来院就诊，得知冯某大学毕业后在上海工作，现已谈婚论嫁，一切正常（图5-1）。

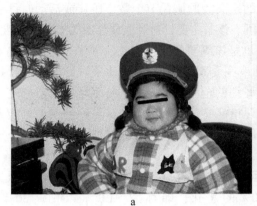 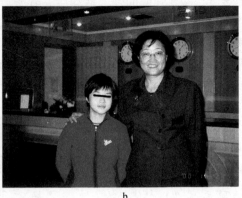

图 5-1　冯某治疗前后照片

a. 初诊时所摄，可见激素面容；b. 治疗 7 年后，达到临床治愈，身高仅 1.46 米

按

幼年特发性关节炎是一种全身性免疫系统疾病，对多脏器功能均有损害，且对患儿身心发育有很大影响，西医治疗仅能改善临床症状。"益肾蠲痹法"治疗不仅可以降低激素毒性作用，还能控制病情，坚持治疗甚至可以达到治愈的目的，临床值得推广应用。

我们对幼年特发性关节炎的中医治疗已形成成熟的诊疗经验，其中大致可分为邪热瘀毒；寒湿郁久，化热伤阴；正虚邪恋三型。该案辨证以肾虚脉痹、邪热瘀阻为主，方药选以乌梢蛇、炙蜂房、熟地、生黄芪及穿山龙（金刚骨）补益脾肾，配以鸡血藤、忍冬藤、青风藤及地龙、炙僵蚕活血通络，据其寒热加秦艽、生地凉血和营。1 年后邪热瘀阻病症缓解，其脾肾亏虚之本突显，加用女贞子、骨碎补、补骨脂等益肾固本，酌情配以防己、生薏苡仁，取"防己黄芪汤"健脾利湿，疗效显著。

在特色用药方面，一是运用藤类药。朱老指出，藤类药善于攀越缠绕，质地坚韧，不但具有祛风除湿、行气活血功效，更是通络引经之使药佳品，用于痹证尤宜。以青风藤和忍冬藤合用，取藤茎类祛风湿药有通行经络、疏利关节、缓急止痛之功，青风藤、忍冬藤寒热各异，组成药对，相互制其寒热之性，疗效更为显著，适应证更为广泛。二是重用穿山龙。穿山龙为薯蓣科植物穿龙薯蓣的根茎，味苦性平，入肺、肝、脾经，有扶正气、祛风湿、通血脉、蠲痹着之功，《中华本草》言：祛风除湿，活血通络，止咳定喘，现代药理证实对细胞免疫和体液免疫具有调节作用，是治疗痹病的主要药物之一。三是注重虫类药的应用，如乌梢蛇、地龙、炙僵蚕等，在朱良春先生《虫类药应用》一书中有详细介绍，此不做赘述。

冯某是我们用"益肾蠲痹法 A 方案"治疗的第一例幼年特发性关节炎的患者，由于辨证准确，患儿坚持治疗后达到临床治愈。因年幼即大剂量运用激素，影响了其生长发育，当时金龙胶囊尚未问世（1998 年获新药证书），故身高未能得到及时纠正。

病案二　幼年特发性关节炎（热痹）案

施某，女，5 岁，南通如皋人，初诊：1999 年 9 月 6 日。

患儿持续高热，全身皮疹，肝脾肿大，耳后、腋下、腹股沟淋巴结肿大、肝脾肿大，经南通医学院附属医院住院治疗两次，静脉滴注地塞米松后，皮疹消退，热度下降，停药后复发，而前来求诊。来诊时：体温 39.2℃，关节疼痛肿胀，局部灼热，关节僵硬，初得凉渐舒，稍久则仍以温暖为适，腹胀如鼓，肝脾肿大，全身浅表淋巴结肿大，纳少身倦，舌质红，苔薄黄腻，脉细小数。此为肝肾亏虚为本，痰瘀痹阻经脉，郁而化热伤阴，虚实夹杂。治以清化郁热，蠲痹通络。

处方：①蠲痹汤加青风藤 20g，金刚骨 30g，川桂枝 6g，制川乌 4g，赤芍 10g，知母 10g，生地 15g，羚羊粉 0.6g，人工牛黄 0.6g，拳参 20g，忍冬藤 20g，炙甘草 4g，凤凰衣 6g，7 剂，1 剂煎汤 400ml，一次 100ml，分 2 天服用。②金龙胶囊 0.5g，每日 2 次，口服。

二诊（1999 年 9 月 22 日）：患者皮疹逐渐消退，发热以午后为主，服药一周体温即降至正常，神疲乏力，大便稀薄，日行 2 次，胃纳一般，夜寐易惊，舌红苔薄白，脉细。处方：蠲痹汤加川桂枝 6g，制川乌 6g，知母 8g，生地 15g，炒白术 15g，茯苓 12g，萆草 15g，拳参 15g，忍冬藤 20g，炙甘草 5g，凤凰衣 6g；30 剂，一剂煎汤 400ml，一次 100ml，分 2 天服用。如前同时服用金龙胶囊。

三诊（1999 年 10 月 7 日）：服药 4 周，发热、皮疹未作，精神渐振，唯肝脾肿大，腋下、腹股沟淋巴结肿大，触之可移，苔薄白，脉细，给予复肝胶囊口服，每次 2 粒，每日 2 次。

四诊（2000 年 1 月 5 日）：患者予中医"益肾蠲痹法"治疗 3 个月后，体温已基本正常，时有夜间潮热，可自行汗出热退，查 B 超提示腋下、腹股沟未见肿大淋巴结，肝脾未见异常，胃纳亦馨，二便自调，舌淡红，苔薄白，脉细弦，诸症逐渐好转，体重亦增加，面色红

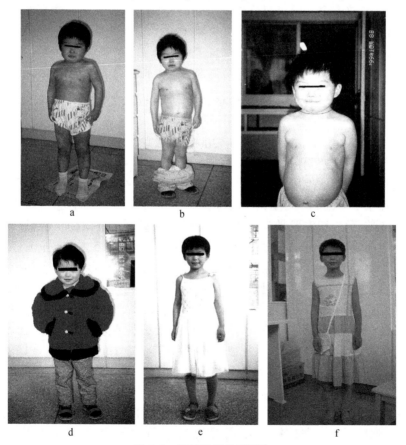

图 5-2　施某治疗前后照片

a. 初诊时所摄，发热，全身皮疹，肝脾淋巴结肿大；b. 治疗 2 周后，高热皮疹消退；c. 治疗 4 周后，高热皮疹未复发；d. 治疗 3 个月时所摄；e. 治疗 3 年后所摄；f. 治疗 5 年后，临床痊愈，生长发育未受影响

润，治疗当益肾培本为要。

守法调整：蠲痹汤加青风藤 20g，金刚骨 30g，川桂枝 8g，制川乌 6g，知母 6g，熟地 15g，淫羊藿 12g，党参 15g，炒白术 15g，茯苓 12g，莪术 6g，拳参 15g，忍冬藤 20g，炙甘草 5g，凤凰衣 6g；30 剂，一剂煎汤 400ml，一次 100ml，分 2 天服用。

治疗 6 个月后腋下、腹股沟淋巴结已消退，ESR 正常，后一直服用扶正蠲痹 I 号胶囊，随访至今，临床治愈（图 5-2）。

按

患儿确诊"幼年特发性关节炎"后，激素治疗 2 个月，停用激素后病情反复，来诊予"益肾蠲痹法 C 方案"治疗，效果显著，起效快，且临床无不良反应，服药 5 年，随访发现生长及智力发育均正常，达到临床治愈的效果，说明对本病早期中医治疗的特色优势。

该案为寒湿郁久，化热伤阴证型，以桂枝芍药知母汤加减，在后期配伍党参、白术、淫羊藿、熟地等，益气健脾，温肾固本。其中金龙胶囊为朱良春先生经验方，由鲜动物药天龙、金钱白花蛇等组成，为治疗肝癌的国家级新药具有益肾培元、活血通络之功效，可增强和调节细胞免疫和体液免疫功能，早期服用，可明显缩短病程，改善或治愈疾病，同时使用金龙胶囊的患儿生长发育不受影响。

患者疾病早期多以虚实夹杂证多见，发热皮疹，关节肿痛，腹胀，肝脾肿大，腋下及腹股沟淋巴结肿大，痰瘀交凝，治疗颇为棘手，朱婉华教授以益肾蠲痹培本为要，随证佐以和营通络，化痰散结之品，故而取得佳效。其中羚羊粉、人工牛黄在本案中主要取其清湿热疫毒郁热，羚羊粉、人工牛黄之对药的应用对风湿免疫性发热效果确切，为朱良春先生经验药对，屡试不爽，且无非甾体抗炎药的肝肾功能损害等不良反应。

病案三　幼年特发性关节炎（顽痹）案

徐某，男，16 岁，山东青岛人，初诊：2009 年 12 月。

患儿 2000 年 1 月因皮疹伴高热，淋巴结肿大，经淋巴结活检诊断为幼年特发性关节炎。一直在山东医科大学附属医院风湿科治疗。一开始用激素冲击治疗，每天泼尼松 18 粒，后渐减至 9 粒~3 粒/3 日，甲氨蝶呤 3 粒/3 日，皮疹、发热渐退，病情稳定。2005 年患儿出现双髋关节疼痛，X 线提示"双侧股骨头坏死"。2007 年 6 月泼尼松减为 1 粒/日时，高热又起，体温：39.5~40.0℃，改用甲泼尼龙片 1.5 粒/日（后改为 0.5 粒/日并渐停用）后热退。2007 年 4 月至 2008 年 6 月期间应用"注射用重组人 II 型肿瘤坏死因子受体抗体融合蛋白 2 支/周"治疗，效欠佳，遂改用"胸腺素"治疗 3 个月，效亦不显，双髋疼痛逐渐加重，致行走困难。2009 年 8 月由父亲抱着前来就诊，激素面容，周身关节疼痛，双手指、腕、踝关节对称性肿胀、压痛、僵硬畸形、活动受限，不能行走，生活无法自理，虽已 16 周岁，身高仅 133cm。食纳欠馨，舌苔光剥，质淡红，脉细小弦。查 Hb：104g/l，PLT：499×10⁹/L，ESR：69mm/H，CRP：55.8 mg/L，X 线示"双侧股骨头坏死，缺失游离于髋臼外"。治宜益肾培本，蠲痹通络。

处方：①蠲痹汤加青风藤 20g，金刚骨 50g，拳参 20g，忍冬藤 30g，生黄芪 50g，泽兰 20g，泽泻 20g，炮山甲 8g，骨碎补 20g，补骨脂 20g，枸杞子 12g，生地 12g，熟地 12g，炙甘草 6g，凤凰衣 6g。7 剂，一剂煎汤 360ml，分两次早晚服用。②浓缩益肾蠲痹丸 4g，每日 3 次。③金龙胶囊 1.0g，每日 3 次。

患儿守方加减治疗，服药 3 个月，关节肿痛逐渐减轻，能站立走十余步；6 个月后能独立行走，不耐久行，生活能自理。

二诊（2010年8月11日）：治疗近1年，关节肿痛症状基本缓解，身高增加3cm。患者信心大增，此次来院住院治疗，配合导平、中药熏蒸及康复锻炼。食纳正常，两便自调，舌苔中部光剥，质淡红，脉细弦。查ESR：60mm/H，肝肾功能均正常，X线示双侧股骨头破坏残端与2009年12月22日片相比稍有增长。

治守前法，酌加益肾培本之品，以促进股骨头生长。处方：蠲痹汤加青风藤20g，金刚骨50g，生黄芪50g，骨碎补20g，补骨脂20g，枸杞子12g，巴戟天20g，生地12g，熟地12g，鹿角胶6g（烊化），龟甲胶6g（烊化），淫羊藿15g，炙甘草5g，凤凰衣6g；7剂，一剂煎汤360ml，分两次服用。中成药同前，住院配合导平、中药熏蒸、康复锻炼。

三诊（2011年8月18日）：治疗2年，复查ESR：47mm/h，PLT：410×10⁹/L，自己能独立行走，身高较初诊时增高5cm，复查X线"两侧股骨头完全破坏，股骨头消失，股骨上端和部分股骨头尚可，与2010年8月11日片相比稍有修复"。守方继进。

四诊（2012年12月11日）：治疗3年余，ESR：14 mm/H，C反应蛋白：1.4 mg/L，X线示"双侧股骨头密度均匀，由之前的不规则形状向圆形发展，趋向于正常股骨头，双侧髋臼密度变均匀，髋臼面光泽"，由之前的鸭子步态转为正常步行。

患儿目前已治疗接近6年，关节疼痛缓解，生活完全自理，身高增加11cm，各项化验指标均正常，中成药继续巩固服用（图5-3）。

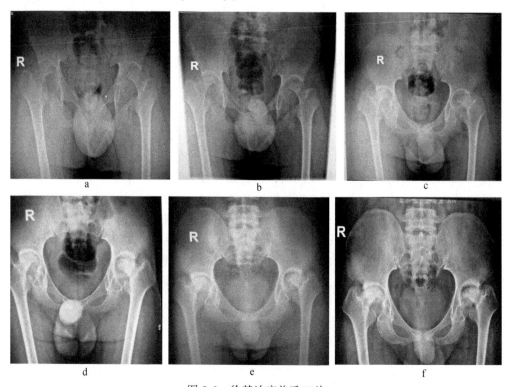

图5-3　徐某治疗前后X片

a. 2009年12月22日片，双侧股骨头坏死，缺失游离于髋臼外；b. 2010年8月11日片；
c. 2011年8月18日片；d. 2012年12月11日片；e. 2014年8月9日片，双侧股骨头密度均匀，由之前的不规则形状向圆形发展，趋向于正常股骨头；f. 2015年11月30日片，与前片比较，骶髂关节清晰度较前改善，双侧股骨头骨质密度较前改善

按

患者病程迁延反复，长期使用激素抑制免疫，引起发育迟缓，股骨头坏死等，运用"益肾蠲痹法"巩固坚持治疗近6年，诸症均得到改善，值得庆幸的是患者股骨头坏死在不断好转、增长、修复。

该案中蠲痹汤为我院治疗风湿病的协定处方，由炙蜂房、乌梢蛇等动物药组成，具有益肾壮督，蠲痹通络功效，既能全面调节机体神经—内分泌—免疫功能，又有局部镇静、抗炎、消肿、止痛等作用，广泛应用于类风湿关节炎、强直性脊柱炎、系统性红斑狼疮及银屑病关节炎的治疗，并认定为国家风湿病重点专科"尪痹、大偻"验证方案，临床疗效确切，是"益肾蠲痹法"治疗的重要核心部分，充分体现其"动物药与草木药相结合"的学术特点。该案除常规草木药与动物药的配合应用外，增加了鹿角胶与龟甲胶两味动物胶类中药。鹿角胶味甘、咸，性温，入肾、肝两经，具有温补肝肾，益精养血功能；龟甲胶味甘而咸，有滋阴潜阳、益肾健骨的作用，并兼补血止血，两者合用，增强了对骨质破坏的修复作用，促进骨质生长，还可防治骨质疏松，增加骨密度、骨矿物质含量，患者坚持服药治疗，不仅坏死的股骨头得到了修复，身高也较治疗前增加了11cm。

另外，功能锻炼及针灸理疗对该病治疗与康复是不可缺少的必要环节。临床指导患者正确进行康复锻炼，包括深呼吸，扩胸，颈腰椎的锻炼，下肢的抬举、屈伸等，可以减轻患者疼痛，改善功能活动，避免和纠正畸形。我们在治疗该病时，除内服药外，多配合外治法如针灸、中药外敷、局部熏蒸等，以缓解症状，保护关节、预防或减轻滑膜发炎而导致的关节变形和永久破坏，患者的依从性好，坚持治疗，也是临床上取得满意疗效的保证。

病案四　幼年特发性关节炎（停用生物制剂）

鲁某，女，16岁，山东青岛人，初诊：2015年4月18日。

患者2年前始出现右手掌指关节肿胀，晨起僵滞，握拳不利，渐出现右侧膝、踝关节肿痛，于青岛大学附属医院查超敏CRP：16.69mg/L，RF：102.9IU/ml，CCP：900RU/ml，诊断为"类风湿关节炎"，予"双氯芬酸钠肠溶胶囊、氨甲蝶呤、硫酸羟氯喹"等药物口服，间断服用"泼尼松7.5mg"，关节肿痛渐缓，但仍反复发作。2015年1月始使用"阿达木单抗注射液"皮下注射，每15日一次，关节疼痛明显减轻，目前已注射5次，末次注射日期为04月10日，经亲戚介绍来我院求中医药治疗，来诊时：右膝、踝关节肿痛，屈伸、行走欠灵活，晨僵大于1个小时，纳谷可，夜寐尚安，二便自调。舌淡红，苔薄白，脉细小弦。入院查ESR：28mm/h，RF：30IU/ml，CRP：6.9mg/L，予"益肾蠲痹法C方案"治疗。

处方：①蠲痹汤加青风藤30g，金刚骨50g，拳参30g，忍冬藤30g，骨碎补30g，补骨脂30g，鹿角片15g，生白芍30g，甘杞子20g，生黄芪30g，泽兰30g，泽泻30g，凤凰衣8g，莪术7g，川桂枝10g；②浓缩益肾蠲痹丸，每次4g，每日3次；③金龙胶囊，每次1.0g，每日3次；辅以中药熏蒸、针灸治疗，肿胀关节局部予协定15号方外敷。

2015年4月25日，治疗1周，右膝、踝关节肿胀仍旧明显，疼痛感稍缓，屈伸、行走等活动转利，晨僵大于1个小时，活动后稍缓，双手指等关节无明显疼痛不适感，握拳等活动可，胃脘痞满不适，时欲干呕，夜寐尚安，两便自调，舌淡红，苔薄白，脉细小弦。CCP结果107.2RU/ml。中药方中加旋覆花（包）10g，姜半夏10g，中成药同前。

二诊（2015年5月4日）：关节肿痛逐渐减轻，行走等活动转利，晨僵仍著，活动后改善，双手指、腕、肘等其余关节无明显疼痛，关节畏寒喜暖，4月25日未用"阿达木单抗注射液"，关节症状未曾反复。纳谷馨，夜寐安，二便自调，舌淡红，苔薄白，脉细小弦。中药处方中加山萸肉22g，以增益肾壮督之功，余治同前。

三诊（2015年5月12日）：患者感右膝、踝关节疼痛较前明显减轻，唯仍稍有肿胀，行走、屈伸稍欠利，晨僵30min左右，关节畏寒不明显，纳谷可，夜寐安，二便自调。舌淡红，苔薄白，脉细小弦。效不更方，守方继进。

四诊（2015年5月21日）：患者右膝及右踝关节稍有肿胀，较入院时明显缓解，关节无明显疼痛感，行走、屈伸活动可，晨起略感僵滞，稍动即释，纳谷可，夜寐安，二便自调。舌淡红，苔薄白，脉细小弦。复查血常规、肝肾功能正常，ESR：25mm/h，CRP：5.5mg/L，RF：18IU/ml，症情平稳，予带药出院，门诊随访，巩固治疗。

按

该案患者关节肿痛症状显著，活动受限，检查RF、CCP、超敏CRP等指标显著升高，使用生物制剂后关节症状明显好转，来我院就诊时指标略高于正常值。经"益肾蠲痹法C方案"治疗，停用生物制剂后关节症状未有反复，治疗1月余，关节肿痛明显缓解，行走活动可，复查CRP及RF正常。

病案五　幼年特发性关节炎

陈某，男，14岁，南通海安人，初诊：2015年2月9日。

主诉：反复发热伴关节肿痛皮疹6年余。

患者2009年初无明显诱因下出现发热伴周身皮疹，温度最高可达40℃，在海安县人民医院治疗，发热不退。遂同年2月10日转诊至上海儿童医院，查WBC：18.23×10⁹/L，HGB：99g/L，CRP：109mg/L，ASO：641IU/ml，RF：（－），诊断为"幼儿特发性关节炎"，予克林霉素抗炎，注射用甲泼尼龙琥珀酸钠治疗1周，热退疹消，后渐停用药。2010年4月，诸症又起，发热伴双踝关节疼痛肿胀，考虑"幼儿特发性关节炎复发"，再予"泼尼松30mg每日一次"治疗，配合"美林"退热，发热症情稳定，后坚持服用"泼尼松5mg每日一次"，患者逐渐出现肥胖，长胡须，今年1月份，患者再次出现高热，周身皮疹，双足踝关节肿胀僵滞，行走欠利，住院于海安县人民医院，查WBC：35.52×10⁹/L，CRP：71mg/L，RF：<20IU/ml，CCP：（－）。治疗予醋酸泼尼松、甲氨蝶呤抗风湿，配合抗感染治疗，发热不能控制，关节肿痛不能缓解，为求我院系统治疗收住入院，刻下：午后发热，体温38.2℃，持续至晚间10点左右，微有汗出热退，皮疹以高热39℃左右时出现，以胸背部明显，身高低于同龄，柯兴氏面容，双踝关节肿胀疼痛，纳谷一般，夜寐安，二便自调。舌红苔薄罩黄，中剥，脉细数，四诊合参，证属邪郁日久，化热伤阴。患者先天禀赋不足，阳气亏虚，病邪乘虚袭踞经脉，气血为邪所阻，壅滞经脉，留滞于内，痰瘀交阻，凝滞不通，发热肿痛遂作。治疗以蠲痹通络，祛风除湿为大法。

处方：①蠲痹汤加青风藤30g，金刚骨50g，拳参30g，忍冬藤30g，生黄芪30g，泽兰20g，泽泻20g，竹沥夏12g，陈胆星15g，川桂枝6g，炒知母8g，生薏苡仁30g，白薇12g，赤芍15g，白芍15g，蔻仁4g后下，肿节风15g，凤凰衣6g，莪术6g，骨碎补20g，补骨脂20g，鹿角片12g，生水蛭6g，地骨皮20g，萆草20g，炮山甲8g。②浓缩益肾蠲痹丸，每次4g，每日3次。③金龙胶囊，每次1.0g，每日3次；并配合中药熏蒸、针灸治疗；同时西药予氨甲蝶呤10mg每周一次，醋酸泼尼松15mg，每日一次，调节免疫。患者入院查见血常规示 WBC：30.52×10⁹/L、N%：90%、L%：4.8%、PLT：356×10⁹/L，ESR：57mm/h，肝功能：ALT：103.5U/L，AST：42.9U/L，ALP：208.4U/L，GGT：112.2U/L，LDH：362.9IU/ml；肾功能、血糖、血脂、电解质均正常。ASO：235IU/ml，CRP：26.2mg/l。胸部CT：两肺未见明显实质性病变。X线示幼儿特发性关节炎可能，骶髂关节间隙稍模糊。心电图：窦性心动过速。患者白细胞较高，与其病情相关，肝功能异常，考虑药物性肝损害，或感染因素等，加用还原型谷胱甘肽静脉滴注护肝，哌拉西林钠他唑巴坦钠静脉滴注抗感染。

二诊（2015年2月11日）：患者入院第3天，体温37.5℃，双踝肿痛较前减轻，舌红苔薄罩黄，中剥，脉细数。查CCP：49.2RU/ml，ENA系列均阴性。骨盆CT：双侧骶髂关节间隙稍模糊，关节面未见明显骨质破坏，双侧髋关节少量积液。B超示肝区光点均匀较密，胆囊赘生物，脾、胰形态大小正常，腹腔、双侧胸腔未见积液，心包腔少量积液（0.7cm）。嘱其坚持服药，饮食清淡。

三诊（2015年2月15日）：患者无畏寒发热，双踝疼痛肿胀均有明显改善，行走活动尚可，舌红苔薄黄，中剥，脉细。查血常规：WBC：14.35×10⁹/L，N%：79.6%、HGB：117g/L，PLT：312×10⁹/L；ESR：51mm/h，肝功能：ALT：49.9U/L，ALP：157.8U/L，GGT：81.5U/L；ASO：223IU/ml，CRP：17mg/l。患者治疗有效，守方观察3天后，停用护肝及哌拉西林钠他唑巴坦治疗，予出院带药治疗。

患者2015年4月18日、7月21日两次来我院治疗，发热已平，关节肿痛缓解，复查血常规、肝功能均正常，其ESR：36mm/H，CRP：7.8mg/L，治疗好转，嘱患者停用甲氨蝶呤、同时泼尼松减量至7.5mg一次每日，患者中药继续守方，去陈胆星、生水蛭、地骨皮等苦寒之品，酌加生地15g、淫羊藿20g，常法煎服。

2015年9月26日回访患者症情平稳，体重逐渐减轻，其全身多毛症状减轻，关节肿痛缓解，"泼尼松"减至每日5mg口服。病情基本控制（图5-4）。

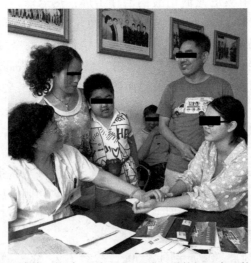

图5-4　患儿陈某2015年8月17日面诊，强的松已由8粒减至1粒，巧遇患儿鲁某，两家分享通过益肾蠲痹法治疗获得显效的喜悦

按

患者入院诊断幼年特发性关节炎已明确，正处急性活动期，伴发热皮疹，血常规提示白细胞明显升高（类亚急性败血症表现），此时中西医结合治疗一周，病症逐渐稳定，辨证方

药以蠲痹汤加减，尤其需要提到处方用药，青风藤、金刚骨、拳参、忍冬藤四味免疫组合药对，在疾病活动期用之可以控制炎症，调节机体免疫，到缓解期或 ESR、CRP 正常时，可以适当减去拳参、忍冬藤，防止苦寒过甚，适当增加温肾固本之品，如该案加以生地、淫羊藿等。其后病症稳定，我们守法持重，守方坚持，其血常规、肝功能等逐步好转，临床库欣氏综合征亦有缓解，而获佳效。

第六章　浊瘀痹（痛风性关节炎）

第一节　中西医概述

痛风性关节炎（gout，简称痛风）是由单钠尿酸盐（MSU）沉积所致的晶体相关性关节病，与嘌呤代谢紊乱和（或）尿酸排泄减少所致的高尿酸血症直接相关，特指急性特征性关节炎和慢性痛风石疾病，主要包括急性发作性关节炎、痛风石形成、痛风石性慢性关节炎、尿酸盐肾病和尿酸性尿路结石，重者可出现关节残疾和肾功能不全，常伴腹型肥胖、高脂血症、高血压、2 型糖尿病及心血管病等表现。

痛风最早是在欧洲一些国家的富贵阶层的人群中流行，因此有"帝王病、富贵病"之称。中医痛风一词最早见于梁代《名医别录》，此前包含于"痹"中。该病病程长，易复发，西医治疗以控制急性痛风性关节炎为主，且药物不良反应大，导致患者依从性差。中医治疗从整体辨证论治，标本兼顾，对痛风的防治更具现实意义。

【流行病学】

痛风的发病率、患病率与经济发展程度、饮食结构及医疗水平等多种因素有关。Harris 等 1995 年报道英国痛风的患病率已达总人口的 1%。Kramer 等调查 20 世纪 90 年代美国人的痛风与肾病患病情况，结果显示美国的痛风患病率高达 2.7%。原发性痛风患病率具有性别差异，男性高于女性，男女之比约为 20∶1，男女高尿酸血症患病之比为 2∶1。调查结果显示 45 岁以上为高发人群，60~65 岁血尿酸最高，同年龄组血尿酸男性高于女性。另外，体质指数也与痛风相关，超重者和肥胖者痛风的患病率为正常体重的 2.02 倍和 2.40 倍。痛风发病呈现家族性，双亲有高尿酸血症和痛风者，比单亲有高尿酸血症和痛风者病情重，而且前者从儿童阶段即可患病，但痛风的家族遗传性在世代和家系中出现规律尚不明显，原发性痛风患者中，约有 10%~25% 有阳性家族史，患者的近亲中有 15%~25% 有高尿酸血症。因此认为原发性痛风是常染色体显性遗传，但外显性不全，因此痛风可能是多基因的。研究发现外因与痛风的发生有关，如饮食结构、过度饮酒、职业、环境、社会经济地位等。Yanlaanaka 等认为乙醇对提高血尿酸浓度作用最大。另外，进食过多高嘌呤、高蛋白食物与痛风的发作可能有关，如肉类、海鲜、豆类和浓肉汤等。

【病因病理】

1. 中医病因病机　元·朱丹溪首次在《格致余论》"痛风"中指出"痛风者，大率因血受热，已自沸腾，其后或涉冷水，或立湿地，或扇取凉，或卧当风，寒凉外抟，热血得寒，污浊凝涩所以作痛，夜则痛甚，行于阴也"。认为痛风产生的病因有痰、风热、风湿和血虚。汉·张仲景《金匮要略》中记载"病历节不可屈伸疼痛"皆由"风湿"、"风血相搏"所致。唐·王焘《外台秘要》中记载："大多是风寒暑湿之毒，因虚所致，将摄失理……昼静而夜发，发时彻骨绞痛。"清·林珮琴《类证治裁》中记载："痛风，痛痹之一症也……初因风寒湿郁痹阴分，久则化热致痛，至夜更剧。"祖国医学认为痛风属"痹症"范畴，归其病因多为过食膏粱厚味，致脾失运化，肾失分泌清浊之功，湿热浊毒内生；或为禀赋不足，外感风、寒、湿之邪，日久郁而化热，凝滞为痰，阻滞经络。其病机为湿热痰浊瘀阻经络，气血不畅，不通则痛，若流注关节，筋骨失养，则可见关节僵肿畸形。

2. 西医病因病理　血液中尿酸的长期增高是痛风发生的关键原因。尿酸是人体嘌呤代谢的最终产物，主要来源：一是人体细胞内蛋白质分解代谢产生的核酸和其他嘌呤类化合物经一些酶的作用而生成内源性尿酸；二是食物中所含的嘌呤类化合物。根据高尿酸血症发病的原因，分为原发性和继发性两类。原发性痛风成因目前仍然未知，但大多数的学者相信与基因有关，可能与性别、年龄、遗传、体质指数、环境因素、季节与运动有关。继发性痛风依其原因又可分为过度制造尿酸及尿酸排泄不良或同时两种机制存在，也可能由于某些药物的使用或是患者本身的健康状况，如服用噻嗪类利尿剂、小剂量阿司匹林、乙胺丁醇等药，酗酒、白血病、淋巴瘤、肺癌、吸烟、牛皮癣、肥胖、肾功能不全、饥饿、贫血、未接受治疗的高血压患者、糖尿病、遭受重大疾病或受伤，因不能行动而导致长期卧床者、甲状腺疾病等可能导致继发性痛风。

痛风性关节炎是尿酸钠微结晶沉淀于关节的滑膜、软骨、骨质及关节的周围软组织引起的非特异性炎症反应。关节中血管较少，组织液氢离子浓度较高，基质中黏多糖酸丰富，是尿酸较易沉积于关节组织的原因。受寒、劳累、饮酒、饥饿、进食富含嘌呤食物（心、肝、肾、脑、沙丁鱼、鱼卵等）、感染、创伤和手术等为发病的常见诱因。

第二节　朱良春教授对浊瘀痹（痛风性关节炎）的认识

一、浊瘀命名，正本溯源敢为先

痛风是西医的病名，而非中医病名。中医临床必须以中医理论为指导，中、西医病名只能并存和相互对照，而不能并用，更不能以西医病名取代中医病名。中医病名代表中医对疾病最本质的认识，有利于把握疾病的全局和全过程的一般规律，有利于临床施治，临床上对常见风湿病病种都有相对应的中医病名，如类风湿关节炎称为"尪痹"，强直性脊柱炎称为"大偻"，骨关节炎称为"骨痹"，干燥综合征称为"燥痹"，系统性红斑狼疮称为"阴阳毒"，……唯独嘌呤代谢性紊乱所致的痛风性关节炎中西医病名同为"痛风"。这不是简单的命名问题，而是对疾病本质的认识问题。

我们查阅中外关于痛风的历史资料发现，一般国人认为痛风病名最早源于我国，而据英国医学图书馆文献资料考证，早在公元前2000年，埃及人就描述了痛风，约2500年前西医鼻祖希波克拉底就对痛风做了详尽的描述：痛风炎症会在40天内消退；痛风活跃在春季和秋季；太监不痛风，也变成秃头；一个女人不会患痛风，除非她的月经停止。而我们中医真正在文献里出现痛风专题论述是元代朱丹溪所著的《格致余论》："……彼痛风者，大率因血受热已自沸腾，其后或涉冷水，或立湿地，或扇取凉，或卧当风。寒凉外抟，热血得寒，污浊凝涩，所以作痛。夜则痛甚，行于阴也。"距今 666 年。故说"痛风"西医提出更早，当是西医的病名。

另一方面，中医在历代文献中提到的痛风是广义的痹证，包括白虎、历节等。而西医学之痛风则是指嘌呤代谢紊乱引起高尿酸血症的"痛风性关节炎"及其并发症，病名虽同，概念则异。朱丹溪在《丹溪手镜》中，将痹列为十一，痛风十三，清楚表明两者非同一病症。《中医大辞典》中"痛风"的名词解释亦明确指出并不是现代医学代谢性疾病"痛风"，仅是突出了疼痛的特点。如中西医病名均采用"痛风"，则易混淆，不利于临床治疗与研究。

朱良春认为：痛风之名，中西医病名虽同，概念则异。从临床上看，该病多以中老年人、形体丰腴，或有饮酒史，喜进膏粱肥甘之人为多；关节疼痛多以夜半为甚，或有结节，或溃脂溢。从病因来看，受寒受湿虽是诱因之一，但不是主因，湿浊瘀滞内阻，才是其主要病机，而非风邪作祟，故提出了"浊瘀痹"新病名。

"浊瘀痹"新病名的创立，它概括了痛风"浊毒瘀滞"的病机本质，既有别于西医，又统一于中医痹证范畴，补充了《黄帝内经》、《金匮要略》中有关痹证的分类不足，提出浊、瘀、痰内邪互为因果致痹的论点，更是对《黄帝内经》"风寒湿三气杂至合而为痹"、外邪致痹理论的继承发展。

二、浊瘀内阻，脾肾不足病根源

对于痛风的病机，历代医家多围于外邪或兼夹郁火致病之说，而朱良春却有着独特的认识。他认为此病绝不仅仅是简单的热痹，或热毒瘀滞而致。其背后更深的原因是痰湿阻滞血脉之中，难以泄化，与血相结而为浊瘀，这也是朱良春将痛风命名为"浊瘀痹"的原因。

朱良春认为，痛风多以中、老年、形体丰腴，或有饮酒史、喜进膏粱肥甘之品、关节疼痛以夜半为甚，且有结石，或溃流脂液为特征。这都说明该病正是因浊瘀滞留于经脉，则骨节肿痛、结节畸形，甚则溃破，渗溢脂膏；或郁闭化热，聚而成毒，损及脾肾为痛风的发病机制。凡此皆浊瘀内阻使然，实非风邪作祟。浊瘀是内因，是主因。受寒、受湿、饮食等因素只是体内病变前提下的诱发因素。

朱婉华进一步解释，浊与清对立而统一，浊是病理现象，浊能生痰、生热、生火，而火热都能转变为毒，就会出现各种复杂的症状。在痛风证治中，浊毒是导致关节肿痛、溃流脂浊，甚则后期出现关格的致病因素，而尿酸盐就相当于人体的浊毒。

三、泄浊化瘀，调益脾肾为大法

针对浊瘀痹的病因病机，治疗主要采用泄浊化瘀、推陈致新，调益脾肾、正本清源，善用虫药，协同增效，这是朱良春及其传承人多年临证体悟的宝贵经验。

朱婉华带领传承团队成员，根据"泄浊化瘀、调益脾肾"的治疗大法，研制了医院制剂"痛风颗粒"，选用土茯苓、萆薢、蚕沙、威灵仙等泻降浊毒，通利关节；鬼箭羽、赤芍、益母草、泽兰等活血化瘀，利水泻下。至于调益之法，乃调整、促进之义，而不同于单纯的补益，况且补益不当，而产生助热上火、蕴湿生痰、阻遏气机等弊端，更致浊瘀难化。故用苍术、首乌等运脾益肾，燥湿解毒。主药土茯苓，不但有利湿化浊的功效，古代医籍中记载土茯苓还有治梅毒之疗。薏苡仁健脾利湿，兼能化痰浊；蚕沙祛风湿，止痹痛，兼有和胃化浊瘀之功。诸药相伍，共奏激浊扬清、化瘀通络、调益脾肾之功。临床应用20年，疗效满意。

朱良春认为，在痛风发病的过程中，湿浊痰瘀是始终贯穿的病理产物。浊毒瘀结内生，与脾、肾两脏清浊代谢的紊乱有关，脾肾功能失健，其运转输布和气化蒸发失常，水谷精微可化生湿浊、痰饮、瘀血等，停积体内，阻碍气血运行，浊瘀又可损及脏腑的生理功能。如此互为因果，形成恶性循环。脾肾不足、功能失调是发病的基础，是痛风反复发作缠绵难愈的内在因素，调益脾肾，正本清源，可以恢复和激发机体整体的功能，以杜绝和防止痰湿浊瘀的产生，从而抑制和减少尿酸的生成。

朱良春是我国著名的虫类药学家，善用虫类药治疗疑难病，虫类药通闭解结功效显著，运用泄浊化瘀药与虫类药配伍，能明显改善症状，提高疗效。关节灼热、焮红肿痛者，配以羚羊角粉或水牛角、广地龙清热通络；关节剧痛、痛不可近者，伍以全蝎、蜈蚣搜风定痛；关节肿大、僵硬畸形者，参以穿山甲、蜣螂虫开瘀破结；伴有结节，痛风石者，投以僵蚕、牡蛎化痰软坚；腰背酸楚、骨节冷痛者，用以鹿角霜、蜂房温经散寒。在痛风浊毒痰瘀胶固，气血凝滞不宣，经络闭塞阶段，配伍虫蚁搜剔钻透、化痰开瘀之品，往往能出奇制胜。

四、分期辨治，巩固疗效为关键

朱良春强调，痛风在自然的病程中有各期的临床特点，如急性期热毒浊瘀突出，炎性反应明显。慢性期痰浊瘀阻与脾肾失调胶结，以虚实夹杂为多见。间歇期虽处于轻微关节症状的缓解状态，但仍存在脾肾不足、浊瘀未清、正虚邪恋之征象。

实质上这正是痛风三期不同阶段所反映"邪盛"、"正虚"消长演变出现的证候变化，浊毒瘀滞、脾肾失调始终是痛风致病的主线。痛风虽表现为局部痹痛，关节病变为主，实际上是脏腑功能失调、升降失常、气血失和的全身性疾病。

朱婉华在朱良春先生的指导下，2007年承担国家"十一五"科技支撑计划"痛风性关节炎中医综合治疗方案"课题，南通良春风湿病医院组织江苏省内8家医院完成480例临床观察，该方案采取分期治疗的方法，以"泄浊化瘀、调益脾肾"为主要治法，贯穿痛风性关节炎治疗全过程：急性期以痛风颗粒加新癀片具有明显降低血尿酸水平，消肿止痛、改善关节功能的作用；间歇期采用痛风颗粒能够维持体内血尿酸的正常水平，防止痛风反复发作；慢性期合用浓缩益肾蠲痹丸具有蠲痹消石的功效。"十一五"期间又组织国家中医药管理局痛风协作组5家医院采用上述治疗方案完成205例临床验证，其临床疗效满意，且较为巩固，不易复发，得到行业内及评审专家的认可。很多反复发作、进展很快的患者通过此法病情都得到彻底解决，不再复发。

研究表明，当血液中尿酸浓度为360μmol/L时即达到饱和，会析出尿酸结晶盐，并随着血液流动沉积在人体内除了中枢神经系统外的任何地方，如耳郭皮下、鼻中隔、角膜、巩膜、心脏瓣膜及传导系统、脊柱关节等。痛风结石是痛风治疗的难点，国内外尚无良策，而采用泄浊化瘀、调益脾肾的治疗大法，配合使用浓缩益肾蠲痹丸后对早、中期患者痛风石直径不超过5mm者能消散，对晚期患者结石较多者能控制进展。

第三节 浊瘀痹（痛风性关节炎）诊疗方案

一、临床诊断

1. 中医诊断标准 参照中华人民共和国中医药行业标准《中医病证诊断疗效标准》（ZY/T001.1~001.9-94）。

（1）多以单个趾指关节，猝然红肿疼痛，逐渐疼痛剧如虎咬，昼轻夜甚，反复发作。可伴发热，头痛等症。

（2）多见于中年老年男子，可有痛风家族史。常因劳累，暴饮暴食，吃高嘌呤食物，饮酒及外感风寒等诱发。

（3）初起可单关节发病，以第一跖趾关节多见。继则足踝、跟、手指和其他小关节，出现红肿热痛，甚则关节腔可有渗液。反复发作后，可伴有关节周围及耳郭、耳轮及趾、指骨间出现"块瘰"（痛风石）。

（4）血尿酸、尿尿酸增高。发作期白细胞总数可增高。

（5）必要时做肾 B 超探测、尿常规、肾功能等检查，以了解痛风后肾病变情况。X 线摄片检查：可示软骨缘邻近关节的骨质有不整齐的穿凿样圆形缺损。

2. 西医诊断标准 参考中华医学会风湿病学会《原发性痛风诊断和治疗指南》（2011 年版）。

（1）急性痛风性关节炎：是痛风的主要临床表现，常为首发症状。反复发作的急性关节炎、无症状的间歇期、高尿酸血症，对秋水仙碱治疗有特效的典型病例，临床诊断并不困难，然而也有不典型起病者。在关节滑液或痛风石中检测到 MSU 晶体可以确诊。目前多采用 1977 年美国风湿病学会（ACR）的分类标准。进行诊断，同时应与蜂窝织炎、丹毒、感染化脓性关节炎、创伤性关节炎、反应性关节炎、假性痛风等相鉴别。

1977 年美国风湿病学会（ACR）的分类标准如下所述。

关节液中有特异性的尿酸盐结晶体；有痛风石，用化学方法（murexide 试验）或偏振光显微镜观察证实含有尿酸盐结晶；或具备下列临床、实验室和 X 线征象等 12 条中 6 条者。

1）1 次以上的急性关节炎发作。

2）炎症表现在 1 日内达到高峰。

3）单关节炎发作。

4）观察到关节发红。

5）第一跖趾关节疼痛或肿胀。

6）单侧发作累及第一跖趾关节。

7）单侧发作累及跗骨关节。

8）可疑的痛风石。

9）高尿酸血症。

10）关节内非对称性肿胀（X线片）。

11）不伴骨质侵蚀的骨皮质下囊肿（X线片）。

12）关节炎症发作期间关节液微生物培养阴性。

（2）间歇期痛风：此期为反复急性发作之间的缓解状态，通常无明显关节症状，因此间歇期的诊断有赖于既往急性痛风性关节炎反复发作的病史及高尿酸血症。部分病史较长、发作较频繁的受累关节可出现轻微的影像学改变。此期在曾受累关节滑液中发现 MSU 晶体，可确诊。

（3）慢性期痛风：皮下痛风石多见于首次发作 10 年以上出现，是慢性期标志。反复急性发作多年，受累关节肿痛等症状持续不能缓解，结合骨关节的 X 线检查及在痛风石抽吸物中发现 MSU 晶体，可以确诊。此期应与类风湿关节炎、强直性脊柱炎、银屑病关节炎、骨关节炎、骨肿瘤等相鉴别。

（4）肾脏病变：慢性尿酸盐肾病可有夜尿增多，出现尿比重和渗透压降低、轻度红、白细胞尿及管型、轻度蛋白尿等，甚至肾功能不全。此时应与肾脏疾病引起的继发性痛风相鉴别。尿酸性尿路结石则以肾绞痛和血尿为主要临床表现，X 线片大多不显影，而 B 超检查则可发现。

3. 证候分类

（1）湿热蕴结（急性期）：下肢小关节猝然红肿疼痛，拒按，触之局部灼热，得凉则舒。伴有发热口渴、心烦不安、尿溲黄。舌红，苔黄腻，脉滑数。

（2）瘀热阻滞（急性期）：关节红肿刺痛局部肿胀变形，屈伸不利，肌肤色紫暗，按之稍硬，病灶周围或有块垒硬结，肌肤干燥，皮色黧暗。舌质紫暗或有瘀斑，苔薄黄，脉细涩或沉弦。

（3）浊瘀阻滞（间歇期）：关节肿胀，甚则关节周围水肿，局部酸麻疼痛，或见块垒硬结不红。伴有目眩，面浮足肿，胸脘痞满。舌胖质紫暗，苔白腻，脉弦或弦滑。

（4）脾肾两虚，浊瘀内蕴（慢性期）：病久屡发，局部关节疼痛变形，昼轻夜甚，肌肤麻木不仁，步履艰难，筋脉拘急，屈伸不利，头晕耳鸣，颧红口干。舌质红，少苔，脉弦细或细数。

二、治 疗 方 法

1. 基础治疗

1）急性发作期要卧床休息，抬高患肢，注意保护受累关节。

2）低嘌呤饮食，禁酒限烟。

3）饮足够的水，保持每日尿量在 2000ml 以上。

2. 辨证用药经验

（1）常用药：以土茯苓、萆薢、薏苡仁、威灵仙等泄浊解毒之品，配伍赤芍、地鳖虫、桃仁、地龙等活血化瘀之品，促进湿浊泄化，溶解瘀结，推陈致新，增强疗效。

（2）随症加减：蕴遏化热者，可加清泄利络之萆草、虎杖、三妙丸等；痛甚者伍以全蝎、蜈蚣、延胡索、五灵脂以开瘀定痛；漫肿甚者，加僵蚕、白芥子、陈胆星等化痰药，加速消肿缓痛；关节僵肿，结节坚硬者，加穿山甲、蛀螂、蜂房等可破结开瘀，既可软坚消肿，亦利于降低血尿酸指标。如在急性发作期，宜加重土茯苓、萆薢之用量；证候偏热者，配用生地、寒水石、知母、水牛角等以清热通络；证候偏寒者，加制川乌、草乌、川桂枝、细辛、淫羊藿、鹿角霜等以温经散寒；体虚者，选用熟地黄、补骨脂、骨碎补、生黄芪等以补肾壮骨；腰痛血尿时加通淋化石之品，如金钱草、海金砂、芒硝、小蓟、茅根等；如肾功能不全，宜加用六月雪、扦扦活，并配合使用中药灌肠，若已呈"关格"之危局，则需配合血透；如并发肝功能损害，加用田基黄、垂盆草、五味子、羚羊角粉等；并发血糖偏高，可加鬼箭羽、萹蓄；并发心血管疾病，加薤白、降香、红景天等；并发高脂血症，加荷叶、决明子等。

3. 分期治疗方案

（1）急性期

1）治法：泄浊化瘀、调脾益肾、活血止痛。

2）推荐用药：①痛风颗粒，每次 2 包，每日 3 次；②新癀片，每次 3 片，每日 3 次。

（2）间歇期

1）治法：泄浊化瘀，调脾益肾。

2）推荐用药：痛风颗粒，每次 1 包，每日 3 次。

（3）慢性期

1）治法：泄浊化瘀，补脾益肾，蠲痹消石。

2）推荐用药：①痛风颗粒，每次 2 包，每日 3 次；②有痛风结石者选用浓缩益肾蠲痹丸，每次 1 包，每日 3 次。

4. 外治法

（1）中药外敷

急性发作时，以湿热蕴结为主，酌情选用清热除湿、宣痹通络之品，如芙黄膏或如意金黄膏，每隔 6~12 个小时换药 1 次。

（2）中药熏药或熏洗

湿热蕴结及瘀热阻滞者，酌情选用清热利湿，活血化瘀，通络止痛之品；脾肾两虚、浊瘀内蕴者，选用调益脾肾、泄浊化瘀的药物。每次 40min，每日 1~2 次。可配合腿浴治疗器、治疗智能型中药熏蒸自控治疗仪、医用智能汽疗仪进行治疗。

5. 针灸治疗

（1）体针

1）取穴：主穴：第 1 组取足三里、阳陵泉、三阴交。第 2 组取曲池。

2）配穴：第 1 组内踝侧取太溪、太白、大墩；外踝侧取昆仑、丘墟、足临泣。第 2 组取合谷。

3）操作方法：病变在下肢，主穴与配穴取第 1 组，病变在上肢则取第 2 组。以主穴为主，根据部位酌加配穴，以 1~1.5 寸 30 号毫针刺入，得气后采用提插捻转补泻手法，急性期发作期用泻法，缓解期用平补平泻，均留针 30min，每隔 10min 行针 1 次，每日或隔日 1 次，10 次为 1 疗程，疗程间隔 3~5 天。

（2）刺络放血

用三棱针刺络放血，有活血祛瘀、通络止痛的功效，多在痛风急性发作时采用。取阿是穴，放血 1~2ml，每周 2~3 次。

还可选用火针疗法、雷火灸、梅花针扣刺结合拔罐法等方法治疗。

6. 其他疗法

（1）拔罐：疼痛部位用 3~5 个火罐，每次留罐 5min。热证者不宜。

（2）中频脉冲电治疗：中药离子导入，每日 1 次。热证者不宜。

7. 康复护理

（1）饮食护理：保持理想体重，适当限制脂肪，限制食盐摄入，禁酒限烟，低嘌呤饮食，通过健康教育使患者了解常见食物的酸碱性及嘌呤含量，使之能够合理地安排日常饮食。要求患者多饮水，以增加尿量，促进尿酸排泄。适当饮水还可降低血液黏稠度。

（2）中医辨证施护：对湿热蕴结型痛风患者，应力戒烟酒，避免进食辛辣刺激食物，局部配合如意金黄散、芙黄膏等外敷；对寒湿痹阻型痛风患者，在季节变化时注意调节饮食起居，避免风、寒、湿邪外侵，发作时可局部热敷或中药熏蒸；急性发作期，须严格卧床休息，并适当抬高患肢，以利血液回流，避免受累关节负重。直至疼痛缓解 72 个小时后开始适当轻微活动，促进新陈代谢和改善血液循环；间歇期，患者应注意鞋子的选择，尽量穿柔软舒适的鞋子，避免足部磨损造成感染。冬天避免受凉，室温保持在 20~22℃，对年老体弱者应注意保暖。

（3）心理护理：由于反复关节炎发作，常导致患者情绪焦虑不安，护理人员要及时对患者进行心理安慰，解释病情，帮助其了解痛风的病因及防治对策，增加配合治疗的信心。

（4）康复指导

1）强调达标治疗的重要性

近 3 年各国指南均提出对患者进行积极有效的宣教是慢性疾病治疗的重要环节，对痛风的治疗策略从强调单纯的急性关节炎的镇痛治疗，转为痛风和高尿酸血症患者的综合管理，将疾病预防摆在首位，强调了痛风的综合治疗的重要性。同时提出"达标治疗"的重要性：对于无症状高尿酸血症，改善生活方式后血尿酸水平仍然 >9mg/dl（540μmol/L）；有家族史或伴发相关疾病时尿酸 >8mg/dl（480μmol/L）时，才给予降尿酸药物治疗。治疗的目标：对于一般的痛风患者，理想的血尿酸值为 < 6mg/dl（360μmol/L），对于难治性痛风或痛风石形成的患者，血尿酸应 < 5mg/dl（300μmol/L）。降尿酸治疗应在达标后长期甚至终身维持，这也是难治性痛风治疗的关键。

2）节制饮食，控制高嘌呤食物，不食或少食。多饮水，避免暴饮暴食。节制烟酒、不宜喝大量浓茶或咖啡。

3）积极减肥，减轻体重。避免饥饿疗法，坚持适当的运动量。

4）生活有规律，按时起居。注意劳逸结合，避免过度劳累、紧张与激动，保持心情舒畅，情绪平和。注意保暖和避寒，鞋袜宽松。

5）在医师指导下坚持服药，以控制痛风急性及反复发作，维持血尿酸在正常范围。不宜使用抑制尿酸排出的药物：双氢克尿噻、呋塞米。

6）定期检测血尿酸值，1~3 个月检测 1 次，以便调整用药和防治心、肾尿酸性结石。

7）继发性痛风的预防主要是积极治疗多发性骨髓瘤、慢性肾病等原发病。

三、疗 效 评 价

1. 临床观察指标

（1）11 点疼痛程度数字等级量表（NRS-11）：0 分表示无疼痛，10 分表示能够想象到的最严重疼痛；1~3 分表示轻度疼痛，但仍可从事正常活动；4~6 分表示中度疼痛，影响工作，但能生活自理；7~9 分表示比较严重的疼痛，生活不能自理；10 分表示剧烈疼痛，无法忍受。

（2）关节肿胀：0 分表示关节无肿胀或肿胀消失；1 分表示关节肿胀、皮色红；2 分表示关节显著肿胀、皮色发红；3 分表示关节高度肿胀、皮色暗红。

（3）活动受限：0 分表示关节活动正常；1 分表示关节活动受限；2 分表示关节活动明显受限；3 分表示关节活动严重受限。

（4）患者及医生对病情的 VAS 评分。

（5）血尿酸、CRP、ESR。

（6）血、尿常规，肝、肾功能，心电图等安全性指标。

2. 疗效评价标准　参照 1994 年国家中医药管理局《中医病证疗效标准》，1994 年《中药新药临床研究指导原则》痛风相关标准结合临床实际进行疗效评估。

（1）临床控制：关节疼痛、红肿等症状消失，关节活动正常，积分减少≥95%。

（2）显效：关节疼痛、红肿等症状消失，关节活动不受限，积分减少≥70%，<95%。

（3）有效：关节疼痛、红肿等症状基本消除，关节活动轻度受限，积分减少≥30%，<70%。

（4）无效：关节疼痛、红肿等症状与关节活动无明显改善，积分减少<30%。

第四节　典型医案

病案一　痛风合并下肢坏疽案

卫某，男，67 岁，江苏南通人，初诊：2013 年 10 月 10 日。

主诉：四肢多关节反复红肿热痛 8 年，加重 1 月。

患者 8 年前出现四肢多关节红肿热痛，经通州市人民医院查血尿酸升高，诊断为"痛风性关节炎"，予别嘌醇及双氯芬酸钠缓释片治疗，疼痛缓解后自行停药。后症情反复，双足踝逐渐出现数枚大小不等痛风石，疼痛剧烈，间断服用止痛药治疗，病情迁延反复。1 年前双足踝痛风石破溃，溃疡面未能得到控制，经久不愈，并出现下肢皮肤紫暗发黑，1 月前双足红肿热痛加重，局部皮肤紫黑，破溃处流出暗红色恶臭液体，南通大学附属医院建议截肢，患者拒绝。为求中医药治疗特来我院，刻下：双足红肿热痛伴皮肤紫暗发黑，局部可见 5 个大小不等的溃疡面，最大 8cm×6cm，最小 6cm×5cm，侵及肌层，可见及筋骨，伴暗红色液体流出，恶臭难闻，纳少，夜寐不佳，二便自调，舌淡红衬紫，苔黄厚腻，脉细弦，趺阳脉细沉。查：T：37.3℃，神清，精神萎，面色无华，心肺及腹部未见明显异常，双侧近端指间、腕及足趾关节多发痛风石，压痛（++），局部扪之有灼热感，活动不利。

证属"浊瘀痹"范畴，患者老年男性，饮食不当，脾肾失调，致使浊瘀胶凝，痹阻经络，发为肿痛。入院中医诊断：浊瘀痹（脾肾亏虚，浊瘀胶凝）；西医诊断：急性痛风性关节炎，双下肢坏疽伴感染。予低嘌呤饮食，以哌拉西林钠他唑巴坦钠抗感染，清创消毒隔日一次，中医以调益脾肾，泄浊化瘀为大法，予中药汤剂、浓缩益肾蠲痹丸、痛风颗粒口服，生肌膏+协定15号外敷；丹参川芎嗪活血通络，参附注射液扶正益气。中药辨证处方：痛风汤加补骨脂30g，生黄芪80g，泽兰30g，泽泻30g，制附片14g，干姜3g，细辛10g，生半夏15g（加姜3片先煎），乌梢蛇15g，生水蛭6g，鬼箭羽30g，炒知母10g，陈胆星30g，金银花30g，玄参30g，虎杖30g，当归15g，怀牛膝15g，生薏苡仁45g，炒黄柏15g，凤凰衣8g；每日一剂。

二诊（2013年10月16日）：患者双足红肿热痛仍作，换药时见溃疡面脓性分泌物减少，伴暗红色液体流出，恶臭难闻，纳少，夜寐不佳，二便自调，无发热咳嗽，舌淡红衬紫，苔黄厚腻，脉细弦。查血常规基本正常，ESR：65mm/h，血尿酸：595μmol/L，CRP：45.2mg/L；朱婉华主任医师查房后指出患者双下肢痛风结石因破溃后经久不愈，致使双侧足踝处大面积溃疡面，深达肌层，治疗上要密切观察患者病情变化，及时局部清创消毒，积极抗感染治疗，防止菌血症及败血症的发生。守方继进，嘱患者清淡饮食，肢体适当活动，防止血栓形成。

三诊（2013年10月24日）：患者双足红肿热痛已明显改善，溃疡面局部已有新生肉芽长出，无脓性分泌物，面积较入院时有所缩小，最大7cm×5cm，纳可寐安，二便自调，舌淡红衬紫，苔黄厚腻，脉细弦。守方。

四诊（2013年10月27日）：患者双足肿痛明显好转，唯感神疲乏力，舌淡苔白腻，边有齿痕，脉细弦。溃疡面周围新生肉芽，一小溃疡基本愈合，查ESR：53mm/h，肝功能正常，血尿酸：479μmol/L，CRP：33.2mg/L。患者症状及辅助检查均较前明显好转，现神疲乏力，舌淡苔白腻，边有齿痕，脉细弦，创口愈合缓慢，考虑兼有阳气亏虚之象，故取阳和汤之义，以益气温阳，祛腐生肌，处方：痛风汤加补骨脂30g，生黄芪100g，泽兰20g，泽泻20g，生水蛭6g，乌梢蛇15g，制附片14g，干姜3g，细辛15g，生半夏（加生姜3片先煎半小时）22g，鬼箭羽30g，陈胆星20g，炒知母10g，金银花30g，玄参30g，虎杖30g，当归20g，怀牛膝15g，生薏苡仁45g，炒黄柏15g，凤凰衣8g，鹿角胶8g（烊化）。7剂，常法煎服。

五诊（2013年11月3日）：患者双下肢破溃面积渐缩小，足背部溃疡面愈合，肿痛已消，舌淡苔白腻，脉细弦。剩余4个溃疡面，最大6cm×5cm，最小3cm×4cm，无脓性分泌物，血常规正常，ESR：28mm/h，尿酸：408μmol/L，CRP：12.4mg/L。予停哌拉西林钠他唑巴坦钠及丹参川芎嗪注射液，中药继前方7剂。

六诊（2013年11月14日）：患者症情逐渐平稳，双下肢溃疡面渐收口，已愈合两个，纳可寐安，二便自调，舌淡苔白，脉细弦。患者症情好转，带药出院，门诊治疗。处方：痛风汤加补骨脂30g，生黄芪100g，泽兰20g，泽泻20g，生水蛭6g，乌梢蛇15g，制附片14g，干姜3g，细辛15g，生半夏（加姜3片先煎半小时）22g，鬼箭羽30g，陈胆星20g，炒知母10g，金银花30g，玄参30g，虎杖30g，当归20g，怀牛膝15g，生薏苡仁45g，炒黄柏15g，凤凰衣8g，鹿角胶8g；10剂，常法煎服。浓缩益肾蠲痹丸、痛风颗粒继续口服。

七诊（2014年1月12日）：电话回访，下肢溃疡完全愈合，局部肿痛缓解，生活自理（图6-1）。

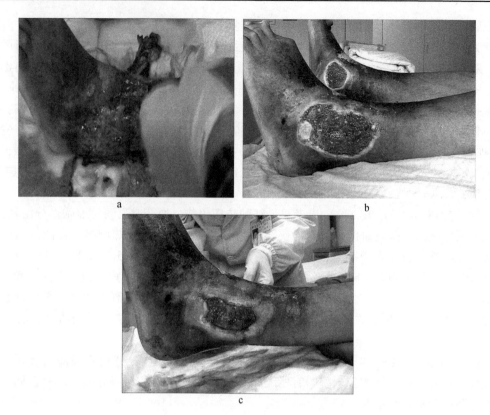

图 6-1　卫某治疗前后照片对比
a. 入院时所摄；b. 治疗 1 周时所摄；c. 治疗 20 天后所摄

按

　　该案的患者患痛风性关节炎多年，风寒、湿热、浊瘀胶结凝固，化腐致损，虚、浊、瘀、腐并见，致使邪毒损络，腐溃发黑，久不收口。在治法上，根据中医肾主骨，脾主四肢肌肉的理论出发，以"调益脾肾，泄浊化瘀"为大法。选方以痛风汤和四逆汤、阳和汤、四妙勇安汤为主，选用地鳖虫、广地龙、鹿角胶、生水蛭、乌梢蛇等益肾蠲痹，搜剔钻透，通闭解结之虫类药，促进湿浊泄化，溶解癥结，推陈致新，增强疗效；制附子、细辛、干姜、生半夏辛温有毒之品，辛温走窜，走而不守，结合生黄芪、当归可以补益气血、温通经脉、活血祛腐；以土茯苓、虎杖、黄柏、知母等苦寒药，清泄下焦湿热浊毒，并牵制辛温毒性作用，且此类药含有大量鞣酸，可促进机体伤口愈合；全方既可调益脾肾治一身之本，又可泄浊化瘀治有形之邪，寓扶正祛邪于一方，故而取效快捷。

病案二　痛风并发急性脑血管病

　　李某，男，51 岁，西安人。初诊：2014 年 9 月 13 日。

　　患者有"痛风"病史 20 余年，疼痛反复发作，发作时自服秋水仙碱缓解疼痛，未正规降尿酸治疗。"高血压"病史 5 年，长期服用苯磺酸左旋氨氯地平，血压控制不良。2014 年 4 月份有"脑出血"病史。8 月上旬，患者出现头痛伴认知功能减退，烦躁不安，胡言乱语，在当地医院检查头颅 DWI 示"左侧颞叶、左侧海马区、左侧枕叶新鲜脑梗灶"，予对症处理，住院治疗期间出现痛风急性发作，症状持续无法缓解，于 2014 年 9 月 13 日来我院诊治，由 5

个家属陪同轮椅推入诊室，躁动，谵语，无法对答，膝踝关节红肿，触之灼热，压之退缩，查尿酸：589.6μmol/L，ESR：20mm/h，CRP：6.7mg/L。以泄浊化瘀、调益脾肾、蠲痹通络为治疗大法，配合中药外敷和针灸理疗。中药处方：痛风汤（院内协定处方）、蠲痹汤（院内协定处方）、生黄芪50g、川芎10g、生水蛭8g、凤凰衣7g、莪术7g、荷叶30g。每日一剂水煎服。治疗1周，关节肿痛明显减轻，并且精神症状亦逐渐改善。2周后能自行行走，对答如流，并送上锦旗以示谢意。住院1个月，基本恢复正常，带药门诊随访，通过饮食控制、适度功能锻炼等健康管理，9个月的时间体重减轻30斤，能生活自理，能照顾家人。

2015年6月，朱婉华院长到西安出差，李某面诊，恢复正常。8月发来视频，体轻步健（图6-2）。

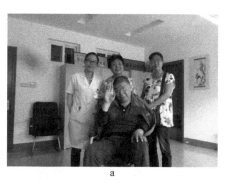
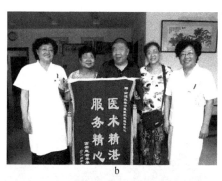

a

b

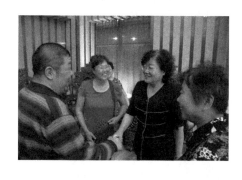
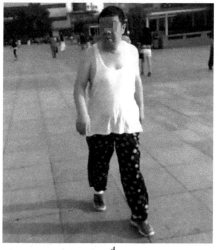

c

d

图6-2　李某治疗前后照片

a. 治疗1周，患者关节肿痛明显减轻，精神症状亦逐渐改善；b. 治疗2周，患者能自行行走，
对答如流，并送上锦旗以示谢意；c. 2015年6月28日，朱婉华院长到西安出差，患者特前往拜谢，
通过健康管理，体重减轻30斤；d. 2015年8月，患者发来视频，体轻步健

按

该例患者因认知障碍，影像学检查提示急性脑梗发作，治疗期间痛风急性发作，朱婉华教授考虑脑梗的发作与高尿酸密切相关，诊疗方案以泄浊化瘀、调益脾肾、蠲痹通络的抗痛风整体辨证为主，治疗2周，不但痛风发作得到控制，同时脑梗引起的精神症状也得到改善和恢复。痛风汤为泄浊化瘀法基本方，蠲痹汤为益肾蠲痹法的基本方，以土茯苓、萆薢、苡仁、威灵仙等泄浊解毒之品，配伍赤芍、地鳖虫、桃仁、地龙等活血化瘀通络之品，两方共

奏祛风、解痉、抗炎、解毒、抗过敏之功，迅速消除高尿酸血症对中枢神经系统的毒性作用，使血管炎症得以恢复，因此，在治疗痛风的同时，脑梗的症状也随之缓解。

国医大师朱良春先生倡立以"浊瘀痹"作为痛风的中医病名，突出痛风的发生主要病理因素为"痰"和"瘀"，脾肾功能失调，湿浊痰瘀难以泄化，浊瘀聚而成毒所致。而脑梗死（中风病）的病因病机中也以"痰"和"瘀"为主，两者病变本质紧密相关，因此其发生、发展必然互相影响。

病案三　慢性痛风石性关节炎

周某，男，75 岁，南通人。初诊：2015 年 2 月 16 日。

患者患"痛风"20 余年，就诊时双手背红肿热痛，双手指多处痛风结石沉积，最大者约蚕豆大小，质硬，触痛明显。经采用泄浊化瘀、调益脾肾大法，配合中药外敷治疗 4 天，手背红肿消退，左手无名指和右手中指末端痛风石切开剥除，予生肌膏外敷后创口愈合较好，住院 16 天出院，门诊带药随访（图 6-3、图 6-4）。

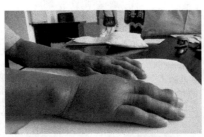
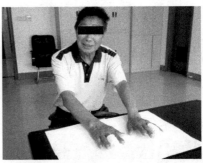
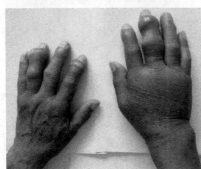
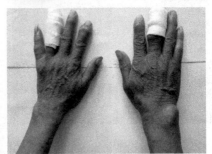

图 6-3　经中药内服加外敷治疗 4 天，前后对比，关节肿胀
完全消退，痛风结石剥除，外用生肌膏，创口愈合良好

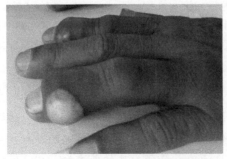
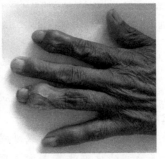

图 6-4　住院治疗 16 天，左手前后对比图片，左图为治疗前，右图为治疗后

第七章 阴阳毒（系统性红斑狼疮）

第一节 中西医概述

系统性红斑狼疮（systemic lupus erythematosus，SLE）是一种累及多系统、多器官并有多种自身抗体出现的自身免疫性疾病。病变部位为全身结缔组织。患者免疫功能失调，细胞免疫功能降低，体液免疫功能增强，免疫复合物所引起的血管炎为其病理基础。能累及皮肤、黏膜、血管、关节、心、肾、肝、脾、肺、脑、胃肠、血液、淋巴结等全身组织器官。不同的系统、脏器受损以后出现不同临床症状，故临床表现变化多端，病情复杂而严重。

中医古代没有红斑狼疮这一病名，对于红斑狼疮复杂的病情及一些临床表现，中医文献中有类似记载。该病当属于祖国医学"阴阳毒"范畴，最早见于《金匮要略》，并描述了"面赤斑斑如锦纹"等症状特点。但因其伴有较多的脏腑证候，很难明确地划属于某一病证。如有人根据其全身证候认为该病属"近于中医的温毒发斑之类"；有人从皮疹特点出发称之为"红蝴蝶"、"蝴蝶丹"、"红斑痹"、"斑痹"等；有人认为该病可累及周身而称之为"周痹"，而多关节疼痛属于"痹证"，更权威是倾向于属"阴阳毒"这一病名。现认为其发病与先天禀赋不足、七情过极化火、饮食失调、劳累过度，复加热毒如日光照射等有关。2010年国家中医药管理局发布的第一批22个专业95个病种中医诊疗方案和中医临床路径正式将系统性红斑狼疮中医病名定为"阴阳毒"。

【流行病学】

系统性红斑狼疮在我国发病率约为75/10万，育龄女性多见，儿童和老人也可发病。其基本病理改变是免疫复合物介导的血管炎。遗传、感染、环境、性激素、药物等综合因素所致的系统紊乱导致了该病的发生。

红斑狼疮在发病年龄、种族、地区上是有很大差别的。首先发病年龄多在青壮年，并且女性远远多于男性，男女之比为1∶（7~10），育龄妇女占患者的大多数，20~40岁的发病率占患者总数的47%左右。而儿童和老年人的发病率远较青壮年低。相对而言，一般老年发病，起病较轻，而儿童发病则较急骤，且病情较重，预后较差。

红斑狼疮发病率与种族有关，有色人种比白种人发病率高，我国患病率远远高于西方国家，涉外华裔人群同样有较高患病率。美国黑人的发病率是白人的4倍。红斑狼疮广泛分布于世界各地，地区差别较大，统计资料表明美国约为50/10万，英国4~18/10万，澳洲土著居民50/10万，印度3.2/10万，而我国则为75/10万，其中90%为30~39岁的女性，男女比例约为1∶8。

红斑狼疮的病死率曾有人认为与种族有关，但通过各国各地区的调查研究发现，病死率及生存率与当地经济发展水平和医疗水平密切相关，目前在我国不少单位报告5年及10年生存率已达到 90%~95%，处于世界先进水平。感染（30%~80%）和活动性 SLE（19%~95%）是最主要的死亡原因；心血管（6%~40%）和肾脏（7%~36%）是最容易导致死亡的器官。

【病因病理】

该病因侵及多脏，故脏腑辨证分型繁杂，多以病因、病机辨证。

1. 中医病因病机

（1）脏腑亏虚，气血阴阳失调：该病最主要的内因是先天禀赋不足，肾阴肾阳虚惫，正气亏损，或因七情内伤、情志波动、劳累过度，或因房事失节，以致阴阳气血失去平衡。气血运行不畅、气滞血瘀、经络痹阻为该病内因。该病肾阴阳原已虚惫，如发病日久屡用西药激素类则阴虚阳亢，或气阴两虚、阴损及阳、阴阳俱虚，阴阳互不相荣，或气血不和、血脉凝滞、经脉阻隔，甚至阴阳离决，致成危候。

（2）热毒郁结，寒凝血瘀：该病的外因为热毒，因多数在日光强烈曝晒后发病或症状恶化。热毒入里伤及阴血，瘀阻经脉，伤于脏腑，蚀于筋骨则可以发病。该病热伤血络，血热外溢，凝滞于肌肤则见皮肤红斑；热毒寒化，寒凝血滞，气阻血瘀，可表现为紫斑（或有雷诺征）、固定性盘状紫红斑片、网状青斑、色素沉着或异色症改变、肌肤甲错、肌肤疼痛。青年妇女常有情志抑郁或月经失调，舌质紫红，青紫或瘀斑（或舌下瘀筋增粗紫暗）；毒热凝滞，阻隔经络则关节肿痛；毒热内攻犯脏则五脏六腑均可受累。

热毒之邪还有药物、病毒、细菌、不洁或过敏食物，或嗜食厚味、饮食不节，或久居湿地，或外受风寒、暑湿（即风寒湿邪热化）。

总之，该病主要为阴阳失衡，气血失和，经络受阻，气滞血瘀。加上毒热为患，阴阳交错，症情多变，而出现上实下虚，上热下寒，内热外寒，水火不济，阴阳失调的复杂病象。

2. 西医病因病理

系统性红斑狼疮病因尚不清楚，可能与多种因素有关。目前已知的与以下诱发因素有关：①感染：某些病毒感染和链球菌、结核菌感染；②药物：盐酸普鲁卡因酰胺、双肼苯哒嗪、口服避孕药、苯妥英钠、灰黄霉素、磺胺等；③环境：紫外线、日光、寒冷、强烈电光；④内分泌失调；⑤精神因素和创伤也可诱发。该病有家族性，并有缓解和发作交替的倾向。

关于 SLE 的发病机制研究颇多，虽然该病的病因尚未明确，可能是多因素综合性的，但其自身免疫病的免疫发病机制还是比较肯定的。下列结果均证实该病属体内免疫功能障碍的自身免疫性疾病：①SLE 患者可查到多种自身抗体。如抗核抗体，抗单链、双链 DNA 抗体，抗组蛋白抗体，抗 RNP 抗体，抗 Sm 抗体等。以上均属抗细胞核物质（抗原）的抗体。其他尚有抗细胞浆抗原抗体，如抗核糖体抗体，抗血细胞表面抗原的抗体，如抗淋巴细胞毒抗体，抗红细胞抗体，抗血小板抗体等。②SLE 主要是一种免疫复合物病。在 70% 患者有或无皮疹的皮肤中能查到免疫复合物沉积。多脏器的损伤也多是免疫复合物沉积于血管壁后引起。在胸包积液、心包积液、滑液、脑脊液和血液中均能查到免疫复合物。免疫复合物最主要是由 DNA 和抗 DNA 抗体形成。③免疫调节障碍在 SLE 中表现突出。大量自身抗体产生和丙种球蛋白升高，说明 B 淋巴细胞高度增殖活跃。T 淋巴细胞绝对量虽减少，但 T 辅助细胞百分比常减少，而 T 抑制细胞百分比增加，使 T4+/T8+ 比例失调。近年研究发现，白细胞介素 I、白细胞介素 II 在 SLE 中皆减少，α-干扰素增多而干扰素减少或增多。SLE 是一种异质性疾病，不同患者的免疫异常可能不尽相同。

第二节　朱良春教授对阴阳毒
（系统性红斑狼疮）的认识

一、执简驭繁，纷繁芜杂论阴阳

系统性红斑狼疮因其病因不明，临床表现外伤肢体、内伤脏腑，症状表现纷繁芜杂，历代医家往往各陈己见，或以肢体命名、或以脏腑论治，为该病的诊疗带来了很大困扰。朱良春先生认为，万病者，总不离阴阳两纲、表里寒热虚实之目，纲目既明，病之辨证易明。

以阴阳为纲辨析疾病本质。初病在表，四肢脉络痹阻，先表后里，由表入里，由四肢脉络入内而损及脏腑脉络，初病在表为阳，久病涉脏为阴。病在内，先在上焦，由上而下，渐至中焦，再及下焦。由轻渐重，由浅渐深。在表在上较为轻浅为阳，在里在下较为深重为阴。证分虚实寒热，因其虚先天禀赋不足，肝肾阴亏，精血不足，病属阴，六淫侵袭、曝晒、瘀血阻络，疾病暴发病属阳；热毒甚者为阳，热势不甚为阴。论预后，阴病总属难治，阳证尚有转机。

朱良春先生指出，该病的基本病机是素体虚弱，真阴不足，热毒内盛，痹阻脉络，内伤脏腑。

二、超越寒热，也谈仲师"阴阳毒"

"阴阳毒"语出医圣张仲景著《金匮要略》。为感受疫毒，内蕴咽喉，侵入血分的病症。分阳毒和阴毒，历代解释阳毒因热壅于上，以"面赤斑斑如锦纹"、咽喉痛、吐脓血为主要症状；阴毒乃邪阻经脉，以面目青、身痛如被杖、咽喉痛为主要症状，病情均属危重。《诸病源候论·伤寒阴阳毒候》指出："夫欲辨阴阳毒病者，始得病时，可看手足指，冷者是阴，不冷者是阳。"这是在阴毒、阳毒典型症状出现前的一种鉴别方法。历代医家多宗阴毒为寒极、阳毒为热极之说，但结合临床，以阴阳两纲来分辨阴阳毒更为确切，阴阳毒当为同一疾病在不同阶段和不同人群的不同表现更为确切，并非寒热不同的两种病证，况且张仲景将阴阳毒、狐惑、百合病合为内科杂病而不归类于伤寒，说明不同于伤寒病，不能仅以寒、热来概括该病。

三、辨证为纲，中医用药疗效良

系统性红斑狼疮的女性发病率明显高于男性，然而又以育龄妇女多发。临床上我们常可以发现育龄期的女患者多有孕育下一代的诉求，但长期服用西药又给她们带来很多困扰，如胎儿能否正常生长发育，宝宝是否会遗传到该病等。所以在病情已得到控制的情况下，接受中医药治疗，尽可能地停服西药，是很多患者明智的选择。因此，辨证准确、用药精当，使患者成功地停用所有西药，包括长期服用的糖皮质激素，停药后在中药作用下，不仅病情得以良好控制，无反复，更使患者成功产下康健的宝宝，这足以让医者感到欣慰，更可以为有类似情况的患者带来希望，益肾蠲痹法使诸多育龄妇女实现了生育的愿望。

第三节　阴阳毒（系统性红斑狼疮）诊疗方案

系统性红斑狼疮是一种自身免疫性疾病，由于患者体内存在大量自身抗体，使机体多系统多脏器受损，从而引起不同脏器受损以后的不同临床症状，临床表现变化多端。该病中医称为"阴阳毒"，认为其发病多与先天禀赋不足、七情过极化火、饮食失调、劳累过度，复加日光照射等有关。病位在肌肤，与脾、肾等脏腑功能失调有关。

一、临 床 诊 断

1. 中医诊断标准　阴阳毒是机体由于感受毒邪致使阴阳失调，引起的一种以面部红斑、咽痛口疮、关节疼痛，并可伴有脏腑损伤等全身病变的疾病。相当于系统性红斑狼疮。

2. 西医诊断标准　参照美国风湿病学会（ACR）1997 年修订的系统性红斑狼疮分类标准和中华医学会 2004 年修订的《临床诊疗指南·风湿病分册》的系统性红斑狼疮诊疗指南。

（1）美国风湿病学会 1997 年推荐的 SLE 分类标准

1）颊部红斑：固定红斑，扁平或高起，在两颧突出部位。

2）盘状红斑：片状高起于皮肤的红斑，黏附有角质脱屑和毛囊栓；陈旧病变可发生萎缩性瘢痕。

3）光过敏：对日光有明显的反应，引起皮疹，从病史中得知或医生观察到。

4）口腔溃疡：经医生观察到的口腔或鼻咽部溃疡，一般为无痛性。

5）关节炎：非侵蚀性关节炎，累及 2 个或更多的外周关节，有压痛，肿胀或积液。

6）浆膜炎：胸膜炎或心包炎。

7）肾脏病变：尿蛋白>0.5g/24h 或（+++），或管型（红细胞、血红蛋白、颗粒或混合管型）。

8）神经病变：癫痫发作或精神病，除药物或已知的代谢紊乱。

9）血液学疾病：溶血性贫血，或白细胞减少，或淋巴细胞减少，或血小板减少。

10）免疫学异常：抗 ds-DNA 抗体阳性，或抗 Sm 抗体阳性，或抗磷脂抗体阳性（包括抗心磷脂抗体、或狼疮抗凝物、或至少持续 6 个月的梅毒血清试验假阳性 3 项中具备 1 项阳性）。

11）抗核抗体：在任何时候和未用药物诱发"药物性狼疮"的情况下，抗核抗体滴度异常。

该分类标准的 11 项中，符合 4 项或 4 项以上者，再除外感染、肿瘤和其他结缔组织病后，可诊断 SLE。

（2）中华医学会 2004 年修订的《临床诊疗指南·风湿病分册》的系统性红斑狼疮诊疗指南

1）轻型：诊断明确或高度怀疑者，但临床稳定，所累及的靶器官（包括肾脏、血液系统、肺脏、心脏、消化系统、中枢神经系统、皮肤、关节）功能正常或稳定，呈非致命性。

2）重型：诊断明确，狼疮活动明显，伴有重要脏器累及影响其功能；如病情危重而凶险、严重威胁患者生命的则称为狼疮危象。

3. 证候分类

（1）热毒血瘀证：斑疹鲜红，面赤，关节肌肉酸痛，口疮，小便黄，大便秘结，舌质红，苔黄，脉滑数或洪数。该证多见于 SLE 以皮肤损害为主要表现者。

（2）风湿痹阻证：肢体关节疼痛、重着，或有肿胀，痛处游走不定，关节屈伸不利，四肢肌肉酸痛或困重，舌质红，苔腻，脉滑或弦。该证多见于 SLE 以关节和肌肉病变为主要表现者。

（3）气血亏虚证：神疲乏力，头晕，心悸，气短，自汗，面黄少华，舌质淡红，苔薄白，脉细弱。该证多见于红细胞或白细胞或血小板轻度减少为主要表现者。

（4）肝肾阴虚证：低热，盗汗，面颧潮红，局部斑疹暗褐，口干咽燥，腰膝酸软，脱发，眼睛干涩或视物模糊，月经不调或闭经，舌质红，苔少或光剥，脉细或细数。

二、治 疗 方 法

1. 分型论治

（1）热毒血瘀证

1）治法：清热解毒，化瘀蠲痹。

2）方药：蠲痹汤加青风藤 30g，金刚骨 50g，拳参 30g，生地 20g，忍冬藤 30g，水牛角 30g，赤芍 20g，凤凰衣 8g，莪术 8g。

3）随症加减：口干欲饮，小便短赤加生地榆 20g、炒知母 10g；苔黄腻者加黄柏 10g；舌质紫有瘀斑、关节刺痛者可加生水蛭 6g；颜面或皮肤红斑明显、气营两燔者加粉丹皮 15g、寒水石 20～30g。

（2）风湿痹阻证

1）治法：祛风除湿，蠲痹通络。

2）方药：蠲痹汤加青风藤 30g，金刚骨 50g，川桂枝 10g，羌活 10g，独活 10g，生黄芪 30g，生白术 30g，防己 15g，钻地风 30g，莪术 8g，凤凰衣 8g。

3）随症加减：如风郁明显，关节肿胀与疼痛，肩臂疼痛加海桐皮 15g、姜黄 15g；湿浊阻络，关节疼痛，乏力，大便稀薄加苍术 15g、徐长卿 15g 等。

（3）气血亏虚证

1）治法：益气补脾，养血和血。

2）方药：蠲痹汤加青风藤 30g，金刚骨 50g，生黄芪 50g，全当归 15g，枸杞子 15g，五爪龙 30g，巴戟天 20g，凤凰衣 8g，莪术 8g。

3）随症加减：如见白细胞或血小板下降，乏力明显加油松节 30g、炙牛角腮 30g；如气血不足，阳气失于温煦，畏寒肢冷，加川桂枝 10g、生白芍 20g。

（4）肝肾阴虚证

1）治法：滋补肝肾，养阴清热。

2）方药：蠲痹汤加青风藤 30g，金刚骨 50g，熟地 20g，枸杞子 15g，杭菊花 10g，巴戟天 20g，凤凰衣 8g，莪术 8g。

3）随症加减：如视物模糊，乏力，眼睛干涩，加密蒙花 10g，谷精珠 15g；月经失调量少，加女贞子 20g、旱莲草 20g 或乌贼骨 30g、茜草 15g。

2. 中成药与医院制剂

（1）金龙胶囊（鲜动物药，北京建生药业生产），每日 3 次，每次 4 粒，餐后温水送服。

（2）扶正蠲痹胶囊Ⅰ（医院制剂，具有扶正固本、化瘀蠲痹、解毒消结的作用），每日 3 次，每次 4 粒，餐后温水送服。

（3）扶正蠲痹胶囊Ⅱ（医院制剂，具有扶正培本、化瘀蠲痹、解毒消肿的作用），每日 3 次，每次 4 粒，餐后温水送服。

（4）浓缩益肾蠲痹丸（医院制剂，具有益肾壮督、蠲痹通络等作用），每包 4g，每次 1 包，每日 3 次，餐后温水送服。

（5）蝎蚣胶囊（医院制剂，具有息风通络、化瘀止痛作用），每日 3 次，每次 5 粒，餐后温水送服。

3. 中医特色疗法

（1）中药熏蒸

根据患者具体情况，辨证选用中药熏蒸治疗，每次 30min，每日 1~2 次。我们以本院专家经验方为基础，根据患者体质情况及病情进行辨证加减，采用中药熏蒸治疗仪，充分体现中医个性化治疗原则。

（2）体针

1）取穴：①热毒炽盛型取大椎、委中、陷谷、大陵、阳陵泉。②阴血亏虚型取曲池、合谷、迎香、风池、劳宫、涌泉。③阳气虚衰型取百会、曲池、合谷、足三里、命门、商丘。④气滞血瘀型取膻中、气海、合谷、太冲、章门、内关、印堂。

2）穴位加减：热毒炽盛型取肾俞、太溪、三阴交；阴血亏虚型取膈俞、肝俞、肾俞、太冲、三阴交；阳气虚衰型取脾俞、肾俞、关元、天枢、中脘；气滞血瘀型取肝俞、膀胱俞、血海、三阴交及背俞穴有阳性结节者。

4. 康复护理

（1）饮食调护：以优质蛋白、低脂、低糖、低盐饮食为宜，注意补充钙质。忌辛辣刺激、海鲜、牛羊肉等发物；不食用或少食用的食物有无花果、紫云英、油菜、黄泥螺、蘑菇、香菇等；谨慎使用含雌激素的食物，如紫河车（胎盘）、脐带、蛤士蟆油、蜂王浆、含雌激素的避孕药等，因为人体内雌激素水平高是 SLE 发病的一个不可忽视的重要因素，故应避免使用。

（2）康复指导：教育患者要正确认识疾病，消除恐惧心理，与医生合作树立治病的信心，保持心情愉快。亲人和朋友应对患者多一些关心、体贴和精神鼓励。

规律用药，遵从医嘱，定期随诊，坚持长期治疗，为避免药物不良反应，用药过程中应严密观察血、尿常规、肝、肾功能。认识疾病活动的征象，配合治疗。应该到正规的医院就诊，最好到风湿病专科检查和治疗。不要相信江湖游医的"祖传秘方、偏方"，以免耽误病情。

平时要避免日晒和紫外线的照射。使用防紫外线用品。避免过度疲劳，合理安排好工作和休息。病情得到控制或缓解后，才可以在医生的指导下，计划婚育。

在寒冷季节应注意保暖，冬天外出戴好帽子，必要时戴口罩。避免受凉，尽量减少感冒等感染性疾病。在治疗用药上应避免使用青霉胺、盐酸普鲁卡因酰胺、氯丙嗪、双肼苯哒嗪等。育龄期女性患者还要避免服用含有雌激素的药物、避孕药。

三、疗效评价

1. 中医证候学评价 参照 2002 年《中药新药临床研究指导原则》的中医症状分级、疗效评价，动态观察中医证候的改变。

（1）临床缓解：中医临床症状基本缓解，证候积分减少≥70%。

（2）显效：中医临床症状明显改善，证候积分减少≥50%。

（3）有效：中医临床症状好转，证候积分减少≥20%。

（4）无效：中医临床症状无改善，甚或加重，证候积分减少不足 20%。

2. 中医证候评价方法

（1）症状分级标准（表 7-1）

表 7-1 症状分级标准

症状	1 分	2 分	3 分
关节疼痛	可耐受	疼痛明显，活动轻度受限	疼痛明显，活动明显受限
肌肉疼痛	肌肉酸痛，可耐受	疼痛明显，活动轻度受限	疼痛伴无力，双上肢不能抬起，下蹲困难
面部红斑	散在红斑或呈丘疹样，色淡红	呈蝶形分布或有鳞屑，紫红或暗褐色	广泛红斑或大疱样皮损
口疮	少量，无痛	多处	广泛，反复发作
乏力	活动时即感乏力	稍有活动即有乏力	不欲活动，喜卧床
心悸	活动时感心悸	不活动时即有阵发性心悸	心悸持续不缓解
脱发	少量脱发，梳头时明显	用手轻捋头发即有脱发	广泛脱发，伴有头皮炎症
月经不调	偶有	频作	连续
手足心热	偶有手足心热	手足心灼热	手足心热不欲衣被
腰膝酸软	偶有腰膝酸软	经常腰膝酸软	经常腰膝酸软，不欲活动

（2）有效率计分方法

狼疮疾病活动指数（SLE-DAI）评分（表 7-2）

$$有效率 = \frac{治疗前积分 - 治疗后积分}{治疗前积分} \times 100\%$$

表 7-2　狼疮疾病活动指数评分

项目	定义	分数
癫痫	近期发作，除外代谢、感染及药物因素	8
精神症状	严重的认知障碍、行为异常，包括幻觉、思维散漫、缺乏逻辑性、行为紧张、怪异、缺乏条理。除外尿毒症及药物因素	8
器质性脑病	大脑功能异常，定向力、记忆力及计算力障碍，包括意识障碍，对周围环境注意力不集中，加上以下至少 2 项：认知障碍、语言不连贯、嗜睡或睡眠倒错、精神运动增加或减少，需除外代谢性、感染性及药物因素	8
视力障碍	SLE 视网膜病变，包括絮状渗出、视网膜出血、严重的脉络膜渗出或出血及视神经炎。需除外高血压、感染或其他药物因素	8
颅神经异常	新发的包括颅神经在内的感觉或运动神经病	8
狼疮性头痛	严重持续的头痛，可以为偏头痛，镇痛药无效	8
脑血管意外	新发的脑血管意外，除外动脉硬化	8
血管炎	溃疡、坏疽、痛性指端结节，甲周梗死，片状出血或活检或血管造影证实存在血管炎	8
关节炎	2 个以上关节疼痛及炎症表现，如压痛、肿胀、积液等	4
肌炎	近端肌肉疼痛无力，伴有 CPK 或醛缩酶升高，或肌电图或肌活检存在肌炎	4
管型尿	颗粒或红细胞管型	4
血尿	>5RBC/Hp，除外结石、感染、或其他原因	4
蛋白尿	>0.5g/24h	4
脓尿	>5WBC/HP，除外感染	4
新发皮疹	炎症性皮疹	2
脱发	异常片状或弥漫性脱发	2
黏膜溃疡	口腔或鼻黏膜溃疡	2
胸膜炎	出现胸膜炎性胸痛、有胸膜摩擦音或胸腔积液或胸膜增厚	2
心包炎	心包疼痛，伴有以下至少 1 项：心包摩擦音、心包积液或心电图或超声证实	2
低补体	CH50、C3、C4 低于正常值低限	2
抗双链 DNA 抗体	>25%（Farr 氏法）或高于检测范围	2
发热	>38℃，除外感染	1
血小板减少	$<100\times10^9$/L	1
白细胞减少	$<3\times10^9$/L	1

第四节　典型医案

病案一　神经精神狼疮案

谷某，女，20 岁，初诊日期：2007 年 8 月 7 日。

主诉：确诊 SLE 3 年余，双下肢乏力伴胡言乱语 2 个月。

患者于 2004 年 4 月份出现发热，双眼肿痛，恶心呕吐，头痛，就诊外院检查头颅 CT 示

"双基底节灰色团，左侧脑室后角旁脑白质胼胝体偏左侧多发不规则片状异常信号灶"，予注射用甲泼尼龙琥珀酸钠治疗后体温正常，听力下降，确诊为"神经精神性狼疮"。2007年4月份出现发热，双侧巴宾斯基征（+），予以住院治疗。CT检查示"脑萎缩伴脑室扩大"，予以抗癫痫药物治疗。同年6月份患者出现双下肢乏力伴胡言乱语，二便失禁。进一步MRI检查示胸椎可见散在散点状异常信号；脑萎缩改变伴两侧颞顶叶灰质内片状异常信号灶。予以注射用甲泼尼龙琥珀酸钠、丙球静脉滴注及抗癫痫治疗，双下肢肌力及听力好转。2007年8月2日外院检查CT示左上肺斑片状高度影。MRI：颈椎改变，考虑为炎症或脱髓鞘性病变可能。ESR：54mm/h，CH50：53.35U/ml，IgG：6.19g/L，IgA：0.34g/L，CRP：17.2mg/L。刻下：双下肢乏力，大小便失禁，胡言乱语，夜寐安，纳可。目前服泼尼松35mg/日，并用甲钴胺注射液以营养神经。苔薄黄，质深紫，边有齿痕，脉细。

西医诊断：神经精神性狼疮。中医诊断：阴阳毒，证属湿热痰瘀，侵袭脑窍，经脉痹闭不利。治宜清热化湿，涤痰开窍，蠲痹通络。

处方：①蠲痹汤加青风藤30g，金刚骨50g，生黄芪30g，骨碎补20g，泽兰30g，泽泻30g，生水蛭8g，拳参30g，忍冬藤30g，葛根20g，石菖蒲15g，礞石20g，地龙15g，补骨脂20g。20剂。②金龙胶囊，每次1.0g，每日3次口服。③蝎蚣胶囊，每次1.5g，每日3次口服。

二诊（2007年8月28日）：服药15天后两便有知觉，语言渐利，能主动呼喊亲人，想与他人交流，双手能握住物体，但颤抖不已，搀扶后还能渐渐站立，两下肢麻木，有疼痛感，纳馨，苔薄白根黄腻，质紫红，边有齿痕，脉细小弦。复查WBC：4.5×10⁹/L，RBC：3.37×10¹²/L，Hb：104g/L，ESR：32mm/h，CRP：7.2mg/L。ENA系列：ANA阳性，抗nRNP抗体阳性。目前泼尼松25mg/日，药既获效，率由旧章。处方：汤剂以上方改骨碎补30g、补骨脂30g、生黄芪80g，葛根改30g，去广地龙15g，加生白芍20g。30剂。成药用法用量同上。

三诊（2007年9月27日）：现服泼尼松25mg/日，面部红斑，对答自如，双侧腘窝挛痛，能扶着家人站立，下肢浮肿，纳谷渐馨，二便自解，大便2日1行。苔薄白中根白腻、燥，脉细弦。续当原法出入。处方：蠲痹汤加青风藤30g，金刚骨50g，生黄芪100g，泽兰30g，泽泻30g，骨碎补30g，补骨脂30g，生水蛭8g，生地30g，熟地30g，制南星30g，石菖蒲15g，青礞石30g，五爪龙50g，凤凰衣8g，莪术8g，生白芍30g，稀莶草20g，葛根30g，拳参30g，忍冬藤30g，赤芍20g。30帖。成药用法用量同上。

四诊（2007年10月2日）：复查ESR：4mm/h，WBC：3.0×10⁹/L，已能在家人搀扶下行走30~40米，唯下肢轻度浮肿，伴皮肤溃破，有红疹。处方：蠲痹汤，青风藤30g，金刚骨50g，拳参30g，忍冬藤30g，葛根20g，生黄芪30g，泽兰30g，泽泻30g，赤芍20g，炙麻黄6g，赤小豆30g，生水蛭8g，凤凰衣8g，莪术6g，金银花10g，连翘10g。30剂。成药用法用量同上。

2007年10月24日：来电述症要求寄药一次，守上治疗方案。

2008年1月17日：来电述症，现已能自己行走。要求邮寄金龙胶囊和蝎蚣胶囊。

五诊（2008年4月8日）：因服汤药出现呕吐，故自行停药两个月。刻下：能蹒跚行走，语言渐清晰，思维智商差，喜怒无常，大小便自理，苔白腻，脉细濡。续当益肾蠲痹，化痰和瘀。处方：①蠲痹汤加制南星30g，生半夏10g（加姜3片先煎30min），生苡仁30g，熟苡仁30g，青风藤30g，金刚骨50g，生黄芪30g，泽兰30g，泽泻30g，生水蛭8g，凤凰衣8g，莪术 8g，石菖蒲 10g，人中黄 10g。30 剂。②金龙胶囊，每次 1.0g，每日 3 次口服。③蝎蚣胶囊，每次 1.5g，每日 3 次口服。④协定 5 号（院内制剂），每次 6.0g，每日 3 次口服。

按

系统性红斑狼疮在临床上因不同的系统、脏器受损会出现不同临床症状，而神经系统症状约见于 50% 以上的患者，常累及中枢神经系统，可出现各种形式的神经病和精神病，如癫痫、头痛、偏瘫、感觉和运动障碍、精神抑郁或精神障碍等。精神、神经系统症状可以是首发症状，但更常见于病程中期或晚期，一般出现于病情活动期、病危期和晚期，多伴有脑器质性病变。故称此为狼疮脑病或神经精神型红斑狼疮。该病例即为典型的神经性狼疮，西医治疗效果往往不佳，该患者在中医药方法的治疗下得到较好控制，足以让中医学者感到欣慰。

朱婉华教授认为辨治此类疾病宜谨据病机，结合患者当时的主要症状分析此乃湿热痰瘀，侵袭脑窍，经脉痹闭不利，治疗当以清热化湿，涤痰开窍，蠲痹通络为大法。在辨证论治基础上加用针对性的药物，也即辨证与辨病相结合。具体而言首诊即以蠲痹汤为基础，配以青风藤、金刚骨、骨碎补、补骨脂等补肾强骨，祛风湿，通经络。石菖蒲则取其辛温芳香之力，配合青礞石涤痰开窍，此乃入心涤痰，痰浊去，气血通，神明自复也。生水蛭配以地龙更加强了活血化瘀，化痰通络之功。金龙胶囊能调节免疫功能，亦有增强体质作用，蝎蚣胶囊平肝息风，化痰和瘀，两药配合，对神经系统损伤的恢复起到协同作用。患者仅用药半月，神经系统症状即有好转，各项化验指标有所改善，提示治疗效佳。在之后的治疗中，坚持该治疗大法，并加强扶正之力，诸症得以明显改善。

朱婉华教授指出，对于该病既要重视中西医结合治疗，又要充分发挥中医药治疗的主导作用。患者接受中医药治疗前一直使用糖皮质激素治疗，配以"丙球、甲钴胺注射液"对症用药，初期治疗有效，但不能忽视患者本已肾阴阳衰惫，加之该病易累及多系统、多器官，症状复杂多变，长期服用西药则会加剧阴阳失衡的情况，致使气血不和、血脉凝滞、经脉阻隔，甚至阴阳离绝，致成危候。故此时合理地使用中医药治疗，经过缜密的辨证论治，可使患者转危为安，提高生活质量。此案例我们就可以明确地看出中医药的优势，作为中医师，在加强本专业学习的同时也应当熟知西医治疗的方案及优势，并且要以求实态度肯定西药的疗效。例如糖皮质激素虽然有很多不良反应，甚至有些患者谈激素色变，然而它有很强的调节免疫的作用，在治疗系统性红斑狼疮的过程中起到很重要的作用，中医师运用中药治疗达到疗效时可以减少激素用量，但必须合理，切不可随意减量，必要时可与小剂量激素协同治疗，以求达到更好的疗效。

病案二　系统性红斑狼疮伴狼疮肾炎案

章某，女，26 岁，江苏如东人。初诊：2006 年 11 月 22 日。

主诉：反复关节疼痛，双下肢浮肿 5 年，加重半年。

患者 5 年前因反复关节疼痛，伴双下肢浮肿就诊于南通大学附属医院，查 ANA：（+），抗 ds-DNA：（+），尿蛋白：（+++），24h 尿蛋白定量：2070mg。诊断为系统性红斑狼疮；狼疮性肾炎。服用泼尼松 15mg/d，症状消失，抗 ds-DNA 转阴，尿蛋白（+）。近半年来诸症加重，2006 年 6 月 5 日转诊于上海长征医院，予泼尼松，氯喹等治疗，症情平稳。现服泼尼松 5mg/d，苯磺酸氨氯地平 5mg/d，氯喹 0.25g/d。刻下：患者无明显不适，面部潮红，蝶形红斑，纳谷可，夜寐安，二便自调。测血压：100/70mmHg，苔薄白，脉细小弦。中医诊断为阴阳毒，属瘀热内蕴，肝肾阴虚证。治宜化瘀清热，滋补肝肾。

处方：①蠲痹汤加青风藤 30g，金刚骨 50g，生黄芪 30g，萆薢 30g，生熟地各 15g，炒黄柏 10g，山茱萸 10g，凤凰衣 8g，莪术 6g，赤芍 20g，粉丹皮 15g。（14 帖）②扶正蠲痹 I 号胶囊，每次 1.6g，每日 3 次口服。③苯磺酸氨氯地平片，每次 2.5mg，每日 3 次口服。

二诊（2006 年 12 月 8 日）：BP：120/80mmHg，症情稳定，苔薄白，脉细小弦。药合病机，效不更方，守上治疗方案。

三诊（2006 年 12 月 22 日）：今查尿常规：蛋白（++），红细胞 0~2/HP，白细胞 0~2/HP。BP：110/80mmHg，药后症情平稳，现服泼尼松 2.5mg/d，氯喹、苯磺酸氨氯地平片已停服，纳可，便调。苔薄白，质衬紫，舌体瘦，脉细小弦。处方：守上治疗方案。

四诊（2007 年 1 月 7 日）：症情稳定，今检查尿常规：尿蛋白（+），红细胞 0~1/HP，白细胞 0~3/HP。停服泼尼松已 2 周，纳馨，二便正常。苔薄白，质衬紫，脉细小弦。处方：①蠲痹汤加青风藤 30g，金刚骨 50g，生黄芪 30g，泽兰 20g，泽泻 20g，炒黄柏 6g，山茱萸 10g，凤凰衣 8g，莪术 6g，赤芍 20g，粉丹皮 15g，漏芦 10g。14 剂。②扶正蠲痹 I 号胶囊，每次 1.6g，每日 3 次口服。

五诊（2007 年 1 月 22 日）：今查 ESR：6mm/h，尿常规：蛋白（+），红细胞 0~3/HP，白细胞 0~1/HP。药后症情平稳，自觉无所苦，纳可便调。舌苔薄白，脉细小弦。药既获效，率由旧章。上方改漏芦 15g，加金樱子 15g。14 剂。扶正蠲痹 I 号胶囊用法用量同上。

2007 年 2 月 10 日：症情稳定，守上治疗方案配药一次。

六诊（2007 年 3 月 7 日）：症情稳定，自觉无所苦，尿常规：蛋白（+），苔薄白，脉细。宗原法继进。处方：①蠲痹汤加金刚骨 50g，山茱萸 20g，淫羊藿 15g，枸杞子 15g，菟丝子 15g，粉丹皮 10g，赤芍 10g，白花蛇舌草 20g，漏芦 10g，白槿花 10g。14 剂。②扶正蠲痹 I 号胶囊，每次 1.6g，每日 3 次口服。

七诊（2007 年 3 月 27 日）：西药泼尼松已停服 4 个月，近日觉疲劳，尿常规：蛋白（++），口腔溃疡，二便正常。苔薄白，脉细小弦。处方：蠲痹汤加青风藤 30g，金刚骨 50g，生黄芪 30g，泽兰 20g，泽泻 30g，炒黄柏 8g，山茱萸 10g，凤凰衣 8g，莪术 6g，赤芍 20g，粉丹皮 15g，漏芦 15g，金樱子 15g。14 剂。扶正蠲痹 I 号胶囊用法用量同上。

八诊（2007 年 4 月 19 日）：尿常规：蛋白（++），隐血（+），红细胞 0~5/HP。最近学日语，较疲劳。苔薄白，质紫，脉细小弦。嘱其劳逸结合。处方：守上治疗方案。

自 2007 年 5 月 5 日至 2008 年 10 月 21 日患者坚持用药，处方基本无变动，多次复查尿常规均显示蛋白（+~++），其偶有疲劳感，余无不适，症情稳定。

九诊（2008 年 10 月 21 日）：怀孕已 2 个月，自感无不适，带下粉红色，纳寐均可，二便自调。今查尿常规：白细胞（+++），隐血（++），蛋白（-），ESR：28mm/h。

处方：生黄芪 30g，泽兰 30g，泽泻 30g，广地龙 15g，地榆炭 20g，茜草炭 20g，青风藤 30g，金刚骨 50g，白茅根 30g，土茯苓 30g，枸杞子 15g，炙牛角腮 30g，油松节 30g，凤凰衣 8g。30 剂。扶正蠲痹 I 号胶囊用法用量同前。

十诊（2009 年 1 月 9 日）：今查：ESR：35mm/h，尿常规：隐血（+），蛋白（+）。怀孕 5 个月，略微恶心感，自觉无明显不适，胃纳好，二便调，夜寐安，苔薄黄，舌红，脉滑数。处方：守上治疗方案。用药结束待生子后复诊。

十一诊（2009 年 11 月 1 日）：分娩后停药 2 个月，近查各项风湿指标正常，尿蛋白（+），其妹诉症配药。处方：扶正蠲痹 I、II 号胶囊，每次 1.6g，每日 3 次口服。

后患者至今一直仅服用扶正蠲痹 I、II 号胶囊，定期复查，3 年来无病情反复，其子康健（图7-1）。2014年又怀孕生育二胎。

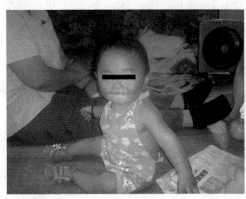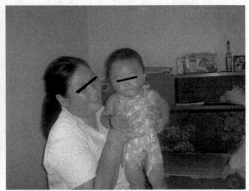

图7-1 章某，系统性红斑狼疮急性期肾功能受损，大量蛋白尿，治疗期间怀孕，继续妊娠，母子平安

按

此案例为红斑狼疮患者带病孕育的成功案例，因辨证准确、用药精当，使患者成功的停用所有西药，包括长期服用的糖皮质激素，停药后在中药作用下，不仅病情得以良好控制，无反复，更使患者成功产下一康健的宝宝，这足以让医者感到欣慰，更让其他有类似情况的患者看到希望。

朱婉华教授在治疗该病时认为此病的病机为瘀热内蕴，肝肾阴虚，故用药以化瘀清热、滋补肝肾为法。首诊以蠲痹汤为基础方，益以青风藤、金刚骨益肾壮督；生黄芪、生熟地、山茱萸补益肝肾；炒黄柏、赤芍、粉丹皮配伍，取之清热解毒化瘀之功效；值得重点指出用药为萆薢，《本草纲目》云："长于祛风湿，所以能治缓弱顽痹、遗泄、恶疮诸病之属风湿者……能治阳明之湿而固下焦，故能去浊分清。"朱良春先生对风湿痹痛常用萆薢，尤其以病情较重，或长期服用激素，或初用中药达不到疗效的患者，朱良春先生临床用药经验告诉我们，萆薢之功效不仅体现在善治风湿顽痹上，其更具有类激素样的作用。故在平素开方用药时，我们常佐以萆薢，往往能得到很好的疗效。

患者自初诊至2007年10月一直坚持用药，治疗大法无变动，处方亦无过多调整，期间成功停用所有西药后，好消息随即传来，其成功受孕。在之后的诊治过程中可以发现朱婉华教授舍去蠲痹汤益肾蠲痹之功，加强了补益气血，清热祛湿之力。患者长期患病，且一直用药，气血难免亏虚，机体免疫力低下，故选用朱良春先生常用的药对：油松节、炙牛角腮。油松节乃松树枝之结节，过去一般用于历节肿痛、挛急不舒，或跌仆损伤所致之关节疼痛、肿胀不适，多有验效，而朱良春先生在长期研究基础上，结合民间秘验，发现其有补虚之功，陶弘景谓该品：主脚弱。朱良春先生认为该品能提高免疫功能，对于体虚气弱者皆可用之。牛角腮，为牛角中的骨质角髓，朱良春先生经验认为该品性温，生于阳地与鹿角相类而通督脉，为血肉有情之品，善修补冲任之伤，具有养血益气，填精补髓，温补虚性水肿之功等。临床上，凡贫血者，三系减少，或仅血小板减少者，朱良春先生每以油松节、鸡血藤、牛角腮、仙鹤草同用，均可收良效，值得我们临证细心体会。患者孕2个月，带下色淡红，尿常规异常，此乃湿热蕴下为标，肝肾亏虚为本，在补益肝肾同时，佐以土茯苓、白茅根清热祛湿效果甚佳。

其实对于这类患者，尤其在其怀孕前后期，患者在继续用药时常有"是药三分毒"的顾虑，不敢坚持用药，遇到此类情况，医者需要给予诸多心理安慰，加强劝导，同时更是对医者治疗水平的一个考验。此案例患者具有很好依从性，此乃关键，其从始至终均能坚持耐心用药，故在稳定病情的状况下诞下一健康的宝宝，真是皆大欢喜。朱婉华教授已治疗多例在服药时不慎怀孕，未中止妊娠，继续治疗的红斑狼疮患者，并使其顺利孕育生子。

病案三　红斑狼疮唇部损害案

黄某，女，49 岁，南通如东人，初诊：2013 年 7 月 2 日。

患者于 1 年前无明显诱因下出现颜面蝶形红斑，伴瘙痒，自予以止痒软膏外用，具体用药不详，症情迁延不愈。2013 年 1 月至苏州市立医院求诊，查 WBC：2.86×10^9/L，ANA、抗 SSA、核糖体 P1 蛋白抗体（+），诊断为红斑狼疮，予以"甲泼尼龙 16mg 每日 3 次，硫唑嘌呤 50mg 每日两次，硫酸羟氯喹 0.2 每日 1 次"等治疗，红斑渐消退，遂甲泼尼龙 16mg 每日 3 次改为 32mg 每日 1 次服用至今。3 个月前出现双下肢乏力伴肌肉酸痛，遂来我院求诊，刻下：颜面蝶形红斑，伴瘙痒，双下肢乏力伴肌肉酸痛，行走不利，轮椅推入病房，口疮反复发作，下唇局部黏膜肿胀、糜烂、脓血痂，经久不愈，部分牙齿脱落，咽喉肿痛，口干苦，纳可寐安，尿急尿痛，大便自调。舌淡红衬紫，苔薄白微腻，脉细小弦。辨证属瘀毒内蕴、气血两虚，经脉痹阻，治疗以补益气血、解毒化瘀、益肾蠲痹为大法。

处方：①蠲痹汤加青风藤 30g，金刚骨 50g，拳参 30g，忍冬藤 30g，生黄芪 60g，泽兰 30g，泽泻 30g，赤芍 20g，生白芍 20g，生白及 10g，凤凰衣 8g，莪术 8g；②浓缩益肾蠲痹丸，每次 4g，每日 3 次口服；③金龙胶囊，每次 1.0g，每日 3 次口服；④甲泼尼龙（自备），每次 32mg，每日 1 次口服；配合六神丸及西瓜霜喷剂消肿利咽。

二诊（2013 年 7 月 9 日）：入院第 7 天，颜面蝶形红斑伴瘙痒较前好转，双下肢乏力及肌肉酸痛未见明显改善，下唇部糜烂结痂反复不愈，入院后查尿糖（++++），糖化血红蛋白 Alab：4.1%，糖化血红蛋白 ALC：7.8%，予以加盐酸二甲双胍 0.5g 每日 3 次，嘱低盐糖尿病饮食，患者长期服用激素，且血糖高，予庆大霉素与消旋山莨菪碱口唇局部清疮，外撒金龙胶囊粉末，中药在原方基础上加石决明 30g、全蝎 3g、蜈蚣 3g、地榆 20g、槐角 30g、生地 20g、白花蛇舌草 30g、鬼箭羽 30g、萹蓄 30g。

三诊（2013 年 7 月 13 日）：加用金龙胶囊外敷后，口唇局部糜烂渗出减少，并逐渐结痂，纳可寐安，二便自调，舌淡衬紫，苔白微腻，脉细弦。中药及中成药同前。

四诊（2013 年 7 月 23 日）：下唇肿胀渗出缓解，痂皮基本脱落，双下肢乏力感亦明显减轻，纳谷一般，夜寐尚安，二便自调，舌淡衬紫，苔薄白微黄，脉细弦。停局部外用药。中药续服。

五诊（2013 年 8 月 2 日）：下唇黏膜损害已愈合，下肢仍感乏力，无明显肌肉酸痛，行走欠利，舌淡衬紫，苔白腻，脉细弦。查体：双下肢肌力 4-级。考虑长期大量服用激素致向心性肥胖，且长期卧床，鼓励患者下床配合功能锻炼，改甲泼尼龙为 28mg 每日 1 次，余治同前。

六诊（2013 年 8 月 5 日）：诉双下肢乏力感较前好转，能自己独立行走，但不耐久行。口唇部损害已愈合，面部红斑仍有，色较前淡，无明显瘙痒，纳一般，夜寐尚安，二便自调，舌淡衬紫，苔白腻，脉细弦。患者症情平稳，予带药出院，门诊随访，巩固治疗。

按

该案患者以皮肤损害为主要表现，因长期服用激素、血糖升高，导致下唇部黏膜肿胀、糜烂、渗出、结痂经久不愈,经用"益肾蠲痹法C方案"治疗,并配合局部外敷金龙胶囊粉末,创面很快愈合,面部皮肤红斑亦有好转(图7-2)。

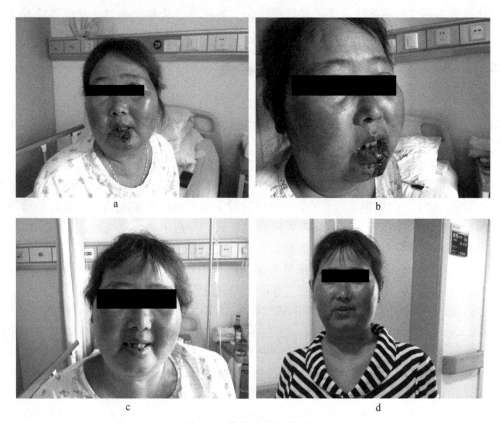

图 7-2 黄某治疗前后照片

a. 初诊时所摄;b. 入院第 7 天,反复溃疡,渗出,予金龙胶囊粉末外敷;
c. 敷药后第 10 天,局部破溃渗出基本愈合;d. 出院时所摄,唇部损害已愈合

第八章 皮痹（系统性硬化病）

第一节 中西医概述

系统性硬化病（systemic sclerosis，SSC）曾称硬皮病（scleroderma）、进行性系统性硬化，是一种以局限性或弥漫性皮肤增厚和纤维化为特征，也可影响内脏（心、肺和消化道等器官）的全身性疾病。临床表现以硬皮、雷诺现象、关节痛和内脏损害为特征。一般先见于手指及颜面部，然后向躯干发展，可出现心、肺、肾、胃肠道等内脏器官损害，常预后不良。病因未明，一般认为与遗传、环境、性别、免疫异常等因素有关。

此病属中医痹病之"皮痹"范畴，有内脏损害则有"脉痹"、"五脏痹"之征象。此病起病隐匿，病程绵长，易反复发作，西医治疗手法单一，糖皮质激素、青霉胺及免疫抑制剂有一定疗效，但不良反应大难以长期大剂量应用，中医药治疗能调节整体状况、改善免疫功能，联合西医治疗能够减轻其不良反应、减少用量，有利于长期维持治疗。

【流行病学】

系统性硬化病是一个发病率较低的弥漫性结缔组织病，世界各地都可发病。每年新发病的人数为 20/100 万人，流行病学估计的发病率为（125~250）/100 万人。患者以女性较多，女性与男性之比为（3~4）：1。这种比例因年龄不同而有变化，15~44 岁年龄组男女比例为 1：15，45 岁以上年龄组男女比例为 1：1.8。发病高峰年龄为 30~50 岁。有人认为，该病在女性中发病率高，尤其是育龄妇女，因此性激素可能对发病有作用。

1947~1968 年回顾性调查显示平均每年新发病人数为 2.7/100 万人，1963~1972 年流行病学调查显示每年新发病人数为 9.6/100 万人，1973~1982 年每年新发病人数上升到 19.1/100 万人。发病率有逐年升高的趋势，但不排除由于逐步提高了对系统性硬化病的认识导致发病率的差异。

【病因病理】

1. 中医病因病机

（1）风寒湿邪侵袭：《张氏医通》卷六："皮痹者，即寒痹也。"引起皮痹的主要病因为外邪侵袭，皮络瘀闭。风寒湿邪多杂合而至，或寒湿或风湿，侵入皮之络脉，壅滞脉道，留而不去，皮络闭阻，气血津液不得营养于皮毛，滞而为痰为瘀，遂发为皮痹。外邪侵袭是皮痹的主要病因，其中以风寒湿邪为主，即所谓"感于三气则为皮痹"。

（2）正虚邪侵：该病之内因在于气血阴阳不足，阳气虚弱，卫外不固。禀赋不足，肾精亏虚；房室过度，耗精伤液或劳累过度或久病体虚，均可累及于肾，而尤以肾阳虚为著。卫气出下焦，肾气亏则卫气乏，开阖失司，卫外不固，易为邪气所伤。肾为一身阳气之根，肾虚往往累及于肺、脾，出现肺气、脾阳虚损之候，同时，肾受五脏六腑之精而藏之，肺、脾不足又可加重肾虚，形成恶性循环。

　　该病病位在皮，日久可有传肺、损胃肠、累心、病肾等多系统损害。其基本病理产物为瘀、痰，发病早期，皮肤肿胀，以痰为主。晚期则皮肤硬厚，瘀痰互结，以瘀为甚。风寒湿邪阻闭络脉，津液不通，聚而生痰，故皮肤肿胀；络脉瘀滞，气血不通，凝而生瘀。痰瘀互结，渐成湿痰死血，病变之皮肤硬厚，状如死肌。

　　该病病性多寒、多虚，标实本虚，大多数患者伴有雷诺现象，四末不温，指端冷痛、苍白，为阳气不达四末所致。皮络有血瘀痰凝之实，脏腑有阴损亏之虚，尤以肾阳虚为著。患者常有腰酸腿软、足腿疼痛、头晕耳鸣、四末不温、畏寒肢冷、阳痿遗精、性欲减退、月经错后、舌淡苔白、脉沉弱或细缓等一系列肾阳虚损、功能减退之象。总之，外邪侵袭、痰浊瘀血及气血阴阳的不足，皮肤之经络瘀阻，皮肤失养是皮痹的基本病机，其中痰瘀病机常可贯穿该病的始终。

　　2. 西医病因病理　　该病病因尚不十分清楚，大多数学者认为系统性硬化病的发病与遗传易感性和环境因素有关，也可能与多个因素有关。

　　（1）遗传易感性：该病与遗传的关系有一定的相关性，根据部分患者有明显家族史，在重症患者中 HLA-B$_8$ 发生率增加及患者亲属中有染色体异常，认为遗传类型的特征可能在 X 染色体的显性等位基因上。近年研究发现，HLA-Ⅱ（人类白细胞抗原-Ⅱ）类基因与系统性硬化病免疫遗传有关，因此认为遗传基础是致病因素。该病在女性中发病率高，因此性激素可能对发病有一定的作用。

　　（2）感染因素：不少患者发病前常有急性感染，包括咽峡炎、扁桃体炎、肺炎、猩红热、麻疹、鼻窦炎等。在患者的横纹肌和肾脏中曾发现副黏病毒样包涵体。

　　（3）结缔组织代谢异常：研究表明，患者显示广泛的结缔组织病变，皮肤中胶原含量明显增多，在病毒活动期皮肤损害内存在较多的可溶性胶原和不稳定的分子间侧链。对患者的成纤维细胞培养显示胶原合成的活性明显增高。

　　（4）血管异常：患者多有雷诺现象，不仅限于肢端，也发生于内脏血管；组织病理显示皮损及内脏多可有小血管（动脉）挛缩及内膜增生，故有人认为该病是一种原发性血管病，但由于血管病变并非在所有患者中都能见到，故也有认为血管病变并非是该病唯一发病因素。

　　（5）免疫异常：这是近年来最为重视的一种看法。在患者体内可测出多种自身抗体（如抗核抗体、抗硬皮病皮肤提取液的抗体等）；患者体内 B 淋巴细胞数增多，体液免疫明显增强，在系统型患者循环免疫复合物测定阳性率高达 50% 以上，多数患者有高丙球蛋白血症；部分病例常与红斑狼疮、皮肌炎、类风湿关节炎、干燥综合征或桥本甲状腺炎并发。目前多数认为该病可能是在一定遗传背景基础上再加持久的慢性感染而导致的一种自身免疫性疾病。

　　此外，目前已明确某些化学物品和药品，可引起硬皮病样皮肤改变；系统性硬化病发病率在煤矿、金矿和与硅石尘埃相接触的人群中发病率较高，这些都提示系统性硬皮病的病因中，环境因素占有很重要地位。

　　关于系统性硬化病的发病机制有四种假说：微血管假说、免疫假说、胶原假说和后病毒病因假说。这几种学说可能结合在一起，通过免疫细胞、血小板、内皮细胞及成纤维细胞产生的细胞因子、生长因子及其他介质组成的网络系统共同发挥作用。

第二节 朱良春教授对皮痹
（系统性硬化病）的认识

一、正虚邪侵为病因，本虚标实阐病机

《素问·痹论》首先提出"皮痹"病名，并对病因、临床表现及预后进行了相关描述："风寒湿三气杂至，合而为痹也……以秋遇此者为皮痹"；"卧出而风吹之，血凝于肤者为痹"；"在于皮则寒"；"病久入深，荣卫之行涩，经络时疏，故不通，皮肤不营，故为不仁"；"皮痹不已，内感于邪，内舍于肺"。《诸病源候论·风病诸候·风湿痹候》言："风湿痹之状，或皮肤顽厚"，"皮肤无所知"。《圣济总录·皮痹》谓："感于三气则为皮痹。"《景岳全书》谓："盖痹者，闭也，以气血为邪所闭，不得通行而为病也。"

目前比较一致的看法是硬皮病的病因与素体阳虚或久病体虚，外邪反复侵袭等有关。肾阳虚衰，腠理不密，卫外不固，风寒之邪乘隙侵袭，凝结腠理，痹阻经络，导致营卫不和或气滞血瘀。朱良春认为该病主要是由于先天禀赋不足，或房劳伤肾，或脾胃虚弱，湿邪内阻，阻遏气机，或疾病日久，元气被耗，导致阳气不足，卫外不固，风寒湿热之邪趁虚而入，痹阻经脉，血脉瘀滞，肌肤失养，脏腑缺血，痹而不通，肌肤硬肿，关节不利，血脉受压，血流不畅，"瘀血致痹，痹证致瘀"，病况日甚。病久则肌肤萎缩、干枯、变硬，进而导致心、肺、食管、胃、肾等多个脏器或脏腑功能失调。朱良春曾言"久痛多瘀、久痛入络、久病多虚、久病及肾"之论，阐明了风湿病及硬皮病精深微妙之理。故硬皮病乃本虚标实之症，本虚以肾虚为主，或兼有气血虚、肺脾虚，标实则为寒凝血瘀，故治疗以益肾蠲痹为大法，益肾则阴阳并补，而以温补为主，蠲痹则以虫类药搜风剔络、活血化瘀为主，兼养血和营，以祛邪不伤正、效捷不猛悍为原则。

二、论治当以证为本，病证结合分病程

朱良春认为，中西医结合应当以如何提高对疾病本质的认识、提高临床疗效为目的，依据多年经验，将系统性硬化病病证结合，结合该病早、中、晚期的不同病变表现将中医辨证与西医病程相结合，形成了病初多见寒凝腠理、经脉痹阻证；病变活动期多见湿热痹阻或寒湿郁阻化热证；病证后期多见气血亏虚、或脾肾阳虚证。

（1）病程早期的病证结合论治：系统性硬化病早中期，以硬肿、纤维化为特点。雷诺现象频繁，伴关节、肌肉疼痛明显，多属寒凝腠理、经脉痹阻证。风寒入客皮络，腠理闭塞，脉络不畅，津液积聚而为肿，气血不通而为痛，阳气不达则畏寒肢冷、皮温较低。临证可加用水蛭、马钱子，或合桃红四物汤；畏寒明显制附子可大剂量使用，同时可用淫羊藿、熟地黄滋肾阴、补肾阳，朱良春先生经验两者同用可有提高肾上腺皮质功能的作用，对于硬肿期皮质功能减退有较好的治疗功效。

（2）病程中期的病证结合论治：系统性硬化病活动期，免疫功能亢进，热象明显，兼夹痰、瘀。朱良春先生经验该期辨证为湿热痹阻或寒湿化热，临证加忍冬藤、拳参、肿节风、

猫爪草、萆草等具有免疫抑制作用的药物，豨莶草为祛风湿热之常用药，且有调节免疫、强壮补虚之效，常随证应用。

（3）病程后期的病证结合论治：系统性硬化病中晚期，多有内脏损害如肺病、心肌病、肾病、胃肠道疾病等，或关节拘挛变形、指端溃疡不愈、指骨溶解吸收。治疗着重调节脏腑功能、改善生活质量，治疗宜益气养血、补肾健脾为主，活血通络为辅，可配合氧疗、雾化、鼻饲、灌肠等综合疗法。

第三节　皮痹（系统性硬化病）诊疗规范

系统性硬化病，又称硬皮病，是以局限性或弥漫性皮肤及内脏器官结缔组织纤维化、硬化及萎缩为特点的结缔组织病，其主要特点为皮肤、滑膜、骨骼肌、血管和食管出现纤维化或硬化。硬皮病属于中医"皮痹"、"肌痹"之范畴，其病因主要是由于素体阳气虚弱，津血不足，抗病能力低下，外被风寒诸邪浸淫肌肤，凝结腠理，痹阻不通，导致津液失布，气血耗伤，肌腠失养，脉络瘀阻，出现皮肤硬如皮革，萎缩，汗孔闭塞不通而有出汗障碍、汗毛脱落等症状。皮痹日久不愈，发生内脏病变。

一、临 床 诊 断

1. 西医诊断　参照 1998 年美国风湿病协会系统性硬化病诊断标准。

主要标准：掌指关节近端的硬皮变化，可累及整个肢体、面部、全身及躯干。

次要标准：①手指硬皮病：上述皮肤改变仅限于手指；②手指尖有凹陷性瘢痕和指垫消失；③双肺基底纤维化。

凡具有 1 项主要标准或 2 项次要标准即可诊断。

其他有助于诊断的表现：雷诺现象，多发性关节炎或关节痛，食管蠕动异常，皮肤病理学胶原纤维肿胀和纤维化，免疫检查 ANA，抗 Scl-70 抗体和着丝点抗体（ACA）阳性。

2. 证候分类

（1）寒凝腠理，经脉痹阻：皮肤紧、肿胀，或皮肤不温，肢冷畏寒，关节屈伸不利，口淡不欲饮，舌淡苔白，脉紧等。

（2）湿热或寒湿郁久化热：皮肤肿胀，色红，触之灼热，或身痛，发热而渴，舌红苔薄黄，脉细弦。

（3）气血亏虚证：皮肤紫硬或萎缩而薄，肌肉消瘦，麻木不仁，周身乏力，头晕目眩，面色不华，唇淡，舌有齿痕，苔薄白，脉细。

（4）脾肾阳虚证：皮肤坚硬，肌肉消瘦，精神倦怠，肢冷形寒，面色㿠白，腹泻或腰酸，舌淡苔薄，脉沉细无力。

二、治 疗 方 法

硬皮病目前还没有根治的办法，但是通过早期诊断、早期对症治疗，可以达到缓解症状、控制病情发展的目的。

1. 分型论治

（1）寒凝腠理，经脉痹阻

1）治法：温经散寒，蠲痹通络。

2）方药：蠲痹汤加穿山龙 50g，青风藤 30g，生黄芪 30g，制附片 10g，干姜 3g，川桂枝 10g，当归 10g，凤凰衣 8g，莪术 8g。

3）随症加减：舌苔厚腻，加生薏仁 30g、苍术 10g；关节疼痛剧，活动不利，加制川乌 10g、细辛 3g、钻地风 30g；上肢关节疼痛加羌活 10g；下肢关节疼痛加独活 10g；水肿明显者加泽兰泻各 30g；寒凝明显或雷诺现象明显者加炙麻黄 5g、淫羊藿 15g；便溏者生白术改炒白术 30~50g，加炮姜 3~5g。

（2）湿热或寒湿郁之化热

1）治法：清热利湿，蠲痹通络。

2）方药：蠲痹汤加拳参 30g，忍冬藤 30g，青风藤 30g，穿山龙 50g，川桂枝 10g，炒知母 10g，赤芍 15g，生薏苡仁 30g，秦艽 15g，凤凰衣 8g，莪术 8g。

3）随症加减：发热口渴，热邪尤著加柴胡 10g、黄芩 10g，或用人工牛黄 0.6g、羚羊角粉 0.6g（冲服）；邪热入络，肤色暗红，舌质紫加赤芍 15g、丹参 20g；发热，关节肿痛明显，可加秦艽 15g、生石膏 15g、桂枝 8g；伴有肺纤维化，加炙麻黄 6g，金荞麦 60g，鱼腥草 30g（后下）；胸闷气短加降香 8g（后下），薤白头 15g。

（3）气血亏虚证

1）治法：益气养血。

2）方药：蠲痹汤加生黄芪 50g，川桂枝 10g，生白芍 20g，熟地黄 20g，生白术 30g，当归 15g，枸杞子 15g，青风藤 30g，穿山龙 50g，凤凰衣 8g，莪术 8g。

3）随症加减：头眩肢麻加升麻 6g、川芎 10g；纳少腹胀加炒麦芽 20g、怀山药 30g；肌肉瘦削加蕲蛇 4g（研粉冲服）、千斤拨 30g。

（4）脾肾阳虚证

1）治法：益肾蠲痹，温阳散寒。

2）方药：蠲痹汤加青风藤 30g，穿山龙 50g，熟地 20g，生白术 30g，生黄芪 30g，山茱萸肉 30g，枸杞子 10g，巴戟天 20g，淡肉苁蓉 15g，淫羊藿 10g，当归 15g，凤凰衣 8g，莪术 8g。

3）随症加减：脾虚明显，纳少便溏加补骨脂 30g、党参 30g、炒白术 30g；肌肉消瘦，皮肤黯滞，舌有瘀斑加赤芍 15g、丹参 20g；病久失治或加蕲蛇 4g、炮山甲 6g。

2. 中成药与医院制剂

（1）金龙胶囊（鲜动物药），每日 3 次，每次 4 粒，餐后温水送服。

（2）扶正蠲痹胶囊 I（医院制剂，具有扶正固本，化瘀蠲痹，解毒消结的作用），每日 3 次，每次 4 粒，餐后温水送服。

（3）扶正蠲痹胶囊 II（医院制剂，具有扶正培本，化瘀蠲痹，解毒消肿的作用），每日 3 次，每次 4 粒，餐后温水送服。

（4）浓缩益肾蠲痹丸（医院制剂，具有益肾壮督，蠲痹通络等作用），每包 4g，每次 1 包，每日 3 次，餐后温水送服。

（5）蝎蚣胶囊（医院制剂，具有息风通络，化瘀止痛作用），每日 3 次，每次 5 粒，餐后温水送服。

3. 中医特色疗法

（1）中药熏蒸：根据患者具体情况，辨证选用中药熏蒸治疗，每次30min，每日1~2次。以专家经验方为基础，根据患者体质情况及病情进行辨证加减，采用中药熏蒸治疗仪，充分体现中医个性化治疗原则。

（2）体针

1）局部取穴：上肢：曲池、手三里、外关、合谷等；下肢：风市、足三里、阳陵泉、丰隆、三阴交等；头面：阳白、颧髎、地仓、颊车、迎香、承浆、百会、头维；胸背：膻中、中府、心俞、肺俞、肝俞、大肠俞等。

2）辨证取穴：外感邪气：曲池、外关、大椎、风池等；气虚：足三里、气海、膻中等；血虚血瘀：血海、肝俞等；肾阳虚衰：关元、命门、气海等；痰盛：中脘、丰隆等。

4. 康复护理

（1）一般护理：注意休息，劳逸结合，忌冷水，皮肤僵硬、活动不便者协助肢体活动。

（2）心理护理：在结缔组织病中，系统性硬化病是对治疗反应较差的病种之一，具有长期性、反复性、预后及疗效不确定等特点，常影响日常生活，患者容易产生急于治疗又害怕治疗效果不佳的矛盾心理。医护人员应针对患者的心理特点耐心地开导，使患者正确认识疾病，树立战胜疾病的信心，乐于接受治疗及护理。

（3）皮肤护理：雷诺现象者，手足保暖，谨防皮肤损伤，以免发生溃疡，不易愈合；皮肤硬化局部神经受刺激常有瘙痒、刺痛、蚁行感，不宜搔抓，忌用热水烫，可用滋润、止痒药膏，有感染者外涂莫匹罗星。

（4）重症患者护理：肺纤维化继发感染者，要定时观察体温、咳嗽、咯痰情况，吸氧、翻身拍背，雾化吸入，呼吸困难要做好气管切开准备或呼吸机；心、肾功能不全者，要观察血压、心率、下肢浮肿情况及尿量，注意卧床休息。

（5）康复指导：指导患者自我保健，注意保暖，避免受寒。特别秋冬季节，气温变化剧烈，及时增添保暖设施；防止外伤，注意保护受损皮肤，即使较小的外伤，都要引起足够的重视；戒烟；高蛋白、高纤维化饮食，忌刺激性强的食物。如有吞咽困难时，应尽量流质饮食，且细嚼慢咽；注意生活规律性，保证睡眠时间；防止精神刺激和精神过度紧张，保持愉快乐观的情绪。

三、疗 效 评 价

疗效评价标准：参照《中药新药临床研究指导原则》中有关硬皮病的疗效标准。

临床痊愈：症状消失，皮肤变软，各脏器系统病变基本控制，实验室各项检测指标恢复正常。

显效：雷诺现象消失，吞咽正常，关节疼痛、肿胀、肌肉疼痛消失，血沉正常，皮肤发硬症状、体征减轻>70%。

有效：雷诺现象减轻，吞咽正常，关节疼痛、肿胀、肌肉疼痛减轻，血沉正常，皮肤发硬等症状、体征减轻30%~70%。

无效：症状、体征、各脏器系统病变和各项实验室检测指标均无改善。

第四节　典型医案

案例一　皮痹脾肾阳虚，寒凝腠理案

纪某，男，25岁，山东人，初诊：2012年2月23日。

主诉：肢节硬肿麻木6年。

患者指节硬肿6年余，初指节苍白，渐硬肿，2006年于山东大学附属医学院诊断为：雷诺病、硬皮病，具体治疗不详，病情渐进展。

刻诊：指节硬肿麻木，遇冷则甚，部分指节皮肤溃疡，渗液结痂，甲床消失，面部皱纹消失，乏力，脱发健忘，双膝隐痛，小便自调，大便不实，舌淡红，苔薄白，脉细。辅助检查：血常规正常，ESR：8mm/h，肝肾功能正常，CRP：6.7mg/L，IgG：16.9g/L，ANA：（+），抗RNP抗体：（+），抗SSA抗体：（+），抗RO-52抗体：（+），抗SCL-70抗体：（+）。证属脾肾阳虚，寒凝腠理。治拟温补脾肾，温经散寒，蠲痹通络。

处方：蠲痹汤加生黄芪30g，金刚骨50g，鹿角片15g，制附片12g，细辛5g，干姜8g，川桂枝8g，熟地15g，制鳖甲20g，30剂。扶正蠲痹Ⅱ胶囊，每次4粒，每日3次。

二诊（2013年3月29日）：药后肠鸣漉漉，指节硬肿，遇冷皮肤色紫，脱发，手指端溃疡反复，纳可便调，前臂皮肤硬，下肢皮肤干燥脱皮，舌淡红，苔薄白，脉细涩。治守原意。处方：上方去生地加炒白芥子10g，30剂。扶正蠲痹Ⅱ胶囊，每次4粒，每日3次。

三诊（2012年4月24日）：来电述：指节溃疡结痂，遇冷皮肤色紫，纳可便调，效不更方。处方：上方30剂。扶正蠲痹Ⅱ胶囊，每次4粒，每日3次。

四诊（2012年5月31日）：指节溃疡未再发作，指节僵硬胀痛，受寒肤紫，记忆力减退，脱发，纳可，便调，舌淡苔薄白脉细。处方：上方加制首乌15g，30剂。扶正蠲痹Ⅱ胶囊，每次4粒，每日3次。

坚持服药治疗，症状逐步改善，2012年08月21日复诊时，皮肤褶皱可见，活动度增加。继予巩固治疗。

按

本案因气血不足，脾肾阳虚导致风寒湿邪乘虚而入，凝于腠理，阻于脉络而发病，气血不通，营卫不和，腠理失养，见指节硬肿麻木，遇冷症甚，部分指节皮肤破溃，渗液结痂，甲床消失，面部皱纹消失。此久病及肾，肾阳虚甚，寒凝腠理之证，治疗以温补脾肾、蠲痹通络为主要治法。方中生黄芪、当归、鸡血藤、熟地补益气血；制附片、鹿角片、淫羊藿、蜂房温补脾肾之阳；干姜、桂枝、细辛温通血脉；虫类药蠲痹活血通络；金刚骨、泽泻祛风除湿消肿；鳖甲、熟地滋阴补肾，则阳得阴助，生化无穷，且鳖甲能软坚散结，软化血脉、肌肤。后期更增制首乌补益精血，滋养肝肾，祛风通痹兼助生发。上述金刚骨、温肾药、虫类药均有改善免疫功能的作用。诸药合参，契合病机，收到比较理想的疗效。

案例二　肺肾两虚，瘀血痹阻案

李某，女，59岁，安徽人。初诊：2012年6月5日。

主诉：指节硬肿、破溃渐加重十年伴胸闷气短。

患者初胸口皮肤发硬，2006 年于当地医院诊断为硬皮病。渐指节硬肿，雷诺症状明显，曾服中药、西药治疗，药名不详，近 5 年主要服用当地药店所购气血双木丸，症状渐次加重。2011 年 11 月 22 日于安徽六安市人民医院检 ANA：1：320，抗 Scl-70：（+），血常规、尿常规、CRP、RF、肝肾功能正常。刻诊：指节硬肿疼痛，指端溃疡反复，遇冷指节皮肤发紫，面部板硬，张口欠利，稍活动即胸闷气短，轻度咳嗽，下肢微浮，纳可，便调，舌暗，苔腻微黄，脉细。患者因瘀血内阻日久，气血亏损，肌肤失养故见指节硬肿疼痛。证属肺肾两虚，瘀血痹阻。治拟温补肺肾，蠲痹通络。处方：①蠲痹汤加金刚骨 50g，肿节风 30g，生黄芪 30g，淫羊藿 15g，生晒参 10g，蜣螂虫 12g，制鳖甲 20g，熟地 15g，紫石英 30g，猫人参 30g，红景天 20g，金沸草 20g，30 剂。②扶正蠲痹 II 胶囊，每次 4 粒，每日 3 次。并嘱回当地拍摄胸部 CT。

二诊（2012 年 6 月 27 日）：来电述回当地即检胸部 CT：两肺下叶间质性病变。药后指节硬化疼痛改善不显，活动后胸闷气短，纳可，便调。处方：上方加丹参 15g，30 剂。扶正蠲痹 II 胶囊，每次 4 粒，每日 3 次。

三诊（2012 年 8 月 6 日）：来电述指节硬肿，指端溃疡时有反复，较前略减轻，活动后气短胸闷。处方：上方加炮山甲末 6g（分吞），30 剂。扶正蠲痹 II 胶囊，每次 4 粒，每日 3 次。

四诊（2012 年 9 月 10 日）：来电述指节皮肤色转红，质地渐软，指端溃疡未作，活动后仍胸闷气短、咳嗽痰白，原方加味。处方：上方加金荞麦 30g、合欢皮 20g，30 剂。扶正蠲痹 II 胶囊，每次 4 粒，每日 3 次。

余按四诊方案续服。

十二诊（2013 年 6 月 7 日）：患者经 6 个月坚持服药治疗，症状显缓，指端溃疡未再发作，指节渐软，双下肢浮肿不显，胸闷气短减轻，活动后咳嗽白黏痰。纳便调。舌质淡红，苔薄，脉细数。当地复查 CT（2013 年 2 月 27 日）：右肺门影增大，两肺少许炎症，右侧胸膜肥厚。继予前法巩固治疗，中药减量服用。

按

朱老指出，皮痹不已，内传脏腑，当辨其何脏何腑，本案病程迁延，"皮痹不已，传入于肺"，累及于肾，肺气亏虚、肾不纳气，故稍活动即胸闷气短，轻度咳嗽，下肢微浮，治疗当以温补肺肾、活血通络为主。方中生黄芪、生晒参、淫羊藿、紫石英补益肺肾、温肾纳气；金刚骨、肿节风、猫人参祛风除湿、舒经通络、止咳定喘，且对细胞免疫和体液免疫均有调节作用；制鳖甲、熟地滋补肺肾；红景天补气清肺、散瘀消肿；金沸草止咳化痰；鳖甲配蜣螂虫、炮山甲软坚散结，尤其值得体味的是用炮山甲一药，二诊后效果不佳，加用炮山甲后，指节皮肤色转红，质地渐软，指端破溃未作。炮山甲软坚散结功效强大，《医学衷中参西录》说："穿山甲，味淡性平，气腥而窜，其走窜之性，无微不至，故能宣通脏腑，贯彻经络，透达关窍，凡血凝血聚为病，皆能开之"。但因价格太高，故非重症不用，研末吞服以减少药费。

案例三　皮痹肾虚络痹、痰浊瘀阻案

王某，女，39 岁，初诊：2011 年 6 月 15 日。

主诉：四肢多关节疼痛 9 年。

患者9年前开始出现右手示指近端指关节肿痛，伴双下肢浮肿，双膝疼痛，下蹲受限，未予以重视，病情渐渐加重。于当地医院查RF：（-），叠服中药效果欠佳。2008年患者出现颈部、手背皮肤光如脂，紧如椿皮。于郑州广慈医院诊为"硬皮病"，经治乏效。2009年于中国人民解放军第一五二医院服泼尼松2粒/每晚，氨甲蝶呤4粒，每周1次，硫酸羟氯喹、维生素C、维生素E、钙片近2年，皮肤变松，但双手小指关节伸肌腱功能丧失，遂停药。2010年患者病情加重，双手近指、掌指关节肿痛，双腕、肘、膝、踝等关节疼痛，一度服用雷公藤，后因导致停经而停服。两个月余前患者面部出现带状疱疹，明显消瘦，急行后出现气喘，于河南省襄城县人民医院查血常规：PLT：$317×10^9$/L，WBC：$9.18×10^9$/L，HGB：115 g/L；RF：41 IU/ml，ASO：20 IU/ml，CRP：46.69 mg/L，IgG：17.4 g/L，ESR：60 mm/h。2011年5月27日解放军第一五二医院查胸部CT示：双肺感染。通气报告：①中中度混合性通气功能障碍；②肺活量中度降低，每分钟最大通气量轻度降低。加服SASP未能缓解，后又低热10日，现服泼尼松2粒/每晚；氨甲蝶呤4粒，每周1次；SASP每次4粒，每日3次。今来诊见：神清，双手指红肿疼痛，晨僵约半小时，双腕、肘、肩、膝关节疼痛，活动欠利，急行或上下楼梯则气喘，喘则咳嗽，无痰，纳眠可，二便尚调，苔薄白，质淡紫，脉细小弦。辨证属皮痹肾虚络痹、痰浊瘀阻型；西医诊断：①硬皮病；②类风湿关节炎；③间质性肺炎；④中度混合性通气障碍。治宜益肾蠲痹通络。

处方：①蠲痹汤加金刚骨50g，拳参30g，忍冬藤30g，金荞麦60g，鱼腥草30g，凤凰衣8g，杏仁15g，薤白头8g，降香8g（后下），骨碎补30g，生白芍30g，金沸草30g，川桂枝10g，制川乌10g，莪术8g，制南星30g，徐长卿15g。②扶正蠲痹Ⅰ胶囊，1.6/次，每日3次口服。③浓缩益肾蠲痹丸，4g/次，每日3次，口服。

二诊（2011年7月8日）：患者来电述：目前已把泼尼松减量至1粒/每晚，氨甲蝶呤4粒/每周，已停用SASP。刻下：无畏寒发热，稍咳嗽无咯痰，阵发性胸闷气喘，活动后尤甚，关节疼痛较前减轻，手指关节疼痛、红肿已缓解，晨僵有片刻，活动后可缓解，纳可眠安，两便正常（舌脉不详）。处理：守上治疗方案。

三诊（2011年7月20日）：患者来电述，胸闷，活动后气促，关节疼痛已基本缓解，无明显手指晨僵。患者有阵发性干性咳嗽，每日发作2~3次。纳可，眠可，二便调，患者已正常上班。处理：上方金沸草减至20g，30剂。中成药同前。

四诊（2011年8月8日）：患者述药后咳嗽咳喘症状基本好转，胸闷气促感明显缓解，关节仍略有疼痛，无晨僵，眠安，纳可，二便调。处理：守上治疗方案。

五诊（2011年8月15日）：患者电述，药后症情好转60%，近期于当地复查RF：10 IU/ml，ASO：467 IU/ml，ESR：58 mm/h，IgG：22.67 g/L，磷酸肌酸激酶610 U/L，乳酸脱氢酶：271 U/L，纳眠尚可，续服前汤剂20剂，中成药同前。

现症情平稳，停用汤药，仅服成药。

按

本案为年轻女性，以"四肢多关节疼痛9年"来诊。辨证属肺肾俱虚，肺为气之主、肾为气之根，今肾气亏虚，纳潜无力，气上而不下故喘促、动则加剧；"阳气者，精者养神，柔者养筋"，久病损及下焦，致肾阳不足、失于温煦，而出现关节、筋骨疼痛等症。故治当从培补肾阳着手，并"化痰浊瘀"以通肺气、活血通经调治。首方以蠲痹汤加金刚骨、拳参、忍冬藤通经活络，以金荞麦、鱼腥草、薤白头、降香通肺理气，川桂枝、制川乌、骨碎补温经通络，生白芍、制南星、徐长卿化痰祛浊、柔筋止痛，并服扶正蠲痹Ⅰ胶囊、浓缩益肾肾蠲痹丸以益肾蠲痹通络。服药 1 个月，患者症稍减，关节疼痛较前减轻，手指关节疼痛、红肿已缓解，晨僵有片刻，活动后可缓解，泼尼松已减量、甲氨蝶呤已停用。守上方治疗半个月，患者胸闷、活动后气促、关节疼痛已基本缓解，无明显手指晨僵，已正常上班。虽有阵发性干性咳嗽，此为佳象也，患者肺肾功能已渐恢复，金沸草减至 20g 续服。再服 30 剂诸症进一步好转。前后共治疗 2 个月余，症情好转 60%，后仅服成药，随访症情稳定好转。

朱良春先生指出该病虽为肺脾肾三脏同病，但有轻重之分，尤其是急性发作时，不可以偏重于补，当以祛风湿痰浊诸毒，以"通"为法，可取寒热同用、温清并补法，俾内蕴之痰浊湿瘀诸毒泄化、络道通畅，则气血运行得以畅达、以濡养周身之皮毛、四肢百骸，而硬化之症可愈也。观朱良春先生之用药，蠲痹汤、金刚骨、黄芪为益气活血通络之品，尤其是穿山龙，朱良春先生认为此一味为吸收了大自然灵气与精华之品，既能扶正，又可蠲痹，既能通络、又能止咳益肺肾，朱良春先生治疗诸疑难杂症如痹证、红斑狼疮等皆参以治之；余桂枝、附乌温经通络而施用，俟痰去浊化，则加骨碎补、补骨脂、鹿角片等培补肾阳之品，寓补于通，以使补不壅滞、祛邪不留邪。

案例四　幼儿皮痹案

张某，女，6 岁，河南洛阳人。初诊：2011 年 10 月 4 日。

患者 2009 年无明显诱因下出现右腿内侧皮肤硬化，起初未予重视治疗，继而出现双下肢及胸腹部皮肤硬化，范围渐扩大，局部肌肉萎缩，以右下肢为主，影响患儿行走。就诊于河南及北京等多家医院，明确诊断为"硬皮病"，予中药汤剂及维生素口服治疗，服药近两年，症情未有明显改善，皮肤硬化症状继续进展，已累及胸腹部，近来出现腹部及右膝关节局部皮肤瘙痒伴脱屑，无明显红疹，夜寐小腿抽搐，双下肢乏力，右膝呈 90° 屈曲固定，右下肢肌肉萎缩。来我院就诊时查：肝肾功能正常，RF：（+），IgG：17.26g/L，ESR：31mm/h，苔薄白，质淡，脉细小数。证属脾肾两虚，经脉痹阻。治以健脾益肾，蠲痹通络。

处方：①蠲痹汤加青风藤 30g，金刚骨 50g，潞党参 30g，生熟地各 15g，云茯苓 20g，生白术 30g，陈皮 6g，生黄芪 30g，巴戟天 20g，淡肉苁蓉 20g，山萸肉 20g，凤凰衣 8g，蛇蜕 10g，莪术 8g，生白芍 30g，淫羊藿 15g（12 剂，一剂药服 2 日）。②金龙胶囊，每次 2 粒，每日 3 次。③浓缩益肾蠲痹丸，每次半包，每日 3 次。④外浴方：苏木 30g，伸筋草 30g，蛇床子 20g，地肤子 30g，红花 15g（12 剂，一帖药煎汤洗两日）。

2011 年 10 月 19 日，治疗半个月后来电述：皮肤瘙痒感明显减轻，无脱屑，夜寐下肢抽搐痉挛症状逐渐减轻，经按摩片刻后即可缓解，续配中成药。

2011 年 11 月 21 日，治疗 1 个半月家属来电，皮肤瘙痒脱屑基本缓解，偶有夜间小腿抽搐，皮肤硬化尚未有明显变化，但未再进展，病情控制可，纳谷转馨，体重 1 个月余来增加 2~2.5kg，二便调，续配药 1 个月。

二诊（2011 年 12 月 21 日）：夜寐小腿抽搐基本缓解，唯半月来右下肢困重乏力，不敢触地，按揉则舒，双下肢及腹部皮肤硬化有所缓解，皮肤表面有纹路显现，右膝关节局部皮肤仍有瘙痒感，纳可，夜寐一般，二便尚调。今查血沉 29mm/h，苔薄白，脉沉细。予收住入院，配合中药熏蒸及功能锻炼。中药汤剂、中成药同前，另加蕲蛇粉胶囊口服，每次 0.3g，每日 3 次。治疗 6 个月后，皮肤硬化得到控制，关节活动度较前增大，由之前 90° 屈曲固定位可伸展至 160° 左右。予出院带药，门诊继续巩固治疗。

三诊（2012 年 10 月 4 日）：病变局部皮肤渐松软，汗毛长出，肌肉渐丰，无关节疼痛，能独立行走，复查指标正常。继续巩固治疗。

2015 年暑假复诊，能正常行走，现服成药巩固（图 8-1）。

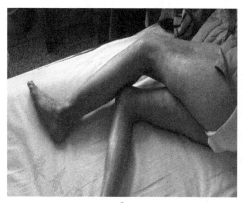
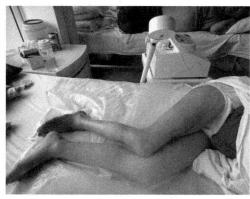

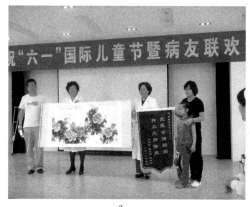
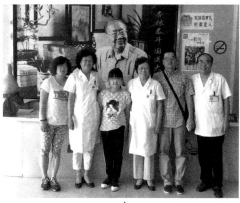

图 8-1　张某治疗前后照片

a. 初诊时，右膝关节呈 90°屈曲固定；b. 经中药口服，加针灸理疗、中药熏蒸、功能锻炼，出院时右膝关节可伸展至 160°左右；c. 2012 年住院治疗 6 个月后出院，右膝能伸至 160°左右；d. 2015 年 8 月 25 日来医院复诊，行走如常人

按

本案患者硬皮病累及下肢及胸腹部皮肤，伴肌肉及功能障碍，缠绵难愈并逐渐加重，病久可损及多个脏器及组织，给患者带来极大痛苦。该病初起于肺，渐损及脾肾，主要病机为肺脾肾虚，治疗上以健脾益肾为主，以青风藤、金刚骨调节免疫，四君子汤补中健脾，生熟地、巴戟天、淡苁蓉、山茱萸肉、淫羊藿等益肾壮督，并配合活血化瘀、燥湿止痒之品局部外洗。治疗 3 个月左右，虽局部皮肤瘙痒及硬化症状得到控制，但下肢功能恢复较慢，遂予住院配合中药熏蒸及康复功能锻炼，并加用蕲蛇粉胶囊，加强舒筋活络之功。本案患者的治疗过程中，中药熏蒸及康复功能锻炼对下肢的功能恢复发挥了重要作用。

我们体会，中药熏蒸疗法在本病治疗中值得重视和推广。熏蒸借药汽的温热刺激使皮肤温度升高，皮肤毛细血管扩张，促进血液及淋巴液的循环，促进新陈代谢，使周围组织营养得以改善，药汽的温热刺激还使毛孔开放，全身出汗，让体内"邪毒"随汗排出体外，既扶元固本又消除疲劳，给人以舒畅之感；同时又能刺激皮肤的神经末梢感受器，通过神经系统形成新的反射，从而破坏了原有的病理反射联系，达到治愈疾病的目的。药汽在由下至上循行的途径上，还同时渗透穴位、疏通经络（所谓"通则不痛，痛则不通"），故能益气养血，调节机体阴阳平衡。随着现代医药科技的发展，采用合适的汽疗设备，可使治疗过程成为"桑拿"一般的享受过程，有助于消除患者的紧张感、不适感，提高对药物治疗的接受度，从"心理"和"意识"的层面上调动患者"正气"的自主性抗病祛病能力。真正实现了"让良药不再苦口，让治疗成为享受"的梦想。

案例五　皮痹气血亏虚、肾虚络瘀案

蒋某，女，36 岁，南通人。初诊：1998 年 12 月 15 日。

患者两手指苍白、色紫，交替发作 1 年，今年入冬后两手指僵硬、冷痛麻木，膝、踝关节疼痛肿胀，面部表情呆板，皮纹消失，夜寐咳嗽，曾在南通大学附属医院治疗，诊断为类风湿关节炎，服消炎止痛药后疼痛稍缓，但面部皮肤僵硬，紧绷感进行性加重，手指苍白，遇冷后紫暗，前来诊治。根据面部表情，触摸皮肤无弹性，僵硬，又有雷诺现象，经生化检查：ESR：82mm/h，CRP：31.2mg/L，IgG：20.9g/L，IgM：3.19g/L，CIC：（+），RF：（+）（1：120），ENA 总抗体：（+），诊断为硬皮病。根据以往治疗经验并征求家属意见后，我们在一般补益气血、活血通脉、蠲痹通络的中药基础上加用了金龙胶囊给予治疗。

处方：①制川乌 10g，川桂枝 10g，当归 10g，鸡血藤 30g，枸杞子 15g，水蛭 6g，桃仁 10g，红花 10g，川芎 10g，熟地黄 15g，生地黄 15g，甘草 6g。7 剂，每日一剂。②浓缩益肾蠲痹丸 4g×21 包，1 包/次，每日 3 次。③金龙胶囊 2 瓶，2 粒/次，每日 3 次。

二诊（1998 年 12 月 24 日）：服药 2～3 日，关节疼痛增剧，续服后第 5 日开始疼痛缓解，苔薄白，脉细小弦，余无不适，药症合拍，率由旧章，续当原法出入。①上方加鹿角霜 10g，14 帖；②浓缩益肾蠲痹丸 4g×42 包，1 包/次，每日 3 次；③金龙胶囊 3 瓶，2 粒/次，每日 3 次。

三诊（1999 年 1 月 8 日）：药后两踝关节疼痛明显好转，面部皮肤亦转润，余症同前，续当守法损益。①上方加炙黄芪 20g、生黄芪 20g，14 帖；②浓缩益肾蠲痹丸 4g×42 包，1 包/次，每日 3 次；③金龙胶囊 3 瓶，2 粒/次，每日 3 次。

四诊（1999 年 1 月 23 日）：面部皮肤松软，红润，两手指僵硬疼痛亦消，唯膝关节疼痛阵作，苔薄白，脉细小弦，续当原法继进之。①上方加乌梢蛇 12g、地鳖虫 10g，14 帖；②浓缩益肾蠲痹丸 4g×42 包，1 包/次，每日 3 次；③金龙胶囊 3 瓶，2 粒/次，每日 3 次。

五诊（1999 年 2 月 8 日）：药后面部皮肤红润，两手指雷诺现象明显减轻，唯手指肿胀，苔薄黄，脉细，续当原法巩固之。①上方加忍冬藤 30g，14 帖；②浓缩益肾蠲痹丸 4g×42 包，1 包/次，每日 3 次；③金龙胶囊 3 瓶，2 粒/次，每日 3 次。

六诊（1999 年 2 月 23 日）：足趾疼痛已平，唯两手指雷诺现象未已，手指肿痛已平，苔薄白，脉细，续当原法出入。中药及成药同前。

七诊（1999 年 3 月 9 日）：症情稳定，右手小指肿痛两天后，现肿痛已消，晨僵历时 3～5min，苔薄白，脉细小弦，考虑病情经用药 3 个月，症状基本缓解，给予停金龙胶囊，使用我们研制的扶正蠲痹胶囊，继续观察疗效。

八诊（1999 年 3 月 25 日）：生化检查：RF：（+）（1：30），CIC：（+），ESR：28mm/h，Ig：正常，CRP（+），MP 正常。

九诊（1999 年 8 月 30 日）：经服用扶正蠲痹胶囊 3 个月，关节已不感到疼痛，手指已温，复查：RF：阴性，CIC：阴性，ESR：6mm/h，Ig、CRP 均正常。

十诊（2000年8月6日）：一直服用扶正蠲痹胶囊，病情稳定，临床缓解（图8-2）。

按

患者"入冬后两手指僵硬、冷痛麻木，膝、踝关节疼痛肿胀，面部表情呆板，皮纹消失"，其症状与《素问·痹论》痹"在于皮则寒"的描述颇相吻合；"夜寐咳嗽"，是"皮痹不已，复感于邪，内舍于肺"的征象。治当标本兼顾，治本用扶正益肾蠲痹丸，标本同治用金龙胶囊配合中药汤剂，汤方中川乌、桂枝温经散寒通络；当归、鸡血藤、水蛭、桃仁、红花、川芎养血活血，通络除痹；地黄养血益阴补肾；继后增黄芪益气扶正，祛风运毒；乌梢蛇、地鳖虫化瘀通络，治疗过程中用药循序渐进，圆机活法，病情也随之逐渐改善。

《内经》有"血凝于肤者为痹"之说。已有研究表明，系统性硬化病患者甲皱微循环的观察发现，管袢数目减少，排列不整齐，清晰度差；变形管袢数目增多；管袢、动、静脉支的宽度均增加；血流速度减慢；46%有出血点，44%有红细胞聚集现象，说明硬皮病的基本病理在于血瘀。还有认为微循环的紊乱是硬皮病发病机转中的环节之一。本案应用大队活血化瘀药如地鳖虫、当归、鸡血藤、水蛭、桃仁、红花、川芎等正是基于化瘀为主这一治疗原则，临床疗效表明，中医对皮痹的基本病理血瘀的认识以及采用活血化瘀治则治疗皮痹是正确的。

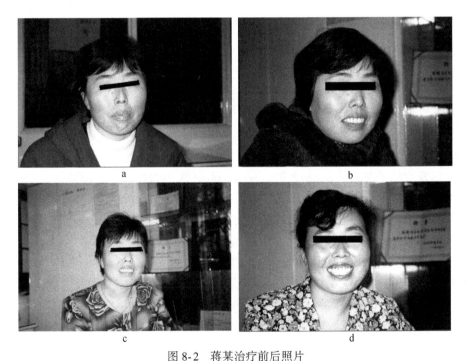

图8-2　蒋某治疗前后照片

a. 初诊时，表情呆板，皮纹消失，唇缩，张口受限；b. 治疗3个月时，皮肤逐渐软化，张口幅度较前增大；c. 治疗9个月时，皮肤纹路出现；d. 治疗近2年，笑容自然，张口不受限

第九章 疕痹（银屑病关节炎）

第一节 中西医概述

银屑病关节炎（psoriatic arthritis，PsA）是一种与银屑病相关的炎性关节病，具有银屑病皮疹并导致关节和周围组织炎症，部分患者可有骶髂关节炎和（或）脊柱炎，属血清阴性脊柱关节炎，病程迁延、反复，晚期可出现关节强直，导致残疾。

银屑病关节炎可发生于任何年龄，高峰年龄为30~50岁，无性别差异，但脊柱受累以男性较多。银屑病关节炎的发病机制不明，皮肤和关节病变可能由相同的机制发生作用。一般认为遗传、免疫和环境是参与发病的重要因素。基本的病理改变是滑膜炎，受累关节的早期病变为滑膜增厚及肿胀，其后为纤维性反应、绒毛形成及炎细胞浸润。在近端指间关节和腕关节，过度的纤维组织反应可引起关节融合。远端指间关节的晚期表现为关节破坏、骨吸收及肌腱附着点的骨质增生。

该病与中医学痹病中的尪痹、历节病、骨痹和肾痹较为相似。其皮肤损害则相当于"白疕"、"蛇虱"、"疕风"等病范畴。银屑病关节炎中医病名当以"疕痹"称之较为贴切。

【流行病学】

银屑病可发生关节炎最早在1818年由法国Alibert医生做过描述；1860年，法国Bazin医生提出"关节炎性银屑病"这一病名。在其后近百年的时间里，人们一直将银屑病关节炎和类风湿关节炎联系在一起，互相混淆。直到1959年，Wright开始使用"银屑病关节炎"这一病名。1964年，美国风湿病学会首次将银屑病关节炎作为一个独立疾病，以区别于其他关节炎。

银屑病关节炎男女发病之比为1∶1.04，无明显性别差异，但脊柱受累以男性较多。发病年龄多在20~50岁，高峰在40岁。7%~34%的银屑病患者发生银屑病关节炎。其中大多数患者先有银屑病，5~10年后发生银屑病关节炎，约1/5的患者先有关节炎而后发生银屑病，约1/10的患者两者同时出现。1/3患者可呈急性起病，伴低热或中度发热或高热、乏力、食欲差等。虽然多数是发生在已确诊的活动性皮肤病患者，但也有些患者（特别是儿童）的关节病发生在银屑病之前。银屑病的皮肤损害程度，虽与关节炎的发生相关性不大，但有椎关节病及指/趾甲有泛发性点状凹性改变家族史的人，发生银屑病关节炎的风险增加。银屑病关节炎的遗传相关性是多相性的。皮肤银屑病与HLA-B13、HLA-Bw17和HLA-Cw6相关，HLA-B39及HLA-B27与骶髂关节炎及中轴病相关，而HLA-Cw6、HLA-Bw38、HLA-DR4及HLA-DR7则与外周关节病相关。

【病因病理】

1. 中医病因病机　该病病因总归于外感六淫、饮食不节、情志内伤。感受风寒湿热之邪，或过食辛辣炙煿、鱼虾酒肉，或心绪烦扰，惊恐焦虑，七情内郁，均可导致经络不畅，气郁而血热、血燥或血瘀，火热瘀毒留注关节皮肤，以致气、血、津、液耗伤，脏腑阴阳失和，乃为该病的主要病机。

（1）感受外邪：风、寒、湿三气杂至，闭阻经络肢节，加之患者素体阳虚，卫所不固，导致外邪乘虚而入，发为痹证。

（2）正气不足：正气不足是该病发病的内因，复加风、寒、湿、热、毒等外邪搏结，闭阻经络，肌肤失养，气血运行不畅，最终导致血瘀，并贯穿该病的全病程。

2. 西医病因病理　银屑病关节炎的病因与发病机理不明。可能与遗传、免疫和环境因素有关系。其中主要有遗传、感染、代谢障碍、内分泌影响、神经精神因素及免疫失调等学说。

（1）遗传因素：银屑病关节炎的发病机制中，遗传因素具有明显重要性，并显示遗传的多基因性。McHugh 发现，HLA-DR7 与慢性重症外周关节病相关；HLA-B27 与脊椎炎或中轴性病变、青少年银屑病关节炎累及骶髂关节显著相关。该病常有家庭聚集倾向，一级家属患病率高达 30%，单卵双生子患病危险性为 72%。国内报告有家族史者为 10%～23.8%，国外报道为 10%～80%，一般认为 30% 左右。该病是常染色体显性遗传，伴有不完全外显率，但也有的认为是常染色体隐性遗传或性联遗传。

（2）感染因素：①病毒感染：最近发现，在人类免疫缺陷病毒（HIV）感染的人群中，银屑病的发病率高于普通人群，关节炎可发生在 HIV 感染的任何阶段，且症状严重。有人从关节液中分离出 HIV，并在单核细胞与淋巴中获得证实。有人曾对银屑病伴有病毒感染的患者进行抗病毒治疗，结果银屑病关节炎病情也随之缓解。②链球菌感染：病理研究显示，在银屑病的斑块内，有革兰阳性菌聚集、抗链球菌抗体升高；在银屑病和银屑病关节炎患者中，滑膜液内淋巴细胞转化对链球菌的应答增强。据报道，约 6% 的患者有咽部感染史及上呼吸道症状，而且其抗链球菌溶血素"O"滴度亦增高。

（3）免疫异常：已有的研究证据提示在银屑病的发病机制中免疫机制起重要作用。在具有 HLA-DR⁺ 角朊细胞的患者中，银屑病关节炎的发生率较高。因此用免疫化学染色检查银屑病皮损中的 HLA-DR⁺ 角朊细胞，可能有助于预测银屑病患者并发关节炎的高危性。其发病机制可能是 HLA-DR⁺ 角朊细胞、郎格罕细胞或其他类似细胞能加工处理细菌或其他抗原，并与真皮 T 淋巴细胞相互作用而导致发病。

（4）代谢障碍：有人认为，脂肪、蛋白质、糖三大物质代谢障碍对该病有致病作用，也有人认为这三大物质代谢异常是继发现象，还有人认为该病与三大物质代谢障碍无关。

（5）内分泌功能障碍：银屑病与内分泌腺机能状态的相关作用早已引起人们的重视。

（6）神经精神障碍：以往文献经常报告精神因素与该病有关，如精神创伤有时可引起该病发作或使病情加重，并认为这是由于精神受刺激后血管运动神经张力升高所致。可是在前苏联卫国战争期间，精神受严重创伤者特别多，但未见该病发病率增高。

第二节　朱良春教授对疕痹
（银屑病关节炎）的认识

一、正虚邪恋为病因，肌肤顽痹多迁延

疕痹发生不外内外二因，邪气之入侵及病情之发展，与肾督关系密切。《内经》云："阳者卫外而为固也。"肾为水火之脏，督统一身之阳，"卫出下焦"，卫阳空虚，屏障失调，致使病邪乘虚而入。既病之后，机体无力驱邪外出，使邪气由表卫、皮毛、肌腠，渐次深入经络、血脉、筋骨。另外，肝主筋，肾主骨。筋骨既赖肝肾精血的充养，又赖肾阳气的温煦。肝肾精亏，肾督阳虚，不能充养温煦筋骨，使筋挛骨弱而留邪不去，痰浊瘀血逐渐形成，必然造成疕痹证迁延不愈，最后关节变形，活动受限，肌肤顽痹成矣。

银屑病关节炎的病因总归于感受风寒湿热邪，或过食辛辣炙煿、鱼虾酒酪，或心绪烦扰、惊恐焦虑，七情内郁，均可导致经络不畅，气郁化火，而致血热、血燥、血瘀，火热瘀毒留注关节皮肤，气、血、津、液耗伤，脏腑阴阳失和，乃为该病的主要病机。正如《灵枢·刺节真邪篇》中说："虚邪之中人也……搏于皮肤之间，其气外发，腠理开，毫毛摇，气往来行，则为痒，留而不去则痹，卫气不行则为不仁。"患者多有先天禀赋不足，阳气先虚的因素，病邪乘虚袭踞经隧，气血为邪所阻，深入骨骱，胶着不去，痰瘀交阻，凝涩不通，邪正混淆，如油入面，肿痛发热以作，治颇棘手，不易速成。

痹证具有久痛多瘀、久痛入络、久病多虚及久病及肾的特点，长期临床观察证实，此证久治不愈者，既有正虚的一面，又有邪实的一面，且其病变在骨，骨为肾所主，故确定益肾壮督以治其本，蠲痹通络以治其标的治疗原则。在立法用药，配伍组方上着眼于肾，治疗时辨证与辨病相结合，标本兼顾，取得显著疗效。

二、虫草结合能增效，杂合而治疗效显

银屑病关节炎在治疗上遵循"辨病与辨证相结合"的原则，用药以虫类药和草木药相伍为特点，创立了益肾壮督治其本、蠲痹通络治其标的在治法上立足于益肾生精以充盛督脉，逐瘀化痰以蠲痹通络，其用药特点为益肾壮督与祛风散寒、除湿通络、涤痰化瘀、虫类搜剔诸法合用，标本兼顾，提高机体抗病能力，使正胜邪却，此即所谓"不治之治，正妙于治也"，用于银屑病关节炎疗效确切。

益肾蠲痹法包含益肾壮督、蠲痹通络。一是补益肝肾精血，二是温壮肾督阳气。阴充阳旺，自可驱邪外出，也可御敌不致再侵，何来反复发作？筋强骨健，必然关节滑利，客邪不会留住不去，痰浊瘀血无由生，何患顽痹缠绵不愈？"益肾壮督"仅是扶正固本以利驱邪的重要治法，顽痹也并非仅用一法而治，而是根据临床实际需要采用二三或更多法合用。蠲痹通络则注重祛邪除痹通络，一般视疾病和证型不同辨病辨证论治。但是分型施治最忌生搬硬套，刻舟求剑。因为人有异禀，病有殊变，证可兼夹，型可分合，所以在临床上，既要有高度的原则性，又要有灵活性，因人、因证，或一法独用，或两法兼施，才能

得到理想的治疗效果。

三、中西结合前景好，疕痹治疗待规范

银屑病关节炎是主要累及皮肤和关节的自身免疫性疾病，病因不明，发病机制复杂，给治疗带来很大困难。传统西药治疗见效快，但易复发，不良反应大。目前生物制剂是治疗该病的热门药物，作用效果显著，能改善关节炎的症状和体征，阻止病变进一步恶化，但该类药品价格昂贵，且远期疗效有待进一步验证，限制了临床全面推广。中医治疗该病有辨证施治、标本兼顾、不良反应小的优点，且治疗方法较为多样化，但有疗效慢、效果不稳定等缺点。虽然中医药治疗该病有很多特色，但是其治疗方法的多样化导致治疗的有效率存在差异，因而有必要优化中医药治疗该病的方案。在临床研究方面，需要进一步规范辨证和辨病相结合治疗，通过规范的临床观察和疗效评价，摸索疗效确切且不良反应小的治疗方案。在实验研究方面，进一步加强有效单味药的药理研究，寻找有效成分。

第三节　疕痹（银屑病关节炎）诊疗规范

银屑病关节炎（PsA）是某些银屑病患者伴发的一种慢性、炎症性关节炎，病变累及皮肤、关节、指（趾）甲、眼睛等组织，它具有类风湿关节炎和血清阴性脊柱关节病两者的特点。银屑病关节炎属于难治性疾病，临床上疼痛与皮损并见，反复发作，迁延难愈。

一、临 床 诊 断

1. 西医诊断标准　参照 CASPAR（classification criteria for the study of psoriatic arthritis study）诊断分类标准，具体如下所述。

已确定的炎性骨骼肌肉疾病（关节、脊柱或肌腱端）伴有如下至少3项。

（1）银屑病病史：由专业医师确定目前存在银屑病皮疹或头皮疾病和（或）患者或专业医师确定的银屑病病史；患者或专业医师确定的银屑病病史和（或）患者提供的其第1级或第2级亲属有银屑病史。

（2）指甲改变：目前查体发现有典型银屑病指甲营养不良，包括指甲剥离、凹陷和过度角化。

（3）甄别检查：RF 阴性。

（4）指（趾）炎：①目前整个指（趾）肿胀和（或）；②由专业医师记录的指（趾）炎史。

（5）放射线有关节邻近新骨形成证据：手或足 X 线片上显示关节间隙附近有模糊骨化（但排除骨赘形成）。

2. 证候分类　该病临床以关节疼痛肿胀、活动受限，局部发热，皮损泛发、皮损随关节症状加重，舌质红、苔黄腻为主要表现，在实际观察治疗中发现以湿热痹阻证、热毒痹阻证、痰瘀阻络证、寒热错杂证比例较高。其中痰瘀阻络病机贯穿始终，在病理变化中是一个渐变加重的过程，而体质因素及外邪引诱，致湿毒瘀邪内生是发病的关键，故而治疗除以清热祛

湿、凉血解毒之外，益肾壮督、蠲痹通络治法运用于临床各期。

（1）风湿热毒，痹阻经脉（急性期）：感受风热之邪，风能胜湿，热灼津液而致血燥津枯不能濡润皮肤，故而皮疹瘙痒，遍及躯干及四肢，且不断有新的皮损出现，皮疹脱屑，或见脓疱，伴低热，关节红肿疼痛，得热痛剧，常伴有口渴心烦，大便干，小溲黄，脉弦滑或弦数，舌质红、舌苔白或厚腻。

（2）湿热蕴结，郁结肉腐（急性期）：由于治疗不当，或湿热郁结，内迫营血，致营血运行不畅，逆于皮腠肉理，则腐溃或起脓疱。皮损常发于掌关节屈侧和皮肤皱褶处，皮损呈深红色斑块，大小形态不一，表面鳞屑呈腻状或结成厚痂，鳞屑下有轻度渗出或表面湿润或起脓疱，伴低热，关节红肿、灼热疼痛，下肢浮肿或有关节积液，神疲乏力，纳呆，下肢酸胀沉重，便干溲黄，脉滑数或弦数，舌质红绛、苔黄或黄腻苔。

（3）寒湿痹阻，营卫不和（缓解期）：由于寒湿内犯肌肤，浸渍营卫则肌肤血络被阻，而出现皮损，其皮损为大片黯红色斑，亦可为点状损害，表面鳞屑不多，或结成较厚的痂性鳞屑，合并有关节疼痛，疼痛固定不移，沉重麻木，指、趾小关节常被侵犯，寒冷季节加重，严重者可造成关节畸形，脉多沉缓或沉细，舌质淡红、少苔。

（4）血虚风燥，肌肤失养（缓解期）：病久血虚，津枯燥化，肌腠失养，皮损较薄，呈斑块状，色淡红或黯淡，鳞屑干燥，层层脱落，伴面色无华，体倦乏力，四肢关节麻木不舒，偶有疼痛，脉弦细，舌质淡红。

（5）肝肾亏虚，津枯燥结（缓解期）：病久迁延，损害肝肾，肝肾两亏，津枯血结。关节疼痛明显而强直变形，屈伸不利，皮损红斑色淡，大多融合成片、鳞屑不厚，伴有腰酸膝软，头晕耳鸣，男子多有遗精阳痿，女子月经量少、色淡，或经期错后，脉沉缓，两尺脉弱，舌质黯红、苔薄白。

二、治疗方法

1. 分型论治

（1）风湿热毒，痹阻经脉

1）治法：疏风清热、蠲痹通络。

2）方药：方用蠲痹汤合消风散加减：羌活，防风，地龙，僵蚕，蝉蜕，青风藤，荆芥，金刚骨，牡丹皮，丹参，苦参，知母，地肤子，拳参，川牛膝，忍冬藤，蕲蛇。用药剂量酌定。

3）随症加减：伴高热者重用知母、石膏；关节红肿疼痛明显者加制南星、炒延胡索、海桐皮；鳞屑厚而干者加生地、穿山甲、地鳖虫。如邪郁少阳，枢机不利，可见寒热往来，默默欲呕，口苦咽干，脉弦者，加炒黄芩、柴胡及虎杖；如热毒之邪逆转心包，或气营两燔，皮肤弥漫性潮红，伴高热，心悸乏力，脉细结代，可加人工牛黄、羚羊角粉，或清营汤加减。如外邪蕴而化热，或内有情志不畅，气郁化火，化燥生风者，其病势发展更为迅速，表现皮疹遍及周身，色泽深红，干燥易剥，脱落后有点状出血，关节红肿疼痛，疼痛尚有游走之势，唇红，脉弦数，舌质绛、苔少，合用犀角地黄汤加减。

（2）湿热蕴结，郁结肉腐

1）治法：清热祛湿、凉血解毒、蠲痹通络。

2）方药：方取蠲痹汤加四妙散、清营汤出入：犀角（水牛角代），生地黄，地龙，金刚骨，青风藤，皂角刺，乳香，苍术，黄柏，生薏苡仁，川黄连，丹参，地鳖虫，牡丹皮，赤芍，生石膏，知母，拳参，忍冬藤。用药剂量酌定。

3）随症加减：如邪郁肝胆，气滞血瘀，见胁肋胀满，皮疹暗红，关节疼痛固定，舌红脉弦，加当归、五灵脂、香附、川牛膝、延胡索；如热毒伤阴明显，皮损干裂者加北沙参、麦冬、阿胶等。

（3）寒湿痹阻，营卫不和

1）治法：散寒胜湿、蠲痹通络。

2）方药：蠲痹汤加黄芪桂枝五物汤加减：川乌，桂枝，秦艽，威灵仙，羌活，当归，金刚骨，青风藤，桃仁，地肤子，苍术，生白芍，白鲜皮，炙甘草。用药剂量酌定。

3）随症加减：如风邪明显，鳞屑色白而厚，瘙痒剧烈，皮损散见于头皮或四肢外侧面，关节疼痛游走不定，遇冷风加重，上方加独活、海风藤、荆芥、白芷。

（4）血虚风燥，肌肤失养

1）治法：养血润燥、蠲痹通络。

2）方药：蠲痹汤加沙参麦冬汤出入：北沙参，石斛，冬桑叶，麦冬，金刚骨，天花粉，当归，白芍，熟地黄，鸡血藤，阿胶（烊化），黄芪。用药剂量酌定。

3）随症加减：伴瘙痒不绝者加皂角刺、白蒺藜、蛇床子；皮损面积较大，其色黯紫，舌有瘀斑者加丹参、地龙、地鳖虫、牡丹皮等；关节肿胀畸形，屈曲不利，加炮山甲、骨碎补等。

（5）肝肾亏虚，津枯燥结

1）治法：益肾培本、蠲痹通络。

2）方药：蠲痹汤加大补元煎加减：生地黄，熟地黄，当归，地鳖虫，山茱萸，秦艽，川乌，地龙，乳香，没药，白鲜皮，白芍，金刚骨，补骨脂，鹿角片。用药剂量酌定。

3）随症加减：关节肿痛，活动困难，加炮山甲、骨碎补等；瘙痒难耐者，加地肤子、徐长卿、赤芍等。

2. 中成药与医院制剂

（1）浓缩益肾蠲痹丸（医院制剂，具有益肾壮督，蠲痹通络等作用），每包4g，每次1包，每日3次，餐后温水送服。

（2）蝎蚣胶囊（医院制剂，具有息风通络，化瘀止痛作用），每日3次，每次5粒，餐后温水送服。

（3）扶正蠲痹胶囊Ⅰ（医院制剂，具有扶正固本，化瘀蠲痹，解毒消结的作用），每日3次，每次4粒，餐后温水送服。

（4）扶正蠲痹胶囊Ⅱ（医院制剂，具有扶正培本，化瘀蠲痹，解毒消肿的作用），每日3次，每次4粒，餐后温水送服。

（5）金龙胶囊（鲜动物药），每日3次，每次4粒，餐后温水送服。

（6）朱氏温经蠲痛膏（医院制剂，具有温经通络，蠲痹止痛的作用），外敷疼痛处，每次1张，每日更换1次。

治疗方案如下所述。

A方案：蠲痹汤（院内协定方）辨证加减+浓缩益肾蠲痹丸+蝎蚣胶囊。

B方案：蠲痹汤（院内协定方）辨证加减+浓缩益肾蠲痹丸+扶正蠲痹胶囊。

C方案：蠲痹汤（院内协定方）辨证加减+浓缩益肾蠲痹丸+金龙胶囊。

3. 中医特色疗法

（1）针灸

一般适宜缓解期患者，急性期原则不宜针灸。

取穴：①湿热瘀阻：足三里、三阴交、阴陵泉、阳陵泉、阿是穴；②风寒阻络：足三里、三阴交、太溪、血海、阿是穴；③肝肾亏虚：足三里、气海、申脉、阿是穴。

操作方法：根据取穴患者选择适当的体位，以 1~1.5 寸 30 号毫针刺入，得气后采用提插捻转补泻手法，留针 30min，每日 1 次或隔日 1 次，10 次为 1 个疗程，疗程间隔 3~5 日。根据病情随症加减穴位。

（2）腹针法

主穴：中脘、下脘、气海、关元、滑肉门、外陵。

配穴：肩及上肢疼痛不适加上风湿点；手腕及手指疼痛不适加上风湿外点；膝关节及下肢疼痛不适加下风湿点；踝及足部疼痛不适加下风湿下点；日久脾虚加大横。

操作方法：施术部位要严格消毒，选用规格为 0.22mm×40mm 的毫针。进针时避开毛孔、血管，施术要轻缓，针尖抵达规定的深度后，留针 30min，10 次为 1 个疗程。

（3）中药熏蒸及药浴

根据患者具体情况，辨证选用中药熏蒸及药浴治疗，每次 30min，每日 1~2 次。以专家经验方为基础，根据患者体质情况及病情进行辨证加减，采用中药熏蒸治疗仪，充分体现中医个性化治疗原则。

熏蒸或药浴方（本院协定处方：川桂枝、路路通、忍冬藤、虎杖、赤芍、徐长卿、白鲜皮、冰片等药物组成）。每日 1 次，每次 30min。

注意事项：中药熏蒸治疗时蒸汽与施术部位保持一定的距离，以患者舒适为度，以免发生烫伤；患者治疗后局部保持温暖。

（4）中药外敷治疗

高热无汗则予青黛加蜂蜜外敷大椎穴可退热，亦可用中药煎汤泡脚；局部肿痛，屈曲不利，扣之灼热者，可予温经蠲痛膏外贴，或芙黄膏、新癀片及六神丸等混合外敷，消肿止痛。

4. 康复护理

（1）一般护理：急性活动期应卧床休息，以减少体力消耗；嘱患者注意疼痛关节的保温及休息，减少对疼痛关节的不良刺激；鼓励患者晨起活动关节以减轻晨僵。

（2）饮食护理：给予蛋白质和维生素充足、营养丰富的饮食，宜清淡、易消化。有研究显示，银屑病可引起营养缺乏，合适的营养对个人健康很重要。补充蛋白质、叶酸、水和热量对清除皮疹不一定有好处，但能改善全身状态。推荐低脂平衡饮食，饮食多样化，每日吃多种蔬菜和水果，限制饮酒、高盐和腌菜，禁止吸烟；忌辛辣刺激性的食物，忌食糯米、肥腻食物，忌食虾、蟹、海鲜等发物，忌食坚硬油炸食物以避免对胃肠道刺激。

（3）中医辨证施护

1）高热皮疹患者加强保暖教育及监督，观察记录患者的发热、皮疹情况；肿痛关节可予外敷芙黄膏之类，特别注意观察并及时处理患者合并上呼吸道感染的情况，体温升高者嘱其注意休息，科学补充水分，体温在 38℃ 以上时，可遵医嘱给予清热解毒类制剂。

2）气血亏虚或脾胃运化失调患者注意观察患者的饮食情况、消化道反应、面色、活动能力等整体情况，气血不足可用西洋参、枸杞子、大枣等泡茶饮，可在做菜时合理加入当归身、黄芪等，脾胃虚弱者建议服食山药、莲子、党参、大枣，虚寒或血虚明显可服当归生姜羊肉汤，鼓励患者改善饮食，指导药膳调补。

（4）心理护理：护士在与患者的接触中要以和蔼的态度采取心理疏导、解释、安慰、鼓励等方法做好心理护理。

（5）康复指导：①缓解精神紧张。部分患者精神紧张是诱发皮疹加重的因素，对这部分患者应善于调理自己，缓解精神压力。②合理地进行体育锻炼。体育锻炼有助于保持关节力量和活动范围。如锻炼后疼痛持续 2 小时，提示锻炼过度或锻炼方法错误。有脊柱受累者避免长期卧床休息，应常行伸展锻炼，同时可用钙剂和维生素 D 防止骨质疏松或外伤后骨折，必要时用降钙素和双磷酸盐。③注重康复理疗。理疗（如温水浴、热疗和冷疗等）及康复治疗可大大改善关节功能和缓解疼痛。有炎症的关节肿胀区可制动并冷敷，可减少肿胀和改善活动范围。总之，银屑病关节炎对患者的危害较大，为避免病情恶化，引发活动受限、畸形、致残，严重威胁患者身体健康，一旦患病，需做到早发现早治疗。

三、疗 效 判 定

1. 疗效观察指标

（1）主要疗效指标：银屑病皮损面积和严重程度指数（ psoriasis area and severity index, PASI）。

1）皮损面积评分：全身分为头颈部、上肢、躯干和下肢 4 个部位。上述部位占体表面积的百分比分别为 10%、20%、30% 和 40%。4 个部位分别进行皮损面积评分，标准如下：

0 = 无皮疹；1 = 1% ~ 9%；2 = 10% ~ 29%；3 = 30% ~ 49%；4 = 50% ~ 69%；5 = 70% ~ 89%；6 = 90% ~ 100%。

为了有助于对受累面积进行评估，应注意下述规定：①将颈部视为头部的一部分；②将腋窝与腹股沟作为躯干的一部分；③将臀部作为下肢的一部分。

2）皮损严重程度评分：按照以上 4 部位评分，每个部位均按以下 3 个皮损临床特征评分。

A. 红斑（erythema，E）：红色或暗红色炎症性斑，压之退色。

B. 浸润（infiltration，I）：皮损向四周扩散蔓延的趋势，边界模糊不清，压之有实质感。

C. 表皮脱屑/鳞屑（desquamation，D）：指脱落的表皮细胞成片剥落。

斑块肥厚程度 I：0 = 皮损与正常皮肤平齐；1 = 皮损轻微高出于正常皮肤表面；2 = 中等度隆起，斑块的边缘为圆或斜坡型；3 = 皮损肥厚，隆起明显；4 = 皮损高度增厚，隆起极为明显。

红斑 E：0 = 无红斑可见；1 = 呈淡红色；2 = 红色；3 = 深红色；4 = 红色极深。

鳞屑 D：0 = 表面无可见鳞屑；1 = 部分皮损表面上覆有鳞屑，以细微的鳞屑为主；2 = 大多数皮损表面完全或不完全覆有鳞屑，鳞屑呈片状；3 = 几乎全部皮损表面覆有鳞屑，鳞屑较厚成层；4 = 全部皮损表面均覆有鳞屑，鳞屑很厚成层。

渗出、干燥及瘙痒不计入总分。

（2）次要疗效指标

1）肿胀及压痛程度

A. 压痛程度：0 分 = 无压痛；1 分 = 轻度压痛，患者称有痛；2 分 = 中度压痛，患者尚能忍受；3 分 = 重度压痛，痛不可触，肢体回缩。

B. 肿胀程度：0 分=无肿胀；1 分=轻度肿胀；2 分=中度肿胀，皮肤纹理变浅，关节骨标志明显；3 分=重度肿胀，关节肿胀甚，皮肤紧，骨标志消失。

2）CRP、ESR。

3）健康评定问卷（health assessment questionnaire，HAQ）评分（表 9-1）。

表 9-1　健康评定问卷

指标类别	日常活动	得分			
HAQ 残疾指数 （在过去的 1 个月内从事以下活动的评价）	自己穿衣服，包括系鞋带和纽扣	□0 分	□1 分	□2 分	□3 分
	上床、下床	□0 分	□1 分	□2 分	□3 分
	端一满杯水送到嘴边	□0 分	□1 分	□2 分	□3 分
	在室外的平地上行走	□0 分	□1 分	□2 分	□3 分
	自己洗澡，并且擦干身体	□0 分	□1 分	□2 分	□3 分
	蹲下、拿起地上的衣服	□0 分	□1 分	□2 分	□3 分
	开关水龙头或者瓶塞	□0 分	□1 分	□2 分	□3 分
	上、下车	□0 分	□1 分	□2 分	□3 分
	0=无困难，1=有些困难，2=很困难，3=不能进行				
HAQ 不适指数 （在过去 1 个月内有下列感觉）	喜爱您从事的事情	□0 分	□1 分	□2 分	□3 分
	紧张或焦虑	□0 分	□1 分	□2 分	□3 分
	烦躁不安、难以镇静	□0 分	□1 分	□2 分	□3 分
	伤心或情绪低落、难以兴奋	□0 分	□1 分	□2 分	□3 分
	0=从不，1=有时，2=常常，3=总是				

定期检查血常规、肝肾功能、自身抗体和抗结核抗体、胸部 X 线等，随时记录观察期间发生的不良事件，评价治疗药物的安全性。

2. 疗效评价标准

1）治愈：主要疗效指标 PASI 积分下降 90%，次要疗效指标积分减少≥95%。

2）显效：主要疗效指标 PASI 积分下降 60%～89%，次要疗效指标积分减少≥70%，<95%。

3）有效：主要疗效指标 PASI 积分下降 20%～59%，次要疗效指标积分减少≥30%，<70%。

4）无效：主要疗效指标 PASI 积分下降小于 20%，次要疗效指标积分减少<30%。

第四节　典型医案

案例一　尪痹风湿热毒，痹阻经脉案

周某，男，35 岁，江苏如东人。初诊：2007 年 10 月 31 日。

患者 4 个月前出现颜面、周身白色鳞屑样皮疹，伴腰背部疼痛，于当地医院查 HLA-B27：（+），CRP：175mg/L，诊断为银屑病关节炎，予甲泼尼龙、硫酸羟氯喹、白芍总苷等治疗，腰背部疼痛有所缓解，查血常规：WBC：13.7×10^9/L，HGB：114g/L，PLT：335×10^9/L；ESR：82mm/h；肝功能：ALT：54.1U/L。

刻诊：午后低热，体温 37.6℃，神疲乏力，双手指关节肿胀、畸形，颜面、胸背部、四肢泛发鳞屑样皮疹伴脱屑，局部见明显抓痕，有血液及淡黄色液体渗出，皮损呈深红色斑块，大小形态不一，四肢关节处皮疹结成厚痂，鳞屑下有轻度渗出，手指甲处起脓疮，关节红肿、灼热疼痛，两膝关节肿痛明显，并有关节积液，纳呆，便干溲黄，舌质红，苔白腻，脉弦数，此乃风湿热毒、痹阻经脉之候，治予疏风清热、蠲痹通络，处方：蠲痹汤加金刚骨 50g，青风藤 30g，生黄芪 30g，制南星 40g，赤芍 20g，白芍 20g，制川乌 6g，制草乌 6g，川桂枝 6g，地肤子 30g，白鲜皮 30g，蛇蜕 10g，鹿角片 15g，姜半夏 10g，陈皮 6g，独活 20g，生薏仁 40g。5 剂。

二诊（2007 年 11 月 5 日）：症状改善不明显，目前双手指关节肿痛仍作，握拳不紧，双膝关节不能伸直，踝关节肿痛，周身银屑样皮疹、深红色斑块满布，局部可见脓头，瘙痒难耐，舌淡衬紫，苔白腻，脉滑数，查血常规：WBC：16.8×10^9/L，RBC：3.76×10^{12}/L，HGB：113g/L，PLT：190×10^9/L；ESR：116mm/h。拟方清热化湿、蠲痹通络。处方：消疹止痒方（院内协定方）合蠲痹汤加青风藤 30g，金刚骨 50g，拳参 30g，地肤子 30g，白鲜皮 30g，蝉衣 6g，生白及 10g，羚羊角粉 0.6g（分冲），五味子 10g，制南星 30g，凤凰衣 8g。3 剂。

三诊（2007 年 11 月 8 日）：患者周身皮疹，色红，伴白色脱屑，局部可见脓头，瘙痒，指甲剥离、凹陷，全身多关节疼痛，活动欠利，伴发热，遂住院治疗。2007 年 12 月 23 日，患者周身皮疹颜色转淡，关节疼痛亦有所减轻，发热已退，查血常规：WBC：11.8×10^9/L；ESR：118mm/h，CRP：75.2mg/L，IgG：22.0g/L。要求出院，门诊带药巩固治疗。舌淡红，苔薄白根腻微黄，脉洪大数，治疗仍予清热化湿、蠲痹通络之法，处方：蠲痹汤加青风藤 30g，金刚骨 50g，拳参 30g，秦艽 15g，制附片 10g，白蒺藜 10g，地肤子 30g，白鲜皮 30g，蕲蛇 10g，全蝎 5g，牡丹皮 20g，水牛角 50g，凌霄花 15g，金银花 30g，制南星 30g，泽泻 30g，土茯苓 50g，茯苓 30g，生薏苡仁 40g，熟薏苡仁 40g，生白术 30g，竹沥夏 10g，竹茹 10g，生地 30g，白及 10g，凤凰衣 10g，木蝴蝶 8g，陈皮 6g，蝉衣 6g，蛇蜕 10g，豨莶草 50g，老鹳草 50g。10 剂。

四诊（2007 年 12 月 31 日）：药后自觉皮肤有紧绷感，周身皮疹略有增多，未见发热，大便日行 2 次，苔薄黄腻，质红，脉细小弦，已停服硫酸羟氯喹，甲泼尼龙改为醋酸泼尼松 10mg，每日 1 次。查血常规：WBC：13.0×10^9/L，RBC：3.76×10^{12}/L，HGB：92g/L，PLT：369×10^9/L；ESR：114mm/h，宗原法继治，处方：蠲痹汤合消疹止痒方加竹沥夏 15g，枸杞子 10g，菊花 10g，蕲蛇 15g，天麻 10g，青风藤 40g，金刚骨 60g，制白附子 10g，蝉衣 10g，蛇蜕 10g，赤芍 20g，水牛角 30g，熟附片 10g，白鲜皮 50g，地肤子 50g，牡丹皮 30g，蜈蚣粉 10g（分冲）生地黄 20g，川桂枝 6g。6 剂。

五诊（2008 年 1 月 17 日）：周身皮疹基本同前，瘙痒难耐，伴关节疼痛，舌质红，苔薄黄，脉浮大，宗原法治之：12 月 31 日方中改丹皮 40g、生地 30g，加凌霄花 15g 以增清热凉血、祛风止痒之效。

六诊（2008 年 3 月 24 日）：患者按上方服药 2 个月余，关节疼痛较前改善，面部、发际皮疹已明显消退，唯胸腹、腰背及双下肢皮疹仍作，伴瘙痒，查血常规：WBC：12.8×10^9/L，RBC：4.05×10^{12}/L，HGB：124g/L，PLT：165×10^9/L；ESR：73mm/h，舌质红，苔薄白腻，脉细小弦，3 月 24 日方损益之以增其效。处方：蠲痹汤合消疹止痒方加竹沥夏 15g，蕲蛇 12g，天麻 10g，青风藤 50g，金刚骨 50g，制白附子 10g，蝉衣 10g，蛇蜕 10g，赤芍 30g，水牛角 30g，熟附片 6g，白鲜皮 50g，地肤子 50g，牡丹皮 30g，蜈蚣粉 10g（分冲），生地黄 30g，川桂枝 6g，徐长卿 15g。醋酸泼尼松减至 5mg，每日 1 次。

七诊（2008 年 5 月 15 日）：近来关节疼痛略有加重，以手指关节为甚，皮疹基本同前，查 ESR：97mm/h；血常规：WBC：12.1×10^9/L，HGB：114g/L，PLT：206×10^9/L，RBC：3.62×10^{12}/L。舌质淡红，苔薄黄，脉细小弦，3 月 24 日方加入拳参 30g、忍冬藤 30g、萆薢 30g 以增清热解毒、祛风除湿之效。

八诊（2008 年 6 月 19 日）：半月前醋酸泼尼松减至每日 2.5mg，头面及手部皮疹时隐时现，指关节肿痛仍作，余症尚平，查 ESR：98mm/h；血常规：WBC：11.2×10^9/L，HGB：108g/L，PLT：452×10^9/L，RBC：4.03×10^{12}/L。舌质淡，苔薄微黄，脉细弦略数，上方改拳参 45g、忍冬藤 45g 以增其效。

九诊（2008 年 7 月 21 日）：自觉周身皮疹已较前改善 90%，关节疼痛亦明显好转，已停服醋酸泼尼松，症状未见明显加重，舌质淡红，苔薄微腻，脉细小弦，续当原法巩固治疗。

十诊（2008 年 8 月 18 日）：患者精神尚可，自觉诸症均明显改善，舌质淡红，苔薄白，脉细小弦，查血常规 WBC：11.7×10^9/L，RBC：4.15×10^{12}/L，HGB：123g/L，PLT：245×10^9/L；ESR：91mm/h。原方去蕲蛇粉继服。

十一诊（2008 年 9 月 12 日）：患者近日四肢多关节疼痛，激素停用 2 个月，暂用吲哚美辛栓止痛，皮疹基本同前，纳谷欠馨，大便日行 3~5 次，质溏，小便自调，舌质紫，苔黄腻，脉细小弦，查血常规示 WBC：10.1×10^9/L，RBC：3.62×10^{12}/L，HGB：100g/L，PLT：409×10^9/L；ESR：107mm/h。调整处方以增清热化湿、缓急止痛之效。处方：蠲痹汤合消疹止痒方加金刚骨 50g，青风藤 50g，忍冬藤 30g，拳参 30g，地肤子 50g，白鲜皮 50g，牡丹皮 30g，生地 30g，水牛角 30g，赤芍 30g，蝉衣 10g，龙衣 10g，竹沥夏 15g，天麻 10g，制白附子 10g，川桂枝 6g，制附片 3g，徐长卿 15g，生白及 10g，蒲公英 30g，生薏仁 50g，蜈蚣粉 10g，全蝎粉 10g，六轴子 3g。30 剂。

十二诊（2008 年 10 月 21 日）：患者近 3 个月来症状反复发作，关节疼痛剧烈，周身皮肤多发圆形斑癣，伴脱屑，纳寐一般，大便溏，日行 3~5 次，舌质淡紫，苔薄白，脉细弦。继予清热化湿、蠲痹通络法治之。处方：蠲痹汤合消疹止痒方加金刚骨 50g，水牛角 30g，青风藤 30g，拳参 30g，忍冬藤 30g，赤芍 30g，制南星 30g，制白附子 10g，制马钱子 2g，六轴子 2g，竹沥夏 15g，骨碎补 30g，生白芍 30g，蜈蚣粉 10g，凤凰衣 8g，莪术 8g，生白及 10g，生地 20g，熟地 20g，蕲蛇粉 6g。30 剂。

十三诊（2008 年 11 月 18 日）：患者诉服上药 3 日后皮疹即见明显消退，关节疼痛亦有所缓解，查血常规示 WBC：10.4×10^9/L，RBC：3.34×10^{12}/L，HGB：90g/L，PLT：265×10^9/L；ESR：131mm/h，舌质红，苔薄黄，脉细弦滑，宗原法继治，上方加入炙牛角腮 30g 以增生血散瘀之效。

十四诊（2009 年 2 月 21 日）：坚持服药患者症状明显缓解，症情稳定，复查血常规均在正常范围，ESR：9mm/h，双手肌肉略有萎缩，稍觉双手指关节僵痛，效不更方。

十五诊（2009 年 3 月 27 日）：药后症情平稳，周身皮肤光滑，无明显皮疹，双手肌肉萎缩改善，舌质淡红，苔薄白微腻，脉细濡，仍予原法治之，中药如下：蠲痹汤合消疹止痒方加金刚骨 50g，水牛角 30g，青风藤 30g，拳参 30g，忍冬藤 30g，赤芍 30g，制南星 30g，制白附子 10g，制马钱子 2g，六轴子 2g，竹沥夏 15g，骨碎补 30g，生白芍 30g，蜈蚣粉 10g，蕲蛇粉 6g，凤凰衣 8g，莪术 8g，生白及 10g，生地 20g，熟地 20g，炙牛角腮 30g，油松节 30g，鸡血藤 30g，当归 15g，独活 15g。30 剂。

十六诊（2009 年 8 月 30 日）：患者诉双手背出现少量皮疹，略觉瘙痒，舌红苔白腻，脉小弦。原法继进 30 帖。

十七诊（2009 年 10 月 18 日）：病情尚稳定，双手背皮疹消退，为双手指关节肿痛，伴晨僵约 15min，握拳不紧，纳寐均可，二便自调，舌质红，苔薄白，边有齿痕，上方继服 30 剂。

十八诊（2009 年 12 月 19 日）：药后症情平稳，自觉指、腕关节稍有肿痛，伴晨僵约 5min，纳寐均可，二便自调，舌质红，苔薄白，脉小弦，上方加入泽兰 20g、泽泻 20g 以增利水消肿之效。

十九诊（2010 年 3 月 15 日）：患者自觉关节肿痛基本已消，双手指晨僵约 5min，纳谷尚可，二便自调，夜寐尚安，舌质偏红，苔薄白，脉细弦，原方损益之：蠲痹汤合消疹止痒方加金刚骨 50g，水牛角 30g，青风藤 30g，拳参 30g，忍冬藤 30g，赤芍 30g，竹沥夏 15g，骨碎补 30g，生白芍 30g，蜈蚣粉 10g，蕲蛇粉 6g，凤凰衣 8g，莪术 8g，生地 20g，熟地 20g，当归 15g，泽兰 20g，泽泻 20g，山茱萸 15g。30 剂。

二十诊（2010 年 6 月 1 日）：患者 1 帖药分两日服用，自觉诸症基本同前，查 ESR：6mm/h，CRP：3.0mg/L，HLA-B27：29.8U/L，舌质偏红，苔薄白，脉平，原法继治。

二十一诊（2011 年 3 月 22 日）：症情平稳，无特殊不适，续配药物巩固治疗。

一直坚持服药五年，现皮肤光滑，海鲜也能食用。2015 年夏初，患者来院复诊，恢复良好（图 9-1）。

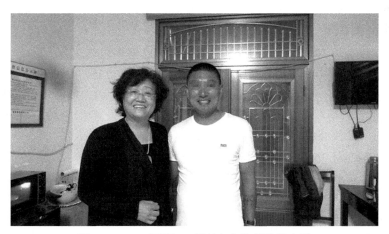

图 9-1　2015 年夏初，周某与朱婉华院长合影

按

患者皮肤与关节表现并起，故银屑病关节炎诊断明确。根据其舌苔脉象及症状体征，符合急性期风湿热毒、痹阻经脉之证，治予疏风清热、蠲痹通络之法。方中蠲痹汤及消疹止痒方乃我院协定处方，具有活血通络、蠲痹止痛、清热解毒止痒之效。青风藤、金刚骨、川乌、草乌、桂枝祛风除湿、温经通络，地肤子、白鲜皮清利湿热、消疹止痒，半夏、陈皮、生薏仁燥湿化痰，丹皮、赤芍清热凉血、散瘀止痛，蕲蛇、全蝎、蜈蚣、蛇蜕搜风除湿、活血通

络。纵观全局，可见两个转折点，一为八诊时面部皮疹明显消退，此后症情渐有所改善，激素用量亦开始减少；二为十三诊时关节疼痛及皮疹反复发作，迁延不愈，调整处方后即有所改善。不难发现，蕲蛇的应用起到了关键作用。蕲蛇乃血肉有情之品，均可外走肌表而祛风止痒，同时蕲蛇有毒，兼可达以毒攻毒之效，诸药相伍，乃获佳效。

案例二 尢痹湿热蕴结、郁结肉腐案

罗某，男，44岁。初诊：2010年4月16日。

患者2006年始出现全身鳞屑样皮疹，以肩部、四肢为甚，于当地医院诊断为银屑病，经治乏效，皮疹范围逐渐增大。2009年9月始出现左膝及多趾关节肿痛，多方诊治无效。2010年3月1日于上海岳阳医院查ESR：75mm/h，CRP：95.7mg/L，肝功能示ALT：108U/L，ALP：300U/L，GGT：319U/L；空腹血糖：7.7mmol/L；HLA-B27（＋）；血常规示WBC：16.0×10^9/L，PLT：577×10^9/L；X线：两肺纹理略增多，左膝关节未见明显骨质异常，髌上囊肿胀，双侧骶髂关节面不光整，考虑强直性脊柱炎。予中药治疗，结合保肝降酶、氨甲蝶呤抑制免疫等，关节疼痛略有缓解。2010年4月13日上海浦东新区人民医院复查肝功能、血糖均正常。

刻诊：患者胸腹、四肢皮肤可见白色鳞屑样皮疹，伴脱屑，瘙痒难耐，双腕关节肿痛，左膝关节酸痛，活动欠利，纳寐一般，二便自调，现服外院中药、氨甲蝶呤、醋酸泼尼松、塞来昔布、白芍总苷、复方甘草酸苷。本院查ESR：71mm/h；血常规：WBC：11.22×10^9/L，PLT：601×10^9/L，HGB：123g/L；CRP：19.0mg/L；HLA-B27：39.6U/L。舌质红衬紫，苔黄厚腻，脉细小弦。此乃风湿热毒、痹阻经脉向湿热蕴结、郁结肉腐转化之象，治宜疏风清热、蠲痹通络、兼以凉血解毒，处方：蠲痹汤合消疹止痒方加乌梅10g，细辛2g，生石膏30g，制南星30g，竹沥夏15g，凤凰衣8g，莪术8g，生白芍30g，生水蛭8g，全蝎粉2.25g，蜈蚣粉2.25g。15剂。

二诊（2010年4月29日）：药后症情基本同前，已停用白芍总苷，余药继服。近日查血常规示WBC：11.4×10^9/L，PLT：470×10^9/L，HGB：125g/L；ESR：108mm/h，IgG：17.70g/L，IgA：4.08g/L，IgM：1.22g/L，RF：9.12IU/ml，CRP：19.0mg/L，HLA-B27：39.6U/L。舌质红，苔薄淡黄，脉弦，宗原法继治，上方加入寒水石40g，炒知母20g，鬼箭羽30g，泽兰30g，泽泻30g以增清热化湿之效。

三诊（2010年5月15日）：患者已减塞来昔布用量，自觉指、腕、膝关节肿痛稍有减轻，唯胸腹、四肢皮疹基本同前，瘙痒略缓解，查血常规示WBC：11.4×10^9/L，RBC：4.78×10^{12}/L，PLT：390×10^9/L，HGB：128g/L；ESR：57mm/h。肝功能正常。舌质淡紫，苔黄腻，脉细濡，治疗有效，率由旧章。

四诊（2010年6月12日）：患者自觉诸症基本同前，时有耳鸣，纳谷尚可，二便自调，夜寐尚安，查血常规基本正常，ESR：19mm/h，肝肾功能正常，IgA：3.77g/L。舌质淡紫，苔黄腻，脉细小弦。调整中药以增健脾化湿之效：蠲痹汤合消疹止痒方加乌梅10g，细辛2g，生石膏30g，制南星30g，凤凰衣8g，姜半夏15g，莪术8g，生白芍30g，生水蛭8g，全蝎粉2.25g，蜈蚣粉2.25g，寒水石40g，炒知母20g，鬼箭羽30g，泽兰30g，泽泻30g，苍术15g，白术15g，蔻仁5g。30剂。

五诊（2010年7月9日）：药后自觉双膝关节肿痛已不明显，指、腕关节肿痛亦有所减轻，唯周身银屑样皮疹基本同前，动辄汗出，舌质淡紫，苔黄腻，脉细小弦。原方损益之以增清热化湿之效：蠲痹汤合消疹止痒方加乌梅 10g，细辛 2g，生石膏 30g，制南星 30g，凤凰衣 8g，姜半夏 15g，莪术 8g，生白芍 30g，生水蛭 8g，全蝎粉 2.25g，蜈蚣粉 2.25g，寒水石 40g，炒知母 20g，鬼箭羽 30g，泽兰 30g，泽泻 30g，苍术 15g，白术 15g，蔻仁 5g，竹沥夏 15g，煅龙骨 30g，煅牡蛎 30g，石菖蒲 10g。30 剂。

六诊（2010 年 8 月 7 日）：指、腕关节略有肿痛，时觉腰部疼痛，银屑样皮疹同前，耳鸣稍好转，仍易汗出，纳寐一般，二便自调，查血常规基本正常，ESR：8mm/h，IgA：3.5g/L，IgG：12.64g/L，舌质衬紫，苔黄腻，脉细小弦。今加浮小麦 30g 以增敛汗之效，并去全蝎粉、蜈蚣粉，改为金龙胶囊，余治同前。

七诊（2010 年 9 月 10 日）：药后自觉诸症均有所减轻，舌质衬紫，苔薄白中根黄腻，脉细小弦，原方加入陈胆星 30g 以增清热化湿之效。

八诊（2010 年 10 月 6 日）：药后自觉关节疼痛已不明显，银屑样皮疹较前略有消退，汗出减少，纳可，二便自调，夜寐尚安，苔薄白根稍腻，脉细。治疗有效，上方损益之：蠲痹汤合消疹止痒方加乌梅 10g，细辛 2g。生石膏 30g，制南星 30g，凤凰衣 8g，姜半夏 15g，莪术 8g，生白芍 30g，生水蛭 8g，寒水石 40g，炒知母 10g，鬼箭羽 30g，泽兰 30g，泽泻 30g，苍术 15g，白术 15g，蔻仁 5g，竹沥夏 15g，煅龙骨 30g，煅牡蛎 30g，石菖蒲 10g，徐长卿 15g。30 剂。

九诊（2010 年 11 月 13 日）：药后症情稳定，皮疹较前明显消退，色素沉着明显，时有足底及双髋关节疼痛，舌尖红，苔薄白，脉弦。调整处方以增止痛之效：蠲痹汤合消疹止痒方加乌梅 10g，细辛 2g，生石膏 30g，制南星 40g，凤凰衣 8g，姜半夏 15g，莪术 8g，生白芍 30g，生水蛭 8g，寒水石 40g，炒知母 10g，鬼箭羽 30g，泽兰 30g，泽泻 30g，苍术 15g，白术 15g，蔻仁 5g，竹沥夏 15g，煅龙骨 30g，煅牡蛎 30g，石菖蒲 10g，徐长卿 15g，制白附子 10g。30 剂。

十诊（2010 年 12 月 9 日）：患者现服氨甲蝶呤 5mg，每周 1 次，醋酸泼尼松 1/3 粒，每日 1 次，自觉近日关节疼痛复作，以胸骨及颈项部为主，右足趾僵痛，胸腹、四肢皮疹反复，伴瘙痒，苔黄腻，脉细小弦。查 ESR：11mm/h，IgA：3.66g/L。上方去石菖蒲 10g、炒知母 10g，加煨草果 10g、骨碎补 30g、补骨脂 30g、葛根 20g 以增益肾蠲痹之效。

十一诊（2011 年 1 月 26 日）：药后自觉胸骨及颈项部疼痛改善，偶见小面积皮疹，略觉瘙痒，自觉诸症较前改善 90%，苔黄腻，脉细弦。1 个月前改甲氨蝶呤 2.5mg，每周 1 次，5 日前改醋酸泼尼松 1mg，每日 1 次，嘱其停服氨甲蝶呤，上方改制南星为陈胆星 20g。

十二诊（2011 年 2 月 22 日）：已停服氨甲蝶呤 1 个月，肘关节、大腿部皮疹脱屑较多，融合成片，瘙痒剧烈，未见新发皮疹，嘱其醋酸泼尼松仍服 1/4 粒，余治同前。

十三诊（2011 年 3 月 24 日）：患者自觉近日症情反复，右腿部新发三处皮疹，连结成片，上有白色脱屑，瘙痒，遇热尤甚，肘关节、臀部、膝关节可见陈旧性皮疹，融合成片，皮屑较前减少，瘙痒仍作，时有胸骨疼痛，右颈项部僵滞不舒，舌质红，苔白根腻，脉沉，此非矢不中的，乃力不及鹄也，续当原法巩固治疗，上方葛根改 30g。

十四诊（2011 年 7 月 30 日）：现仍服醋酸泼尼松 1/4 粒，自觉无明显关节疼痛，肘、膝、臀部皮疹较前有所消退，略有瘙痒感，查 CRP：12.0mg/L，ESR：19mm/h，苔黄腻，脉细，调整中药如下：蠲痹汤去甘草，消疹止痒方，泽兰 30g，泽泻 30g，乌梅 10g，生水蛭 8g，细辛 2g，煨草果 12g，生薏苡仁 30g，熟薏苡仁 30g，蔻仁 5g，赤芍 30g，制南星 30g，生石膏 30g，制白附子 10g，骨碎补 30g，补骨脂 30g，葛根 10g，刺猬皮 15g，徐长卿 15g，凤凰衣 8g，蒲公英

30g，生白芍 30g。30 剂。

十五诊（2011 年 11 月 15 日）：患者自觉关节疼痛已释，周身多处皮疹亦较前好转，舌尖红，苔黄腻，脉弦细。药合病机，原方出入：蠲痹汤去甘草合消疹止痒方加生地 20g，熟地 20g，制白附子 10g，骨碎补 30g，补骨脂 30g，陈胆星 20g，煨草果 10g，生薏苡仁 30g，熟薏苡仁 30g，蔻仁 5g，乌梅 10g，生石膏 20g，泽兰 20g，泽泻 20g，赤芍 20g，刺猬皮 10g，蒲公英 30g，凤凰衣 8g。60 剂。

十六诊（2012 年 1 月 30 日）：患者诉周身银屑样皮疹已明显好转，唯双肘、膝、臀部可见散在分布少量斑块样皮疹，苔薄白，中根黄腻，脉细小弦，查 ESR：10mm/h。续当原法继治：蠲痹汤合消疹止痒方加生地 20g，熟地 20g，制白附子 10g，骨碎补 30g，补骨脂 30g，蒲公英 30g，姜半夏 15g，煨草果 10g，生薏苡仁 30g，熟薏苡仁 30g，蔻仁 5g，刺猬皮 15g，凤凰衣 8g，乌梅 10g，生石膏 15g，蕲蛇粉 5g。60 剂。

十七诊（2012 年 10 月 1 日）：药后症平，周身皮疹基本已消，局部色素沉着，偶觉关节疼痛，余无特殊不适，舌质紫，苔薄黄腻，脉细弦，药既生效，率由旧章：蠲痹汤合消疹止痒方加炒黄柏 6g，土茯苓 18g，竹沥夏 12g，苍术 8g，骨碎补 30g，补骨脂 30g，生薏苡仁 18g，熟薏苡仁 18g，山茱萸 18g，凤凰衣 7g，蒲公英 14g，煨草果 7g，制白附子 6g。60 剂。

十八诊（2012 年 12 月 8 日）：症情平稳，偶见肘、膝关节处少量皮疹，关节疼痛不明显，舌质衬紫，苔黄厚腻，脉细濡，上方加制南星 30g 以增燥湿化痰之效。

按

患者皮疹与关节疼痛先后起病，前医诊断失宜，治疗不当，以致病情迁延，缠绵难愈，风湿热毒郁久，蕴结经脉，内迫营血，气血运行不畅，逆于皮腠肉里，则见关节疼痛及周身皮疹。结合舌苔脉象，其证虽属风湿热毒，痹阻经脉，但其已有向湿热蕴结、郁结肉腐转化之象，故在疏风清热、蠲痹通络的同时，当兹以清热凉血解毒之品。方中以石膏、知母、寒水石、黄柏等以达其效，配合苍白术、蔻仁、半夏、石菖蒲、白附子、薏苡仁等健脾燥湿化痰，诸药互助为治，相得益彰，契合病机，故收效颇佳。

案例三　尪痹湿热内蕴、肾督亏虚案

胡某，男，26 岁，河北衡水人，初诊：2013 年 7 月 9 日。

患者 2006 年因腰骶部、足跟及双膝关节疼痛确诊为"强直性脊柱炎"，予柳氮磺吡啶、来氟米特等对症治疗未有明显效果。2007 年下半年四肢出现鳞屑样皮疹，瘙痒明显，并渐及腹部、腰臀部及头皮，诊断为"银屑病关节炎"，未予正规治疗。来诊时：腰骶、左髋关节疼痛，活动欠利，全身多发扁平苔藓样皮疹，部分破溃，瘙痒，纳寐一般，二便尚调。舌质衬紫，苔薄白根黄微腻，脉细小弦。辨证属湿热内蕴，肾督亏虚，予以益肾蠲痹法 A 方案治疗。

处方：①蠲痹汤合消疹止痒方加青风藤 30g，金刚骨 50g，拳参 30g，鹿角胶 6g，龟板胶 6g，忍冬藤 30g，骨碎补 30g，补骨脂 30g，凤凰衣 8g，莪术 7g（每日一剂）；②浓缩益肾蠲痹丸，每次 4g，每日 3 次；③蝎蚣胶囊，每次 5 粒，每日 3 次。

治疗初期，皮损增多，治疗第 20 日开始，皮损明显减少，角化层逐步脱落，皮肤瘙痒和关节疼痛明显减轻。

目前仍在门诊巩固治疗，皮损已愈，残留色素沉着，偶有腰骶部酸痛不适（图 9-2）。

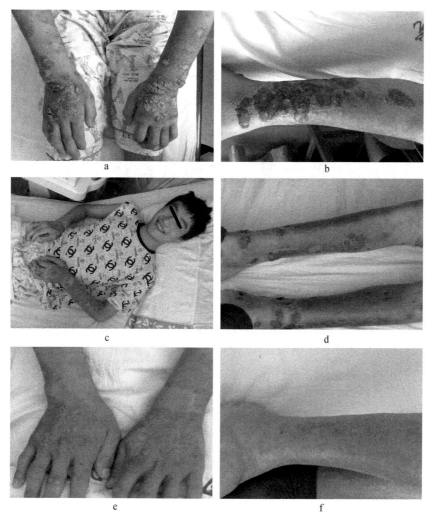

图 9-2　胡某病例照片

a. 初诊时上肢照片；b. 初诊时下肢照片；c. 治疗 20 天后上肢照片；
d. 治疗 20 天后下肢照片；e. 治疗 40 天后上肢照片；f. 治疗 40 天后下肢照片

按

本案患者治疗初期，皮损增多，无特殊不适，精神和身体状态良好，继续用药后皮损逐渐减少，为用药后的"排病反应"。患者湿毒内蕴，脾肾两虚，中焦失运，水湿不能正常布输，滞留于中，而成病理，经清热利湿、健脾益肾治疗后邪毒外排而出现皮损增多现象，属机体的良性调整反应，是人体从疾病状态向健康转化过程中所出现的自我调节。

第十章 燥痹（干燥综合征）

第一节 中西医概述

　　干燥综合征（sicca syndrome，SS）是一种累及唾液腺和泪腺等外分泌腺为主的慢性系统性自身免疫性疾病，常以明显的口眼干燥为特征。该病最常见的临床表现为进行性口干、眼干，同时可累及肾、肺、甲状腺和肝等多种器官，出现间质性肺炎、肾小管酸中毒、胆汁性肝硬化、外周及中枢神经损伤等表现。

　　该病分为原发性和继发性两类。不合并其他自身免疫性疾病者称为原发性干燥综合征（PSS）；继发于类风湿关节炎、系统性红斑狼疮等疾病者称为继发性干燥综合征。干燥综合征女性多发，发病年龄集中于30~55岁。

　　历代古籍中，无干燥综合征之病名的记载，但与该病相关的论述，可散见于各医著中。现代多数医家认为宜将其归属于"燥证"范畴，也有"燥毒"或"虚劳"之称。国医大师路志正在1989年全国痹证专业委员会所著《痹病论治学》中称该病为"燥痹"。

【流行病学】

　　原发性干燥综合征属全球性疾病，发病率高，有报道自然人群患病率为0.4%~0.7%。国内有人经过1890人的流行病学调查发现，干燥综合征在自然人群中发病率为0.58%；我国1993年流行病学调查数据显示，干燥综合征患病率为0.33%~0.77%，抗SSA、抗SSB抗体的阳性率为0.3%。美国血库血抗SSB抗体阳性占1/1000，说明该病不是罕见病，其患病率仅次于类风湿关节炎，只是大多数未被辨认或被误诊。

　　干燥综合征90%为女性，男女比为1：（9~20）。女性发病率高，提示该病与性激素有关。在中国台湾，女性干燥综合征的发病率是男性的10倍，而男性的死亡率却是女性的3倍。男性和女性患者死亡率分别为33.4/1000（人·年）和11.4/1000（人·年），男女死亡率之比为2.9：1。

　　干燥综合征的肾损害临床较为多见，占风湿性疾病肾损害的前3名，仅次于狼疮性肾炎，与系统性硬化病肾损相当。国外文献报道为20%~25%，国内报道为50%，也以女性多见。

【病因病机】

　　1. 中医病因病机　早在《黄帝内经》即有"燥胜则干"、"燥者濡之"的论述。东汉张仲景在《金匮要略》论及"口舌干燥、此肠间有水气"，"口燥，但欲漱水不欲咽者，此为瘀血"。金元时期刘完素在《素问玄机原病式》中补充了"诸涩枯涸，干劲皴揭，皆属于燥"的病机。清代名医张千里在临证中又认识到"上燥在气，下燥在血，气竭则肝伤，血竭则胃涸"。归纳起来，历代医家主要认为该病与燥邪、阴虚、血燥、湿困和瘀血有关。而现代医家对干燥综合征又有了更深入的了解，多认为其主要病机为阴虚津亏和津液敷布障碍，直接病因为阴虚、燥毒、气虚及血瘀。

归纳起来，该病的发生多系素体阴虚，久病内伤精血而致阴虚内燥，体虚易受外邪侵犯。如风热过盛，外来湿热感染，或感受深秋偏盛之燥邪，积酿成毒，灼津炼液而成燥证，肝肾二脏阴亏为生燥之源。病理性质为正虚邪实，正虚为阴虚内燥，气阴双亏，阴阳两虚，一般首见阴虚，继则气阴两伤，阴损及阳；邪实可有外感风热，湿热，或内燥灼津伤络而致痰瘀内生，病变由虚致实。病情进一步发展和变化，虚证互兼，邪实错杂。

2. 西医病因病理 干燥综合征是一种全身免疫性疾病，它是在某些免疫基因背景基础上，由外界因素作用所致。

（1）遗传因素：在家族史研究中，干燥综合征患者中有姐妹、母女同时患病者，这提示了该病的病因中有遗传因素。尽管家族性干燥综合征的报告不多，但研究表明，干燥综合征确实可在家族中出现。例如，在干燥综合征患者家族其他成员中，常发现有类似于干燥综合征异常表现，包括类风湿因子阳性、Schrimer 实验阳性、血清异常抗体和高 γ 球蛋白血症。

组织相容性抗原的研究表明，原发性干燥综合征患者，HLA-B8、HLA-DR3 基因的出现率很高；继发性干燥综合征患者，HLA-DR2 的出现频率很高，可能与 HLA-DR 基因的如下作用有关。①HLA-DR 基因可使患者对一些病毒如 EB 病毒等感染的反应异常。②HLA-DR 基因产物可作为自身免疫性淋巴细胞的靶子。③HLA-DR 基因还与单核—吞噬细胞系统清除免疫复合物的功能缺陷有关，因而使免疫复合物得以局限在唾液腺、泪腺等处，并激发免疫反应。

（2）病毒因素：目前至少已有 3 种病毒如 EB 病毒、巨细胞病毒、逆转录病毒（HIV）被认为与干燥综合征有关。研究证实 EB 病毒能刺激 B 淋巴细胞增生及产生免疫球蛋白，并在原发型干燥综合征患者的涎腺、泪腺、肾脏标本上检测出 EB 病毒及其 DNA 基因；巨细胞病毒亦能感染涎腺和其他组织；而部分 AIDS 病患者可出现继发性干燥综合征。

（3）免疫因素：干燥综合征有复杂的体液免疫与细胞免疫异常。过度的体液免疫反应表现为血液中出现多种器官特异性和非特异性抗体，如抗涎腺导管上皮抗体、抗 SSA、抗 SSB、抗核抗体、抗 DNA 抗体等。有关干燥综合征的细胞免疫异常有植物血凝素淋巴细胞转化率低下和自然杀伤细胞活性下降等，但最重要的是 T 淋巴细胞亚群的变化，即抑制性 T 细胞减少。从临床观察价值分析，干燥综合征患者体内检测出多种自身抗体如抗核抗体、类风湿因子、抗 rnp 抗体、抗 SSA 抗体、抗 SSB 抗体等及高球蛋白血症，反映了 B 淋巴细胞本身的功能高度亢进和 T 淋巴细胞抑制功能低下。

第二节　朱良春教授对燥痹（干燥综合征）的认识

一、统合内外燥病因观，独尊"燥甚化毒"说

燥者，有外燥、内燥两种。多数医家认为干燥综合征以内燥为多。《内经》有云："燥胜则干。"后人刘河间在《素问玄机原病式》中指出："诸涩枯涸，干燥皴揭，皆属于燥。"人身素体之阴液不足，或久病劳伤、术后、产后，阴精受损加之年高体弱或失治误治等，均可导致津伤液燥，诸窍失却濡养，而生内燥，阴虚液亏，精血不足，清窍失于濡润，病久瘀血

阻络血脉不通，累及皮肤黏膜、肌肉关节，深至脏腑而成干燥综合征。

然燥邪之致病最有季节性，秋分以后，燥金主事，人经夏月炎蒸，液为汗耗，脏腑枯涸，致使水竭津枯，易于感燥，或岁运正当燥金司天，亦易感邪，此也见外燥。

朱良春先生诊治干燥综合征，推崇近代中医大家冉雪峰"燥甚化毒"之说，认为此病之燥，虽有燥证之象，又非外感燥邪或某种因素直接所致，实乃燥邪日盛，蕴久成毒，煎灼阴津，伤及肺、胃、脾、肝、肾等脏腑，伤津伤血，乃致关节、经络、肌肤不充、不荣、不润、不温，故口眼、皮肤黏膜干燥，甚者并发关节或肌肉疼痛。

二、强调中西配合，协同增强疗效

目前，西医治疗干燥综合征主要是对症治疗，缓解患者症状，阻止疾病的发展和延长患者的生存期。如眼干予人工泪液滴眼；有重要脏器损害者，应用糖皮质激素、氨甲蝶呤、环磷酰胺、羟氯喹等积极控制病情。西医西药的即刻疗效和短期疗效的优势是明显的，是中医中药所不及的，但是西药也有不少不良反应，如长期应用糖皮质激素出现骨质疏松、无菌性骨坏死、诱发和加重感染等；应用羟氯喹出现血细胞减少、皮肤反应、眼反应等。当减量和停药以后，常常会发生病情波动反跳，再次使用时，由于耐药性而疗效降低。而中医中药起效比较缓慢，但其优势是能长期服药，远期疗效好，不良反应没有或很少。怎么样将中西药两者的优势结合起来，从而更有效地运用于治疗干燥综合征呢？这是我们临床需要长期探索的一个课题。

早在 1962 年，朱良春就提出了中医辨证要与西医辨病相结合的主张，认为宏观辨证用药与微观辨病用药不应该是机械地两者相加，而应是有机的配合，从整体出发，方能重新建立起机体"阴阳平衡"状态。不是单纯地中药加西药，而是相互配合，优势互补：①相互配合。如眼干症状明显者，短时予人工泪液滴眼可以迅速缓解病情，而远期疗效则予中药治疗。②减除西药的毒副作用。如在用西药治疗期间出现肝功能损伤、肾功能损伤、血细胞减少等，加用中医药治疗后，能较快地减除上述毒副作用。③协助西药减停，防治西药减停后病情反跳。持续用中医药治疗一段时间后，能协助激素、免疫抑制剂等西药的减停，甚至可以逐渐停用西药而保持病情稳定。当然，如何减停西药，何时减停，需因人因症而异，不可贸然停药，以免病情反复或加重。

三、顾护阴液之根本，治本尤重脾肾

肾为先天之本，肾阴又为一身阴液之根本，肾藏精，肝藏血，精血同源，精血相互转化，故滋养肝肾之阴、补益精血乃治其根本之法。肾阴渐复，则肺胃脾之阴亦充。朱良春喜用大剂量生地黄、山茱萸、女贞子、墨旱莲、生白芍、枸杞子等滋养肝肾之品，虚热盛者，则再酌加知母、玄参、白薇清热润燥。在滋补津液的同时，不忘兼顾气血，常加生黄芪、当归、鸡血藤等，使气血充足则津液自承。

脾胃乃后天气血津液生化之源，故甘淡实脾阴、甘寒养胃阴即成为治燥痹的又一条思路。干燥综合征不同于一般的内燥证和顽痹证，亦非实火亢炽，治疗中所见之阴虚诸象，也与一般阴虚证不同，如以滋阴补液之常法治疗，恐颇难见效。盖燥之所成乃津血之枯涸，而津血之枯，又关于脾阴，朱良春先生喜用沙参、山药等既补脾气，又补脾阴之品，且能养阴润肺、生津止渴。同时还常大剂量使用石斛，取其既可清热生津、滋养胃阴，又具治痹止痛之功，考虑干燥综合征患者常伴有关节疼痛，此处用其可谓相得益彰。如见口苦口秽、大便干结，伴有肠胃湿热明显，方中还常用蒲公英，该药甘苦，性寒，能化热毒，擅消痈散结、排脓治痢。前辈医家对其能治疗胃脘热痛早有认识，"蒲公英能清胃消瘀止痛"，用于干燥综合征之脾胃阴伤、燥毒内生之型，可起到甘寒解毒养胃阴之功效。在"淡养脾阴"中除注意补脾阴、养胃津外，还注重调畅中机。脾胃气机通达，运化功能正常，则津液自然生化充足，故常加用麦芽、玉蝴蝶、决明子、瓜蒌等行中气、通腑气之品，以促气机通调。

四、燮理阴阳重培本，虫草搜剔治顽疾

临床上类风湿关节炎与干燥综合征并发者（或继发），或禀赋阳虚气弱，或病程迁延日久，阴液亏虚，阴损及阳。可见阳虚津凝，经络痹阻病症。临床以口咽干燥，体倦神疲，畏寒怯冷，关节肿痛不温，舌体胖大，舌质淡嫩，苔薄，脉细无力。所谓"孤阴不生，独阳不长"，"阴阳互根"乃是生命发展变化的客观规律。人体脏腑百骸生化之源，皆有赖于肾中真阴（水）、真阳（火）两者的对立统一。干燥综合征固然以阴津亏虚、燥热内生为主，用药多甘寒凉润，仍需遵"善补阴者，必于阳中求阴"之理，取"阳生阴长"之妙。治宜益肾培本，燮理阴阳。常用生熟地黄、麦冬、女贞子、墨旱莲、仙茅、仙灵脾、甘枸杞子、鸡血藤等。

久病多虚多瘀，病久邪气入络，由气及血，气虚致血脉运行不畅而致血瘀。燥热伤阴，炼液为痰，津血暗耗，血行涩滞不畅而致痰瘀，其中脉络瘀阻是燥痹的重要病机。故干燥综合征患者多伴有关节疼痛症状，治宜养阴润燥、祛瘀化痰、蠲痹通络。常用当归、赤芍、鸡血藤、麦冬、天花粉、桃仁、红花、生水蛭、炮山甲、地鳖虫、威灵仙、穿山龙等养阴润燥、活血通络止痛之品。

第三节　燥痹（干燥综合征）诊疗规范

一、临床诊断

1. 中医诊断标准　参照《实用中医风湿病学》（路志正，焦树德．人民卫生出版社，1996 年）。

燥痹是由燥邪（外燥、内燥）损伤气血津液而致阴津耗损、气血亏虚，使肢体筋脉失养、瘀血痹阻、痰凝结聚、脉络不通，导致肢体疼痛，甚则肌肤枯涩、脏器损害的病证。

诊断要点如下所述。

（1）有禀赋不足，阴液失充，或外燥侵袭，或津伤化燥，或燥烈药物毒害等病史。

（2）有津伤干燥的表现，如口干、咽干、眼干、肤干、大便干燥等症状。

（3）有五脏及其互为表里的六腑各自的津干液燥的特殊表现。

（4）有关节、筋膜、肌肉失于津液濡润的临床表现。

（5）有津亏血燥的表现，如肌肤枯涩、瘙痒、五心烦热、盗汗、肌肉消瘦、麻木不仁

等症。

(6) 有津亏血瘀的表现，如瘀斑、红斑结节、肢端阵发性青紫等症。

(7) 有燥核痹结的表现，如皮下筋膜结节、皮脂腺囊肿、瘿瘤等症。

(8) 舌质红或红绛，或有裂纹，无苔或少苔，或花剥，或镜面舌。脉细数或弦细数，或细涩。

具备以上3条者，兼参照其他各条，即可确立"燥痹"。

2. 西医诊断标准 参照2002年修订的干燥综合征国际诊断（分类）标准（欧洲标准）。

(1) 口腔症状：3项中有1项或1项以上。

1) 持续3个月以上每日感到口干。

2) 成人期后有腮腺反复或持续性肿大。

3) 吞咽干性食物困难，必须用水送服。

(2) 眼部症状：3项中有1项或1项以上。

1) 持续3个月以上的每日不能忍受的眼干。

2) 感到反复的"沙子"吹进眼内的感觉或磨砂感。

3) 每日需用人工泪液3次或以上。

(3) 眼部体征：下述检查任一项或以上阳性。

1) Schirmer试验阳性，即≤5mm/5min。

2) 角膜染色阳性（≥4 van Bijsterveld计分法）。

(4) 组织学检查：下唇腺病理示淋巴细胞灶≥1（4mm^{2}组织内有50个淋巴细胞聚集则称为一个灶）。

(5) 唾液腺受损：下述检查任1项或以上阳性。

1) 唾液流率阳性。

2) 腮腺造影阳性。

3) 唾液腺核素检查阳性。

(6) 自身抗体：抗SSA或抗SSB阳性（双扩散法）。

3. 证候分类

(1) 阴虚津亏证：口眼干涩，鼻咽干燥，频频饮水而不解，猖獗性龋齿，或干咳少痰，头晕耳鸣，五心烦热，腰膝酸软，夜尿频数，舌红少苔或裂纹，脉细数。

(2) 气阴两虚证：口干，眼干，口干声嘶，口舌生疮，咽物难下，或有失眠心烦等症，或见低热；或心悸气短，食少纳呆，大便溏泄；或口苦口秽，大便干结；舌淡少苔，脉细弱。

(3) 阴虚热毒证：口干，眼干，咽干，咽痛，牙龈肿痛，鼻干鼻衄，目赤多眵，发颐或瘰疬，身热或低热羁留，大便干结，小便黄赤，舌质干红或有裂纹，苔少或黄燥苔，脉弦细数。

(4) 阴虚血瘀证：口干，眼干，关节肿痛，肌肤甲错，肢体瘀斑瘀点，肢端变白变紫交替，皮下脉络隐隐。皮下结节或红斑触痛，妇女兼见月经量少或闭经，舌质紫黯，或见瘀点瘀斑，苔少或无苔，脉细涩。

二、治疗方法

1. 分型论治

（1）阴虚津亏证

1）治则：滋养阴液，生津润燥。

2）方药：蠲痹汤合六味地黄丸加减。沙参，麦冬，五味子，女贞子，墨旱莲，生地，山茱萸，枸杞子，生黄芪，知母，白薇，甘草。

（2）气阴两虚证

1）治则：益气养阴，生津润燥。

2）方药：蠲痹汤合当归补血汤合沙参麦冬汤加减。生黄芪，沙参，麦冬，怀山药，茯苓，炒白术，砂仁，石斛，玉蝴蝶，甘草。

（3）阴虚热毒证

1）治则：清热解毒，润燥护阴。

2）方药：蠲痹汤合养阴清肺汤加减。生地，沙参，麦冬，珠儿参、元参，玉竹，桔梗，赤芍，寒水石，白花蛇舌草，黄芩，金银花，甘草。

（4）阴虚血瘀证

1）治则：活血通络，滋阴润燥。

2）方药：蠲痹汤合沙参麦冬汤合四物汤加减。丹参，川芎，生地，三七，益母草，赤芍，鸡血藤，牛膝，沙参，麦冬，甘草。

2. 中成药与医院制剂

（1）浓缩益肾蠲痹丸（医院制剂，具有益肾壮督、蠲痹通络等作用），每包4g，每次1包，每日3次，餐后温水送服。

（2）蝎蚣胶囊（医院制剂，具有息风通络、化瘀止痛作用），每日3次，每次5粒，餐后温水送服。

（3）扶正蠲痹胶囊Ⅰ（医院制剂，具有扶正固本、化瘀蠲痹、解毒消结的作用），每日3次，每次4粒，餐后温水送服。

（4）扶正蠲痹胶囊Ⅱ（医院制剂，具有扶正培本、化瘀蠲痹、解毒消肿的作用），每日3次，每次4粒，餐后温水送服。

（5）金龙胶囊（鲜动物药），每日3次，每次4粒，餐后温水送服。

（6）朱氏温经蠲痛膏（医院制剂，具有温经通络、蠲痹止痛的作用），外敷疼痛处，每次1张，每日更换1次。

治疗方案如下所述。

A方案：蠲痹汤（院内协定方）辨证加减+浓缩益肾蠲痹丸+蝎蚣胶囊。

B方案：蠲痹汤（院内协定方）辨证加减+浓缩益肾蠲痹丸+扶正蠲痹胶囊。

C方案：蠲痹汤（院内协定方）辨证加减+浓缩益肾蠲痹丸+金龙胶囊。

3. 中医特色疗法

（1）体针法

1）穴位：足三里、三阴交、血海、阴陵泉、阳陵泉、太溪、气海、申脉、阿是穴

2）操作方法：根据取穴患者选择适当的体位，以1~1.5寸30号毫针刺入，得气后采用

提插捻转补泻手法，留针 30min，每日 1 次或隔日 1 次，10 次为 1 个疗程，疗程间隔 3~5 日。根据病情随症加减穴位。

（2）腹针法

1）主穴：中脘、下脘、气海、关元、滑肉门、外陵。

2）配穴：肩及上肢疼痛不适加上风湿点；手腕及手指疼痛不适加上风湿外点；膝关节及下肢疼痛不适加下风湿点；踝及足部疼痛不适加下风湿下点；日久脾虚加大横。

3）操作方法：施术部位要严格消毒，选用规格为 0.22mm×40mm 的毫针。进针时避开毛孔、血管，施术要轻缓，针尖抵达规定的深度后，留针 30min，10 次为 1 个疗程。

（3）中药熏蒸：根据患者具体情况，辨证选用中药熏蒸治疗，每次 30min，每日 1~2 次。以专家经验方为基础，根据患者体质情况及病情进行辨证加减，采用中药熏蒸治疗仪，充分体现中医个性化治疗原则。

（4）温针结合中药熏蒸

适用于干燥综合征属风寒湿瘀阻络型。

1）温针治疗：取足三里、三阴交、血海、阴陵泉、阳陵泉、阿是穴，可随症加减。

操作方法：根据取穴患者选择适当的体位，以 1~1.5 寸 30 号毫针刺入，得气后用艾柱置针炳上以局部皮肤红晕为宜，留针 30min，每日 1 次或隔日 1 次，10 次为 1 个疗程，疗程间隔 3~5 日。

2）中药熏蒸治疗：蠲痹汤（本院协定处方：制川乌、川桂枝、路路通、艾叶、没药等药物组成）。每日 1 次，每次 30min。

施术部位要严格消毒，进针得气后嘱其患者配合呼吸补法，密切观察患者的情况，以免发生艾灸烫伤；中药熏蒸治疗时蒸汽与施术部位保持一定的距离，以患者舒适为度，以免发生烫伤；患者治疗后局部保持温暖。

4. 康复护理

（1）一般护理：急性活动期应卧床休息，以减少体力消耗；嘱患者注意疼痛关节的保温及休息，减少对疼痛关节的不良刺激；鼓励患者早晨起床后行温水浴，或用热水浸泡僵硬的关节，而后活动关节以减轻晨僵。

（2）饮食护理：给予富含蛋白质和维生素、营养丰富的饮食，宜清淡、易消化，忌辛辣刺激性的食物，忌食糯米、肥腻食物，忌食虾、蟹、海鲜等发物，忌食坚硬油炸食物以避免对胃肠道刺激。

（3）中医辨证施护：嘱少食牛肉、羊肉、狗肉、桂圆、荔枝、牛奶、海鲜等中医属发物之品，注意观察记录发热、口眼干燥的程度及有无关节的疼痛等症状变化情况，可予外敷芙黄膏类，特别注意观察并及时处理患者合并上呼吸道感染的情况，体温升高者嘱其注意休息，科学补充水分，体温在 38℃ 以上时，可遵医嘱给予清热解毒类制剂，可用薄荷水刮痧大椎等。夏季可食西瓜、冬瓜汤，尿酸不高者可饮绿豆汤。

（4）心理护理：护士在与患者的接触中要以和蔼的态度采取心理疏导、解释、安慰、鼓励等方法做好心理护理。

（5）康复指导：患者应避免可能导致疾病的因素，如风暑燥火等；生活规律，劳逸结合；加强身体锻炼，提高免疫力；注意卫生，预防感染。该病为系统性疾病，可累及各个器官系统，临床表现多样化，而且起病隐匿，缓慢进展，不易早期诊断，中年女性如出现猖獗齿、反复腮腺肿大、眼睑反复化脓性感染、眼眦有脓性分泌物、非感染性器官损害、原因不明的肾小管酸中毒、慢性胰腺炎、高丙种球蛋白血症，应高度怀疑该病，进行自身抗体检查、眼及口腔有关的检查，有助于早期诊断。早期诊断，及时治疗，坚持治疗，虽有多系统损害，但经恰当治疗多可以缓解。

三、疗效判定

1. 疗效评价方法

（1）中医证候疗效评价方法（表 10-1）。

表 10-1　中医证候疗效评价标准

主症	VAS 评分
口干	0cm＝无口干感觉　　　　　　　　　10cm＝最严重的口干 0　1　2　3　4　5　6　7　8　9　10 口干症状由轻到重依次表现为轻度口干，饮水频率正常→重度口干，需频频饮水→口干难忍，主食需用水送
眼干	0cm＝无眼干感觉　　　　　　　　　10cm＝最严重的眼干 0　1　2　3　4　5　6　7　8　9　10 眼干症状由轻到重依次表现为眼燥干涩不爽→眼干涩痛，滴眼药水可缓解→眼干灼痛，滴眼药水不能缓解

次症	1分	2分	3分
纳呆	食欲不振、食量正常	食欲不振、食量减少	不思饮食，恶心欲吐
发热	体温 37.5~37.9℃	体温 38~38.9℃	体温 39℃以上
发颐	腮腺肿大触之无灼热感	腮腺红肿热痛	腮腺红肿热痛，伴溢脓
干咳	偶有干咳	干咳时有发作	干咳不止
胸闷憋气	偶有胸闷憋气	活动后胸闷憋气	休息时亦有胸闷憋气感
手足心热	偶有手足心热	手足心灼热	手足心热不欲衣被
乏力	活动时即感乏力	稍有活动既有乏力	不欲活动
关节疼痛	关节隐痛	关节疼痛，伴僵硬	关节疼痛，活动受限
关节肿胀	关节轻度肿、皮肤纹理变浅、关节的骨性标志仍明显	关节中度肿、关节肿胀明显、皮肤纹理基本消失、骨性标志不明显	关节重度肿胀、关节肿胀甚、皮肤紧、骨性标志消失
夜尿频数	夜尿 1~2 次	夜尿 3 次	夜尿 3 次以上
肢体瘀斑	偶有瘀斑	散在瘀斑	广泛瘀斑
大便干结	便干但不影响排便周期	便干三四天一次	便干需用通便药物
皮肤干燥	皮肤干燥	皮肤干燥、有脱屑	肌肤甲错
头晕耳鸣	偶有头晕耳鸣	经常性头晕耳鸣	头晕耳鸣不止
心悸	偶有心悸	活动后心悸	休息时亦有心悸
肢端青紫	遇冷肢端变白，继而变紫	肢端变白，继而变紫伴有针刺样疼痛	肢端变白继而变紫，甚或有破溃、坏死
舌苔	舌光无苔，有舌裂，无津液	舌光无苔，无舌裂，微有津液	舌光无苔，无舌裂，有津液

（2）中医证候疗效评价标准

1）显效：患者治疗前后两次的积分减少≥70%。

2）有效：患者治疗前后两次的积分减少≥50%。

3）改善：患者治疗前后两次的积分减少≥20%。

4）无效：患者治疗前后两次的积分减少<20%。

注：计算公式（尼莫地平法）：［（治疗前积分–治疗后积分）］÷治疗前积分］×100%。

2. 疗效评价标准　按照目前国际通用的干燥综合征疾病活动指数（sjögren's syndrome disease activity index，SSDAI）评分标准评价疗效（表10-2）。

表 10-2　疾病活动指数（SSDAI）

项目		分值
体质症状	发热	1
	乏力	1
	乏力改变	1
	唾液腺肿胀改变	3
关节症状（下列任意一项）	关节炎	2
	进展性关节痛	
胸膜肺改变（下列任意一项）	胸膜炎	4
	肺炎（部分的或间质性的）	
活动性肾损害（下列任意一项）	新发或加重的蛋白尿	2
	血肌酐升高	
	新发或加重的肾炎	
其他	周围神经病	1
	白细胞减少症/淋巴细胞减少症	1
	淋巴结/脾肿大	2
	血管改变	3
总分		21

第四节　典型医案

病案一　干燥综合征多重并发症，中医辨治擅用鲜动物案

范某，女，41岁，农民，启东市惠平镇人。初诊：1998年10月24日。

1997年6月13日，无明显诱因而出现四肢乏力、伴膝关节疼痛，继之出现呼吸困难，并逐渐加重，行气管切开，人工呼吸，经查血钾：2mmol/L，补钾6~10g/d后恢复自主呼吸，停钾后则又出现呼吸困难，于7月14日转至上海交通大学医学院附属瑞金医院内分泌科，经检查 CO_2CP 下降，IgG：2130mg%、TA：5.723mmol/L，NH_4^+：22.698mmol/L，诊断为肾小管酸中毒（继发性），抗SSA（+），ANA（+），RF（+），血浆蛋白电泳升高，泪腺唾液分

泌功能下降，同位素腮腺显示：腮腺功能明显异常；唇腺活检病理符合干燥综合征；尿可滴定酸测定：肾小球性酸中毒。肾活检病理提示：慢性肾小管间质病变。经肾病科和内分泌科诊断：干燥综合征，低钾原因不明。医院给予复方环磷酰胺 2 片每日 2 次，保肾康 4 片每日 2 次，氯化钾 1g 每日 3 次，治疗 1 年余。

1998 年 10 月 24 日来我所求诊，刻下口干、眼干、阴道干燥、两膝酸痛。检查：CRP：36.2mg/L，IgG：19.8g/L，IgM：3.02g/L，CIC（+），ANA（+），ESR：34mm/h，ENA 系列：ENA 总抗体阳性，抗 SSA（+），抗 SSB（+），尿常规：蛋白（+），血钾：3.08mmol/L。苔薄白燥，脉细，此乃肝肾阴虚，经脉痹阻，予以养阴活血，徐图效机。处方：甘枸杞子 15g，制黄精 15g，金刚骨 40g，六月雪 30g，扦扦活 30g，川石斛 10g，乌梅 10g，生黄芪 30g，淫羊藿 15g，生地黄 20g，桃仁 10g，红花 10g，玄参 15g，知母 10g，甘草 6g，20 剂，每日一剂。常法煎服。

1998 年 11 月 14 日：药后症情平平，两膝关节冷痛，口干欲饮，目涩，阴道干燥，纳呆，苔薄白、中有裂纹，脉细，此非矢不中的，乃力不及鹄，续予原方出入。上方加炒黄柏 10g，女贞子 15g，生地黄改 30g，30 剂，每日一剂煎服。

1998 年 12 月 17 日：药后两膝关节酸痛，阴道干燥减轻，但仍感口干，目涩，苔薄白、燥，质淡紫，脉细。守原法损益之。①上方 30 剂，每日一剂；②金龙胶囊 6 瓶，2 粒/次，每日 3 次（患者环磷酰胺用完，但不愿继续服用，故改用金龙胶囊代替）。

1999 年 1 月 30 日：自加服金龙胶囊后，阴道干燥消失，唯口干，目涩减而未已，苔薄白，质淡紫，脉细。复查 CRP：4.7mg/L，IgG：17.2g/L，CIC 阴性，ANA 阴性，抗 SSA 阴性，抗 SSB 阴性，血钾：2.87mmol/L。药既获效，率由旧章。

1999 年 2 月 14 日：自觉症状明显好转，无明显不适，嘱其继续巩固治疗。

1999 年 5 月 29 日：复检各项检查均正常，嘱其坚持服药。予扶正蠲痹胶囊，4 粒/次，每日 3 次。

2000 年 6 月 8 日：一直服用扶正蠲痹胶囊，口干、咽干、阴道干燥均已消失半年，生化检查：无异常，临床缓解。

患者坚持服用扶正蠲痹胶囊 I 号、扶正蠲痹胶囊 II 号 5 年，2015 年初随访，患者健康，临床治愈。

按

此为朱婉华教授早年的临床病案，本案患者干燥综合征诊断明确，且来诊前并发肾小管酸中毒、间质性肺病等临床并发症，病情严重，西医治以免疫抑制剂、改善肾脏循环、补钾等对症处理，而患者临床痛苦不堪，生活能力下降，甚至随时有生命危险。来我院中医治疗，方药选以枸杞子、女贞子、制黄精、金刚骨、川石斛、生黄芪、淫羊藿、生地黄等补益脾肾，配以桃红、六月雪、扦扦活清热解毒、活血通络，以改善肾功能。其中淫羊藿、生地黄的配伍，朱良春先生认为可有"替代激素样"作用，以便减少西药免疫抑制剂的毒副作用。治疗 3 个月后病情明显稳定、肾功能改善，免疫功能及生活质量明显提高，而此时患者西药复方环磷酰胺、硫唑嘌呤已快服完，患者希望用中药可以替代，此时朱婉华教授考虑鲜动物药可以增强和调节细胞免疫和体液免疫功能，故而第一次以金龙胶囊（由鲜动物药天龙、金钱白花蛇等组成）治疗风湿免疫类疾病，患者服用 1 个月后，临床诸症明显好转，逐渐停用西药，且无病情反复。后坚持治疗一年余而获全效。经过此类患者的临床观察，朱婉华教授逐渐积累了鲜动物药治疗重症风湿病的经验，完善了"益肾蠲痹法"的诊疗方案并提高了疗效，同时也说明"益肾蠲痹法"治疗方案独特优势，充分体现中医治疗的魅力。其中金龙胶囊由北京中国癌症基金会鲜药研制中心李建生教授根据朱良春教授经验所研制，经低温冷冻及生化技术加工处理而成，较好地保留了原动物药材中天然的生物活性成分。中医学认为，动物药属血肉有情之品，非一般植物药所能比拟，而鲜动物药除了保持药物的天然特性外，"生者尤良"，更具有独特的功效。是一种治疗多种癌症及自身免疫性疾病的中药制剂，具有补肾培元、解毒消肿、活血化瘀之功，可增强和调节细胞免疫和体液免疫功能，以及明显的抑癌作用。我们临床用于治疗肿瘤、风湿免疫相关的多种疑难病，均获良效。

病案二　燥痹燥邪化毒，阴伤络阻案

蒋某，男，61岁，扬州人，初诊：2010年4月3日。

主诉：口眼干燥、腮腺肿胀、周身关节疼痛2年余。

患者2008年始双目干涩，口干咽燥，双眼睑皮肿胀，腮腺肿胀，多关节疼痛，双手指节肿痛，无泪，少唾液，2009年10月于上海龙华医院确诊为"干燥综合征、左侧腮腺炎、左眼炎性假瘤"。刻诊：口眼干燥，左侧腮腺肿胀，指节、双肩、腕、肘关节疼痛，无泪，少唾液，纳可，进食需饮水，便调，舌红苔薄腻少津，脉细小弦。此乃燥邪日盛，蕴久成毒，阴伤络阻。治拟养阴润燥、清热解毒、蠲痹通络。

处方：川石斛30g，玄参15g，生地30g，蒲公英30g，穿山龙50g，夏枯草12g，炙守宫15g，山慈菇30g，炒赤芍20g，白芍20g，炙僵蚕20g，甘中黄15g，金银花20g，连翘20g。15剂。另服浓缩益肾蠲痹丸，每次4g，每日3次；金龙胶囊，每次1.0g，每日3次。

二诊（2010年5月15日）：服药40剂，双上睑肿及左侧腮肿渐消，关节游走疼痛，需服美洛昔康1粒/日。口干，乏味，大便日行2次，舌质红衬紫苔薄腻，脉沉细。效不更方，守原方加白豆蔻仁6g（后下）。浓缩益肾蠲痹丸，每次4g，每日3次；金龙胶囊，每次1.0g，每日3次。

后治守原法，随症加减，至2010年9月9日面诊，腮腺、眼睑肿消，口眼干燥显缓，纳可便调，患者甚为欣喜。电话函诊至今，病情稳定，以扶正蠲痹胶囊巩固之。

按

经云："燥胜则干"。燥伤津液，阴津不足又生内燥，互为因果，则见双目干涩、口干咽燥、无泪、少唾液等症，故用石斛、玄参、生地、白芍等养阴生津以润燥；阴虚内热，久而蕴为热毒，则见双眼睑肿胀、腮腺肿胀等症，以蒲公英、夏枯草、金银花、连翘、玄参、山慈菇、赤芍等清热解毒，散结消肿；阴虚津凝，瘀阻经络，致多关节疼痛、双手指节肿痛，故用穿山龙、炙守宫、炙僵蚕、赤芍等化瘀通络除痹，又予益肾蠲痹丸、金龙胶囊等益肾蠲痹、通络止痛。谨审病机，持重守方，竟收全功。

干燥综合征是一类自身免疫性疾病，在治疗该类疾病的过程中，朱良春先生除辨证用药外，还喜从现代药理学角度出发，无论何型，都喜加用大量能够兴奋垂体—肾上腺/性腺/甲状腺系统，以提高机体免疫功能，增强细胞活力之药物，其代表必用药即为重用穿山龙。穿山龙，首载于《本草纲目拾遗》，《中华本草》记载其具有祛风除湿、活血通络之功用，可主治风湿痹痛、胸痹心痛、劳损、跌打损伤等。其味苦平，入肺、肝、脾经，朱良春先生在临床使用发现，该药不但可祛风湿、通血脉、蠲痹着，其扶正之功效尤为显著。因它含有非甾体抗炎药的有效成分，能调节免疫功能，增强体质。因此朱良春先生认为在所有免疫功能有缺陷的疾病中均可使用之，且用量宜大，方可起效。同时他也指出，单用该药效果一般，需配上如当归、地黄、仙灵脾等补肾壮督之品一起使用，方可显著提高调节免疫之功能。

病案三　燥痹燥邪伤肺、痰瘀阻络案

李某，女，60岁，上海人，初诊：2010年11月13日。

患者全身骨节疼痛、口眼干燥10余年，牙齿渐脱落，口眼干燥，进食干性食物需水送服，视物模糊，2005年于当地确诊干燥综合征，一直服用泼尼松1粒/d，来氟米特1粒/d，羟氯喹1粒/d，2010年1月25日中国人民解放军第二六四医院CR示：左侧股骨头低密度影。胸部CT示：间质性肺炎。刻诊：全身骨节疼痛，口眼干燥，视物模糊，皮肤薄如蝉翼，胸闷气短，动辄气促，咳嗽少痰，纳可便调，舌衬紫，苔白腻，脉细。拟予养阴补肺、活血祛痰、蠲痹通络治之。

处方：穿山龙50g，生黄芪30g，金荞麦50g，金沸草20g，合欢皮20g，川百合30g，山茱萸30g，炮山甲末6g（分吞），制蜂房10g，炙僵蚕10g，鸡血藤30g，丹参15g，生地15g，熟地15g，枸杞子15g，菊花15，炙甘草6g。30剂。同时内服浓缩益肾蠲痹丸，每次4g，每日3次；扶正蠲痹胶囊Ⅰ，每次4粒，每日3次。

二诊（2010年12月2日）：来电述骨节痛缓，胸闷气短，口眼干燥，期间外感，仍有咳嗽，痰黄白相兼。此燥热伤阴，肺络受损，肃降不利，痰夹燥热为患。治疗守前法，酌加清热化痰之品。

处方：穿山龙50g，生黄芪30g，金荞麦50g，金沸草20g，合欢皮20g，川百合30g，山茱萸30g，炮山甲末6g（分吞），制蜂房10g，炙僵蚕10g，鸡血藤30g，丹参15g，生地15g，枸杞15g，菊花15，桑白皮20g，大贝母20g，炙甘草6g。30帖。同时内服浓缩益肾蠲痹丸，每次4g，每日3次；扶正蠲痹胶囊Ⅰ，每次4粒，每日3次。

三诊（2011年2月10日）：来电述口眼干燥缓而未已，咳嗽释，自行停服泼尼松已1个月，病情未见加重。治守原意，坚持中药治疗。

按

间质性肺炎是干燥综合征常见的并发症，西医治疗一般以糖皮质激素控制病情为主。临床上，许多患者在用药初疗效佳，但一旦减服或停服，则会出现症状加重或反弹，严重影响生存质量，痛苦不堪。间质性肺炎属中医"咳喘"、"肺胀"等范畴。朱良春先生认为，此病虽病证虚实夹杂，但始终从痰瘀论治，治疗上以肃肺祛痰、活血通络为主。朱良春先生除喜用穿山龙外，还擅用虫类药，如蜂房、僵蚕、炮山甲、水蛭、地龙等。他认为虫类药的钻透别邪、开瘀散结非一般植物药所能及。不仅能够松弛气道，舒展肺络，改善循环，促进炎症吸收，而且还含有蛋白质、微量元素等丰富的营养物质，起到了攻补兼施的作用。

第十一章 项痹（颈椎病）

第一节 中西医概述

颈椎病又称颈椎综合征。是由于颈椎间盘变性导致病变节段不稳定，或外伤等因素造成椎间盘突出，骨质增生，刺激或压迫颈神经根、脊髓、椎动脉等组织引起一系列的临床症状的统称。该病大多为多发，同时累及两个以上椎间盘，以颈 5~6 椎间盘最多见。因受累部位不同，受压迫及压迫程度各异，临床表现也不尽相同。常见眩晕，猝倒，颈肩疼痛，上肢麻木，肌肉无力，萎缩，汗出异常，步履蹒跚，甚至四肢瘫痪等。

颈椎病一名，中医学无记载，根据其临床表现可归属于祖国医学"骨痹"、"颈痹"、"眩晕"、"颈项痛"等范畴。《素问·逆调论》云："骨痹，是人当挛节也。人之肉苛者，虽近亦絮，犹尚苛也，是谓何疾？曰：荣气虚，卫气实也，荣气虚则不仁，卫气虚则不用，荣卫俱虚，则不仁且不用，肉如故也。人与志不相有，曰死。"这是有关运动系统功能障碍、肢体麻木、感觉减退的描述，与现代脊髓型颈椎病的表现十分类似。该病多为肾督亏虚、气血瘀滞所致，朱良春先生据七十年的临床经验，认为颈椎病临床三类证型常见，即肾督亏虚型、瘀血阻滞型和风寒湿阻型，创立了"益肾蠲痹法"为该病的治疗大法，"益肾壮督治其本，蠲痹通络治其标"，标本兼治，相得益彰。治疗骨痹，疗效显著。

【流行病学】

颈椎病发生率较高，但我国对颈椎病流行病学研究报道较少，随着人类平均寿命的延长，社会老龄化及劳动方式的改变，屈颈活动的增加，加之交通事故的增多等，颈椎病的发病率较前有明显的提高，已成为影响青、中、老年人的常见病、多发病。颈椎病发病因素的流行病学研究较晚，至今进行的大部分仍属描述性流行病学研究，以及在此基础上的分析性或实验性研究。

（1）年龄、性别：该病年轻人虽不少见，但仍然多见于中老年人。随着年龄的增长，颈椎的慢性劳损会引起椎间盘变性、弹性减弱，椎体边缘形成骨刺，韧带增厚、钙化等退行性病理变化，而形成颈椎病，因此，40~60 岁为高发年龄。随着社会的进步、人均寿命的延长，颈椎病的发病率也逐年增加，50 岁左右的人群中约 25% 的人得过此病或正在遭受它的折磨，而 60 岁左右的人群中约 50% 发病。近年，青年颈椎病有增多趋势，并且发病急骤，颈部疼痛剧烈为主要临床症状。

多数调查表明本病的女性发病率高于男性。可能是女性从事长期伏案工作者多于男性，其椎间盘承受过重的载荷，退行性病变较重。

（2）职业与生活习惯：大量研究资料表明，颈椎病的发生与不良姿势、情绪紧张、潮湿、疲劳、外伤等紧密相关。某些需要伏案工作的职业，比如会计、办公室人员、打字抄写员等，容易发生颈椎病。这些人长期低头伏案工作，或长期头颈向一个方向转动，容易造成颈部的肌肉、韧带劳损，椎间盘受力不均，从而导致颈椎病的发生。还有些人看书、写字时姿势不良，长时间看电视、打麻将，且不注意中间休息，都比较容易患颈椎病。

（3）睡眠因素：不良睡眠姿势对颈椎病患病率的增高有重要影响。不良睡眠姿势导致休息状态下大脑不能及时调整，必然会造成椎旁肌肉、韧带及关节的平衡失调，加速病程。

颈椎病以颈5、6节和颈6、7节受累最多，两者占90%以上，而颈4、5节占4.7%，颈7~胸1节占1.8%；其发病数以1节为多，次为2节，3节以上者少见。

目前，颈椎病主要分为以下6型。

1）颈型颈椎病：表现为头、颈、肩疼痛等异常感觉，并伴有相应的压痛点。

2）神经根型颈椎病：具有较典型的根性症状（麻木、疼痛），且范围与颈脊神经所支配的区域相一致。

3）脊髓型颈椎病：临床上出现颈脊髓损害的表现，椎体后缘的骨赘可突向椎管而挤压脊髓，引起下肢、继而上肢麻木无力。如行走似脚踩棉花，大小便困难，甚至四肢瘫痪。

4）椎动脉型颈椎病：曾有猝倒发作，并伴有颈性眩晕。多伴有血压不稳定，椎动脉受压所引起的基底动脉供血不全。

5）交感神经型颈椎病：临床表现为头晕、眼花、耳鸣、手麻、心动过速、心前区疼痛等一系列交感神经症状。

6）食管压迫型颈椎病：颈椎椎体前乌嘴样增生压迫食管引起吞咽困难（经食管钡剂检查证实）等。

【病因病理】

1. 中医病因病机

（1）督脉空虚，太阳经腧不利：颈椎病和督脉的关系也很大，督脉行脊里、经气贯于脊中，入络脑，故督脉为病必然反映于脊柱。如《素问·骨空论》曰："督脉为病，脊强反折。"《难经》亦曰："督脉为病，脊强为厥。"足太阳膀胱经挟脊而行，下抵腰中，上从巅入络脑，与脊柱的关系也最密切。故督脉空虚，太阳经腧不利，营卫失和，风寒湿邪极易侵入身体，流注经络，导致气血运行不畅而引起肢体与关节疼痛、酸麻、重着及屈伸不利等。特别是痛痹、着痹所致的症状，包括了大部分的神经根型颈椎病和脊髓型颈椎病。

（2）痰浊壅阻，气滞血瘀：由于痰浊壅阻，致动脉硬化引起颈椎营养代谢障碍，是颈椎病的重要内因。跌仆、闪挫等对筋、骨、皮肉的损伤。外伤所致的颈肩痛，即所谓的骨挫缝、筋出槽症状。人体是一个整体，由于颈肩等部位受外力影响而遭受损伤时，也能导致脏腑、经络、气血失调，继而气滞血瘀，痰瘀互阻，是颈椎病缠绵难愈的常见病因。

（3）肝肾亏虚，气血不足：颈椎病的主要病根在椎间盘组织，椎间盘在中医属骨，骨主于肾。如《素问·宣明五气篇》说："肾主骨。"《灵枢·五色》曰："肾合骨也。"《素问·四时刺逆从论》曰："肾主身之骨髓。"说明骨的生理与肾密切相关。脊柱涉及脑髓，根据"肾生骨髓"（《素问·阴阳应象大论》）及脑为髓海理论，脊柱为藏脊髓神经之处，故与肾的关系更为相关。临床上颈椎病与肾虚确有着非常密切的关系，肾亏往往导致颈椎病眩晕的发作，故《灵枢·髓海》所说："髓海不足，则脑转耳鸣，胫酸眩冒，目无所见。"再者，久病体弱，肝血不足，肾精亏损，气血不足，经脉失去濡养，可致肢体筋膜弛缓，手足痿软无力，不能随意运动。

此外，低头劳损、长期伏案工作，皆可导致颈椎的气血运行受障，亦是导致颈椎病的重要因素。尤其劳损，导致颈椎的长期超负荷体位，使颈椎营养机制障碍从而引起椎间盘退行性病变而产生颈椎病。

2. 西医病因病理

（1）颈椎的退行性变：颈椎退行性改变是颈椎病发病的主要原因，其中椎间盘的退变尤为重要，是颈椎诸结构退变的首发因素，并由此演变出一系列颈椎病的病理解剖及病理生理改变。

1）椎间盘变性。当椎间盘开始出现变性后，由于形态的改变而失去正常的功能，进而影响或破坏了颈椎运动节段生物力学平衡产生各相关结构的一系列变化。因此，颈椎间盘的退行性变为颈椎病发生与发展的主要因素。

2）韧带-椎间盘间隙的出现与血肿形成。这一过程对颈椎病的发生与发病至关重要，也是其从颈椎间盘症进入到骨源性颈椎病的病理解剖学基础。事实上，在颈椎病的早期阶段，由于椎间盘的变性，不仅使失水与硬化的髓核逐渐向椎节的后方或前方位移，最后突向韧带下方，以致在使局部压力增高的同时引起韧带连同骨膜与椎体周边皮质骨间的分离，而且椎间盘变性的本身尚可造成椎体间关节的松动和异常活动，从而更加使韧带与骨膜的撕裂加剧以至加速了韧带-椎间盘间隙的形成。椎间隙后方韧带下分离后所形成的间隙，因多同时伴有局部微血管的撕裂与出血而形成韧带-椎间盘间隙血肿。

3）椎体边缘骨刺形成。随着韧带下间隙的血肿形成，成纤维细胞即开始活跃，并逐渐长入血肿内，渐而以肉芽组织取代血肿。随着血肿的机化、骨化和钙盐沉积，最后形成突向椎管或突向椎体前缘的骨赘。

（2）慢性劳损：慢性劳损是指超过正常生理活动范围最大限度或局部所能耐受时值的各种超限活动。因其有别于明显的外伤或生活、工作中的意外，因此易被忽视，但其对颈椎病的发生、发展、治疗及预后等都有着直接关系，此种劳损的产生与起因主要来自以下 3 种情况。

1）不良的睡眠体位：不良的睡眠体位因其持续时间长及在大脑处于休息状态下不能及时调整，则必然造成椎旁肌肉、韧带及关节的平衡失调。

2）不当的工作姿势：大量统计材料表明某些工作量不大，强度不高，但处于坐位，尤其是低头工作者的颈椎病发病率特高，包括家务劳动者、刺绣女工、办公室人员、打字抄写者、仪表流水线上的装配工等。

3）不适当的体育锻炼：正常的体育锻炼有助于健康，但超过颈部耐量的活动或运动，如以头颈部为负重支撑点的人体倒立或翻筋斗等，均可加重颈椎的负荷，尤其在缺乏正确指导的情况下。

（3）颈椎的先天性发育畸形：有些颈椎先天性畸形可引发颈椎病，如先天性椎体融合、颈 1 发育不全或伴颅底凹陷症、棘突畸形、颈肋和第 7 颈椎横突肥大等。在对正常人颈椎进行健康检查或作对比研究性摄片时，常发现颈椎段可有各种异常所见，其中骨骼明显畸形约占 5%。但与颈椎病患者对比，后者颈椎的畸形数约为正常人的一倍。

此外，头颈部的外伤可诱发颈椎病的发生和复发。在日常生活中，交通意外、运动性损伤等意外伤害往往使颈椎产生过伸或过屈，导致椎间盘、韧带及肌肉的损伤而引起颈椎病。

第二节 朱良春教授对项痹
（颈椎病）的认识

一、通补兼施治颈痹，益肾蠲痹诠其理

"益肾蠲痹丸"是朱良春多年经验的结晶，在20世纪70年代结出丰硕的研究成果，是以温肾壮督、钻透逐邪、散瘀涤痰（地黄、当归、淫羊藿、肉苁蓉、鹿衔草、老鹳草、寻骨风、徐长卿）和血肉有情之品之虫类药（全蝎、蜈蚣、蜂房、炙乌梢蛇、地鳖虫、僵蚕）配伍而成，功能益肾壮督、蠲痹通络，标本兼顾，攻补兼施。对颈椎病属神经根型，配合辨证方剂，阳虚者配"阳和汤"加减，阴虚者配"六味地黄汤"加减，疗效显著。近人研究，颈椎椎体及椎间盘（类似于筋骨）发生退行性变，颈椎长轴缩短，椎动脉长度相对增长，骨赘长期刺激，动脉相继发生慢性损伤，血管硬化，血栓形成，造成椎基底动脉供血不足。肝肾不足和衰老加外伤或风寒湿邪，则是该病发生和发展的原因。肾藏精，主骨，肝藏血，主筋，颈椎病的病损在筋和骨。督脉循行脊背，贯颈项巅顶。此病乃本虚标实之证，肝肾不足、肾督空虚是本虚，挛急疼痛、肝风络瘀，顽痰深伏为标实，且久病多虚，久病入络，以补为主，以通为用，确是该病治疗之关键，正合王肯堂在《证治准绳》中指出，痹证之病因："有风、有湿、有寒、有热、有挫闪、有瘀血、有滞气、有痰积、皆标也、肾虚、其本也。"

二、顽痰深伏用峻药，重用半夏与南星

顽痰深伏或痰饮多年停伏中脘，逆之于上，乃有颈项或肩臂筋脉挛急痹痛，诸药不效之证，朱良春选用《济生方》之"导痰汤"合《备急千金要方》"指迷茯苓丸"原名"指迷丸"加减，创"加味导痰汤"，重用生半夏及制南星等，配合"益肾蠲痹丸"标本同治。喻嘉言谓"江河洄薄之处，秽浊从积，水道日隘，横流旁溢自所不免"。颈椎病症状繁杂，有非常法所能除者，应着眼寒湿痰饮久伏中脘，横流旁溢，逆之于上，重用南星、半夏，导痰而下，多收奇效。

三、平补阴血治颈痹，"加减六味汤"方灵

颈椎病之主要病机为肝肾虚损，气血不足，风寒湿夹痰瘀闭阻经络，气血运行受阻或不畅而成此疾，因此，对症见肝肾阴虚、气血不荣之颈椎病，拟补虚逐瘀法，方选六味地黄汤加味，配合"益肾蠲痹丸"均收佳效。自拟"加减六味汤"，药用：生地黄、熟地黄各15g，山茱萸、怀山药、鸡血藤各20g，茯苓、丹皮、泽泻、党参、木瓜、生白芍、川石斛各15g，日1剂，水煎服，"益肾蠲痹丸"每次8g，日2次，饭后服。肾藏精主骨，肝藏血主筋，颈椎病发于筋骨，缠绵难愈。加之本为肝肾阴虚之体，久病则肝肾阴虚更甚，阴虚者亦血虚，阴血均虚，不能荣养筋骨，加之湿热、痰浊、瘀结，即发为颈椎、肩、臂挛痛、眩晕、腰酸、耳鸣、少寐或失眠等证。生熟地、山茱萸、生白芍、鸡血藤、川石斛均是补虚逐瘀之首选药，

尤对肝肾阴虚证更加合拍，历代医家颇多论述，此证配合"益肾蠲痹丸"乃取动静结合、相反相成的配伍法则。朱良春用药开必少佐以合，合必少佐以开，此乃阴阳相须之道也。

第三节 项痹（颈椎病）诊疗规范

颈椎病（项痹）属于中医痹证范畴，病变在骨，为肾所主，肾主骨。久痛多瘀，久痛入络，久病多虚，久病及肾，此类患者往往阳气先虚，正邪混淆，痰瘀交凝，胶着难解，非一般草木之品可治，必用血肉有情之品。朱良春根据70年的临床经验，将颈椎病分为三大常见证型，即：肾督亏虚型、瘀血阻滞型和风寒湿阻型，予益肾蠲痹法为该病的治疗大法，"益肾壮督治其本，蠲痹通络治其标"，标本兼治，相得益彰。所创制的益肾蠲痹法中蠲痹汤就含有虫类等动物药，另中成药中有全蝎、蜈蚣等达到通经达络、活血化瘀、行气和血、壮阳益肾之功效。临床上，只要辨证准确，灵活运用此法，治疗项痹（颈椎病），效果显著，值得推广。

一、临床诊断

1. 西医诊断标准

1）临床表现与X线片均符合颈椎病者，可以确诊。

2）具有典型颈椎病临床表现，而X线片上尚未出现异常者，应在排除其他疾患的前提下，诊断为颈椎病。

3）对临床上无主诉及体征，而在X线片上出现异常者，不应诊断为颈椎病。可对X线片上的异常所见加以描述。

除以上原则外，各型颈椎病的诊断如下。

（1）颈型颈椎病

1）主诉头、颈、肩疼痛等异常感觉，并伴有相应的压痛点。

2）X线片上颈椎显示曲度改变，或椎间关节不稳定，具有"双边"、"双突"、"切凹"、"增生"等表现。

3）除外颈部扭伤（俗称"落枕"）、肩周炎、风湿性肌纤维炎、神经衰弱及其他非因颈椎间盘退行变所致的肩颈部疼痛。

（2）神经根型颈椎病

1）具有较典型的根性症状（麻木、疼痛），且其范围与受累的神经根所支配的区域相一致。

2）X线片上显示颈椎曲度改变、不稳或骨质增生。

3）压颈试验或上肢牵拉试验阳性。

4）痛点封闭治疗效果不明显。

5）临床表现与X线片上的异常所见在节段上相一致。

6）除外颈椎骨实质性病变（如结核、肿瘤等）、胸廓出口综合征、肩周炎、网球肘、肱二头肌腱鞘炎等以上肢疼痛为主的疾患。

（3）脊髓型颈椎病

1）临床上有脊髓受压表现，分为中央及周围两型。中央型症状先从上肢开始，周围型者则从下肢开始，又分为轻、中、重三度。

2）X线片上显示椎体后缘多有骨质增生，椎管前后径出现狭窄。

3）除外肌萎缩型脊髓侧索硬化症、脊髓肿瘤、脊髓损伤、继发性粘连性蛛网膜炎、多发性末梢神经炎。

4）个别鉴别诊断困难者，可做脊髓造影检查。

5）有条件者，可做CT扫描摄查。

（4）椎动脉型颈椎病

1）曾有猝倒发作，并伴有颈性眩晕。

2）旋颈试验阳性。

3）X线片显示椎间关节失稳或钩椎关节骨质增生。

4）除外耳源性及眼源性眩晕。

5）除外椎动脉Ⅰ段（即进入颈6横突孔以前的椎动脉段）和颈椎动脉Ⅲ段（即出颈椎进入颅内以前的椎动脉段）受压所引起的基底动脉供血不足。

6）除外神经症、颅内肿瘤等。

7）确诊该病，尤其是手术前定位，应根据椎动脉造影检查。

8）推动脉血流图及脑电图只有参考价值。

（5）交感型颈椎病：临床表现为头晕、眼花、耳鸣、手麻、心动过速、心前区疼痛等一系列交感神经症状，X线片上有失稳或退变，椎动脉造影阴性。

（6）其他型：如食管型颈椎病，颈椎椎体前乌嘴样增生压迫食管引起吞咽困难等。此经食管钡剂造影可证实。

2. 中医证候分类

（1）风寒湿痹阻证：主要表现为颈椎、肩膀，甚至手指等部位关节疼痛麻木，疼痛伴有沉重感，恶寒畏风，或遇寒、阴雨天疼痛加剧，疼痛部位常转侧困难；舌苔白腻，脉沉而迟缓。

（2）痰瘀阻滞证：主要表现为颈肩疼痛，痛有定处，或头晕目眩，头重如裹，痛剧者不能转侧，痛处拒按。或胸闷心悸，舌质红或紫暗，苔白厚腻，或有瘀斑，脉细弦或涩。

（3）肾督亏虚证：主要表现为颈项胀痛或头脑空痛，眼花耳鸣，筋惕肉瞤，甚至腰骶、下肢酸重麻木，抬举无力，步履蹒跚，甚则瘫痪，关节疼痛以酸痛为主，疼痛部位喜按喜揉，遇劳痛甚，休息时痛轻，常反复发作；尚可见小便淋漓，或二便失控，性功能障碍，舌体瘦质淡或红绛，苔薄或少苔，脉沉细或细数。

二、治 疗 方 法

颈椎病治疗有手术和非手术两种方法。绝大多数均采用非手术疗法，其主要方法包括中西药的内服、外敷、牵引、推拿及针灸，局部封闭等，多数采用综合治疗。非手术治疗中，可选择性应用止痛剂、镇静剂、维生素（如B_1、B_{12}），对症状的缓解有一定的效果。只有严重脊髓型及极少数神经根型或椎动脉型，经非手术疗法无效并明确受压部位与程度，方考虑手术治疗。

1. 分型论治

（1）风寒湿痹阻证

1）治法：祛寒化湿、温经通络。

2）方药：蠲痹汤合乌头汤加减。蠲痹汤加葛根 30g，补骨脂 30g，骨碎补 30g，生黄芪 30g，灵磁石 30g，五味子 8g，桂枝 10g，制川乌 10 g，凤凰衣 7g，莪术 7g。

3）随症加减：关节疼痛游走，加钻地风 20g、海风藤 30g；痛剧加片姜黄 15g、制南星 20~30g，怯冷明显加制附片 10 g；头昏重肢体麻木，或酸重者，可加羌活 10g、稀莶草 30g。

（2）痰瘀阻滞证

1）治法：益肾壮督、活血化瘀。

2）方药：蠲痹汤加葛根 20g，补骨脂 30g，骨碎补 30g，生黄芪 30g，泽泻 30g，泽兰 30g，制南星 30g，当归 10g，川芎 10g，赤芍、白芍各 15g。每日 1 剂，用水煎服。

3）随症加减：瘀血阻络，疼痛明显，加蜈蚣、全蝎，或生水蛭；头昏乏力，手臂麻木明显，舌苔白厚腻者加炒白芥子 15g、灵磁石 30g、生半夏 10g（加生姜 3 片先煎 30min）；爪甲无华，肢体拘挛者，加熟地、枸杞子、生白芍增加至 30g。

（3）肾督亏虚证

1）治法：益肾壮督、蠲痹通络。

2）方药：蠲痹汤加葛根 20g，补骨脂 30g，骨碎补 30g，生黄芪 30g，川桂枝 10g，熟地 20g，鹿角片 15g，川续断 20g，怀牛膝 15g。

3）随症加减：眩晕头痛，耳鸣耳聋，失眠多梦，肢体麻木，合左归丸加减；面色苍白，心悸气短，倦怠乏力，合归脾丸加减；二便失控者加益智仁、杜仲、制附片；腰膝无力，步履蹒跚者，加鹿角胶、肉苁蓉、生白术、蕲蛇粉。

2. 中成药与医院制剂

（1）金龙胶囊（鲜动物制剂），每日 3 次，每次 4 粒，餐后温水送服。

（2）扶正蠲痹胶囊Ⅰ（医院制剂，有扶正固本、化瘀蠲痹、解毒消结的作用），每日 3 次，每次 4 粒，餐后温水送服。

（3）扶正蠲痹胶囊Ⅱ（医院制剂，具有扶正培本、化瘀蠲痹、解毒消肿的作用），每日 3 次，每次 4 粒，餐后温水送服。

（4）浓缩益肾蠲痹丸（医院制剂，具有益肾壮督、蠲痹通络等作用），每次 4g，每日 3 次，餐后温水送服。

（5）蝎蚣胶囊（医院制剂，具有息风通络、化瘀止痛作用），每日 3 次，每次 5 粒，餐后温水送服。

（6）痹痛宁胶囊（医院制剂，具有活血止痛作用），每日 3 次，每次 5 粒，餐后温水送服。

（7）朱氏温经蠲痛膏（医院制剂，具有温经止痛之效），外用，贴于疼痛处 6~8 小时，每日 1 次。

3. 中医特色治疗

（1）体针

1）主穴：颈椎夹脊穴、大椎、天柱、后溪。

2）配穴

A. 颈肩痛麻：在颈型及神经根型颈椎病中更为多见。风府、风池、肩井、肩髃、曲池、手三里、外关、合谷等。对肌肤麻木、肢体沉重、疼痛有定处、阴天发作者，宜针刺与灸疗同时进行，或兼用温针疗法。

B. 头痛：临床应根据头痛的具体部位和相应的经络选择穴位。对头后部疼痛者，选择的穴位有：后顶、风池、风府、昆仑及疼痛最明显的部位；对偏头痛者选择的穴位有：风池、太阴、率谷、丘墟、头维及疼痛部位；头顶疼痛加百会、前顶、通天、行间及疼痛部位；前头痛加上星、头维、印堂、合谷及疼痛部位。

C. 心慌：多见于交感型颈椎病。配内关、足三里、三阴交、太冲、太溪。

（2）腹针

1）主穴：中脘、关元、商曲（双）、滑肉门（双）。

2）配穴：颈型加下脘上，神经根型加上风湿点，交感型加气穴，椎动脉型加上脘上，脊髓型加上下风湿点。

（3）中药熏蒸治疗：利用药物煎煮后所产生的蒸气，通过熏蒸机体达到治疗目的的中医外治法。集中了中医药疗、热疗、汽疗、中药离子渗透等多种功能，融热度、湿度、药物浓度于一体，因病施治，使药物通过颈肩、上肢皮肤表层吸收、角质层渗透和真皮转运进入血液循环而发挥药理效应，直接产生止痛等作用。

注意事项：施行熏蒸疗法，应时时注意防止烫伤，各种用具牢固稳妥；年老体弱者熏蒸时间不宜过长且需家属陪同；熏蒸仪器要注意清洗、消毒。同时应注意，治疗期间对辛辣、油腻、甘甜等食物摄入应适当控制；做完熏蒸后要喝适量的温开水。

禁忌证：孕妇及月经期妇女，严重出血者，心脏病高血压严重病危者，心力衰竭、肾衰竭患者，动脉瘤，温热感觉障碍者。

（4）中医定向透药治疗：通过非对称中频电流产生的电场，对药物离子产生定向的推动作用，将药物中的有效成分更深入、更有效地透过颈肩、上肢皮肤黏膜进入人体，作用于患部病灶，达到消炎、消肿、镇痛、疏经通络、调解和改善局部循环的作用。

（5）推拿治疗：按摩推拿疗法是颈椎病较为有效的治疗措施。它的治疗作用是能缓解颈肩肌群的紧张及痉挛，恢复颈椎活动，松解神经根及软组织粘连从而缓解症状，脊髓型颈椎病一般禁止重力按摩和复位，否则极易加重症状，甚至可导致截瘫，即使早期症状不明显，一般也推荐手术治疗。

1）颈型颈椎病：患者取坐位，用滚法松解颈项部三线（风池至肩井、风府至大椎、冈上肌）及背部竖脊肌，然后用一指禅推法推痛点，推按风池、大椎，再按揉颈项部两侧大筋，由上而下数遍。再摇、拔伸颈椎，最后直擦颈项部项韧带及两侧肌肉，以透热为度。若颈部可触及痉挛的肌腹可配合按揉风池、天鼎、天柱、天宗及颈椎棘突旁压痛点，推拿风池、颈项。

2）神经根型颈椎病：先用滚法松解颈椎旁肌肉，用一指禅推法推颈项部三线，再推按风池、大椎，点按患侧肩井、臂臑、曲池、合谷。再行颈项部拔伸法，拿上肢，捻、理、拔手指，搓、抖肩及患肢。最后直擦颈项部项韧带及两侧肌肉，以透热为度。如患者颈椎棘突偏外，在以上手法完成后，可行复位手法、颈椎斜扳法等使椎间关节整复。

3）椎动脉型颈椎病：先用滚法松解颈部三线及背部竖脊肌，再用一指禅偏峰推法推印堂至神庭、前额至左右太阳。再用大鱼际揉前额及左右太阳。大拇指按印堂至百会，分按前额。再以扫散法施予头部两侧颞部，分、合推前额，颈项部拔伸。最后直擦颈项部项韧带及两侧肌肉，以透热为度。若伴有恶心呕吐者，指按揉内关、脾俞、胃俞、足三里等穴；伴眩晕耳鸣者指按揉太阳、攒竹、百会、耳门、听宫、听会、翳风等穴；偏头痛者，用扫散法施治予头之两侧，指按揉风池、风府、合谷等穴。

禁忌证：脊髓型颈椎病，有明显的颈椎节段性不稳定，颈椎病伴有发育性颈椎椎管狭窄，强直性脊柱炎，颈椎结核、肿瘤，颈椎病伴有骨折、严重老年性骨质疏松症，颈椎病伴有急性传染病、急性化脓性炎症皮肤病，如果在急性期或炎症渗出期也不可以手法按摩。

4. 康复护理 颈椎是脊柱中活动度较大，而且十分灵活的部分。平时麻痹大意和持久的不良姿势，容易引起慢性或急性损伤，从而导致颈椎间盘的退行性改变。随着年龄的不断增长和不良姿势的继续，会导致颈椎病的发生。日常生活中应防止颈部外伤，纠正不良姿势，延缓或避免颈椎病的发生。行走时保持抬头挺胸的姿势，不要低头弓背走路，长期从事低头工作的人员，如教育工作者、财会金融人员、办公室文秘人员和科研工作者等，在工作过程中要适当、有间歇、有节奏地调整颈部位置，适时做一些颈部的后伸、旋转动作和扩胸、仰伸和耸肩活动，改善颈部的疲劳状态，防止颈椎病的发生。睡眠时枕头不适当的高度也会给颈部、颈椎带来压力。平时一定要养成良好的睡眠习惯，预防"落枕"。

三、疗效判定

由于颈椎病临床症状复杂，临床类型众多，目前缺乏统一的疗效判定标准。大体上可以参考以下标准。

1. 椎动脉型

1) 治愈：眩晕、头痛、恶心等症状和阳性体征消失，能参加一般劳动和工作。

2) 好转：眩晕、头痛、恶心等症状明显减轻，有时仍复发。

2. 脊髓型

1) 治愈：症状和阳性体征消失，能独自步行或参加一般性工作。

2) 好转：症状有所改善，尚不能参加工作。

3. 神经根型

1) 治愈：疼痛、麻木消失，感觉、反射、肌力等恢复正常，能参加劳动和工作。

2) 好转：疼痛、麻木缓解，感觉、反射、肌力有所恢复，只能参加一般劳动和工作。

4. 交感型

1) 治愈：头晕、眼花、心动过速等症状消失，能参加劳动和工作。

2) 好转：症状减轻或稳定，只能参加一般劳动和工作。

第四节 典型医案

案例一 颈椎病（肾虚血瘀证）

刘某，女，58岁，农民。初诊：2014年3月14日。

初诊：颈背疼痛2个月，伴右上肢麻木，上举欠利，颈项转侧不利，纳可，二便自调，寐差，舌质衬紫，苔薄淡黄，脉弦。X线片示颈椎增生退变，CT示颈椎间盘突出，此为肾虚血瘀型骨痹，治宜益肾壮督、活血化瘀。

处方：蠲痹汤加葛根 20g，补骨脂 30g，骨碎补 30g，生黄芪 30g，泽泻 30g，泽兰 30g，豨莶草 30g，当归 10g，川芎 10g，水蛭 8g，灵磁石 30g，凤凰衣 8g。14 剂，每日 1 剂，水煎服。另予浓缩益肾蠲痹丸 4g，每日 3 次；蝎蚣胶囊 1.5g，每日 3 次。

二诊：药后颈背疼痛减轻，手麻减而未已，头颈转动已利，夜寐转安，舌紫气苔薄白，脉弦，效不更方。上方继服 14 剂。中成药同上。

三诊：诸症消失，予中成药巩固，浓缩益肾蠲痹丸 4g，每日 3 次；蝎蚣胶囊 1.5g，每日 3 次。巩固 3 个月，随访未发。

按

颈椎病症状复杂易误诊，临床中很多的颈椎病患者不知道自己是颈椎病，甚至还有不少患者出现了颈椎病的症状之后，被误诊为其他的疾病。例如，冠心病、心绞痛、胃肠功能紊乱、高血压、更年期综合征、癔病、牙痛、慢性咽炎等。长期治疗不能缓解，这时候必须警惕检查颈椎，往往可发现颈椎疾患。使用朱良春先生益肾蠲痹法治疗，临床效果显著。方以蠲痹汤加葛根、黄芪益气升阳、通督解肌，补骨脂、骨碎补益肾壮骨，促进骨质代谢与修复，豨莶草、当归、川芎、水蛭、泽泻、泽兰等化瘀祛湿通络，灵磁石潜阳安神，佐以凤凰衣消痰结、修复骨质损害，经治近 4 个月，诸症悉除，收效颇佳。案例中生水蛭，性咸苦、平、有毒，入肝、膀胱经。功效：逐恶血、瘀血，破癥瘕积聚，跌仆损伤。内服：煎剂用 4~8g。临床凡瘀血征象明显，而体气不太亏虚者，应侧重活血化瘀，对瘀血阻滞型颈椎病选用此药配伍蠲痹汤，屡屡起效。豨莶草，味苦性寒，入肝、肾二经，能祛风湿、平肝阳、强筋骨，朱良春先生对此药应用多有发挥。重用至 30~50g 配合姜黄，能消肿止痛、活血通络，治疗上肢麻木效果甚佳。

案例二　颈椎病（肾虚寒湿证）

韩某，女，40 岁，服务员。初诊：2014 年 8 月 21 日。

初诊：反复颈椎牵及手指疼痛两年，遇冷痛剧，形寒肢冷，无明显晨僵，无手指麻木，查 ESR：12mm/h，RF：15U/ml，CRP：4mg/L，X 线片：颈椎退变，腕关节无异常，苔白薄腻，脉细濡。此乃肾虚寒湿入络之骨痹，治宜益肾壮督，温经通络。

处方：蠲痹汤加补骨脂 30g，骨碎补 30g，生黄芪 30g，泽泻 30g，泽兰 30g，桂枝 10g，制川乌 10g，仙灵脾 15g，苍术 12g，生薏仁 12g，炒玄胡 30g。14 剂，每日 1 剂，水煎服。加用中成药：浓缩益肾蠲痹丸 4g，每日 3 次；蝎蚣胶囊 1.5g，每日 3 次。

二诊：手指疼痛减轻，怯冷感减而未已，夜寐多梦，苔白薄，脉细。效不更方，宗原方加酸枣仁 30g，14 剂；中成药同上。

三诊：疼痛明显减轻，无明显怯冷感，寐安。中成药巩固治疗。

按

本案患者中医辨证为风寒湿瘀阻络，方中使用桂枝、川乌，功擅搜风定痛，通经络，利关节。朱良春先生认为川乌温经定痛之力量较强，制川乌配桂枝，治疗寒湿偏盛之痹证，效果尤佳，临证据其寒湿程度，还可配伍细辛、肉桂等。笔者的经验体会，颈椎病患者除可内服中药及中成药外，还可以配合局部的药物外敷、针灸、中药熏蒸，可减轻疼痛、提高疗效：①药物外敷：芙黄膏加新癀片研粉外敷肿痛的关节，可消肿止痛。②中药熏蒸：予协定方煎汤后加热外熏温经散寒、活血止痛。③针灸、腹针：对椎间盘突出效果明显。④朱氏温经蠲痹膏：取该品一张贴于关节疼痛处，每日换药 1 次，可起到祛风散寒、活血通络、消肿止痛的作用。

案例三 颈椎病（肾督亏虚，经脉痹阻证）

殷某，男，51岁，江苏南通人。入院时间：2014年7月20日。

主诉：双下肢乏力、行走不稳1年余。

患者2013年5月无明显诱因下出现双下肢乏力，行走欲仆，如踏棉花，伴言语蹇涩，持物受限，颈项稍有不适，同年7月31日至南通大学附属医院查头颅CT提示小脑萎缩，双下肢肌电图正常。考虑患者脑萎缩，予"复方吡拉西坦脑蛋白水解片、甲钴胺"等治疗，患者症状改善不明显，症状迁延。2014年5月至二炮总医院查颈椎MR，患者自诉无异常（未带MR片及报告），予针灸、理疗治疗，病情无明显好转，渐致行走困难，生活不能自理。入院时患者双下肢乏力，行走缓慢不稳，吐字不清，持物欠灵活，颈项稍感不适，偶有双手麻木，纳可，寐安，小便调，大便3日1行，质干。舌质红衬紫，苔薄黄，脉细小弦。查体：颈椎生理曲度变直，C$_{3-7}$压痛（+），双侧臂丛神经牵拉试验（+），双直腿抬高试验（−），双"4"字征（−），四肢肌肉无萎缩，肌张力正常，双上肢肌力5级，双下肢肌力4级，指鼻试验（−），闭目难立征（+）。朱婉华教授门诊接诊该患者考虑已行营养神经、改善脑循环治疗无效，不能排除颈椎病（脊髓型）的可能，立即给予患者诊断性针灸、中药熏蒸治疗，患者经针灸科行腹针及中药颈部熏蒸治疗后行走较治疗前改善，后患者家属将颈椎MR带至医院证实确为颈椎间盘突出，脊髓受压。

四诊合参，该病当属祖国医学"骨痹"、"项筋急"范畴，证属肾督亏虚，经脉痹阻。病位在肾、在骨，病性属本虚标实。肾督亏虚为本，经脉痹阻为标。治疗以益肾壮督、蠲痹通络为大法，予中药、浓缩益肾蠲痹丸、蝎蚣胶囊治疗，辅以中药熏蒸、针灸理疗。

入院中医诊断：骨痹（肾督亏虚 经脉痹阻） 西医诊断：颈椎病（脊髓型），2型糖尿病。

处方：蠲痹汤（去甘草）加葛根20g，骨碎补30g，补骨脂30g，生黄芪30g，泽兰30g，泽泻30g，炮山甲4g（研粉，分吞），生水蛭8g，萹蓄30g，鬼箭羽50g，凤凰衣7g，莪术7g，服法：1剂代煎3包，每包180ml，餐前30分钟服，配合针灸及中药熏蒸。

二诊（2014年7月31日）：患者双下肢乏力明显改善，行走转稳，言语清晰，对答如流，时有汗出，颈项偶有不舒，纳寐尚可，二便自调，舌质红衬紫，苔薄黄，脉细小弦。查体：颈椎生理曲度变直，C$_{3-7}$压痛（±），双侧臂丛神经牵拉试验（+），双直腿抬高试验（−），双"4"字征（−），四肢肌肉无萎缩，肌张力正常，双上肢肌力5级，双下肢肌力5级，指鼻试验（−），闭目难立征（+）。患者病症稳定，守上方加煅龙牡各30g、熟地30g、制黄精20g。带药出院。

三诊（2014年9月7日）：患者因劳累后症情反复再次收入院，下肢酸重乏力，不耐行走，食纳一般，夜寐尚安，舌质红衬紫，苔薄黄，脉细小弦。治疗守益肾壮督、蠲痹通络大法，处方：蠲痹汤（去甘草）加葛根20g，骨碎补30g，补骨脂30g，生黄芪30g，泽兰30g，泽泻30g，炮山甲4g（研粉，分吞），生水蛭8g，萹蓄30g，鬼箭羽50g，凤凰衣7g，莪术7g，煅龙骨、牡蛎各30g，浮小麦30g，徐长卿15g，生白术45g，制黄精22g，熟地22g，山茱萸22g。服法：1剂代煎3包，每包180ml，1日3次，餐前30分钟服。

四诊（2014年12月1日）：患者病症逐渐稳定，下肢行走基本正常，自汗、盗汗已消失，夜尿2~3次，纳可。查体：C$_{3-7}$压痛（±），双侧臂丛神经牵拉试验（−），双上肢肌力5级，双下肢肌力5级，指鼻试验（−），闭目难立征（−）。患者11月30日复查颈腰MRI提示：颈椎退变，颈 3/45/66/7 椎间盘膨出，腰椎退行性变，腰 3/44/5 腰 5/骶 1 椎间盘膨出伴腰 3/44/5 椎间盘突出。患者症状改善，继续守方治疗，并服浓缩益肾蠲痹丸 4g，每日 3 次，蝎蚣胶囊 1.5g，每日 3 次。

随访至今，患者症状未再复发，活动自如，已可正常参加工作（图 11-1）。

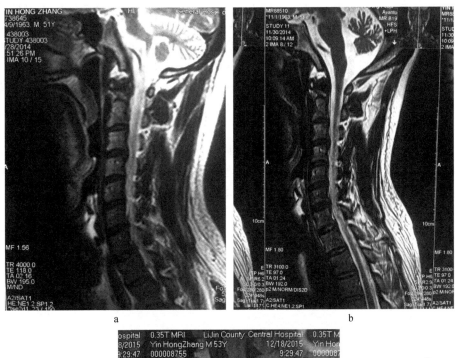

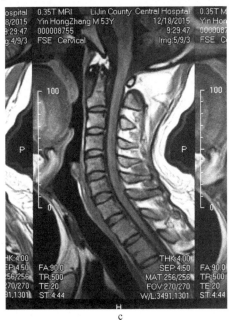

图 11-1　殷某颈椎核磁共振成像图片

a. 2014 年 5 月 28 日所摄；b. 2014 年 11 月 30 日所摄；c. 2015 年 12 月 18 日所摄

按

本案患者诊断颈椎病（脊髓型），其临床表现为早期双侧或单侧下肢麻木、疼痛、僵硬、无力、颤抖、行走困难，继而双侧上肢发麻，握力减弱，容易失落物品。上述症状加重时，可有便秘、排尿困难与尿潴留或尿失禁症状，或卧床不起，也可并发头昏、眼花、吞咽困难、面部出汗异常等交感神经症状。此病易误诊，由于患者肢体活动障碍，临床上易误诊为脑梗死、脑萎缩等神经内科疾病，临床宜多观察、分析，注意鉴别，脊髓型颈椎病西医多采取手术治疗，部分患者术后压迫症状解除，但手术造成的神经损伤及术后复发率高仍是目前的难题。此病中医可归属"骨痹"、"颤证"、"喑痱"等，如《内经》所述："病在骨，骨重不可举，骨髓酸痛，寒气至，名曰骨痹。"古代与现代大多数医家均认为该病与肝肾亏虚、筋脉失养、风寒湿邪侵袭、痰瘀凝滞有关，属本虚标实之证。临床辨证以肝肾亏虚为主，病程迁延，治疗颇为棘手，预后欠佳。朱良春教授认为该病当以肾督亏虚为本，痰瘀痹阻为标。治疗上应以补益肝肾为主，兼以活血化瘀、化痰除湿、舒筋通络等法，以达到攻补兼施、标本兼治的作用。而益肾壮督一是补益肝肾精血，二是温壮肾督阳气，故而选以蠲痹汤加熟地、制黄精、骨碎补、补骨脂、山萸肉、鹿角片、仙灵脾等益肾壮督；生水蛭、炮山甲化瘀通络，软坚散结，治疗有形之邪。其中鬼箭羽、萹蓄清热化瘀，尤其能利下焦湿热，为朱良春先生治疗糖尿病经验要药，全方标本兼顾，故而取效明显。

第十二章 骨痹（腰椎间盘突出症）

第一节 中西医概述

腰椎间盘突出症（lumbar disc herniation，LDH）又名腰椎间盘纤维环破裂症，亦称髓核突出（或脱出），或是骨科常见的疾病之一。该病主要是由于腰椎间盘各部分（髓核、纤维环及软骨），其中尤其是髓核，存在不同程度的退行性改变后，在年龄增长、劳损或外力的作用下，椎间盘的纤维环破裂，髓核组织从破裂之处突出（或脱出）于后方或椎管内，导致相邻的组织如脊神经根、脊髓、马尾等遭受化学刺激或物理性压迫，进而表现出腰骶部酸痛、下肢疼痛、麻木，甚至大小便失禁、双下肢不全性瘫痪等一系列神经症状。

追溯历史，对该症的认识是经历了近百年的探索逐渐获得的。早在 1543 年 Vesalius 就描述了椎间盘的外观。1857 年 Virchow 用自己的名字命名因椎间盘破裂突到椎管中的组织为 Virchow 肿瘤。20 世纪 20 年代，德国的 Shmorl 先后发表了 11 篇有关椎间盘解剖和病理的文章，对椎间盘做了较广泛的研究。1932 年，Barr 首先提出腰椎间盘突出是腰腿痛可能的原因。1933 年 Mixter 与 Barr 在新英格兰外科学会年会上阐明椎管内的突出物是椎间盘组织，而非肿瘤，需用外科手术治疗，此问题才真正明确。其后，Barr 和 Mixter 首次提出了有关腰椎间盘突出症的概念与治疗方法。从此以后，对腰椎间盘突（脱）出症的基础研究也逐步深入，从而更提高了该病的临床诊断和治疗的效果。

腰椎间盘突出症属中医"腰痛"、"腰腿痛"、"痹证"、"顽痹"的范畴。该病是骨科的常见病、多发病。也是临床上引起腰腿疼痛症状的最常见疾病之一。据统计，其发病率占腰腿疼痛患者总数的 15%。近年来随着医学诊疗技术水平的不断提升、先进仪器的广泛应用，该病的诊断率得到显著提高。在众多的治疗方法中，传统的中医药治疗方法是行之有效的方法。

【流行病学】

临床统计表明，腰椎间盘突（脱）出症是骨科门诊最为多见的疾患之一，好发于 30~50 岁的体力劳动者或缺乏锻炼者。

王国基等《腰椎间盘突出症致病因素的流行病学研究》表明，调查框架区域内各类人群腰椎间盘突出症的患病率较高（7.62%），其流行与年龄及不同的职业因素相关，以 25~55 岁这一年龄范围的人群发病率最高，与劳动活动较多、工作负荷增大、损伤机会增加有关。亦与某些久坐、久立等强迫体位下长期劳作等因素有关。车辆驾驶、重体力劳动、教师等职业是腰椎间盘突出症流行的高危职业。

李立新的《腰椎间盘突出症的定义和流行病学》资料显示，腰椎间盘突出症好发人群从年龄上讲，发于青壮年；从性别上讲，多见于男性，男性的发病率高于女性；从体型上讲，一般过于肥胖或过于瘦弱的人易致腰椎间盘突出；从职业上讲，以劳动强度较大的产业工人多见，但目前来看脑力劳动者的发病率也并不很低；从姿势上讲，工作姿势不良，伏案工作人员及经常站立的售货员、纺织工人等较多见；从生活和工作环境上讲，经常处于寒冷或潮湿的环境，都在一定程度上成为诱发腰椎间盘突出的条件；从女性的不同时期讲，产前产后及更年期为女性腰椎间盘突出的危险期；先天性腰椎发育不良或畸形的人，甚至精神过于紧张的人易患腰腿痛，吸烟的人可能与咳嗽会引起椎间盘内压及椎管内的压力增高，使其易于发生退行性改变有关。

腰椎间盘突（脱）出症也是腰腿痛最为多见的原因。该病是腰腿痛最常见的疾病之一，目前该症已被国内外学者认为与95%的坐骨神经痛和50%的腰腿痛有着密切的关系，并可引起继发性腰椎管狭窄。全世界每年罹患者数以百万计，不仅给患者带来痛苦，也给社会生产造成很大损失。

【病因病理】

1. 中医病因病机　中医对该病病因病机的认识，主要考虑与感受外邪与体质因素相关。包括以下方面。

（1）感受寒湿：由于居住潮湿，或涉水冒雨，或身疲汗出，感受寒湿之邪，以致经脉阻滞，气血运行不畅，而致腰腿痛。

（2）感受湿热：如长夏之季，暑湿热蒸，邪入经络，或寒湿蕴结日久，化热生痰，流注经络，闭阻经脉所致。

（3）气滞血瘀：外伤经脉，内伤气血，或劳伤久病，气血运行不畅，气滞血瘀，脉络阻塞不通而致腰腿痛。

（4）肝肾亏虚："肾主骨"，"肝主筋"。先天不足，肾气亏乏，水不涵木，肝血不足，血不养筋；或纵欲过度，耗精伤液，或年老体衰，肾气渐亏，经脉失营，而致腰腿痛。

总之，肝肾亏虚、年龄性骨关节退化是内因，受寒湿、久坐或姿势不当导致慢性劳损、过度负重弯腰或不当运动、扭挫伤等是诱因（亦可称之为外因）导致急性发作。椎间盘退变，局部的组织微循环障碍、气血不畅，组织缺血缺氧而加速退变是主要的病理改变，急性发作时局部组织水肿卡压周边神经血管产生相应的压迫症状，如果延误治疗时间导致神经与组织粘连则大大影响以后的治疗效果。

2. 西医病因病理　导致腰椎间盘突出的原因，有内因也有外因。内因主要是椎间盘的退行性变化，外因则有外伤、劳损所致。具体地说，大致包括有以下几个方面。

（1）退行性变：随着年龄的增加，30岁以后，椎间盘的退行性变化表现为髓核的水分逐渐减少，椎间盘由厚变薄，髓核的黏液基质为纤维和软骨所替代。纤维环的变性表现在其纤维的邻近交界处，由于相互摩擦产生透明性变性和纤维变粗，容易导致纤维环的部分或全部破裂。此外，软骨板也退化变薄，血管深入，最后为骨组织所代替。椎间盘退化的结果，使其缓冲震荡平衡外力的生理功能降低，在外力的作用下，则易导致该病的发生。

究其原因，因为椎间盘供血能力较差，修复能力较弱，人们在日常生活和劳动中，由于负重和脊椎的运动，椎间盘经常受到来自各方面的挤压，牵拉和扭转，易使髓核、纤维环、软骨板逐渐发生不同程度的退行性改变，其中尤以纤维环的退变为重点。纤维环的退变是弹性减退，其邻近交界处的纤维，因相互摩擦产生透明变性和纤维变粗，导致纤维环裂隙。若髓核尚未退变，处于水分较多的状态和最大膨胀期，则压力相对较高，膨胀的髓核被压于裂隙之中，影响裂隙的修复，是导致椎间盘突出的主要原因之一。

（2）腰部外伤：1896 年 Kocher 男性工人自 30m 高处直立坠地出现 $L_1 \sim 2$ 椎间盘后凸；1911 年 Middletom 和 Kocher 首次报道了 38 岁男性工人在搬运货物时，突然出现腰痛截瘫，尸检证实 $T_{12} \sim L_1$ 椎间盘突出。该病患者大多有不同程度的腰部损伤、跌伤、闪腰等外伤史。如弯腰搬取重物，肩负重物或肩负重物时不慎滑倒，腰部突然扭转等。由于腰椎排列呈生理前凸，椎间盘前厚后薄。髓核位于中央偏后，当伸膝充分弯腰时，髓核则向后移动。此时腰部肌肉及韧带处于松弛状态，椎间盘不仅承受全部压力，且纤维环后部需承受较大的拉力和张力，若此时骤然转动腰部，则还要承受暴发性的旋转力。上述作用力的总和若超过纤维环的耐受限度，则可发生纤维环撕裂，髓核突出。

（3）劳损与职业因素：椎间盘在日常生活和工作中承受较大的挤压力而变形，从而暂时降低其吸水能力，当压力解除后变形和吸水能力才能有所恢复。若积劳较久或反复受压时间较长，使髓核较长时间不能得到正常的充盈，则椎间隙变窄，纤维环被过度挤压膨出于椎体缘之外损伤，髓核经损伤处向外突出。

职业上的劳损与腰椎间盘突（脱）出的关系也十分密切，例如，汽车和拖拉机驾驶员长期处于坐位和颠簸状态，以致在驾驶汽车时，椎间盘内压力较高，可达 $0.5 \mathrm{kPa/cm^2}$，在踩离合器时压力可增加至 $1 \mathrm{kPa/cm^2}$，容易造成腰椎间盘突出。从事重体力劳动和举重运动者因过度负荷更易造成椎间盘退变，因在弯腰状态下，如果提 20kg 的重物，椎间盘内的压力可增加到 $30 \mathrm{kPa/cm^2}$ 以上。

（4）遗传因素：腰椎间盘突出症有家族性发病的报道，在国内材料较少；此外，统计数字表明，印第安人、非洲黑种人和因纽特人的发病率较其他民族的发病率明显为低，其原因有待进一步研究。

该病除上述各种主要原因，即椎间盘的退行性变所致外，各种诱发因素亦具有重要作用，例如，某些稍许增加腹压的因素即可使髓核突出。其原因主要是，在椎间盘退行性变的基础上，某种可诱发椎间隙压力突然升高的因素致使呈游离状态的髓核穿过已变性、薄化的纤维环进入椎管前方或穿过椎板侵入椎体边缘处。此外，妊娠期间整个韧带系统处于松弛状态，后纵韧带松弛易使椎间盘膨出。对此，我们在临床上进行了有关的调查研究，发现在此时，孕妇腰背痛的发生率明显高于正常人。

第二节　朱良春教授对骨痹（腰椎间盘突出症）的认识

腰椎间盘突出属中医"腰痛""腰腿痛""顽痹"范畴，据历年报道及临床经验，如用一般祛风、散寒、逐湿、通络之药，均不易奏效，更多报道的是中西医结合，采用牵引、推拿、针灸、理疗、药物注射，虽远胜于西医的休息止痛及手术治疗，但毕竟不如中药的简、便、廉、验，临床并不鲜见，朱良春及其传承人朱婉华等提倡以中药治疗为主导，形成了成熟的临床经验和诊疗技术，方法简便、经济，且疗效显著，值得进一步研究。

一、机理互参、病证结合的诊断观

朱良春及其继承人临床诊疗椎间盘突出提倡辨证和辨病相结合，认为该病内因多肾虚、风寒湿侵袭、跌扑损伤为外因，但肾督亏虚、腰失所主为根本。受寒湿、久坐或姿势不当导致慢性劳损、过度负重弯腰或不当运动、扭挫伤等是诱因（亦可称之为外因）导致急性发作。椎间盘退变、局部的组织微循环障碍、气血不畅、组织缺血缺氧而加速退变是主要的病理改变，急性发作时局部组织水肿卡压周边神经血管产生相应的压迫症状，如果延误治疗时间导致神经与组织粘连则大大影响以后的治疗效果。

二、以肾为本、表里同病的病证认识观

腰椎间盘突出症属于传统医学中的"腰痛"一证。《素问·六节藏象论》曰："骨者肾之蛰，封藏之本，精之处也。"《素问·脉要精微论》曰"腰者肾之府，转摇不能，肾将惫矣。"诚如《顾氏医镜·腰痛》所云："故腰痛虽有多端，其原皆本于肾虚。"因此，朱良春认为，扶正祛邪，益肾蠲痹，益肾通督应贯穿于腰椎间盘治疗的始终。

朱良春在肯定肾虚内因的基础上，认为椎间盘突出症的根本病变虽然在脊柱，督脉又循行于脊柱之中，但临床所见椎间盘突出患者继发的腰腿痛、酸、胀、麻、冷等病变部位，大多发生在足太阳膀胱经上，只有少数患者病变部位在督脉循行部位上，由此可见肾与膀胱互为表里、经气相随，病气自然相连。因此，中医该病的外因多为风寒湿邪侵入太阳经脉，使局部气血阻滞、不得流通，络脉瘀阻，或骨质增生对周围组织压迫，又加重了络脉瘀阻之病理改变，两者相互作用，使纤维环这原本供血就少的组织更加代谢减慢，退化加速，弹性日渐减退，故一旦遇负重、弯腰、蹦跳、或极少地扭身等诱因均可使纤维环破裂，髓核突出，压迫神经根或脊髓而诸症蜂起。

三、表里同治、经脏共调的治疗观

腰椎间盘突出症在治疗上推崇张景岳之说，重视经脏表里同治，诚如张景岳云："腰为肾之府，肾与膀胱为表里，故在经属太阳，在脏属肾气。"张氏把腰部疾病（包括该病痛、酸、胀、麻、冷诸症）分为"在脏"与"在经"两类。在脏者乃因肾亏患者脏腑阴阳气血失去平衡、此即"在脏属肾气"之意。有医者凡遇腰痛、即诊为肾虚，用方总不外左归、右归、六味之属，殊不知有许多腰腿痛并非单纯肾虚引起，尤其是风寒湿等外邪侵入足太阳膀胱经，致经气不利、经脉不通。盖"不通则痛"故此类腰痛其病位在经络，尚未涉及脏腑。

四、循理遣药、以病为治的方药观

椎间盘突出所继发的腰腿痛，临床体会大多部位滞留在太阳经脉上，因此在合理选用补肾药物的基础上，朱良春临床用药选用麻黄、桂枝、川草乌、羌活、北细辛、制附片等温通太阳经脉之品，往效出意外。此乃遵张景岳"在经属太阳之旨，从足太阳膀胱经论治"。朱良春弟子仿朱师之法，历年来用仲景"麻黄附子细辛汤"、"桂枝芍药知母汤"合自拟之"补骨脂益损散"、"腰痹汤"加减化裁，更重要的是每遇该病皆配合朱良春先生创制之"益肾蠲痹丸"通络搜剔、益肾壮督，"经、脏"同治颇有佳效。

第三节　骨痹（腰椎间盘突出症）诊疗规范

一、临 床 诊 断

1. 诊断标准　（国家中医药管理局．中医病证诊断疗效标准．南京：南京大学出版社，1994. 201～202）

（1）有腰部外伤、慢性劳损或受寒湿史，大部分患者在发病前有慢性腰痛史。

（2）常发生于青壮年。

（3）腰痛向臀部及下肢放射，腹压增加（如咳嗽、喷嚏）时疼痛加重。

（4）脊柱侧弯，腰生理弧度消失，病变部位椎旁有压痛，并向下肢放射，腰活动受限。

（5）下肢受累神经支配区有感觉过敏或迟钝，病程长者可出现肌肉萎缩。直腿抬高或加强试验阳性，膝、跟腱反射减弱或消失，踇趾背伸力减弱。

（6）X线摄片检查：脊柱侧弯，腰生理前凸消失，病变椎间盘可能变窄，相邻边缘有骨质增生。

（7）CT扫描可见如下征象：①腰椎间盘后缘变形；②硬膜外脂肪移位；③硬背膜囊受压移位；④硬膜外间隙中的软组织密度影；⑤神经根鞘的压迫和移位；⑥突出的髓核钙化。

（8）磁共振（MRI）成像检查：MRI表现髓核为扁平形、圆形、卵圆形或不规则形及硬膜囊和脊髓受压迫症状。

目前，CT和MRI均是腰椎间盘突出症的有效检查手段，其中MRI具有高组织分辨力和多方位成像等特点，但均有优势和限度。

2. 临床分型　（国家中医药管理局．中医病证诊断疗效标准．南京：南京大学出版社，1994. 201～202）

（1）单侧椎间盘突出：下腰痛伴一侧下肢放射痛，脊柱侧弯，腰椎生理前凸减小或消失，病变椎间盘患侧椎旁压痛，可沿坐骨神经向下放射，直腿抬高试验阳性。CT检查：椎间盘向椎管一侧突出。

（2）双侧椎间盘突出：下腰痛伴双侧下肢放射痛，腰生理前凸减小或消失，病变椎间盘两侧椎旁均有压痛，双下肢直腿抬高试验阳性。CT检查：椎间盘向向左右突出，并可见游离块。

（3）中央型椎间盘突出：除出现腰腿痛的症状外，还可出现会阴部麻木和大小便功能障碍等马尾神经压迫症。CT检查：椎间盘向正方向突出。

（4）上下型椎间盘突出：大部分患者仅有腰痛症状，X线检查病变椎间盘可见scnmorl结节。

3. 证候分类　（国家中医药管理局．中医病证诊断疗效标准．南京：南京大学出版社，1994. 201～202）

（1）寒凝血瘀证：腰腿冷痛重着，痛有定处，日轻夜重，受寒及阴雨加重，腰部板硬，俯仰旋转受限，痛处拒按。舌质淡或暗紫，或有瘀斑，苔薄白，脉弦紧或沉缓。

（2）湿热痹阻证：腰部疼痛，腿软无力，痛处伴有热感，遇热或雨天痛增，活动后痛减，恶热口渴，小便短赤。苔黄腻，脉濡数或弦数。

（3）肾督亏虚：腰酸痛，腿膝乏力，劳累更甚，卧则减轻。偏阳虚者面色㿠白，手足不温，少气懒言，腰腿发凉，或有阳痿、早泄，妇女带下清稀，舌质淡，脉沉细。偏阴虚者，咽干口渴，面色潮红，倦怠乏力，心烦失眠，多梦或有遗精，妇女带下色黄味臭，舌红少苔，脉弦细数。

二、治 疗 方 法

对于腰椎间盘突出症，在全国范围内已较普遍地开展各种方式的非手术或手术治疗，大多数都取得较满意的疗效。临床观察表明，中医治疗腰椎间盘突出症的患者方法有很多，包括中药内服与外治、手法、针灸、牵引等，而益肾蠲痹法治疗该病有独特疗效。

1. 分型论治

（1）寒凝血瘀证

1）治法：散寒止痛，活血通络。

2）方药

A. 蠲痹汤加身痛逐瘀汤：蠲痹汤加川芎6g，桃仁9g，红花9g，甘草6g，羌活3g，当归9g，五灵脂6g（炒），香附3g，牛膝9g，地龙6g。加减：寒邪偏盛者，酌加附子、干姜以温阳散寒；湿邪偏盛者，酌加防己、薏苡仁、苍术以祛湿消肿；若虚弱，酌加独活寄生汤，增强益气养血、祛风用湿之功。用法：水煎服，每日1剂。同时内服浓缩益肾蠲痹丸，每次4g，每日3次。

B. 身痛逐瘀汤以川芎、当归、桃仁、红花活血祛瘀；牛膝、五灵脂、地龙行血舒络、通痹止痛；秦艽、羌活祛风除湿；香附行气活血；甘草调和诸药。共奏活血祛瘀、祛风除湿、蠲痹止痛之功。药理研究证实，该方有抗炎、镇痛、抗过敏等作用。用于气血瘀阻经络的腰痛、腿痛或周身疼痛等均获良效。

C. 独活寄生汤是为标本兼顾、扶正祛邪之剂，对风寒湿三气着于筋骨的痹证，为常用有效的方剂。药理研究证实，该方有抗炎、镇痛、提高非特异性免疫功能、调节免疫平衡、扩张血管、改善循环等作用。对于腰椎间盘突出症导致的坐骨神经痛属肝肾两亏，气血不足，风寒湿邪外侵，腰膝冷痛，酸重无力，屈伸不利，或麻木偏枯，冷痹日久不愈者有良效。

（2）湿热痹阻证

1）治法：清热利湿，宣通经络。

2）方药：蠲痹汤加宣痹汤。防己15g，杏仁15g，滑石15g，连翘9g，山栀9g，薏苡仁15g，半夏（醋炒）9g，晚蚕沙9g，赤小豆皮（取五谷中之赤小豆，凉水浸，取皮用）9g。加减：痛甚，加片姜黄、海桐皮。用法：每日1剂，水煎，分3次温服。湿热之邪已去，恢复期内服浓缩益肾蠲痹丸，每次4g，每日3次。

宣痹汤中以防己为主，入经络而祛经络之湿，通痹止痛；配伍杏仁开宣肺气、通调水道，助水湿下行；滑石利湿清热，赤小豆、薏苡淡渗利湿，引湿热从小便而解，使湿行热去；半夏、蚕沙和胃化浊，制湿于中，蚕沙尚能祛风除湿、行痹止痛；薏苡仁还有行痹止痛之功；合用片姜黄、海桐皮宣络止痛，助主药除痹之功；更用山栀、连翘泻火、清热解毒，助解骨节热炽烦痛。全方用药，通络、祛湿、清热俱备，分消走泄，配伍周密妥当。现代研究表明，该方具有很好的抗炎、解热作用；能麻痹骨骼肌，有镇痛作用；能降低血尿酸；可调整免疫功能；对改善微循环，分解关节粘连，促进组织液回流、吸收也具有显著的作用。

（3）肾督亏虚证

1）治法：益肾壮督，蠲痹通络。

2）方药：蠲痹汤加右归丸加减。

鹿角胶 6~18g，山茱萸 10~30g，生黄芪 20~30g，当归 10~15g，鸡血藤 30g，狗脊 30g，乌梢蛇 10~30g，土鳖虫 5~12g，生熟地黄各 15~20g，牛膝 10~15g，葫芦巴 20~30g，川续断 30g。

加减：腹泻便溏加骨碎补、补骨脂、怀山药各 15~30g；阴虚火旺加山栀 10g，黄柏 10g，龟甲胶 8~16g；湿盛重着加薏苡仁 30~50g，独活、蚕沙、路路通各 10~15g；血压高者加生白芍 20~30g，玄参 20~30g，杜仲 20~30g，桑寄生 20~30g；痛剧加制乳没各 6~12g，制延胡索 20~30g，制马钱子 0.6~1.2g。

用法：水煎服，每日 1 剂。内服浓缩益肾蠲痹丸，每次 4g，每日 3 次。

蠲痹汤是以朱良春益肾蠲痹、益肾壮督法治顽痹的理论指导下创立的，经朱婉华等的多年临床实践验证，治腰椎间盘突出症疗效非常显著。方中山茱萸、地黄补益肝肾精血；鹿角胶、葫芦巴温化肾督阳气，更兼祛寒止痛；黄芪、当归、鸡血藤气血两调，更佐前药阴阳互生；狗脊、川续断、牛膝补肝肾、强腰膝、祛风湿；土鳖虫、乌梢蛇祛风化瘀，通络蠲痹。全方共奏补肝肾，益肾壮督，通络蠲痹之功。在治疗该病尤其属顽痹者，朱良春指出：益肾壮督不仅适用于顽痹的稳定期、恢复期的治疗，即使在起病初期、发展期羸弱体虚者也可采用。

2. 中成药与医院制剂

（1）浓缩益肾蠲痹丸（医院制剂，具有益肾壮督、蠲痹通络等作用），每次 4g，每日 3 次，餐后温水送服。

（2）蝎蚣胶囊（医院制剂，具有息风通络、化瘀止痛作用），每日 3 次，每次 5 粒，餐后温水送服。

（3）痹痛宁胶囊（医院制剂，具有活血止痛作用），每日 3 次，每次 5 粒，餐后温水送服。

（4）扶正蠲痹胶囊Ⅰ（医院制剂，具有扶正固本、化瘀蠲痹、解毒消结的作用），每日 3 次，每次 4 粒，餐后温水送服。

（5）扶正蠲痹胶囊Ⅱ（医院制剂，具有扶正培本、化瘀蠲痹、解毒消肿的作用），每日 3 次，每次 4 粒，餐后温水送服。

（6）朱氏温经蠲痛膏（医院制剂，具有温经止痛之效），外用，贴于疼痛处 6~8 小时，每日 1 次。

（7）鞭黄膏（医院制剂，具有清热、消肿、止痛之效），敷于患者 6~8 小时，每日 1 次。

3. 按摩推拿　按摩、推拿等手法治疗是最主要的方法。自 20 世纪 50 年代起广泛用于腰椎间盘突出症的治疗中，经过不断的实践总结，其疗效已经非常显著。目前，国内外已将手法治疗作为首选的非手术治疗措施。

治疗原则：舒筋通络止痛，整复腰椎关节错缝，缓解神经根受压。

部位及取穴：腰背部、下肢部；夹脊穴、肾俞、腰阳关、大肠俞、环跳、承扶、殷门、阳陵泉、委中、承山、昆仑。

基本手法：一指禅推法、按揉法、压法、拔伸法、牵抖法、腰部斜扳法、滚法。

禁忌证及注意事项：禁忌证：①患者已出现尿便功能障碍，如尿急、尿频、尿淋漓、尿失禁；便秘、便意频繁、失调等；②腰椎间盘突出伴腰椎不稳或椎管狭窄，如腰椎间盘突出症伴腰椎管或侧隐窝狭窄；③伴较严重的高血压、心脏病或妇女妊娠期。

推拿操作应注意软组织推拿手法和脊柱推拿手法的有机结合，忌用粗暴的脊柱整复手法，中央型腰椎间盘突出症慎用脊柱整复手法。推拿结束后，令患者卧床休息 15min 左右。

4. 骨盆牵引 适用于早期患者。在患者腰部系上骨盆牵引器作持续牵引，患者仰卧，床脚垫高 20cm（或同时在上胸部安装牵引带经两侧肩部向头的方向作反牵引）。牵引时间及重量视病情而定，一般重量 5~10kg，每次 1 小时左右，每日 1~2 次，10 日为 1 个疗程。腰痛消失后应逐渐在床上锻炼背伸肌，3~4 周后可在腰围固定腰部下恢复轻工作。持续牵引可使腰部痉挛的肌肉放松，小关节突拉开复位，增大椎间隙，有利于突出的髓核部分回纳或改变与神经根的关系，从而缓解症状。

5. 针灸疗法 取穴：腰部痛点（阿是穴），配殷门、委中、承山。治疗时患者俯卧，自腰椎向上沿脊柱两侧找出最明显压痛点，直刺使针感传导向下至腰、骶、足底，可稍停针后，再提插 3~4 次，加强针感，即可退针；而后刺配穴，留针 30min，隔日针刺 1 次。我们在临床上采取针灸三联疗法（针灸+磁热疗法+拔罐），同时内服蠲痹汤治疗腰突症千余例，疗效十分显著。

6. 外治疗法

（1）中药外敷法

1）当归川椒外敷散：当归、川椒、续断、防风、木瓜、羌活、红花、白芷、乳香、没药、透骨草、黄柏、茄根各 50g。碾末，加白酒、盐各 100g 拌匀，分装 3 个袋蒸透，外敷患处，每日 1~2 小时，20 日为 1 个疗程。

2）芙黄膏外敷：红花、生大黄、乳香、没药、赤芍、白芷各 20g，桃仁、芙蓉叶等组成，共研细末和匀备用。使用时取适量药末以醋调成糊状，直接敷患处，1~2 日更换 1 次。

（2）中药热熨法

1）电热药垫药方：生马钱子 30g，生川乌 50g，川椒、羌活、独活、桂枝、白芷、当归、香附、狗脊、续断、威灵仙、红花各 60g，透骨草、络石藤各 100g。将上药混合研末，装入 40cm×80cm 的细布袋中，将药末摊平，缝成厚约 1cm 的垫子，治疗时将药垫放置于一般家用电热毯之上，利用电热毯将药垫加热，患者可平躺于药垫之上。时间不限，15 日为 1 个疗程。每个药垫可用 3 个疗程。

2）药酒热熨方：红花、莪术、当归、川芎、川乌、草乌、马钱子、桑寄生、干姜、甘草各 30g。用 50% 乙醇 800ml 均匀浸润上药，密封 24 小时后，再以渗滤法取药液 500ml 备用。施治时先以药液涂在患处，取功率为 1 000W 的白炽灯置 54cm 处垂直辐射 20~25min，每日 1 次，12~18 次为 1 个疗程。疗程间隔 1~2 周。

（3）中药熏蒸：蠲痹汤（院内协定方）加减煎汤熏蒸：羌活、独活、威灵仙、伸筋草、透骨草、桑寄生、赤芍、川芎、红花各 30g，川草乌 24g，苏木 15g，络石藤 30g，土鳖虫 24g，川续断 30g，肉桂 24g。水煎熏蒸腰部，每次 40min，每日 1 次。功效：疏风胜湿，活血通络止痛。时间 40min，治疗后卧床休息 20min，每日 1 次，6 次为 1 个疗程。功效：温经散寒，祛风除湿，活血通络，强筋壮骨。主治各型腰椎间盘突出症。

7. 康复护理 急性期及时进行牵引、推拿治疗后应卧硬板床休息，避免受凉，平时要束宽腰带或围护腰保护腰部。疼痛缓解后，进行腰背肌锻炼对本病的恢复十分有益，应坚持锻炼，以增强腰力，巩固疗效。从事重体力劳动及腰部剧烈运动者，应加强腰部保护，纠正不良的劳动姿势，并尽量避免长时间弯腰工作，需长时间弯腰工作的劳动者，最好更换工种，以免引起腰椎间盘突出症加重或复发。平时注意保暖、避风、寒、湿的侵袭。

三、疗效判定标准

根据《中医骨伤科病症诊断疗效标准》进行疗效评估。①治愈：症状完全消失或接近消失，直腿抬高试验可达85°左右，能恢复原来工作；显著进步：症状部分消失，直腿抬高试验超过70°，可恢复原来的工作；②好转：症状部分消失，腰腿痛减轻，直腿抬高试验较治疗前显著改善，可担任较轻工作；③无效：症状无明显减轻，不能参加工作。

第四节　典型医案

案例一　腰椎间盘突出症伴下肢不全瘫案

李某，男，58岁，南通人，初诊：2013年10月28日。

患者因"腰痛6年，伴两下肢乏力、足下垂20天"收入院。患者6年前不慎扭伤致腰背疼痛，初起未予重视。今年10月8日自觉腰痛加重，伴双下肢麻木无力，双足下垂，不能行走，且逐渐加重。2013年10月10日上海长海医院查腰椎MR：$L_1 \sim L_5$椎间盘膨突出，以$L_{3/4}$右后突为著，椎管狭窄，腰椎退行变。胸椎MR：胸椎退行变。肌电图：双侧腓总神经远端、胫神经MCV明显减慢，末端潜伏期延长，双侧胫神经H放射减慢，潜伏期参数明显恶化，EMG：腰骶神经根、丛呈神经源性损害。诊断为"腰椎间盘突出症伴下肢不全瘫"，建议手术或激素冲击治疗，患者及家属拒绝。为求中医治疗来诊，刻下：腰部疼痛，双下肢无力，足背下垂，双膝以下肢体内侧麻木，右腿肌肉酸胀不适、感觉减退。纳食尚可，二便自调，夜寐一般。舌淡红苔白黄根腻，脉细弦，脊柱生理弧度正常，$L_{3\sim5}$压痛（++），左直腿抬高试验不能配合，抬举约30°，自行弯曲落下，右侧直腿抬高试验（+），左4字征（+），右4字征（－），下肢肌力Ⅳ级，双侧足背下垂，感觉减退，生理反射存在，病理征未引出。中医当属"骨痹、痿证"范畴，患者为建筑工，长期劳累，加之外伤，肾督亏虚，风寒湿之邪乘虚侵袭机体，壅滞经脉，不通则痛。证属肾督亏虚，经脉痹阻。病位在肾、脾，病性属本虚标实，肾督亏虚为本，经脉痹阻为标。治疗以补肾壮督、蠲痹通络为大法，予中药、浓缩益肾蠲痹丸、蝎蚣胶囊口服治疗；辅以中药熏蒸、针灸理疗通经活络，中药汤剂以蠲痹汤加减：蠲痹汤加骨碎补30g，补骨脂30g，生黄芪30g，泽兰、泽泻各30g，生水蛭8g，苏木30g，落得打30g，川断20g，凤凰衣8g。3剂。一帖代煎3包，每包180ml，餐前服用。腰带外用固定腰部。

二诊（2013年10月30日）：患者入院第3日，腰背部疼痛，左下肢肌肉痿软，足背下垂，诸症基本同前，舌质红，苔薄黄根腻，脉弦。查血常规（－）；RF、ASO、CRP、CIC、肝肾功能、血脂血糖、电解质均正常。朱婉华主任医师查房示该病属"骨痹"，主以补肾壮督、蠲痹通络为治疗大法。其下肢痿软，活动欠利，乃正气亏虚，风寒湿邪侵袭机体，经脉痹阻不通、机体失于濡养所致，病在腰以下，兼见舌红苔白黄腻，守方酌加清热燥湿之品，以黄柏、怀牛膝、生白术取其四妙散方义。处方调整如下：蠲痹汤加骨碎补 30g，补骨脂 30g，生黄芪 80g，泽兰、泽泻各 30g，生水蛭 8g，苏木 30g，落得打 30g，川断 20g，凤凰衣 8g，怀牛膝 15g，生白术 30g，赤芍、白芍各 20g，炒黄柏 15g。5 剂，一剂代煎 3 包，每包 180ml，餐前服用。中成药同前。

三诊（2013 年 11 月 4 日）：患者双下肢肌肉痿软、左下肢抬举较入院时灵活，右侧下肢肌力Ⅳ+，左侧Ⅳ级，抬举 45°后落下，不能行直腿抬高试验，双侧足背下垂，左侧肢体麻木感较入院时缓解，纳寐一般，二便自调。舌质暗红，苔薄白微腻，脉细弦。告知患者腰骶神经根丛呈神经源性损害，其恢复缓慢，治疗非一时之功。中药改生黄芪为 150g，加五爪龙、炮山甲以益气通络，软坚散结，处方：蠲痹汤加骨碎补 30g，补骨脂 30g，生黄芪 150g，泽兰、泽泻各 30g，生水蛭 8g，苏木 30g，落得打 30g，川续断 20g，凤凰衣 8g，怀牛膝 15g，生白术 30g，赤芍、白芍各 20g，炒黄柏 15g，炮山甲 8g，五爪龙 50g。10 剂，常法煎服。中成药同前。

四诊（2013 年 11 月 14 日）：患者腰背部疼痛间歇性发作，下肢乏力好转，双下肢麻木减轻，感觉增强站立或下肢锻炼时间过长则觉下肢酸胀，自觉口干，不欲多饮，纳食尚可，夜寐一般，二便尚调。舌淡衬紫，苔薄白微腻，脉细弦。查双侧足背下垂，右侧足趾可屈伸活动，肌力Ⅳ+级。朱婉华主任医师查房示：患者脾肾两虚，无以荣养肌肉骨节，则见下肢痿软。治疗当以益肾壮督为主。患者湿热渐化，守方加仙灵脾、熟地、金狗脊补益肾精，佐以砂仁运化痰湿，处方如下：蠲痹汤加骨碎补 30g，补骨脂 30g，生黄芪 150g，泽兰、泽泻各 30g，生水蛭 8g，苏木 30g，落得打 30g，川续断 20g，凤凰衣 8g，怀牛膝 15g，生白术 30g，赤芍、白芍各 20g，炒黄柏 15g，炮山甲 8g，五爪龙 50g，砂仁 4g，金狗脊 30g，仙灵脾 15g，熟地黄 15g。10 剂，常法煎服。中成药同前。

五诊（2013 年 11 月 26 日）：患者住院 30 日，下肢乏力明显好转，双下肢已能自行抬举和行走，双侧足背下垂，右侧较前改善，足趾可屈曲活动，右下肢肌力Ⅴ级，左下肢肌力Ⅳ+级。偶觉左臀部肌肉疼痛，掣及左大腿，疼痛不甚。纳寐均可，二便自调。舌质淡红，苔薄白微腻，脉弦。下一步治疗仍以"益肾蠲痹"为大法，坚持熏蒸理疗。中药处方如下：蠲痹汤加骨碎补 30g，补骨脂 30g，生黄芪 150g，泽兰、泽泻各 30g，生水蛭 8g，苏木 30g，落得打 30g，川续断 20g，凤凰衣 8g，怀牛膝 15g，生白术 30g，赤芍、白芍各 20g，炮山甲 8g，五爪龙 50g，金狗脊 30g，仙灵脾 15g，熟地黄 15g。10 剂，常法煎服。中成药同前。

六诊（2013 年 12 月 7 日）：患者双下肢活动基本正常，行走活动无明显障碍，下肢麻木感消失，感觉正常，唯觉左臀部肌肉略痛，疼痛持续时间短，查双下肢肌力Ⅴ级，双侧足趾屈曲正常；症情明显好转，要求出院带药门诊治疗，中药处方：蠲痹汤加骨碎补 30g，补骨脂 30g，生黄芪 150g，泽兰、泽泻各 30g，生水蛭 8g，苏木 30g，落得打 30g，川断 20g，凤凰衣 8g，怀牛膝 15g，生白术 30g，赤芍、白芍各 20g，五爪龙 50g，金狗脊 30g，仙灵脾 15g，熟地黄 15g，炮山甲 8g。7 剂。成药同前，局部予朱氏温经蠲痛膏外用。

七诊（2014 年 2 月 14 日）：患者下肢行走如常，偶有腰背酸胀，头晕不适，血压正常，舌红苔薄白微腻，脉细弦，中医治疗仍以补肾壮督、蠲痹通络为大法，予中药、浓缩益肾蠲痹丸治疗，中药汤剂以蠲痹汤加减：蠲痹汤加骨碎补 30g，补骨脂 30g，生黄芪 80g，泽兰、泽泻各 30g，生水蛭 8g，苏木 30g，落得打 30g，川续断 20g，凤凰衣 8g，怀牛膝 15g，生白术 30g，赤芍、白芍各 20g，五爪龙 50g，金狗脊 30g，仙灵脾 15g，干地黄 15g，枸杞子、菊花各 15g。15 剂，常法煎服。中成药同前。

2014 年 2 月 20 日　随访诸症好转，腰背疼痛缓解，行走正常，已恢复工作。

按

腰椎间盘突出症是常见的脊柱退行性疾病，随着年龄增长发病率明显增多，越来越引起人们的关注。其中椎间盘突出引起椎管狭窄伴下肢不全瘫，以往西医多主张行早期手术治疗，认为该病总是进展性的，然而，近年来的研究结果表明，应先行一阶段保守治疗后再确定是否进行手术治疗。而非手术治疗的方法包括：用药、改变活动方式、应用支具和硬膜外封闭。哪一种方法也未能证实肯定有效。我院"益肾蠲痹法"是朱良春先生临证多年的临床经验的总结，根据疑难杂病的"久痛多瘀、久痛入络、久病多虚、久病及肾"病机特点，并总结研制出 21 种院内中药制剂，其中浓缩益肾蠲痹丸、扶正蠲痹胶囊 1、2 号及蝎蚣胶囊等治疗类风湿关节炎、强直性脊柱炎、骨关节炎、系统性红斑狼疮、硬皮病等病疗效显著，安全有效。腰椎间盘突出症的病机中医以肾督亏虚为主，风寒（湿）、湿热痹阻经脉为标，治疗采用益肾壮督、蠲痹通络的方法，成药以浓缩益肾蠲痹丸口服，其中蠲痹汤为院内协定处方，含有土鳖虫、炙乌梢蛇等虫类药组成，具有益肾蠲痹、通络止痛功效，可以调节机体自身免疫功效。该案患者腰膝酸痛，下肢痿软，活动欠利，舌红苔白黄腻，脉细沉，为肾督亏虚，寒湿郁久化热，经脉痹阻，失于濡养所致，入院以蠲痹通络治则为主，酌加黄柏、怀牛膝、炮山甲清热燥湿、软坚散结之品，待湿（瘀）热邪气渐化，加大生黄芪剂量，并配以熟地、仙灵脾、金狗脊益肾壮督治其本，其中苏木、落得打、川续断为朱良春先生治疗腰椎间盘突出症的特色经验对药，可明显缓解腰腿胀痛、麻木等症。该例辨证论治，谨守病机，"圆机"活法，药随证变；有效后守方"持重"，益肾壮督治其本，蠲痹通络治其标，理法方药，丝丝入扣，故而效如桴鼓。

案例二　亚急性腰椎间盘突出案

周某，男，68 岁。初诊：2014 年 9 月 11 日。

双侧腰腿痛、酸、胀、麻，不能行走两个月，曾经前医牵引、推拿、针灸、理疗、药物注射封闭无效。CT 示：① $L_{4\sim5}$ 椎间盘退变膨隆；② $L_{3\sim4}$，$L_5\sim S_1$ 椎间盘突出；③ $L_2\sim S_1$ 椎管轻度狭窄；④ 椎体及小关节增生退变。刻见：口干便秘、舌质红、苔薄黄、脉弦，诊为经脏同病，法拟益肾壮督通络，药用：露蜂房、地鳖虫、赤芍、白芍、全当归、补骨脂、骨碎补、乌梢蛇各 10g，生地、熟地各 15g，延胡索、金瓜蒌、鸡血藤、豨莶草各 30g。水煎服，每日 1 剂。另处"浓缩益肾蠲痹丸"，每次 1 包，每日 3 次。

药服 10 剂，痛、酸、胀、麻大减，能自行上楼梯，口干、便秘均除，脉转细弦，上方加桑寄生、川续断各 15g，麻黄 6g 续服两周，痛、酸、胀、麻全除，活动自如，唯足趾麻，夜间下肢痉挛，仍见舌红、苔黄腻，此乃气血不畅，经络欠利，营阴亏损。继以调气血和脉络、养阴液，转投生白芍、豨莶草、鸡血藤、全瓜蒌、伸筋草各 30g，生黄芪、生熟薏苡仁各 20g，宣木瓜、葛根各 15g，桃仁、全当归各 10g，再服 2 周，诸症均除，苔转自薄，嘱以"浓缩益肾蠲痹丸"善后巩固，随访 2 年无复发。

按

腰椎间盘突出症属中医腰痛、寒痹范围，风、寒、湿、伤、瘀是致病的外因，肝肾久虚久损，骨骼筋脉失养，则是致病之内因。中医认为足少阴肾经行于腰后，足太阳膀胱经位于脊柱两侧，经腰后下行，循于两下肢后外侧，因足少阴和足太阳相互表里，故腰腿痛，不论何因，均与肾脏的虚损相关。《诸病源候论》云："肾主腰脚、肾经虚损、风冷乘之、故腰痛也。"椎间盘突出症引起的腰腿痛，比较顽固，治疗较难，但必须认识此症久虚久损，经脉骨络失养，拘急不适。疏松肥大形似出，并非移位。临床以肾虚感寒和肾虚血瘀为多见，故合用麻黄附子细辛汤更中病机，盖麻黄发太阳之汗，以解其在表之寒邪，附子温少阴之里，以补其命门之真阳，北细辛气温味辛、专温少阴之经，助诸药温散兼施，此乃温经散寒、表里兼治之法，汤散合用通补兼顾、虚实同治、温通补涩、益损填精、坚骨活血、缓缓斡旋，多能康复。

事实证明，急慢性椎间盘突出并发之各种腰腿痛、酸、胀、麻、冷大多可用单纯的中药治愈。只要辨清在经在脏、或"经脏"兼夹，对症用药，均收满意疗效。椎间盘突出继发的腰痛、压痛，又放射下肢过膝，其腰痛部位多在脊柱两侧的骶脊肌正中或外缘，而很少在后正中线上，下肢反射痛则多沿坐骨神经的分布区放射，从臀部坐骨大孔到腘窝，再循小腿外侧。《灵枢·经脉》云："膀胱足太阳之脉，其支者从腰中下挟脊、贯臀、入腘中，挟脊内过髀枢，循髀外后，下合腘中，以下内出外踝之后，循京骨至小指外侧。"此述足太阳膀胱经的循行部位，正好和椎间盘突出继发的疼痛、压痛、放射痛部位相合。盖足太阳膀胱经主表，风寒束表，则经脉阻滞，亦有外伤闪挫致瘀血阻于经脉，更有因腰部劳损日久。气血津液化生痰瘀、阻滞经络，导致经气不通。故椎间盘突出继发的腰腿痛、酸、胀、麻、冷大多病位在足太阳膀胱经。督脉为奇经，受十二正经之余气，亦受十二正经之邪气，风寒湿或痰瘀诸邪如滞留足太阳膀胱经，久之则邪气溢于督脉，以至督脉经气不利，即出现下肢瘫痪、二便失禁等症。临床多见于"中央型"椎间盘突出症，亦可见长期误治之他型椎间盘突出症后期。朱良春先生指出："椎间盘突出症的治疗关键是首先辨明病因、病机，更要辨清病位。"辨证辨病相结合，治经治脏相结合，此即朱良春先生治疗椎间盘突出的特色。更值得提出的是朱良春先生的"益肾蠲痹丸"，其虫蚁通络、搜剔络中之痰瘀，对治疗椎间盘突出重症必不可少。因虫类药均含有动物异体蛋白质，对机体的补养调整有特殊作用，特别是蛇类药，还能促进垂体前叶，促使肾上腺皮质激素的合成与释放，使血中激素浓度升高，从而达到抗炎、消肿、止痛的效果，据现代药理研究证明，此丸含有人体需要的多种氨基酸及微量元素。

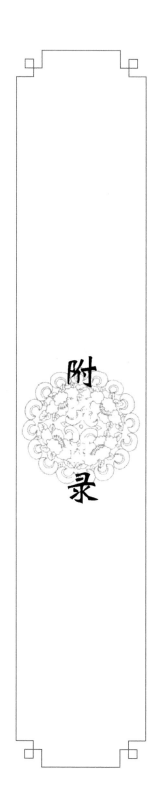

附录

附录一　益肾蠲痹法治疗风湿病文献举隅

益肾蠲痹丸治疗顽痹（类风湿关节炎）临床试验及实验研究报告

江苏省南通市中医院痹证专科　中国中医研究院基础理论研究所

益肾蠲痹丸是江苏省南通市中医院首任院长、全国名老中医、著名虫类药学专家朱良春主任医师，积五十年治疗痹证之临床经验，经长期临床应用，不断完善而制订的。对顽痹疗效突出，深为国内、外患者所信赖。

由于顽痹发病率高（呈上升趋势，已达5%左右），目前尚无低毒高效之药物，南通市中医院自制的益肾蠲痹丸一直供不应求。为了解决广大病员治疗、买药之困难，由南通市中医院等单位和中国中医研究院基础理论研究所，按卫生部《新药审批办法》要求进行了Ⅱ期临床试验和动物实验研究。经五年努力，于1990年1月6日获卫生部颁发的新药证书，并由江苏省清江制药厂生产。现将临床试验和实验研究资料介绍如下：

一、临床疗效观察

（一）观察方法

本文所观察的361例类风湿性关节炎病员，采用门诊和住院相结合的观察办法。

（二）诊断标准

中医诊断标准：按中华全国中医学会痹证协作组拟定的痹证诊断标准。
西医诊断标准：按美国风湿病学会制定的RA诊断标准。

（三）一般资料

1. 发病年龄与性别表

年龄		10~19	20~29	30~39	40~49	50~59	60~69	70~	合计
例数	男	2	17	26	23	21	19		98
	女	2	33	69	77	56	28	7	263
合计		4	50	95	100	77	28	7	361
百分率		1%	14%	26%	28%	21%	8%	2%	100%

病例以20~59岁所占比例最高，为全部病例89%。男女之比为1∶2.7。

2. 发病与职业关系表

职业		工人	农民	职员及干部	家庭妇女	学生	其他	合计
例数	男	42	18	25		5	8	98
	女	119	56	64	15	1	8	263
合 计		161	74	89	15	6	16	361
百分率		45%	20%	25%	4%	2%	4%	100%

工人、农民、职员及干部发病率占 90%。

3. 病程情况表

病程		3个月~	6个月~	1年~	2年~	3年~	4年~	5年~	10年~	15年~	20年~	合计
例数	男	1	12	24	11	14	14	13	6	1	2	98
	女	1	51	39	39	29	19	47	23	5	10	263
合计		2	63	63	50	43	33	60	29	6	12	361
百分率		1%	17%	17%	14%	12%	9%	17%	8%	2%	3%	100%

病程在一年以上者占 82%，长者一二十年，说明本病病情顽缠。

4. 理化检查

检查项目 验证单位	血沉		抗"O"		类风湿因子		X线摄片	
	检查人数	异常%	检查人数	异常%	检查人数	异常%	检查人数	异常%
南通市中医院	200	121（61%）	200	116（58%）	200	167（84%）	200	109（55%）
南通医学院附属医院	99	73（74%）	78	29（37%）	100	61（61%）	80	55（69%）
皖南医学院附属医院	7	5（71%）	7	1（14%）	7	6（86%）	7	5（71%）
镇江医学院附属医院	11	10（91%）	11	5（45%）	12	7（58%）	3	2（67%）
扬州市中医院	42	26（62%）	42	30（71%）	42	23（55%）		18
合计	359	235（65%）	338	181（54%）	361	264（73%）	308	189（61%）

本表结果，血沉增加者占 65%；抗"O"增高者占 54%；类风湿因子阳性者占 76%；X 线摄片异常者占 61%，说明血沉、类风湿因子、X 线摄片可以作为本病诊断依据之一。

（四）治疗结果

1. 疗效判定标准：参照全国中医学会痹证协作组拟定的疗效判定标准，详见附件益肾蠲痹丸临床验证方案（见申报资料 18）

2. 治疗结果

（1）临床疗效：（见下表）

疗效 单位	临床治愈	显效	好转	无效	合计
南通市中医院	67	82	45	6	200
南通医学院附属医院	33	41	23	3	100
皖南医学院附属医院	1	2	2	2	7

续表

疗效 单位	临床治愈	显效	好转	无效	合计
镇江医学院附属医院		7	4	1	12
扬州市中医院	5	17	15	5	42
合计	106	149	89	17	361
百分率	29.3%	41%	25%	4.7%	100%

此丸临床治愈率为 29.3%，显效率 41%，好转率 25%，总有效率达 95.3%。

此单位治疗剂量均为 6g/次，3 次/日依病情程度增加剂量。

（2）理化指标改善情况：

	血沉	抗"O"	类风湿因子	X 线摄片
治疗前异常	235	181	264	45
治疗后转正常	165	115	177	4
百分率	70%	64%	67%	8.8%

益肾蠲痹丸对血沉增快者改善占 70%；对降抗"O"率占 64%；对类风湿因子转阴率占 67%。

此外，X 线摄片检查者共 308 例，异常者 189 例，其中治疗前后有对照者仅 64 例，64 例中有 19 例 X 线摄片正常，故 X 线摄片异常，治疗前后有对照的只有 45 例，对 X 线摄片异常转正常（Ⅱ级转Ⅰ级）率占 8.8%，不包括Ⅲ、Ⅳ级病例中有 7 例透亮区，缺损增生明显修复，但在级别上无晋级的。

（3）为了进一步客观的评价益肾蠲痹丸对类风湿性关节炎临床症状、生化检查、免疫功能、关节 X 线片等方面改善情况，我们又参照近几年来全国中医学会和全国中西医结合研究学会风湿类疾病委员会公认的一些评定标准，请南通医学院附属医院对所观察的 100 例进行了统计学处理。

1）治疗前后炎症积分值比较：积分按河南中医学院研制的痹苦乃停、痹隆清安两药观察指标中的局部炎症评定标准。

观察项目	例数	治疗前炎症 积分值 $\bar{x}$	治疗后炎症 积分值 $\bar{x}$	差值 $\bar{x}$	t 值	显著性水平
疼痛	100	2.18	0.52	1.54	18.78	$P<0.001$
肿胀	62	1.97	0.29	1.66	16.62	$P<0.001$
关节功能障碍	71	1.89	1.54	1.27	11.14	$P<0.001$

从上表可以看出此丸对类风关病人消炎、止痛，改善关节功能疗效是显著的。

2）生化检查，见下表

分类		血沉	IgG	IgA	IgM	血色素
正常值		女 0~20mm/h 男 0~15mm/h	（700~1500） mg/dl	（90~260） mg/dl	（90~160） mg/dl	女 10%~15% 男 12%~16%
平均值 $\bar{x}$	治疗前	55.25	1849.4	223.8	184.9	9.11
	治疗后	27.8	1362	178.3	150.1	10.68
差值 $\bar{x}$		27.45	487.4	45.5	34.6	1.57
t 值		4.68	10.09	3.82	2.55	5.94
P 值		<0.001	<0.001	<0.001	0.05>P>0.01	<0.001

从生化检查可以看出，此丸对血沉、免疫指标、血色素均有比较显著的改善作用。

3）X 线摄片检查：按美国风湿病学会 X 线分级标准分级。

将 308 例关节 X 线摄片中，治疗前后有 X 线摄片对照者 64 例进行统计如下：

X 线分级 病例数	I	II	III	IV
治疗前	19	25	16	4
治疗后	23	21	16	4

I 级病人 19 例经治疗无一例进展；II 级病例中 4 例逆转为 I 级，均为关节梭形肿胀，骨质疏松，甚至普遍疏松改变；III 级。IV 级病例中有 7 例骨透亮区，缺损。增生明显修复，但无 X 线级别改变，其中有 3 例骨破坏继续发展，1 例（病历号 205）确诊为类风合并痛风，经治疼痛缓解，而服别嘌呤醇；1 例（病历号 248）服激素 6 年，治疗后强的松由每日 6 片减至每日 1/2 片；1 例（病历号 221）自幼患类风 20 年，为 IV 级，因经济条件所限，间断服药。

4）经治疗后复查肝、肾功能。

检查患者无一例肝、肾功能损害，且有一例麝香草酚浊度试验：9.6U，硫酸锌浊度试验：16U，经该药治疗三月后复查，两项均转正常。

（五）对照组结论

对照组 1 选用全国痹证写作组研制的尪痹冲剂［辽宁本溪第三制药厂，辽卫药准字（84）1455-65 号］，南通市中医院观察 30 例。

对照组 2 全国痹证科研协作组在 84 年共观察 329 例。

该药组 1984 年南通市中医院在承担全国痹证协作组尪痹冲剂临床观察任务的同时，随机分组对益肾蠲痹丸进行了 200 例临床观察，曾在全国第二次痹证会议上大会交流，85 年发表于《北京中医学院学报》第三期。试药组与对照组 1，对照组 2 临床疗效分析比较，采用非参数统计（nonparametric statistics）中的秩和检验（rank sumtast）方法，药物疗效对比如下：

试药组与对照组药物疗效对比

疗效分级 药物	临床治愈	显效	好转	无效	合计
益肾蠲痹丸	67（33.5%）	82（41%）	45（22.5%）	6（3%）	200 例
尪痹冲剂（对照组 1）	1（3.3%）	7（23.3%）	13（43.3%）	9（30%）	30 例
尪痹冲剂（对照组 2）	6（1.82%）	63（19.15%）	166（50.46%）	91（28.57%）	329 例

采用两样本比较秩和检验结果

对比组	例数	平均秩次	统计量 u 值	P 值
试药组	200	124.46	5.27	<0.001
对照组 1	30	56.77		
试药组	200	370.46	12.37	<0.001
对照组 2	329	200.89		
对照组 1	30	185.07	0.285	>0.05
对照组 2	329	179.53		

益肾蠲痹丸组分别与尪痹冲剂1、尪痹冲剂组2比较，查 u 界值表得 P<0.001，疗效有非常显著差别，益肾蠲痹丸组疗效高于尪痹冲剂组。

（六）典型病例

病例1：王某，女，66岁，退休工人，病历号222。

1985年8月7日初诊：七年前类风湿性关节炎，曾服用强的松30mg/日，治疗二月后恐激素副作用，曾请朱老治疗，服用益肾蠲痹丸三月后症情缓解，即未再继续治疗。目前又发作半年余。叠用中西药物乏效，顷诊：两手指、腕、肘、肩、膝、踝、趾关节游走性刺痛，难以忍受，关节僵硬，手臂抬举受限，行走不便，局部得温稍舒，伴有低热（37.5~38℃），形体消瘦，手指骨节蹉跎、肿胀、足跗亦肿胀、皮色微红，口干不欲饮，两便正常，苔白，腻罩黄，脉细小滑，此乃顽痹复发之征，仍予益肾蠲痹丸消息之。

益肾蠲痹丸，125g×2袋，8克/次，3次/日。

嘱检血沉、RF、抗"O"、手足X线摄片。

注意保暖。

8月19日：药后关节疼痛减轻，已能耐受，余症同前。血检：血沉：130mm/h，抗"O"：833U。类风胶乳：阳性，黏蛋白：29mg/L，血常规、白血球：7.5×10⁹/L，红血球：3.16×10¹²/L，血红蛋白：90g/L，手足X线摄片（片号：24449：中医院）：两侧腕关节强直，并见腕关节骨均有骨质破坏及骨质增生改变，诸腕关节连成一片，掌腕关节消失、掌指骨均为骨质疏松，指间关节狭窄，关节面见骨质破坏增生改变，右手第四指关节与左手小指关节呈成角畸形，药后无不适感，苔白腻，脉细滑，药既获效，率由旧章，续当原发继进之。

益肾蠲痹丸，4袋，8克/次，3次/日。

9月13日：药后疼痛明显减轻，指、踝、趾关节疼痛已不明显，关节刺痛转为酸痛，昼夜疼痛转为不定时痛，苔薄白腻，脉细小滑，续当原法继进之。复查血沉已降为85mm/h。

10月8日：关节疼痛大减，压痛已不明显，手臂已能抬举，行走如常，复查血沉：25mm/h，RF（-）。

11月9日：复查血沉：11mm/h，血红蛋白110g/L，关节已不感到疼痛，病家甚为高兴。嘱其续服丸药三月，以巩固疗效。今年随访症情稳定，能操持家务。

病例2：朱某，女，40岁，家庭妇女，浙江象山，病历号234。

1986年10月23日来诊：患者两手指关节梭形肿痛十三年，曾在上海华山医院及光华医院治疗，及当地医院用强的松和中药治疗罔效，周身关节肿痛。生活不能自理，卧床不起，三年前来信汇款从我院邮购益肾蠲痹丸20袋，经服用后，关节肿痛明显好转，原手指肿胀不能拿物，现已基本恢复正常活动，能操持家务，两膝关节功能恢复，强的松亦由原来4~5片/日减至1片/日，以往血色素4g，服丸后血色素恢复正常，精神明显好转，未继续服药。85年开始左侧髋关节疼痛，牵及左下肢行走不便，行走时间越长，疼痛越剧。纳可，二便正常，苔薄白，质衬紫，脉细小弦。血检：血沉：38mm/h，血常规：白血球：7×10⁹/L。血色素：130g/L，黏蛋白：46mg/L，类风胶乳：弱阳性，X线摄片（片号28274，中医院）：两侧腕关节大部分腕骨呈不规则破坏，兼有骨密度增高，髋关节明显狭窄，消失。两侧第一掌骨近端和尺骨远端亦有骨质改变，两侧髋关节间隙狭窄。左侧髋臼和股骨头呈破坏改变伴骨密度增高。

来通面诊后，1986年10月26日因途经上海，购买物品而连续步行6小时，左髋关节疼痛加剧，回家后卧床不起，经一年的邮购益肾蠲痹丸治疗后，现已能起床，乃于87年10月23日再次来院复诊，左侧髋关节僵硬，不能弯腿下蹲，坐矮凳亦不能。手腕关节活动如常，一般情况尚好，X线摄片：两手两腕类风关与86年10月23日片比较，X线改变无差异。两侧髋部类风关与86年10月23日片比较，所见左侧髋臼和股骨头骨密度增高已有明显减低。髋臼和股骨头缘已显示完整清晰，狭窄之关节间隙显现，呈均匀性狭窄，软骨下小囊状改变已消失，右侧髋部改变无差异。据此放射报告，请骨科教授会诊后，认为类风关髋关节置换手术，目前国内外手术预后均不理想，手术后仅1~3年内能减轻疼痛，5年后关节仍变僵直，建议继续服用益肾蠲痹丸治疗，目前症情稳定。

病例3：霍月华，女，61岁，退休工人，病历号201。

1985年3月25日，患者83年初高热后，两足趾、踝关节疼痛伴两下肢内侧大小不等的结节性红斑十余枚，色紫红，继之两手指关节梭形肿胀，晨僵，血检：RF（+），ESR：117mm/h，伴低热，经我院痹证科用清热凉血，蠲痹通络之品治疗一年半后，ESR、RF恢复正常，临床缓解。停药半年后，于84年底，四肢关节僵硬又作，未引起重视。刻下全身乏力，伴恶寒发热，周身关节灼热疼痛，两手指红肿，手臂内侧结节性红斑 8 枚，血沉：78mm/h，类风胶乳：阳性，免疫球蛋白：IgA485mg/L，IgM155mg/L，IgG2383mg/L，血色素：109g/L，手足 X 线摄片（片号 182319 附院）；两手足均骨质疏松，经益肾蠲痹丸治疗 1 年后，两手指关节红肿，结节性红斑均见消退，周身关节已不感到疼痛。复查血沉：78mm/h，类风胶乳：阴性。嘱其丸药每日一次，每次 6 克，86 年 11 月 12 日复查：血沉：8mm/h，RF（+），IgG：正常，血色素：12g，87 年 10 月 19 日复查两手足 X 线摄片（片号：32351，中医院）两手指骨、双足趾骨无明显改变，临床症状缓解。

二、实 验 研 究

益肾蠲痹丸对顽痹（类风湿性关节炎）有明显的临床疗效，为了探讨其治疗机理，中国中医研究院基础理论研究所从病理学、抗炎作用、镇痛作用、免疫学方面进行了药效学研究。为证实该药的安全性又进行了毒理学实验观察。

（一）药效学研究

（1）病理学研究：为了探讨益肾蠲痹丸对痹证作用的机理，根据人类类风湿性关节炎的发病机制，制成国内首创 Ⅱ 型胶原加寒湿因素所致的具有自身免疫反应特征的大鼠关节炎模型，其病理变化与人类类风湿性关节炎相似。模型动物关节出现滑膜组织充血、水肿、淋巴细胞浸润。后期化膜组织中成纤维细胞和纤维细胞增生，胶原沉着。关节软骨表面扁平层细胞剥脱，甚至软骨细胞变性、坏死，关节软骨表面缺损。

灌服益肾蠲痹丸水煎剂 3ml/d（相当于该药 1.5g）。一月后检查，关节的滑膜组织中淋巴细胞浸润明显减少，炎症减少，胶原纤维沉着局限于滑膜细胞下。关节软骨细胞缺损部位可见软骨细胞增生修复。

本研究说明：益肾蠲痹丸能使滑膜组织炎症减轻，胶原纤维沉着减少，软骨细胞增生修复，对该实验性痹证有较满意的疗效。

（2）抗炎作用研究：经过大鼠角叉菜胶性、蛋清性、甲醛性足肿胀和大鼠塑料纽扣肉芽肿，以及大白鼠佐剂性关节炎等实验观察，表明益肾蠲痹丸对实验中肉芽肿的渗出物及肉芽组织增生有明显抑制作用，对佐剂性关节炎有明显抑制作用。

本研究说明益肾蠲痹丸对急、慢性炎症均有较满意的作用；对自身免疫性关节炎亦有较显著作用。

（3）镇痛作用的研究：采用热板法，观察益肾蠲痹丸对小鼠的镇痛作用。结果表明，该药对热板法刺激所引起的疼痛反应有抑制作用。此镇痛结果与临床上关节疼痛服药后有明显改善相一致，说明该药有较好的镇痛作用。

（4）免疫学研究：采用小白鼠空斑形成的测定、小白鼠特异性玫瑰花形成试验及火箭电泳法，来检验小鼠抗体形成细胞数目、T 细胞数及血清 IgG 含量，研究益肾蠲痹丸对小白鼠免疫功能的影响。实验证明：本药可提高特异性玫瑰花结花数目和血清 IgG 含量，对抗体形成细胞数有促进趋势，显示对细胞免疫和体液免疫均有明显促进与调节作用。

上述药效学实验说明益肾蠲痹丸具有消炎、止痛、调节免疫功能的作用，能减轻病变关节的滑膜组织炎症、胶原纤维沉着，修复软骨细胞增生。实验结果和临床结果相符，证明益肾蠲痹丸是一种对类风湿性关节炎有显效的新药。

（二）毒理学研究

（1）急性毒性试验：以小鼠能够接受该药的最大浓度最大体积灌胃，（相当于临床用药的 94 倍）连续观察 7 天，未见任何毒性反应，亦无一只小鼠死亡。重复实验结果相同。

（2）长期毒性试验：实验分大白鼠和家兔两组动物进行。药物剂量按大、中、小三种予以灌胃。实验结果：益肾蠲痹丸对两种动物的活动、行为、体重、心电图，周围血象以及肝肾功能均无明显影响。病理组织学检查结果：给药组与对照组无明显差别。益肾蠲痹丸的病理学、抗炎镇痛作用免疫学及毒理学试验结论与临床观察结果相一致，证明该药是一种治疗类风湿性关节炎的高效、安全、理想的新药。

三、小 结

类风湿性关节炎相似于《金匮》之历节病，宋·《太平圣惠方》之顽痹，以其症情顽缠，久治难愈，绝非一般祛风、燥湿、散寒、通络之品所能奏效。朱老认为顽痹具有久痛多瘀、久痛入络、久病多虚及久病及肾的特点。同时患者多有阳气先虚的因素，病邪遂乘袭踞经隧，气血为邪所阻，壅滞经脉，留滞于内，深入骨骱，胶着不去，痰瘀交阻，凝滞不通，邪正混淆，如油入面，肿痛以作，治颇棘手，不易速效。朱老通过长期实践，明确指出，此证久治不愈者既有正虚的一面，又有邪实的一面；且其病变在骨，骨为肾所主，故确定益肾壮督治其本，蠲痹通络治其标。在组方用药时，又强调"虫蚁搜剔，钻透驱邪"的特性，集中使用，有协同加强之功，故益肾蠲痹丸除选用补肾培本之熟地黄、仙灵脾、骨碎补、当归等温肾壮督之草本之品外，又取温肾壮督。钻透逐邪，散瘀涤痰之露蜂房。全蝎、蜈蚣、僵蚕、乌梢蛇、地鳖虫等血肉有情之虫类药配伍而成的，可奏益肾壮督、蠲痹通络之功效。在立法用药、配伍组方上着眼于草木药熔为一炉，突破了常规用药，是具有显效的一种方药。

益肾蠲痹丸治疗 361 例，临床治愈率 29.3%，显效率 41%，好转率 25%，无效率 4.7%，总有效率为 95.3%；试药组益肾蠲痹丸 200 例与对照组尪痹冲剂 30 例及 329 例分别采用两样本比较秩和检验，P 值< 0.001，疗效优于对照组。

其中 264 例类风湿因子阳性病人，177 例转为阴性，占 67%；235 例血沉增快病人，165 例下降至正常占 70%；64 例用药前后有对照的 X 线片显示，治疗后可控制骨的进行性破坏，并有促进骨质修复之功。抽样经统计学处理的 100 例病例治疗后病人抗 "O" 血沉均有下降作用（$P < 0.001$）：对免疫指标 IgA、IgG（$P < 0.001$）、IgM（$P < 0.05$）；同时治疗后对局部炎症反应（疼痛、肿胀及关节功能）均有明显改善（$P < 0.001$）。

根据各验证单位反映，该药服用后一般 1~2 周后关节疼痛即有减轻趋势，肿胀亦开始消退，关节活动度增大，功能有所改善。病人普遍反映，服用此丸后精神振作，食欲增强，偶有口干、皮肤瘙痒、胃脘不适、便秘等，经对症处理后均可缓解，临床未发现毒性反映，心、肝、肾功能检查亦无损害。

上述结果亦与益肾蠲痹丸的药理、药效、免疫、毒理实验结论颇为一致，证明益肾蠲痹丸是一种目前治疗类风湿性关节炎效高、安全的理想药物之一。

四、讨 论

类风湿性关节炎是一种周身性、终身性、免疫性疾病，此病易反复发作，缠绵难愈，且其症情每发作一次，均留下不同程度的骨膜、骨质、骨关节的破坏，此种破坏如属早期，治疗得当，易于控制，甚至可以逆转；如失治、误治，病情恶化，将遗留终身损伤，尤以滑膜炎细胞增殖，导致的关节间隙的狭窄。世界上尚无特效疗法，迄今为止世界上采用的关节置换术只能维持 3~5 年。故早期诊断，及时治疗是治疗的关键，下面就如何评价和使用益肾蠲痹丸作一讨论。

（一）益肾蠲痹丸的特点

益肾蠲痹丸是以温补肾阳，钻透剔邪的大队虫类药和草木药相伍而成的方药，具有益肾壮督，蠲痹通络，攻补兼施之功，对本病有明显抗炎、消肿、止痛作用，经药理分析，该药中含大量人体所需氨基酸（十七种）及多种微量元素。长期服用可以调节机体免疫功能，增强机体抗病能力，并能使滑膜组织炎症减轻，胶原纤维沉着减少，软骨细胞增生修复，控制骨的进行性破坏。

（二）益肾蠲痹丸的服药剂量和疗效、疗程

益肾蠲痹丸验证方案规定服药剂量为 6~12 克/次，3 次/日，根据各验证单位汇总情况看，8 克/次，3 次/日为宜。南通医学院附院服药量为 8g/次，每日三次，该单位认为对一些病程长，病情重者剂量加至 12 克/次，每日三次，疗效会更好，故该单位总疗效在 97%，临床治愈率在 33%，皖南医学院附院亦反映了这个问题，该单位总疗效较低（71.4%），共验证 7 例，2 例无效，疗程在 4~5 疗程，由于在症情未能得到改善时，服药剂量未敢加大。仍续服 6 克/次，每日 2~3 次，故未能控制，对体质壮实，曾服用多种药物治疗者可以每次服用 12 克，每日三次，未发现有毒副作用。动物急性毒性试验结果：未见任何毒性反应（用药量相当于临床用药的 100 倍）。长期毒性试验与对照组相比，益肾蠲痹丸对动物活动、行为、体重、心电图，周围血象及肝、肾功能均无明显影响。病理学检查，各脏器肉眼无异常，镜下所见，给药组和对照组无明显异常。

类风湿性关节炎的疗程国内、外公认需 3~6 月以上，益肾蠲痹丸服药疗程短者两个疗程（2 月），长者 2 年左右。类风湿性关节炎的早期治疗和坚持服药与疗程有密切的正比关系，各验证单位小结亦反映了

上述问题。如镇江医学院附院所观察的病例，病程均在两年以上，加之药物未能继续供应，虽总有效率在91.7%，显效58.4%，但无临床治愈率。详见典型病例罗时秀，病程18年，功能受限12年，生活不能自理，曾服用地塞米松、消炎痛、雷公藤片病情无明显好转，血沉53mm/h，RF（+），手足X线摄片：类风湿性关节炎Ⅲ，经服用益肾蠲痹丸12克，每日两次，四疗程治疗后，关节疼痛基本消失，血沉将降21mm/h RF（-），西药均停服，因无药供应仅属显效，如此类病人能早期治疗，或继续治疗，疗效会更好一些。

（三）益肾蠲痹丸的偶见不良反应的处理及禁忌

本丸一般无不良反应，因含有大量虫类药（异体蛋白）。个别病人可出现异体蛋白过敏，如皮肤瘙痒，丘疹，此时可用地肤子30g、徐长卿15g、白鲜皮30g，煎汤服用；如胃脘不适，可用生黄芪15g，莪术6g，怀山药20g、凤凰衣6g（缺改玉蝴蝶6g）煎汤送服；如口干咽干，可用麦冬10g，肥玉竹10g，北沙参15g泡茶饮服。本丸有活血通络作用，故孕妇禁服，妇女月经期，行经量多可暂停服药数日，待月经量少后再服。

本丸采用了古老传统剂型——丸剂，故服药量较大，有待今后进一步改革剂型。

附：诊断标准、疗效评定标准、局部炎症标准及X线片分级标准

（1）中医诊断标准

按全国中医学会内科学会一九八五年七月批示制定的尪痹（类风湿性关节炎）的诊断标准执行。

A 临床表现：①关节肿胀，尤以对称性小关节肿胀为多。②关节晨起僵硬，握拳不紧，功能受限。③皮下有结节。④至少有一个关节压痛或活动时疼痛。⑤关节变形，甚至僵硬强直，屈伸不利，步履难行，或脊以代头，尻以代踵，筋缩肉卷，或生活难以自理。

B 病理检查：①类风湿因子阳性，或血沉增高，或免疫球蛋白增高。②X线骨质疏松。

C 发病特点：多与气候变化有关。

D 病因病机特点：正虚邪凑，肝肾亏损，气血阴阳失调，复感风、寒、湿三邪杂至或兼热邪或瘀血或痰浊或外伤引起。

E 性别年龄特点：好发于青壮年。女多于男。

具备上述A项中三点、B项中一点，结合C、D、E项即可诊断。

（2）西医诊断标准

美国风湿病学会诊断标准：

①晨僵。②至少有一个关节有压痛或活动时疼痛。③一个关节有软组织肿胀或积液。④至少有另一个关节软组织肿胀或积液，而无症状的间隔少于三个月。⑤对称性的关节肿胀，即同一关节左侧、右侧同时受累。⑥皮下结节，常在骨突处。伸面及关节附近出现。⑦典型的放射性改变并包括关节端的脱钙，但退行性病变不能除外类风湿性关节炎。⑧血清类风湿因子阳性。⑨滑膜液加入醋酸以后，黏蛋白凝固形成不佳。⑩滑膜活检等符合类风湿性关节炎改变。⑪类风湿结节检呈典型疗理改变。

诊断时典型的类风湿性关节炎需具备7项，肯定的类风湿性关节炎需具备5项。可能是类风湿性关节炎的需具备3项。

（3）疗效评定标准

全国痹证学组1984年疗效判定标准：

①临床治愈（临床缓解）：症状全部消失，功能活动恢复正常，主要参考指标（指血沉、抗"O"、类风湿因子、免疫球蛋白等理化检查）结果正常。②显效：全部症状消除或主要症状消除，关节功能基本恢复，能参加正常工作和劳动；主要参考指标等理化检查结果正常。③好转：主要症状基本消除，主要关节功能基本恢复或有明显进步，生活不能自理转为生活能自理。或者失去工作和劳动能力转为劳动和工作能力有所恢复。主要理化指标有所改善。④无效：和治疗前相较，各方面均无进步。

（4）局部炎症标准

症状	评定标准	积分值
疼痛	疼痛较重，影响生活和工作	3
	休息时也痛，但尚能坚持工作。不影响生活	2
	仅在劳动或天阴时痛，局部有明显压痛	1
肿胀	高度肿胀	4
	中度肿胀	2
	轻度肿胀	1
关节功能受限	罹患关节的正常活动范围受限 2/10~3/10 及以上者，关节僵硬持续存在	3
	罹患关节的正常活动范围受限 1/10~2/10，晨起关节僵硬，双手握力明显减低	2
	受限 1/10 以下，双手握力稍减低	1

（5）X线片分级标准

①骨无破坏性改变。②有肯定的骨质疏松，有或无轻度软骨下骨破坏，可有轻度关节间隙狭窄。③有软骨或骨破坏，关节畸形，如半脱位、尺侧偏斜，但无骨性或纤维性强直。④同上，但有骨强直。

（原载于益肾蠲痹丸新药申报资料）

虫类药对风湿性关节炎60例的疗效观察

朱良春

"风湿性关节炎"是常见而较为顽固的一种疾病，在治疗上是比较棘手的。我院用虫类药治疗本病，获得比较满意的效果，兹初步小结如下，希予指正。

病名："风湿性关节炎"在祖国医学的典籍里，多概括于"痹"或"风湿"、"痛风"、"历节风"等疾患内。它的部分症状与风湿性关节炎是完全一致的。

病因：素问痹论说："风、寒、湿三气杂至合而成痹，其风气胜者为'行痹'，寒气胜者为'痛痹'，湿气胜者为'着痹'。"风、寒、湿三气之交侵本为得病之主因，同时亦为其诱因。盖患者之发作，多以寒冷、潮湿、劳累、汗出当风、渍水等而引起。另一种因气血两虚而招致客邪侵袭者。虞抟说："亦有气血俱虚，但麻而不木者；亦有虚而感湿，麻木兼作者；又有因虚而风、寒、湿三气乘之，周身刺痛，麻、木并作者。"

症状：本病以游走性关节疼痛为主证，素问之"行痹"即言其疼痛之行之走注；金匮、巢元方之历节风均以此而定名。金匮说："风湿相搏，骨节疼烦掣痛，不得屈伸，近之则痛剧。"巢元方说："历节风之状，短气自汗出，历节疼痛不可忍，屈伸不得是也"。日人丹波元坚更明确指出说："按历节即痹论所谓行痹，痛痹之类，三因、直指称为白虎历节风是也。"发病部位及症状变化在辩证上有密切关系，李梴说："风湿多侵乎上，肩背麻木，手腕肿痛。寒湿多侵乎下，脚腿木重。风多走痛不定；寒多掣痛，周身拘急，手足冷痹；湿多浮肿，重著一处不移。"

本病之发作每侵犯两个以上之关节，如肩、肘、腕、髋、膝、踝等关节。并屡损害心脏，所谓"走遍关节，咬伤心脏"，乃其特征。

其疼痛之发作或疼痛之轻微、剧烈与气候变化有密切关系，恒于天气将转变前一二日，即有所觉，犹如气象台预报气候之准确。大抵气候清朗温和，则疼痛较为轻微，天气寒冷或阴湿，则疼痛转为剧烈。部分且有肿胀，妨碍运动。类风湿性者则并不受天气变化之影响，而关节每多变形，木僵肿痛，艰于活动，是其区别。

治疗：本病在辩证上有病邪偏胜与体气盛衰之不同，故在治疗上虽以蠲痹祛风、逐湿通络为主，但有风湿胜、寒湿胜、阴虚、阳虚之分，必须审察阴阳，辨别虚实，药证合拍，奏效始捷。

我们通过实践，认为虫类药对祛风蠲痹有其卓效，以之治疗本病，确有著效，乃创制了"蠲痹舒络合剂"，经过三年多来的临床观察，其疗效基本上是令人满意的。

处方：蠲痹舒络合剂：

炙全蝎三～六分（研冲），炙蜈蚣三～六分（研冲），炙蜣螂虫一钱五分，炙蜂房一钱五分，炙䗪虫一钱半，炙蕲蛇一钱半，鹿衔草三钱，伸筋草三钱，寻骨风三钱，炙虎胫骨一钱，钻地风三钱，全当归三钱，甘草一钱半。

上药煎汁内服，每日一剂，连服五日后，改为丸剂常服，可以除根。（丸剂按上方加十倍量研细，用鸡血藤五两，老鹤草六两，苍耳子六两，煎取浓汁泛丸如梧子大，每服二钱，一日二或三次，加入麝香二分，则效更速。）

加减法：风湿胜者加羌活、独活各一钱五分；寒湿胜者加生川乌七分、川桂枝三钱、苍术三钱；兼阴虚者加白芍三钱、川石斛三钱；兼阳虚者加生黄芪三钱、熟附块三钱、仙灵脾三钱。

效果：服煎剂三、四帖后即感疼痛减轻，一般多在1～3个月基本治愈。

临床分析：兹就近三年来用虫类药治疗风湿性关节炎（53例及部分"类风湿性关节炎"7例）共60例，试作初步分析如下：

（1）性别、病型统计表：

性别 ＼ 型别	风湿胜型		寒湿胜型		总计
	偏阴虚	偏阳虚	偏阴虚	偏阳虚	
男	7	3	3	28	41
女	5		1	13	19
小计	12	3	4	41	60

从上表可以明显地看出，寒湿而偏阳虚的占绝对多数，是和得病原因一致的，男性多于女性一倍，与工种、生活及社会活动有密切关系。

（2）病期统计：患病年数最短者为一年，最长者已十五年。计一年者二十人，两年者八人，三年者六人，四年者三人，五年者八人，六年者三人，七年者二人，八年者一人，九年者二人，十年者一人，十二年者四人，十三年者一人，十五年者一人。新病易治，宿恙效缓。

（3）发病原因统计：六十例中受寒、冷而发病者达四十二人，为主要原因；其次则为卧居湿地而引起；因渍水而致者仅二人。与病理机制是可以相互印证的。

（4）脉搏、舌苔的分析：因患者多为寒湿阳虚类型，故脉搏呈濡象者有十八例，细者十二例，沉细者十一例，濡缓者五例。但部分则因病型偏于阴虚，故弦细者亦有十例，弦滑者一例，滑者三例。在舌苔方面，苔薄白而质淡者五十一例，苔薄白而质绛者计八例，苔薄腻者一例。与脉搏、病型也相一致，符合于辨证规律。

（5）患者年龄及疗效统计表：我们对本病疗效统计的标准是这样的：凡关节疼痛，麻木等症状均告消失，活动自如，三个月未复发者，谓之"痊愈"，症状显著好转，但尚欠巩固或残留部分症状者，谓之"好转"。症状减轻不明显或无改变者，谓之"无效"。六十例的疗效观察，其有效率为百分之百。

效果 ＼ 年龄	18～30岁	31～40岁	41～50岁	51～65岁	总计	百分率
痊愈	19	10	4	5	38	63.33%
好转	10	5	3	4	22	36.67%
无效	—	—	—	—		
小计	29	15	7	9	60	100%

典型病例

病例1：黄某某，男，三十四岁，转业军人，病历号数：3611

病史摘要：患者于1947年7~8月在山东鲁南与敌作战，经常涉水，有时甚至浸渍水中达六小时之久；同年11月即感周身关节疼痛，不能行动。在渤海军区医院诊断为多发性、风湿性关节炎。经治疗后症情缓和，继续入伍，但关节疼痛，迄未休止。1952年2月在南京住院治疗8个月，症状减轻，即来苏北工作，但仍然周身关节疼痛，时轻时剧，迭经治疗，殊鲜效机；近年余且逐步增剧，肩、臂、髋、膝等关节并呈轻度强直。活动欠利，局部有怯冷感，长假休息，颇为所苦。

治疗经过：患者以肩、臂、膝等诸关节疼痛麻木，活动欠利，与1957年9月23日来我院治疗。面色清癯，肢体消瘦，苔薄白润，舌质淡红，脉象沉细微弱，症由风湿为患，气血两亏，筋脉失于濡养，根蒂已深，未可旦夕图功，当用培益气血以治其本，镇痛通络以治其标，辅以针灸，治至12月12日，关节疼痛转注，时轻时剧，仍未稳定。经会诊研究，认为羌延已久，非草木之药所能奏功，乃给予蠲痹通络合剂。作丸剂服之，因其脉舌呈阴虚之征（风湿胜型兼阴虚者），故加入白芍、石斛等柔养之品，服后无任何不适，一周后关节疼痛即见减轻，并逐渐趋于稳定，针灸时感应亦较前为著，寒流来临期间，关节疼痛并未增剧，患者极感愉快，因天气较冷，乃延至1958年2月25日出院，恢复工作，迄今一直未发。

病例2：杨某某，男，二十二岁，某航空学院学生，病历号数：33247

病史摘要：体质素健，1954年患关节炎。1956年增剧，诊断为多发性、风湿性关节炎，进行治疗后稍见好转。1958年春节间，周身关节又剧痛，乃入西安某疗养院，除服药外，同时先后接受矿泉浴、泥疗、蜡疗、电疗等疗法。疼痛较前减轻，但颈椎、肩胛、腰、髋、膝等关节仍痛，天气阴湿则更剧，夜寐为之不安，体形日见瘦削，遂于1958年6月返乡休养，继续治疗。

治疗经过：1958年10月5日来院门诊，周身关节疼痛，有怯冷感，苔薄淡，脉濡滑（92至/分）属于寒湿胜型而兼阳虚之候，乃于蠲痹通络合剂中加入制川乌八分，生黄芪三钱，川桂枝三钱，嘱10月9日复诊。药后左膝疼痛稍减，余象如故，此非矢不中的，乃力不及鹄也，法当重其制进之；将川乌、全蝎、蜈蚣均增为一钱，继服三帖，连续复诊二次。此时阴雨时，关节之痛已较前为轻，乃于10月21日给予丸剂调之。12月11日复诊，服丸以来，疼痛大减，仅天阴或劳累时尚有轻微疼痛，已在某机床厂全日义务劳动，颇感轻快，继续服上丸一料，以图除根。在1959年2月份即悉健复，去校复学。1961年春节返乡，曾来院访谈，面容丰腴，精神爽健，迄未复发，甚感愉快，特来致谢。

结语：

①通过风湿性关节炎60例的疗效小结，证实虫类药对本病有显著疗效，在治疗上是找出了一条宽阔的道路，值得进一步观察和研究。②虫类药的用量，宜先用小量，逐步增加，并研末冲服，其效始著。③丸剂之效较汤剂为强，古人对痹痛之患者，多用丸剂，如三因胜骏丸、虎骨四筋丸、健步虎潜丸、活络丹等，盖有以也。④本病在临床上总以蠲痹祛风，逐湿通络为主。但有阴虚、阳虚之分，风胜、寒胜之异；必须审察阴阳，区别虚实，辨证施治，奏效始著，这是祖国医学的特点，也是关键之所在。⑤虫类药的医疗作用是广泛而卓著的，目前各地用治结核病、癌症等疾患，都有一定疗效，值得我们深入研究，进一步阐明其药理机制，发挥其更大的作用。

（原载于《江苏中医》1961年第6期）

虫类药在顽痹治疗上的卓越作用

朱良春

"顽痹"是指近世风湿性关节炎及类风湿性关节炎之病程较长、症情顽固缠绵、久治不愈之病例而言。其病反复发作，往往非一般药物所能取效，影响工作与学习者至巨；为此，积极探索有效疗法，实为医务工作者之迫切任务。

经过温读文献，联系痹证"久痛多瘀、久痛入络"的机理，通过实践，认识到风寒湿邪乘虚袭踞经遂，正气为邪所阻，壅塞络脉，留滞于内，深入骨骱，胶着不去，凝涩不通，邪正混淆，如油入面，草木之品很难驱除，必借"虫蚁搜剔"之性，庶克奏功。我院于1957年以虫类药为主要内容创订"蠲痹舒络合剂"，试之临床，初步证实其疗效，尚属满意。曾于1959年初步总结60例（风湿性关节炎53例，类风湿性关节炎7例），计痊愈者25例，好转者34例，无效者1例。嗣经继续实践观察，处方内容有所增益，疗效续有提高，特别是久治不愈之顽痹，均能取得比较显著之疗效，益觉虫类药在顽痹治疗上是具有独特作用的。爰列举最近所治之二例简介如下，并结合个人实践体验，略加讨论，以阐扬虫类药对顽痹治疗之卓越作用。不妥之处，希予指正。

一、病案举例

病例1：刘×，男，27岁，农民。病历号数：刘/ 67。

1962年秋季，自觉腰背疼痛，平睡时更甚，不易翻身，白昼尚能参加劳动；翌年转剧，平睡翻身时需用两手托住臀部，白昼行走步距缩小，不能跳沟；且疼痛随咳呛、打嚏及用力时而加剧。自感周身不适，时喜侧卧，如仰卧则疼痛加剧，久坐不易起立，需两手撑持，始能站起。右腿时有麻木，艰于行走，怯冷倍于往昔，下半身不易出汗；两年前经常遗精。1964年4月4日，经南通医学院附院门诊检查：脊柱无侧弯，自第12胸椎至第2腰椎后凸畸形，胸腰椎呈弧形后突，拾物试验（阳性），拉氏征（一），脊椎后伸试验（阴性），后伸呈强直状态。X线摄片：片中包括第8胸椎至第3腰椎所示脊椎顺列尚属良好，从第8胸椎至第2腰椎间，位于上下关节面之外缘，有致密条状阴影相连；片中所见诸椎小关节模糊不清，印象为"类风湿性脊椎炎"。叠用中西药物及针灸效果不著，乃于1964年9月2日来我院门诊。

腰脊疼痛已两年，转剧亦已一载有半，脊椎弯曲变形，呈强直状，艰于俯仰，形体逐渐羸弱，劳力丧失。苔薄白，边有瘀斑，脉细而微弦，尺殊弱，乃下元不足，肾阴阳俱虚之明证也。经常遗泄，下元亏虚，为其内因；劳力后汗出当风，寒湿之邪乘虚袭踞督脉，乃其外因。督脊属肾，是故腰脊疼痛而不能俯仰，"顽痹"之候也。因患者急切要求治愈，乃于温养奇经剂中，复入大队虫蚁搜剔之品消之。

全当归三钱，熟地黄四钱，炙元武版五钱，仙灵脾二钱，紫河车二钱，鹿角霜四钱，炙蕲蛇二钱，炙蜂房二钱，炙地鳖虫三钱，炙全蝎、炙蜈蚣各三分（上二味研细，分两次吞），炙蜣螂虫二钱，苍耳子四钱，鸡血藤四钱，炙甘草一钱半（三帖）。

9月5日：药后腰脊疼痛脱然若失，为年来未有之现象；腰以下汗出肤润，颇感爽适，惟腰脊强直如故。苔薄白，瘀斑稍化，脉弦细，药既见效，不事更张，守原意以蠲痹通络丸调之：

全当归二两，熟地黄三两，仙灵脾一两五钱，仙茅一两，鹿衔草一两五钱，炙全蝎五钱，炙蜈蚣五钱，炙僵蚕一两，炙地鳖虫一两，炙蜂房二两，炙蕲蛇一两五钱，炙蜣螂虫一两二钱，炮山甲一两，陈皮二钱，甘草四钱。

上研极细末，以鸡血藤、苍耳子、天仙藤各五两，煎取浓汁，烊化龟板胶、鹿角胶各二两五钱成浆，泛丸如梧子大，每服二钱五分，一日二次，开水送下。

10月23日：丸剂已服完，症情显著好转，已能作90度之弯曲（原来仅能弯曲20度左右），仅尾间骨部尚有疼痛，左髋以下较为软弱乏力，夜寐不实。苔薄质微红，瘀斑仍未悉化，脉弦细微数，尺较振，阳气有来复之机，而阴损未能随之渐充，宜兼顾之。上方加甘杞子一两五钱 生白芍一两五钱 紫河车八钱 续服之。

按：患者由于肾经亏损，督脉空虚，而致寒湿之邪乘虚袭踞，气血为邪所阻，痹闭不通而发病。盖督脉属肾，是故脊强而痛也；治疗之道，应从温养入手。以其羔延已久，强直而疼痛较剧，故复入大队虫蚁搜剔之品，以搜风蠲痹、活血定痛，不意获效竟如斯之速，益证虫药在顽痹治疗上之卓越作用。

病例2：姜××，男，35岁，转业军人。病历号数：姜/ 00/26。

1953年在朝鲜参加抗美援朝战斗，因天气严寒而致手指、足趾小关节肿胀疼痛，但其势不甚，且任务紧张，未暇治疗。1961年11月，在部队因汽车误坠冰河，周身冻木，半月后，肘、腕、指、膝、踝、趾诸关节红、肿、热、痛，艰于活动，经治稍瘥，但未几旋又复发；每次发作，恒需10～15天始稍缓解，影响工作，殊以为苦。曾在石家庄"白求恩国际和平医院"住院治疗，诊断为风湿性关节炎，可能合并"类风湿性关节炎"。住院时肿痛基本消失，但出院后不久，便又复发，且其势逐步严重，行走不便，不得已乃于1963年由部队转业地方。在南通医学院附院及南通县人民医院门诊，选用抗炎松、考地松、水杨酸钠、安乃近等针、药、物理治疗，均属临时好转，停药即又增剧，经常半休或全休，不能正常工作，于1964年7月16日前来我院门诊。

痹痛已历十年，近三载来转剧，迭治未瘥，辛劳或气交之变则尤甚。面色㿠白少华，怯冷倍于常人，两肘及两膝以下关节走注疼痛，局部有冷感，指关节轻度变形，两膝关节疼痛更甚，行走欠利，虽在盛暑，亦恒需贴风湿止痛膏及穿长裤，始觉稍舒。脉细软，苔白质淡。本症初得之于冰雪漫天之战地，嗣又以冬季乘车误坠冰河，气血为寒湿之邪所阻，运行不利，络脉痹塞，而发为"寒湿痹痛"。从其形容、脉舌而言，阳虚殊明显，故四肢痹痛为甚。治宜散寒逐湿，蠲痹通络，以其久治乏效，草木药石恐难奏效，必须借虫蚁搜剔之品，庶可收功。

全当归三钱，熟地黄四钱，制川乌八分，鸡血藤四钱，炙蜈蚣、炙全蝎各三分（研细末，分二次吞），炙蜂房四钱，炙地鳖虫二钱，炙蛴螂虫一钱半，炙蕲蛇二钱，苍耳子四钱，仙灵脾三钱，甘草一钱半（5至10帖，每日服一帖）。

8月31日：前药服两帖后，四肢关节疼痛即大定，乃续服之，周身有温舒感，汗出肤润，颇感畅适，苔薄质淡，脉细，守前法改予蠲痹通络丸以巩固。处方与病例9月5日丸方相同。

按： 患者于11月2日来函谓："前蒙你赐予处方，初服5帖，关节疼痛即除，继服5帖，病情完全痊复；后又接服丸剂，已于昨日服完。自服药以来已三月有半，在此期间，关节疼痛一次未作，行走活动，颇为方便，此乃我近几年来所未有之事，内心极为愉快。目前我从半休转为正常工作，我再次向您致以衷心的感谢"。本例患者过去迭经中西药物及理疗，获效均不著，此次改投大队虫类药，收效殊显，五日痛大除，旬日而趋愈，谓非借虫蚁搜剔之功，多年之寒湿痹痛，岂能于短期内而奏功耶？

二、讨　论

（一）顽痹之成因、治法有其特殊性

近代所称之风湿性关节炎及类风湿性关节炎均可概入"痹证"之内。痹证之成因，《素问·痹论》即已明言，历代医家亦多阐述，宋代严用和在《济生方》中说得更为具体："风、寒、湿三气杂合而为痹，皆因体虚，腠理空疏，受风寒湿气而成痹也。痹之为病，寒多则痛，风多则行，湿多则著；在骨则重而不举，在则血凝而不流，在筋则屈而不伸，在肉则不仁，在皮则寒，……"严氏强调了内因的重要性，而招致风寒湿侵袭之外因则为汗出入水，或坐卧湿地，或因暑贪凉，或生活、工作于潮湿地区等。所以明代李梃《医学入门》明确指出："痹属风寒湿之气侵入而成，然外邪非气血虚则不入，……"正是因为内外结合，是以病邪得以深入络脉经髓，筋隙骨骱，如误治，失治，每多缠绵增剧，甚则形成残废，明代沈金鳌氏曾提到本病之预后说："日久不治，令人骨节蹉跌，固未可轻视也。"所以前人对痹证之治疗，分析周密。倘能及时辨证施治，注意调摄，是可以曲突徙薪，早日获愈的。但体气偏虚，受邪较深，或将息失宜者，则风寒湿邪与正气搏结不解，日益深入，形成瘀血，痰浊，阻塞络道，而反复发作，迭治不瘥。"久痛入络"、"久痛多瘀"之说，即据此而提出。这种顽痹，必借虫类以搜风逐湿、驱寒散疼，始能达到蠲痹通络目的，而获治愈。

（二）运用虫类药治疗顽痹的沿革

前贤以虫类药治疗顽痹，始于唐代《千金方》《外台秘要》，而著于宋之《本事方》，其所列之"麝香丸"，对缓解急慢性风湿性关节炎之剧痛具有显效。迨至清代叶天士氏，则更有发展，可谓集虫类药治顽痹之大成，《临证指南》痹门中用虫类药者有七案，计用全蝎者6例，地龙者4例，蜂房者3例，蛴螂虫者2例，穿山甲者1例，都是沉疴痼疾，历数年或数十年之久的顽痹，足证虫类药治顽痹是有其突出作用的。个人在前贤及先师章次公先生运用虫类药治疗顽痹经验的启示下，经过实践观察，由叶氏运用的五种，扩增至九种，疗效获得进一步的提高，从而创订了"蠲痹通络丸"，以之治疗顽痹，取得较为显著的效果。

（三）蠲痹通络丸药效的简述

蠲痹通络丸是根据顽痹形成之机转而制订的，它具有养血舒筋、窜透搜风、逐湿散寒、化瘀通络的综合作用，因此，就能达到蠲痹通络的目的。此丸是由当归、熟地、川乌、全蝎、蜈蚣、蛴螂虫、蜂房、地鳖虫、蕲蛇、地龙、僵蚕、穿山甲、鹿衔草、仙灵脾、甘草、天仙藤、苍耳子、鸡血藤、鹿角胶、龟板胶等组成，兹就其治痹之作用简述如下：

全当归：补血活血，治一切风，对关节肿痛有显效。

熟地黄：补血益精，滋养肝肾，填骨髓，长肌肉，与当归配合诸虫药治顽痹，有相得益彰之功。盖"治风先治血，血行风自灭"，古有明训。

川乌：能通行十二经，为治风寒湿痹之要药，仲景治历节不可屈伸疼痛多用之。

全蝎、蜈蚣：走窜之力最速，搜风定痉，开瘀通络，内而脏腑，外而经络，皆能开之，通则不痛；故为治顽痹之要药。

蜂房：祛风镇痉，散肿定痛，并有温阳强壮之功，对顽痹之关节肿僵疼痛，甚则变形者，乃必用之药。

蜣螂虫：走窜络脉，散结通阳，凡关节僵肿，屈伸不利者，与蜂房合用，多奏佳效。

蕲蛇：透骨搜风，凡风毒壅于血分者，非此不除。对于腰腿疼痛、拘挛不利者尤合。临床上对类风湿性脊椎炎之疼痛变形者有著效，配蜂房复入辨证论治方中，治各种腰痛，屡建殊功。

䗪虫：活血化瘀、疗伤定痛，凡顽痹而见瘀象者（唇紫、舌有瘀斑或舌下青筋怒张者）宜用之。

地龙：走窜通络，泄热利水；对关节走注疼痛之痹证甚效，偏于湿热者尤合。

僵蚕：去风化痰，散结行经，对顽痹关节木肿有痰凝之征者最效。

穿山甲：性善走窜、攻坚，功擅搜风通络、散血消肿，对于顽痹之拘挛疼痛，忽作忽止者最为合拍。

鹿衔草：壮补腰臀，强筋健骨，善治痹痛。

仙灵脾：《大明本草》称其擅治"一切冷风劳气，筋骨挛急，四肢不仁"；尤其是它具有"补命门，益精气，坚精骨，壮腰膝"等作用，促使顽痹早日恢复。

天仙藤：活血通络，散肿定痛，适用于痹痛之四肢较甚者。

鸡血藤：补血行血，舒筋活络。

苍耳子：祛风化湿，能上达巅顶，下走足膝，内通骨髓，外透皮肤，故为治风湿痹痛之要药。

龟板胶、鹿角胶：龟胶滋阴益肾，而通任脉；鹿胶温阳强骨，而通督脉，合用之称龟鹿二仙胶能大补精髓，温壮任督，对顽痹，起着重要作用。

（四）辨既施治，加减用法

中医治病，因证制宜，随证用药，而不是一成不变的，治疗痹证当然也不例外，喻嘉言氏在《医门法律》中指出："凡治痹证，不明其理，以风门诸通套药施之者，医之罪也。"是非常确切的。因此"蠲痹通络丸"用治顽痹，虽有一定效果，但仍应坚守辨证施治原则，随症加减。例如痹证属寒湿者居多，其阳虚寒湿甚者，宜加重川乌、仙灵脾之用量，增入仙茅，并删去地龙。但顽痹病程已久，每多兼夹痰、瘀，或由寒化热，或肝肾阴虚，或气血耗损，均须随证损益。其夹痰者，僵蚕之量宜加重，或再复入胆星之类。夹瘀血者，地鳖虫宜增其量，并参用红花。化热者，重用地龙、僵蚕，去川乌，加桑枝。肝肾阴虚者，宜去川乌，加重归、地用量，并增入白芍、枸杞子、紫河车。气血亏损者，宜重用归、地，并加黄芪、党参。关节僵肿变形者，加重蜂房、蜣、蚕之用量。病变在腰脊者，加重蜂房、蕲蛇之用量。或有其他加杂症者，均宜兼顾，奏效始著。

习俗认为虫类药曾属有毒之品，因之医家、病家咸具戒心，而不敢放胆服用。事实上，除特大剂量外，一般是没有任何毒性反应的。曾见一人吞服蜂房末一两之多，亦无任何不适，何况入药前，还经过炙焙的加工炮制；同时有毒之动物如蕲蛇、全蝎，在死后其体内毒素早已破坏无存，所以无须担心疑虑。一般入药，常去须、去嘴、去翅、去足，是毫无意义，而反损药效的。个人用虫类药多取其整体，俾可气味俱全，才能彻上彻下，周身循行，祛邪务尽，彻底根治。此外，在用量上宜从小量递增，以效为度，所谓"中病即止，毋使过之"，即是此意。煎剂之效，不如丸散，以制丸服之最佳。孕妇或发热或有其他夹杂病者，宜暂缓使用。

（原载于《江苏中医》1965 年第 12 期）

益肾蠲痹丸治疗顽痹（类风湿关节炎）200 例疗效观察

朱良春

顽痹，是指慢性风湿性关节炎、类风湿性关节炎及脊柱增生等病程较长、症情顽缠、久治不愈之病例。本文所观察的顽痹，则纯指类风湿关节炎而言。益肾蠲痹丸（汤）是我根据数十年来的实践经验创订的治疗顽痹的处方。现将近几年来我院使用本丸治疗类风湿性关节炎 200 例的疗效观察，报告如下：

一、观察方法

1. 病员来源　200 例患者大部分门诊病人及部分住院病人。

2. 药物剂量、用法　每次 6 克，一日 2 次，食后服用。妇女经期及妊娠期忌服。服用本丸期间，一律停用其他中西药物。原服激素者则逐步减量，直至完全撤除。

3. 疗程　以 30 天为一个疗程，治疗不满一疗程者未做统计。

二、诊断标准

除按雁北会议痹证诊断标准外，如有下列 4 项中之 3 项体征者，即可诊断为类风湿性关节炎。

1. 关节疼痛或伴有发热，晨僵明显。

2. 四肢关节呈对称性肿胀，四肢关节或脊柱已畸形或强直。

3. 化验检查　类风湿因子阳性，血沉 C-反应蛋白高于正常标准。

4. 关节 X 线摄片　有脱钙或骨质疏松、骨质破坏、关节面变狭窄、关节融合等改变。

三、一般情况

1. 病程情况表　见表 1。

表 1

时间		~1 年	~2 年	~3 年	~4 年	~5 年	~10 年	10 年以上	20 年以上
例数	男	10	15	7	8	10	9	2	1
	女	27	21	23	13	10	24	12	8
	小计	37	36	30	21	20	33	14	9
百分率		18.5%	18%	15%	10.5%	10%	16.5%	7%	4.5%

2. 理化检查表　见表 2。

表 2

分类		血沉 ↑	抗 "O" ↑	类风湿因子阳性	摄片骨质有变化
例数	男	41	35	50	35
	女	80	81	117	74
百分率		60.5%	58%	83.5%	54.5%

3. 中、西医症状分型表　见表 3。

表 3

分型	肾督亏虚偏寒湿型	肾督亏虚偏湿热型	肾督亏虚偏痰瘀型	肝肾阴虚型	中心型	混合型	周围型
例数	107	23	43	27	7	2	191
百分率	53.5%	11.5%	21.5%	13.5%	3.5%	1%	95.5%

四、治疗结果

1. 疗效标准　按雁北痹证会议疗效判断标准（见《北京中医学院学报》1984 年第 2 期）。

2. 治疗结果　见表 4。

表 4

疗效		临床痊愈	显效	好转	无效
例数	男	18	25	17	2
	女	49	57	28	4
百分率		33.5%	41%	22.5%	3%

从治疗结果来看，总有效率为97%。

3. 化验指标改善情况 治疗前患者均做血沉、C-反应蛋白、类风湿因子3项检查，其中原血沉增高者121人（男>15mm/h，女>20mm/h）。经1个疗程后有87例降至正常，在仍增高的34例中，多数病例虽尚未至正常，但较治疗前均有大幅度的下降。C-反应蛋白升高者116例，经治疗1～2疗程后，有74例降至正常值，占63.8%。原类风湿因子阳性者167例，经治疗2～3疗程后，转阴者为120例，占71.85%。

五、病案举例

赵某，女，59岁，农民。

1982年12月20日初诊：类风湿性关节炎3年余，在外院曾经用激素等药物治疗，关节肿痛有所减轻，（每次服强的松20mg，日3次）。但两手腕、指关节肿痛不消，膝、踝、髋关节疼痛、僵硬伴冷感，生活不能自理，由于长期使用激素，出现柯兴氏综合征，遂来我院要求中医药治疗。目前，关节症状如上，面部虚浮，困疲乏力；苔薄腻，质淡体胖，脉细弦；X线摄片（片号：16083）：两手指关节间隙较狭窄，指骨稍有变形，两手有骨质疏松现象；血沉：76mm/h，类风湿因子阳性，C-反应蛋白>16mg/l。证属阳气亏虚，寒湿袭踞，痰瘀交阻。顽痹已深，不易速效。治以益肾壮督，蠲痹通络，温化痰瘀，冀能应手。

益肾蠲痹丸250克，每次6克，日3次，食后服。

二诊（1983年1月10日）：服上丸3周，关节肿痛如前，苔脉同上，此非矢不中的，乃力不及鹄也，药丸继服之。

三诊（1983年2月1日）：药后腕指疼痛减轻，掌背疼痛渐瘥，踝、膝、髋关节疼痛僵直好转，已能扶杖行走，精神较前振作，苔薄白，质淡，脉细。药既获效，毋庸更张，续进之。

四诊（1983年2月20日）：指、腕、踝、膝、髋关节肿痛渐平，自将强的松递减服用。苔薄白，质淡，脉细。嘱其继服丸药，强的松逐渐减量。

五诊（1983年3月20日）：服丸药已3月余，关节肿痛已平，激素亦已全部撤除。复查血沉已降至12mm/h，C-反应蛋白、类风湿因子恢复正常，临床基本治愈。嘱其继服丸剂3月，以巩固。

六、讨 论

1. 立法用药的着眼点 类风湿关节炎相似于《金匮》之历节病、宋《太平圣惠方》之顽痹，以其症情顽缠，久治难愈，绝非一般祛风、燥湿、散寒、通络之品所能奏效。我认为顽痹具有久痛多瘀、久痛入络、多痛多虚及久病及肾的特点。同时患者有阳气先虚的因素，病邪遂乘虚袭踞经隧，气血为邪所阻，壅滞经脉，留滞于内，深入骨骱，胶着不去，痰瘀交阻，凝涩不通，邪正混淆，如油入面，肿痛以作。故治颇棘手，不易速效。通过长期实践，明确认识到：此证久治不愈者，既有正虚的一面，又有邪实的一面，且其病变在骨质，骨为肾所主，故确定益肾壮督以治其本，蠲痹通络以治其标。组方用药时，又根据虫类药"搜剔钻透驱邪"的特性，集中使用之，有协同加强之功。故益肾蠲痹丸的立方，除选草木之品以补肾培本之外，又借虫类血肉有情之品搜风逐邪，散瘀涤痰，标本并顾。经近20年临床系统观察，初步认为对于顽痹，确有较好的疗效。

2. 对疗效的评价 通过临床200例疗效观察，我们认为益肾蠲痹丸对类风湿性关节炎的疗效是比较满意的。平均服药1～2周后关节疼痛开始减轻，1个月后关节肿胀开始消退，活动度增大，功能得到相应的改善或恢复。如坚持服用3～6个月者，可以达到病情稳定，临床治愈。凡间断服药，或症状缓解后即早停药者，其疗效则不稳定，说明必须坚持服药，不可间断。对长期服用水杨酸制剂、消炎痛、激素等药物的患者，改服本丸后，可以逐步递减，直至撤除。

长期服用此丸后，患者普遍反映食欲增加，精神振奋，体质增强，有转弱为强之功。

此丸服用后一般无副作用，仅少数患者服后胃脘嘈杂，嘱在饭后服用，症状即趋消除。偏阴虚、湿热者服后有口干、咽燥现象，加用沙参、麦冬、石斛各 10 克代茶泡服，可以改善症状。个别患者服后有肤痒或皮疹出现，乃动物异体蛋白质过敏现象，另用徐长卿 15 克、地肤子 30 克煎汤服用即可消除。

本丸对慢性风湿性关节炎、增生性脊柱炎、坐骨神经痛等的疗效较类风湿关节炎为高。

综上所述，我们认为益肾蠲痹丸治疗类风湿关节炎疗效较好，奏效稳定，价格较廉，服用方便，无毒副作用，是目前治疗类风湿关节炎较为理想的药物之一。

3. 益肾蠲痹丸的组成及药效简述　本丸的组成是：熟地黄、仙灵脾、鹿衔草、淡苁蓉、全当归、鸡血藤、蜂房、蕲蛇（缺时可用乌梢蛇代）、地鳖虫、僵蚕、蜣螂虫、炮山甲、全蝎、蜈蚣、广地龙、甘草等，共研极细末，泛丸如绿豆大，每服 6~8 克，每日 3 次，饭后服。

顽痹病变在骨，骨又为肾所主，而督脉能督司一身之脉，故"益肾壮督"是治本之道，可以增强机体免疫功能，调整骨质代谢，对根治本病起着决定性作用。因其病邪深入经隧骨骺，必须选用具有较强的钻透搜剔之功的药物，始能奏效，所以在选用药品时，除植物药外，又宜侧重于虫类药物，因为虫类药不仅具有搜剔之性，而且均含有动物异体蛋白质，对机体的补益调整，有其特殊作用。特别是蛇类还能促进垂体前叶促肾上腺皮质激素的合成与释放，使血中这种激素的浓度升高，从而达到抗炎、消肿、止痛的疗效。在实践中我们体会到虫类药的使用对缩短疗程、提高疗效具有重要作用。

由于风药多燥，根据"治风先治血"的原则，故立方时重用地黄、当归、鸡血藤等养血之品，以缓其燥性，提高疗效。

4. 目前存在的问题及需要进一步探讨的问题　益肾蠲痹丸从分型疗程来看，寒湿型、痰瘀型疗效较好，阴虚型、湿热型奏效较差，因其药性偏温，且风药多燥，故疗程因型别不同而有所差异。由于中医治病重在辨证论治，因此，处方用药，不是一成不变的，治疗本病当然也不例外。喻嘉言在《医门法律》中指出："凡治痹证，不明其理，以风门诸通套药施之者，医之罪也！"为了进一步提高本病的治疗水平，我们目前已着手侧重治疗阴虚、湿热型的，以解决益肾蠲痹丸所存在的上述问题。

习俗认为虫类药皆属有毒之品，因此在医家、病家对之咸具戒心，而不敢放胆使用。事实上，除特大剂量外，这类药一般没有毒性反应，更何况入药前，还经过了加工炮制，同时有毒的动物如蕲蛇、全蝎，其干燥标本之虫体毒素早已破坏无存，所以无须担心疑虑。只有少数过敏体质患者，对动物异体蛋白质有过敏反应，皮肤瘙痒，胃脘不适，可予徐长卿 15 克，地肤子 30 克，煎服即可缓解，极个别剧者则需停药。

（原载于《北京中医学院学报》1985 年第 3 期）

朱良春老中医治疗风寒湿性关节痛的经验

朱婉华　张肖敏　蒋　熙

风寒湿性关节痛是常见的病证。朱良春老中医对其研究有素，他注重治病求本，擅长运用虫类药蠲痹定痛，并配合中医离子导入，收到了较为明显的效果，兹择其要旨，介绍如下。

一、辨 证 分 型

风寒湿性关节痛初起，若见证轻浅，治疗及时，辨治较易；若病程长，反复发作，症状重，尤当辨证论治，审证发药。

（一）风寒湿痹型

主证：全身关节或肌肉酸痛，游走不定，以腕、肘、肩、膝、躁关节多见，局部关节疼痛得温则舒，气交之变疼痛增剧，或兼见关节肿胀，但局部不红，不热。苔薄白，脉沉细，或细弦，或濡细。

病机：风寒湿邪留注经脉，痹闭不利。

治则：祛风散寒，除湿通络。

处方：温经蠲痹汤（自拟）当归 10 克，熟地黄 15 克，仙灵脾 15 克，川桂枝（后下）10 克，乌梢蛇 10 克，鹿衔草 30 克，制川乌 10 克，甘草 6 克。

加减：风盛者加寻骨风 20 克，钻地风 20 克，湿盛者加苍白术各 10 克，生熟苡仁各 15 克，关节肿胀明显加白芥子 10 克，山甲 10 克，蜣螂虫 10 克；寒盛制川乌、草乌加重至 10~20 克，并加熟附片 10 克；痛剧加炙全蝎 3 克研末吞（或炙蜈蚣）；刺痛者加地鳖虫 10 克，参三七末 3 克分吞、延胡索 15 克；体虚者仙灵脾加至 20 克，并加炙蜂房 10~12 克。

病案举例：程×，女，50 岁，教师。

初诊：有关节痛宿疾，一月来因丈夫住院，日夜陪伴，睡卧过道后，不慎受寒，两腕、肘、膝关节肿胀，疼痛难忍，肤色正常，手腕活动受限，两膝行走困难，怯冷倍于常人。血检：血沉 7.0mm/h，类风胶乳（−），黏蛋白：3.2mg%，抗"O"<500，白细胞：4200，两手腕、两膝关节摄片：未见异常。舌苔薄白，根腻，脉细濡，此风寒湿痹痛也，既有宿根，更为顽缠。姑予温经散寒，逐湿通络。当归 10 克，制川草乌各 10 克，六轴子 2 克，鹿衔草 30 克，地鳖虫 10 克，炙蜂房 10 克，乌梢蛇 10 克，炙蜈蚣 3 克研末吞，炙僵蚕 10 克。（5 剂）

二诊：关节疼痛减轻，关节肿胀如前，苔、脉如前。药既合拍，上方加白芥子 10 克。（5 剂）

三诊：药后已能行走，关节肿胀渐退，但疼痛尚未悉止，入暮为甚。舌苔薄白，质淡，脉细，寒湿痹痛之重候。病邪深入，肾阳亏虚，续当补肾助阳，温经散寒，蠲痹通络。熟地黄 15 克，仙灵脾 20 克，鹿衔草 30 克，乌梢蛇 12 克，地鳖虫 10 克，蜣螂虫 1 克，炮山甲 10 克，炒元胡 10 克，甘草 6 克。（5 剂）

四诊：腕关节疼痛明显减轻，自觉关节松适，肿胀亦退，唯膝关节肿痛未已，苔薄白，脉细小弦。原方改为电离子导入，以加强药效。①上方二剂，浓煎成 500ml，加入 1%尼泊金防腐。膝关节处电离子导入，每日二次。②益肾蠲痹丸 250 克，每服 9 克，日二次，食后服。

1984 年 7 月 10 日，血检：血沉正常，白细胞：6.3×10⁹/L，经用丸药及中药电离子导入后，膝关节肿痛大减，苔、脉正常。续配益肾蠲痹丸巩固之。

随诊：1984 年 8 月恢复工作以来，一直坚持上班，关节肿痛未作。

按：风寒湿性关节痛，一般此病均无链球菌感染史，是肌体遭受风寒湿邪侵袭所致，故抗"O"、血沉、黏蛋白，绝大多数属正常范围，症状酷似慢性风湿性关节炎表现。常法选用防风汤、羌活胜湿汤等，以秦艽、羌活、威灵仙等较为常用。实践证明，轻症尚有效果，重症疗效并不满意，且风药多燥，易伤阴耗液。朱师对此型关节痛无表证者，均不予选用，从治病求本计，而予温经蠲痹汤，一面扶正，一面蠲痹，在药物选择上作了推敲，如本"治风先治血，血行风自灭"之古训，又取地黄与之为伍，而达到养血补血之目的。同时又配以温经散寒之川乌、桂枝，益肾壮阳之仙灵脾，祛风除湿之鹿衔草，钻透、搜剔之虫类药：乌梢蛇、地鳖虫、蜣螂虫等，诸药合用，以奏温经散寒、蠲痹通络之功。验之临床，确属如此。

（二）郁久化热型

主证：手足关节肿胀，局部灼热，初得凉颇舒，稍久则仍以温为适，口干而苦，苔薄黄或黄腻，质红，脉细弦。

病机：风寒湿痹，痰瘀胶结，经脉痹闭郁久化热。

治则：化痰行瘀，通络蠲痹。

方药：仿桂枝芍药知母汤出入。

桂枝 8 克后下，制川草乌各 8 克，生地黄 15 克，当归 10 克，生白芍 20 克，知母 10 克，炙僵蚕 12 克，乌梢蛇 10 克，广地龙 10 克，甘草 6 克。

加减：热盛加虎杖 20 克，寒水石 20 克，生石膏 20 克，湿热重者加黄柏 10 克，萆薢 10~30 克，晚蚕沙 20 克，土茯苓 30~60 克；苔腻而痰湿重者加化橘红 3 克，全瓜蒌 20~30 克。

病案举例：

陈××，女，49 岁，农民。初诊：（1984 年 1 月 21 日）

1983 年冬令以来，每天均织布至深夜，自觉周身如浸凉水中，始停工而睡，入睡后亦不觉身暖，而天明仍坚持织布，渐至周身关节冷痛，似风扇在衣服内吹，彻夜疼痛不已，用热水袋置痛处，亦不减轻，形体消瘦，口干，舌红，苔薄黄腻，脉细弦。此寒湿痰瘀交凝，气血阴阳失调，郁久化热，治宜散寒除湿，化痰和瘀，清泄郁热。

川桂枝 8 克后下，制川草乌各 8 克，生地黄 15 克，当归 10 克，生白芍 15 克，知母 10 克，虎杖 20 克，生、熟苡仁各 15 克，地鳖虫 10 克，甘草 5 克。（5 剂）

二诊：（1984 年 1 月 26 日）药后尚未奏效，苔脉同前，此非矢不中的，乃力不及鹄也。

上方之制川草乌改为各 12 克，加萆薢 30 克，附片 8 克。

三诊：（1984 年 2 月 3 日）服上药后关节冷痛明显减轻，疼痛已能忍受，苔黄腻稍化，脉细小弦，药既获效，率由旧章。上方 7 剂。

四诊：（1984 年 2 月 10 日）关节疼痛渐平，口干亦释，苔薄白，脉细小弦，予丸剂以巩固之。益肾蠲痹丸 250 克，6 克，日二次，食后服。

按：张景岳对痹证论治指出："若欲辨其寒热，则多热者方是阳证，无热者便是阴证。然痹本阴邪，故惟寒多而热少，此则不可不察"。但风寒湿性关节痛迁延不愈，或过用温燥之品，或禀赋阴虚之体，易于久郁化热，而出现一系列寒热错杂证，如单纯投以寒凉清热之品，寒湿之邪凝滞更剧，痛势必增。朱师曰："当寒湿未除，寒郁化热之时，治宜辛通郁闭，若误用一派寒凉，血脉更凝，气血壅遏，反助热化，病必加重。"故治疗时在用温热药的同时，伍以寒凉清热之品，如赤白芍、知母、虎杖、薜草、寒水石之类；如热盛剧者，始可考虑用大寒之品，如紫雪丹、大黄、黄柏之类。

（三）正虚邪实型

主证：形体消瘦，面色萎黄或晦滞，神疲乏力，腰膝酸软，关节疼痛经久不愈，病势绵绵，甚至彻夜不已，日轻夜重，怯冷，自汗，或五心烦热，口干，苔薄白，脉细小弦。

病机：久病及肾，正虚邪恋。

治则：补益培本，蠲痹通络。

方药：培本治痹汤。

生熟地各 15 克，当归 10 克，仙灵脾 15 克，鸡血藤 20 克，鹿衔草 30 克，寻骨风 20 克，炙僵蚕 12 克，地鳖虫 10 克，乌梢蛇 10 克，甘草 6 克。加减：偏气虚加黄芪 15~30 克，当归 12 克；偏阳虚加淡苁蓉 10 克，骨碎补 10 克，偏血虚加当归、潞党参；偏阴虚加石斛、麦冬。

病案举例：杨××，女 28 岁，纺织工人。

初诊：（84 年 10 月 28 日）四年前产后，因过早下冷水操持家务，随后两腕、肘、膝关节疼痛增剧，难以忍受，而来院诊治。顷诊，面色少华，神疲乏力，两腕、肘、膝关节无红肿，遇寒疼痛加剧，得温则舒，气交之变疼痛更甚。血检：血沉 14mm/h，抗"O"500 单位，黏蛋白：4.9 mg%，苔白腻，脉细濡。此乃气血两亏，寒湿入络，治宜补益气血，温经散寒，燥湿和络。制川乌 10 克，川桂枝 8 克（后下），生黄芪 30 克，当归 12 克，仙灵脾 15 克，生苡仁 20 克，苍术 12 克，徐长卿 15 克，炙蜂房 10 克，炙全蝎 8 克（研末分吞），甘草 5 克。（5 剂）

二诊：（84 年 11 月 8 日）服上药后疼痛增剧，此非药证不符，乃痹闭宣通之佳象，苔薄白腻，脉细，前法续进之。

①上方（6 剂）。②取上方一剂，浓煎成 250 毫升，加 1%尼泊金防腐，电离子导入，每日一次。

三诊：（84 年 11 月 8 日）服上药加电离子导入，关节疼痛白昼已明显减轻，唯入暮后关节仍痛，但能耐受。苔腻亦化，脉细。此气血渐通，阴阳未和之象。续当原法继进之。上方 5 剂。

四诊：（84 年 12 月 2 日）经治关节疼痛渐平，下冷水已不感疼痛。白细胞：5.6×10⁹/L、嗜中性：71%、淋巴：29%。病员甚为欣喜，予益肾蠲痹丸 250 克，每服 6 克，日两次，食后服，巩固之。

按：张景岳曰：痹症，大抵因虚者多，因寒者多，唯气不足，故风寒得以人之，唯阴邪留滞，故经脉为之不利，此痹之大端也。痹证日久，气血不足，病邪遂乘虚袭踞经隧，气血为邪所阻，奎滞经脉，留滞于内，肿痛以作。本案选用黄芪、当归益气补血；仙灵脾、炙蜂房培补肾阳，使阳得以运，血得以行，具扶正祛邪之功，炙全蝎、地鳖虫搜风通络，活血定痛；川乌、桂枝、苍术、苡仁、徐长卿温经散寒，除湿通络；再配合中药电离子导入，内外合治，使药直达病所，而取得较为显著之疗效。

二、小 结

（一）辨证与辨病

辨证论治是祖国医学的精髓，在辨病的基础上辨证，有利于更准确地把握病情。人体患病除外邪致病因素外，正气不足也是主要因素，而痹症又往往先有阳气亏虚之内因，朱老临症时多先分清寒热虚实，常用炙蜂房、仙灵脾来调节机免疫功能，同时又达到祛风除湿，温经通络之目的。对血沉、抗"O"、黏蛋白增高而偏寒者，一般选用川乌、桂枝，对偏热者选用萆草、寒水石、虎杖，验之临床确能降低三项指标。对依赖激素者除侧重用益肾培本外，还重用萆薢。据药理报道，萆薢主要成分为薯蓣皂苷，是合成人体激素的基本成分，使用萆薢后，体内可自行合成人体所需要的激素，防止激素副作用的产生，值得引用。

（二）内治与外治

先贤孙思邈在一千多年前就提出"汤药治其内，针药治其外"的主张，20世纪50年代以来理疗工作者创中草药直流电导入法，治疗了大量的病例，积累了一定的经验，但是关于中草药的有效成分能否电离、极性、药液制备方法、导入治疗等问题至今尚未完全解决，有待我们进一步探索。近十年来，朱老在辨证论治的基础上，用口服汤药加中药浓煎液每日 1~2 次，在关节疼痛部位离子导入，进行内服外治相结合，取得了较为满意之疗效。

（三）治标与治本

痹证的治疗原则，不外寒者温之，热者清之，留者去之，虚者补虚时又要考虑到留邪，才不至于误实其实。如初起或病程不长，全身情况尚好，当用温药以温散、温通之；久病正虚邪恋，其证多错杂，朱老认为："久病多虚，久痛多瘀，久痛入络，久病及肾"。而寒湿、痰瘀、湿热互结，往往邪正混淆，胶着难解，不易速效。必须通盘考虑，不能头疼医头，脚痛医脚。朱师通过长期实践，明确指出："对久治不愈者，非一般法风、燥热、散寒、通络之品所能奏效，必须扶正督培本，益肾壮督治其本，钻透剔邪，蠲痹通络治其标。临床上除选用草木之品养血补肾培外，又借虫类血肉有情之品，搜风逐邪，散瘀涤痰，标本兼顾，奏效自著"。朱老五十年代即创制益肾蠲痹丸，经临床三十余年来验证，对慢性风湿性关节炎、增生性脊柱炎之疗效达到97%以上。有关益肾蠲痹丸资料，1984 年 11 月在中华全国中医学会第二次痹证会议上已作介绍，在此不再赘述。

（原载于《黑龙江中医药》1986 年第 8 期）

大鼠实验性痹证模型建立及其病理学研究

王安民　吕爱平　曾晓莲

痹证，是指人体营卫气血失调，肌表、经络遭受风寒、湿热之邪侵袭，气血经络为病邪闭阻而引起的经脉、肌肤、关节、筋骨疼痛、麻木、重着、屈伸不利或关节肿大、僵直、畸形、肌肉萎缩，严重者影响脏腑等为临床特征的一类疾病。临床上，以关节病变最为多见，相当于现代医学中风湿性关节炎，类风湿性关节炎等，它们都属于胶原性疾病范畴，与自身免疫有关。本实验的目的就在于 II 型胶原作为抗原，建立一个适合中医痹证研究的动物模型，并观察寒湿因素对该模型的影响，从病理学角度来探讨痹证与该模型的关系。

一、材料与方法

1. 粗取 II 型胶原　参与国内外文献方法并加以改进。①取小牛关节软骨。②蒸馏水充分洗涤。③捣碎。④加入 10 倍体积的 0.05M 乙酸–乙酸钠缓冲液（pH 5.8），浸泡 4 日。⑤加入盐酸胍、碘代乙酸铵和 EDTANa$_2$，使之终浓度分别为 4.0M、0.05M 和 0.025M，在 4℃下充分搅拌 48 小时。⑥12000g、4℃下离心 30 分钟。⑦取沉淀，加 10 倍体积的 0.5M 乙酸，再按 1:0.002 比例加入胃蛋白酶，在 4℃下持续搅拌 48 小时。⑧12000g、4℃下离心 30 分钟。⑨取上清，对 0.2M NaCl 0.05M Tris-HCl 缓冲液充分透析。⑩按 100:1 比例，予以处理过的 DEAE 混合。⑪12000g、4℃下离心 30 分钟。⑫取上清，加入 NaCl，使之终浓度为 3.2m，静止 24 小时。⑬50000g、4℃下离心 30 分钟。⑭取上清，对 0.1M Na$_2$HPO$_4$ 充分透析。⑮12000g、4℃下离心 30 分钟。⑯取沉淀，加入 0.5M 乙酸使之充分溶解。⑰对蒸馏水充分透析。⑱对去离子水充分透析。⑲冷冻干燥，待用。

2. 实验对象及分组　选用 56 只雄性 Wistar 大白鼠为实验对象（体重 90 克左右），随机分成三组，单纯造模组 20 只，寒湿造模组 20 只和对照组 16 只，分别简称单纯组、寒湿组和对照组。

3. 造模方法　①单纯组取一定量的Ⅱ型胶原粗提物，用0.5M乙酸溶解，使之浓度为15mg/ml，加入等量的不完全弗氏佐剂，充分乳化。取乳化后的混合物0.125ml，与大白鼠尾部、踝部多处皮内注射免疫动物。每只动物注射1次，含Ⅱ型胶原粗提物1.8mg。②寒湿组免疫注射前，将大白鼠放于冷水中（温度为15~17℃）游泳5~7分钟，每日1次，连续7天，再按单纯组进行免疫注射。③对照组8只动物在冷水中游泳（如前法）7天，每天1次，不加用免疫注射；8只动物不加任何因素。

4. 处死方式与处死时间　全部动物行颈椎脱臼处死。单纯组动物20只分别于免疫注射后第7天、第15天、第30天和第45天处死，每次5只；寒湿组动物20只处死时间按单纯组时间；对照组动物16只，8只游泳后动物，对应于寒湿组时间处死，每次2只，8只不加任何条件的动物，对应于单纯组时间处死，每次2只。

5. 取材　取动物踝、膝、肘和腕关节、胸腺、脾脏、心、肝、肾、十二指肠、空肠、肺和肾上腺作光镜切片；取左膝髌骨下滑膜组织作冰冻切片；取左膝胫骨上端关节表面作扫描电镜标本；断尾取血，作血涂片；横断脾脏，载玻片上印片。

6. 染色方法　①HE染色。②磷钨酸苏木素染色法。③酸性磷酸酶染色法。④a-醋酸萘酯酶染色法。⑤细胞色素氧化酶染色法。⑥琥珀酸脱氢酶显示法。⑦免疫荧光染色法。

二、结　　果

1. 大体改变　肉眼观察，单纯组和寒湿组动物均可见毛发失去光泽，懒动，免疫后第7天和第15天时寒湿组动物体重减轻（$P<0.05$）。单纯组和寒湿组部分动物可见踝关节明显红肿，触及时可见逃避反射。

2. 单纯组关节病理变化　免疫注射后第7天可见滑膜组织充血、水肿、纤维素渗出，滑膜细胞轻度增生、排列不规则。滑膜组织中可见淋巴细胞，单核细胞及少量散在分布的中性粒细胞浸润，有时，关节腔内可见淋巴细胞、单核细胞及少量的中性粒细胞。腱围组织和纤维囊周围结缔组织充血、水肿、炎细胞浸润（以淋巴细胞为主）。免疫注射后第15天，除上述改变外，滑膜细胞增生、肥大更加明显，滑膜细胞成多层柱状排列，滑膜组织内可见血管扩张充血，毛细血管增生，有的可见小血管壁轻度增生。免疫注射后第30天，关节软骨表面扁平层细胞脱落，软骨细胞间隙大小不一，基质深浅不一，甚至软骨细胞变性、坏死，关节软骨表面缺损；此时，滑膜组织充血、水肿有所消退，但仍可见淋巴细胞、单核细胞浸润，并可见纤维母细胞和纤维细胞增生以及胶原沉着；滑膜细胞增生明显，呈柱状、疏散排列，有的甚至沿关节软骨表面贴附生长，贴附的滑膜细胞下方软骨表面扁平层剥脱，软骨细胞变性。免疫注射第45天，其病理改变基本与免疫注射后30天相同，但可见骨的损伤，出现骨细胞变性、坏死。

3. 寒湿组关节病理变化　寒湿组关节病理变化与单纯组对比有两个特点：病变出现率更高和软骨损伤提前出现。软骨损伤于免疫注射后第15天即可出现。单纯游泳动物未见任何病变。

为便于计算单纯组和寒湿组的发病率，参考有关文献，结合本研究具有时间序列上变化的特点，以滑膜细胞增生或/和排列不规则；滑膜组织纤维素渗出，炎细胞浸润（以淋巴细胞为主），或/和胶原纤维沉着；或/和关节软骨破坏作为判断动物是否存在Ⅱ型胶原所致关节炎的标准。只要有一个或一个以上关节出现上述变化，该动物即计为发病的一例。按照这个标准，单纯组20只动物有11只发病，寒湿组20只动物有15只发病。在所有发病动物的四个关节中，踝关节病变出现率最高，单纯组和寒湿组均为100%；膝关节病变出现率，单纯组为92%，寒湿组为93%；腕关节病变出现率，单纯组为32%，寒湿组为80%；肘关节病变出现率，单纯组为78%，寒湿组为77%。单纯组和寒湿组的病变比较见表1、表2。从表1和表2中可以看出，寒湿组动物滑膜组织炎症、滑膜细胞增生和排列不规则比单纯组重（$P<0.05~0.001$）。

4. 关节软骨表面扫描电镜观察　免疫注射后15天，可见关节炎动物关节软骨表面正常规则排列的胶原纤维结构消失，出现杂乱的纤维样物质覆盖，并可见关节软骨表面出现大的凹陷。

5. 酸性磷酸酶（ACP）、α-醋酸萘酯酶（ANAE）、琥珀酸脱氢酶（SDH）和细胞色素氧化酶的改变　造模后第15天开始，寒湿组和单纯组动物的ACP（脾脏印片）和血涂片的ANAE增加（见表3和表4），琥珀酸脱氢酶和细胞色素氧化酶减低。

6. 单纯组和寒湿组动物关节滑膜荧光抗体检测结果　用免疫荧光法，在造模后动物滑膜组织中可见黄绿色荧光，表明滑膜组织中存在抗体或抗原抗体复合物。

三、讨　　论

1. 实验性痹证模型与人类类风湿性关节炎的关系　由于人类类风湿性关节炎病人血清中、关节腔液中均可检出Ⅱ型胶原抗体，关节软骨中存在大量的Ⅱ型胶原，在关节滑膜组织中，还可检出Ⅱ型胶原-抗Ⅱ型胶原抗体复合物，所以说，建立该模型的出发点就是依据人类类风湿性关节炎发病的免疫机理。本实验的结果表明：滑膜细胞增生，滑膜组织中纤维素渗润，胶原纤维增生，炎细胞浸润，关节软骨细胞剥脱，甚至缺损，从病理形态学方面证明该痹证模型类似人类类风湿性关节炎；ANAE 阳性细胞增多，特别是在滑膜组织中检到抗体存在，从免疫学方面同样也证实该实验性痹证类似人类类风湿性关节炎。因而，该动物模型可以作为中医痹证研究的对象，尤其是顽痹的研究对象。琥珀酸脱氢酶和细胞色素氧化酶降低，说明该模型动物滑膜组织氧化代谢功能下降。

2. 寒湿因素在实验性痹证发生发展过程中的作用 本实验结果表明：外界寒湿因素能使实验性痹证发病率提高，同时，病变有所加重，提示外界寒湿因素是实验性痹证发生的一个重要外因（因为单纯的外界寒湿因素并未引起动物任何病变），并能促进该痹证的发展。这符合临床调查结果。外界寒湿之所以只能是实验性痹证发生率由 55% 提高到 75%，是因为"正气存内，邪不可干"之故。

（本研究曾得到窦志良、李禾、李昆、陈红宾、蔡洪斌、王乃琪、侯燕鸣、谢崇芩同志的热情帮助，在此深表感谢。）

表 1 两组滑膜细胞增生和排列不规则比较

类别	单纯组	寒湿组	合计
出现	30	54	84
不出现	31	19	50
合计	61	73	134
$\chi^2 = 10.0867$	$P<0.001$		

表 2 两组滑膜组织炎细胞浸润比较

类别	单纯组	寒湿组	合计
出现	23	42	65
不出现	38	31	69
合计	61	73	134
$\chi^2 = 5.2541$	$P<0.05$		

表 3 单纯组不同时间酯酶阳性细胞比较（%）

类别	第 7 天	第 15 天	第 30 天	第 45 天
样品 1 号	64.2	74.9	75.4	74.8
样品 2 号	63.4	75.8	68.1	69.9
样品 3 号	65.3	71.5	74.1	75.7
样品 4 号	62.4	72.8	65.4	64.8
样品 5 号	63.7	77.4	78.1	70.1
$\bar{x}\pm S$	63.8 ± 1.07	73.75 ± 1.95	72.2 ± 5.3	71.1 ± 4.4

第 7 天与第 15 天比较 $P<0.01$
第 7 天与第 30 天比较 $P<0.01$
第 7 天与第 45 天比较 $P<0.01$

表4　寒湿组不同时间酯酶阳性细胞比较（%）

类别	第7天	第15天	第30天	第45天
样品1号	64.7	74.9	74.7	78.5
样品2号	65.8	74.2	76.3	64.6
样品3号	69.4	70.1	70.4	76.9
样品4号	62.1	71.2	72.2	69.1
样品5号	64.2	76.1	76.1	71.4
$\bar{x}\pm SX$	65.25±2.69	73.3±2.54	73.9±2.57	70.1±5.7

第7天与第15天比较　$P<0.05$

第7天与第30天比较　$P<0.05$

第7天与第45天比较　$P<0.05$

（对照组动物酯酶阳性细胞为61.4±2.01%）

（原载于《中华中医骨伤科杂志》1988年第4卷第2期）

益肾蠲痹丸对大鼠实验痹症影响的病理学研究

吕爱平　王安民　曾晓莲

益肾蠲痹丸是老中医朱良春主任医师几十年临床经验的结晶，对顽痹（类风湿性关节炎）有明显疗效。为了探讨其治疗机理，我们建立Ⅱ型胶原所致的具有自身免疫反应特征的大鼠关节炎模型，从病理学角度来探讨益肾蠲痹治疗痹症的机理。

一、材料与方法

（一）实验动物分组

选用体重90克左右的Wister大白鼠43只为实验对象。随机分为三组：选模组20只，给药组15只和对照组8只。

（1）选模组：将大白鼠放入冷水中（温度为15℃左右），游泳7分钟，每日1次，连续7天（作为寒湿因素）。然后，取终浓度为1.5毫克/毫升的Ⅱ型胶原粗提物乳化混合物0.125毫升（制作方法参照文献2~4并进行改进），于大白鼠尾部、踝部多处皮内注射以免疫动物。每只动物注射一次，含Ⅱ型胶原粗提物约0.18毫克。造模组20只动物分别于免疫注射后第7天、第15天、第30天和第45天，每次5只动物，颈椎脱臼处死，取材检查。

（2）给药组：将15只大鼠，按上组造模法在冷水中游泳及免疫注射。取益肾蠲痹丸（南通市中医院生产），加水煎制成50%的水煎剂。其中10只动物，于免疫注射15天后，每天灌胃给药一次，每次3毫升，相当于益肾蠲痹丸1.5g，灌胃给药一个月处死，余5只动物于相同时间灌胃，每天1次，每次灌蒸馏水3毫升，持续1个月处死，取材检查。

（3）对照组：将8只大鼠按上法在冷水中游泳，不做免疫注射，处死时间同造模组，分4次处死，每次2只动物。

（二）取材

取全部动物踝、膝、肘和腕关节组织及脾、胸腺，其中各组部分动物取左膝关节髌骨及其滑膜组织作冰冻切片。部分动物取心、肝、肾、十二指肠、空肠、结肠、肺和肾上腺。断尾取血，涂片。横断脾脏，印片。标本制作及染色方法略。

二、结　果

（一）造模动物的外形改变

造模动物毛发失去光泽，懒动，在免疫注射后第 7 天和第 15 天，消瘦明显，体重显著减轻（$P<0.05$），部分动物可见踝关节红肿。

（二）关节的病理改变

（1）造模组：造模动物关节病理变化的发展过程大致可分为两个时期，滑膜受损期（免疫注射后第 15 天以前）和软骨损伤期（免疫注射后第 15 天以后）。

1）滑膜受损期：滑膜受损早期（免疫注射后第 7 天）主要出现滑膜组织充血、水肿，尤其是脂肪垫组织中纤维素渗出。滑膜细胞轻度增生，排列疏松、不规则。滑膜组织中可见淋巴细胞、单核细胞及少数散在分布的中性粒细胞浸润。关节腔内可见淋巴细胞、单核细胞及少量中性粒细胞。关节周围组织（腱周组织和纤维囊周围结缔组织）充血、水肿、淋巴细胞浸润，并可见散在的中性粒细胞和肥大细胞。滑膜受损后期（免疫注射后第 15 天），除上述改变外，滑膜细胞增生、肥大更为明显，滑膜细胞呈多层柱状排列。滑膜组织中血管扩张充血，毛细血管增生，有的小血管壁轻度增厚。

2）软骨损伤期：软骨损伤早期（免疫注射后第 30 天），关节软骨表面扁平细胞剥脱，甚至软骨细胞变性、坏死，关节软骨表面缺损。滑膜细胞增生明显，呈柱状或不规则疏松排列，有的甚至沿关节软骨表面贴附生长，贴附的滑膜组织下方软骨表面扁平层细胞剥脱，软骨细胞变性。此时，滑膜组织充血，水肿有所消退，仅见少量的淋巴细胞浸润，但可见成纤维细胞增生和纤维细胞增生、胶原沉着。软骨损伤后期（免疫注射后第 45 天）病变基本与软骨损伤早期相同。但成纤维细胞、纤维细胞更为多见，有的甚至出现骨的损伤，出现软骨下骨细胞变性、坏死。

为了便于判断造模组动物的发病情况，参照有关诊断该实验性痹症的诊断条件文献 5~7，结合本研究具有时间序列上变化的特点，以滑膜细胞增生或伴有排列不规则，滑膜组织纤维素渗出和/或胶原纤维沉着、淋巴细胞浸润，或关节软骨破坏为主，来判断是否存在Ⅱ型胶原所致关节炎的标准。只要有一个或一个以上关节出现上述变化，该动物即计为发病例。按这个标准，其发病率为 15/20。在所有发病动物中的 4 个关节中，踝关节病变出现率为 100%，膝关节病变出现率为 93%，腕关节病变出现率为 80%，肘关节病变出现率为 77%。

（2）给药组，给药动物灌服益肾蠲痹丸水溶液 1 个月后，在其关节的滑膜组织中淋巴细胞浸润明显减少，炎症减轻，胶原纤维沉着局限于滑膜细胞下。关节软骨细胞缺损部位可见软骨细胞增生、修复。给水动物 1 个月后，其病变与造模动物在免疫注射后第 45 天的病变相同。

（3）对照组：对照组动物关节未见任何病理变化。

（三）其他脏器及注射局部的改变

造模组和给药组动物心、肝、肾、胸腺、脾、肺、肾上腺、消化道均未见明显变化。注射局部皮下，早期可见大量炎细胞浸润，后期炎细胞浸润明显减轻，亦可见纤维母细胞增生及胶原纤维形成。

（四）酶类的改变

取动物的脾脏印片及血涂片，染色检查酸性磷酸酶和 α-醋酸萘脂阳性细胞（%），造模组分 4 次检查，每次各 5 次大鼠。免疫注射后第 7 天平均分为 63.3±2.69%（均值±标准差，下同）；第 15 天、30 天分别平均为 73.3±2.54%、73.95±2.57%，较第 7 天者显著增高（$P<0.001$）；免疫注射后第 45 天，仍保持在较高水平（72.1±5.7%）。给药组于给药后 30 天检查，平均为 62.5±2.12%，已恢复到不给免疫注射的对照组水平（61.4±2.0%）。

检查大鼠滑膜组织中的琥珀酸脱氢酶和细胞色素酶的结果表明，造模组轻度降低，给药组未见明显变化。

（五）关节滑膜组织荧光抗体检测结果

成为Ⅱ型胶原所致关节炎模型大鼠的滑膜组织中，用免疫荧光染色法可见黄绿色荧光，表明滑膜组织中有抗体或抗原抗体复合物存在。

三、讨　论

（一）实验性痹症与人类痹症（类风湿性关节炎）的关系

本实验性痹症模型建立的依据是：类风湿性关节炎病人血清、关节腔液中可检出抗Ⅱ型胶原抗体，关节滑膜组织中可检出Ⅱ型胶原-抗Ⅱ型胶原抗体复合物。本实验造成的滑膜细胞增生、滑膜组织中纤维素渗出、胶原纤维沉着、淋巴细胞浸润、软骨细胞扁平层脱落甚至全层缺损等，从病理形态学方面证明了该实验性痹症与类风湿关节炎相似。酯酶阳性细胞增加，酸性磷酸酶活性增高，滑膜组织中有抗体存在，从免疫学角度初步证实该模型类似类风湿性关节炎，与免疫有关。运用临床行之有效的益肾蠲痹丸能使滑膜组织炎症减轻，软骨细胞增生、修复、从疗效方面反证了该实验性痹症与人类类风湿性关节炎有相似之处。

（二）实验性痹症的发病机理

本实验性的痹症发病的可能机制是：Ⅱ型胶原作为抗原进入动物体内，引起机体对Ⅱ型胶原的免疫反应，产生抗Ⅱ型胶原抗体，该抗体随血液流到达靶器官，引起激肽系统，纤溶系统等的多方面改变，形成渗出性炎症；继之滑膜细胞增生、肥大。滑膜细胞增生、肥大能引起诸方面的改变：①吞噬抗原或抗原抗体复合物，激活其本身 IgG Fc 受体和 C3 受体，造成组织损伤；②分泌大量的胶原纤维，引起胶原纤维沉着，阻碍滑膜给予软骨的营养，造成关节软骨损伤；③滑膜细胞大量增生，贴附关节软骨表面生长，滑液渗入软骨细胞受阻，引起关节软骨细胞变性、坏死。但是，滑膜细胞贴附软骨表面生长也可能是修复软骨缺损的一种代偿方式。该实验性痹症与人类类风湿关节炎相似，也显示慢性炎症的过程。其原因可能是由于长期的免疫机制存在，滑膜组织中炎症介质长期储留，活动容易使关节受累，纤维素渗出，改变滑膜的抗原性，引起更为复杂的自身免疫反应，导致恶性循环的慢性过程。本实验还加上了寒性因素致病，因此更接近于中医"风寒湿三气杂至合而为痹"的痹症理论。

（三）益肾蠲痹丸对实验性痹症的作用机理

益肾蠲痹丸是朱良春医师根据数十年的临床实践而总结出来的治疗"顽痹"的有效处方，具有温阳、益肾、壮督、增强机体免疫机能、调整骨质代谢的功效。方中侧重运用虫类搜风之品，以达到抗炎、消肿、止痛之功。本研究表明，益肾蠲痹丸能使滑膜组织炎症减轻，胶原纤维沉着减少，软骨细胞增生修复，对实验性痹症有较好的疗效。

（本研究得到窦志良，李晓禾、李昆、陈红宾、蔡洪斌、谢崇芩、王乃琪等同志的大力支持和帮助，特此致谢。）

（原载于《中医杂志》1988 年第 6 期）

热痹佐用热药的体会

朱婉华　朱建华

热者寒之，本是治疗之大法。但热痹的治疗，恒需佐用热药。其中机理，颇值得研究。笔者求之古训，结合朱良春老师的经验和肤浅的临床体会，试作探讨如下。

一、佐用热药的理论基础

痹证的发生除有风、寒、湿、热诸邪之外因外，往往有阳气先虚、卫外功能降低之内因，卫外失固，病邪方能乘虚而入。邪伏于内，盘踞经隧，气血为邪阻滞则肿痛以作。尽管其病邪有风、寒、湿、热之别；病位有肌表、皮肉、经络之异，而正虚邪人的病机则一。如失治、误治，或复感于外邪，则往往病情反复发作，缠绵日久，正虚邪恋，五脏气血衰少，气血周流不畅，经脉凝滞不通。此时病邪除风、寒、湿、热外，还兼病理产物痰和瘀。如继续发展，病位深及筋骨，损及脏腑，久病多虚，久病多瘀，久病及肾，则五体痹可以发展为五脏痹。此时五脏虚损于内，风、寒、湿、热、痰浊、瘀血胶凝于经隧，经脉痹阻。故治疗时非温不足以开痹；非活血不足以化瘀；非清凉不足以泻热；非搜风不足以剔邪。从上述痹证的初、中、末三期演变分析看，治疗痹证，温热药在各期、各证中均不可缺少。

热痹，多因外感热邪，或素体阴虚，感受外邪，邪从热化，或感受寒湿之邪，郁久化热所致。"热者寒之"本为治疗的常规。但是，热痹不仅仅是热邪内着，它必然有热邪导致气血痹阻的病理过程，寒凉清热，不能流通气血，开其痹闭，况且疾病单纯者少，复杂者多，若系风寒湿邪郁久化热所致之热痹，往往呈现热邪夹湿或寒热错杂等证候，其治疗必须以清热为主，辅以温通化湿散寒之品，仅用清热药难以吻合复杂的病情。前辈医家对热痹的治疗，多用苦辛寒方，取寒以清热，苦以燥湿，辛通开闭之义。从临床实际来看，一些热痹患者，因过涉寒凉，结果导致邪机深伏，热邪未去，寒证已起，以致由急性转为慢性。

朱良春老师认为，热痹佐用热药，在病变早期，有开闭达郁，促使热邪迅速挫降之效；在病变的中期，有燮理阴阳，防止寒凉伤胃之功；在病变的后期，有激发阳气，引邪外出之作用。朱老对寒凉药的选用十分审慎，他认为应以甘寒为主，而慎用苦寒之品，龙胆、芩、柏之属，古人治疗虽有取用者，毕竟易于伤阳败胃，即使有其适应证，亦只能暂用，不宜久服。

二、佐用热药的配伍规律

治疗热痹佐用热药，《金匮》早有记载，如白虎桂枝汤之配伍。此方除治温疟外，还治诸热性病高热恶寒、风湿病发热关节肿痛等，近世一直是作为治热痹的代表方。宋《圣济总录》热痹门，共载5方，升麻汤中犀角、羚羊角配羌活、桂枝；生地黄汤中生地黄、竹沥配羌活、附子；防风汤中羌活、桂枝配芍药、玄参、麦门冬，均是寒温并用，寓意良深之佳方。再如《临证指南》痹门中，叶天士仿仲景木防己汤治行痹、周痹、历节风、风寒化热痹、肢痹痛作频发等痹，案中桂枝配石膏共3案，桂枝配羚羊角共6案，足见叶氏之卓见。

朱老治热痹佐用热药，尝以清热通络为主，佐以温通之品如制川草乌、桂枝等。他治郁久化热证，制"乌桂知母汤"，方以川桂枝、制川草乌配生地、知母、寒水石，通过长期观察，久用无弊。在寒水石与石膏选用上，朱老喜用寒水石，鲜用石膏。考寒水石与石膏，均味辛、大寒，味辛能散，大寒能清，两药均清热泻火，除烦止渴。然寒水石味咸，入肾走血，所以不但能解肌肤之热，又可清络中之热，肌肤血络内外皆清，较石膏功效更胜一筹。知母清阳明之热，生地凉血滋阴，佐以乌头除寒开痹，桂枝温通散寒，入营达卫，共奏清热开痹之功。

温热药与清热药之药量比例，应因证制宜。如风寒湿痰瘀阻络，郁久有化热之势，症见除关节疼痛、肿胀的局部症状外，主要鉴别点为舌红、口干、苔燥或苔薄白罩黄。朱老见上述任一表现即在温经蠲痹汤中增加桂枝、知母用量，以防郁热萌起，桂枝用6克，知母用10~15克。寒湿痰瘀郁久化热时，除关节症状外，主要鉴别点为口干而苦，口干欲饮，舌红，苔黄。若上述症状中任何两点可见，即以此汤变通，予桂枝、乌头配知母或寒水石、地龙、土茯苓，剂量视寒热进退而增减，对寒象重而热象轻的，关节虽灼热，但仍以温为适者，一般制川、草乌各用15克，川桂枝用10~15克，清热药选用土茯苓45克、知母10克。如寒热并重，温药用量同前，清热药选寒水石20克，广地龙10克，忍冬藤30克。对寒象轻，热象重者，制川、草乌各用6~8克，川桂枝6克。清热药除甘寒清热外，还加用黄柏、龙胆草、大黄以苦寒直折。如热痹兼见脾虚者，加用肉桂、干姜以温中运脾；如兼见发热，血沉、抗链"O"增高，可加豨草、虎杖、青风藤，既退热又降血沉、抗链"O"；如大便秘结，大黄可用至15克。

三、医 案 举 例

病例1：杨××，女，33岁，工人。1986年4月5日初诊：去年10月开始周身关节疼痛，怕冷恶热，血沉147毫米/小时，经常发热（37.5~38.2℃），一度怀疑为红斑狼疮，但未找到LE细胞，检查类风湿因子（+），乃确诊为类风湿性关节炎。选用抗风湿类药物无效，长期服用地塞米松（3片/日）以缓其苦。目前关节肿痛、强硬，晨僵明显，活动困难，生活不能自理；面部潮红虚浮，足肿，腰痛，尿检蛋白（++~+++），苔薄黄，舌质紫，脉细弦。郁热内蕴，经脉痹阻，肾气亏虚，精微失固。治宜清化郁热，疏通经脉，益肾固下。处方：

生地黄30克，赤芍、当归、地鳖虫、制川乌、乌梢蛇各10克，鸡血藤、白花蛇舌草各30克，仙灵脾、苍耳子各15克，甘草3克，10剂。

4月27日二诊：药后热未再作，关节肿痛显著减轻，乃又自行继服10剂。目前已能行走，自觉为半年来所未有之现象。复查血沉已降为60毫米/小时，尿蛋白（+）。效不更方，激素在递减。原方生地改为熟地黄，10剂。益肾蠲痹丸3袋，每次6克，每日2次，食后服。

5月10日三诊：症情稳定，血沉已降为28毫米/小时，类风湿因子亦已转阴。激素已撤，汤药可暂停，以丸剂持续服用巩固之。

9月2日随访：关节肿痛已消失，活动自如，体重增加，已恢复轻工作。

病例2：张××，男，48岁，工人。1985年3月12日初诊：患类风湿性关节炎已4年余，经常发作，发则周身关节游走肿痛。遇寒更甚，气交之变亦增剧。此次发作，症情同前，但局部有灼热感，初得凉稍舒，稍久则仍以温为适，口干而苦。抗"O"为833单位，血沉32毫米/小时。苔薄黄舌质红，脉细弦带数。迭进温经散寒、蠲痹通络之品无效。此寒湿痹阻经隧，郁久化热伤阴之证。治宜泄化郁热，养血顾阴，佐以温经通络。处方：

生地黄45克，肥知母12克，全当归10克，鸡血藤30克，广地龙10克，青风藤30克，制川乌8克，忍冬藤30克，土茯苓30克，虎杖20克，甘草6克，7剂。

3月20日二诊：药后自觉较适，关节热痛及口干苦减轻，苔薄舌红，脉细弦。原方续服7剂。

3月27日三诊：关节热痛趋缓，口干已释，苔薄，脉细弦。改服丸药巩固之。益肾蠲痹丸3袋，每次6克，每日2次，食后服。

4月10日四诊：症情平稳，复查血沉18毫米/小时，抗"O"<500单位。继服丸剂以善其后。

病例3：赵××，男，45岁，干部。1984年4月3日初诊：患颈椎病3年，曾在昆明某医院摄片确诊，予口服骨刺片、蜡疗，效果不著。近两月来，项背疼痛，左肩胛灼热疼痛，两手臂麻痛处遇风寒疼痛增剧，疼痛难忍。察舌质红，苔黄腻燥黄，脉滑。此乃寒湿郁于经脉，郁久化热，经脉痹闭。治宜清泄郁热，蠲痹通络。处方：

制川、草乌各10克，川桂枝8克，生地黄15克，葛根15克，片姜黄15克，寒水石20克，当归15克，地鳖虫10克，炙僵蚕10克，炙全蝎3克（研末分吞），羌活10克，甘草6克，10剂。

嘱加强功能锻炼。

4月18日二诊：服上药左肩胛灼痛减轻，肩臂疼痛稍缓，苔薄腻黄，脉细弦。此乃郁热有泄化之机，继当原法继进之。上方续服10剂。

4月28日三诊：药后左肩胛灼痛已平，唯肩臂麻木疼痛未已，苔薄白，脉细弦。此乃郁热已净，痹闭尚未悉通之证。继当蠲痹通络。予益肾蠲痹丸每次6克，每日2次，以善后之。

1987年3月信访，未见复发。

（原载于《中医杂志》1989年第2期）

<h1 align="center">顽痹激素治疗后的辨证用药</h1>

蒋　熙　朱婉华　导师：朱良春

顽痹（类风湿关节炎）的激素治疗，除暂时缓解症状、减轻疼痛外，往往掩盖病情的发展，扰乱机体的平衡，最终导致骨质的破坏，失去治疗的意义，贻害无穷。近年来，我科在朱良春老师的指导下，摸索出一套顽痹激素治疗后的中医辨治规律。现简介如下。

一、辨证论治

多见于长期或大剂量激素治疗过程中，或激素撤减后，免疫功能受到抑制，机体抵抗力低下，中医辨证可见以下几种证候。

1. 肾虚湿热证　症见发热恶寒，关节疼痛，局部红肿灼热，咽疼口干，纳呆溲黄，腰腿痿软，夜寐不宁，舌红、苔黄腻，脉滑数。病程日久，缠绵不愈。实验室检查可见血白细胞数升高，血沉快，抗"O"高。证属肾阴不足，湿热流注，精隧不利。治宜养阴益肾，清化湿热，蠲痹通络。常用药物：生地黄、元参、土茯苓、萆薢、桑枝、虎杖根、老鹳草、葎草、寒水石、生石膏、知母等。

2. 脾肾阳虚证　症见形寒怯冷，面色无华或黧黑，倦怠乏力，关节肿痛僵硬，得温则舒，甚则手足皮肤色黑，纳呆腹胀，腰背酸痛，苔薄白或苔腻，脉沉细。证属脾肾阳虚，寒湿袭踞，络脉凝滞。治宜温阳益肾，健脾渗湿，蠲痹通络。常用药物：制川乌、草乌、制附片、川桂枝、细辛、羌活、独活、苍术、熟苡仁、蚕沙、防己、泽兰、泽泻、鹿衔草等。

3. 肾虚痰瘀证　症见骨节蹉跎，关节漫肿，持续难消，疼痛僵硬，活动欠利，苔薄腻、舌边瘀斑，脉弦滑。证属肾虚亏乏，痰瘀交阻，络脉阻痹。治宜益肾壮督，化痰消瘀，蠲痹通络。常用药物：白芥子、炙僵蚕、陈胆星、姜半夏、桃仁、红花、全当归、炮甲片、蜣螂虫、苏木、仙灵脾、鹿衔草等。

4. 肝肾阴虚证　症见满月脸，面色红赤，或有痤疮，精神亢奋，低热口干，手足心热，关节疼痛，食欲旺盛，舌红、苔薄，脉弦数。证属肝肾阴虚，络脉痹阻。治宜滋补肝肾，蠲痹通络。常用药物：生地、元参、麦冬、沙参、女贞子、桑葚子、枸杞子、全当归、鸡血藤、知母、黄柏、炙鳖甲、葎草、虎杖根、秦艽等。

以上各证在辨证用药的基础上，选加生地、熟地、仙灵脾、肉苁蓉、补骨脂、骨碎补、全当归等补肾之品和炙全蝎、炙蜈蚣、地鳖虫、炙蜂房等虫类药物。

二、病案举例

病例1：陆××，女，35岁，工人。腕肩踝关节疼痛3年多，手指关节呈梭形状，曾在当地医院检查诊断为类风湿关节炎，并使用强的松、消炎痛等药物。经治一年余，腕膝踝关节剧痛肿胀，以致卧床不起，生活不能自理。强的松已增至30毫克/日。遂于1987年4月来我院门诊。查类风湿因子：阳性，血沉76毫米/小时，抗"O"833单位，面色红赤，呈满月状，咽痛口干，发热恶寒，腕踝关节肿痛灼热，舌红、苔腻微黄，脉弦数。湿热流注精隧，阴伤络脉痹阻。治宜清化湿热，益肾养阴，蠲痹通络。处方：生地黄、寒水石、葎草、土茯苓、元参各30克，全当归、知母、乌梢蛇、仙灵脾、徐长卿各10克。另：炙全蝎末3克分吞；益肾蠲痹丸8克，一日三次。嘱其关节疼痛缓后逐渐撤减激素。以本方增损调治三个月，发热咽痛、关节红肿灼热均瘥，疼痛明显减轻。血沉、抗"O"恢复正常。强的松递减至5毫克/日。停服汤剂，继服丸药治之。又经两个月，强的松已停，关节疼痛尽消，患者恢复工作。

病例2：徐××，女，51岁，农民。类风湿关节炎10多年，全身关节疼痛此起彼伏，骨节蹉跎。近半年来疼痛反复加剧，当地医院给予口服地塞米松、昆明山海棠治疗，病情未减。1988年1月来我院就诊。面部浮肿，㿠白无华，畏寒肢冷，两手皮肤黧黑，指腕踝关节肿胀僵硬，纳差口干，步履艰难，生活不能自理。苔腻、舌边紫瘀，脉细涩。查血沉39毫米/小时，类风湿因子：阳性，X线摄片：两手指关节间隙狭窄。阳气亏虚，痰瘀交凝，深入骨骱。治宜益肾温阳，化痰消瘀，蠲痹通络。处方：仙灵脾20克，制川乌、制草乌、大生地、全当归、白芥子、炙僵蚕、乌梢蛇、炮甲片、蜣螂虫、炙蜂房各10克，炙蜈蚣末3克（分吞），甘草6克。调治三个月，两手皮肤黧黑消退，关节肿痛僵硬明显好转，关节功能改善，能操持一般家务。改服益肾蠲痹丸调治。半年后激素撤完，病情稳定。

三、体　　会

我科经多年临床观察，激素的长期或大剂量使用，最易导致阴阳失衡，功能紊乱，肾督亏虚。在用大剂量激素的过程中，往往似有相火亢盛，耗及肾阴之势，表现出虚阳上亢证或阴虚湿热证；在激素的撤减过程中或停激素后，往往出现阳气不振，肾阳亏损之证，或出现脾肾阳虚证或痰瘀交阻证。某些使用激素的患者，因其激素反应掩盖，即使外在的虚像不显，但肾虚的本质不可忽视。因此，对顽痹应用激素后的治疗，调整机体阴阳的平衡，益肾壮督，是治疗的关键所在。我们根据朱老的经验，选用生地、仙灵脾等补肾之品。若偏阴虚者，重用生地30~60克，仙灵脾10克；若偏阳虚者，重用仙灵脾15~30克，生地15克，每获佳效。

经激素治疗后，不少患者出现病情反复，缠绵难瘥，这多因其机体功能紊乱，病邪乘虚深入经隧骨骱。因此我们在益肾壮督的基础上，选用具有较强的钻透搜剔之功的虫类药，它不仅具有虫蚁搜剔之性，而且含有动物异体蛋白，对机体的补益调整有其特殊作用。特别是蛇类还有促进垂体前叶、促肾上腺皮质激素的合成与释放，使血中这种激素的浓度升高，从而达到消炎、消肿、止痛的疗效，因而对于缩短疗程，提高疗效具有重要作用。

（原载于《中医杂志》1991年第9期）

朱良春先生学术思想及临床经验简介

朱建华（南通医学院附属医院）

朱良春先生（1917 年~），男，江苏省丹徒县人。早年拜孟河马惠卿、丹徒章次公二先生为师，1938 年毕业于上海中医学院，从医五十余载。他治学严谨，医术精湛，主张"辨证与辨病相结合"以及治急性热病当"先发制病"和慢性久病"从肾论治"的观点，对内科杂病有丰富的经验，尤其对痹证、脾胃病、肝病、肾病等有独到的体会，疗效卓著。著述讲学，颇多创见；受各地邀请讲学，足迹遍及全国。1982 年卫生部聘为《实用中医内科学》专家审稿组成员，1988 年主审《实用方剂辞典》。主要著作有《虫类药的应用》、《章次公医案》、《现代中医临床新选》（日文版）、《朱良春用药经验》等六部书，论文 130 余篇。先后研制了"益肾蠲痹丸"（获北京国际首届博览会银牌奖）、"复肝丸"等经验方。1987 年 12 月被国务院批准为杰出高级专家；同年中央卫生部授予全国卫生文明建设先进工作者称号。曾任南通市中医院院长（1956 年~1984 年）、江苏省科技委员会委员、南通市科学技术协会副主席等职，现任院技术顾问、中国农工民主党中央委员及江苏省委会常委、南通市委会主委、政协江苏省委会常委及南通市委会副主席、中华全国中医学会理事、江苏省分会名誉会长等职。

一、辨证辨病，相辅相成

朱师认为，中医学的繁荣有赖于学术的进步，而任何一门科学的发展都不是封闭的、排他性的，必须注意吸取其他自然科学之长，才能丰富与发展自己。早在 1962 年，他就提出辨证与辨病相结合的主张。他认为，辨证论治是祖国医学理论体系的精髓，其优点是不论疾病如何千变万化，都可以从阴阳消长、正邪斗争的基本规律中，运用"四诊"、"八纲"的方法，归纳分析，提出整体的治疗措施，重新建立起"阴阳自和"的状态。这是中医在宏观、定性、动态研究方面的独到之处。所以即使是疑难杂症，只要认真地掌握了"辨证论治"这个大经大法，灵活运用，就可应付自如，取得显效。但如果就此认为中医已有的一套辨证论治是十全十美，不需要再前进的话，那就要犯孤芳自赏、停滞不前的错误。"辨证论治"也存在一些不足之处，在微观、定量、静态方面的研究则不够，对微观的"病"的认识，有时不免失于笼统。这是时代所造成的。例如病毒性心肌炎颇似热病后之劳倦证，肠癌早期有似慢性痢疾，如不即时结合辨病，进一步诊察，就会出现误诊。但是如果仅辨病不辨证，就要走上"对号入座"的狭路，把活泼的辨证变成僵死的教条，势必毁掉中医学。如朱师曾治一纺织女工，患子宫内膜异位症（异位至肺部），前医曾误诊为肺结核、支气管扩张，屡治周效。朱师根据月经闭止，每月咯血五、六日，颧红掌热，口干咽燥，腰膝酸软等见症来分析，断其为病本在肝肾，累及冲任，缘水不涵木，气火冲激，冲气上干，损伤肺络所致。采用滋肾养肝、清肺凉血、调理冲任之剂，连进 10 剂，月经即循常道而行。可见证与病具有不可分割的有机联系，肯定或否定"病"和"证"的任何一方面，都是片面的、不完善的，只有将两者结合起来，探索临床证治的规律才能相得益彰。

二、急性热病，先发制病

朱师对急性热病的治疗，提出"先发制病"的论点。他认为热病初起常证兼表里，恒多卫气同病之候，若能打破先表后里之成规，及时采用解表清里之剂，内外并调，才能收事半功倍之效。朱师曾选用"表里和解丹"治疗多种热病初起而见有表里症者，或病起已三、五日而尚有表证存在者，服后常一泄而脉静身凉，或显见顿挫，续服数次可瘥。处方：僵蚕、蝉衣、大黄、皂角、广姜黄、乌梅炭、滑石、甘草，研极细末，以鲜藿香汁、鲜薄荷汁、鲜萝卜汁，泛丸如绿豆大。成人每服 4~6 克，妇女、体弱者酌减；小儿 10 岁左右服 2 克，6~8 岁服 1~1.5 克，2~5 岁服 0.5 克，每日服 1~2 次。连用 1~3 日，热退即勿。此方系从《寒温条辨》之升降散加味而成，盖其功能疏表泄热、清肠解毒，促使邪毒从表里两解。多年实践证明，不论成人、小儿，除正气亏虚或脾虚便溏，或发热极轻而恶寒较甚者外，均可服之。

由于各种热病都具有各自的特点，即其传变规律并非都是先卫分、后气分，然后入营人血，因此"先发制病"就不能简单地理解为早用通下，在卫治气，或及早清营凉血之类，而是具有相当深广的内涵的。所谓"先发制病"就是从急性热病发生、发展的客观规律出发，见微知著，发于机先，及时采用汗、下、清诸法，从而控制病情发展，达到缩短疗程、提高疗效的目的。这对急性热病的治疗确有指导意义。朱师的这一观点，与上海姜春华教授治热病注重"截断、扭转"的主张，颇有异曲同工之妙。

三、慢性久病，培补肾阳

朱师认为，中医所称的慢性杂病，包括多种病程较长、体气偏虚的疾病，这些疾病在辨证论治上涉及的脏腑较多，但在久治不愈、缠绵难复的情况下，有不少的患者每多出现肾阳虚弱的证象，经采用"培补肾阳"的治疗方法后，往往取得了较为显著的效果，通过近期临床观察，进一步证实了此法在慢性杂病治疗中有着广泛的应用价值。

肾为先天之本，受五脏六腑之精而藏之，所以它是调节各个脏器功能的中心，平衡维系机体矛盾统一的主宰；其肾中真阳，即先天真火、命门真火，更是生命活动的生化之源，是人体生命活动的基本动力，推动、温煦人体各脏腑组织。根据"阳生阴长"的规律，命门真火的盛衰，对机体发病、疗愈及生殖、发育、成长、衰老等过程，都具有重要的作用与密切的关系。肾阳振、肾气足，则精神充沛，百病不生；倘肾阳衰、肾气虚，那就必然神气衰，倦怠无力，诸病丛生。因此，许多慢性病在治疗上，都与肾之阴阳的亏损有关。而培补肾之阴阳，往往起到比较显著的作用。由于后人片面地理解了朱丹溪"阳常有余，阴常不足"的论点，以致顾阴者多，补阳者少。朱师认为在许多慢性杂病处理上，如果"从肾论治"，特别是肾阳不振者，使用"培补肾阳法"，往往可以收到满意的效果，且有不少劳倦内伤之症，从辨证上来说，有阴虚的一面，如专事滋阴补肾，则恢复甚慢，倘以培补肾阳为主，佐以滋肾，奏效较速，所以"培补肾阳"法在慢性疾病的治疗上是有其重要作用的。

肾阳不振，命火式微的症状是多种多样的。当然以"肾阳不振"的本脏病变为主，但也可以以脾肾阳虚或肺肾阳虚的类型出现。此外，由于肾是水火之脏，既抱真阳，又涵真阴；而阴阳互根，阳损往往及阴，故肾阳虚的患者不少是兼见肾阴虚及肝肾俱虚的综合征象的。在辨证时，朱师认为脉象、舌苔、冷热感和精神情绪等几点最是辨证上的关键。

由于人是由各个器官、各个组织之间相互制约、相互联系而构成的一个矛盾统一的整体，特别是"阴阳互根"，阳损可以及阴，阴损可以及阳，所以在治疗上朱师强调必须给照阴阳，水火并济，始可收事半功倍之效。自订"培补肾阳汤"，药用仙灵脾、仙茅、枸杞子、怀山药、紫河车、甘草为基本方。肾阴不足较严重者加生熟地、女贞子、川百合；肝肾阴虚者，加生白芍、生熟地、女贞子、潼沙苑；脾肾阳虚而大便溏泄或久利不止者，加破故纸、益智仁、鹿角霜、炒白术；肝脾肾俱虚而见慢性泄泻者，加炒白术、乌梅炭；肾阴阳俱虚而带下绵注或经行量多者加煅乌贼骨、茜草炭、炙龟板，腰痛剧者，加蜂房、桑寄生、炙乌梢蛇；浮肿者，加熟附块、炒白术、茯苓等；哮喘者，加核桃肉、补骨脂、蔓荆子、五味子；严重者加人参3克、蛤蚧1.5克，二味共研细末分2次冲，遗精或小便频数者加山萸肉、菟丝子；阳痿早泄者加巴戟天、露蜂房、淡苁蓉；心脾两虚，心悸怔忡，失眠者加潞党参、炒白术、炒枣仁、龙眼肉、当归身；虚阳上扰，血压升高者加生牡蛎、紫贝齿、玄武板、广地龙。

阴阳的偏盛偏衰，在疾病的发展变化过程中，是会相互转化的；阳损固能及阴，而阴损亦可及阳。是以临证之际，必须详审辨证，药随证变，才能达到预期的疗效。由于温阳补火之品，其性多燥，所以特别要注意，"毋使过之"的原则。肾阳渐复，即宜将温肾之药减小其剂量；阳既振复，即宜撤去阳药，倘有阴伤之征者，更宜立即增益顾阴之剂。这样才能阴阳合和，水火相济，诸恙悉除，而臻康复。

四、益肾蠲痹，巧治顽痹

朱师擅治痹证，几十年来积累了丰富的临床经验。尤痹证中久治难愈的顽痹（类风关）的治疗更具独到见解。

1. 益肾壮督治其本　朱师认为，痹证患者大都具有肾阳先虚的因素，肾督统一身之阳，肾督亏虚，则卫阳空疏，卫外失固，致风寒湿诸邪乘虚袭踞经隧，气血为邪所阻，壅塞经脉，留滞于内，深入骨髓，胶着不去，痰瘀交阻，凝涩不通，邪正混淆，如油入面，肿痛以作，以至关节变形，骨节蹉跎。

"益肾壮督"大抵包括补益肝肾精血和温壮肾督阳气两个方面。朱师临床常选用生熟地、当归、仙灵脾、肉苁蓉、巴戟天、露蜂房，有时用紫河车、鹿角胶、补骨脂、鹿衔草、骨碎补等药，温柔通补，慎用刚愎之品。盖精血已亏，刚药虑其劫阴。通过益肾壮督的治疗，增强了患者的体质，调节了免疫功能，提高了机体的抗病能力。坚持服药，恒多效著。此法不仅适用于顽痹的稳定期、恢复期的治疗，即便在起病期、发展期也可采用，贵在灵活变通。

2. 蠲痹通络治其标　朱师治顽痹在益肾壮督治其本的同时，又与祛风散寒、除湿通络、涤痰化瘀、虫类搜剔诸法合用，蠲痹通络治其标。痹证日久，邪气深入经隧骨髓，气血凝滞不行，湿痰浊瘀胶固，经络闭塞不通，绝非一般祛风、燥湿、散寒、通络等草木之品所能宣达，必借血肉有情之虫类药搜剔窜透，方能使浊去凝开，经行络扬，邪除正复，故善用虫类药是朱师治顽痹的又一特点。朱师一方面根据各虫类药的功能特点，取其特长，另一方面又根据辨证论治的原则，巧与他药配伍，以协同增效。例如：寒湿盛者用乌梢蛇、蕲蛇，并配以制川乌、川桂枝；化热者用广地龙泄热通络，并配以寒水石、葎草；夹痰者用僵蚕除风化痰，并配以胆星或白芥子；夹瘀者用地鳖虫破瘀开结，并配以桃仁、红花；四肢关节痛甚者用全蝎或蜈蚣（研末冲服）搜风定痛；并配以元胡或六轴子（剧药，入煎用 2 克）；背部痹痛剧烈难受而他处不痛者，用九香虫温阳理气，并配以葛根、秦艽；关节僵肿变形者，合用蜂房、僵蚕、蜣螂虫透节消肿，并配以泽兰、白芥子；病变在腰脊者，合用蜂房、乌梢蛇、地鳖虫温肾疗痹通督，并配以川断、狗脊。鹿角片用于脊强而痛；穿山甲和苏木疗拘挛疼痛，水牛角配赤芍、丹皮治红斑或皮下结节等。

3. 辨证辨病并重　朱师在顽痹的辨证中，多抓住每一阶段的主要矛盾，审证用药。

对病变初期，因风寒湿邪阻滞经络，关节肿痛者，常用川乌、草乌、桂枝、乌梢蛇、徐长卿、寻骨风、苡仁等，祛风散寒，除湿通络止痛；以仙灵脾、葛衔草、鸡血藤等，益肾壮肾，养血祛风；对病变中期痰瘀阻络，致关节僵肿变形者，常用桃仁、红花、地鳖虫、蜣螂虫、僵蚕、白芥子等，涤痰化瘀；以巴戟、骨碎补、蜂房等益肾壮督，以助开闭通结之力。对病变晚期正虚邪恋，形瘦神疲，关节活动严重受限者，常用生熟地、当归、紫河车、肉苁蓉、鹿角胶、补骨脂等，益肾壮督，荣筋健骨；以全蝎、蜈蚣等虫类药搜剔、祛风除湿，使顽痹得除，功能恢复。由于顽痹包括了现代医学中多种疾病，且各病均有自身的病理变化特点，故在用药时又须结合辨病而有所差异。类风湿性关节炎为自身免疫性疾病，朱师常用仙灵脾、露蜂房调节机体免疫功能。增生性关节炎为关节软骨退行性变性，继而引起新骨增生的一种进行性关节病变，常用骨碎补、鹿衔草延缓关节退变，抑制新骨增生；属颈椎增生者加大葛根剂量，腰椎增生加川断，以引诸药直达病所。强直性脊柱炎，由于椎凸关节狭窄、椎间盘外环纤维化，以及椎体周围韧带钙化，使脊柱强直畸形，常用鹿角、蜂房、乌梢蛇、炮山甲、蜣螂虫活血督，蠲痹起废。痛风性关节炎属代谢障碍性疾病，常用大剂量土茯苓、萆薢、威灵仙、生薏仁等降低血尿酸指标。

4. 热痹佐用热药　热痹多因外感热邪，或素体阴虚，感受外邪，邪从热化；或感受寒湿之邪，郁久化热所致。热者寒之，本为治疗的常规，但热痹不仅仅是热邪内着，它必然有热邪导致气血痹阻的病理过程，寒凉清热，不能流通气血、开其痹闭，况且疾病单纯者少，复杂者多，若系风寒湿邪郁久化热所致之热痹，往往呈现热邪夹湿或寒热错杂等证候，其治疗必须以清热为主，辅以温通化湿散寒之品。从临床实际来看，热痹患者，因过进寒凉，结果导致邪机深伏，热邪未去，寒证已起，以致由急性转为慢性者亦不在少数。故朱师倡"热痹佐用热药"，此为朱师治痹又一特点。

朱师认为，热痹佐用热药，在病变早期，有开闭达郁，促使热邪迅速挫解之效；在病变的中期，有燮理阴阳，防止寒凉伤胃之功；在病变的后期，有激发阳气，引邪外出之作用。

朱师治热痹佐用热药，尝以清热通络为主，佐以温通之品，如制川草乌、桂枝等。其治郁久化热证，制"乌桂知母汤"，方以川桂枝、制川草乌配生地、知母、寒水石，通过长期观察，久用无弊。在寒水石与石膏选用上，朱师喜用寒水石，鲜用石膏。考寒水石与石膏均味辛、大寒，味辛解散、大寒能清，两药均清热泻火，除烦止渴。然寒水石味咸，入肾走血，所以不但能解肌肤之热，又可清络中之热，肌肤血络内外皆清，较石膏功效更胜一筹。知母清阳明之热，生地凉血滋阴，佐以乌头除寒开痹、桂枝温通散寒，共奏清热开痹之功。

（原载于《中医药研究》1992 年第 4 期）

益肾蠲痹丸为主治疗 540 例脊柱退行性变的临床体会

朱婉华　蒋　熙　朱建华　吴　坚　指导：朱良春

益肾蠲痹丸（简称益丸）是虫类药学专家朱良春老中医治疗顽痹的经验方，对类风湿性关节炎、脊柱退行性变、肩周炎、坐骨神经痛有显著的疗效，近 6 年来我科以本药为主，治疗脊柱退行性变取得满意疗效，兹将随访的 540 例病历小结如下。

一、一般资料

540 例患者均经 X 线摄片检查,并综合临床症状确诊为颈、胸、骶椎退行性变,男 304 例,女 236 例,详见表 1。

表 1　发病部位与年龄的关系

病变部位 ＼ 年龄	20~30	31~40	41~50	51~60	60 以上	总计（百分率）
颈椎	15	27	55	45	19	161（29.8）
胸椎	2	5	9	3	0	19（12.5）
腰椎	11	54	87	39	35	226（41.8）
颈、腰椎	3	7	18	15	11	54（10）
胸、腰椎	0	2	9	4	0	15（2.8）
颈、胸、腰椎	0	1	2	18	26	47（8.7）
骶椎	0	1	3	6	8	18（3.3）
合计	31	97	183	130	100	540（100）

脊柱退行性变中,颈、腰椎病变为多,多见于中、老年患者,此与脊柱生理、病理相符。

二、治 疗 方 法

(1) 益肾蠲痹丸,每次 8 克,每日 3 次。饭后温开水送服,2 个月为 1 疗程,一般均要求服 1~2 个疗程以上,以巩固疗效。

(2) 颈椎病每日做颈、肩关节操 2~3 次,睡低平松软枕头,腰椎病加强腰部功能锻炼,睡硬板床。

(3) 按中药辨证如属寒湿盛型可配合服用温经蠲痹汤;郁而化热型可配合服用桂乌芍药知母汤加减。待寒湿、郁热症状减轻后仍以益肾蠲痹丸调治,此二方详见《现代中医内科》507 页（中国医药科技出版社）。

三、治 疗 结 果

(1) 疗效判断标准:参照中华全国中医学会痹症专业委员会疗效判定标准,结合本病特点,按我科制定标准执行。

1) 临床治愈:临床症状和体征消失,可以恢复原工作,随访 2 年未复发者。

2) 显效:临床症状和体征基本消失或显著好转,可以从事原工作,但疲劳或其他诱因后偶有轻微症状,服药 1 周内可以缓解,随访 2 年内未大发作者。

3) 有效:临床症状和体征明显减轻,但疲劳或其他诱因后诱发,程度较治疗前明显减轻,服药后亦能缓解,随访 2 年未大发作。

4) 无效:临床症状和体征减轻或无改善,随访 2 年有大发作。

(2) 疗效:见表 2。

表 2　病部位与疗效的关系

发病部位	临床治愈	显效	有效	无效	总计
颈椎	86	53	19	3	161
胸椎	4	7	8	0	19
腰椎	117	61	39	9	226
颈、腰椎	21	48	14	1	54
胸、腰椎	7	5	3	0	15
骶椎	4	7	5	2	18
颈、胸、腰椎	11	21	11	4	47
合计	250	172	99	19	540

临床治愈率 46.5%，显效率 31.9%，好转 18.3%，总有效率 96.3%。

（3）疗程与病种的关系：疗程与椎体受累程度有关，单部位椎体较两种以上椎体病变疗程短，一般单部位椎体病变，服药 1~2 个疗程病情基本能控制，临床治愈，但如夹有韧带钙化明显或椎间隙狭窄明显者需服药 3~4 疗程为佳（见表 3）。

表 3　病部位与疗程的关系

发病部位	1	2	3	4	总计
颈椎	107（66%）	43（27%）	11（7%）	0	161
胸椎	3（16%）	14（74%）	2（10%）	0	19
腰椎	87（38%）	126（56）	13（6%）	0	226
颈、腰椎	7（13%）	28（52%）	19（35%）	0	54
胸、腰椎	1（6.7%）	7（47%）	6（40%）	1（6.7%）	15
骶椎	44（22%）	7（39%）	5（28%）	2（11%）	18
颈、胸、腰椎	0	3（6%）	19（40%）	25（53%）	47
合计	209（38.7%）	228（42.2%）	75（13.9%）	28（5.2%）	540

四、病例介绍

陈某某，男，68 岁，退休工人。1989 年 10 月就诊。患者腰痛 20 余年，1 年前腰痛进行性加剧，曾在当地经中西药治疗罔效，并逐渐加重，至 10 月份卧床不起。两下肢麻木、疼痛，两腿不能动弹，呻吟不止，曾疑为食道癌转移所致。经 CT 检查确诊为腰椎退行性变，椎间隙明显狭窄所致，建议手术治疗。病人年高，恐惧手术治疗，其子持病历来我科要求配药治疗。询问病史，患者喜暖，局部疼痛得温则舒，口干而苦，苔薄黄腻，脉弦。此乃骨痹之候，寒湿瘀阻经络，郁久化热，治宜益肾壮督，蠲痹通络，佐以温经散寒，兼以泄热，除给予益肾蠲痹丸，8 克/次，每日 3 次治疗以外，配以桂乌芍药知母汤 10 帖，服上药 1 周后，疼痛明显好转，第 2 周即能下床活动，第 3 周挂拐杖从上海来我院复诊。又用药 2 个疗程。1989 年 3 月被聘用当钳工，腰腿疼痛一直未发，临床治愈。

五、体　会

脊柱退行性变是指脊柱长期劳损，其椎间盘组织变性，附件骨质增生或椎体骨棘局部创伤性水肿、纤维化、韧带钙化导致椎间隙变窄，压迫神经、血管、骨髓。临床以颈椎病、腰椎病为多见，症见头痛、头晕、晕仆、肢体麻木、疼痛或四肢乏力、心悸、胸闷、排尿困难、腰痛牵及臀腿放射性掣痛……甚者瘫痪。随着人类寿命的延长，老龄化逐渐上升，脊柱退行性变发病率呈上升趋势。人到老、中年肝肾渐衰，气血失充，肝虚则筋失其濡养，肾虚则骨髓生化不足，气血不畅则筋脉痹阻，加之外伤、劳损及感受风寒湿邪等因素，乘虚而入，瘀阻经络。脊柱为督脉通行之道，故本病病理为肝肾亏虚、督脉瘀阻，治疗大法应益肾壮督、蠲痹通络。益肾蠲痹丸选用了温肾壮督，补益精血，钻透剔邪，散寒通络的草木药和大队虫药配伍而成，组方配伍着眼于肾，标本兼顾，攻补兼施。经药理研究，该药含人体所需的十七种氨基酸及多种微量元素。多种氨基酸可在体内直接合成各种酶、激素并调节人体内的代谢平衡。多种微量元素以调节机体内因微量元素变化引起的紊乱，其中钙、镁含量足以保证人体病理状况下必需的微量元素要求，铁对活血化瘀、通络利痹可起重要作用；锌和锰对益肾壮督和提高机体免疫力也十分有利。实验也证明本药除能消炎止痛外，对骨质的增生和破坏亦有修复作用。故在临床上对脊柱退行性变有满意的疗效。

（原载于《山西中医》1993 年第 9 卷第 2 期）

顽痹活动期的辨证用药

蒋　熙　朱婉华　吴　坚　指导：朱良春

顽痹（类风湿性关节炎）活动期的临床表现为关节疼痛剧烈持续，局部灼热肿胀，活动受限，血沉增快。此期发病急骤，全身症状较重，病情缠绵，在疾病过程中尤为突出。我科在朱良春老师的指导下，运用对受累关节分型辨治的方法，颇为有效地控制了病情的进展。

一、辨证用药

以活动期顽痹受累关节的表现为主结合全身情况，归纳为以下 3 种类型。

（一）寒热错杂型

症见关节疼痛，初得凉则舒，稍久仍以温为适，晨僵明显，局部肿胀、有热感，皮色不红或微红，活动不利，口干溲黄；常伴发热恶风，咽喉疼痛，舌质红，苔薄白或薄黄，脉细弦小数。

治宜清热通络，辛通痹闭。药物：制川乌、川桂枝、羌独活、寻骨风、西河柳、忍冬藤、连翘、秦艽、知母、寒水石、广地龙等。

（二）湿热蕴结型

症见关节疼痛，痛不可近，扪之灼热，肿胀明显，或肌肉跳痛，局部皮色焮红，得冷则舒，关节僵直，屈伸不利，口干而苦，纳呆，大便干燥或溏烂，可伴发热，舌红苔黄腻，脉滑数。

治宜清热化湿，蠲痹通络。药物：生石膏、寒水石、知母、生大黄、黄柏、败酱草、鱼腥草、白花蛇舌草、苍术、苡仁、蚕沙、萆薢、滑石、生地等。

（三）阴虚郁热型

症见关节疼痛灼热，日轻夜重，关节僵硬或变形，局部皮色暗红，肿胀不甚，口渴烦闷，低热盗汗，大便秘结，舌红少苔，脉细弦或细数。

治宜养阴清热，化瘀通络。药物：生地、元参、赤芍、知母、鳖甲、秦艽、青蒿、白薇、水牛角、羚羊角粉、萆草、丹皮等。

以上各型在辨证用药的基础上，可酌加青风藤、虎杖、土茯苓等清热化湿之品及当归、赤芍、丹参等活血化瘀药物；若关节疼痛甚者加全蝎、蜈蚣、炙蜂房；肿胀甚者加泽兰、泽泻、苏木、炙僵蚕；变形者加白芥子、蜣螂虫、炮甲片。

二、病案举例

病例 1：范某，女，19 岁。手指、腕、踝关节疼痛 3 年余，曾在浙江、南京等地医院诊断为"类风湿性关节炎"，使用多种药物治疗，收效甚微。半年前左手无名指、小指关节出现肿胀变形，近 1 月来腕、踝关节疼痛剧烈，活动受限，以致停学，遂于 1992 年 10 月 4 日来我院住院治疗。证见形体瘦弱，腕踝关节肿胀，动则痛甚，每日晨僵约 2 小时，皮色微红，温之稍舒，但有烘热感，手指关节变形，口干咽痛，苔薄白舌红，脉细弦小数。类风湿因子阳性，血沉 50mm/h，黏蛋白 61mg/L，抗"O">800U，此系顽痹为患，风寒湿邪，郁而化热，络脉瘀阻。拟予清热通络，辛通痹闭。予制川乌 10g，川桂枝 10g，知母 10g，青风藤 30g，忍冬藤 30g，寒水石 30g，广地龙 10g，土茯苓 30g，元参 15g，炙全蝎末 3g（分吞），炙蜂房 10g，全当归 10g，甘草 6g，日 1 剂；另予益肾蠲痹丸每服 8g，日 3 次。进药 7 剂，咽痛好转，关节疼痛减轻。后以此方为基础方，随证稍作加减，经治 3 周，关节肿胀渐消，疼痛缓解，局部烘热消除，活动尚利，复查血沉 14mm/h，抗"O"、黏蛋白正常。病情稳定出院，续用丸药调治。

病例 2：朱某，男，28 岁。1989 年 6 月 5 日初诊。恙疾 1 年余，类风湿因子持续阳性。半月前起关节疼痛加剧，双手食、中指及踝关节肿胀，局部灼热，皮肤发红，行动困难，晨僵明显，身热口苦，舌体生疮，纳呆乏味，大便干结，舌红苔黄腻，脉弦数。血沉 47mm/h、CRP>80U，此系湿热蕴结，络脉瘀阻，治宜清化湿热，化瘀通络。予川黄柏 10g，苍术 10g，生石膏 30g，知母 10g，青风藤 30g，土茯苓 30g，鱼腥草 30g，赤芍 15g，大生地 20g，蔻仁 4g，乌梢蛇 10g，炙全蝎末 3g（分吞），甘草 5g，日 1 剂。10 剂后，身热口苦已释，指、踝关节肿痛减轻，苔腻稍化，口疮、关节灼热未瘥，此湿热渐有泄化之机，原法续进。上方去蔻仁加生大黄 6g 后下，桃红各 10g，日 1 剂，连服 10 剂。尽剂后痹痛大减，关节红肿灼热明显好转，活动功能改善。复查血沉 20mm/h、CRP<10U、RF 阴性，予益肾蠲痹丸治疗。

三、体　会

顽痹活动期一般见于类风湿性关节炎的急性发作阶段，与"热痹"相似。它虽以热邪内着为著，但因病邪有易兼夹寒、湿及易伤阴的病理特征，临床表现错综复杂，因此顽痹活动期非一方一法所能顾及。然立法清热，辨治兼证，方能切合病情。经临床观察，类风湿性关节炎早中期偏重于寒热错杂或湿热内蕴；中晚期反复发作者或长期使用激素者，容易出现阴虚郁热证。类风湿性关节炎是一种全身性疾病，主要病变部位在关节，关节疼痛、肿胀、僵直、变形是滑膜炎症、组织充血水肿的免疫病理改变。活动期受累关节的临床表现往往能反映出疾病的轻重和病情的进展变化。我们抓住这一主证，注意详察关节晨僵肿胀的程度，皮肤色红的深浅，灼热疼痛的性质，结合脉苔及全身情况，进行辨证施治，多获良效。顽痹活动期血沉、抗"O"等理化指标表现异常者，在辨证用药的基础上加入青风藤、虎杖根、土茯苓等，发现有明显降低血沉、抗"O"的作用；配合活血化瘀药物，有助于降低血液黏稠度，改善关节疼痛和炎症反应。

（原载于《中国中医急症》1994 年第 3 卷第 2 期）

朱良春治疗痹证的经验

冯蓓蕾

笔者有幸跟随全国名老中医、风湿病专家朱良春教授学习，获益匪浅，兹将朱老治疗痹证的经验总结如下。

一、益肾壮督以治本，蠲痹通络以治标

朱老认为顽痹的发生、发展与肝肾、督脉的关系至为密切。经云"肾为水火之脏，督统一身之阳"，顽痹的发生与卫阳空疏，屏障失固，病邪乘虚而入有关，而"卫出下焦"，故肾督亏虚乃本病的关键。又"肾主骨、肝主筋"，筋骨既赖肝肾精血的充养，又赖肾督阳气的温煦，若肝肾精亏，肾督阳虚，不能充养、温煦筋骨，则使筋挛骨弱，邪留不去，痰浊瘀血逐渐形成，终使关节变形，活动受限，而成顽痹。因此益肾壮督乃治顽痹之本，其间包括两层含义，一则补益肝肾精血，二则温壮肾督阳气，阴充阳旺，自可驱邪外出，又可御邪再侵，筋强骨健，病可向愈。但朱老认为此仅为扶正固本的重要治则，因顽痹病机复杂，若以此一法治顽痹，恐难奏效，故又佐蠲痹通络以治标。蠲痹通络的方法很多，如养血祛风通络、散寒除湿通络、活血化瘀通络、虫蚁搜剔通络等，可依据病情，随证结合，灵活应用。

二、善用虫类药

朱老应用虫类药物基于"久痹入络"一说，必须借虫蚁之类搜剔穿透，方能使浊去凝开，气通血和，经行络畅，深伏之邪除，困滞之正复。另外，朱老应用虫类药还十分重视虫药的特性，在辨证的基础上，善与其他药物密切配合，以提高疗效，如：风寒湿甚者以乌蛸蛇、晚蚕沙配青风藤、鸡血藤、川乌、桂枝、生熟薏仁；郁热者以地龙配寒水石、知母、水牛角等；夹痰者以僵蚕配白芥子、陈胆星、半夏；夹瘀者以地鳖虫配桃仁、红花；痛甚者以全蝎研末吞服并配以玄胡；关节僵肿、变形者常用蜂房、蜣螂虫、僵蚕配以泽兰、泽泻、土茯苓、山慈菇、半夏、白芥子等；免疫功能低下者以蜂房配仙灵脾、生黄芪。最后朱老还告诫，虫药多为辛燥之品，临证用药，需据情配以地黄、石斛等养血滋阴之品，制其偏性，增强疗效。多年实践证明，合理应用虫类药，确有逐顽痹、起沉疴之效。

三、辨证与辨病结合

中医痹证范围很广，它包括了西医的风湿热、风湿性关节炎、类风关、强直性脊柱炎、增生性关节炎、

痛风等，其西医的病理机制各不相同。如类风关为一种自身免疫系统性疾病，痛风则为一种代谢障碍性疾病，增生性关节炎则为一种全身退行性病变，因此朱老在辨证的基础上，治疗用药亦有重点之不同。对于类风关朱老提倡以扶正固本、提高机体免疫力为主，组方遣药中喜用蜂房、穿山龙、仙灵脾、生黄芪等调节免疫的中草药。现代药理研究证实：穿山龙具有调节免疫，并含有薯蓣皂苷元（是合成人体甾类激素的主要原料），因此对类风关的治疗具有较好的药用价值。另外，朱老针对类风关具有骨质破坏的特点，选用骨碎补、补骨脂等促进破坏骨质的修复。不仅如此，对同为类风关的不同类型，朱老也要认真辨别，如儿童型类风关中的Stills综合征以病情重、急性或急进型者居多，常有发热、关节肿痛明显的特点，故临床要以清热解毒为主，同时辅以扶正，药物常用生地、水牛角、羚羊角、寒水石等，生地用量要大，朱老认为非30g以上不能取效；而老年型类风关则以关节肿痛、僵硬、变形为主，并常伴有其他老年性疾病如高血压、糖尿病、增生性关节炎等，因此治疗用药要多方兼顾，如类风关伴高血压者，朱老常选用地龙、桑寄生、怀牛膝等，这些药不仅能益肾通络，还有降压的作用，因此临床疗效较好。由此不难看出，在辨证的基础上，把握好病与证的关系，也是攻克类风关这一顽疾的关键所在。

四、热痹佐用热药

"热者寒之，寒者热之"是治病的常规，然对类风关的诊治，朱老认为"非搜风不足以剔邪，非清凉不足以泄热，非活血不足以化瘀，还需温通始能开宣痹闭，流通气血，故热痹佐以热药"。朱老还认为热痹佐用热药，在病变早期，有开闭达邪，迅速挫降热邪之效；在病变中期，能燮理阴阳，防止寒凉伤胃；在病变后期，有激发阳气引邪外出之作用。临床上朱老对类风关有热象或寒热夹杂者，喜用乌头、川桂枝配生地黄、地龙、寒水石、知母等，并强调即使在热痹中用清热药，也需选用一些既可清热，又可通络之品，如寒水石之类，而慎用芩、柏、龙胆之属，以防苦寒败胃。至于温热药与清热药药量比例，则因证因人制宜。

五、内外合治，食药结合

朱老在治疗痹证中，喜用内外合治，如关节局部肿痛明显，除辨证用药内服外，嘱病者用第3煎药熏洗或浸泡局部患处，使药物直接通过皮肤渗入局部组织，加强和改善局部关节血液循环，加速关节肿胀消退，同时也可先用朱氏温经蠲痛膏局部外贴，以提高蠲痹通络止痛的效果。

朱老治疗痹证也提倡药疗与食疗相结合。顽痹以肾督亏虚为本，而益肾果"栗子"具有补肾强骨的作用，并富含蛋白质、碳水化合物、脂肪及人体所需的维生素、矿物质等，营养丰富，因此朱老常嘱病人以此为休闲食品，每天食用7～8粒，以起辅助治疗作用。另外，芋艿及其叶、梗均有消肿解毒的作用，故朱老常令病人多食之，若有条件，可采集其叶、梗捣烂敷于患处以消肿。

（原载于《江苏中医》2000年第21卷第5期）

类风湿性关节炎中医证候分布规律的初步探讨

何羿婷　付丽媛　阎小萍　冯兴华　苏　励　刘　维　曾升平　朱婉华　宋跃进
钱　先　吕爱平　杨小波　陈　伟　欧爱华　王　昊　陶庆文　朱建华　张华东
周艳丽　陈志军　纪　伟　覃光辉　王宝娟　何晓红

为了探明RA的中医证候分布规律，我们对承担的国家"十五"攻关课题"类风湿关节炎的治疗方案研究"的临床研究资料进行了分析，初步探讨其证候规律，现将研究结果报告如下。

一、对象与方法

（一）病例来源

选择2002年6月～2003年7月期间，从广东省中医院、北京中日友好医院、上海中医药大学附属龙华医院、湖北省中医药研究院、成都中医药大学附属医院、天津中医学院第一附属医院、中国中医研究院广安门医院、江苏省中医院、南通良春中医药临床研究所等 9 家单位收治的 RA 病人共 339 例为研究对象。

（二）合格研究对象的确定

1. 西医诊断标准　参照 1987 年美国风湿病学会（ARA）修订的诊断标准。

2. 中医病证诊断标准　参照 1993 年《中药新药治疗痹病的临床研究指导原则》、1994 年国家中医药管理局发布的《中医病证诊断疗效标准·痹的诊断依据、证候分类、疗效评定》和 1988 年全国中西医结合风湿类疾病学术会议拟订的诊断标准，并结合临床实际将关节局部症状作为主症，除舌脉等以外的症状作为次症，结合舌脉，制定寒湿阻络、湿热阻络、寒热错杂、肝肾亏损兼痰瘀互结四大常见证候类型的证候诊断标准。

3. 纳入标准　所有纳入的病人均需符合下列全部条件：①符合上述中、西医疾病诊断和中医证候诊断标准的关节功能分级为Ⅰ、Ⅱ、Ⅲ级的 RA 患者。②由受试者或其家属（监护人）签署的同意参加本试验的知情同意书。③年龄在 18 岁~70 岁。

4. 排除标准　有下列情况之一者，不纳入本研究：①不符合上述中、西医疾病诊断和中医证候诊断标准的患者。②关节功能分级为Ⅳ级的患者。③合并有心血管、肺部、肝脏、肾脏、造血系统等严重疾病以及严重关节外表现，如高热不退、多发类风湿结节、间质性肺炎、肾脏淀粉样变、缩窄性心包炎、中枢神经系统血管炎等需要使用糖皮质激素的患者。④长期服用有关治疗 RA 的药物，且在本研究前至少 1 周内未停用糖皮质激素、氯喹、柳氮磺胺吡啶、环磷酰胺、青霉胺和金制剂等免疫抑制药或抗癌药如 MTX 等的患者。⑤年龄在 18 岁以下，70 岁以上的患者。⑥孕妇或哺乳期女性的患者。⑦精神病患者。⑧研究者认为不宜进行此项临床试验者。

（三）研究过程的质量控制

统一的工作手册，病例报告表，医生的沟通与培训，参加研究的医生资格要求等。

（四）统计方法

采用 SPSS 11.0 统计软件建立数据库及统计分析。证候规律采用描述分析，计量资料采用方差分析，计数资料采用卡方检验。

二、结　　果

（一）基本情况

男性 53 例，女性 286 例，平均年龄 48.68 岁±11.96 岁；病程 1 个月~18 年，平均病程为 65.73±68.95 个月。

（二）证候总体分布规律

339 例研究对象中各证候所占的比例差异不大，其所占比例分别是：寒湿阻络证为 25.1%、湿热阻络证为 31.0%、寒热错杂证为 21.2%、肝肾亏损兼痰瘀互结证为 22.7%。

（三）证候规律与可能相关因素的关系

1. 中医证候与年龄的关系（表 1）　以 10 岁为一个年龄段，分析表明不同年龄段各证候间的构成比差异有显著性（$X^2 = 24.42$，$P < 0.05$）。

表 1　中医证候与年龄的关系（%）

年龄段	寒湿阻络	湿热阻络	寒热错杂	肝肾不足兼痰瘀互结
18 岁~30 岁	6（24.0）	13（52.0）	4（16.0）	2（8.0）
40 岁	17（37.8）	15（33.3）	9（20.0）	4（8.9）
50 岁	28（30.1）	28（30.1）	17（18.3）	20（21.5）
60 岁	25（22.3）	31（27.7）	28（25.0）	28（25.0）
70 岁	9（14.1）	18（28.1）	14（21.9）	23（35.9）

2. 中医证候与性别的关系（表2）　各证候的发病女性约为男性的4倍以上，但各证候之间男、女性的构成比差异无显著性（$\chi^2 = 3.53$，$P > 0.05$）。

3. 中医证候与病程的关系（表3）　肝肾不足兼痰瘀互结证病程较长，与其他三证候比较，差异有显著性（$F = 6.14$，$P < 0.05$），三证候之间在病程上差异无显著性（$P > 0.05$）。

表2　中医证候与性别的关系［例（占本型的比例%）］

	男性	女性
寒湿阻络	14（16.5）	71（83.5）
湿热阻络	20（19.0）	85（81.0）
寒热错杂	12（16.7）	60（83.3）
肝肾不足兼痰瘀互结	7（9.1）	70（90.9）

表3　中医证候与病程的关系

	n	病程（月）（$\bar{x} \pm s$）
寒湿阻络	85	49.69± 53.64
湿热阻络	105	53.94±61.96
寒热错杂	72	64.54±72.60
肝肾不足兼痰瘀互结	77	91.01±82.21

4. 中医证候与地域的关系（表4）　根据地域相近进行合并，形成东西南北四大地域，其与各证型间的构成比间差异有显著性（$\chi^2 = 77.88$，$P < 0.05$）。

表4　中医证候与地域的关系（%）

	寒湿阻络	湿热阻络	寒热错杂	肝肾不足兼痰瘀互结
东	39（32.8）	17（14.3）	29（24.4）	34（28.6）
南	8（15.4）	7（13.5）	14（26.9）	23（44.2）
西	21（35.0）	19（31.7）	15（25.0）	5（8.3）
北	17（15.7）	62（57.4）	14（13.0）	15（13.9）

5. 中医证候与双手X线分期的关系（表5）　表5结果显示，四种中医证候均以双手X线Ⅱ期所占的比重为多，中医证候与双手X线分期之间的关系，经卡方检验，寒湿阻络证与肝肾不足兼痰瘀互结证在双手X线分期的构成上差异有显著性（$\chi^2 = 7.40$，$P < 0.05$），其他证候两两比较差异无显著性（$\chi^2 = 8.76$，$P > 0.05$）。

表5　中医证候与双手X线分期的关系（%）

	Ⅰ期（%）	Ⅱ期（%）	Ⅲ期（%）
寒湿阻络	15（18.52）	58（71.6）	8（9.88）
湿热阻络	16（15.84）	67（66.34）	18（17.82）
寒热错杂	12（17.39）	41（59.42）	16（23.19）
肝肾不足兼痰瘀互结	7（9.72）	47（65.28）	18（25.0）

6. 中医证候与相关实验室指标之间的关系（表6） 表6结果显示，中医证候与相关实验室指标之间的关系，经统计学处理差异无显著性（$P>0.05$）。

表6 中医证候与相关实验室指标之间的关系

	寒湿阻络		湿热阻络		寒热错杂		肝肾不足兼痰瘀互结		F	P
	n	$\bar{x}\pm s$	n	$\bar{x}\pm s$	n	$\bar{x}\pm s$	n	$\bar{x}\pm s$		
RF	66	188.52±256.72	102	253.46±404.73	60	264.32±444.84	64	202.25±368.79	0.68	0.567
ESR	85	33.60±30.21	105	9.54±29.61	72	41.99±29.72	75	43.59±32.12	1.69	0.170
CRP	85	16.13±23.42	104	21.99±22.65	71	13.50±14.66	75	20.91±48.70	1.51	0.212
IgA	84	2.83±1.20	103	3.21±1.25	69	3.01±1.00	69	8.58±42.84	1.44	0.232
IgG	84	17.18±4.92	103	17.10±5.16	69	17.24±4.27	69	35.64±141.18	1.46	0.226
IgM	84	1.83±0.67	103	1.93±1.16	69	1.83±0.76	69	3.81±15.69	1.29	0.276

三、讨 论

（1）RA是一种常见病、多发病，任何年龄均可发生，但各年龄段不同证候间的构成比差异具有显著性（$P<0.05$，表1）。年龄较轻时，证候表现主要以湿热阻络、寒湿阻络为主，随着年龄的增加，肝肾不足兼痰瘀互结证所占的构成比不断增加。在病程方面，肝肾不足兼痰瘀互结证的病程最长，与其他三证候相比，差异具有显著性（$P<0.05$，表3），基本上反映了RA疾病不断发展，证候不断变化、发展的特点。

流行病学研究表明其发病与性别有很大的关系，近年的研究发现性激素可在免疫应答的多个水平上产生明显的影响[1]，导致RA患者女性多于男性。我们的研究，男女比例大于1∶4，与文献报道[2]基本相同。各证候之间男女比例差异无显著性，说明在证候的分布上男女之间无特殊的选择性，服从RA总体男女分配比例。

（2）RA最容易引起骨质破坏，导致关节变形，功能丧失，双手X线表现能比较客观地反映RA患者的骨质改变。本研究结果显示，四种常见证候双手X线改变分布在Ⅰ、Ⅱ、Ⅲ期，并主要集中在第Ⅱ期，可能与研究所纳入的病例有关，在签署知情同意书进行研究时，由于文化背景的影响，一些很轻或偏重的患者没有进入试验，而造成Ⅱ期病人偏多的现象。本研究所显示的寒湿阻络证与肝肾亏损兼痰瘀互结证除Ⅱ期为较多外，寒湿阻络证Ⅰ期多，Ⅲ期少，肝肾亏损兼痰瘀互结证Ⅰ期少，Ⅲ期多，两证候在X线分期的构成上差异有显著性（$P<0.05$，表5），表明了RA双手X线分期反映了疾病的病理进程，同中医证候所表现的疾病进展可能有一定关系。

（3）血清RF对RA的诊断虽不具特异性，但70%～80%RA患者RF阳性，而且RF滴度升高与RA病人活动性有关。血沉和C反应蛋白作为RA的急性反应物，在RA急性活动期均增高。IgA、IgG和IgM三种免疫球蛋白，是机体免疫应答的主要抗体，在RA急性活动期亦常增高。本研究所纳入病人均处活动期，上述各项实验室指标均高于正常值，反映了RA活动期的实验室特点，不同证候间各相关实验室指标的差异没有显著性（$P>0.05$，表6），表明RA这些相关实验室可能主要反映的是RA的疾病特点，而很难反映RA的证候特点，即不同证候的RA患者，均可表现出该病共同的相关实验室变化，尤其是同为活动期或缓解期时。

两个需要特别说明的问题：一是本文研究结果可能受病例来源的影响，即本研究样本只具有一定程度的代表性，与RA总体可能存在一定的差异（如经济状况低的人是否会更多地参与本研究）。二是本文中的统计分析主要采取了单因素分析，而实际上，与证候相关的各因素之间可能存在相互影响，因此增加不同层次的RA样本量，应用多元统计分析方法，可能对进一步揭示证候与各因素的真正联系更加合适。限于篇幅等关系，我们将另文分析。

参 考 文 献

［1］蒋明．风湿病学．北京：科学出版社，1995：753．

［2］美宝法，张源潮，徐晓菲，等．山东沿海地区类风湿性关节炎流行病调查．中国公共卫生，1999，15（2）：105．

（原载于《中国中医基础医学杂志》2004年第10卷第1期）

从主观症状因子分析的结果看中医辨证的数学逻辑
—— 附 469 例 RA 多中心临床病例分析

查青林 林色奇 何羿婷 闫小萍 苏 励 宋跃进 曾升平 刘 维

冯兴华 钱 先 朱婉华 吕爱平

中医辨证得到的证是一个定性变量，没有数量概念，从而阻碍了对中医证的进一步研究，若通过数学的手段对中医的证进行量化，那必将大大推进证候的研究进程。因子分析（factor analysis）是多元统计分析中的一个重要内容，其目的是在所有能测量的变量中，根据这些变量内部的相关性大小将变量分组，每一组变量用一个能归纳分组后某一方面性质的变量，称为公因子（factor）表示，公因子通常是一个不能直接测量的而又具有综合意义的隐变量[1]。中医辨证可将具有相近四诊信息的患者归为一个证，因此联想到，对中医的四诊信息进行因子分析，用得到的公因子来代表中医的证，或对证进行量化。在将因子分析的数学模型运用于证候研究之前，我们对实际证候理论与因子分析结果的相关性进行了分析。

在四诊内容中以症状比较客观[2]，且易于量化，因此我们对国家"十五"攻关 RA 多中心临床数据中的主观症状进行了因子分析，以初步探讨中医辨证的数学逻辑，并期望找到证候量化的数学方法。

一、资料与方法

（一）临床资料来源与相关标准

469 例 RA 患者来自全国 9 个临床中心[3]，符合 1987 年美国风湿病学会（ARA）修订的 RA 诊断标准[4]，均为活动期 RA，按多中心分层随机的原则分为西药治疗组和中医辨证治疗组。

中医辨证标准：参照 1993 年卫生部制定发布的《中药新药治疗痹病的临床研究指导原则》、2002 年国家药品监督管理局重新修订的《中药新药治疗类风湿性关节炎的临床研究指导原则》、1994 年国家中医药管理局发布的《中医病证诊断疗效标准》等拟定，将 RA 病例分为寒湿阻络、湿热阻络、寒热错杂、肝肾亏损兼痰瘀阻络四证。

（二）观察方法

所有患者于初诊后 2、4、8、12、16、20、24 周复诊，初诊和复诊时每位患者均按中医辨证标准辨证，同时观察各阶段患者关节压痛、关节发热、关节疼痛、关节肿胀、屈伸不利、关节怕冷、口渴、肢体麻木、夜尿多、手足不温、精神疲乏、烦闷不安、发热、腰膝酸软、眩晕、畏寒、小便黄浊、肢体困重等 18 项主观症状情况，各症状按严重程度分为无、轻、中、重，分别记为 0、1、2、3 分。

（三）分析思路与方法

通过对主观症状进行因子分析[5]，得到有代表性的公因子，根据不同因子对应主观症状的因子得分系数，了解不同因子代表的主观症状的变化情况；同时，根据疾病和中医证候理论，初步了解不同因子的医学内涵。在因子分析的基础上，对初诊时不同证型的各因子得分进行比较，确定因子与中医证候的关系，了解中医辨证的数学逻辑。

对各阶段主观症状进行因子分析，通过摸索，最后确定本研究因子分析的具体方法为：采用主轴因子法（principal axis factoring）进行因子提取，并将因子轴进行方差最大正交旋转（varimax）。

初诊时不同证型因子得分均数的比较采用单因素方差分析，在进行方差分析之前均先进行正态性检验和方差齐性检验，本试验数据均符合正态分布和方差齐性要求。组间比较采用 SNK 法，显著性标准 $\alpha = 0.01$。

所有统计分析均在 SPSS11.5 软件平台上进行。计量资料用 $(\bar{x} \pm s)$ 表示。

二、结　果

（一）基线期临床资料

见表1。

表1　中药组与西药组就诊时临床基本特征

观察指标		中药组（$n=239$）	西药组（$n=230$）
性别	男	43	34
	女	196	196
双手X线分期*	I	21	28
	II	163	152
	III	53	50
	IV	2	0
年龄/岁		50.00±11.79	47.22±12.18
病程/月		73.41±72.62	57.73±58.21
关节肿胀指数		17.77±11.98	16.75±11.13
关节压痛指数		9.22±7.37	9.19±7.54
ESR/ mm.h^{-1}		46.15±32.09	44.90±28.68

* 中药组5例、西药组7例未做双手X线检查。

（二）因子分析结果

见表2。

表2　方差最大正交旋转后的因子载荷系数

症状	Factor			
	1	2	3	4
关节压痛	0.77	0.14	0.16	0.08
关节疼痛	0.70	0.23	0.14	0.08
关节肿胀	0.70	0.12	0.16	0.08
屈伸不利	0.59	0.11	0.10	0.19
腰膝酸软	0.19	0.54	0.25	0.03
精神疲乏	0.38	0.53	0.25	0.05
烦闷不安	0.18	0.52	0.16	0.35
肢体困重	0.40	0.42	0.29	0.29
眩晕	0.09	0.42	0.05	0.13
肢体麻木	0.13	0.39	0.17	0.09
夜尿多	0.02	0.29	0.20	0.28
关节怕冷	0.17	0.13	0.68	0.01
畏寒	0.17	0.25	0.67	0.10
手足不温	0.15	0.20	0.54	-0.09
关节发热	0.22	0.06	-0.07	0.61
口渴	0.01	0.35	0.11	0.37
发热	0.08	0.04	-0.03	0.34
小便黄浊	-0.01	0.21	0.03	0.31

从不同因子对应主观症状的因子载荷系数大小可以看出：第1个成分因子（F1）主要反映关节疼痛、关

节肿胀、关节压痛、屈伸不利 4 项主观症状的变化，而这四项症状关节功能的变化密切相关，故我们称 F1 为"病情因子"；F2 反映腰膝酸软、精神疲乏、烦闷不安、肢体困重、眩晕、肢体麻木、夜尿多 7 项症状的变化，与中医辨证的肝肾亏虚的症状相近，故称之为"虚因子"；F3 反映了关节怕冷、畏寒、手足不温 3 项症状的变化，故称之为"寒因子"；F4 反映了关节发热、口渴、发热、小便黄浊 4 项症状的变化，故称之为"热因子"。

（三）初诊时各因子得分与中医证候的关系

1. 各中医证型的因子得分　见表 3。

表 3　各中医证型的因子得分情况

	n	病情因子	虚因子	寒因子	热因子
寒湿阻络	135	0.44 ± 0.96	0.15 ± 0.90	0.95±0.79	−0.15 ±0.81
湿热阻络	105	0.54 ±0.91	0.05 ±0.85	−0.50 ± 0.84	0.80 ±0.75
寒热错杂	100	0.58 ± 0.98	0.23 ± 0.75	0.49± 0.83	0.65 ± 0.82
肝肾亏损兼痰瘀阻络	128	0.68±0.99	0.59 ± 0.93	0.50± 0.84	0.10 ±0.90

2. 方差分析结果　不同中医证型各因子得分方差分析结果如下：病情程度因子，$F = 1.396$，$P = 0.243$；虚像因子，$F = 8.692$，$P < 0.001$；寒象因子，$F = 62.746$，$P < 0.001$；热象因子，$F = 34.664$，$P < 0.001$。表明除病情因子得分在各证型间无显著性差异外，其余 3 个因子均有极显著性差异。对单因素方差分析有显著性差异因子变量用 SNK 法进行组间比较，结果见表 4~表 6。

表 4　虚因子在各证型间的差异比较

中医证候诊断	n	Subset for alpha = 0.01	
		1.00	2.00
湿热阻络	105	0.05	
寒湿阻络	135	0.15	
寒热错杂	100	0.23	
肝肾亏损兼痰瘀阻络	128		0.59
P^*		0.27	1.00

　*P 表示同一列因子得分来自同一总体的概率，下同。

表 5　寒因子在各证型间的差异比较

中医证候诊断	n	Subset for alpha = 0.01		
		1	2	3
湿热阻络	105	−0.50		
寒热错杂	100		0.49	
肝肾亏损兼痰瘀阻络	128		0.50	
寒湿阻络	135		0.95	
P		1.00	0.98	1.00

表6　热因子在各证型间的差异比较

中医证候诊断	n	Subset for alpha = 0.01	
		1	2
寒湿阻络	135	−0.15	
肝肾亏损兼痰瘀阻络	128	0.10	
寒热错杂	100		0.65
湿热阻络	105		0.80
P		0.02	0.17

从表4可知：虚因子能很好地区分肝肾亏损兼痰瘀阻络证与其他3证，肝肾亏损兼痰瘀阻络证的虚因子得分均值为0.59，远远高于其他3证（其他3证因子得分最高的为0.23），其他3证间虚因子得分无显著性差异，故认为虚因子能很好地反映虚的程度。根据虚因子得分，中医证型虚的程度从小到大依次为：湿热阻络、寒湿阻络、寒热错杂、肝肾亏损兼痰瘀阻络。

从表5可知：寒因子能很好区分湿热阻络、寒热错杂与寒湿阻络和肝肾亏损兼痰瘀阻络。寒湿阻络证的寒因子得分最高为0.95，湿热阻络证最低为−0.50，寒热错杂和肝肾亏损兼痰瘀阻络两证的因子得分无差异，其得分居寒湿阻络与湿热阻络之间，故认为寒因子能很好地反映寒的程度。根据寒因子得分，中医证候寒的程度从大到小依次为：寒湿阻络、肝肾亏损兼痰瘀阻络、寒热错杂、湿热阻络。

从表6可知：热因子能较好地区分湿热阻络、寒热错杂与寒湿阻络和肝肾亏损兼痰瘀阻络。湿热阻络证热因子得分最高为0.80，寒湿阻络证最低为−0.15，湿热阻络和寒热错杂证无显著性差异，寒湿阻络证与肝肾亏损兼痰瘀阻络无显著性差异，故认为热因子能较好地反映热的程度。根据热因子得分，中医证候热程度从大到小依次为：湿热阻络、寒热错杂、肝肾亏损兼痰瘀阻络、寒湿阻络。

三、讨　论

卡尔·马克思说过："一种科学只有当他达到了能够运用数学的时候，才算是真正发展了的科学。"中医治病的精髓是辨证论治，多年来，对证候的实质进行了多方面的研究，但终归未得到实质性的突破，导致很多人对中医的辨证产生了怀疑、猜测，甚至否认。因此，很有必要用数学的方法阐明中医的证候是否科学。

我们的研究从临床规范数据出发，直接对证候的构成要素进行处理，分析过程不借用以往的证候标准，而是将分析的结果与中医的辨证的结果进行对比，以了解中医辨证是否具有科学性。从对RA患者主观症状因子分析的结果可以看出，从因子分析得到的公因子与中医辨证的结果证候是非常的吻合。因子分析是纯粹的数学方法，中医证候能很好地运用用现代数学过程来分析，说明中医辨证过程蕴藏有现代数学的逻辑，是科学的。

对中医的证候进行数学分析，不仅仅是为了说明中医辨证的科学性，更重要的是，证候在以往的研究中只是一个名义概念，没有数量概念，所以证候的研究和运用受到很大限制，通过因子分析不仅说明中医的辨证思维是科学的，而且，可对中医的证候进行数量化处理，如本研究得到的虚因子、寒因子、热因子，可以对不同证候的虚、寒、热的程度进行量化。证候的量化将有利于对证候的进一步研究，如通过观察治疗过程中不同因子得分的变化，可以了解治疗用药的疗效，我们的研究在因子分析的基础上对RA证候疗效与西医ACR疗效进行了对比研究，发现证候疗效能较好地评价中药的疗效，并可在此基础上根据各证因子得分变化，指导中药配方；如对证候因子得分与现代微观指标进行相关性研究，将有利于发现证候的物质基础[6]。

此外，在对证候数据分析的过程中，我们体会到，中医证候的研究应该首先从分析临床数据入手，因为中医证候概念首先来自临床，而且，规范的临床数据中确实蕴藏着中医证候的数学逻辑。

参 考 文 献

[1] 陈启光，申春悌，张华强．因子分析在中医证候规范标准研究中的应用．中国中医基础医学杂志，2004，10（8）：53．

[2] 吕爱平，李梢，王永炎．从主观症状的客观规律探索中医证候分类的科学基础．中医杂志，2005，46（1）：5．

［3］何羿婷，付丽媛，阎小萍，等．类风湿性关节炎辨证分型规律的初步探讨．中国中医基础医学杂志，
2004（1）：26．

［4］Wilske KR, Yocum DE. Rheumatoid arthritis：The status and future of combination therapy. J Rheumatol,
1996, 23（Suppl 44）：1.

［5］孙尚拱．医学多变量统计与统计软件．北京：北京医科大学出版社，2000：131．

［6］查青林，林色奇，吕爱平．多元统计分析在中医证候研究中的应用探析．江西中医学院学报，2004，
16（6）：79．

（原载于《江西中医学院学报》2005 年 2 月第 17 卷第 1 期）

从舌象的动态变化看中、西药作用之差异
——附 469 例 RA 多中心临床病例分析

查青林　林色奇　何羿婷　闫小萍　苏　励　宋跃进　曾升平　刘　维　冯兴华
钱　先　朱婉华　吕爱平

舌诊是中医望诊的重要内容，在辨证中占据重要地位。舌象的变化，能客观地反映正气的盛衰、病邪深浅、邪气性质、病情进退，可以判断疾病转归和预后等[1]，如《辨舌指南》说："舌为心之外候，苔乃胃之明征，察舌可占正之盛衰，验苔以识邪之出入。""辨舌质，可诀五脏之虚实。视舌苔，可察六淫之浅深。"由此，我们认为：舌象的动态变化可反映人体与致病因素的抗争情况；比较中、西药对患者舌象的动态变化过程，可了解中、西药对人体内部抗病机制影响的不同。

一、资料与方法

（一）临床资料来源与相关标准

469 例 RA 患者来自全国 9 个临床中心[2]，符合 1987 年美国风湿病学会（ARA）修订的 RA 诊断标准[3]，均为活动期 RA，按多中心分层随机的原则分为西药治疗组和中医辨证治疗组。治疗方案：西药组：非甾体抗炎药（NSAID）+ 慢作用药（SAARD）。NSAID：扶他林缓释片，口服，每次 75mg，每日 1 次，饭后服。当急性炎症得到有效控制后停用。SAARD：甲氨蝶呤，口服，每周 1 次，剂量从 5 mg 开始，每周增加 2.5 mg，一般剂量 7.5~15mg，维持剂量 2.5~7.5 mg。柳氮磺胺吡啶，口服，开始每次 0.25 g，每日 2 次。每周增加日剂量 0.25g，至每次 0.5~1 g，每日 4 次。病情缓解后逐渐减至维持量 0.5 g，每日 3~4 次。

中医治疗方案：基础治疗+ 辨证用药。基础治疗：雷公藤多苷片，口服，每次 10 mg，每日 3 次，饭后温开水服用。益肾蠲痹丸，口服，每次 8 g，每天 3 次，饭后温开水服用。辨证用药：寒湿阻络型服寒湿痹颗粒（乌头汤加减），每次 5 g；湿热阻络型服湿热痹颗粒（宣痹汤合三妙散加减），每次 5 g；寒热错杂型服寒热痹颗粒（桂枝芍药知母汤加减），每次 10 g；肝肾亏损痰瘀痹阻型服尪痹颗粒（独活寄生汤加减），每次 6 g。以上中药均口服，每日 3 次，温开水冲服。

两组均于治疗后 6 个月评定疗效。疗效评价参照美国风湿病学会（ACR）发布的类风湿性关节炎治疗最新指南（2002 年版）推荐的 RA 病情改善程度≥20% 的评价标准[4]，简称 ACR20 标准。

（二）舌象观察

所有患者均于初诊、治疗 12 周和 24 周时观察舌质和舌苔情况，为便于分析，将舌象分为下述几种情况：①舌质分为舌淡红、舌淡、舌红、舌紫暗、舌有瘀斑瘀点及其他；②舌苔分为苔薄白、苔薄黄、苔黄白相间及其他。记录时，根据患者舌象在相应的舌质和舌苔前打勾，若为其他情况，则在其他前打勾，并在旁边注明舌象表现。

（三）分析思路与方法

舌象为分类资料，而每一患者在不同时期观察到的舌象属于重复测量数据，不同时期患者的舌象取值是相关的，因此，分析时应将这种相关性纳入模型，而一般的 x^2 检验、回归分析等不能很好地处理此类资料，我们在分析过程中采用了适合分类变量重复测量资料的分析方法，动态分析舌象的变化。

舌象的分类非常复杂，分类太多会使模型的结果难以解释，因此，将舌质和舌苔分别进行分析，并对舌象变量按中医理论进行了合并，如舌质紫暗和舌有瘀斑瘀点均与血瘀有关，故合并为一类。对舌象资料中其他情况的数据，因其出现的概率较小，故在分析剔除含有此类数据的病例。

统计分析在 SAS8.2 软件平台上进行，采用 CATMOD（类别数据的线性模型）程序的重复观察模型[5]。舌象资料用边际频数表的格式描述。显著性标准 $\alpha = 0.05$。

二、结　果

（一）基本舌象资料（按独立观察资料整理）

见表 1、表 2。

表 1　中药组与西药组不同时间点舌质资料（例）

		舌淡红			舌淡			舌红			舌紫暗和/或有瘀斑瘀点			其他		
		初诊	12周	24周	初诊	12周	24周	初诊	12周	24周	初诊	12周	24周	初诊	12周	24周
中药组	无效	45	46	49	9	17	18	16	17	22	43	34	26	2	1	0
	有效	36	54	59	13	9	12	25	16	11	38	34	30	1	0	1
西药组	无效	28	32	40	12	12	8	26	23	20	22	20	20	1	2	1
	有效	58	64	76	19	21	22	19	16	12	38	32	24	0	1	0
合计		167	196	224	53	59	60	86	72	65	141	120	100	4	4	2

表 2　中药组与西药组不同时间点舌苔资料（例）

		苔薄白			苔黄白相间			苔薄黄			其他		
		初诊	12周	24周	初诊	12周	24周	初诊	12周	24周	初诊	12周	24周
中药组	无效	62	71	77	10	5	8	30	27	24	13	12	6
	有效	64	75	84	6	5	3	34	28	16	9	5	10
西药组	无效	37	50	56	5	5	3	35	27	25	12	7	5
	有效	77	96	107	9	11	3	38	22	21	10	5	3
合计		240	292	324	30	26	17	137	104	86	44	29	24

注：中药组 228 例，西药组 223 例有舌象和疗效数据。

（二）CATMOD 重复观察模型分析结果

1. 舌质的动态变化　对不同治疗方法、不同疗效在 3 个时间点的舌质数据进行分析，结果：中、西药组舌质变化不同，$x^2 = 5.82$，$P = 0.0145$；有效与无效患者舌质变化无差异，$x^2 = 0.24$，$P = 0.6223$；舌质随时间变化而改变，$x^2 = 236.64$，$P < 0.0001$。因舌质的分类较多，各水平组合有 55 种，其边际数表较大，且结果较难解释，故在此不做描述。

对初诊与 6 个月治疗结束时的舌质数据进行分析，得到的结果与前述结果一致，其边际频数分布见表 3。

从表 3 可知：在边际数中两组差别最大的是，中药组舌紫暗或有瘀斑瘀点转为舌淡红者多于西药组（30∶14），西药组舌红转为舌淡红者多于中药组（20∶12），中、西药对舌质的影响不一致，是否提示中、西药对疾病的作用机制不同，有待进一步研究。结合医学专业知识，舌紫暗或有瘀斑瘀点转为舌淡红，表明瘀血的改善，而舌红转为舌淡红表明炎症表现的改善，这是否提示中药治疗 RA 的作用在于使瘀血消散，而西药则在于炎症的消除。

表 3　中、西药组治疗前后患者舌质的边际数分布

Response level	初诊	治疗 24 周	西药组/ 例	中药组/ 例
1	1	1	65	50
2	1	2	9	9
3	1	3	4	8
4	1	4	5	10
5	2	1	13	9
6	2	2	11	9
7	2	3	2	0
8	2	4	3	3
9	3	1	20	12
10	3	2	2	4
11	3	3	16	14
12	3	4	5	7
13	4	1	14	30
14	4	2	7	7
15	4	3	6	8
16	4	4	30	34
合计			212	214

注：时间项下的数字，1 舌淡红；2 舌淡；3 舌红；4 舌紫暗和/ 或有瘀斑瘀点。

2. 舌苔的动态变化　对 3 个时间点的舌苔数据分析结果如下：中、西药对舌苔的变化是一致的，$x^2 = 1.29$，$P = 0.2555$；有效与无效患者舌苔变化无差异，$x^2 = 1.57$，$P = 0.2109$；舌苔随时间变化而改变，$x^2 = 1009.33$，$P < 0.0001$。舌苔的变化只与时间有关，其边际数分布见表 4。

表 4　3 个时间点舌苔变化的边际数分布

Response level	初诊	12 周	24 周	例数	Response level	初诊	12 周	24 周	例数
1	1	1	1	166	14	2	2	3	2
2	1	1	2	1	15	2	3	1	2
3	1	1	3	9	16	2	3	3	5
4	1	2	1	6	17	3	1	1	42
5	1	2	2	1	18	3	1	3	7
6	1	3	1	8	19	3	2	1	5
7	1	3	2	4	20	3	2	2	2
8	1	3	3	3	21	3	2	3	2
9	2	1	1	4	22	3	3	1	22
10	2	1	2	1	23	3	3	2	1
11	2	1	3	1	24	3	3	3	22
12	2	2	1	2					
13	2	2	2	3	合计				321

注：时间项下的数字，1 苔薄白；2 苔黄白相间；3 苔薄黄。

从表 4 可知：舌苔在治疗过程中苔薄黄者有转为苔薄白的趋势，初诊时苔薄黄者有 103 例，到治疗 24 周就有 69 例转为苔薄白，只有 29 例仍保留苔薄黄。

三、讨　论

综观文献，对中药作用机制的探讨多从现代医学的微观指标出发[6]，或者对中医证候指标变化的横断面观察[7~8]。由于中药作用的多靶点、多途径，故以一个或几个微观指标的变化来探讨中药的作用机制，难免有"只见树木不见森林"之嫌；中医证候指标是动态变化的，因此，横断面研究就存在"只见结果不见过程"之不足。对此，我们提出"追踪观察、动态分析"的观点，追踪观察中、西药对中医的宏观证候指标影响的过程，并进行动态分析，探讨两者对证候指标变化过程之影响，以了解其作用机制之差异。

本研究以舌象为切入点，采用分类变量重复测量数据的分析方法进行分析。发现：舌象随着治疗时间的推移而变化，并呈现一定的变化规律，舌象（主要指舌质）的动态变化与治疗方法之间存在一定的相关性，舌苔在治疗过程中的变化与治疗方法无关，但均有从苔薄黄转为苔薄白的趋势。本研究数据分析结果表明：中、西药对患者的舌象影响是不同的，其中以舌质的变化有显著性差异，中药对舌紫暗或（和）舌有瘀斑瘀点的改善较好，而西药对患者舌红的改善优于中药组，这种差异是否为两种治疗方法的作用机制不同所致，有待进一步研究。

此外，本研究通过对比有效与无效人群的舌象变化，发现有效和无效患者的舌苔、舌质变化是一致的，由此引发出两个问题：一是舌象的变化与药物的疗效无关，即舌象的变化是疾病的自然过程；二是，所采用的疗效评价标准不能完全的反映药物作用于人体的效果，对此，我们将另篇论述。

参 考 文 献

［1］邓铁涛. 中医诊断学. 第 5 版. 上海：上海科技出版社，1989：30.
［2］何羿婷，付丽媛，阎小萍，等. 类风湿性关节炎辨证分型规律的初步探讨. 中国中医基础医学杂志，2004（1）：26.
［3］Wilske KR，Yocum DE. Rheumatoid arthritis：The status and future of combination therapy. J Rheumatol，1996，23（Suppl 44）：1.
［4］American College of Rheumatology Subcommitteeon Rheumatoid Arthritis Guidelines. Guidelines for the managem ent of rheuma toid arthritis：2002update. Arthrit is Rheum，2002，46：328.
［5］余松林，向惠云. 重复测量资料分析方法与 SAS 程序. 北京：2004：193.
［6］王贵池. 微观认识与中医药发展初探. 中华医学写作杂志，2002，9（1）：46.
［7］赖世隆，郭新峰. 中风病疗效评价指标体系的初步研究. 中国中西医结合杂志，2004，24（3）：197.
［8］杨红英，郭伟星，鲁卫星. 调补元气法治疗老年冠心病初探. 光明中医，2003，18（5）：4.

（原载于《江西中医药》2005 年 2 月第 2 期）

类风湿性关节炎症状与疗效关系的回归分析

吕爱平　何羿婷　查青林　闫小萍　苏　励　宋跃进

曾升平　刘　维　冯兴华　钱　先　朱婉华

症状是指通过询问所得到的与疾病相关的信息，是中医问诊的主要内容，是中医辨证分型的基础[1]。多元统计分析在中医证候研究方面已取得了一定的经验[2]。根据中医证候理论，采用多中心临床研究方法，搜集某种疾病经同一处方治疗后与疗效有关或无关症状的集合，运用 Logistic 回归分析方法，找出与疗效相关的症状，有助于进一步提高药物治疗的针对性及临床治疗的效果。本研究运用上述方法，对 413 例类风湿性关节炎（rheumatoid arthritis，RA）患者进行了疗效与症状的回归分析，探索疗效与症状的可能关系，从中医证候理论出发，为进一步提高疗效提供科学的方法和依据。

一、资料与方法

（一）纳入标准

1. RA 诊断标准 根据 1987 年美国风湿病学会（American Rheumatism Association）修订的诊断标准[3]。①晨僵：关节及其周围的僵硬感在获得最大改善前至少持续 1 h，病程≥6 周；②3 个以上关节部位的关节炎：医生观察到 3 个以上关节部位（有 14 个可能累及的部位：左侧或右侧的近端指间关节、掌指关节、腕、肘、膝、踝和趾关节），同时软组织肿胀或积液（不是单纯骨隆起），病程≥6 周；③手关节的关节炎：腕、掌指或近端指间关节中，至少有一个关节肿胀，病程≥6 周；④对称性关节炎：身体两侧相同关节同时受累（双侧近端指间关节、掌指关节及跖趾关节受累时，不一定绝对对称），病程≥6 周；⑤类风湿结节：医生观察到在骨突部位、伸肌表面或关节周围有皮下结节；⑥类风湿因子阳性：任何检测方法证明类类风湿因子含量异常，所用方法在正常人群中的阳性率<5%；⑦放射学改变：在手和腕的后前位相上有典型的类风湿关节炎放射学改变，必须包括骨质侵蚀或受累关节及其邻近部位有明确的骨质疏松。上述 7 项中有 4 项者即可诊断为 RA。[3]

2. RA 病情活动标准[3] ①≥3 个关节肿胀；②≥6 个关节压痛；③晨僵≥30 min；④红细胞沉降率≥28 mm/h 或 C 反应蛋白水平较正常值高 20%。

3. 纳入标准 必须全部符合以下三项标准：①活动期 RA 患者，关节功能分级为Ⅰ、Ⅱ、Ⅲ级；②具备患者或其家属（监护人）签署的同意参加本试验的承诺书；③年龄 18~65 岁。

（二）一般资料

2002 年 6 月 1 日~2003 年 12 月 31 日，在全国 9 个中心随机选取 413 例活动期 RA 患者，按多中心分层随机原则分为西药治疗组和中药治疗组。西药治疗组 204 例，男 31 例，女 173 例，平均年龄（46.64 ±12.23）岁；中药治疗组 209 例，男 35 例，女 174 例，平均年龄（49.76 ±11.92）岁。

（三）治疗方案

1. 西药治疗方案 非甾体类抗炎药和慢作用药。①非甾体类抗炎药：扶他林缓释片，75 mg/ 次，1 次/ d，饭后口服，待急性炎症得到有效控制后停用。②慢作用药：甲氨蝶呤，口服，每周 1 次，起始剂量 5 mg/ 次，以后每次增加 2.5 mg，一般剂量 7.5~15 mg / 次，维持剂量 2.5~7.5mg/ 次；柳氮磺胺吡啶，口服，起始剂量 250 mg/ 次，2 次/ d，以后每周增加日剂量 250 mg，至 500~1 000 mg/ 次，4 次/ d，待病情缓解后逐渐减至维持量 500 mg / 次，3~4 次/ d。

2. 中药治疗方案 基础治疗联合辨证施治。①基础治疗：雷公藤多苷片，10 mg / 次，3 次/ d，饭后温开水送服；益肾蠲痹丸，8 g / 次，3 次/ d，饭后温开水送服。②辨证施治：寒湿阻络型，服寒湿痹颗粒（乌头汤加减：制川乌 6 g，制草乌 6 g，桂枝 12 g，赤芍 12 g，羌活 10 g，秦艽 10 g，当归 10 g，茯苓 12 g，炙甘草 6 g），5 g/ d；湿热阻络型，服湿热痹颗粒（宣痹汤合三妙散加减：防己 10 g，蚕沙 20 g，生薏苡仁 30 g，连翘 12 g，苍术 15 g，黄柏 12 g，怀牛膝 25 g，桑枝 30 g，忍冬藤 30 g，当归 10 g），5 g/ d；寒热错杂型，服寒热痹颗粒（桂枝芍药知母汤加减：桂枝 10 g，赤芍 12 g，知母 15 g，麻黄 6 g，防己 10 g，威灵仙 15 g，独活 15 g，当归 10 g，细辛 3 g，忍冬藤 30 g，甘草 6 g），10 g/ d；肝肾亏损、痰瘀痹阻型，服尪痹颗粒（独活寄生汤加减：独活 15 g，桑寄生 12 g，秦艽 12 g，杜仲 12 g，怀牛膝 15 g，川芎 6 g，赤、白芍各 12 g，威灵仙 12 g，生、熟地各 12 g，知母 10 g，鸡血藤 30 g，桃仁 10 g，红花 10 g，茯苓 12 g，白芥子 10 g，生甘草 10 g），6 g/ d。以上中药，3 次/ d，温开水冲服。

（四）观察指标

初诊及治疗后 2、4、8、12、16、20、24 周时，观察并记录关节压痛、关节发热、关节疼痛、关节肿胀、屈伸不利、关节怕冷、口渴、肢体麻木、夜尿增多、手足不温、精神疲乏、烦闷不安、发热、腰膝酸软、眩晕、畏寒、小便黄浊、肢体困重等 18 项症状，按严重程度分为无、轻、中、重，分别记为 0、1、2、3 分。疗效评价标准参照美国风湿病学会 20% 改善标准（the American college of rheumatology 20，ACR20）[4]：关节压痛数改善程度、关节肿胀数改善程度、患者对疾病活动的总体评价、医生对疾病活动的总体评价及急性期反应物 5 项指标改善程度均≥20% 为有效，否则为无效。各项指标改善百分率 = （治疗前值−治疗后值）／治疗前值×100%。

（五）统计学方法

所有实验数据均采用 SPSS 11.5 软件进行统计学分析。①Logistic 回归分析：以 3 个月和 6 个月的疗效作为因变量，以患者初诊时的 18 项症状作为协变量，选用基于似然比统计量的逐步向前法。入选标准，即进入模型的最低指定 P 值为 0.5；剔除标准，即对已进入模型的变量，不删除的最低指定 P 值为 0.2。②显著性检验：疗效比较采用卡方检验。

二、结　果

（一）中药治疗组和西药治疗组临床疗效的比较

治疗 12 周后中药治疗组、西药治疗组的有效率分别为 31.58%（66/209）、35.29%（72/204）；治疗 24 周后中药治疗组、西药治疗组的有效率则分别为 51.67%（108/209）、62.25%（127/204），均超过 50%，两者比较有统计学差异（$x^2 = 4.71$，$P<0.05$）。提示：根据 ACR20 进行疗效评价，西医治疗组治疗 24 周的疗效较好。

（二）中药治疗组症状与疗效的分析

中药治疗 12 周后，关节疼痛及关节压痛的优势比（odds ratio，OR）均> 1（$P = 0.01$，$P = 0.00$），提示中药对于有关节疼痛及关节压痛症状的患者疗效更好。夜尿增多的 OR< 1（$P = 0.00$），提示中药对于有夜尿增多症状的患者疗效较差。见表 1。

表 1　中药治疗 12 周后症状与疗效的回归分析

Tab 1　Regression analysis of relationships between clinical symptoms and treatment efficacy after 12-week treatment in Chinese herbal drug-treated group

Clinical symptom	OR	95% confident interval	P
Difficult flexion and stretch of joints	0.52	0.02−0.31	0.02
Arthralgia	2.07	0.01−1.19	0.01
Tenderness of joints	3.35	0.00−1.79	0.00
Numbness of limbs	1.40	0.21−0.83	0.21
Heaviness of limbs	0.66	0.12−0.39	0.12
Fatigue	1.54	0.10−0.92	0.10
Frequent urination at night	0.51	0.00−0.32	0.00

进一步分析症状组合与疗效的关系。如果将肢体困重纳入中药治疗的适应证，当关节压痛症状评分≤1 时，中药治疗 12 周、24 周的疗效分别为 18.75%（6/32）、34.38%（11/32）；当关节压痛症状评分≥2 时，中药治疗 12 周、24 周的疗效分别为 33.82%（23/68）、50.00%（34/68）。如果将肢体困重不纳入中药治疗的适应证，当关节压痛症状评分≤1 时，中药治疗 12 周、24 周的疗效分别为 14.63%（6/41）、36.59%（15/41）；当关节压痛症状评分≥2 时，中药治疗 12 周、24 周后的疗效分别为 45.59%（31/68）、70.59%（48/68）。由此可见，在中药治疗过程中将肢体困重不纳入中药治疗的适应证，当关节压痛评分为中度以上时，治疗 12 周的疗效从 33.82% 提高到了 45.59%，治疗 24 周的疗效则提高了约 20%，差异有统计学意义（$X^2 = 6.02$，$P <0.05$）。

中药治疗 24 周后，关节压痛及发热的 OR 均>1（$P = 0.00$，$P = 0.02$），提示中药对于治疗有关节压痛及发热症状的患者疗效更好。小便黄浊的 OR< 1（$P = 0.05$），提示中药对于治疗有小便黄浊症状的患者疗效较差。见表 2。

表 2　中药治疗 24 周后症状与疗效的回归分析

Tab 2　Regression analysis of relationships between clinical symptoms and treatment efficacy after 24-week treatment in Chinese herbal drug-treated group

Clinical symptom	OR	95% confident interval	P
Difficult flexion and stretch of joints	0. 57	0. 36-0. 91	0. 02
Tenderness of joints	2. 44	1. 36-4. 39	0. 00
Fever	1. 95	1. 12-3. 39	0. 02
Thirst	1. 30	0. 85-1. 99	0. 23
Vertigo	0. 72	0. 49-1. 06	0. 10
Deep-colored and turbid urine	0. 59	0. 34-1. 01	0. 05

进一步分析症状组合与疗效的关系。如果将小便黄浊纳入中药治疗的适应证,当关节压痛症状评分≤1 时,中药治疗 12 周、24 周的疗效分别为 19.61% (10/ 51)、39.22% (20/ 51);当关节压痛症状评分≥2 时,中药治疗 12 周、24 周的疗效分别为 45.26% (43/ 95)、70.53% (67/ 95)。如果将小便黄浊不纳入中药治疗的适应证,当关节压痛症状评分≤1 时,中药治疗 12 周、24 周的疗效分别为 27.78% (10/ 36)、61.11% (22/ 36);当关节压痛症状评分≥2 时,中药治疗 12 周、24 周的疗效分别为 40.91% (9/ 22)、81.82% (18/ 22)。由此可见,在中药治疗过程中将小便黄浊不纳入中药治疗的适应证,当关节压痛评分为轻度以下时,治疗 12 周、24 周的疗效均有提高,其中治疗 24 周疗效的提高尤为明显 ($X^2 = 4.05$, $P < 0.05$)。

(三) 西药治疗组症状与疗效的分析

西药治疗组治疗 12 周后,关节压痛和口渴的 OR 均> 1 ($P = 0.00$, $P = 0.01$),提示有此类症状的患者疗效更好;眩晕的 OR< 1 ($P = 0.04$),提示有眩晕症状的患者疗效较差。见表 3。

表 3　西药治疗 12 周后症状与疗效的回归分析

Tab 3　Regression analysis of relationships between clinical symptoms and treatment efficacy after 12-week treatment in Western medicine-treated group

Clinical symptom	OR	95% confident interval	P
Difficult flexion and stretch of joints	2. 59	0. 67-9. 98	0. 17
Tenderness of joints	2. 36	1. 50-3. 72	0. 00
Fever	0. 48	0. 18-1. 23	0. 13
Thirst	2. 34	1. 20-4. 58	0. 01
Vertigo	0. 49	0. 25-0. 96	0. 04
Deep-colored and turbid urine	0. 51	0. 23-1. 14	0. 10

进一步分析症状组合与疗效的关系。如果将口渴纳入中药治疗的适应证,眩晕排除出中药治疗的适应证,则当关节压痛评分为中度以上时,西药治疗组治疗 12 周、24 周的疗效均有所提高。见表 4。

表 4　西药治疗组关节压痛、口渴、眩晕不同症状组合的 ACR20 疗效分析

Tab 4　Relationships between treatment efficacy (ACR20) and multiple combination of clinical symptoms in Western medicine-treated group

Score of tenderness of joints	Thirst	Vertigo	n	Efficacy after 12-week treatment (%)	Efficacy after 24-week treatment (%)
≤ 1	No	No	34	26. 47 (9/ 34)	58. 82 (20/ 34)
		Yes	10	0. 00 (0/ 10)	30. 00 (3/ 10)
	Yes	No	21	14. 29 (3/ 21)	33. 33 (7/ 21)
		Yes	22	36. 36 (8/ 22)	54. 55 (12/ 22)

续表

Score of tenderness of joints	Thirst	Vertigo	n	Efficacy after 12-week treatment（%）	Efficacy after 24-week treatment（%）
≥2	No	No	30	36. 67（11/ 30）	73. 33（22/ 30）
	No	Yes	24	33. 33（8/ 24）	87. 50（21/ 24）
	Yes	No	38	68. 42*（26/ 38）	71. 05（27/ 38）
	Yes	Yes	25	28. 00（7/ 25）	60. 00（15/ 25）

* $P < 0.05$, vs average efficacy.

西药治疗组治疗 24 周后，关节压痛的 OR> 1（$P = 0.01$），提示有此症状的患者疗效更好；肢体困重的 OR< 1（$P = 0.01$），提示有肢体困重症状的患者疗效较差。见表 5。

表 5　西药治疗 24 周后症状与疗效的回归分析

Tab 5　Regression analysis of relationships between clinical symptoms and treatment efficacy after 24-week treatment in Western medicine-treated group

Clinical symptom	OR	95%confident interval	P
Difficult flexion and stretch of joints	1. 49	0. 90 ~ 2. 45	0. 12
Tenderness of joints	2. 07	1. 20 ~ 3. 59	0. 01
Cold joints	1. 31	0. 84 ~ 2. 05	0. 23
Heaviness of limbs	0. 54	0. 34 ~ 0. 87	0. 01
Fatigue	1. 39	0. 87 ~ 2. 22	0. 16
Cold limbs	1. 52	0. 86 ~ 2. 69	0. 15

三、讨　论

RA 属中医痹病范畴，中医认为肝肾亏损是导致本病发生的根本原因，外感风寒湿热之邪是引起本病的外因，而经络痹阻、气血不畅是其基本的病理特征。综合有关 RA 的中医药临床研究文献，可将其归纳为寒湿阻络、湿热阻络、寒热错杂、肝肾亏损兼痰瘀痹阻四大证型，临床上除了予以一般的辨证论治外，补益肝肾、化瘀通络则贯穿于本病治疗的全过程[5~9]。雷公藤制剂是公认的治疗 RA 的有效药物，不少医家将其列为西药治疗的二线药物[10,11]。益肾蠲痹丸是根据著名中医专家朱良春的经验方研制的治疗 RA 的国家三类新药，临床和实验研究证明，该药具有显著的补肾化瘀作用，能调节免疫功能并修复因 RA 引起的骨质破坏[12~15]。中药汤剂是中医临床治疗疾病的重要手段，依据"辨证论治"、"理法方药"理论研制的有效汤药，如乌头汤、宣痹汤、三妙散、桂枝芍药知母汤和独活寄生汤等，皆是中医临床治疗痹病的传统名方，经千百年的临床实践，疗效确切，现已广泛地用于治疗 RA，并取得了较好的疗效[16~23]。

现代医学大多重视与疾病有直接关联的临床症状，并将其纳入疾病诊断和疗效评价标准之中，例如 RA 的关节疼痛症状[24]，而对于其他与诊断无关的症状则关注不够，例如 RA 的眩晕、夜尿增多症状等。中医学以患者的症状作为辨证分类和处方用药的依据。因此，症状的有效组合是中医辨证分类的重要基础。目前，辨证分类所依据的症状组合多是根据经验而定，缺乏客观的标准，一定程度上阻碍了其进一步的发展[25,26]。我们对 RA 患者 18 项症状进行因子分析的结果表明：4 个公因子的贡献率都接近 20% 或以上，累积贡献率达到 97.54%，基本能反映调查的整体性；同时公因子 1~4 分别反映了关节病情、中医寒证、虚证和热证的临床表现。提示：中医传统辨证分类法符合现代统计学基础[27]。

对于中医理论来说，与疾病诊断非相关的症状也可以影响疾病的治疗效果，但现代医学则缺乏这方面的相关报道。本研究结果表明：中药治疗组中，关节疼痛、关节压痛和夜尿增多症状与治疗 12 周的疗效相关，其中关节疼痛和关节压痛症状与疗效呈正相关，夜尿增多则呈负相关；关节压痛、发热和小便黄浊症状与治疗 24 周的疗效相关，其中关节压痛、发热与疗效呈正相关，小便黄浊则呈负相关。西药治疗组中，关节压痛、口渴、眩晕症状与治疗 12 周的疗效相关，其中关节压痛、口渴与疗效呈正相关，眩晕则呈负相关；关节压痛、肢体困重症状与治疗 24 周的疗效相关，其中关节压痛与疗效呈正相关，肢体困重则呈负相关。提示：症状可以影响疾病的治疗效果，不仅影响中药的治疗，亦影响西药的治疗。

随着现代医学的发展，越来越多的学者认识到人类疾病进入了个性化治疗时代[28]。就目前现代医学的发展而言，根据个体遗传信息特征进行个性化的治疗还为时尚早，相比而言，中医辨证论治是根据患者的宏观信息进行的个性化治疗。我们将回归分析结果中显示的相关性症状列入治疗的适应证中，对原始数据进行再次分析，结果表明中药治疗 12 周的疗效从 33.82% 提高到 45.59%，其治疗 24 周的疗效则提高了约 20%；西药治疗 12 周和 24 周的疗效亦得到了相应提高。提示：症状能够作为辨证论治乃至个体化治疗的有效信息，值得深入研究。

现代医学也开始注意对疾病症状进行因子分析，但大多是对与诊断相关的症状进行再次分类，未注意与诊断无关的一些症状，同时也没有进行症状与疗效之间相关性的探索[29]。张琴等[30]采用聚类分析和因子分析结合，分析中医证候变量与肝炎后分类的关系，发现证候变量与中医肝硬化证候之间具有数学逻辑关系。我们以往的研究表明：慢性胃炎患者幽门螺杆菌感染和胃黏膜淋巴细胞浸润情况与患者的症状之间存在一定的关联性，其中以非消化系统症状的贡献更大[31,32]。这些研究结果表明，加强症状在疾病诊断分类、疗效评价和作用方面的研究，有助于阐明中医证候分类的科学性。

参 考 文 献

［1］吕爱平，李梢，王永炎．从主观症状的客观规律探索中医证候分类的科学基础．中医杂志，2005，46（1）：4-6.

［2］查青林，林色奇，吕爱平．多元统计分析在中医证候研究中的应用探析．江西中医学院学报，2004，16（6）：79-80.

［3］Rheumatoid arthritis：the status and future of combination therapy. Proceedings of a meeting. Chatham, Massachusetts, USA, July 13-15, 1995. J Rheumatol Suppl, 1996, 44：1-110.

［4］Criteria for improvement in rheumatoid arthritis：alternatives to the American college of rheumato logy 20. J Rheumatol, 2004, 31（5）：856-866.

［5］董新民．类风湿性关节炎的中医病因病机探讨．南京中医药大学学报，1996，12（4）：9-10.

［6］张承福．类风湿性关节炎病机特点与治法探讨．湖南中医药导报，1998，4（8）：10-11.

［7］汪明忠．类风湿性关节炎 786 例病因病机分析．新中医，1989，21（9）：10-11.

［8］季守贤，胡芳．类风湿性关节炎的中医证候分析．长春中医学院学报，1995，11（3）：33.

［9］肖长虹，胡文．试论类风湿性关节炎中医研究的思路与方法．新中医，1997，29（11）：2-5.

［10］谢洁行，吕薇．雷公藤有效成分与其主要药效关系的探索．吉林中医药，1997，17（4）：43-44.

［11］刘强，周莉玲，李锐．雷公藤制剂研究概况．中国药学杂志，1997，32（2）：68-72.

［12］朱良春．医学微言·益肾蠲痹丸治疗顽痹 200 例的疗效观察．北京：人民卫生出版社，1998：69-74.

［13］杨明信．碥石集·痹症研究的回顾和展望．吉林：吉林科学技术出版社，1999：62-67.

［14］吕爱平，王安民，曾晓莲．益肾蠲痹丸对大鼠实验性痹证影响的病理学研究．中医杂志，1988，29（6）：49-51.

［15］董明心．益肾蠲痹丸治疗类风湿性关节炎．中国民间疗法，1999，7（6）：25-26.

［16］王绍海．乌头汤加味治疗类风湿性关节炎．天津中医学院学报，2000，19（1）：26-27.

［17］程建萍，林洁．加味乌头汤治疗类风湿性关节炎 42 例临床观察．浙江中医杂志，1999，34（8）：355.

［18］卢春玲，王珲．乌头汤化裁治疗类风湿性关节炎初探．中国民间疗法，1999，7（8）：43.

［19］施旭光，杨经远．中西药合用治疗类风湿性关节炎 112 例疗效观察．上海中医药杂志，1999，32（12）：28-29.

［20］韩振贵，马玉琛，韦达，等．中药内外合用治疗类风湿性关节炎临床观察．河北中医，2000，22（12）：906-907.

［21］杨中杰．桂枝芍药知母汤加减治疗急性期类风湿性关节炎 280 例．河南中医药学刊，1999，14（2）：46-47.

［22］王吕成．桂枝芍药知母汤加减治疗类风湿性关节炎 34 例．四川中医，2000，18（5）：22-23.

［23］房莉萍．桂枝芍药知母汤加减对类风湿性关节炎近期疗效观察．江苏中医，2000，21（4）：11-12.

［24］ American college of rheumatology subcommittee on rheumatoid arthritis guidelines. Guidelines for the management of rheumatoid arthritis：2002 update . Arthritis Rheum，2002，46（2）：328-346.

［25］ 吕爱平，朱良春 . 再论证候研究思路与方法 . 中国中医基础医学杂志，2004，10（8）：1-2，7.

［26］ Lu AP，Zhang SS，Zha QL，et al. Correlation between CD4，CD8 cells infiltration in gastric mucosa，Helicobacter pylori infection and symptoms in patients with chronic gastritis. World J Gastroentero l，2005，11（16）：2486-2490.

［27］ 查青林，林色奇，何羿婷，等 . 从主观症状因子分析的结果看中医辨证的数学逻辑——附 469 例 RA 多中心临床病例分析 . 江西中医学院学报，2005，17（1）：75-77.

［28］ 易家康 . 人类疾病进入个性化治疗时代 . 世界科学，2001，21（3）：19-20.

［29］ Guthrie E，Creed F，Fernandes L，et al. Cluster analysis of symptoms and health seeking behaviour differentiates subgroups of patients with severe irritable bowel syndrome. Gut，2003，52（11）：1616-1622.

［30］ 张琴，张文彤，魏建军，等 . 公因子和聚类分析联合在肝炎后肝硬化证候分类研究中的应用 . 中西医结合学报，2005，3（1）：14-18.

［31］ Li S，Lu AP，Zhang L，et al. Anti-Helicobacter pylori immunog lobulin G（IgG）and IgA antibody responses and the value of clinical presentations in diagnosis of H. pylori infection in patients with precancerous lesions. World J Gast roenterol，2003，9（4）：755-758.

［32］ Lu AP，Jia HW，Xiao C，et al. Theory of traditional Chinese medicine and therapeutic method of diseases. World J Gast roentero l，2004，10（13）：1854-1856.

（原载于《中西医结合学报》2005 年 11 月第 3 卷第 6 期）

类风湿性关节炎主观症状因子分析及其与免疫指标的关系

查青林　何羿婷　闫小萍　苏　励　宋跃进　曾升平　刘　维　冯兴华　钱　先
朱婉华　林色奇　吕　诚　吕爱平

寻找中医的四诊信息与方剂疗效之间的关系、明确证候信息中主观症状与疾病客观指标之间的关系是中医证候现代研究的重要内容[1]。之前的研究提示，对类风湿性关节炎（RA）患者主观症状进行因子分析的结果与中医辨证具有一致性，其公因子代表的主观症状的集合与"证"具有很好的相关性，其因子得分反映了"证"的强度，提示利用数理统计学方法能帮助建立证候分型的标准[2]。本研究的主要目的是利用因子分析方法和典型相关分析方法分析 413 例类风湿性关节炎病人的主观症状与免疫学指标的相关关系，为探索证候分类科学基础提供新的方法和内容。

一、临　床　资　料

所有 RA 病例来自全国 9 个临床中心，均为活动期 RA，按多中心分层随机的原则分为中药治疗组和西药治疗组。中药治疗组 209 例，男 35 例，女 174 例，年龄 49.76 岁±11.92 岁。西药治疗组 204 例，男 31 例，女 173 例，年龄 46.64 岁±12.23 岁。

（一）相关标准

西医诊断标准：根据 1987 年美国风湿病学会（ARA）修订的诊断标准[3]拟定。

RA 的病情活动标准[3]：①具有≥3 个关节肿胀；②具有≥6 个关节压痛；③晨僵≥30min；④红细胞沉降率（ESR）≥28mm/h 或 C-反应蛋白（CRP）较正常值升高 20% 。

纳入标准：必须全部符合以下 3 项标准：①符合中、西医疾病诊断标准的关节功能为 Ⅰ 、Ⅱ 、Ⅲ级的活动期 RA 患者。② 由病人或其家属（监护人）签署的同意参加本试验的书面承诺。③ 年龄在 18 岁~65 岁。

（二）治疗方案

西药治疗方案：非甾体抗炎药（NSAID）和慢作用药（SAARD）。NSAID 用扶他林缓释片，口服，每次 75mg，每日 1 次，饭后服。当急性炎症得到有效控制后停用。慢作用药：SAARD 用甲氨蝶呤，口服，每周 1 次，剂量从 5mg 开始，每周增加 25mg，一般剂量 7.5mg~15mg，维持剂量 25mg~75mg。柳氮磺胺吡啶，口服，开始每次 0.25g，每日 2 次。每周增加日剂量 0.25g，至每次 0.5g~1g，每日 4 次。病情缓解后逐渐减至维持量 0.5g，每日 3~4 次。中药治疗方案：基础治疗和辨证用药。基础治疗包括雷公藤多苷片，口服，每次 10mg，每日 3 次，饭后温水服用；益肾蠲痹丸，口服，每次 8g，每天 3 次，饭后温开水服用。辨证用药包括寒湿阻络型服寒湿痹颗粒，每次 5g；湿热阻络型服湿热痹颗粒，每次 5g；寒热错杂型服寒热痹颗粒，每次 10g；肝肾亏损、痰瘀痹阻型服尪痹颗粒，每次 6g。以上中药均口服，每日 3 次，温开水冲服。

（三）观察指标

初诊和治疗后 2、4、8、12、16、20、24 周时，观察并记录关节压痛、关节发热、关节疼痛、关节肿胀、屈伸不利、关节怕冷、口渴、肢体麻木、夜尿多、手足不温、精神疲乏、烦闷不安、发热、腰膝酸软、眩晕、畏寒、小便黄浊、肢体困重等 18 项常见主观症状，按严重程度分为无、轻、中、重，分别记为 0、1、2、3 分。血清 IgG、IgA 和 IgM 用免疫酶标法检测，ESR 按常规方法检测。

（四）分析方法

统计分析在 SAS8.2 软件平台上进行。因子分析主要采用主因子分析（iterated principal factor Analysis）、典型相关分析（canonical correlation analysis）和标准典型相关分析（standardized canonical coefficients analysis）等方法。疗效关系分析采用单因素方差分析（One-way ANOVA）方法。对因子得分差值进行方差齐性、正态性检验，本组资料均符合方差齐同和正态分布条件，故采用方差分析进行显著性检验。

二、结　　果

（一）主观症状的因子分析结果

对所有入选病例首次的主观症状进行因子分析（结果见表 1）。

表 1　主观症状的前 5 个公因子（表中为 α_{ij} 值）

	公因子 1	公因子 2	公因子 3	公因子 4
关节压痛	0.75	0.09	0.10	0.01
关节疼痛	0.71	0.10	0.13	0.12
关节肿胀	0.71	0.08	0.00	0.04
屈伸不利	0.63	0.01	0.08	0.05
关节怕冷	0.14	0.69	0.17	-0.19
手足不温	0.09	0.64	0.08	-0.07
畏寒	0.09	0.64	0.27	0.01
腰膝酸软	0.11	0.17	0.59	0.03
精神疲乏	0.41	0.24	0.47	0.13
眩晕	0.01	0.02	0.46	0.13
肢体困重	0.32	0.26	0.40	0.32
夜尿多	-0.06	0.10	0.39	0.22

续表

	公因子 1	公因子 2	公因子 3	公因子 4
肢体麻木	0.12	0.12	0.34	0.07
关节发热	0.11	-0.25	-0.02	0.62
烦闷不安	0.10	0.17	0.38	0.48
口渴	-0.01	0.04	0.25	0.42
小便黄浊	0.04	-0.06	0.12	0.38
发热	0.03	-0.03	0.03	0.37

结果表明，4 个公因子的累计贡献率达 97% 以上，说明 4 个公因子能够代表数据的整体性。根据 α_{ij} 值可以看出，公因子 1 主要包括关节压痛、关节疼痛、关节肿胀和屈伸不利等关节局部症状，与关节炎病情密切相关；公因子 2 主要包括关节怕冷、手足不温和畏寒，与中医寒证关系密切；公因子 3 主要包括腰膝酸软、精神疲乏、眩晕、肢体困重、夜尿多和肢体麻木，与中医虚证关系密切；公因子 4 主要包括关节发热、烦闷不安、口渴、小便黄浊和发热，与中医热证关系密切。结果提示，因子分析能够对主观症状进行分类，其结果与传统中医辨证分类有一致性。

（二）主观症状公因子与免疫指标的关系（见表 2、表 3）

表 2 主观症状公因子与血清 IgA、IgM、IgG 和 ESR 的典型相关分析

	Canonical Correlation（r）	Squared Canonical Correlation	Cumulative	P
1	0.362798	0.131622	0.7062	<.0001
2	0.227852	0.051916	0.9614	0.0012
3	0.089005	0.007922	0.9986	0.4516
4	0.017289	0.000299	1.0000	0.7152

表 3 主观症状公因子与血清 IgA、IgM、IgG 和 ESR 的标准典型相关分析

	V1	V2		W1	W2
因子 1	0.2169	0.9402	IgA	0.3748	-0.3922
因子 2	-0.0941	-0.0486	IgG	0.5702	-0.3869
因子 3	0.3604	0.1546	IgM	-0.2669	0.3232
因子 4	0.8094	-0.3828	ESR	0.4308	0.9214

以公因子 1~4 作为一个变量，以治疗前病人的血清 IgG、IgA、IgM 和 ESR 作为另一个变量，进行典型相关分析。结果（表 2）表明，典型相关系数 0.362798 和 0.227852（$P< 0.0001$），提示主观症状因子与这些免疫学指标之间在第一和第二典型变量组合中可能存在关联关系。为此，进一步进行了标准典型相关分析（standardized canonical coefficients analysis）。结果（表 3）表明，在 V1 和 W1 第一变量组，公因子 4 的相关系数为 0.8094，血清 IgG 和 ESR 的相关系数分别为 0.5702 和 0.4308，提示公因子 4 与 IgG 和 ESR 之间有相关关系；在 V2 和 W2 第二变量组，公因子 1 的相关系数为 0.9402，ESR 的相关系数为 0.9214，提示公因子 1 与 ESR 之间有相关关系。

（三）中、西药对主观症状公因子得分的影响

根据 ACR20 判断，经过 24 周的治疗，中药治疗组的有效率为 58.6%，西药治疗组的疗效为 60.4%，经卡方检验，两组之间没有差别。提示：要充分反映中药治疗疗效，应该从症状改善角度进行深入探讨。

从表4可以看出，无论是经过中药还是西药治疗，代表主要主观症状的公因子得分差均为负值，说明中西药均能在一定程度上改善这些症状，但除公因子3外，中、西药对其他3个公因子的变化均无显著性差异，中药治疗对公因子3的改善优于西药治疗。

表4 中西药治疗对公因子得分的影响比较

	n	因子得分	公因子1	公因子2	公因子3	公因子4
中药治疗	209	差值	−0.659±0.780	−0.501±0.807	−0.346±0.695	−0.349±0.714
西药治疗	204	差值	−0.755±0.785	−0.387±0.723	−0.198±0.625 *	−0.348±0.767

注：两组间比较：* $P < 0.05$

三、讨 论

主观症状在疾病发生发展过程中的作用，现代医学多注意与疾病有直接反映的主观症状，并将这些症状纳入疾病诊断和疗效评价标准之中，如RA的关节疼痛[3]，而对其他非诊断相关的主观症状关注不够，如RA的眩晕、夜尿多等。中医学一直非常重视病人的主观症状，并且主要根据病人的主观症状作出辨证分类的依据和处方用药的依据。因此可以认为，主观症状的有效组合是中医辨证分类的重要基础。但是，目前辨证分类所依据的主观症状组合多是根据经验，缺乏可持续发展的动力机制[4,5]。我们对RA患者18项主观症状进行因子分析的结果表明，得到的公因子1~4能分别反映关节病情、中医寒证、中医虚证和中医热证的临床主观症状表现。该结果提示，因子分析方法能够将主观症状有效分类，其分类的结果与中医传统辨证比较一致，是一种较好的用于证候分类学研究的方法。

公因子所反映的都是主观症状，他们与"客观"有无关联，是突出主观症状地位的重要方面。以往的研究结果表明，慢性胃炎病人的幽门螺杆菌感染和胃黏膜淋巴细胞浸润情况与病人的主观症状有一定的关联关系，其中非消化系统症状的贡献率更大[6,7]。我们以公因子1~4作为一个变量，以血清IgG、IgA、IgM和ESR作为另一个变量，进行了相关分析。RA是一种常见的自身免疫性疾病，血清IgG、IgA、IgM和ESR都是能够反映机体免疫状态的指标，也是RA病人检测的常用指标[3]。结果表明，反映中医热证症状的公因子4与IgG和ESR之间有相关关系，反映关节局部病情的公因子1与ESR之间有相关关系，提示说明中医辨证分型具有统计学基础的同时，与疾病的一些"客观"指标之间也存在关联性。公因子得分差能够代表主要症状的变化，我们将中西药治疗后病例的公因子得分差进行了比较。结果表明，无论是经过中药还是西药治疗，代表主要主观症状的公因子得分差均为负值，说明中西药均能一定程度上改善了这些症状，中、西药治疗对公因子1、2和4的变化均无显著性差异，但中药治疗对公因子3的改善优于西药治疗。综上，因子分析能够对中医辨证过程中重要因素主观症状进行分类研究，因子分析结果与传统证候分类有一致性，主观症状因子分析结果与免疫指标有一定的关联性，同时因子得分的结果有利于显示中医治疗的效果，探索主观症状与"客观"指标和疗效评价的关系，将能更好地揭示中医证候分类的科学基础和显示中医药治疗的优势。

参 考 文 献

[1] 吕爱平，李梢，王永炎. 从主观症状的客观规律探索中医证候分类的科学基础. 中医杂志，2005，46（1）：5-7.

[2] 查青林，林色奇，何羿婷，等. 从主观症状因子分析的结果看中医辨证的数学逻辑——附469例RA多中心临床病例分析. 江西中医学院学报，2005，17（1）：75-77.

[3] Wilske KR, Yocum DE. Rheumatoid arthritis: The status and future of combination therapy. J Rheuma tol, 1996, 23 (Suppl 44): 1.

[4] 吕爱平，朱良春. 再论证候研究思路与方法. 中国中医基础医学杂志，2004，（8）：1-3.

[5] Lu AP, Zhang SS, Zha QL, et al. Relationship among gastric mucosa CD4, CD8 cells infiltration, Hp infection and symptoms in patients with chronic gastritis. World J Gastroenterol, 2005, 11: 2486-2490.

[6] Li S, Lu AP, Wang YY, et al. Anti-Helicobacter pylori immunog lobulin G and IgA antibody responses and the value of clinical presentations in diagnosis of H. pylori infection in patients with precancerous lesions. World Journal of Gastroenterology, 2003, 9: 755.

[7] Lu AP, Jia HW, Xiao C, et al. Theory of traditional Chinese medicineand therapeutic method of diseases. World J Gastroenterol, 2004, 10: 1854-1856.

(原载于《中国中医基础医学杂志》2005 年第 11 卷第 11 期)

朱良春从湿论治痹证经验浅述

蒋 熙 朱婉华 蒋 恬

朱良春老师从医 60 余载善治内科疑难病证，尤对痹证（风湿病）经验独到，曾倡立"顽痹从肾论治"、"热痹佐用热药"、"顽痹激素治疗后重在调整阴阳"等论点和方法，对临床实践很有指导意义。朱老治痹重视湿邪，特别对病情处于缠绵不愈，正虚邪恋阶段，从湿论治，往往邪退正复，病情豁然开朗。笔者就朱老这一经验，浅述如此。

一、痹 证 特 点

风湿病在《内经》称为痹，在《金匮要略》中称风湿，又名历节病。虽然病名各异，但都是对经络气血运行障碍而产生的肌肉、关节疼痛、麻木肿胀等证候的总括。《素问·痹论》："风寒湿三气杂至，合而为痹也"。风湿病的发生多与湿有关，如居住湿地、淋雨、从事水中作业、汗出当风、夜间露宿、冷气间工作等，都是湿邪致病的重要因素。在痹证中风、寒、热诸邪致病各有侧重，如风邪所胜为行痹，寒邪所胜为痛痹；热邪所胜为热痹，但多以湿为基础，风、寒、热往往与湿相合而为病。朱老认为湿邪既是致病的因素，同时又是各种病邪的载体。《神农本草经》说："痹，湿病也"。《三因极—病证方论》谓："内外所感，皆由脾气虚弱而湿邪乘之袭之"。脾气不足既可使湿从外受，也可因运化功能低下而令湿从内生。由此可知痹证之根源悉由于湿，湿性重浊黏腻，故出现病程缠绵难愈的特点。

二、辨 证 施 治

盖湿邪为病有寒、热之别，不仅寒湿可以引起关节痛，湿热同样可以阻滞经脉引发气血不通而致痹痛。但在寒与湿、热与湿之中，致病之重点是湿邪。夫湿为阴邪，最易损袭关节，抑遏阳气，阻滞气机，水湿淫溢，不循常道，流于关节肌肤故肢体漫胀，关节肿胀，麻木重着。至于关节变形，骨节蹉跎，疼痛僵硬，拘急不得屈伸等症，常见于风湿病的中、晚期，多属湿浊凝聚为痰，血脉淤阻不通、痰瘀互结所致。痰瘀互为因果，相互影响。论治风湿，不外有祛风除湿、驱寒散湿、清热燥湿、健脾利湿、助阳祛湿、养阴化湿等，尽管治法众多，但注重治湿，尤为必要。湿邪具有兼挟他邪和阻遏气机的特性，因此，湿不祛则风不息止，湿不除则寒不易散，湿不化则热不易清，湿不逐则痰瘀难化。湿化气机通畅，则痹宣闭开。对于阴虚挟湿的痹证，朱老主张先化湿后养阴，他认为若先养阴，不但助湿，而且影响脾胃。先化湿，有助脾胃运化和气机条达，再予养阴，痹病自然告瘥。治痹重湿，并不意味着可以忽视其他治法，在辨证的基础上，因证施治，使治湿与祛风、散寒、清热、化瘀等法有机结合，灵活配伍药物，多能获取佳效。如治祁某，女，38 岁。患类风湿性关节炎 1 年多，近 2 月持续发热，体温在 37.5~38.5℃，疼痛加重，虽曾使用过抗生素，以及中药清热通络剂如白虎加桂枝汤类，但发热不退，病情依然。患者身热不扬，肢困乏力，手指、足趾、腕关节肿胀疼痛，晨僵，活动受限，纳差，渴喜冷饮。舌苔白腻，脉濡数。证属湿郁生热，遏阻络脉。治宜化湿宣痹。用大豆卷 10g，晚蚕沙 20g，蔻仁、甘草各 5g，生薏苡仁、青风藤各 30g，土茯苓各 50g，滑石 60g，秦艽、白薇各 12g，厚朴 6g。水煎服，日 1 剂。服 5 剂后，发热退，腻苔消。随证调治 1 月，关节肿痛明显减轻，继续巩固治疗。本例病机主要矛盾在湿不在热。湿不去，热不退，经脉闭阻，不得宣通，则关节肿痛等症随之加重。方中重用土茯苓滑石通利渗湿，激浊扬清，以利于气化得流畅和机体功能的恢复，达到不清热而热自除，化湿即所以退热的效果，从中也反映出朱老治湿用药经验的一个方面。

(原载于《辽宁中医杂志》2005 年第 32 卷第 11 期)

类风湿性关节炎症状因子分析及其与疗效的关系

何羿婷　查青林　阎小萍　苏　励　宋跃进　曾升平　刘　维
冯兴华　钱　先　朱婉华　林色奇　吕　诚　吕爱平

　　症状指通过询问所得到的与疾病相关的信息，即中医问诊的主要内容，是中医辨证分型的基础[1]。之前的研究提示，对类风湿性关节炎（rheumatoid arthritis，RA）患者症状进行因子分析的结果与中医辨证分型一致，其公因子代表的症状的集合与"证"具有很好的相关性，其因子得分反映了"证"的强度，提示利用数理统计学方法能帮助建立证候分型的标准[2]。为了深入探索症状分类的规律性及其与疗效的可能关系，本研究对 413 例多中心随机对照临床试验 RA 病例的症状因子得分的变化进行了分析，并以美国风湿病学会（the American College of Rheumatology，ACR）发布的 RA 病情改善程度 ≥20%（简称 ACR 20 标准）作为疗效标准，在对中西药治疗疗效对比分析的基础上，探索症状因子分析结果与疗效的关系，以期为证候分类提供更为深入的科学依据。

一、资料与方法

　　1. RA 诊断标准　根据 1987 年美国风湿病学会（ARA）修订的诊断标准[3]拟定。①晨僵：关节及其周围的僵硬感在获得最大改善前至少持续 1 h，且病程≥6 周；②3 个以上关节部位的关节炎：医生观察到 3 个以上关节部位（有 14 个可能累及的部位：左侧或右侧的近端指间关节，掌指、腕、肘、膝、踝和趾关节），同时软组织肿胀或积液（不是单纯骨隆起），且病程≥6 周；③手关节的关节炎：腕、掌指或近端关节中，至少有一个关节肿胀（病程≥6 周）；④对称性关节炎：身体两侧相同关节同时受累（双侧近端指间关节、掌指关节及跖趾关节受累时，不一定绝对对称）。且病程≥6 周；⑤类风湿结节：医生观察到在骨突部位，伸肌表面或关节周围有皮下结节类；⑥类风湿因子阳性：任何检测方法证明类风湿因子含量异常，所用方法在正常人群中的阳性率< 5%；⑦放射学改变：在手和腕的后前位相上有典型的类风湿关节炎放射学改变，必须包括骨质侵蚀或受累关节及其邻近部位有明确的骨质疏松。有上述 7 项中 4 项者即可确诊为类风湿关节炎。

　　2. 活动期 RA 标准　参照文献[3]方法，具有：①≥3 个关节肿胀；②≥6 个关节压痛；③≥30min 晨僵；④红细胞沉降率（ESR）≥ 28mm/ h 或 C-反应蛋白（CRP）较正常值升高 20%。

　　3. 纳入标准　必须全部符合以下 3 项标准：①符合中、西医疾病诊断标准的关节功能为 I、II、III 级的活动期 RA 患者；②由患者或其家属（监护人）签署的同意参加本试验的书面承诺；③年龄 18~65 岁。

　　4. 临床资料　病例收集时间为 2002 年 6 月~2003 年 12 月，均来自全国 9 个中心点（见表1），采用各中心控制的简单随机化方法，按随机数字表法分为两组，一般资料见表 2。

表1　两组患者在各临床中心的分布情况 ［例（%）］

临床中心	西药组（$n = 204$）	中药组（$n = 209$）
北京中日友好医院	23（11.27）	26（12.44）
成都中医药大学附属医院	25（12.25）	25（11.96）
广东省中医院	15（7.35）	15（7.18）
湖北省中医药研究院	28（13.73）	30（14.35）
江苏省中医院	18（8.82）	11（5.26）
南通市良春中医药临床研究所	23（11.27）	25（11.96）
上海中医药大学附属龙华医院	23（11.27）	27（12.92）
天津中医学院第一附属医院	19（9.31）	23（11.00）
中国中医研究院广安门医院	30（14.71）	27（12.92）

表2　两组患者一般资料

项目	西药组 (n = 204)	中药组 (n = 209)
年龄 (岁, $\bar{x} \pm s$)	46.64 ±12.23	49.76 ± 11.92
男/ 女 (例)	31/ 173	35/ 174
病程 (月, $\bar{x} \pm s$)	56.30± 56.13	72.63 ±70.35
关节功能分级 (例)		
1 级	22	18
2 级	138	144
3 级	44	47

5. 治疗方案　中药组：采用基础治疗加辨证用药。基础治疗：①雷公藤多苷片 (10 mg/ 片, 江苏泰州制药厂生产, 批号：020307) 口服, 每次 10 mg, 每日 3 次, 饭后温开水服用；②益肾蠲痹丸 (由熟地、当归、淫羊藿、仙灵脾、骨碎补、全蝎、蜈蚣、地龙、蜂房虫等组成, 江苏省清江药业有限公司生产, 批号：20020418) 口服, 每次 8 g, 每日 3 次, 饭后温开水服用。辨证用药：①寒湿阻络型：寒湿痹颗粒 (由制附子、制川乌、黄芪、桂枝、麻黄、炒白术、当归、白芍组成) 口服, 每次 5 g, 每日 3 次, 温开水冲服；②湿热阻络型：湿热痹颗粒 (由苍术、忍冬藤、地龙、连翘、黄柏、薏苡仁、防风、川牛膝、威灵仙、桑枝组成) 口服, 每次 5 g, 每日 3 次, 温开水冲服；③寒热错杂型：寒热痹颗粒 (由麻黄、桂枝、附子、防风、白芍、知母、白术、干姜、地龙、甘草组成) 口服, 每次 10 g, 每日 3 次, 温开水冲服；④肝肾不足兼痰瘀阻络型：尪痹颗粒 (由熟地、续断、制附子、淫羊藿、威灵仙、羊骨、知母、伸筋草、红花、皂角刺组成) 口服, 每次 6 g, 每日 3 次, 温开水冲服。这 4 种颗粒剂均为辽宁华源本溪三药有限公司生产, 批号 020501。

雷公藤多苷片使用原则：①初始剂量：10 mg, 每日 3 次；②活动期关节炎得到控制, 或出现轻度的毒副反应, 如轻度的胃肠道反应, 月经紊乱, 面部潮红, 皮肤瘙痒或肝功能轻度异常时, 使用剂量：10 mg, 每日 2 次口服；③如胃肠道反应较重, 停经或闭经, 或肝功能异常加重, 使用剂量：5 mg, 每日 2 次口服；④当出现严重不良反应, 如有严重的胃肠反应, 停经或闭经, 肝功能严重异常, 或患者难于继续坚持使用该药时, 停止使用。在研究过程中证候类型可发生相互转化。当证候发生变化时, 治疗组按照证候转化的具体情况, 根据证候的诊断标准严格判断, 并给予适合上述方案相应的治疗。如寒湿阻络型患者在治疗过程中转化成寒热错杂型, 则其所使用的辨证中成药寒湿痹颗粒冲剂也要相应地改变为寒热痹颗粒冲剂。

西药组：非甾体抗炎药加慢作用药。非甾体抗炎药：扶他林缓释片 (北京诺华制药有限公司生产, 批号：20011202) 口服, 每次 75 mg, 每日 1 次, 饭后；当急性炎症得到有效控制后停用。慢作用药：①甲氨蝶呤 (上海信谊药业有限公司生产, 批号 20020123) 口服, 每周 1 次, 剂量从 5 mg 开始, 每周增加 2.5 mg, 一般剂量 7.5～15 mg, 维持剂量 2.5～7.5 mg；②柳氮磺胺吡啶 (上海三维制药有限公司生产, 批号 20020312) 口服, 开始每次 0.25 g, 每日 2 次；每周增加日剂量 0.25 g, 至每次 0.5～1 g, 每日 4 次；病情缓解后逐渐减至维持量每次 0.5 g, 每日 3～4 次。两组均治疗 3 个月。

6. 观察指标及检测方法　初诊和治疗后 2、4、8、12 周时, 观察并记录关节压痛、关节发热、关节疼痛、关节肿胀、屈伸不利、关节怕冷、口渴、肢体麻木、夜尿多、手足不温、精神疲乏、烦闷不安、发热、腰膝酸软、眩晕、畏寒、小便黄浊、肢体困重等 18 项症状, 按严重程度分为无、轻、中、重, 分别记为 0、1、2、3 分。其中①关节压痛分 4 级, 0 级：无压痛；1 级：轻度压痛, 重压时有压痛, 被动活动不受限；2 级：中度压痛, 重压时有压痛, 被动活动轻度受限；3 级：重度压痛, 重压时有压痛, 且退缩逃避, 被动活动严重受限；②关节肿胀分 3 级, 0 级：无肿胀；1 级：软组织肿胀；2 级：在 1 级基础上伴关节积液；③患者对疾病活动的总体评价：采用一个水平的目测模拟刻度表 (目视标尺法 0～100mm) 来衡量；④医生对疾病活动的总体评价：采用一个水平的目测模拟刻度表 (目视标尺法 0～100 mm) 来衡量；⑤相关生化检查：ESR、CRP。

7. 统计学方法　统计分析在 SAS 8.2 软件平台上进行。因子分析采用主因子法 (principal factor) 估计因子负荷, 初始共性方差用 SMC 法给出, 对因子轴用方差最大正交旋转法进行旋转, 用回归法估计旋转后各公因子得分。对因子得分差值进行方差齐性、正态性检验, 本组资料均符合方差齐同和正态分布条件, 故采用方差分析进行显著性检验。疗效对比用 χ^2 检验, 症状积分比较采用 t 检验。

二、结　果

1. 疗效标准参照　　ACR20 判断[4]：关节压痛指数改善程度、关节肿胀指数改善程度、患者对疾病活动的总体评价、医生对疾病活动的总体评价及 ESR 5 项指标改善程度均≥20%时判断为有效，否则判为无效。各项指标的改善百分率＝（治疗前值−治疗后值）／治疗前值×100%。

2. 两组 18 项症状积分比较　　见表 3。中药组治疗前积分高于西药组（$P < 0.05$），两组治疗后评分及差值比较差异均无显著性。

表 3　两组治疗前后症状积分比较（$\bar{x} \pm s$）

组别	例数	时间	症状积分（分）
中药	209	治疗前	16.93±6.11 *
		治疗后	10.53±4.95
		差值	6.38±5.79
西药	204	治疗前	15.74±5.88
		治疗后	9.80±5.08
		差值	5.93±5.29

注：与西药组同期比较，＊$P< 0.05$，＊＊$P< 0.01$；下表同。

3. 两组总体疗效比较　　中药组治疗 209 例，有效 66 例，有效率 31.58%；西药组治疗 204 例，有效 72 例，有效率 35.29%。两组疗效比较，差异无显著性（$\chi^2 = 0.64$，$P> 0.05$）。

4. 两组主要疗效指标改善百分率比较　　见表 4。两组治疗前各指标比较，差异无显著性，但治疗后 ESR 西药组小于中药组（$P<0.01$）。

表 4　两组主要疗效指标改善百分率比较（$x\pm s$）

项目	组别	例数	治疗前	治疗后	改善百分率（%）
关节压痛指数	中药	209	17.80±12.04	9.35±7.51	30.81±104.90
	西药	204	16.96±11.26	8.56±7.40	42.62±59.52
关节肿胀指数	中药	209	8.84±7.12	4.86±5.70	34.48±123.50
	西药	204	9.28±7.43	4.84±5.63	43.40±72.94
患者总体评价	中药	209	63.36±18.89	45.18±18.13	25.42±30.36
	西药	204	64.46±19.08	43.83±19.87	28.97±34.63
医生总体评价	中药	209	62.67±18.01	44.59±18.09	26.09±29.32
	西药	204	63.30±18.57	43.60±19.64	28.65±34.03
ESR(mm／h)	中药	209	46.77±31.22	38.22±32.30 ＊＊	2.59±102.47
	西药	204	45.56±28.60	30.34±22.42	11.45±86.11

5. 因子分析结果

（1）各症状的因子载荷系数　　见表 5。公因子 1~4 为因子分析所得，各公因子对应症状的载荷系数反映了公因子与症状之间的相关性，载荷系数越大，症状与相应公因子之间的关系越密切，因此，从表 5 各症状对应的因子载荷可以看出，公因子 1 与关节压痛、关节疼痛、关节肿胀、屈伸不利、肢体困重等症状相关；公因子 2 与畏寒、关节怕冷、手足不温相关；公因子 3 与腰膝酸软、眩晕、精神疲乏、肢体麻木、夜尿多相关；公因子 4 与关节发热、烦闷不安、口渴、发热、小便黄浊相关，结合中医学理论，公因子 1~4 分别反映了关节病情、中医寒证、中医虚证和中医热证的临床症状表现。再从各公因子的累积贡献率来看，这 4 个公因子的累积贡献率达到 97.55%，基本能够反映所调查数据的整体性。

表5　症状的因子载荷系数[*]

症状	公因子1	公因子2	公因子3	公因子4
关节压痛	0.738			
关节疼痛	0.704			
关节肿胀	0.682			
屈伸不利	0.611			
肢体困重	0.384	0.331	0.346	0.368
畏寒		0.646	0.242	
关节怕冷		0.626		
手足不温		0.586		
腰膝酸软		0.270	0.483	
眩晕			0.425	
精神疲乏	0.361	0.346	0.421	
肢体麻木			0.369	
夜尿多			0.309	0.267
关节发热	0.224			0.525
烦闷不安			0.407	0.441
口渴			0.237	0.433
发热				0.343
小便黄浊				0.337
特征值	2.375	1.685	1.341	1.215
贡献率（%）	35.01	24.85	19.77	17.92
累积贡献率（%）	35.01	59.86	79.62	97.55
类似的医学意义[△]	关节病情	寒	虚	热

*　载荷系数小于0.2的不显示数值；△根据各因子对应症状的因子载荷结合中医辨证理论确定公因子类似的医学意义。

　　（2）中、西药对公因子得分的影响比较　见表6。从表6可知，无论是经过中药还是西药治疗，代表主要症状的公因子得分差均为负值，说明中西药均能一定程度上改善这些症状，但除公因子3外，中、西药对其他3个公因子的变化差异均无显著性，中药治疗对公因子3的改善优于西药治疗。

表6　中、西药治疗对公因子得分的影响比较　$(\bar{x} \pm s)$

组别	例数	公因子1得分差	公因子2得分差	公因子3得分差	公因子4得分差
中药	209	−0.659±0.780	−0.501±0.807	−0.346±0.695[*]	−0.349±0.714
西药	204	−0.755±0.785	−0.387±0.723	−0.198±0.625	−0.348±0.767

注：因子得分差指治疗3个月后患者因子得分减治疗前因子得分的差值；与西药组比较，＊$P < 0.05$。

　　（3）ACR 20疗效与症状公因子得分的关系　见表7。中、西药治疗有效病例的公因子1得分差均明显高于无效病例的得分差，说明中、西药治疗均能明显改善公因子1所包含的反映关节局部病情的症状，但中、西药治疗组间差异无显著性。中药组有效和无效病例的公因子3差值更大，与西医治疗相对应的病例比较，差异有显著性（$P < 0.05$），再次说明中药治疗在改善关节局部症状的同时，较西药能更好改善公因子3所包括的中医虚证症状。

表7 中、西药 ACR 20 疗效与症状公因子得分差的变化比较 （$\bar{x} \pm s$）

组别	ACR20	例数	公因子 1 得分差	公因子 2 得分差	公因子 3 得分差	公因子 4 得分差
中药	无效	143	−0.459± 0.729	−0.453± 0.749	−0.338± 0.676△	−0.312± 0.721
	有效	66	−1.100± 0.710*	−0.604± 0.920	−0.362± 0.741△	−0.430± 0.697
西药	无效	132	−0.556± 0.699	−0.345± 0.744	−0.169± 0.623	−0.289±0.809
	有效	72	−1.120± 0.808*	−0.465± 0.680	−0.253± 0.630	−0.457± 0.676

注：采用两因素方差分析，与本组无效因子得分差比较，$*P <0.05$；与西药组同效的因子得分差比较，$\triangle P < 0.05$

三、讨 论

症状在疾病发生发展过程中的作用，现代医学多注意与疾病有直接反映的症状，并将这些症状纳入疾病诊断和疗效评价标准之中，如 RA 的关节疼痛[4]，而对其他非诊断相关的症状关注不够，如 RA 的眩晕、夜尿多等。中医学一直非常重视患者的症状，并且主要根据患者的症状作出辨证分类的依据和处方用药的依据。因此，可以认为，症状的有效组合是中医辨证分类的重要基础。但是，目前辨证分类所依据的症状组合多是根据经验，缺乏可持续发展的动力机制[5,6]。我们对 RA 患者 18 项症状进行因子分析的结果表明：4 个公因子的贡献率分别都> 15%，累积贡献率达到 97.55%，基本能够反映所调查整体性，同时公因子 1~4 能分别反映了关节病情、中医寒证、中医虚证和中医热证的临床症状表现。该结果提示：因子分析方法能够将症状有效分类，其分类的结果与中医传统辨证比较一致，是一种较好的用于证候分类学研究的方法。

我们曾对 RA 患者初诊时症状进行了因子分析[2]，但本次研究是对治疗前和治疗 3 个月后症状同时进行因子分析，其分析的样本数是之前对初诊症状分析的一倍，两次分析的结果完全一致，也说明了因子分析结果的稳定性。

公因子得分差能够代表了主要症状的变化，我们将中、西药治疗后病例的公因子得分差进行了比较，结果表明，无论是经过中药还是西药治疗，代表主要症状的公因子得分差均为负值，说明中、西药均能在一定程度上改善这些症状，中、西药治疗对公因子 1、2 和 4 的变化差异均无显著性，但中药治疗对公因子 3 的改善优于西药治疗。为了进一步说明症状因子分析结果的重要性，我们探索了公因子得分与 ACR 20 疗效的关系，结果表明，中、西药治疗有效病例的公因子 1 得分差均明显高于无效病例的得分差，说明中、西药治疗均能明显改善公因子 1 所包含的反映关节局部病情的症状，两组间差异无显著性；中药治疗组有效和无效病例的公因子 3 差值更大，再次说明中药治疗在改善关节局部症状的同时，较西药能更好改善公因子 3 所包括的中医虚证症状。结果提示：将 ACR 20 作为疗效评价标准的同时，应该将其他症状的改善纳入疗效评价体系中，以充分显示中药治疗的优势。

现代医学也开始注意对疾病症状进行因子分析，但多是对诊断相关的症状性质进行再次分类，仍没有注意到诊断不相关的症状[7]。我们以往的研究表明，慢性胃炎患者的幽门螺杆菌感染和胃黏膜淋巴细胞浸润情况与患者的症状有一定的关联关系，其中非消化系统症状的贡献率更大[8,9]。与本研究结果一起提示，应该加强对症状在疾病诊断分类、疗效评价地位和作用的深入探索，从而帮助阐明中医证候分类的科学性。

综上，因子分析能够对中医辨证过程中重要因素症状进行分类研究，因子分析结果与传统证候分类有一致性，同时分析症状因子分析结果与疗效的关系，将能更好地揭示中药疗效的作用特点。

参 考 文 献

［1］ 吕爱平，李梢，王永炎. 从主观症状的客观规律探索中医证候分类的科学基础. 中医杂志，2005，46（1）：5-7.

［2］ 查青林，林色奇，何羿婷，等. 从主观症状因子分析的结果看中医辨证的数学逻辑——附 469 例 RA 多中心临床病例分析. 江西中医学院学报，2005，17（1）：75-77.

［3］ Wilske KR，Yocum DE. Rheumatoid arthritis：The status and future of combination therapy. J Rheumato suppl，1996，23（Suppl 44）：1.

［4］ American College of Rheumatology Subcommittee on Rheumatoid Arthritis Guidelines. Guidelines for the management of rheumatoid arthritis 2002 update. Arthr Rheum，2002，46（2）：328-346.

［5］ 吕爱平，朱良春. 再论证候研究思路与方法. 中国中医基础医学杂志，2004，10（8）：1-3.

［6］ Lu AP, Zhang SS, Zha QL, et al. Relationship among gastricmucosa CD4, CD8 cells infiltration, Hp infection and symptoms in patients with chronic gastr itis. World J Gastroenterol, 2005, 11（16）：2486-2490.

［7］ Guthrie E, Creed F, Fernandes L, et al. Cluster analysis of symptoms and health seeking behaviour differentiat es subgroups of patients with severe irritable bowel syndrome. Gut, 2003, 52（11）：1616-1622.

［8］ Li S, Lu AP, Wang YY, et al. Anti-helicobacter pylori immunog lobulin G and IgA antibody responses and the v alue of clinical presentations in diagnosis of H. pylori infection in patients with precancerous lesions. World J Gastroenterol, 2003, 9（4）：755.

［9］ Lu AP, Jia HW, Xiao C, et al. Theory of traditional Chinese medicine and therapeutic method of diseases. World J Gast roenterol, 2004, 10（13）：1854-1855.

（原载于《中国中西医结合杂志》2005 年 12 月第 25 卷第 12 期）

基于决策树分析方法探索类风湿性关节炎证病信息与疗效的相关关系

查青林 何羿婷 喻建平 闫小萍 苏 励 宋跃进 曾升平

刘 维 冯兴华 钱 先 朱婉华 林色奇 吕 诚 吕爱平

药物反应个体差异是药物治疗中的普遍现象，临床许多药物仅对部分患者有效[1]。长期以来，临床医生在制定药物治疗方案时，除了考虑患者病情以及药物适应证等情况外，往往还要加入个人的临床经验，实行安全有效的治疗[2]。

中医辨证论治理论通过中医特有的四诊手段收集患者的临床特征，然后借用中医理论辨为某"证"，以此对患者进行分类，指导临床治疗，是个体化治疗的一种实现方式。西医也重视个体化治疗。随着分子生物学手段和生物信息学技术的发展，通过分析药物对不同个体的疗效差异与 DNA 多态性的关系，从基因组水平上深入认识疾病及药物作用的个体差异的机制，指导和优化临床用药成为可能，并发展为一门学科，即药物基因组学[3]。

以往研究[4,5]报道了类风湿性关节炎（rheumatoid arthritis，RA）临床研究资料的因子分析结果和症状与疗效的关系，本课题从 RA 中西药随机对照多中心临床研究病例数据库中，抽取患者初诊时的四诊信息、疾病诊查信息及治疗 6 个月后的 ACR20［美国风湿病学会（ACR）发布］疗效信息，利用决策树分析方法，探索类风湿性关节炎证病信息与疗效的相关关系，为找到该治疗方案的最佳适应证提供科学数据。

一、临 床 资 料

（一）诊断标准

1. 西医诊断标准 参照 1987 年美国风湿病学会（ARA）修订的诊断标准[6]：①晨僵；②3 个以上关节部位的关节炎；③手关节的关节炎；④对称性关节炎；⑤类风湿结节；⑥类风湿因子阳性；⑦放射学改变。有上述 7 项中 4 项者即可确诊为类风湿性关节炎。

2. 中医诊断标准 参照 1993 年卫生部制定发布的《中药新药治疗痹病的临床研究指导原则》及 2002 年国家药品监督管理局重新修订的《中药新药治疗类风湿性关节炎的临床研究指导原则》、1994 年国家中医药管理局发布的《中医证诊断疗效标准·痹的诊断依据、证候分类、疗效评定》和 1988 年全国中西医结合风湿类疾病学术会议拟订的诊断标准，并结合临床实际，制定证候诊断标准。

3. RA 的病情活动标准 采用欧洲抗风湿联盟（EULAR）制定的改良疾病活动性标准（3 变量）［modified disease activity score（3 variables），简称 DAS 28-3］[7]。DAS 28-3 = ［0.56× SQRT（压痛数）+0.28× SQRT（肿胀数）+ 0.70×LN（血沉）］×1.08+0.16；缓解期：DAS28-3<2.6；低活动性：DAS28-3≤3.2；中等活动性：3.2< DAS28-3≤5.1；高活动性：DAS28-3>5.1。

4. 纳入标准 ①符合上述中、西医疾病诊断和中医证候诊断标准，活动性为中等或以上，关节炎进展为Ⅰ、Ⅱ、Ⅲ期的 RA 患者。②由受试者或其家属（监护人）签署同意参加本试验的书面知情同意书。③年龄在 18~70 岁。

（二）资料

患者均为 2002 年 6 月~2003 年 12 月在全国 9 个临床中心按随机对照临床试验的原则收集的活动期 RA 病例，按多中心分层随机的原则分为中药治疗组（中药组）和西药治疗组（西药组）。中药组 203 例，男 34 例，女 169 例；年龄 18~70 岁，平均（50.01±11.74）岁；病程 2 个月~38 年，平均（73.56±71.38）个月。西药组 194 例，男 31 例，女 163 例；年龄 18~70 岁，平均（46.38±12.08）岁；病程 1 个月~20 年，平均（54.45±52.77）个月。

二、方　　法

（一）治疗方法

1. 西药组治疗方案　非甾体抗炎药（NSAID）和慢作用药（SAARD）。NSAID：用扶他林缓释片 75mg，每天 1 次饭后服，当急性炎症得到有效控制后停用。SAARD：用甲氨蝶呤，每周 1 次口服，剂量从 5mg 开始，每周增加 2.5mg，一般剂量 7.5~15.0mg，维持剂量 2.5~7.5mg；柳氮磺胺吡啶，开始每次 0.25g，每天 2 次口服，每周增加日剂量 0.25g，至每次 0.5~1.0g，每天 4 次口服。病情缓解后逐渐减至维持量 0.5g，每天 3~4次口服。

2. 中药组治疗方案　基础治疗和辨证用药。基础治疗包括雷公藤多苷片 10mg，每天 3 次，饭后温开水服用；益肾蠲痹丸 8g，每天 3 次，饭后温开水服用。辨证用药包括寒湿阻络型采用寒湿痹颗粒，每次 5g；湿热阻络型采用湿热痹颗粒，每次 5g；寒热错杂型采用寒热痹颗粒，每次 10g；肝肾亏损、痰瘀痹阻型服尪痹颗粒，每次 6g；以上中药均每天 3 次，温开水冲服。

两组均治疗 6 个月后评定疗效。

（二）观察指标

1. 一般信息　患者性别、年龄、婚否、病程 4 项。

2. 四诊信息　（1）问诊内容 18 项，它们是关节疼痛、关节肿胀、关节压痛、屈伸不利、关节发热、关节怕冷、肢体麻木、肢体困重、精神疲乏、发热、烦闷不安、畏寒、手足不温、口渴、腰膝酸软、眩晕、小便黄浊、夜尿多等，按照症状的程度分为 4 级；（2）望诊中的望舌色和舌苔 11 项，它们是舌淡、舌淡红、舌红、舌紫暗、舌有瘀斑瘀点，苔薄、苔厚、苔黄白相间、苔腻、苔白、苔黄；（3）切诊中的常见脉象 6 项，为脉弦、脉数、脉沉、脉细弱、脉涩、脉紧；舌象和脉象按有无划分。

3. 西医诊查指标　（1）疾病诊断和疗效评价指标 9 项，为关节压痛数、关节肿胀数、患者总体评价、医生总体评价、C-反应蛋白、血沉、晨僵、双手 X 线分期、类风湿因子；（2）免疫球蛋白（Ig）和血常规检测 7 项，为 IgA、IgG、IgM 和红细胞、血红蛋白、白细胞、血小板等。

（三）疗效评价标准

疗效评价参照 ACR20 标准[8]：关节压痛数改善程度、关节肿胀数改善程度、患者对疾病活动的总体评价、医生对疾病活动的总体评价及急性期反应物的数值（ESR）5 项指标改善程度均≥20% 时判断为有效 [各项指标的改善率（%）=（治疗前值-治疗后值）/治疗前值×100%]。

（四）分析方法

抽取患者初诊时的四诊信息、疾病诊查信息及治疗 6 个月后的 ACR20 疗效信息进行分析。所有分析方法均在 SAS 8.2 上实施。首先，对分析变量进行二值化转换：中医的问诊内容按照中医诊疗习惯转换为有无或明显不明显二分类；Ig、白细胞、血小板数量等按照正常值的高限转换为高于正常与正常二分类；血红蛋白、红细胞按低限转为贫血与正常二分类；C-反应蛋白、类风湿因子根据正常值标准转换为阳性阴性二分类，其他指标以中位值为界转换为二分类。对上述转换后的二分类变量与中、西药疗效之间的关系进行分析，分别计算各变量与中、西药疗效的优势比（OR）及 M-H χ^2 检验 P 值，以 $P<0.2$ 为纳入标准重新组织数据集，用于数据挖掘分析。

采用 CHAID 决策树模型（停止规则为显著性水平 $\alpha = 0.05$）进行挖掘分析[9]，探索中、西药临床最佳适应证。同时，以疗效为分层变量，随机将数据集分为训练集（占 75%）和验证集（占 25%），对分析方法进行验证。

三、结 果

（一）中药治疗方案疗效与证病信息的相关性分析

1. 证病信息变量与疗效的关联关系 见表1。通过单因素探索性分析，计算了疗效与 55 个变量的比数比（odds ratio，又称优势比），并采用 M-H χ^2 检验或 Fisher 确切概率（资料不满足 χ^2 检验要求时选用）法计算探索性变量在疗效变量中分布的概率，以 $P<0.2$ 作为入选模型的标准，共纳入变量 20 个。

2. 中药治疗基于 CHAID 算法的决策树分析分类结果 见表2。决策树分析结果显示：晨僵、舌淡红、关节压痛程度、夜尿多 4 项观测指标不同组合患者的中药治疗疗效差异；同时，决策树分类的结果在随机选取的验证集中得到了验证。

综合 CHAID 分类树结果，可知晨僵、舌淡红、关节压痛程度、夜尿多 4 项观测指标合理的组合可提高中药的疗效，不合理的组合会降低疗效。中药组治疗的原始 ACR 20 为 53.2%，而决策树的结果表明，如果适应证中晨僵≥60min，但无舌质淡红的患者有效率将 74.5%；晨僵<60min，且舌质淡红、关节压痛明显、无夜尿多症状的患者有效率将为 78.9%；均高于治疗的原始有效率。按上述分析结果对验证集患者有效率进行分析，效率依次为 85.7% 和 66.7%，与决策树分析结果一致。与此同时，晨僵≥60min 的患者有效率只有 33.3%、晨僵≥60min、舌淡红、关节压痛不明显者有效率只有 30.8%；其验证集对应的有效率为 30.0%、33.3%，均低于治疗的原始有效率。

表 1 证病信息变量与疗效的关联关系

| 变量 | OR | 95%置信区间 | | 关联性 | M-H χ^2 值 | P 值 |
		下限	上限			
晨僵	4.1538	2.2808	7.5652	+	22.7274	<0.0001
关节肿胀数	3.1742	1.7869	5.6386	+	15.9662	<0.0001
IgM	2.4716	1.0336	5.9102	+	4.3338	0.0374
关节压痛数	2.2470	1.2797	3.9453	+	8.0553	0.0045
关节压痛	2.1588	1.1998	3.8842	+	确切概率	0.0121
类风湿因子	2.1043	1.1109	3.9861	+	5.3123	0.0212
C-反应蛋白	2.1021	1.1930	3.7040	+	6.6880	0.0097
舌红	2.0250	0.9935	4.1273	No	确切概率	0.0571
关节疼痛	1.9583	1.1105	3.4535	+	确切概率	0.0225
医生总体评价	1.9157	1.0957	3.3495	+	5.2475	0.0220
畏寒	1.7778	0.9545	3.3112	No	确切概率	0.0836
患者总体评价	1.6463	0.9444	2.8701	No	3.1074	0.0779
关节肿胀	1.4900	0.8467	2.6222	No	确切概率	0.1983
舌淡红	0.6585	0.3724	1.1645	No	2.0721	0.1500

续表

变量	OR	95%置信区间		关联性	M-H χ^2 值	P 值
		下限	上限			
Ig	0.6545	0.3758	1.1400	No	2.2498	0.1336
口渴	0.6379	0.3648	1.1155	No	确切概率	0.1221
病程	0.5666	0.3234	0.9925	-	3.9730	0.0462
夜尿多	0.5108	0.2632	0.9916	-	4.0099	0.0452
血小板	0.4489	0.1883	1.0698	No	3.3886	0.0656
白细胞	0.4126	0.1358	1.2536	No	2.5681	0.1090

注："+"为表示变量与疗效呈正相关；"-"表示与疗效呈负相关；"No"表示在 $P<0.05$ 的显著性范围内无关联性；表3同。

表2 中药治疗基于 CHAID 算法的决策树分析分类结果

节点序号	分类规则	训练集	验证集
1	晨僵 = 0	$n=60$	$n=20$
		有效：33.3%	有效：30.0%
		无效：30.0%	无效：70.0%
2	舌淡红 = 0	$n=55$	$n=21$
	和晨僵 = 1	有效：74.5%	有效：66.7%
		无效：25.5%	无效：33.3%
3	关节压痛 = 0	$n=13$	$n=3$
	和 舌淡红 = 1	有效：30.8%	有效：33.3%
	和晨僵 = 1	无效：69.2%	无效：66.7%
4	夜尿多 = 0	$n=19$	$n=7$
	和关节压痛 = 1	有效：78.9%	有效：85.7%
	和舌淡红 = 1	无效：21.1%	无效：14.3%
	和晨僵 = 1		
5	夜尿多 = 1	$n=5$	$n=0$
	关节压痛 = 1	有效：20.0%	有效：
	舌淡红 = 1	无效：80.0%	有效：
	晨僵 = 1		

注：变量说明：（1）晨僵：0 为<60min，1 为≥60 min；（2）舌淡红：0 为无舌淡红表现，1 为有舌淡红；（3）关节压痛：0 为关节压痛不明显，1 为关节压痛明显；（4）夜尿多：0 为无夜尿多症状；1 为有夜尿多表现；n 为例数。

（二）RA 西药治疗方案疗效与证病信息的相关性分析

1. 证病信息变量对疗效关联关系的单因素探索性分析 见表3。通过单因素探索性分析，计算了疗效与55 个变量的比数比，并采用 M-Hχ^2检验或 Fisher 确切概率（资料不满足 χ^2 检验要求时选用）法计算探索性变量在疗效变量中分布的概率，以 $P<0.2$ 作为入选模型的标准，共纳入变量 26 个。有 11 项观测指标与疗效相关，其中血沉、腰膝酸软、苔白、关节疼痛、屈伸不利、医生总体评价、关节肿胀、患者总体评价 8 项指标与疗效呈正相关，苔黄、舌红、白细胞检测与疗效呈负相关。

表 3　证病信息变量对疗效的单因素分析

变量	OR 值	OR 值 95% 置信区间		关联性	M-H χ^2 值	P 值
		下限	上限			
手足不温	5.1452	0.6488	40.804	No	确切概率	0.1106
肢体麻木	3.2975	0.7251	14.997	No	2.6302	0.1049
血沉	3.117	1.6256	5.9764	+	12.1505	0.0005
腰膝酸软	2.5898	1.1258	5.9576	+	5.2286	0.0222
苔白	2.4217	1.2937	4.533	+	7.7873	0.0053
关节疼痛	2.3764	1.2731	4.4359	+	7.5167	0.0061
屈伸不利	2.2772	1.1565	4.4838	+	5.7847	0.0162
医生总体评价	2.2767	1.2177	4.2567	+	6.7428	0.0094
关节肿胀	2.1484	1.0592	4.3573	+	4.5798	0.0324
精神疲乏	2.0323	0.8349	4.947	No	2.4996	0.1139
患者总体评价	2.0162	1.0803	3.763	+	4.8994	0.0269
苔薄	1.9616	0.8828	4.359	No	2.7581	0.0951
舌淡红	1.8107	0.9586	3.4204	No	3.3691	0.0664
关节肿胀数	1.7905	0.9656	3.3203	No	3.4351	0.0638
C-反应蛋白	1.7691	0.9515	3.2895	No	3.2655	0.0708
关节压痛	1.6433	0.8854	3.0502	No	2.4837	0.1150
双手 X 线分期	1.6433	0.8854	3.0502	No	2.4837	0.1550
畏寒	1.6286	0.861	3.0806	No	2.2553	0.1332
晨僵	1.5749	0.8228	3.0143	No	1.8842	0.1699
血小板	0.5921	0.2771	1.2651	No	1.8453	0.1743
夜尿多	0.5711	0.2717	1.2005	No	2.2046	0.1376
口渴	0.5521	0.2951	1.033	No	3.4746	0.0623
苔黄	0.4356	0.232	0.8179	−	6.7932	0.0092
舌红	0.3878	0.1892	0.7948	−	6.9164	0.0085
白细胞	0.3397	0.0994	1.1612	−	3.1926	0.0740
苔腻	0.2455	0.0567	1.0632	No	确切概率	0.0573

2. 西药治疗基于 CHAID 算法的决策树分析分类结果　见表 4。西药组治疗的原始 ACR20 为 69.59%，决策树分析的结果显示，无舌苔白，但 C-反应蛋白阳性、白细胞正常、晨僵 ≥60min 的患者有效率为 92.3%；无舌苔白，C-反应蛋白阴性、血沉 ≥38mm/h 的患者有效率为 75.0%；舌苔白者有效率为 78.8%；按上述分析结果对验证集患者有效率进行分析，有效率依次为 100.0%、83.3% 和 76.0%，与分析结果一致。同时，无苔白、C-反应蛋白阴性、血沉 <38mm/h 的患者有效率只有 22.7%，无苔白、C-反应蛋白阳性、白细胞高于正常患者的有效率只有 25.0%，无苔白、C-反应蛋白阳性、晨僵 <60min 的患者有效率只有 40.0%；其结果在验

证集中的有效率依次为 33.3%、0% 和 40.0%，均低于原始治疗的有效率。

表 4　西药治疗基于 CHAID 算法的决策树分类结果

节点序号	分类规则	训练集	验证集
		$n = 80$	$n = 25$
1	苔白 = 1	有效：78.8%	有效：76.0%
		无效：21.3%	无效：24.0%
	白细胞 = 1	$n = 4$	$n = 1$
2	和 C-反应蛋白 = 1	有效：25.0%	有效：0%
	和苔白 = 0	无效：75.0%	无效：100%
	血沉 = 1	$n = 6$	$n = 6$
3	和 C-反应蛋白 = 0	有效：75.0%	有效：83.3%
	和苔白 = 0	无效：25.0%	无效：16.7%
	血沉 = 0	$n = 22$	$n = 6$
4	和 C-反应蛋白 = 0	有效：22.7%	有效：33.3%
	和苔白 = 0	无效：77.3%	无效：66.7%
	晨僵 = 1	$n = 26$	$n = 6$
5	和白细胞 = 0	有效：92.3%	有效：100%
	和 C-反应蛋白 = 1	无效：7.7%	无效：100%
	和苔白 = 0		
	晨僵 = 0	$n = 5$	$n = 5$
6	和白细胞 = 0	有效：40.0%	有效：40.0%
	和 C-反应蛋白 = 1	无效：60.0%	无效：60.0%
	和苔白 = 0		

注：变量说明：（1）苔白：0 为无苔白，1 为有苔白；（2）白细胞：0 为正常（WBC $< 10 \times 10^9$/L），1 为超出正常；（3）C-反应蛋白：0 为阴性，1 为阳性；（4）血沉：0 为小于中位值（38 mm/h），1 为大于或等于中位值；（5）晨僵：0 为<60min，1 为≥60 min；n 为例数。

四、讨　论

中医四诊信息在现代医学看来多属于非疾病特异性临床表现，在西医临床诊疗中几乎无足轻重[10]。同一个疾病出现不同的非疾病特异性的症状是一种非常普遍的现象，中医通过对这些信息的综合分析将患者分成具有不同特征的个体（即中医的"证"），从而指导临床治疗[11]。

本课题通过数据挖掘的方法对 RA 患者初诊时中医四诊信息、西医疾病指标与药物疗效之间的关联关系进行了挖掘分析，获得与药物疗效相关的证病信息组合，提高了药物的临床针对性。如根据决策树分类结果，晨僵≥60min，但无舌质淡红；或晨僵≥60min，且舌质淡红、关节压痛明显、无夜尿多症状的 RA 患者，服用中药的临床疗效将高于随机给药（适应证中只有疾病诊断）的疗效。舌苔白；或无舌苔白，但 C-反应蛋白阳性、白细胞正常、晨僵≥60min；或无舌苔白，C-反应蛋白阴性、血沉<38mm/h 的 RA 患者服用西药（扶他林缓释片合甲氨蝶呤、柳氮磺胺吡啶）的临床疗效高于西药随机治疗的效果。

上述分类结果中包含了舌质淡红、夜尿多、舌苔白等中医四诊信息内容，因此，可认为中医四诊信息能为 RA 患者的临床分类提供依据，具有临床决策功能，它不仅可以指导中药临床决策，同时也可用于西药的临床选药。通过对中医四诊信息与药物疗效的关系进行分析，可从证候信息的角度获得药物治疗的最佳适应证，从而实现个体化治疗。

总之，本研究根据证病信息之间存在非线性及交互作用等特点，利用决策树模型分析处理临床证病信息资料，提示证病信息与疗效存在一定的相关关系。

参 考 文 献

［1］Spear BB, Heath-Chiozzi M, Huff J. Clinical application of pharmacogenetics. Trends Mol Med, 2001, 7：201-204.

［2］周宏灏，王连生．个体化药物治疗及其基因诊断．中华检验医学杂志，2005，28（12）：1227-1229.

［3］王继鸣，陈执中．临床药学新领域——药物基因组学的研究进展．中国临床药学杂志，2002，11（2）：122.

［4］何羿婷，查青林，阎小萍，等．类风湿性关节炎症状因子分析及其与疗效的关系．中国中西医结合杂志，2005，25（12）：1077-1081.

［5］吕爱平，何羿婷，查青林，等．类风湿性关节炎主观症状与疗效关系的回归分析．中西医结合学报，2005，3（6）：432-437.

［6］Amett FC, Eworthy SM, Bloch DA, et al. The American Rheumatism Association 1987 revisedcriteria for the classification of rheumatoid arthritis. Arthritis Rheum, 1988, 31：315-319.

［7］Fransen J, van Riel PL. The disease activity score and the EULAR response criteria. Clin Exp Rheumatol, 2005, 23（Suppl. 39）：S93-S99.

［8］Felson DT, Anderson JJ, Boers M, et al. American College of Rheumatology. Preliminary definition of improvement in rheumatoid arthritis. Arthritis Rheum, 1995, 38：727-735.

［9］（意）朱迪茨（Giudici, P.）．实用数据挖掘．袁方等译．北京：电子工业出版社，2004.77-82.

［10］吕爱平，李梢，王永炎．从主观症状的客观规律探索中医证候分类的科学基础．中医杂志，2005，46（1）：5-7.

［11］吕爱平．中药现代化发展新要求——应重视中药适应证和中药药效评价的研究．首都医药，2003，（3）：27.

（原载于《中国中西医结合杂志》2006年10月第26卷第10期）

血小板数量与中西医治疗类风湿关节炎疗效关系的探讨

查青林　何羿婷　卢毓雄　喻建平　闫小萍　苏励

宋跃进　曾升平　刘维　冯兴华　钱先　朱婉华　吕爱平

血小板（PLT）数量是反映中医学血瘀证的参数之一[1]。类风湿关节炎（RA）的后期常常伴有中医血瘀证表现，临床上常常运用活血化瘀法治疗[2]。以往研究结果表明：PLT数量与RA关节破坏有相关关系[3]但是否与疗效相关少有研究。有研究报告了RA患者症状与疗效具有相关关系[4,5]，本课题从RA中西药随机对照多中心临床研究病例数据库中抽取患者治疗前后的PLT数量、X线分级指标及治疗6个月后ACR20疗效信息，对PLT数量与中西医治疗类风湿关节炎疗效关系进行了初步探讨。

一、资料与方法

（一）RA诊断标准

1. 西医诊断标准　参照1987年美国风湿病学会（ARA）修订的诊断标准[6]：①晨僵；②3个以上关节部位的关节炎；③手关节的关节炎；④对称性关节炎；⑤类风湿结节；⑥类风湿因子阳性；⑦放射学改变。有上述7项中4项者即可确诊为类风湿关节炎。

2. 中医诊断标准　参照1993年卫生部制定发布的《中药新药治疗痹病的临床研究指导原则》[7]及2002年国家药品监督管理局重新修订的《中药新药治疗类风湿关节炎的临床研究指导原则》[8]、1994年国家中医药管理局发布的《中医病证诊断疗效标准·尪痹的诊断依据、证候分类、疗效评定》[9]和1988年全国中西医结合风湿类疾病学术会议拟订的诊断标准，并结合临床实际，制定证候诊断标准。

3. RA 的病情活动标准　采用欧洲抗风湿联盟（EULAR）制定的改良疾病活动性标准（3 变量）［modified disease activity score（3 variables），简称 DAS28－3]，[10]。DAS28－3 =［0.56×SQRT（压痛数）+0.28×SQRT（肿胀数）+0.70×LN（血沉）］×1.08+0.16；缓解期：DAS28-3<2.6；低活动性：DAS28-3≤3.2；中等活动性：3.2<DAS28-3≤5.1；高活动：DAS28-3>5.1。

4. 纳入标准　①符合上述中、西医疾病诊断和中医证候诊断标准，活动性为中等或以上，关节炎进展为 Ⅰ、Ⅱ、Ⅲ期的 RA 患者。②由受试者或其家属（监护人）签署的同意参加本试验的书面知情同意书。③年龄 18~70 岁。

5. X 线分级标准　参照美国风湿病学会提出的标准[11]制定。Ⅰ级：X 线片基本正常，或者关节面下骨质疏松。Ⅱ级：关节面下骨质疏松，关节周围软组织肿胀，关节间隙正常或有轻微的关节面骨质侵蚀或破坏，但关节无畸形变化。Ⅲ级：明显的关节面下骨质侵蚀和破坏，关节间隙狭窄或消失，但无纤维性或骨性强直及关节半脱位畸形。Ⅳ级：Ⅲ级改变加关节融合、强直。

（二）临床资料

患者均为 2002 年 6 月~2003 年 12 月在全国 9 个临床中心按随机对照临床试验的原则收集的活动期 RA 病例，按多中心分层随机的原则分为中药组和西药组。中药组 184 例，男 29 例，女 155 例，平均年龄（50.39±11.78）岁，平均病程（72.47±69.44）月；西药组 172 例，男 30 例，女 142 例，平均年龄（46.27±12.51）岁，平均病程（55.76±54.87）个月。两组年龄、病程经 t 检验分析，中药组均大于西药组（$P<0.01$）；性别经 χ^2 检验，两组差异无显著性（$P<0.05$）。

（三）PLT 检测方法

全自动学细胞检测仪器，并保持各中心方法一致。

（四）治疗方案

1. 西药治疗方案　非甾体抗炎药（NSAID）和慢作用药（SAARD）。NSAID 用 扶他林缓释片（北京诺华制药有限公司生产，批号：20011202），口服，每次 75mg，每日 1 次，饭后服。当急性炎症得到有效控制后停用。SAARD 用甲氨蝶呤（上海信谊药业有限公司生产，批号：20020123），口服，每周 1 次，剂量从 5mg 开始，每周增 2.5mg，一般剂量 7.5~15.0mg，维持剂量 2.5~7.5mg；柳氮磺胺吡啶（上海三维制药有限公司生产，批号：20020312），口服，开始每次 0.25g，每日 2 次，每周增加日剂量 0.25g，至每次 0.5~1.0g，每日 4 次，病情缓解后逐渐减至维持量每日 0.5g，每日 3~4 次。

2. 中药治疗方案　基础治疗和辨证用药。基础治疗包括雷公藤多苷片（江苏泰州制药厂生产，批号：020307），口服，每次 10mg；益肾蠲痹丸（江苏清江药业有限公司生产，批号：20020418），口服，每次 8g，均每天 3 次，饭后温开水服用。辨证用药包括寒湿阻络型服寒湿痹颗粒，每次 5g；湿热阻络型服湿热痹颗粒，每次 5g；寒热错杂型服寒热痹颗粒，每次 10g；肝肾亏损、痰瘀痹阻型服尪痹颗粒，每次 6g。以上辨证用药均为辽宁华源本溪三药有限公司生产，批号：020501，口服，每日 3 次，温水送服。两组均治疗 6 个月后评定疗效。

（五）疗效评价标准

疗效评价参照美国风湿病学会（ACR）发布的 ACR20 标准[12]：关节压痛数、关节肿胀数、患者对疾病活动的总体评价、医生对疾病活动的总体评价及急性期反应物的数值（ESR）5 项指标改善程度均≥20% 时判断为有效。各项指标的改善百分率=（治疗前值-治疗后值）/治疗前值×100%。

（六）统计学分析方法

抽取患者治疗前的 PLT 检测结果，X 线分级及治疗 6 个月后的 ACR20 疗效信息进行分析。所有分析方法均在 SPSS 13.0 上实施。采用单变量分析模块和相关分析模块，分别进行两因素方差分析和 Spearman 法相关分析。

二、结　果

(一) 两组临床疗效情况比较

中药组 184 例，有效 100 例，无效 84 例。有效率为有效率为 54.35%；西药组 172 例，有效 117 例，无效 55 例，有效率为 68.02%。经 χ^2 检验，两组疗效比较差异有显著性 ($\chi^2 = 6.99$，$P = 0.0082$)，西药组组疗效优于中药组，但两组有效率均低于 70%，即中西药常规疗法治疗 RA，有 30% 以上的患者无效。

(二) 初诊时不同 X 线分级患者 PLT 数量

见表 1。PLT 数量和关节 X 线分级呈正相关关系，PLT 数量随 X 线分级升高而升高。

表 1　不同 X 线分级患者初诊时 PLT 数量

X 线分级	例数	PLT ($\times 10^9$/L, $\bar{x} \pm s$)
I	135	212.84±76.63
II	157	218.89±83.98
III	57	251.88±95.85

注：经 Spenarman 分析，X 线分级与 PLT 的相关系数，($rPLT = 0.112$，$P = 0.036$)。

(三) 疗效与 PLT 相关性分析结果

1. 两组治疗前后有效与无效患者 PLT 比较　见表 2。中药组有效、无效患者 PLT 治疗前后比较差异均无显著性 ($P > 0.05$)；西药组有效、无效患者治疗后 PLT 均较治疗前下降 ($P < 0.01$)。同时，中药组有效患者 PLT 较无效患者 PLT 低 ($P < 0.01$)，而西药组有效与无效患者 PLT 差异无显著性。

表 2　两组有效无效患者治疗前后 PLT 变化比较

组别	时间	PLT ($\times 10^9$/L, $\bar{x} \pm s$)	
		有效	无效
中药	治疗前	199.920±83.870 (100)	235.619±84.417 (84) △
	治疗后	200.344±60.363 (96)	227.463±73.046 (80)
西药	治疗前	220.863±64.581 (117)	241.309±76.873 (55)
	治疗后	198.826±60.232 (115) *	224.182±62.716 (55) *

注：经重复测量方差分析检验，与本组治疗前比较，＊$P < 0.01$；与本组有效患者同期比较，△$P < 0.01$；( ) 内数据为例数。

2. 不同 X 线分级患者中药疗效与 PLT 数量的关系分析　因患者 X 线分级与 PLT 有相关性 (X 线分级越高，PLT 越高)，因此，分析有效与无效患者 PLT 的差异时考虑了 X 线分级的影响，现分析不同 X 线分级有效与无效患者之间初诊时 PLT 的差异，以为优化中药适应证提供依据。结果见表 3。结果表明，X 线分级为 II、III 时，中药治疗后有效患者的初始 PLT 数量比无效患者的低，提示对于 X 线分级程度较高的患者，中药对 PLT 低的患者疗效较好。

表 3　不同 X 线分级患者中药疗效与初诊时 PLT 关系

X 线分级	PLT ($\times 10^9$/L, $\bar{x} \pm s$)	
	无效	有效
I	203.76±82.74 (33)	195.27±57.98 (30)
II	244.59±86.19 (27)	193.07±84.97 (56) *
III	274.48±68.00 (23)	244.50±123.87 (12) *

注：与无效患者比较，＊$P < 0.05$；( ) 内数据为例数。

3. 不同 X 线分级患者西药疗效与 PLT 数量的关系分析 见表 4。结果表明，X 线分级为Ⅲ级时，西药治疗后有效患者的初始 PLT 数量比无效患者的低，提示对于 X 线为Ⅲ级的患者，西药对 PLT 低的患者疗效较好。

表 4 不同 X 线分级患者中药疗效与初诊时 PLT 关系

X 线分级	PLT（$\times 10^9$/L，$\bar{x}\pm s$）	
	无效	有效
Ⅰ	221.00±69.12（33）	195.27±57.98（30）
Ⅱ	246.90±62.21（27）	193.07±84.97（56）*
Ⅲ	311.14±112.58（7）	195.47±77.10（15）*

注：与无效患者比较，*$P<0.05$；（ ）内数据为例数

三、讨　论

通过对大样本、多中心临床数据，采用国际公认的 RA 疗效标准——ACR20 标准对中西药治疗 RA 方案的疗效进行评价，发现中、西药对 RA 的疗效均未超过 70%，即超过 30% 的患者疗效不理想。对此，我们提出适应证优化的概念，即通过分析有效与无效患者治疗前的临床特征差异，找出有效患者的临床特征性数据，以指导临床适应证的制定，提高临床治疗方案的针对性，从而可提高疗效。

有研究表明，血小板参与炎症过程和免疫反应[12]。在 RA 疾病发展过程中，滑膜局部有炎性细胞增殖、浸润，导致大量细胞因子生成增多，其中 IL-1 和 TNF-α 在 RA 患者关节滑膜炎症的形成过程中的作用尤为重要，被认为是诱发骨质破坏的关键介质[13]。同时，血小板数量的升高与这些细胞因子的激活密切相关[14]细胞因子和血小板之间的相互作用最终可导致滑膜免疫反应和炎性破坏[15,16]。基于血小板与细胞因子的密切关系以及其在 RA 炎症反应过程中的作用以往结果表明，X 线分级Ⅱ级和Ⅲ级的患者，血小板数量处于相对高水平状态。

血小板计数作为反映 RA 活动度的重要实验室检测指标，是 RA 患者重要的临床特征，因此，我们对血小板与中西药治疗方案的疗效进行分析，以期为中、西药治疗方案的适应证的优化提供依据。研究结果表明：西药可降低 RA 患者的 PLT，但有效与无效患者之间差异无显著性，而中药对 RA 患者 PLT 的变化影响不大，但经治疗有效的患者，其初始血小板数量都处于相对较低的水平，而治疗无效的患者，血小板初始数量较高。进一步考虑 X 线分级的差异发现，对于 X 线分级为Ⅱ、Ⅲ级的患者，中药治疗有效的患者 PLT 数量普遍低于无效患者；对于 X 线分级为Ⅲ级的患者，西药治疗有效患者 PLT 数普遍低于无效患者。

上述研究表明，血小板作为反映 RA 患者特征的一项重要指标，与不同治疗方案的疗效有一定相关性，在优化 RA 治疗方案的适应证时应当给予考虑。

参 考 文 献

[1] 陈永斌. 血瘀证与血小板活化关联的研究进展. 中国中医基医学杂志，2004，10（11）：70-72.
[2] 陈晓珍. 活血化瘀法治疗类风湿性关节炎 168 例. 陕西中医，2001，22（3）：140-141.
[3] Zha QL, He YT, Lu YX, et al. Relationship between platelet counts and cartilage erosion in 436 cases of rheumatoid arthritis. Clin Chem Acta, 2006, 371 (1-2): 194-195.
[4] 何羿婷，查青林，闫小萍，等. 类风湿性关节炎症状因子分析及其与疗效的关系. 中国中西医结合杂志，2005，25（12）：1077-1081.
[5] 吕爱平，何弈婷，查青林，等. 类风湿性关节炎主观症状与疗效关系的回归分析. 中西医结合学报，2005，3（6）：432-437.
[6] Armet FC, Eoworthy SM, Bloek BA, et al. The American Rheumatism Associarton 1987 revised criteria for the classification of rheumatoid arthritis. Arthritis Rheum, 1988, 31: 315-319.
[7] 中华人民共和国卫生部. 中药新药治疗痹病的临床研究指导原则（第 1 辑）. 北京：中国医药科技出版社，1993：210-214.
[8] 郑筱英. 中药新药临床研究指导原则（试行）. 北京：中国医药科技出版社. 2002.

[9] 国家中医药管理局. 中华人民共和国中医药行业标准·中医病证诊断疗效标准. 南京：南京大学出版社，1994：29-30.

[10] Fransen J. van Riel PL. The Disease Activity Scoro and the EULAR r- esponse criteria. Clin Exp Rheumatol, 2005, 23（Suppl 39）：S93-S99.

[11] American college of Rheumatology Subcommittee on Rheumatoid Arthr itis Guidelines. Guidelines for the management of rheumatoid arthritis：2002 update. Arthritis Rheum, 2002, 46：328.

[12] Felson DT, Aderson JJ, Boers M, et al. American College of Rheumatology preliminary definition of improvement in rheumatoid arthritis. Arthritis Rheum, 1995, 38：727-735.

[13] Mannel DN, Grau GE. Role of platelet adhesion in homcostasis and immunopathology. Mol Pathol, 1997, 50（4）：175-185.

[14] Vervoordeldonk MJ, Tak PP. Cytokines in rheumatoid arthritis. Curr Rheumatol Rep, 2002, 4（3）：208-217.

[15] Milovanovie M, Nilsson E, Jaremo P. Relationships between Platelets and inflammatory markers in rheumatoid arthritis. Clin Chim Acta, 2004, 343（1-2）：237-240.

[16] Ertenli l Kiraz S, Ariei M, et al. P- selectin as a circulating molecular marker in rheumatoid arthritis with thrombocytosis. J Rheumatol, 1998, 25：1054-1058.

（原载于《中国中西医结合杂志》2007 年 1 月第 27 卷 1 期）

Correlations Between Symptoms as Assessed in Traditional Chinese Medicine（TCM） and ACR20 Efficacy Response

A Comparison Study in 396 Patients With Rheumatoid Arthritis Treated With TCM or Western Medicine

Yiting He, Aiping Lu, MD, Yinglin Zha, Xiaoping Yan, Yuejin Song, Shengping Zeng, Wei Liu, Wanhua Zhu, Li Su, Xinghua Feng, Xian Qian, and Cheng Lu

Rheumatoid arthritis（RA）is a chronic inflammatory disease of unknown etiology. Its worldwide prevalence is approximately 1%[1]. A number of disease-modifying drugs are available in China to treat RA but traditional Chinese medicine（TCM）is also widely used and has been felt to be effective in the treatment of RA. Tripterygium wilfordii Hook. f., one of the commonly used traditional Chinese herbs, has been successfully used for the treatment of human and experimental autoimmune and inflammatory diseases, including RA[2,3]. The tablets containing a chloroform extract of Tripterygium wilfordii Hook. f. have been marketed in China for many years. Yishen Juanbi tablets, marketed in China for 20 years, are prepared by water extracts of Radix Rehmanniae, Radix Angelicae Sinensis, Herba Epimedii, Rhizoma Drynariae, lumbricus, Nidus Vespae, and Eupolyphaga seu steleophaga. Pharmacological studies published in Chinese suggested that this could decrease joint inflammation in collagen induced arthritis in rats[4].

The symptoms in RA are diverse and can generally be divided into 2 kinds：joint related symptoms, such as joint pain or tenderness, which are regarded as the parameters in both diagnosis and efficacy evaluation in modern medicine[5]. Other symptoms such as thirst, nocturia, vexation, and dizziness are not joint related but are typically included in questioning in TCM. TCM with its own special theory focuses on the role of all symptoms on the classification of disease, and further in selecting the choice of herbal medicines[6]. The clinical experience in TCM over its long history suggested that these symptoms have some role in the pathogenesis of disease and determination of treatment efficacy. In this article, a randomized clinical trial was conducted on RA patients treated with common Western or TCM therapeutic combinations. Correlation of the various clinical symptoms elicited in a TCM interview with therapeutic efficacy was analyzed.

PATIENTS AND METHODS

Study Design

This multicenter, randomized, single blind (patients were unaware of detailed therapy) study in which the assessors (rheumatologists) were blinded was conducted at 9 centers in China. Patients were randomly assigned in a 1 : 1 ratio to receive a Western therapy or TCM therapy. The study over 24 weeks was conducted according to the guidelines of the Declaration of Helsinki and the principles of Good Clinical Practice (China). The primary end point was American College of Rheumatology (ACR) response criteria 20 at 24 weeks.

Patients

Men and women aged from 18 to 70 years were eligible to participate if they met the ACR criteria for RA, had disease duration of at least 1 year, and were in functional class I, II, or III[7]. Patients receiving nonsteroidal anti-inflammatory drugs (NSAIDs), corticosteroids (up to 10 mg per day), or both were allowed in the trial if they had been on stable doses for at least 4 weeks before randomization. The patients with severe diseases in cardiovascular, lung, liver, kidney, mental, and blood systems, women who were pregnant, breast-feeding, or planning pregnancy in the next 8 months were excluded.

All drugs were packaged without identified names. According to a computer-generated list of random numbers, consecutively numbered sealed packages were delivered to each center. An Institutional Review Board approved the protocol at each of the 9 participating centers. Patients gave prior written informed consent to any study-related procedures. Patients could withdraw from the trial at any time for any of the following reasons: at the patient's request, if a serious adverse event occurred, if a concomitant medication not permitted by the protocol was used, or if a patient became pregnant, did not comply with study-related procedures, or needed surgery.

Within 14 days before randomization, patients had a complete medical history. For each patient, major data were recorded at entry and every 2 weeks on the joint function, and 18 clinical manifestations (Appendix includes the terms in Chinese and with approximate translations into English), which are the most important in the treatment of RA in TCM clinical practice[6]. The 18 symptom concepts important in TCM include 5 joint symptoms: joint pain, joint heat, joint tenderness, joint swelling, and joint stiffness; and 13 extraarticular symptoms: thirst, nocturia, cold limbs, fatigue, vexation, fever, weakness in waist, dizziness, cold intolerance, joints intolerant to cold, cloudy urine, numb, and heavy limbs. All symptoms were scored at 4 strength levels recorded by patients themselves scaled from none, slight, medium, and severe, expressed as 0, 1, 2, and 3, respectively, in the data analysis. Biochemical tests were done before treatment and at 12 and 24 weeks.

Therapy Application

Western medicine (WM) therapy included use of NSAIDs and disease modifying agents (DMARDs). Diclofenec extended action tablet was the NSAID given, 75 mg once a day, orally taken after meal, and discontinued when the acute inflammation become controlled. The DMARDs were methotrexate and sulfasalazine; methotrexate, orally taken, once a week from the starting dosage at 5 mg with addition of 2.5 mg each week up to 15 mg, and maintaining the dosage from 2.5 mg to 7.5 mg as determined by each rheumatologist investigator; sulfasalazine, orally taken, twice a day from the starting dosage at 0.25 g with the addition of 0.25 g each week, and maintaining the dosage from 0.5 to 1 g, 4 times a day.

TCM therapy was based on RA therapy recommended by the Chinese Association of Traditional Chinese Medicine and clinical reports[8,9]. This included oral Glucosidorum Tripterygll Totorum tablets (containing the extract of Glucosidorum Tripterygll Totorum, and produced by GMP certificated Hubei Huangshi Pharmaceutical of China), 10 mg 3 times a day and Yishen Juanbi Tablets (produced by GMP certificated Qingjiang Pharmaceutical of China and containing extracts of herbs from Radix Rehmanniae, Radix Angelicae Sinensis, Herba Epimedii, Rhizoma Drynariae, lumbricus, Nidus Vespae, Eupolyphaga seu steleophaga) 8 g (equal to 50 g raw herbal materials) each time, 3 times a day after meal.

Efficacy Evaluation

At 12 and 24 weeks the ACR20, 50, and 70 were recorded as the efficacy evaluation parameters[5]. The efficacy evaluation was done by a third party (rheumatologists in each center) who did not know the therapy.

Safety Analysis

Measures of safety included adverse events, clinical chemical measurements, and vital signs. Safety was assessed at baseline, at every 2 weeks thereafter throughout treatment. Safety analyses included all randomized patients who received at least 1 dose of study medication and who underwent at least 1 safety assessment after baseline.

Statistics

Sample size for this study was calculated based on an estimate for TCM response rate of 91% and WM ACR20 response rate of 79% referring to previous clinical literature. The sample size calculation was performed using the formula of proportions under the assumptions of a two-tailed test with 80% power and an alpha level of 0.05. The required sample size was therefore 201 cases in each group. The sample size was increased to 241 in each group to allow for withdrawals.

All data were analyzed on an SPSS11.5 statistical package. The forward stepwise-based likelihood ratio method in the Binary Logistic Regression was used. Briefly, the efficacy after the treatment for 3 months was taken as dependent variables, and 18 symptoms as the covariates. To seek the possibility of a relationship between the symptoms and efficacy, the significance level for entry into the model was 0.5, and the significance level for removal from the model was 0.2 in the statistical analysis.

RESULTS

Baseline Characteristics

Of 502 patients who underwent randomization, 21 patients were excluded as not meeting the inclusion criteria, and 12 patients were excluded by refusing to participate. Four hundred eighty-nine were included in the trial, 237 in TCM group, and 232 in WM group. Baseline characteristics were similar between the treatment groups except for age and disease duration with the TCM group being slightly older and having longer disease duration (Table 1).

ACR Efficacy Evaluation

Thirty-five in the TCM group dropped out during the first 12 weeks, and 3 more dropped in the later 12 weeks. Thus, a total of 202 received TCM treatment for 12 weeks, and 199 received it for 24 weeks. Twenty-eight patients in the WM group dropped out during first 12 weeks, and 7 more dropped in the later 12 weeks, thus a total of 204 received WM treatment for 12 weeks, and 197 received for 24 weeks. The ACR evaluation is shown in Table 2. There were no significant differences between the treatments at 12 weeks. There was increasing benefit in both groups at 24 weeks with WM significantly more likely to achieve ACR20 and 50 scores.

Table 1 Baseline Characteristics of the Patients (247 in TCM Group and 242 in WM Group)

Characteristic	TCM	WM
Male, N (%)	42 (17.0)	38 (15.7)
Age (yr)	49.83 ±11.49	47.10±12.11*
Duration (mo)	73.99± 74.44	60.69± 62.80*
< or =24 mo, N (%)	81 (32.8)	98 (40.5)

Continued

Characteristic	TCM	WM
>24 mo, N (%)	166 (67. 2)	144 (59. 5)
RF positive, N (%)	189 (76. 5)	195 (80. 6)
Rest pain	52. 98± 30. 11	55. 47±28. 00
Joint tenderness score (total) †	17. 08±12. 144	15. 81±11. 37
Joint swelling score (total) ‡	8. 82±7. 541	8. 65± 7. 596
Morning joint stiffness (Min)	81. 83± 73. 695	89. 61±79. 99
ESR (mm/h)	45. 13±31. 54	43. 19±28. 57
CRP (mg/L)	18. 43±5. 34	16. 76±4. 23
IgA (g/L)	3. 053± 1. 38	3. 13±1. 35
IgG (g/L)	17. 25± 6. 77	17. 07±5. 43
IgM (g/L)	1. 89±0. 88	2. 01± 0. 98
Hands grasp force	66. 72± 42. 386	65. 17±41. 22
Walking time in 20 m	28. 81± 43. 022	23. 97± 20. 36
Patient global assessment (0-100)	65. 19±19. 42	64. 25± 19. 35
Physician global assessment (0 - 100)	64. 57± 18. 55	63. 43±18. 72

 * $P<0.05$ between 2 groups. The patients in TCM group were older with longer duration of RA compared with the patients in the WM group.

 † Total scores in all tenderness joints.

 ‡ Total scores in all swelling joints.

Table 2 Efficacy Evaluations With ACR Score

	ACR	TCM Effective		WM Effective		P
		Total	N (%)	Total	N (%)	
	ACR20	202	83 (41. 1)	204	102 (50. 0)	0. 07
12 wk	ACR50	202	36 (17. 8)	204	40 (19. 6)	0. 65
	ACR70	202	5 (2. 5)	204	12 (5. 9)	0. 09
	ACR20	199	131 (65. 8)	197	159 (80. 7)	0. 001 *
24 wk	ACR50	199	78 (39. 2)	197	102 (51. 8)	0. 01 *
	ACR70	199	31 (15. 6)	197	42 (21. 3)	0. 14

 * ACR20 and ACR50 in WM were higher than in CM group after the treatment for 24 wk. There was no difference in ACR20, ACR50, and ACR70 between 2 groups after treatment for 12 wk.

Safety Evaluation

The rate of withdrawal from therapy was similar in the 2 groups (38 in TCM and 35 in WM). The reasons for withdrawal included insufficient efficacy (15 in TCM and 5 in WM), adverse events (10 in TCM and 12 in WM), and unwilling collaboration (13 in TCM and 18 in WM). The rate of adverse events was higher in the WM group as far as alanine aminotransferase elevation and other miscellaneous adverse effects (Table 3). Patients in the WM group discontinued treatment in 3 cases with increased ALT, 2 with hemoglobin fall, and 1 each with thrombocytopenia and leukopenia. No severe adverse events were considered as serious in the trial.

Table 3　Adverse Events（Cases Found During the Trial）

	TCM Group （Mean±SD）	WM Group （Mean±SD）
Digestive reactions	25	31
Diarrhea	3	0
Gastralgia	9	13
Nausea	7	9
Anorexia	2	8
Dental ulcer	3	0
Fecal occult blood	1	0
Gastric bleeding	0	1
Blood cell abnormality	0	0
WBC count <3000/mm^3	0	1
HGB decrease >3g	0	2
PLT count<70, 000/mm^3	1	1
Alanine aminotransferase （ALT） >2 ×normal	0	5
Renal abnormalities	34	35
Creatinine （CR） elevation	3	4
Abnormal menstruation	19	20
Other adverse effects: including rash, dysphea, headache, palpitation, insomnia, andback pain	5	21

Note: The tests were done every 2 wk. The total case number for the tests before the treatment was 247 in TCM group and 242 in WM group, and the total case number after the treatment was 199 in TCM and 197 in WM group.

Relationships Between Symptoms and Efficacy

Table 4 shows the symptoms obtained at entry and the further analysis for possible relationships between efficacy and the symptoms in the WM group. Among them, joint tenderness and joint stiffness were related to the joint pathology, and others including thirst, dizziness, cloudy urine, fever, and weakness were the joint nonrelated symptoms.

Table 5 shows the symptoms reported in the TCM group. Among them, joint tenderness, joint pain, and joint stiffness were related to the joint pathology, and others including nocturia, fatigue, numb heavy limbs, and weariness of limbs were the joint nonrelated symptoms.

Most of the joint related symptoms including joint tenderness and joint stiffness were listed in the possible factors in predicting efficacy in both groups. The major difference in the reported symptoms between WM and TCM was in nonjoint related symptoms, thirsty, dizziness, cloudy urine, fever, and weakness in WM and more urination at night, fatigue, numb heavy limbs, and weakness of limbs in CM.

In Table 6 for the WM group therapy, the OR in joint related symptoms including joint stiffness and joint tenderness, and nonjoint related symptoms including thirst and weakness is larger than 1; however, there were statistical significance only in joint tenderness and thirst. Dizziness showed statistical significance with OR<1, suggesting that the efficacy is negatively related to dizziness. Thus, the best indication for WM therapy would be demonstrated as RA with joint tenderness and thirst and without dizziness.

In Table 7 for the TCM therapy group, the OR in joint related symptoms including joint pain and joint tenderness, and nonjoint related symptoms including weak limbs and fatigue was larger than 1; however, only joint pain and joint tenderness showed statistical significance, suggesting that the joint pain and joint tenderness are positively related to the efficacy. Joint stiffness and more urination at night showed statistical significance with OR volume<1, suggesting that the efficacy is negatively related to the nocturia and joint stiffness. Thus, the best indication of TCM therapy might be RA with joint tenderness and joint pain, and without joint stiffness or more urination at night.

Table 4　The Chosen Symptoms With Forward Stepwise Analysis for Further Analysis in WM

Step	χ^2	Correct Class (%)	Variable In
1	17.597	69.10	Joint tenderness
2	21.688	69.10	Thirst
3	25.884	71.10	Dizziness
4	27.915	70.10	Cloudy urination
5	30.059	69.10	Fever
6	31.952	68.60	Joint stiffness
7	33.540	70.60	Weakness in waist

Table 5　The Chosen Symptoms With Forward Stepwise Analysis for Further Analysis in TCM

Step	χ^2	Correct Class (%)	Variable In
1	28.66	75.12	Joint tenderness
2	39.84	75.60	Nocturia
3	46.62	74.16	Joint pain
4	53.44	75.12	Joint stiffness
5	55.26	73.21	Fatigue
6	57.38	74.16	Heavy limbs
7	58.96	74.16	Numb limbs

Table 6　Analysis of Maximum Likelihood Estimates in â and Odds Ratio in WM

Symptom	β	P	OR
Joint stiffness	0.952083	0.166413	2.591102
Joint tenderness	0.860892	0.000203	2.36527
Fever	−0.74027	0.12552	0.476984
Thirst	0.852303	0.012501	2.345041
Dizziness	−0.71445	0.036494	0.489459
Weak waist	0.448126	0.211767	1.565376
Cloudy urination	−0.67567	0.101179	0.508815

Table 7　Analysis of Maximum Likelihood Estimates in â and Odds Ratio in TCM

Symptom	β	P	OR
Joint stiffness	−0.65	0.02	0.52
Joint pain	0.73	0.01	2.07
Joint tenderness	1.21	0.00	3.35
Numb limbs	0.34	0.21	1.40
Heavy limbs	−0.42	0.12	0.66
Fatigue	0.43	0.10	1.54
Noctura	−0.68	0.00	0.51

DISCUSSION

　　The likelihood of effective therapy in a disease would increase if specific indication for a given therapy could be found. In TCM, the disease would be classified with the symptom assemblage analysis based on clinical experience[6]. To find the specific indication for a therapy in a disease, the comparison on the differences between symptoms in those effectively treated cases and noneffective cases would be important. The symptoms, as the reflection of disease, might have some predictive role in the efficacy determination, and contribute more to clarification of indications for the various therapies in addition to diagnosis. From our study, it can be suggested that symptoms collected before the treatment could have a correlation with the ACR 20 efficacy.

Symptoms are usually diverse in any disease. One study reported a K means cluster analysis used to group 107 clinic patients with irritable bowel syndrome according to symptoms, physical findings, and psychologic parameters. Patients, with the same disease diagnosis, could be divided into different clusters according the symptoms[10]. Such clusters may have a different pathogenesis and were proposed to possibly respond to different treatment approaches. Inclusion of psychosocial factors in the analysis enabled more clinically meaningful groups to be identified than those traditionally determined by bowel symptoms alone.

The clinical manifestations are diverse in RA. Symptoms seemingly nonrelated to the specific pathology are not well recognized to have prognostic value in WM. We hypothesized that they might play a role in the indication of classification and prediction of efficacy of the treatment[7]. This study showed that joint tenderness and thirst were positively related to efficacy of WM therapy, and that the symptom, dizziness was negatively related. Thus, with WM therapy, it can be suggested that it would be better to treat RA with joint tenderness and thirst and without dizziness. In the TCM group, joint pain and joint tenderness were positively related to the efficacy; more urination at night and joint stiffness were negatively related. Thus, for TCM therapy, it would be better to treat patients with joint tenderness and joint pain, and without joint stiffness and more urination at night. This result provides the suggestion that even though the efficacy of the WM regimen used may be better at 24 weeks, the effective cases in both groups would be with different manifestations, and finding the difference would help to find the specific indication for the therapy, and therefore to increase the effective rate. Possible rationales in TCM theory for the influence of these symptoms on responses need exploration. Although the ACR 20 rate was different at 24 weeks for WM and TCM, there was also a difference between the 2 groups in terms of duration of illness or diagnosis. Furthermore, the known disease modifying effect of WM modalities with MTX and sufasalazine may offer advantage in the long run versus the TCM treatment, which might or might not have DMARD properties.

In conclusion, besides the joint pathology related symptoms, combinations including the joint nonrelated symptoms could be part of diagnostic and therapeutic parameters that might help finding specific indications for therapies, and deserve further investigation.

REFERENCES

[1] Hochberg MC, Spector TD. Epidemiology of rheumatoid arthritis: update. Epidemiol Rev. 1990; 12: 247-252.

[2] Tao X, Davis LS, Lipsky PE. Effect of an extract of the Chinese herbal remedy Tripterygium wilfordii Hook F on human immune responsiveness. Arthritis Rheum. 1991; 34: 1274-1281.

[3] Gu WZ, Brandwein SR, Banerjee S. Inhibition of type II collagen induced arthritis in mice by an immunosuppressive extract of Tripterygium wilfordii Hook f. J Rheumatol. 1992; 19: 682-688.

[4] Lu A, Zeng X, Teng J, et al. The pharmacological effect of Yishen Juanbi Tablat on collagen induced arthritis in rats. Zhong Yi Za Zhi. 1988; (6): 49-51 (In Chinese with English abstract).

[5] Felson DT, Anderson JJ, Boers M, et al. American College of Rheumatology. Preliminary definition of improvement in rheumatoid arthritis. Arthritis Rheum. 1995; 38: 727-735.

[6] Lu AP, Jia HW, Xiao C, et al. Theory of traditional Chinese medicine and therapeutic method of diseases. World J Gastroenterol. 2004; 10: 1854-1856.

[7] Barsky AJ, Orav EJ, Ahern DK, et al. Somatic style and symptom reporting in rheumatoid arthritis. The symptoms of RA and the side effects of RA pharmacotherapy are prospectively predicted by somatic style as well as by the severity and extent of RA. Psychosomatics. 1999; 40: 396-403.

[8] Liu ZM. Understanding and treatment of rheumatic and rheumatoid arthritis in traditional Chinese medicine. J Tradit Chin Med. 1986; 6: 43-47.

[9] Zhang GG, Lee WL, Lao L, et al. The variability of TCM pattern diagnosis and herbal prescription on rheuma-

toid arthritis patients. AlternTher Health Med. 2004；10：58-63.

［10］ Guthrie E，Creed F，Fernandes L，et al. Cluster analysis of symptoms and health seeking behaviour differenti-ates subgroups of patients with severe irritable bowel syndrome. Gut. 2003；52：1616-1622.

（原载于 Journal of Clinical Rheumatology 2007 年第 6 期）

痹病治疗必须抓住三个环节，重点解决三大主症

朱良春

痹病与风湿病是同义词，包括骨与骨关节疾病、结缔组织病、免疫缺陷病及其他系统疾病伴发的骨关节病。其病因有二，①内因：肾阳亏虚，气血失调；②外因：风、寒、湿热。外邪袭踞经络，气血为邪所阻，壅滞经脉，留滞于内，痹痛乃作。如失治、误治、病延日久，正虚邪恋，五脏气血衰少，气血周流不畅，湿停为痰，血凝为瘀，痰瘀交阻，凝涩不通，邪正混淆，如油入面，胶着难解，呈现虚中夹实，此时病邪除风、寒、湿、热外，还兼病理产物痰和瘀。

为此，在辨证施治时，必须抓住以下三个环节和三大主症，充分发挥中医药多层次、多环节、多途径、多靶点作用于机体的优势，始可取得较佳的疗效。

一、三 个 环 节

（一）治证与治病

辨证论治是中医学的临床特色。但如果在辨证的同时又考虑辨病，有针对"病"的用药，其结果必能提高疗效。也就是说，要将中医的辨证论治和现代医学对有关病的认识结合起来。

痹病的辨证有虚实之分，实证无非风、寒、湿、热、顽痰、死血，虚证无非脏腑、气血、阴阳亏虚。这反映了不同疾病的共性，虚补实泻乃施治大法。

痹病的辨病：疾病自身的病理特点决定了不同疾病存在着特定的个性（同一证型可具有不同的临床特征），治疗用药亦应有所差异。如类风湿关节炎（简称类风关，RA）属自身免疫性疾病，常用淫羊藿、露蜂房调节机体免疫功能。对血沉、免疫球蛋白、类风湿因子、C-反应蛋白增高而呈风寒湿痹表现者，多选用川乌、桂枝；对湿热痹表现者，多选用寒水石、虎杖。验之临床，不仅可改善临床症状，且可降低这 4 项指标。

从病理变化来说，滑膜炎是 RA 的主要病变，滑膜细胞显著增生，淋巴细胞和浆细胞聚集，滑膜内血管增多，肉芽组织形成，血管内皮肿胀，呈血管炎表现，类似于中医瘀血阻络的病机。实验证明，活血化瘀药能够抑制滑膜的增生和血管翳的形成，阻止 RA 滑膜炎症的进展和骨质侵袭，病模实验和临床实际是颇为吻合的。在辨证时参用当归、赤芍、丹参、水蛭、地鳖虫、红花等活血化瘀药，确能提高疗效。化瘀药还可改善软骨细胞功能，促进新骨生成及修补。

"久病及肾"，"肾主骨"，加用补肾药如熟地黄、补骨脂、骨碎补、淡苁蓉、鹿角胶、桑寄生等，对 RA 的骨质破坏、骨质疏松不仅有修复作用，且能巩固疗效，防止复发。

日本木村正康氏报道：辛夷的有效成分对 RA 引发内皮细胞多种反应的细胞因子具有明显的抑制作用，且可控制血管增生及滑膜细胞增殖，从而控制 RA 病情进展，其效果不仅不次于氢化可的松，而且还具有对慢性炎症，尤其是对关节滑膜炎等选择性作用的优点。复习文献，也得到了印证辛夷治痹的线索。《本经》曰："主五脏身体寒热风。"《别录》曰："温中解肌，利九窍。"《日华子本草》曰："通关脉……瘙痒。"对于增生性关节炎，我常用骨碎补、补骨脂、鹿衔草、威灵仙，可延缓关节软骨退变，抑制新骨增生。同时，对于颈椎增生者，常用大剂量葛根，腰椎增生加用川续断，以引诸药直达病所。

痛风性关节炎属代谢障碍性疾病，常用大剂量土茯苓、威灵仙、萆薢降低血尿酸指标。

对于强直性脊柱炎，常用鹿角、蜂房、穿山甲、天南星、蕲蛇以活血通督，软坚散结，除痹起废。

对长期使用激素的患者，在逐渐减量的同时，给予补肾治疗，用穿山龙、地黄、淫羊藿等，可尽快撤除激素，防止反跳。

总之，辨证论治与辨病论治密切结合，对于研究疾病与证候的关系，探索临床诊治的规律，拓宽治疗思路，提高临床疗效，都是很有意义的。

（二）扶正与逐邪

痹病的治疗原则，不外"寒者温之，热者清之，留者去之，虚者补之"。如初起或病程不长，风寒湿痹自以温散、温通为正治，湿热痹则以清热利湿为主。久病则邪未去而正已伤，故其证多错综复杂。久病多虚，久痛入络，而久病亦多痰瘀、寒湿、湿热互结，如此则邪正混淆，胶着难解，不易取效。当以攻不伤正、补不碍邪为基本指导思想。张介宾说："痹证大抵因虚者多，因寒者多，惟气不足，故风寒得以入之；惟阴邪留滞，故筋脉为之不利，此痹之大端也。"我也体会到，痹证之形成，与正气亏虚密切相关，即其初起，也要充分顾护正气。

我一般不用防风汤、羌活胜湿汤之类，自拟温经蠲痛汤：当归、熟地黄、淫羊藿、川桂枝、乌梢蛇、鹿衔草、制川乌、甘草。风胜者加青风藤、钻地风；湿胜者加苍术、白术、生薏苡仁、熟薏苡仁；关节肿胀明显者加白芥子、穿山甲、泽兰、泽泻；寒胜者加制川乌、制草乌、制附片；痛剧者加炙全蝎或炙蜈蚣、制南星30~60g；刺痛者加地鳖虫、三七、延胡索；体虚者增淫羊藿剂量至20~30g，并加炙蜂房；气血两亏者加黄芪、党参。

若病久失治，阴阳气血亏损，病邪深入经隧骨骱，正气既已不足，诸邪混杂，更难剔除，筋骨损害，疼痛持续，此际应当扶正与逐邪并重，扶正不仅着眼于气血，更要考虑督脉与肾，盖肾主骨，而督脉总督一身之阳也。常用黄芪、当归补气血；淫羊藿、鹿角片、地黄、蜂房补肾督；逐邪则多用全蝎、蜈蚣、水蛭、地鳖虫之类虫蚁搜剔之品，配合川乌、桂枝之温经散寒；苍术、薏苡仁、萆薢之健脾除湿。俾正气充足，邪无容身之所，则阳得以运，气得以煦，血得以行，而顽疾斯愈矣。

病案举例：周某，男，68岁，退休工人。双侧腰腿疼痛、麻木2个月，不能行走，邀余出诊。顷见口干，便秘，舌质红，苔薄黄，脉弦。CT示：①L4/5椎间盘膨隆退变；②L3/4，L5~S₁椎间盘突出；③L2~S1椎管轻度狭窄；④椎体及小关节增生退变。此肾督亏虚之骨痹，当予益肾壮督通络之剂。处方：生地黄、熟地黄、全当归、鸡血藤、豨莶草、炒延胡索、全瓜蒌、补骨脂、骨碎补、乌梢蛇、露蜂房、地鳖虫、赤芍、白芍、甘草，10剂。益肾蠲痹丸4g，每日3次，饭后服。嘱卧硬板床休息。

二诊：药后疼痛大减，能自行上、下楼梯，口干、便秘亦除。舌红，苔薄黄，脉细小弦。仍以上方加桑寄生、川续断，14剂。

三诊：服药后疼痛已除，活动自如，唯足趾麻木，夜间下肢肌肉痉挛，有时便秘。舌红，苔黄腻，脉细弦。此气血不畅，络脉欠利，营阴亏耗，续当调气血、和络脉、养阴液。改拟下方续治：生白芍、豨莶草、伸筋草、全瓜蒌、鸡血藤、生地黄、生薏苡仁、熟薏苡仁、宣木瓜、乌梢蛇、地鳖虫、炙蜂房、川石斛、全当归、桃仁、红花、甘草，14剂。四诊：诸症均除，黄腻苔亦退，予益肾蠲痹丸连服3~6个月以资巩固。随访未见复发。

按：椎间盘突出症一般按寒湿痹或腰腿痛进行治疗，我对此首先注重肾虚之内因，因肾虚局部气血不畅而致椎间盘及纤维环退变，椎管内骨质增生，导致椎管狭窄，加之久坐、弯腰工作，更加重其病变程度。本病的外因多为感受寒、湿之邪，使局部气血不得流通，络脉痹阻，而且骨质增生对周围组织的压迫又加重了络脉痹阻这一病理改变，此二者相互作用，使纤维环这个原本血供就少的组织代谢更加减慢，退化加速，弹性日渐减退，故一旦遇负重、弯腰、蹦跳或极小的扭身等诱因，均可使纤维环破裂、髓核突出，压迫神经根或脊髓而诸症蜂起。揆其病因病机、临床表现，无疑属于骨痹、顽痹范围，以补肾、壮督为主，用熟地黄、补骨脂、骨碎补、桑寄生、炙蜂房、川续断；同时针对病变予以祛瘀通络、蠲除痹着，用益肾蠲痹丸及乌梢蛇、地鳖虫、桃仁、红花、豨莶草等；疼痛甚者选用延胡索、当归、赤芍、白芍以活血定痛；偏寒者加制川乌、制草乌；偏气血虚者加黄芪、党参以补气养血。如是扶正与逐邪并进，方能达满意疗效。当然，有些重症患者，必须综合治疗，如配合针灸、推拿、牵引等。至于活血化瘀之用，即使脉、舌并无瘀症可辨，但本病病理改变必有瘀阻，故虫蚁之通瘀搜剔亦必不可少。

（三）通闭与解结

痹者闭也，其初起经脉即为风寒湿热之邪阻遏，证见关节疼痛、肿胀、重着、屈伸不利。所以视其证象，寒者热之，热者寒之，是为正治，此间还须突出一个"通"字，即流通经络气血之谓。

风寒湿痹，祛风、散寒、逐湿，必温而通之，即使正虚，选药如地黄、当归，亦具流通之性，当归为血中气药，地黄《本经》亦言其"逐血痹"，非同一般呆补之品。

热痹虽以"热者寒之"为基本原则，但痹证的病理特点是"闭"，虽为热邪入侵，亦须致气血痹阻始能发病，如仅用寒凉清热，则不能流通气血，开发痹闭。故治热痹，多用苦辛寒方，辛即辛通也。《金匮》白虎加桂枝汤，也多援用于痹证发热、关节肿痛；《圣济总录》热痹门五方，或以犀角、羚羊角配羌活、桂枝，或以生地黄配附子，或以芍药、玄参、麦冬配羌活、桂枝；叶天士治热痹，石膏配桂枝共3条，羚羊角配桂枝共6案，皆其范例。

我治热痹常佐以温通之品如制川乌、制草乌、桂枝等。对风寒湿郁久化热证，曾制"乌桂知母汤"，方以川桂枝、制川乌、制草乌配生地黄、知母、寒水石。在寒水石与石膏的选用上，我喜用寒水石，鲜用石膏。考寒水石与石膏均味辛、大寒，味辛能散，大寒能清，两药均具清热泻火、除烦止渴之功。然寒水石味咸，入肾走血，所以不但能解肌肤之热，又可清络中之热，肌肤、血络内外皆清，较石膏功效更胜一筹。更以知母清阳明之热，生地黄凉血滋阴，佐以乌头、桂枝温经开痹，入营达卫。运用多年，疗效较佳。

至于温热药与清热药之药量比例，应因证制宜。如风、寒、湿、痰、瘀阻络，郁久有化热之势，症见除关节疼痛、肿胀的局部症状外，主要鉴别点为舌红、口干、苔燥或苔薄白罩黄。见上述任一表现，即在乌桂知母汤中调整桂枝、知母用量，以防郁热萌起，桂枝用6g，知母用10~15g。寒、湿、痰、瘀郁久化热时，除关节症状外，主要鉴别点为口干而苦、口干欲饮、舌红、苔黄。若上述症状中任何两点可见，即以此汤变通，予桂枝、乌头配知母或寒水石、地龙、土茯苓，视寒热进退而增减剂量。对寒象重而热象轻的，关节虽灼热，但仍以温为适者，一般制川乌、制草乌各用15g，川桂枝用10~15g，清热药选用土茯苓45g，知母10g。如寒热并重，温药用量同前，清热药选寒水石20g，广地龙10g，忍冬藤30g。对寒象轻、热象重者，制川乌、制草乌各用6~8g，川桂枝用6g。清热药除甘寒清热外，还加用黄柏、龙胆草、大黄以苦寒直折。如热痹兼见脾虚者，加用肉桂、干姜以温中运脾；如兼见发热，血沉、抗"O"增高，可加葎草、虎杖、青风藤，既退热又降血沉、抗"O"；如大便秘结，大黄可用至15~20g。

典型病案1：马某，女，49岁，工人。双手指关节畸形、肿痛已4年，右手为甚，晨僵1.5h。口苦，咽燥，苔薄黄腻，脉细弦。辅检：RF：1：50，CRP12.7mg/L，IgG18.8g/L，mp37，CIC阳性，ESR48mm/h。此类风关之顽痹也，予蠲痹通络，散肿止痛。处方：穿山龙50g，生黄芪、炒延胡索、青风藤、泽兰、泽泻、鸡血藤、威灵仙各30g，炒白芥子20g，乌梢蛇、炙蜂房、炙地鳖虫、炙僵蚕、广地龙、全当归各10g，甘草6g。14剂。益肾蠲痹丸（浓缩丸）4g，每日3次，饭后服用。

二诊：手指肿痛稍减轻，但服丸药后胃脘胀痛难忍，不能续服，询知其既往有慢性胃炎史，宜参用护胃之品。上方加生代赭石、蒲公英各30g，莪术、凤凰衣各6g。14剂。

三诊：药后手指肿痛减轻，畸形略有好转，脘胀痛已除，晨僵时间0.5h，唯大便日2~3次，苔薄黄腻。原法继进，上方加淫羊藿15g，去生代赭石。14剂。

四诊：述前药服后诸症逐步缓解，除手指畸形未复外，几如常人，自以为已愈，故自行停药。近1周来，手指肿痛复见，晨僵2h，两膝疼痛，苔薄，脉细弦。此复发之征，需坚持服药，方可稳定。处方：穿山龙50g、土茯苓、青风藤、鸡血藤、威灵仙各30g，独活20g，淫羊藿、徐长卿各15g，乌梢蛇、炙蜂房、炙地鳖虫、炙僵蚕、广地龙、全当归各10g，甘草6g。30剂。另服益肾蠲痹丸4g，日3次。

按：患者病已4年，双手指关节变形、肿痛，初诊用黄芪、当归以补气血，复以5种虫类药配合流通气血、泄化痰浊之品，通闭解结。二诊后肿痛减轻，晨僵时间亦缩短，唯脘胀不适，乃加调胃之品。四诊时症状已基本消失，但停药4个月后肿痛复见，说明对顽痹这样的病证，即使在临床症状消失后，也还须坚持服药，以期巩固疗效。穿山龙对细胞免疫和体液免疫均有调节作用，改善心血管功能，还有镇咳、化痰、平喘等功效。治疗风湿类疾病及慢性肾病、肾功能衰竭等，参用本品颇能提高疗效，增强机体抗病能力，但用量需大，少则无效，一般每日用40~50g。因其性平，不论寒、热、虚、实，均可佩用。实验证实，大剂量穿山龙能控制介质释放，有抗组织胺作用，从而缓解结缔组织疾病的进展，使病情得以控制，乃至逐步缓解和稳定。

典型病案2：包某，女，40岁，美籍华人，教授，2000年7月15日初诊。1998年出现腰部僵硬疼痛，翻身困难，经当地医院检查HLA-B27阳性，CT示骶髂关节3级，血沉74mm/h，服激素及抗风湿药乏效，体重日渐减轻，神疲，弯腰受限。乃于3个月前回沪治疗，经针灸、服药，效果不著，求愈心切，经友人介绍，来南通求医。面色欠华，神疲，腰部疼痛，活动欠利，苔薄白，脉细涩。此肾督亏虚之肾痹也，不易速效，需耐心服药，始可奏功。予益肾蠲痹法徐图之。处方：①熟地黄 20g，全当归 10g，淫羊藿 15g，补骨脂 20g，鹿角胶（烊冲）10g，桃仁、红花各 10g，炙蜂房 10g，地鳖虫 10g，肉苁蓉 10g，炒延胡索 30g，穿山龙 50g，徐长卿 15g，甘草 6g。30 剂，每日煎服 1 剂。②益肾蠲痹丸 4g，日 3 次，饭后服。③蕲蛇粉 150g，每服 2g，日 2 次。④蝎蚣胶囊 450 粒，每服 5 粒，日 3 次。

二诊（2000 年 8 月 20 日）：药后局部疼痛有所减轻，活动较爽，苔脉无著变，拟回美国继续服药。成药给半年量，汤药嘱其在美国购买，穿山龙带 6kg，每日 50g 同煎服。

三诊（2001 年 7 月 1 日）：上药继续服用后，症状日渐好转，乃继续邮购成药服用至今，体重由 128 磅增至 140 磅，面色红润，HLA-B27 已转阴，血沉降为 29mm/h，利用暑假回国复诊。目前症情稳定，嘱继续服药以期巩固。

按：强直性脊柱炎乃《内经·痹论》"尻以代踵，脊以代头"之肾痹也，好发于青少年，初诊多误诊为骨质增生、坐骨神经痛而贻误正规治疗。HLA-B27 检测及 X 线骶髂关节摄片可以确诊。患者多有肾督亏虚之内因，以受寒或劳累之外因而诱发，故治疗应以益肾壮督治其本、蠲痹通络治其标，汤、丸及针灸、推拿综合施治，收效较速。该患者认为穿山龙很重要，如不加用穿山龙则药效似较逊，佐证了穿山龙在痹症治疗中的重要作用。

二、三 大 主 症

痹病的共同特征是均以关节疼痛、肿胀、拘挛僵直为主症，由于病情缠绵反复，绝非一般祛风、散寒、燥湿、清热、通络、止痛之品所能奏效。且久病多虚，久痛多瘀，久痛入络，久病及肾，故在治疗上需于常规辨治基础上，参用益肾培本、涤痰化瘀、钻透剔邪之品，始可奏效。兹就疼痛、肿胀、僵直拘挛三大主症，结合本人临床实践，谈谈用药经验。

（一）疼痛

疼痛是痹症最主要的症状之一，如果能够迅速缓解疼痛，则患者信心增强，病情易趋缓解。根据疼痛的临床表现，可分为风痛、寒痛、湿痛、热痛、瘀痛，此五者只是各有侧重，往往多是混杂证型，难以截然分开。

1. 风痛　其疼痛多呈游走状，走注无定，因"风者善行而数变"之故，所以《内经》称之为"行痹"。祛风通络以治其痛，是为正治。在辨治基础上，轻者可以加用独活，因《名医别录》谓其"治诸风，百节痛风，无问久新者"；《本草正义》称："独活为祛风通络之主药，……故为风痹痿软诸大证必不可少之药。"本品确有镇痛、抗炎、镇静、催眠之作用，用量以 20～30g 为佳，唯阴虚血燥者慎用，或伍以养阴生津之品，如当归、生地黄、石斛等，始可缓其燥性。或用海风藤 30～45g 亦佳，以其善解游走性之疼痛。

重证则宜选用蕲蛇，《玉楸药解》谓其"通关透节，泄湿驱风"；《纲目》称其"内走脏腑，外彻皮肤，无处不到也"。本品透骨搜风之力最强，乃"截风要药"；不仅善于祛风镇痛，而且具有促进营养神经的磷质产生之功，对拘挛、抽搐、麻木等症有缓解、改善作用；还能增强机体免疫功能，使抗原、抗体的关系发生改变，防止组织细胞进一步受损，促使痹症病情之稳定，提高疗效。以散剂效佳，每次 2g，每日 2 次，如入煎剂需用 10g。

2. 寒痛　因寒邪内阻经脉而致之疼痛，临床最为多见，受寒则加剧，得温可稍舒。由于寒性凝滞，主收引，故其疼痛剧烈，屈伸甚且。《内经》称之为"痛痹"。治宜温经散寒，而止其痛。川乌、草乌、附子、细辛四味乃辛温大热之品，善于温经散寒，宣通痹闭，而解寒凝。川乌、草乌、附子均含乌头碱，有大毒，一般炮制后用，生者应酌减其量，并先煎 1 小时，以减其毒。

我治痛痹，常以川乌、草乌配以桂枝、细辛、独活等温燥之品。川乌温经定痛作用甚强，凡寒邪重者用生川乌，寒邪较轻而体弱者用制川乌，因各人对乌头的耐受反应程度不同，故用量宜逐步增加，一般成人每日量由 8g 开始，逐步加至 12～18g，且与甘草同用，既不妨碍乌头的作用，又有解毒之功。草乌治疗痹痛之功效较川乌为著，重证可同时并用。

对寒痹患者用川乌、桂枝、淫羊藿等品，有降低抗"O"、血沉之效。我还常用《本事方》中之麝香丸治疗急性风湿关节炎甚者，可获迅速止痛之效。方用生草乌、地龙、黑豆、麝香，研末泛丸如绿豆大，每服 7～14 粒，日服 1～2 次，黄酒送服，多在 3～5 日内痛止肿消。慢性顽固性疼痛者，坚持服用亦可获效。细辛可用 8～15g，有人曾报道，用 60～120g 未见毒副作用，可能与地域、气候、体质有关，仍宜慎重为是。

3. 湿痛　肢体有重着之感，肌肤麻木。由于湿性重浊，故《内经》称之为"着痹"。治当健脾化湿，参用温阳之品。湿去络通，其痛自已。生白术45g，苍术15g，熟薏苡仁30g，制附子15g，具有佳效。或用钻地风、千年健各30g，善祛风渗湿，疏通经脉，以止疼痛。

4. 热痛 多见于痹症急性发作期，或邪郁已久而化热者，其关节红肿热痛，得凉稍舒，伴见发热、口干、苔黄、脉数等一派热象。常用白虎加桂枝汤为主随症加减，热盛者加寒水石、黄芩、龙胆草；湿重者加苍术、蚕沙；痛甚者加乳香、没药、延胡索或六轴子等。

六轴子为杜鹃花科植物羊踯躅的种子，苦温，有剧毒，善于祛风止痛、散瘀消肿，对风寒湿痹、历节疼痛、跌仆损伤、痈疽疔毒有著效，不仅能散瘀消肿，尤长于定痛，骨伤科多喜用之。尝取其加于辨治方中，以镇咳、定痛，颇为应手，对于风寒湿痹之痛剧者，尤为合拍。但此品有剧毒，用量宜慎，煎剂成人每日用1.5~3g，如入丸、散剂，每日约0.3~0.6g（小儿用成人量的1/3），体弱者忌服。在此方中配以寒水石，可加速疗效。寒水石辛咸而寒，入肾走血，历代认为其功擅清热降火、利窍、消肿，主治时行热病、积热烦渴、吐泻、水肿、尿闭、齿衄、烫伤等症。今移治痹之热盛而关节灼热肿痛者每获良效，且用药后患者RF、抗"O"、血沉均趋下降，乃其善于清泄络中之热也。

常规用药收效不著时，加用羚羊角粉0.6g，分2次吞，可以奏效。黄宫绣《本草求真》明确指出："历节掣痛，羚羊角能舒之。"用山羊角或水牛角30g亦可代用。关节红肿热痛，如仍不解者，可服用犀黄丸，当能挫解。有时加用知母20g，寒水石30g亦佳，因其不仅能清络热，并善止痛。

倘同时外用芙黄散（生大黄、芙蓉叶各等分研细末），以冷茶汁调如糊状，取纱布涂敷患处，每日一换；或用鲜凤仙花茎叶（透骨草）捣烂外敷亦佳，可以加速消肿止痛，缩短疗程。

5. 瘀痛 久病多瘀。凡顽痹久治乏效，关节肿痛，功能障碍，缠绵不愈者，多是病邪与瘀血凝聚经隧，胶结难解，即叶天士所云"络瘀则痛"是也。常规用药，恒难奏效。必须采取透骨搜络、涤痰化瘀之品，始可搜剔深入经隧骨骱之痰瘀，以蠲肿痛。而首选药品，则以蜈蚣、全蝎、水蛭、僵蚕、地鳖虫、天南星、白芥子等最为合拍。

其中天南星之功，甚值一提：生天南星苦、辛、温，有毒，制则毒减，能燥湿化痰，祛风定惊，消肿散结，专走经络，善止骨痛，对各种骨关节疼痛均具有佳效。《本经》之"治筋痿拘缓"，《开宝》之"除麻痹"，均已有所启示。就类风湿关节炎来说，在体液免疫异常方面，滑膜组织有大量淋巴细胞、浆细胞、巨噬细胞及肥大细胞等集聚；类风湿因子无论是IgM、IgG、IgA，大多在关节内部产生，这些病理变化，似与痰瘀深结经隧骨骱之机理相为吻合，南星专止骨痛是颇有深意的。制南星的用量可至30~60g。

（二）肿胀

"湿胜则肿"，此为关节肿胀形成之主因。早期可祛湿消肿，但久则由湿而生痰，终则痰瘀交阻，肿胀僵持不消，必须在祛湿之时，参用涤痰化瘀之品，始可奏效。

关节痛而肿者证情较重；凡见关节肿胀者定有湿邪，其肿势与湿邪之轻重则往往是相应的。如肿势不消，湿邪内停，黏着不去，致气血不畅，痰凝、血瘀，三者胶结，附着于骨，则导致关节畸形。正如《素问·生气通天论》所述："阳气者精则养神，柔则养筋，开阖不得，寒气从之，乃生大偻。"沈金鳌也说："久则骨节蹉跎。"均指此而言。

通常而言，"伤科治肿，重在化瘀；痹症治肿，重在祛湿"。二法同时并用，相得益彰，可提高疗效。肿胀早期，常用二妙散、防己、泽泻、泽兰、土茯苓等。中后期则需参用化痰软坚的半夏、南星、白芥子和消瘀剔邪的全蝎、水蛭、地鳖虫、乌梢蛇等。

此外，七叶莲长于祛风除湿，活血行气，消肿止痛，并有壮筋骨之效。又刘寄奴、苏木、山慈菇均擅消骨肿，亦可选用。

（三）僵直拘挛

僵直、拘挛乃痹症晚期之象征，不仅疼痛加剧，而且功能严重障碍，生活多不能自理，十分痛苦，所以我以"顽痹"称之。此时应着重整体调治，细辨其阴阳、气血、虚实、寒热之偏颇，而施以相应之方药。

凡关节红肿僵直、难以屈伸，久久不已者，多系毒热之邪与痰浊、瘀血混杂胶结，在清热解毒的同时，必须加用豁痰破瘀、虫蚁搜剔之品，方可收效。药如山羊角、地龙、蜂房、蜣螂虫、水蛭、山慈菇等，能清热止痛，缓解僵挛。如肢节拘挛较甚者，还可加蕲蛇、穿山甲、僵蚕等品。如属风湿痹痛而关节拘挛者，应重用宽筋藤，一般可用30~45g。

偏寒湿者，重用川乌、草乌、桂枝、附子、鹿角片等。此外，青风藤、海风藤善于通行经络，疏利关节，有舒筋通络之功，与鸡血藤、忍冬藤等同用，不仅养血通络，且能舒挛缓痛。

伴见肌肉萎缩者，重用生黄芪、生白术、熟地黄、蜂房、石楠藤，并用蕲蛇粉，每次 3g，每日 2 次，收效较佳。

以上诸症在辨治时，均需参用益肾培本之品，药如熟地黄、淫羊藿、仙茅、肉苁蓉、补骨脂、鹿角片、鹿衔草等，以期标本同治，提高疗效。待病情缓解稳定后，还需继续服用益肾蠲痹丸半年以上，始可巩固疗效，防止复发。

三、结 语

风湿病的治疗是比较复杂的，因为迄今为止，还没有一种特效的方药。为此，在辨证论治时，如能解决好治证与治病、扶正与逐邪、通闭与解结的三个环节和疼痛、肿胀、僵直拘挛三大主症，或可提高疗效。因水平所限，不妥之处，请予指正。

（原载于《河南中医》2008 年第 2 期）

益肾蠲痹法治疗系统性红斑狼疮临床报道

朱婉华 顾冬梅 蒋 恬 张爱红

系统性红斑狼疮（systemic lupus erythematosus，SLE）是一种累及多系统脏器的自身免疫性疾病，病因迄今未明，为治疗造成了不少困难，彻底攻克系统性红斑狼疮一直是世界医学界努力的目标。纵观文献报道，目前中医治疗 SLE 临床报道分单纯中药治疗和中西医结合治疗两方面，单纯中药治疗多是稳定型或轻型活动性 SLE，且大多是个案报道，鲜有中、重型活动性及大样本、随机对照研究。就目前临床实际情况而言，中药不可能完全取代激素，尤其是中、重度活动期 SLE，激素的应用仍是必要的，这在医学界已达成共识[1]。中西医结合治疗 SLE 的优点在于：①可明显提高疗效，降低死亡率，延长疾病的稳定期和缓解期。②改善临床症状，提高生活质量。③减少激素用量和维持量，减少激素副作用和并发症，顺利递减激素或免疫抑制剂的用量，减少其反跳的机会[2]。

近年来，我们运用益肾蠲痹法治疗 SLE，对应用免疫抑制剂、冲击疗法不能耐受者；长期应用激素病情未稳定者；撤减激素即出现反弹者；明确诊断重度 SLE 患者，在治疗过程中不慎怀孕未终止妊娠，继续治疗后母婴健康等，取得满意效果。益肾蠲痹法治疗风湿病是总结了我国中医风湿病泰斗朱良春教授数十年临床治疗经验而创立的，其治疗法则为益肾壮督治其本，蠲痹通络治其标；组方特点为善用血肉有情、虫蚁搜剔的虫类药和草木药相伍；代表方药有浓缩益肾蠲痹丸、蝎蚣胶囊、扶正蠲痹胶囊、金龙胶囊等。笔者采用回顾性 54 例 SLE 患者进行了疗效追踪和动态观察，现报道如下。

一、资料和方法

（一）临床资料

2002~2008 年在我院治疗的 54 例 SLE 患者，采用回顾性研究。

纳入标准：①美国风湿病学会 1997 年推荐的系统性红斑狼疮诊断标准；②处于疾病活动期（抗 Sm 抗体阳性，同时伴有 SLEDAI 积分：0~4 分 基本无活动；5~9 分 轻度活动；10~14 分 中度活动；≥15 分 重度活动）；③均为曾激素或免疫抑制剂治疗，因副作用大而改用益肾蠲痹法治疗 3 年以上的患者。

（二）治疗方案

1. A 方案 蠲痹汤（随症加减）+浓缩益肾蠲痹丸+蝎蚣胶囊

2. B 方案 蠲痹汤（随症加减）+浓缩益肾蠲痹丸+扶正蠲痹胶囊

3. C 方案 蠲痹汤（随症加减）+浓缩益肾蠲痹丸+金龙胶囊

上述方案由医生根据患者病情进行推荐，选择 A 方案者 12 人（占 22.22%）。经济条件好的患者愿意接受起效快、价格高的 C 方案，选择 C 方案者 23 人（占 42.59%）。选择 B 方案者 19 人（占 35.19%）。

（三）治疗药物

1. 蠲痹汤 （医院协定方，鸡血藤、蜂房、僵蚕、广地龙等九味药，随症加减）

2. 浓缩益肾蠲痹丸 （医院制剂，批准文号：苏药制字：Z04000448，干品动植物药）

3. 蝎蚣胶囊 （医院制剂，批准文号：苏药制字：Z04000455，干品动物药）

4. 扶正蠲痹胶囊 （医院制剂，批准文号：苏药制字：Z04001994，鲜动物药与中草药混合品）

5. 金龙胶囊 （批准文号：国药准字：Z10980041，北京建生药业有限公司，纯鲜动物药）

上述药物的特点是大队虫类药与草木药熔为一炉，起到协同加强作用。虫类药为血肉有情之品，含有大量的氨基酸和微量元素，特别是鲜动物药，含有大量生物活性物质，具有较强的调节免疫功能作用。多种氨基酸可在体内直接合成各种酶、激素并调节人体内代谢的平衡；多种微量元素可以调节机体内因微量元素变化引起的紊乱。

（四）观察方法及指标

三个月为一个疗程，保持原治疗方案服用至一年；如病情稳定，汤药一帖药服 2 天；一年半后，病情稳定才停服汤药；二年后病情仍稳定，坚持服二种中成药；第三年病情稳定，浓缩益肾蠲痹丸继续服用。治疗前、治疗 1 年及 3 年为观察点，比较治疗前后临床疗效、症状积分、激素剂量、血沉、C 反应蛋白、ENA 系列等指标变化。

1. SLE 活动性表现 提示 SLE 活动的主要表现有：中枢神经系统受累（可表现为癫痫、精神病、器质性脑病、视觉异常、颅神经病变、狼疮性头痛、脑血管意外等，但需排除中枢神经系统感染），肾脏受累（包括管型尿、血尿、蛋白尿、脓尿），血管炎，关节炎，肌炎，皮肤黏膜表现（如新发红斑、脱发、黏膜溃疡），胸膜炎、心包炎，低补体血症，DNA 抗体滴度增高，不明原因的发热，血三系减少（需除外药物所致的骨髓抑制），血沉增快等。其理论总积分为 105 分，但实际绝大多数患者积分小于 45，活动积分在 20 分以上者提示很明显的活动，0~4 分 基本无活动；5~9 分 轻度活动；10~14 分 中度活动；≥15 分 重度活动。

2. SLE 中医症状积分 参照《中药新药临床研究指导原则》[3]，将无、轻、中、重症状分别记为 0、1、2、3 分（表 1）。

表 1 系统性红斑狼疮量化分级表

症状	轻	中	重
面部红斑	散在红斑或呈丘疹样，色淡红	呈蝶状分布，或有鳞屑，紫红或黯褐色	广泛红斑，或为大疱样皮损
发热	体温 37.5~38.9℃	体温 38~38.9℃	体温 39℃以上
口疮	少量口疮，无痛	多处口疮	广泛口疮，反复发作
双手红斑	有散在红斑	多处红斑，指甲周围尤甚，多呈紫红色	满布红斑或连成片状，色鲜红或黯红
关节疼痛	关节隐痛	关节疼痛，伴僵硬	关节疼痛，活动受限
关节肿胀	肿胀未超过关节附近骨性标志	肿胀与关节附近骨性标志相平	肿胀高于关节附近骨性标志
肌肉疼痛	肌肉酸痛，可耐受	疼痛明显，活动轻度受限	疼痛伴无力，双上肢不能抬起，下蹲困难
脱发	少量脱发，梳头时明显	用手轻掠头发即有脱发	广泛脱发，伴有头皮炎症
浮肿	眼睑部浮肿	双下肢凹陷性浮肿	全身浮肿
胸痛	间歇疼痛	局部刺痛或钝痛，呼吸时加重	胸痛伴呼吸困难，活动时为甚
心悸	活动时感心悸	不活动时即有阵发性心悸	心悸持续不缓解
皮肤溃烂	散在溃烂，面积小	溃烂面增多，伴疼痛	溃烂面积大流脓血，疼痛难以忍受
乏力	活动时即感乏力	稍有活动即有乏力	不欲活动，喜卧床
烦躁	心烦时起	心烦	

3. 证候疗效判定标准

（1）临床痊愈　中医临床症状、体征消失或基本消失，证候积分减少≥95%。

（2）显效　中医临床症状、体征明显改善，证候积分减少≥70%。

（3）有效　中医临床症状、体征均有好转，证候积分减少≥30%。

（4）无效　中医临床症状、体征均无明显改善，甚或加重，证候积分减少不足30%。

注：计算公式（尼莫地平法）为：[（治疗前积分−治疗后积分）÷治疗前积分]×100%。

（五）统计分析

采用 SPSS 16.0 统计软件进行分析处理，根据数据类型分别选用配对 t 检验、F 检验（方差分析）、χ^2 检验、Ridit 分析等，以 $P<0.05$ 作为具有统计学意义的界限。

二、结　果

（一）一般资料

本研究共纳入 54 例符合入选标准的 SLE 患者，ANA 均为阳性，其中女性 51 例，男性 3 例，男：女为 1：18，年龄最小为 15 岁，最年长的为 58 岁（女），平均年龄为 37 岁，男性患者平均年龄为 37.3 岁，女性患者平均年龄为 36 岁，病程最短为 2 个月，最长为 73 个月，平均 35.19±7.01 个月。

（二）疗效判定

参照卫生部 2002 年制定的 SLE 疗效判定标准[3]。

（1）益肾蠲痹法治疗 SLE 的临床疗效（见表2）。

（2）治疗前后症状积分的比较（见表3）。

（3）治疗前后激素使用情况比较（见表4）。

（4）治疗前后 ENA 系列阴转率比较（见表5）。

（5）治疗前后 ESR、CRP 改变的比较（见表6）。

表2　益肾蠲痹法治疗 SLE 的临床疗效

	病例数	临床痊愈	显效	有效	无效	总有效率（%）
治疗 1 年	54	5	25	10	14	74.07
治疗 3 年	54	13	25	13	3	94.44

注：$\chi^2=21.46$，$P<0.05$。

表3　治疗前后症状积分的比较

组别	症状积分
治疗前	23.57±5.65
治疗 1 年	16.26±3.96*
治疗 3 年	3.39±1.21*

注：*为治疗前后 1 年、3 年之间的比较，$P<0.05$。

表4　治疗前后激素使用情况比较

组别	激素用量（mg/d）
治疗前	50.29±14.23
治疗 1 年	25.50±12.03*
治疗 3 年	5.01±1.78*

注：*为治疗前后 1 年、3 年之间的比较，$P<0.05$。

表5　治疗前后 ENA 系列阴转率比较

组别	例数	ANA 阴转率（%）	抗 Sm 抗体阴转率（%）	ds-DNA 阴转率（%）
治疗1年	54	85.19*	81.48*	68.52*
治疗3年	54	96.30*	94.44*	88.89*

注：* 为治疗1年和3年时比较，$P<0.05$。

表6　治疗前后 ESR、CRP 改变的比较

组别	ESR	CRP
治疗前	72.35±25.30	17.61±4.32
治疗1年	48.36±19.03*	12.37±3.03*
治疗3年	21.37±12.51*	3.87±2.14*

注：* 为治疗前后1年和3年时比较，$P<0.05$。

三、讨　论

本病80%以上为女性，尤以女青年为多，临床表现比较复杂：不规则发热或弛张热、关节痛、肌肉酸痛、红斑和皮疹、血管炎、雷诺征、口腔鼻腔黏膜溃疡、脱发、淋巴结肿大、肝脾肿大、间质性肺炎、胸膜炎、心包炎、心肌炎、心内膜炎、心衰、腹泻、便秘、食欲不振、肝脏损坏、肾炎、贫血、皮下紫癜、脑损害、眼底变化、闭经等[4]。本病为多系统损害疾病，证型涉及多个脏腑及气、血、津液等方方面面，临床辨证不能按一般疾病的辨证方法进行，辨证难于统一，更难于推广[5]。纯中药治疗 SLE 亦有不少报道，使用中药后能撤减激素等取得可喜成绩[6~10]。国医大师朱良春对久治不愈的痹证喜用"顽痹"统称之，朱老认为"顽痹"具有久痛多瘀、久痛入络、久病多虚、久病及肾的特点，SLE 患者多有阴阳气血先虚，风、寒、湿、毒、热之邪内侵，气血为邪所阻，壅滞经脉，留滞于内，湿停为痰，血凝为瘀，痰瘀交阻，热毒炽盛，气营两燔，凝涩不通，胶着不去，邪正混淆，如油入面，五体痹久治不愈，累及内脏，又可转为五脏痹，心、肝、脾、肺、肾均可累及，悬饮、臌胀、中脑、中脏腑等诸症均可出现，因此颇为棘手，不易速效。故确定益肾蠲痹法治其本，辨证加减治其标。益肾蠲痹法既适用于类风湿关节炎、强直性脊柱炎、骨关节炎等疾病，亦适用于红斑狼疮，临床应用取得满意效果，亦符合"异病同治"之法则。

20世纪80年代，中草药尤其是虫类药基本都是天然采集，药效高，疗效好，随着中药材的人工饲养、人工栽培技术的不断推广，在临床上我们发现中药材的药效已有明显下降，中医药治疗风湿病（包括 AS）的治疗方案也在逐渐升级，联合用药也成趋势，中药成本也在逐渐增高，益肾蠲痹法中的 A，B，C 三种方案就是在这种背景下产生的。A、B、C 三种方案立足于益肾生精以充盛经脉，逐瘀化痰以蠲痹通络，从而达到缓解症状、控制和减轻炎症、防止疾病的转变而达到标本兼治的作用。在制定方案时我们根据患者经济条件的需求，制订了 A，B，C 三种方案（价格 C>B>A），让患者自由选择。此外，情志调摄，忌食海鲜辛辣，劳逸结合，避免日光暴晒，亦有助于康复。

四、典型病案举例

王某，女，26岁，农民，南通如东掘港人。

2002年2月25日初诊：患者两个月前指关节肿痛，继之发热、咳嗽，当地诊断为肺炎。经用青霉素治疗未效，并继起双肩、肘关节疼痛，虹膜炎。后至南通大学附属医院确诊为"系统性红斑狼疮"，加用强的松60mg/d 后症情渐缓，并逐渐减量至8#/日。复查 ANA（+），抗 Sm 抗体（+），抗 ds-DNA（+），C3：0.55，C4：0.10。肾功能：BUN：8.2mmol/l，余正常。近四日又外感风寒，鼻塞流浓涕、咳嗽痰黄。刻下：面颧蝶斑，两下肢胀痛。纳可，二便正常。本院查血常规：WBC：$4.8×10^9$/L，Hb90g/L，RBC$3.15×10^{12}$/L。舌质淡紫，脉细小弦。此乃顽痹之候，经脉痹阻，痰热蕴肺。治宜益肾蠲痹，扶正荡邪的 C 方案治疗，佐以清肺化痰。

痹通汤加青风藤30g，金刚骨50g，炙麻黄10g，杏仁15g，大贝母10g，银翘各15g，蝉衣6g，生石膏15g先煎，炒子芩10g，苍耳子15g，前胡10g，金荞麦30g，鱼腥草30g后下，凤凰衣8g（14帖）。

2002年3月9日复诊：咳嗽、痰黄渐瘥，面颧蝶斑消失，精神明显好转，强的松40mg/d，苔薄白微黄，边有齿痕，脉细小弦，续当原法出入。炙麻黄改为5g，生石膏改为10g（28帖）。

2002年4月8日复诊：药后精神明显好转，咳嗽减而未已，脓痰已消，面颧蝶斑消失，强的松减至35mg/d。苔薄白，微黄，边有齿痕。脉细小弦。续以原法出入。

2002年7月29日复诊：强的松已减至5rmg/d。症情稳定，唯稍受风寒，咳嗽即作。肝、肾功能，血常规等基本正常。苔薄白，脉细小弦。续当原法出入。

2003年1月17日复诊：复查：ALT：43g/l，IgG：16.5g/l，ANA（±），ENA系列阴性，ESR：2mm/H。二月前强的松口服2.5mg/d，现已停服一个月。原法继进之。

2004年6月30日复诊：患者坚持服药，病情稳定，中药汤剂已停。今复查ENA系列（-），RF：15.2IU/mL，IgG：8.61g/L，IgA：0.53g/L，IgM：0.51g/L。C3：1.20g/L，C4：0.55g/L。自觉无明显不适，苔薄白，脉细小弦。续当原法出入。单服"浓缩益肾蠲痹丸"。

患者于2008年1月份妊娠，无明显不适，予浓缩益肾蠲痹丸4g，每日3次，巩固维持，妊娠九月时加服金龙胶囊，2008年9月顺利分娩，母子平安。至今仍坚持服用浓缩益肾蠲痹丸，调节免疫功能。

五、结 论

益肾蠲痹法对于难治性SLE，具有疗效高、毒副作用小、症状及实验室指标改善明显等理想疗效，是一种易于推广使用、具有良好产业化前景的治疗方法。

参 考 文 献

[1] 陈达灿，禤国维. 中医临床诊治全书皮肤性病科专病. 北京：人民卫生出版社，2000，205.
[2] 吴元胜，禤国维，范瑞强. 中西医结合治疗系统性红斑狼疮的研究现状与展望. 现代中西医结合杂志，2003，12（8）：889.
[3] 中华人民共和国卫生部制定发布. 中药新药临床研究指导原则. 2002.
[4] 路志正，焦树德. 实用中医风湿病学. 北京：人民卫生出版社，1996，467.
[5] 关彤，赵威，林昌松. 对中医药治疗系统性红斑狼疮临床研究现状的思考. 中国中医药科技，2007，14（1）：44-45.
[6] 时水治，李建生. 辨证论治配合金龙胶囊治疗系统性红斑狼疮33例临床观察. 北京中医，2000，3：34-35.
[7] 苏晓，洪强，夏菁. 红斑汤治疗系统性红斑狼疮30例临床研究. 中医杂志，2002，43（5）：359-361.
[8] 刘秉昭，张琦. 路志正教授运用经方治疗红斑狼疮的经验. 中国中医药信息杂志，2001，8（11）：72-73.
[9] 金实，汪悦，张梅涧等. 狼疮静颗粒治疗活动性系统性红斑狼疮45例临床研究. 中医杂志，2003，11（6）：435-436.
[10] 刘志勤，苏艾华. 姜泉治疗系统性红斑狼疮经验. 中医杂志，2009，50（8）：691-692.

（原载于《中国中医基础医学杂志》2010年第7期）

益肾壮督与蠲痹通络法治疗强直性脊柱炎
85例的临床分析

朱建平 郭建文 潘 峰 顾永伟 吴艳秋 保 嘉 指导：朱建华

强直性脊柱炎（ankylosing spondylitis, AS）是一种慢性进行性疾病，主要侵犯骶髂关节、脊柱骨突、脊柱旁软组织及外周关节，严重者可发生关节强直和脊柱畸形，并可侵犯心瓣膜、肺、脊髓等脏器，发病年龄多见于10~40岁，尤其对于青少年患者危害极大。由于本病发病原因不清，西医尚缺乏有效的治疗手段[1]。我国著名的中医药学家朱良春教授首创益肾壮督、蠲痹通络法及系列方药治疗AS，取得了较好的临床效果。我们对部分治疗病例进行了回顾性分析，现总结如下。

一、资料与方法

（一）病例选择

1. 诊断标准 西医诊断标准采用 1984 年修改的纽约标准（MNY 标准）[2]。

（1）症状体征包括：①腰痛、晨僵 3 个月以上，活动改善、休息无改善；②腰椎前、后、侧屈受限；③胸廓活动度低于同龄、同性别正常人。

（2）放射学标准包括：①双侧骶髂关节炎≥Ⅱ级；②单侧骶髂关节炎Ⅲ～Ⅳ级。

（3）诊断：①肯定 AS，符合放射学标准和 1 项以上临床标准；②可能 AS，符合 3 项临床标准，或符合放射学标准而不具备任何临床标准，除外其他原因所致骶髂关节炎者。中医诊断标准参照《中药新药指导原则（2002 版）》中"中药新药治疗强直性脊柱炎的临床研究指导原则"[3]。

2. 纳入和排除标准

（1）纳入标准：①同时符合中西医诊断标准；②治疗周期超过 6 个月；③年龄 10～70 岁；④无严重心、肝、肾等脏器功能受损。

（2）排除标准：①不符合上述纳入标准；②严重关节畸形者。

（二）一般资料

所有病例均为 2002 年 1 月～2007 年 12 月在南通市良春中医药临床研究所门诊接受益肾壮督、蠲痹通络法治疗，资料完整且坚持服药超过 6 个月的 AS 确诊患者，共 85 例。其中男性 62 例，女性 23 例；男女比例约为 3：1；年龄最小 12 岁，最大 68 岁，平均（28.1±16.5）岁，其中 10～40 岁者 76 例，占 89.41%；病程最短 6 个月，最长 14 年，其中病程为 1 年到 5 年间的患者有 39 人，占总人数的 45.88%。

（三）治疗方法

依据朱良春教授创立的 AS 治疗法则：益肾壮督治其本，蠲痹通络治其标，选取血肉有情、虫蚁搜剔的虫类药和草木药物相配伍，组成系列代表方药：蠲痹汤（朱老经验方，由黄芪、鸡血藤、穿山龙、炙蜂房、炙地鳖虫等组成）、浓缩益肾蠲痹丸（苏药制字：Z04000448）、蝎蚣胶囊（苏药制字：Z04000455）、扶正蠲痹胶囊（苏药制字：Z04001994）、金龙胶囊（国药准字：Z10980041，北京健生药业有限公司）。治疗方案分为 A，B 和 C 方案。①A 方案：蠲痹汤+浓缩益肾蠲痹丸+蝎蚣胶囊，适用于轻度 AS；②B 方案：蠲痹汤+浓缩益肾蠲痹丸+扶正蠲痹胶囊，适用于中度 AS；③C 方案：蠲痹汤+浓缩益肾蠲痹丸+金龙胶囊，适用于重度 AS。在临床具体应用中，朱教授首先根据患者的症状体征、躯体功能评分等情况确定患者的轻、中、重分级，选择相对应的治疗方案，并在此基础上，结合中医辨证进行随证加减。如偏于血瘀、痰瘀的患者，给予蜈蚣、水蛭等虫类药，使其搜剔深入骨髓之痰瘀，以蠲痹痛；偏于肾阳亏虚者，加用仙灵脾、仙茅、蜂房、鹿角片等温补肾阳之品，以温肾壮督，蠲痹通络；偏于寒湿者，加用制南星、川草乌等温经散寒，宣通痹闭；偏于肝肾阴虚者，重用生地黄、制黄精、枸杞子等；偏于湿热者，加用土茯苓、七叶一枝花、生薏仁等。上述治疗方案连续治疗 3 个月为 1 个疗程。服用 1 年后，若病情稳定，疼痛基本消失，可停服蠲痹汤。第 2 年起服用剩余 2 种中成药，如症状平稳，第 3 年起仅服浓缩益肾蠲痹丸，4g/次，3 次/天；第 4 年改服浓缩益肾蠲痹丸，4g/次，2 次/d；第 5 年浓缩益肾蠲痹丸减量为 4g/次，1 次/d 即可。

（四）观察指标

患者治疗前行骶髂关节片及病变的脊柱 X 片检查，并检测人类白细胞组织相容性抗原（HLA-B27），血沉（ESR），C 反应蛋白（CRP），血常规，肝肾功能等指标。每进行 1 个疗程的治疗，检测血常规、ESR 和 CRP；第 2 个疗程结束后检测骶髂关节片及病变的脊柱 X 片、HLA-B27 及肝肾功能。治疗 1 年后，复查骶髂关节片加病变的脊柱 X 线片，并复查 ESR、CRP、HLA-B27 和肝肾功能。之后每年定期复查 HLA-B27、ESR、CRP、血常规、肝肾功能。

（五）疗效评价标准

采用国际通用的评定指标，包括：症状体征评估（BASDAI）[4]，躯体功能评分（BASFI）[5]，骨骼和肌肉系统活动度的评分（BAS-MI）[6]，采用纽约标准[1]分析骶髂 X 线片以评价骶髂关节炎程度。

（六）统计学方法

采用 SPSS13.0 统计软件进行统计学分析，计量资料采用$\bar{x}\pm s$表示，组内前后比较采用配对 t 检验，计数、等级资料采用配对秩和检验。本研究涉及的所有统计学检验均为双侧检验，检验水准 $\alpha=0.05$，以 $P<0.05$ 为统计学意义。

二、结　　果

（一）治疗前后 ESR、CRP 比较

采用"益肾蠲痹"方案治疗后，患者 ESR、CRP 水平显著降低，差异有统计学意义（$P<0.01$）。见表 1。

表 1　AS 患者治疗前后 ESR、CRP 水平比较（$\bar{x}\pm s$）

分期	n	ESR（mm/h）	CRP（mg/L）
治疗前	85	41.12±27.77	16.80±12.63
治疗后	85	15.16±14.82**	8.12±8.49**

注：与治疗前比较，＊＊$P<0.01$。

（二）治疗前后 HLA-B27 情况比较

治疗后，在 74 例血清 HLA-B27 阳性的强直性脊柱炎者中，有 33 例转阴，占 44.59%。转阴时间最短 4 个月，最长 23 个月，平均（10.74±7.68）月；女性占 23.53%，男性占 76.47%。

（三）治疗前后 X 线片骶髂关节炎程度

治疗 6 个月后复查 X 线片：有 14 例患者由 Ⅱ 级转为 Ⅰ 级，有 18 例由 Ⅲ 级转为 Ⅱ 级，有 1 例由 Ⅳ 级转为 Ⅲ 级，其余 52 例 Ⅱ、Ⅲ 级患者虽然未达到级别的改变，但 X 线片显示骶髂关节面模糊已有明显好转，髋关节间隙清晰，表明益肾蠲痹法对 AS 患者的骨关节破坏有一定的修复作用。见表 2。

表 2　X 线片骶髂关节分期变化表（例）

分期	Ⅰ	Ⅱ	Ⅲ	Ⅳ
治疗前	4	39	36	6
治疗后	18	43	19	5

注：经配对秩和检验，治疗前后差异有统计学意义（$P<0.01$）。

（四）治疗前后骨骼肌肉活动、症状体征、躯体功能变化的比较

益肾壮督法治疗后，患者晨僵、脊柱疼痛、腰骶疼痛、腰脊活动、关节肿胀、腰酸乏力等症状（BASMI）以及临床症状评分（BASDAI）和躯体功能（BASFI）均得到明显改善，差异有统计学意义（$P<0.01$）。见表 3。

表 3　治疗前后骨骼肌肉活动、症状体征、躯体功能评分变化的比较（$\bar{x}\pm s$，分）

分期	BASMI	BASFI	BASDAI
治疗前	14.35±8.64	13.59±6.94	14.82±6.04
治疗后	5.43±4.68	4.51±3.40	4.99±3.14
t	14.09	15.70	18.39
p	0.00	0.00	0.00

（五）安全性分析

在接受治疗的 85 例 AS 患者中，有 17 例在治疗后的第 1 周至第 2 周之间出现胸、腰脊、骶髂关节的酸胀、疼痛、膝、踝、足关节肿胀加重，继续服药后，疼痛、肿胀出现明显减轻；19 例出现大便溏软，大便次数增多。鉴于所服方药中以补肾壮督之品较多而导致出现此类情况，未予特殊处理，1 周后均自行缓解，部分体虚患者可加生姜 4 片、红枣 6 枚同煎；5 例 AS 患者出现腹胀、欲呕，在对症处理后症状消失；7 例患者出现皮肤瘙痒、过敏等表现，给予徐长卿 15g、地肤子 30g 同煎液后缓解。无病例出现肝肾损害和周围血象的改变。

三、讨　论

强直性脊柱炎的病变部位主要在脊柱和腰尻。腰为肾之府，腰以下为尻，尻亦属肾；脊柱乃一身之骨主，骨的生长发育又全赖骨髓的滋养，而骨髓乃肾中精气所化生，故肾中精气充足，骨髓充盈，则骨骼发育正常，坚固有力；肾中精气不足，骨髓空虚，则骨质疏松，酸软无力。督脉"循脊而行于身后，为阳脉之总督"，"督之为病，脊强而厥"，故本病与肾督密切相关。由于先天禀赋不足或后天调摄失常，致肾督亏虚，则卫阳空疏，风寒湿热之邪乘虚侵袭，深入骨骱脊髓。肝肾精亏，肾督阳虚，使筋挛骨弱而邪留不去，痰浊瘀血逐渐形成，壅滞督脉，加之失治、误治或复感于外邪，则导致病情反复发作，缠绵日久，正虚邪恋，气血周流不畅，经脉凝滞不通，此时病邪除风、寒、湿、热外，还兼病理产物痰和瘀。如继续发展，病邪深入骨骱，胶着不去，痰瘀交阻，凝涩不通，邪正混淆，如油入面，关节疼痛反复发作，终致脊柱疼痛（腰尻、坐臀痛），脊椎骨质疏松，脊柱强直，不能直立弯腰，无力支撑躯干，出现龟背畸形的虚实夹杂证候，朱师称此为"肾痹"。其病具有久病多虚、久病多瘀、久病及肾之特点。因此，朱良春教授认为 AS 的基本病机为：肾督亏虚为本虚，风、寒、湿、热、痰浊、瘀血痹阻经隧、骨骱、留伏关节，为邪实。

朱师把握肾虚邪实的基本病机，倡导益肾壮督治其本，蠲痹通络治其标的治疗大法。益肾蠲痹丸作为代表方剂，以补益肝肾精血、温壮肾督阳气与驱邪散寒、除湿通络、涤痰化瘀、虫蚁搜剔诸法合用，扶正祛邪，标本兼顾。此外，朱师还根据患者病情的轻重、邪正力量的对比情况采用三种不同的治疗方案。轻型患者，仅加蜈蚣胶囊，虫蚁搜剔，止痛效果迅捷，而补肾之力稍差，适用于邪盛肾虚较轻患者；中型患者肾虚更重，痰浊、瘀血深入经隧、骨骱，故加入扶正蠲痹胶囊，增加补益肝肾、活血养血之力；重型患者气血亏耗，不但损及肾阴，肾精、肾阳也严重亏虚，故使用金龙胶囊，使用生鲜动物药如鲜壁虎、鲜全蝎、鲜蜈蚣、鲜地龙、紫河车等大补气血、益肾蠲痹、祛风定痛、搜剔痰瘀。在根据分型选择治疗方案的基础上，再进行辨证加减，则功效更佳。上述三个方案均以痹痛汤、益肾蠲痹丸为共同方药。蠲痹汤中穿山龙为君药，味苦平，入肺、肝脾经，首载于《本草纲目拾遗》，《中华本草》记载其具有祛风除湿、活血通络，主治风湿痹痛、胸痹心痛、劳损、跌打损伤等，认为其扶正气、祛风湿、通血脉、蠲痹着的功效显著。临床大量使用则效果明显，常用量为 50g[7]。

目前临床对于 AS 缺乏有效的治疗药物，西医主要采用非甾体抗炎止痛药、柳氮磺胺嘧啶、甲氨蝶呤、糖皮质激素等药物，副作用大，患者难以耐受。本研究在朱良春教授益肾壮督的学术思想指导下，通过对 85 例 AS 活动期患者进行回顾性自身对照研究，采用国际通用的指标评价治疗效果，证实采用朱氏益肾壮督、蠲痹通络法治疗 AS，可改善患者临床症状和体征，改善患者躯体功能，减轻患者致残。其作用机制可能与调节患者免疫功能，降低 ESR 和 CRP，改善关节的骨质破坏有关。我们在临床应用益肾壮督、蠲痹通络法 20 多年来，未见其造成患者肝肾功能的损害，说明起治疗 AS 安全有效，值得作进一步深入研究以及在临床上推广，以造福广大患者。

参 考 文 献

[1] 施桂英. 强直性脊柱炎诊治指南（草案）. 中华风湿病学杂志，2003，7（10）：641-644.

[2] Van der Linden S, Valkenburg HA, Cats A. Evaluation of diagnostic criteria for ankylosing spondylitis: A proposal for modification of the New York criteria. Arthritis Rheum, 1984, 27 (4): 361-368.

[3] 郑筱萸. 中药新药临床研究指导原则（试行）. 北京：中国医药科技出版社，2002.

[4] Garrett S, Jenkinson T, Whitelock H, et al. A new approach to defining disease status in AS: the Bath Ankylosing Spondylitis Disease Activity Index (BASDAI). J Rheumatol, 1994, 21 (12): 2286-2291.

［5］ Calin A, Garrett S, Whitelock H, et al. A new approach to defining functional ability in ankylosing spondylitis; the development of the Bath Ankylosing Spondylitis Functional Index (BASFI). J Rheumatol, 1994, 21 (12): 2281-2285.

［6］ Jenkinson TR, Mallorie PA, Whitelock HC, et al. Defining spinal mobility in ankylosing spondylits (AS): The Bath AS Metrology Index. J Rheumalol, 1994, 21 (9): 1694-1699.

［7］ 朱良春. 朱良春医集. 长沙: 中南大学出版社, 2006.

（本课题统计由广州中医药大学临床流行病教研室温泽怀教授指导统计，特此致谢！）

（原载于《上海中医药大学学报》2009 年第 6 期）

鲜虫类药在重症风湿类疾病中的应用

蒋　恬　顾冬梅

风湿类疾病包含系统性红斑狼疮、皮肌炎、系统性硬化病、干燥综合征、白塞病、类风湿关节炎、强直性脊柱炎等，是一组累及多系统脏器的自身免疫性疾病，由于病因迄今未明，病情反复多变，以及西药治疗后产生的副作用和并发症，因此一直是治疗上的难点和攻克的目标。

随着虫类药深入地研究和开发，虫类药及其制剂已广泛应用于现代多种难治性疾病的临床中，对缓解疾病，缩短病程，提高疗效，具有重要的促进作用。近年来，我们在痹证重用虫药治疗方法的基础上，又以鲜虫类药制剂（金龙胶囊、扶正蠲痹胶囊）为主，结合中药辨证，对重症活动期风湿类疾病进行观察和治疗，取得较为满意的疗效。为总结经验，现例举如下。

病例 1：系统性红斑狼疮　沈某，女，46 岁，2006 年 10 月 21 日初诊。罹患系统性红斑狼疮 7 年余，长期激素维持治疗。5 月前起恶寒发热，出现周身疼痛，经某医院检查，RF：309IU/ml，ANA、抗 sm 抗体、抗 ds-DNA 抗体均为阳性，CRP：64mg/L，ESR：103mm/h，予激素、羟基氯喹及中药等治疗，病情未能控制。不规则发热，T37.9~38.8℃，手指及颜面部斑疹发红，面部浮肿，烦躁失眠，大便干燥，舌红、苔薄黄，脉弦细数。证属热毒内炽，营血耗伤，拟以清热凉血，解毒散瘀法。药用青蒿 30g，银花 30g，水牛角 30g，生地 30g，丹皮 10g，赤芍 15g，鬼箭羽 30g，漏芦 20g，蜈蚣 6g，炙僵蚕 15g，半枝莲 30g，甘草 6g。金龙胶囊每次 3 粒，每日 3 次口服。药进 2 周，体温 37.2~37.5℃，精神好转，大便通畅。以上方为主稍作调整，金龙胶囊继续服用。治疗 2 个月后，体温正常，除面部有少数色素沉着外，斑疹消退，关节疼痛已不明显。复查 ESR：27mm/h，激素逐渐递减，金龙胶囊每次 2 粒，每日 3 次口服，改用中药养阴清热，化瘀通络法继续治疗。

按：系统性红斑狼疮是一种可侵犯多脏器、多系统的自身免疫性疾病。起病方式可呈急性暴发性，亦可呈慢性、隐匿性发作，临床过程极为复杂，常常反复恶化。活动期以邪热炽盛，热毒充斥，营血耗伤，络脉瘀滞为主，而出现发热、发斑、身痛、烦躁等症状。本例患者病程日久，骤然发病，病情加重，曾经中西两法治疗，病情仍不能控制。金龙胶囊荡涤瘀毒，直挫病势；水牛角、生地、丹皮、赤芍清热凉血；青蒿、银花、半枝莲、漏芦清热解毒；蜈蚣、僵蚕、鬼箭羽开瘀蠲痹。诸药协调，对本病起到了控制和缓解的作用。

病例 2：干燥综合征　徐某，女，47 岁，2007 年 2 月 26 日初诊。患者口眼干燥，手指、膝关节肿痛 2 年余，近 2 个月来干燥症状加重，关节肿痛明显，伴低热、干咳、气短，曾在当地医院检查诊断为干燥综合征，肺间质性炎症。使用强的松、硫唑嘌呤等，因其恶心呕吐等胃肠道反应强烈，而停用免疫抑制剂。ANA、抗 SSB 抗体均为阳性，CRP：41mg/L，ESR：57mm/h.。双眼干涩，口舌少津，夜寐咽痛，干咳，动则气短，手指、膝关节肿痛，舌红少苔，脉细数。证属燥热阴伤，肺络瘀滞，拟以养阴清热，益肺通络法。药用生地 30g，元参 30g，麦冬 30g，鬼针草 30g，鬼箭羽 30g，桃仁 10g，炙全蝎 6g，炙蜂房 10g，鱼腥草 30g，穿山龙 50g，银杏 10g，蒸百部 15g，甘草 6g。扶正蠲痹胶囊每次 4 粒，每日 3 次口服。服药 2 周，咽痛消失，低热渐平。口腔稍感润泽。后以本方随症调治，扶正蠲痹胶囊改为每次 3 粒，每日 3 次口服。治疗 3 个月，口眼干燥减轻，关节肿痛明显好转，干咳已瘥，散步及轻微活动亦无气短。ESR23mm/h，继续巩固治疗。

按：干燥综合征又称口眼干燥和关节炎综合征，是一种以浸润泪腺、唾液腺、腮腺为主的慢性炎症性自身免疫性疾病。本例患者除泪腺及唾液腺受累外，已合并气管、肺部病变，出现肺间质性炎症症状，临床表现复杂，治疗棘手。扶正蠲痹胶囊搜剔通络，扶助正气。针对燥热阴伤，肺络瘀滞的病理机制，在养阴清热，益肺润燥的基础上，伍以蜂房、全蝎、桃仁、鬼箭羽化瘀通络之品，以去其燥，复其阴，散其瘀，开其痹，药证相合，获效显著。

病例3：白塞病　潘某，女，46岁，2005年9月7日初诊。患者于2003年初口腔溃疡反复发作，后因舌体溃疡久不愈合，曾被某医院疑为舌癌，连同舌旁附近组织作手术治疗，经切片证实，未检出癌细胞。近3个月舌面溃疡较剧，又出现外阴部溃疡，伴踝关节痛，诊断为白塞综合征。口舌多处溃烂，疮面发黄，边缘焮红，外阴溃疡肿痛，膝痛踝肿，舌红苔薄黄腻，脉滑小数。证属邪热炽盛，湿毒熏蒸，拟以清热泻火，泄化湿毒法。药用银花20g，黄连10g，苦参20g，苍术10g，丹皮10g，碧玉散30g，土茯苓30g，白花蛇舌草30g，当归10g，炙全蝎6g，炙僵蚕15g，甘草6g。另用苦参、生大黄、白鲜皮、蛇床子各15g，煎汤坐浴。扶正蠲痹胶囊每次4粒，每日3次口服。经治2旬，外阴部及踝关节肿痛消失，溃疡愈合，口腔黏膜仅剩单个溃疡，改用养阴益气，清热通络剂以扶正固本。

按：白塞病是一种可引起复发性口腔及生殖器溃疡、复发性眼色素膜炎、皮肤病变、关节炎、中枢神经系统及消化道等多系统损害的疾病。本例患者曾被误诊，后又急剧加重出现心肝火盛，湿毒下注的证候。扶正蠲痹胶囊解毒消肿，开瘀蠲痹；黄连、苦参、苍术、土茯苓、全蝎、僵蚕等直折火势，清泄湿毒，使痼疾得以迅速缓解。

病例4：强直性脊柱炎　吴某，男，26岁，2007年7月12日初诊。患者2005年初出现左膝、左髋关节肿胀疼痛，曾在当地医院检查诊断为强直性脊柱炎。近因症状加重，服用甲氨蝶呤、柳氮磺砒啶、英太青等，治疗3个月，因不良反应而停服。左膝、左髋关节疼痛，局部肿胀，依杖跛行，局部怕风，得暖则舒，夜间翻身困难，舌淡红、苔薄白腻，脉细弦。CT示双侧骶髂关节炎性改变。HLA-B27阳性（45.3U/ml），CRP：39mg/L，ESR：100mm/h。证属肾虚督痹，寒湿凝滞，拟以益肾壮督，温经通络法。药用：穿山龙50g，青风藤30gt，制川乌10g，鹿角片10g，制南星20g，乌梢蛇10g，炙蜂房10g，地鳖虫10g，炒白芥子15g，生黄芪30g，汉防己15g，当归10g，骨碎补30g，虎杖20g，甘草6g。扶正蠲痹胶囊每次6粒，每日3次口服。经治2个月，关节肿痛明显缓解，翻身起坐尚利，腰际酸楚，起步时膝、足跟稍痛。药既获效，续予前法加减进之。又进药2个月，自觉无明显不适，已能正常上班。当地医院复查，CT示骶髂关节轻度炎症，ESR：14mm/h，CRP阴性（20.5mg/L），肝肾功能正常。扶正蠲痹胶囊继续服用，停服汤药，改用益肾蠲痹丸以巩固之。

按：强直性脊柱炎是以侵犯脊柱中轴关节为主，并可有外周关节和系统受累的一种慢性致残性较高的风湿性关节病。本例患者病情处于发展阶段，因非甾体抗炎药和慢作用药剂副作用较大，而放弃使用。中医辨证属肾督亏虚，寒湿瘀阻。扶正蠲痹胶囊扶正固本，化瘀蠲痹；鹿角片、骨碎补、蜂房、乌梢蛇、地鳖虫等益肾壮督，蠲痹通络。川乌、南星、穿山龙、青风藤等祛风散寒，除湿化痰。诸药合用，切中病机，使痹痛自消。

病例5：系统性硬化病　卢某，女，39岁，2006年12月25日初诊。患者手指不温，遇冷发白1年余，自入冬以来，手指僵硬，疼痛麻木，膝踝关节肿痛，曾在某医院诊断为类风湿关节炎关，服用抗炎止痛等药物，疼痛缓解，但手指紧绷感进行性加重。就诊时面部表情呆板，额纹消失，皮肤僵硬，舌淡红、苔薄，脉沉细。ENA阳性，RF：122IU/ml，IgG：21.3g/L，IgM：4.11g/L，CRP：47mg/L，ESR：79mm/h，诊断为硬皮病。证属气血不足，阳虚寒凝，络脉瘀阻，拟以补益气血，温阳散寒，活血通脉法。药用：黄芪30g，桂枝10g，制附片10g，当归10g，鸡血藤30g，赤白芍各15g，水蛭6g，炙僵蚕15g，地龙12g，川芎10g，桃仁10g，甘草6g。金龙胶囊，每次2粒，每日3次口服。2周后手指、膝踝关节疼痛逐渐缓解，2个月后手指雷诺现象减轻。嗣后处方中先后加入乌梢蛇、地鳖虫、鹿角片、仙灵脾等。经治半年，手指、面部皮肤僵硬消失，关节疼痛瘥减，唯手指雷诺现象未已。ESR：10mm/h，CRP：12.8mg/L，RF阳性（37IU/ml），继续金龙胶囊治疗。

按：硬皮病是一种以皮肤炎性、变性、增厚和纤维化进而硬化和萎缩为特征的可引起多系统损害的结缔组织病。本例患者以雷诺现象、关节肿痛、皮肤病变为主要临床表现，处于硬化期初始阶段。阳虚、寒凝，络病为基本病机。金龙胶囊扶正通瘀，消散阴霾；黄芪、桂枝、附子、白芍、当归等温阳益气，养血缓急；水蛭、僵蚕、地龙、川芎等活血化瘀，解瘢通络。共奏回阳通痹，和顺气血之功，故能有效地逆转病机，阻断疾病向萎缩期的发展。

病例6：幼儿型类风湿关节炎　陈某，女，5岁，2007年3月6日初诊。患者持续发热，皮疹，腕、膝关节肿痛，经当地医院使用地塞米松后，热度下降，皮疹消退，但停药复发，如此反复发作已历4月余。就诊时高热持续不退，脸部、躯干、四肢皮疹淡红，融合成片，肌肉酸痛，烦躁，口干，便秘，肝脾肿大，腋下等处淋巴结如蚕豆大小，舌红、苔薄黄，脉细弦数。T39.8℃，WBC：12.3×10⁹/L，N：77%，L：23%，CRP：35.1mg/L，RF：22IU/ml，ESR：64mm/h，诊断为幼儿型类风湿关节炎。证属邪热炽盛，气营两燔，拟以清热凉血，解毒散瘀法。药用银花10g，连翘6g，羚羊粉0.3g（分吞），人工牛黄0.3g（分吞），水牛角15g，丹皮5g，焦山栀6g，生地12g，寒水石15g，炙僵蚕8g，炙全蝎3g，甘草3g。金龙胶囊每次1粒，每日3次口服。服用半月，皮疹消退，体温下降，但时有波动。2个月后体温完全正常，肝脾肿大消失。治疗5个月后，腋下等处淋巴结消退，血沉正常。继续服用金龙胶囊，随访至今，病情稳定。

按：幼儿类风关与成人类风关是同一种疾病，但临床表现有所不同，如持续高热，皮疹，关节炎，周身淋巴结或肝脾肿大等。晚期病变可累及软骨和骨，发生软骨吸收、骨侵蚀，甚至多关节畸形。本例患者全身症状较重，出现邪热炽盛，气营两燔的证候。金龙胶囊解毒散瘀，扫荡邪结，羚羊、牛黄、水牛角、寒水石、生地、丹皮等泻火凉血，银花、连翘、全蝎、僵蚕等清热解毒。诸药合用，相辅相成，促使疾病渐入坦途。

讨　论

以金龙胶囊为代表的鲜虫类药制剂，是虫类药应用上的突破与发展，虫药鲜用解决了传统工艺制备的产品富含氨基酸、蛋白质、多肽、多糖、酶类等成分的缺失和失活，最大程度上保留了它的有效活性成分，更易于被人体所吸收。

金龙胶囊（含鲜守宫，鲜蕲蛇、鲜金钱白花蛇）破瘀散结，解郁通络；扶正蠲痹胶囊（鲜乌梢蛇，鲜地龙等六味）扶正培本，化瘀蠲痹，解毒消肿，临床用于肿瘤和重症风湿类疾病。此两类疾病，都存在着机体免疫紊乱和功能失调的共性。金龙胶囊与扶正蠲痹胶囊之所以能在以上六则案例中发挥较大的效能，一是缘于它们具有免疫调节作用，二是虫类药钻透搜剔，破瘀散结，善入细微孔隙之处的独特作用，优于植物药。而鲜虫类药的功效更强大，可能与它含有丰富的生物小分子活性物质细胞跨信息传递和积极参与细胞代谢的调节密切相关。

虫类药及其鲜药制剂在临床上的应用，必须与辨证和辨病论治有机地、合理地结合起来，相辅相成，协同增效，是取得较好疗效的关键所在。

（原载于《江苏中医药》2011年第2期）

辨证与辨病相结合，提高临床疗效

朱良春

辨证论治是中医临床的特色，也是中医诊治疾病的主要方法。但是，医学总是在不断向前发展的，我们应当不断丰富和发展辨证论治的内涵。因为中医在宏观、定性、动态方面的研究是有其独到之处的，但在微观、定量、静态方面的研究则似有不足。所以我们要在辨证论治的前提下，还要注意辨证与辨病相结合，才能进一步提高疗效。当然中医也不是只辨证不辨病的。

张仲景《伤寒论》、《金匮要略》就开创了辨病论治的先河，既辨病，又辨证，先辨病，后辨证，辨病论治与辨证论治相结合。例如，辨经病，太阳病是病，"太阳之为病，脉浮，头颈强痛而恶寒"，而太阳病之下，有"汗出，身热，恶风，脉缓"的桂枝汤证，有"无汗，恶寒，发热，脉紧"的麻黄汤证，有"不汗出而烦躁"的大青龙汤证等等。又如《金匮》每篇都先冠以某某"病"，然后才是"证"、"脉""并治"。以"痰饮"篇为例，开篇先讲"四饮"，即痰饮、悬饮、溢饮、支饮，以及水在五脏，和饮邪有"留"、"伏"体内的特点，接着讲饮的脉象特点是"偏弦"，总的治法是"温药和之"。这就是辨痰饮之病。而后，有苓桂术甘汤证（痰饮）、十枣汤证（悬饮）、大小青龙汤证（溢饮）、葶苈大枣泻肺汤证（支饮），等等。

但是，由于时代的原因，中医绝大多数病都是以症状命名的，如咳嗽、胃脘痛、哮喘等等，都很难一一确立治疗大法、主方主药。也就是说，除黄疸用茵陈剂，疟疾用青蒿、常山剂，胸痹用瓜蒌薤白剂，痰饮用温药和之的苓桂术甘剂之外，绝大多数中医的病还是以辨证治疗为主，如咳嗽，要分虚实寒热，不能用通套的止咳方药，这也就是目前市售的许多止咳药疗效欠佳的原因。又如喘用麻黄，实证、寒喘可配干姜、桂枝、半夏、细辛（如小青龙汤），热喘可配石膏、杏仁、黄芩、桑白皮（如麻杏石甘汤），但绝对不可用于肺肾两虚所致的虚喘。因此，中医的辨病，除了对疾病有全过程的了解，作为辨证的参考外，总的说来，意义是不大的。当然这并不是说古人有许多针对病的好方药也一概丢弃。那是相当宝贵的经验，值得我们努力发掘、研究、应用，事实上我们临床也在用。只不过就辨证论治与辨病论治比较而言，还是以辨证论治为主。

我这里讲的辨证论治与辨病论治相结合，指的是西医的病。如前所述：中医的辨证论治是针对机体各个部分以及整体的主要功能状态与病理活动综合评定，提出恰当的处理。也就是根据病情，运用四诊八纲，结合病因，加以归纳、分析，了解疾病所在的部位、寒热虚实等属性，辨识邪正盛衰，推测疾病的预后转归，从而确定治疗原则和具体治疗措施。然而西医的辨病论治，则是在寻找病源，明确诊断的基础上，针对病源用药。证，是疾病反映出来的不同阶段的状态，病是证产生的根源，因此"证"和"病"是一种因果关系，有着不可分割的联系。

辨证论治的优点，是不管什么疾病，无论何等复杂的病情，都可以从辨证入手，提出治疗方法，但其不足之处是对疾病产生的具体机制和确定的诊断缺乏现代科学根据。因此，我早在1961年就撰文明确提出了中医辨证论治的优势要充分发挥，在此前提下，还要进一步辨识西医的病，使二者结合起来，是提高临床疗效的需要。其重要意义如下。

一、明确诊断，防止误诊、误治

在传统的中医诊疗方法的基础上，借助于现代科学技术，可以把很多疾病的诊断弄明确，防止误诊、误治。

例如：一病人主诉腹部近脐处有一巨大包块，时隐时现，医生触诊也摸到确实有一无压痛的包块，因此易于作出"积聚"这样的诊断，"积则有形可征，聚则聚散无常"，治疗方法也就专于活血破气，长期用攻伐消积药，所谓的"积聚"，仍然如故，而身体愈来愈虚，后来一检查，才知是胃下垂，胃如布袋状，故餐后不久便出现"包块"。

又如直肠癌的早期，其症状主要是肛坠、便血，往往和慢性痢疾、慢性结肠炎、内痔相混淆。如果仅仅按便血治疗，可能无效，也可能暂时止血，然后复发，而病情已由早期发展到中晚期，失去了早期根治的机会。

尿血的原因也很多，如泌尿系感染、结核、结石、肿瘤，都可引起尿血，前列腺炎也会出现尿血，肾炎也有以血尿为主要表现者。通过现代理化的检测方法，尽可能地明确诊断，心中有数，有的放矢，否则就易于误诊，也影响疗效。

当然，也有很多疾病，现代尚不清楚其本质，或认识尚不全面，或对其发病机制尚未完全阐明，而现代各种理、化检测手段尚不可能都搞清楚，也就是说，还有很多病目前是检查不出来的。所以我们只是说有条件的话尽可能明确诊断而已。章次公先生早在新中国成立之前，就有识于此，曾提出过双重（中西医）诊断，一重（中医）治疗的重要意见。章先生这个意见，也提示了我们，借助于西医诊断，固属要紧，但中医的诊断绝不能放弃，中医的诊断，实际上主要还是辨证诊断，即"定病位、定病性、定病因、定病势"，这些内容，是为论治提供依据的。

二、有利于疾病的早期诊治

辨证论治与辨病论治相结合，既有助于早期发现疾病的症结，也就有利于早期治疗，此即《内经》所讲"上工治未病"的意思。

例如一肠伤寒患者，合并中毒性心肌炎，伤寒将愈之时，脉无结代，而听诊心音低钝，第一心音明显减弱，心电图示Ⅰ度房室传导阻滞，结性早搏，说明心肌炎尚未脱离危险期，由于病人精神、饮食均佳，苔脉亦无异常，如不详细察病，放松警惕，一旦出现变化，那就噬脐莫及了。

又如：鼻衄，对证治疗，投以清热凉血方药，可收捷效。但是，如果由鼻衄这一现象入手，结合西医辨病，很可能不那么简单，因为不少鼻咽癌患者就是因鼻衄而来就诊的。如果思路开阔一些，不满足于能够迅速止血这一点，弄清发生鼻衄原因所在，就有可能使鼻咽癌在早期就被发现，而及时采取积极主动的治法，不致延误病情。

三、启发治疗思路

中西医是两种不同的医学，在中国，既有中医，又有西医，两种不同的理论体系在临床上相互影响，在学术上互相渗透，是很自然的。通过西医辨病，可以大大丰富我们的临床思路，从而开辟更丰富、更广阔的治疗途径。

例如：内耳眩晕症，古称眩晕，有从火治、有从虚治、有从痰治等，现代医学提示其病理乃由迷路水肿所致，采用镇降、利水剂，可收佳效。

又如：脉现歇止，古称结（慢而一止）、代（动而中止，不能自还）、促（速而一止），总为心气大虚的表现。而病理学提示，心脏往往呈瘀血状态，我据此而参用活血化瘀的方法，疗效显著提高。

再如：急性肾炎水肿，传统中医治法有"开鬼门"、"洁净府"，腰以上肿发汗，腰以下肿利小便，我在辨证论治的基础上，用大剂量益母草活血利水，对消除水肿奏效迅速。

糖尿病在古代属于"消渴"范畴，大法滋阴、生津、益气，结合现代认识，糖尿病人皆存在微循环障碍这一问题，参用活血的方法，在降糖方面有较好的作用。这样辨证与辨病密切结合，研究疾病与证候的关系，探索临床诊治的规律，才能相得益彰，对今后医学的发展和提高，具有重要意义。

四、无证可辨，有病可医

临床上也有不少病人，无自觉症状，饮食起居、睡眠各方面均无异常。这常见于乙肝病人，往往是在体检时发现肝功能及乙肝病毒血清学标志不正常。又常见于冠心病病人，既无心绞痛，又无脉象上的异常，但心电图不正常。在无证可辨的情况下，处理较为棘手，因为无证可辨，即无原因可求，如何着手？这就要从病论治，我近二十多年来遇到这样的情况很多。如乙肝病毒（即 HBsAg 阳性）携带者，我常用桑寄生、白花蛇舌草、僵蚕、蜂房、板蓝根、甘草等，有不少病人在坚持服药数月后，HBsAg 可转阴。冠心病病人心电图异常者，服益气、养阴、活血剂，亦可使 T 波低平或倒置纠正。

五、借助生化指标，便于观察疗效

由于时代不同了，古代治一个水肿病人，几付药，肿消了，就算好了，现在不算好，要尿检查正常才算好。又如黄疸，一般经一至二周治疗，即可完全消退，但也还不算病好，还要查肝功能，要肝功能完全恢复才算痊愈。但由此也可以给我们一个判断疗效的标准，因为这个标准是客观的。

总之，辨证论治与辨病论治相结合是行之有效的临床方法，对于传统的辨证论治，是丰富，是发展。当然，这就要求我们既要具备扎实的中医理论和临床基本功，又要具备一定的现代医学的基础。这是时代赋予我们的要求。

（原载于《中医药通报》2011 年第 1 期）

朱婉华名中医治疗痛风性关节炎的经验

顾冬梅 蒋恬 指导：朱婉华

痛风是一种内源性嘌呤代谢性疾病，高尿酸血症是痛风最重要的生化基础，以急性关节炎反复发作、关节畸形、泌尿系结石、痛风性肾病等为主要临床特征，是常见多发的风湿性疾病。该病属中医"痹症"的范畴，著名风湿病专家朱良春教授依据该病的特征性而称之"浊瘀痹"，创立泄浊化瘀大法，疗效确切[1]。朱婉华教授在继承其父朱老学术思想的基础上，将痛风的病机治则遣方择药不断完善发展，恪守泄浊化瘀法的同时，重视调整脾肾功能，在防治痛风性关节炎的临床研究中，积累了丰富的经验，现介绍如下。

一、泄浊化瘀，推陈致新

《医学入门·痛风》云："形怯瘦者，多内虚有火，形虚肥者，多外因风湿生痰，以其循历遍身，曰历节风，其如虎咬，曰白虎风，痛风必夜甚者，血行于阴也。"历代医家对痛风的论述，多囿于外邪或兼夹郁火致病之说。朱良春教授对痛风的证候病因曾有"症似风而本非风"、"乃浊毒瘀滞使然"的高度概括。朱老师亦认为痛风多由内生湿（痰）浊，留阻血脉，难以泄化，血涩结滞，化为浊瘀，郁闭化热，蓄积成毒。浊毒滞留血中，适逢外邪相合，或嗜酒，恣食肥甘均可诱发。临证中出现骨节剧痛，或溃流脂浊，或关节蹉跎，或石淋尿血，甚则关格闭等险恶之征。凡此种种，皆由浊毒瘀滞为患，导致本病的发生。朱老师认为，泄浊化瘀，荡涤污垢，推陈致新，不但可以解除痹痛，而且能够改善人体内环境，促进血液循环，排泄和降低尿酸。

二、调益脾肾，正本清源

《杂病会心录》曰："脾元健运，则散精于肺，而肌腠坚固，外湿无由而入；肾气充实，则阴阳调和而升降有度，内湿何由而生"。在痛风发病的过程中，湿浊痰瘀是始终贯穿的病理产物。朱老师指出，浊毒瘀结内生，与脾肾二脏清浊代谢的紊乱有关。先天禀赋不足，脾肾功能失健，其运转输布和气化蒸发失常，水谷精微可以化生为湿浊、痰饮、瘀血等致病物质，若不能正常排出，停积体内，阻碍气血运行，浊瘀又可以损及脏腑的生理功能。如此互为因果，相互作用，形成恶性循环，正是痛风性关节炎反复发作缠绵难愈的内在因素。脾肾不足、功能失调是发病的基础。朱老师认为，调益脾肾，正本清源，可以恢复和激发机体整体的功能，以杜绝和防止痰湿浊瘀的产生，从而抑制和减少尿酸的生成。

三、激浊扬清，标本兼治

痛风在自然的病程中有各期的临床特点，如急性期毒热浊瘀证候突出，炎性反应明显。慢性期痰浊瘀阻与脾肾失调胶结，以虚实夹杂为多见。间歇期虽处于无主诉或仅有轻微关节症状的缓解状态，但仍存在肝脾肾不足，浊瘀未清，正虚邪恋之征象。朱老师认为，这是痛风三期不同阶段所反映"邪盛""正虚"消长演变出现的证候变化，浊毒瘀滞、脾肾失调始终是痛风致病的主线。痛风虽表现为局部痹痛，关节之变为主，实际上是脏腑功能失调，升降失常，气血失和的全身性疾病。在遣方择药上，根据朱老的经验，并结合自己多年临床实践，朱老师选用土茯苓、萆薢、蚕沙、威灵仙等泄降浊毒，通利关节；鬼箭羽、赤芍、益母草、泽兰等活血化瘀，利水泄下。至于调益之法，含有调整，促进的意义，而不同于单纯的补益。况且补益不当，而产生助热介火、蕴湿生痰、阻遏气机等弊端，更致浊瘀难化。故用苍术、首乌等运脾益肾，燥湿解毒。诸药相伍，共奏激浊扬清，化瘀通络，调益脾肾之功。以此研制的痛风颗粒，经现代药理研究证实，本方具有调节核酸、嘌呤代谢，促进核酸合成，改善微循环，抗炎镇痛，利尿消肿等多种生物学效应，具有抑制尿酸生成和促进尿酸排泄的双向调节作用。

四、善用虫药，协同增效

朱老师善用虫类药物治疗风湿病，通闭解结功效显著。运用泄浊化瘀药与虫类药配伍治疗痛风性关节炎，能明显改善症状，增强疗效。如关节灼热、焮红肿痛者，配以羚羊角粉或水牛角、广地龙清热通络；关节剧痛、痛不可近者，伍以全蝎、蜈蚣搜风定痛；关节肿大、僵硬畸形者，参以穿山甲、蜣螂虫开瘀破结；伴有结节、痛风石者，投以僵蚕、牡蛎化痰软坚；腰背酸楚、骨节冷痛者，用以鹿角霜、蜂房温经散寒，等等。朱老师认为，在痛风浊毒痰瘀胶固，气血凝滞不宣，经络闭塞阶段，配伍虫蚁搜剔钻透、化痰开瘀之品，往往能出奇制胜，收到常规药物难以达到的疗效。

五、病案举例

顾某，男，43岁，张家港长江村人。2005年9月7日初诊。右踝关节肿痛反复发作5年，加重1月。患者有"痛风"病史5年，每劳累及饮食不慎时即发，平时自服秋水仙碱、别嘌呤醇、芬必得等药，虽能减轻疼痛，但发作几无间断。近1个月右踝关节持续肿痛，服药无法缓解，患处肤色紫暗，扪之稍热，行走困难。舌质暗红，苔薄黄腻，脉弦细。实验室检查：血尿酸563μmol/L，血沉32mm/h。中医诊断：浊瘀痹。西医诊断：痛风性关节炎（慢性期）。治宜泄浊化瘀，调益脾肾。处方：土茯苓45g，萆薢30g，生熟苡仁各20g，泽泻15g，苍术15g，生制首乌各15g，全蝎3g（研末分吞），赤芍15g，地龙15g，益母草30g，徐长卿15g，甘草6g，7剂，每日1剂，水煎服。复诊关节疼痛明显减轻，局部轻微肿胀僵滞，能独立行走，纳可，二便调。舌质暗红，苔薄黄，脉弦细。原方去全蝎，加僵蚕、白芥子，加强化痰消肿之功。三诊：又进药7剂，关节肿痛基本解除，复查血尿酸465μmol/L，血沉20mm/L。唯站久则肢体酸软，大便时溏。此邪退正虚之象，续以痛风颗粒巩固治疗。1个月后复查血尿酸在正常范围内。此后，患者经常邮购痛风颗粒，随访至2010年7月痛风很少复发。

按：朱老师认为，痛风发作时病位在关节，常表现为浊毒瘀结证，而发病后期脾肾失调，正气不足之象逐渐显露，在痛风慢性期和间歇期尤为明显，在治疗过程中应重视调益脾肾。本例患者病情缠绵，浊瘀久羁，经脉痹阻，痹痛累发，故宜大剂量土茯苓、萆薢等化浊解毒；赤芍、益母草等活血祛瘀；全蝎、地龙开闭解结。使其浊去瘀化，经脉流通。苍术燥湿健脾，行气解郁；生制首乌益肾敛精，通腑解毒。苍术首乌合用，阴阳相交，燥润相济，以杜生痰（湿）之源，以复阴阳升降之本，起调节脾肾生理功能的作用。诸药合用，以达到降低血尿酸、防治痛风性关节炎的目的。

参 考 文 献

[1] 张文康. 中医临床家朱良春［M］. 北京：中国中医药出版社，2001：49.

（原载于《中医杂志》2011年第4期）

朱良春教授治痹药对撷萃

高　想　李　靖

痹病，或称痹证。是由于人体营卫气血失调，肌表、经络遭受外邪侵袭；或由内生湿、痰、瘀、热；或日久正虚，气血经络为病邪闭阻；或失于濡养，而引起经脉、肌肤、关节、筋骨疼痛、酸楚麻木、重着、屈伸不利，或关节肿大、僵直、畸形、肌肉萎缩，活动障碍，甚或累及脏腑的病证。痹病的发病，不外乎本虚和标实两方面。标实之因有感受外邪、肝气郁滞、血瘀、痰湿等；本虚之因有肝肾亏虚、脾胃虚弱、气血不足等。并与时令节气、情志失调、饮食起居、年老体衰、劳损外伤等密切相关。

著名中医学家、虫类药学家、国医大师朱良春教授，治学严谨，医术精湛，对内科杂病的诊治具有丰富经验，尤为痹病研究大家，素有"南朱（良春）北焦（树德）"之称，享誉海内外。朱老曾提出"顽痹"（类风湿性关节炎）、"浊瘀痹"（痛风）等病名，首倡痹病当辨病与辨证相结合。朱老认为，痹病乃由于阳气先虚，外邪入侵，袭踞经隧，气血阻滞，壅滞经脉，留滞于内而作。病初以邪实为主，病位在肌表、皮肉、经络。病延日久，正虚邪恋，五脏气血衰少，湿停为痰，血凝为瘀，痰瘀交阻，凝涩不通，邪正混淆，如油入面，胶着难解，而呈现虚中夹实。如张介宾所云："风痹之证大抵因虚者多，因寒者多，唯血气不充，故风寒得以入之；唯阴邪留滞，故经脉为之不利，此痛痹之大端也。"因而，扶助正气显得尤为重要。治疗应"益肾壮督治其本，蠲痹通络治其标"，擅用虫类药与草木药相伍，创制益肾蠲痹丸，临床疗效卓著。朱老认为[1]，痹病治疗必须抓住三个环节，重点解决三大主证。三个环节即辨病与辨证、扶正与逐邪、通痹与解结；三大主症即疼痛、肿胀、僵直拘挛。朱老辨证贴切，遣方灵活，用药精当，在辨证的基础上使用药对，功专力宏，针对性强。现介绍于下，以飨同道。

一、穿山龙、当归

穿山龙味苦性平，有扶正气、祛风湿、通血脉、蠲痹着之功。《中华本草》谓其能祛风除湿，活血通络，止咳定喘。现代药理研究[2]表明，穿山龙对细胞免疫和体液免疫具有调节作用，是治疗痹病的主要药物之一。该药性平，无论寒热虚实，均可应用，用于痹病各期和各种证型。朱老认为，穿山龙是一味祛风湿良药，药性纯厚，力专功捷。所含主要成分甾体皂苷是生产甾体类抗炎药的原料，临床实践也证明其有类似甾体样激素的作用，而无后者的副作用。痹病久则兼夹血虚，当归功能补血活血，调经止痛，用于血虚诸证，《名医别录》载其能除"湿痹"。现代药理研究[2]证明，当归具有免疫调节和镇痛、抗炎作用，因而也可以用于痹病的治疗。穿山龙与当归合用，有益气养血、祛风除湿、活血通络之功，能调整机体免疫功能，改善疼痛等主要症状和血沉、类风湿因子等实验室指标，是痹病治疗的基础用药，也是朱老治疗痹病的一大特色。穿山龙的用量决定疗效，一般应用至40~50g，量小则效果不著。

二、露蜂房、土鳖虫

露蜂房、土鳖虫均为虫类药，性擅走窜，通络搜剔。露蜂房有祛风除痹、通络止痛之功，可治风湿痹证，若关节僵硬，久而不消，甚至变形，参用本品更具卓效，所以《名医别录》谓其主治"历节肿出"。露蜂房还有益肾壮阳之功，顽痹之病因病机多为肾督亏虚，精髓不足，风寒湿乘虚而袭，或日久痰瘀内生，交阻关节、经络，气血不畅，殊难治疗，用露蜂房则可益肾壮督，颇为合拍。土鳖虫有活血化瘀、通络止痛之功，兼能通督脉，强关节，补益肝肾，强壮身体，为伤科、内科常用之品。各种痹证所致的肌肉疼痛、酸沉肿胀、麻木、活动障碍或强直变形，土鳖虫均有效。从仲景大黄䗪虫丸主治"五劳虚极羸瘦……经络荣卫气伤，内有干血，肌肤甲错，两目暗黑，缓中补虚"可知，土鳖虫乃破血而不伤血，祛邪而不伤正之活血化瘀、舒经通络止痛良药。露蜂房与土鳖虫组成的药对，祛风搜剔作用更强，又兼活血通络，更能益肾壮督，为顽痹所常用，朱老将上述二药作为蠲痹通络的基本用药使用，一般用量各10g。一些本草书云露蜂房、土鳖虫均有小毒，但只要严格掌握适应证和药量，无明显毒性反应，土鳖虫破而不峻，能行能和，《长沙药解》谓其"善化瘀血，最补损伤"。

三、乌梢蛇、豨莶草

乌梢蛇功能祛风通络，定惊止痉。《本草分经》云其"内走脏腑，外彻皮肤，透骨搜风"，《太平圣惠方》载乌蛇丸即用于治疗风湿痹痛。现代药理研究[3]发现，乌梢蛇有镇痛和抗炎作用，用于风湿顽痹，筋肉麻木拘急者。豨莶草有祛风湿、通经络、清热解毒之功。治疗风湿痹证，骨节疼痛，肢体麻木，脚软无力，不能步履。《本草纲目》载："治肝肾风气，四肢麻痹，骨痛膝软，风湿诸疮。"朱老对此药应用颇多发挥，常云："考之于古，验之于今，豨莶草有解毒活血之功，勿以平易而忽视之。"乌梢蛇和豨莶草合用，对痹病之四肢疼痛、麻木，能减轻症状，随着风湿活动的迅速控制，每见抗"O"、血沉下降。朱老常将豨莶草用至30g，甚或加至100g。

四、制天南星、延胡索

对痹病关节肿痛剧烈者，朱老常予制天南星伍延胡索。久痛多痰、多瘀，乃病邪与痰浊、瘀血凝聚经隧，胶着难解所致。朱老认为，常规用药，恒难奏效，须予透骨搜剔、涤痰化瘀之品，始可搜剔深入经隧骨骱之痰瘀，以蠲肿痛。生天南星能燥湿化痰，祛风定惊，消肿散结，专走经络，善治骨痛，对各种骨关节疼痛，颇有佳效。《神农本草经》谓："治筋痿拘挛"，《开宝本草》谓："除麻痹"，均是此意。就类风湿关节炎而言，其基本病理变化滑膜炎之病理特征，与痰瘀深结经隧骨骱之机制颇多吻合。延胡索为止痛要药，功效活血散瘀，行气止痛。李时珍言其"能行血中气滞，气中血滞，故专治一身上下诸痛，用之中的，妙不可言"。现代药理研究证明，延胡索所含的生物碱有明显的中枢神经系统镇痛作用。朱老将制天南星和延胡索合用于关节剧痛，既符合中医学理论，又结合现代药理研究成果，诚可谓浑然天成。朱老经验，制天南星用量宜30g起始，根据疗效，逐步加量至50g，临证未见不良反应；延胡索也应用至30g以上。

五、泽兰、泽泻

关节肿胀的主要病机是湿胜则肿，早期治疗可以祛湿消肿。湿肿日久则由湿生痰，终致痰瘀交阻，肿胀僵持不消。朱老认为，必须在祛湿之时参用涤痰化瘀，始可奏效。"伤科治肿，重在化瘀；痹证治肿，重在祛湿"。对此，朱老常用泽泻和泽兰组成药对，两者同用，可相得益彰。泽泻功在淡渗利湿，《神农本草经》言其"主风寒湿痹"，张山雷谓："《本经》称其治风寒湿痹，亦以轻能入络，淡能导湿耳。"泽兰功能活血化瘀，行水消肿。《本草经疏》谓其主"骨节中水"，《本草求真》进一步指出："是以九窍能通，关节能利。"两者相须为用，利水活血，能消除关节肿胀。因此，朱老临证对痹病关节肿胀者喜用泽兰、泽泻为对，且用量宜大，两者均常用至30g。

六、青风藤、忍冬藤

关节僵直、拘挛乃痹病晚期之征象，不仅疼痛加剧，而且功能严重障碍，生活多不能自理，朱老称之为顽痹，而投予青风藤、忍冬藤。《本草便读》谓："凡藤蔓之属，皆可通经入络。"青风藤功能祛邪除湿，通络止痛，主治风湿痹痛，经脉拘挛。《药品化义》载："主治风湿痰壅滞经络中，致成痛风走注，骨节疼痛，或肿或麻木。以此疏通经络，则血滞痰阻无不立豁。"忍冬藤即金银花藤，具清热解毒、疏风通络之功，用于风湿热痹，关节红肿热痛。《药性切用》言其乃"清经活络良药，痹证夹热者宜之"。青风藤和忍冬藤两者均善于祛风通络，用于治疗风湿痹病所致关节疼痛、屈伸不利等，取藤茎类祛风湿药通行经络、疏利关节，舒挛缓痛之功，可缓解疼痛和拘挛。但青风藤性偏温，适用于风寒重而无热象者；忍冬藤性偏寒，偏用于风湿痹痛兼有热象者，寒热各异，治疗病之偏寒偏热，各有所别，组成药对则制其寒热之性，适应证更为广泛。举凡痹病关节拘挛疼痛著而寒热偏盛不著者，朱老则将青风藤、忍冬藤相伍应用，每多获效。

任何一种疾病的诊治，无论其发病机理、治疗原则、遣方理念如何，都离不开药物的选择，药物的选择直接关乎临床疗效的优劣。药对的组成并非两药的随意组合，而是以中医学基本理论为原则，依据一定的病证而选取特定的治法，针对治法选择性的应用与之性味、功用相匹配的两味中药，具有比较固定的功效，作为方中的主要部分，则使方剂的组成更具针对性，重点更突出。深入研究朱良春教授治疗痹病药对的配伍规律，对研究朱老治疗痹病的学术思想和用药特点，指导临床实践，提高临床疗效，具有十分重要的意义。

参 考 文 献

[1] 朱良春. 痹病治疗必须抓住三个环节，重点解决三大主症. 河南中医，2002，28（2）：1.
[2] 南京中医药大学. 中药大辞典（下册）. 第2版. 上海：上海科学技术出版社，2006：1209，1260，2426.
[3] 《中华本草》编委会. 中华本草. 上海：上海科学技术出版社，2004：8444.

（原载于《新中医2011年第2期》）

朱良春教授治疗风湿病学术思想和诊疗技术简介

蒋　恬　顾冬梅　指导：朱婉华

国医大师朱良春教授为我国风湿病泰斗（南朱北焦），对风湿病的诊断倡导辨证与辨病相结合；治疗上倡导益肾壮督治其本、蠲痹通络治其标；遣方用药时倡导虫类药与草木药相伍。其制定的益肾蠲痹法治疗风湿病诊疗技术，经过70年的临床验证，2005年被国家中医药管理局定为全国科技成果推广项目。笔者期望通过总结继承朱良春教授的学术思想和临床经验，进行益肾蠲痹法治疗风湿病诊疗技术的推广应用，以加速"名医、名科、名院"三名工程的建设步伐，嘉惠造福更多病患。

一、朱良春治疗风湿病学术思想

1. 辨证与辨病相结合　据医史学家马伯英考证，朱良春教授是我国最早撰文提出"辨证与辨病相结合"的学者。朱老指出，"病"和"证"是一种因果关系，两者具有不可分割的有机联系。疾病是证候产生的根源，证候是疾病反映的现象。否定或肯定病和证的任何一方面，都是片面的、不完善的，而两者结合起来研究则相得益彰，有利于提高诊断准确率和疗效。如红斑狼疮、干燥综合征、硬皮病等都有类风湿性关节炎的症状，如不进行生化检查、组织切片，就容易造成误诊，对病情的转化、预后的判断也不能有正确认识，往往容易贻误病情。又如强直性脊柱炎，75%的患者早期是被误诊的，该病的致残率极高，如果只辨病，不辨证，就错过了早期治疗，如此时能辨证用药，就能把握住最佳治疗时机。

2. 益肾壮督治其本、蠲痹通络治其标　风湿病相当于中医学的痹证，对久治难愈、病情顽缠的痹证，如类风湿性关节炎、强直性脊柱炎，朱老据证认为，当以《太平圣惠方》之"顽痹"名之。朱老认为顽痹具有久痛多瘀、久痛入络、久病多虚、久病及肾的特点。同时患者多有阳气先虚，病邪遂乘虚袭踞经络，风、寒、湿、热之邪内侵，气血为邪所阻，壅滞经脉，留滞于内，湿停为痰，血凝为瘀，痰瘀交阻，凝涩不通，深入骨骱，胶着不去，邪正混淆，如油入面，肿痛以作。故此颇棘手，不易速效。五体痹久治不愈，累及内脏，又可转为五脏痹。朱老通过长期实践，明确认识到：此证久治不愈者，既有正虚的一面，又有邪实的一面；且病变在骨，骨为肾所主，又督脉统督一身之脉，故确立益肾壮督治其本、蠲痹通络治其标的治则。

3. 虫类药与草木药相伍 朱老积多年潜心钻研之功，总结出虫类药具有攻坚破积、活血祛瘀、熄风定惊、宣风泄热、搜风解毒、行气和血、壮阳益肾、消痈散结八大功用。应用虫类药得心应手，认为虫类药既能极大提高疗效，又具有其他药物不能替代的作用。1981 年，朱老出版了《虫类药的应用》专著，填补了我国中医学史上虫类药临床应用著作的空白。

益肾蠲痹丸就是朱老善用虫药治疗顽痹的代表方药。方中 20 味中药，虫药就占了 9 味之多。一般治疗痹证中药都喜选用大队祛风燥湿、温经通络之品。但风药多燥，易于伤阴耗液，损伤正气。朱老一方面遵前人"治风先治血，血行风自灭"之意，加重当归、熟地黄、淫羊藿、骨碎补等养血祛风、补肾培本的草木之品。另一方面强调"虫药搜剔，钻透剔邪"的特性，集中使用露蜂房、全蝎、僵蚕、乌梢蛇、地龙、土鳖虫等血肉有情之虫类药。虫类药为异体蛋白，含有大量的氨基酸和微量元素，特别是鲜动物药，含有大量生物活性物质。具有调节免疫功能、消肿止痛、减轻病变关节滑膜组织炎症、胶原纤维沉着、修复软骨细胞增生等功效。大队虫药与草木药熔为一炉，起到协同加强作用。

二、益肾蠲痹法治疗强直性脊柱炎的应用

朱老益肾蠲痹法治疗强直性脊柱炎、类风湿关节炎、痛风的诊疗技术方案已被国家中医药管理局"十一五"重点专科（风湿病科）立为专病验证方案。兹将强直性脊柱炎的诊疗方案介绍如下。

1. 阳虚络瘀型 症见：骶髂、腰部疼痛，间断发作，逐步上移腰背，呈固定性疼痛，也可病及胸椎、颈部。畏寒、僵硬，以夜间或凌晨为著，手足欠温，得暖痛缓，腿膝酸软，甚者脊柱畸形，活动困难，舌淡有紫气、苔薄白，脉沉弦。治法：益肾温阳、化瘀通督。处方：痹痛汤（医院协定处方：鸡血藤 30g 当归 10g 威灵仙 30g 僵蚕 10g 乌梢蛇 10g 甘草 6g）加金刚骨 50g，青风藤、黄芪、泽兰、泽泻、补骨脂、骨碎补、制南星各 30g，淫羊藿、肉苁蓉各 15g。每天 1 剂，水煎分 2 次服，疗程 6~12 月。本方具有祛风湿，通经络，活血化瘀的作用。随症加减：舌质淡，舌边齿痕重者黄芪加量至 60~100g；寒甚者加制川乌 10g，川桂枝 10g，或熟附片 10~15g，干姜 3g；夹痰者加炒白芥子 15g，姜半夏 10~15g；痛甚者加生白芍 30g；血沉、C 反应蛋白显著升高者加拳参 30g、忍冬藤 30g。

2. 阴虚脉痹型 症见：腰脊、胸椎、颈部疼痛，僵硬较剧，弯腰、翻身、下蹲、转颈等活动受限、形瘦、神疲，身烘口干，手足心热，甚则烦躁难寐，脊柱严重畸形，疼痛固定，日轻夜重，舌红或舌暗有瘀斑、苔薄或苔薄黄，脉细弦而涩。治法：益肾养阴，通调督脉。处方：痹痛汤（医院协定方）加金刚骨 50g，青风藤、黄芪、泽兰、泽泻、补骨脂、骨碎补、制南星各 30g，炙鳖甲、生地黄、熟地黄各 15g。煎服法、疗程同上。随症加减：兼血虚者加阿胶 10g，鸡血藤 30g；有热象者加虎杖 15~20g，秦艽 15g；口干加知母 10g；口苦加黄柏各 10g；血沉、C 反应蛋白显著升高者加拳参 30g、忍冬藤 30g；痛甚者加生白芍 30g，川桂枝 6~8g。

3. 中成药运用 益肾蠲痹法诊疗方案辨证分型汤药与中成药联合应用，常用中成药有：①浓缩益肾蠲痹丸（由生地黄、熟地黄、乌梢蛇、露蜂房等组成。具有益肾壮督，蠲痹通络等作用。院内制剂，每包 4g），每次 1 包，每天 3 次，餐后温水送服。②蝎蚣胶囊（由全蝎、蜈蚣等组成。具有息风通络，化瘀止痛作用。院内制剂），每次 5 粒，每天 3 次，餐后温水送服。③扶正蠲痹胶囊 I（由鲜全蝎、鲜乌梢蛇、鲜守宫、鲜水蛭等组成。具有扶正固本，化瘀蠲痹，解毒消结的作用。院内制剂），每次 4 粒，每天 3 次，餐后温水送服。④扶正蠲痹胶囊 II（由鲜全蝎、鲜乌梢蛇、鲜地龙等组成。具有扶正培本，化瘀蠲痹，解毒消肿的作用。院内制剂），每次 4 粒，每天 3 次，餐后温水送服。⑤金龙胶囊（鲜动物制剂，北京建生药业生产，国药准字：Z10980041），每次 4 粒，每天 3 次，餐后温水送服。⑥朱氏温经蠲痛膏（由羌活、生大黄、川芎、细辛、生川乌等组成。具有温经通络，蠲痹止痛的作用。院内制剂），每次 1 张，外敷疼痛处。

治疗方案：A 方案：痹痛汤加减+浓缩益肾蠲痹丸+蝎蚣胶囊。B 方案：痹痛汤加减+浓缩益肾蠲痹丸+扶正蠲痹胶囊。C 方案：痹痛汤加减+浓缩益肾蠲痹丸+金龙胶囊。起效时间：A 方案 > B 方案 > C 方案；治疗费用：A 方案 < B 方案 < C 方案；方案的选择：根据患者的病情及经济承受能力酌情选择。

三、讨 论

强直性脊柱炎是一种以脊柱病变为主，累及全身的慢性进行性疾病。以脊柱的疼痛、僵硬、强直，甚或畸形为主要临床表现，为顽痹之属。本病目前尚无特效治疗方法，中医辨证论治是解除患者痛苦，改善关节功能，预防关节畸形发展的有效途径。在临床上经常遇到一些强直性脊柱炎的患者，因没有选择到合适的治疗方法，或只采取姑息治疗，贻误了病情，从而致残或丧失了劳动力。目前，激素治疗所引起的副作用已有

了共识；免疫抑制剂虽然对早期控制症状有效，但长期使用很难坚持；生物制剂临床效果比较理想，但费用昂贵，工薪阶层患者难以承受，尤其是远期副作用如何？还是未知数。临床上笔者对强直性脊柱炎患者采用益肾蠲痹法治疗，1~2年后，在病情稳定后再逐渐递减，服用中成药巩固疗效，是安全有效的，能使HLA-B27转阴，其治疗机理尚待进一步探讨。

（原载于《新中医》2011年第6期）

朱婉华益肾蠲痹法治疗强直性脊柱炎临床经验

顾冬梅　蒋　恬　指导老师：朱婉华

强直性脊柱炎（ankylosing spondylitis，AS）是常见风湿病的一种，目前该病原因尚不很明确，研究表明与HLA-B27呈强关联。AS属中医"痹证"范畴，国医大师朱良春教授依据该病的特征将其称为"肾痹"，并创立"益肾蠲痹法"，疗效确切。朱婉华教授在继承其父朱良春先生学术思想的基础上，不断发展完善强直性脊柱炎的病机治则遣方用药，同时重视饮食忌口及功能锻炼，在诊治强直性脊柱炎的临床研究中，积累了丰富的经验。

HLA-B27是具有高度多态性的人白细胞抗原座位上的一个等位基因，目前医学界认为HLA-B27是一个遗传标记，终生携带，不可能随治疗转阴。笔者跟随朱婉华教授侍诊6年，临床上发现很多AS患者，经朱师采用益肾蠲痹法治疗1~2年，临床症状和实验室检查都能明显改善，坚持治疗3~5年均可达到临床治愈，且HLA-B27转阴率达36.3%以上，兹举随访7年和12年以及使用类克治疗后改用益肾蠲痹法治疗的典型病例3例报道如下。

病例1： 赵某，男，16岁，2004年1月初诊。患者2002年起出现腰骶疼痛，在宁夏银川各大医院诊治，未能明确诊断。治疗一年余，病情逐渐加重，腰背、双膝关节疼痛僵硬，行走不便，后经宁夏中医院介绍来我院就诊。患者由其父亲背着前来就诊，双膝关节、腰骶部疼痛明显，不能站立行走。朱婉华教授根据患者提供的2002年8月9日的骶髂关节片以及患者的症状提出可能是"强直性脊柱炎"，经化验HLA-B27：90.00U/ml（阳性），血沉：65mm/H，CRP：21.6mg/l，确诊为AS，采用益肾蠲痹法A方案治疗。患者服药初期，关节僵痛感有增无减，服药2周后，症状逐渐减轻，信心大增，通过电话函诊坚持治疗1年余，骶髂关节及膝关节疼痛缓解，行走下蹲活动自如，唯久坐后腰骶部酸痛。2005年7月25日，乘暑假期间前来面诊，复查X线片："骶髂关节炎征象较前片明显改善"，HLA-B27：12.50U/ml（阴性），血沉：2mm/H，CRP：5.2mg/l。考虑患者腰骶部仍有酸痛感，再加上高考压力，嘱其继续坚持服药治疗。2007年3月份，患者情况良好，给予停服中药汤剂，予浓缩益肾蠲痹丸和蝎蚣胶囊巩固治疗。目前该患者在北京中医药大学读大三，成绩优秀，2010年暑假期间前来我院跟随朱婉华教授抄方学习。复查各项指标均正常，X线片骶髂关节骨密度清晰，关节间隙稍有狭窄，较前明显好转。

病例2： 吴某，男，20岁，1997年5月29日初诊。在当地确诊"强直性脊柱炎"三年，经多方治疗无效，由于病痛折磨，体重由130多斤下降到90多斤，周身肌肉萎缩，持续发热、自汗、盗汗、眩晕、食欲不振。97年4月起终于卧床不起，连续三天三夜不能动弹。广州南方医院风湿科主任建议他来我院治疗，5月28日由家人用单架抬着乘飞机来诊。血沉：168mm/H，CRP：39.6mg/l，IgG：27.3g/L，IgM：4.3g/L，RF：阴性，HLA-B27：阳性，X线摄片：提示强直性脊柱炎。患者就诊时腕关节、膝关节、踝关节肿胀疼痛伴滑膜囊肿，脊柱、骶髂关节僵硬疼痛，不能站立，翻身困难，神疲乏力，体温38.5℃左右，肌肤灼热，给予补益气阴、退热止汗的中药和蠲痹通络的浓缩益肾蠲痹丸、金龙胶囊（益肾蠲痹法C方案），并嘱咐患者配合进行功能锻炼，饮食忌口。治疗三个月后，患者能下床行走，半年后全身情况明显好转，12月底自行乘飞机回湛江。继续通过函诊服药治疗，1998年9月第二次专程来南通复诊，面色红润，体重恢复到130斤。复检HLA-B27：阴性（14.30U/ml），血沉、CRP正常，脊柱和骶髂关节X线摄片与97年相比明显好转。1999年初开始正常上班。2000年10月打电话来告知，髋关节已能自如下蹲，非常兴奋地称为"六年第一蹲"！复查X线片显示"脊柱S型侧弯较前片明显变直"。该患者2008年结婚，2009年8月喜得贵子，2010年4月发来一家三口的幸福照片。

病例3： 严某，男，20岁，苏州昆山人。2009年7月14日初诊：患者2008年7月份开始出现右侧腰臀部疼痛，在上海第六人民医院查：HLA-B27 阳性，CT 示"右侧骶髂关节髂骨缘骨髓水肿伴右髋少量积液"，诊断为"强直性脊柱炎（早期）"，予"英夫利西单抗（类克）"注射治疗，疼痛缓解，劳累后偶有发作。由于治疗费用高昂，药物远期疗效并不确定，经人介绍前来我院就诊。查 HLA-B27：阳性（38.30U/ml），CRP：6.8mg/L，关节疼痛不明显，偶劳累后右腰背部酸痛，伴早搏，自服心律平，辨证给予益肾蠲痹法 A 方案治疗。服药 1 个月，未使用类克，出现一次右髋疼痛，持续 1~2 天后缓解，早搏频率降低，继续原法治疗。服药 2 个月后，早搏明显好转，心律平已停用，关节疼痛未曾发作。继续巩固治疗。2010 年 1 月 2 日在昆山市第一人民医院检查肝肾功能正常，HAL-B27 阴性，血沉：1mm/H，CRP：0.1mg/L，关节无明显疼痛。目前患者一切正常，仍在巩固治疗中。

一、益肾蠲痹法简介

益肾蠲痹法是我国首批国医大师朱良春先生在传承先师章次公学术经验的基础上结合自身 70 余年的临床经验总结而成，在 19 世纪 80 年代即获得三项省部级科研成果，"益肾蠲痹法治疗风湿病" 2005 年度被国家中医药管理局定为科技成果推广项目，2010 年被定为南通市非物质文化遗产。

益肾蠲痹法立足于益肾生精以充盈督脉，逐瘀化痰以蠲痹通络，其用药特点为益肾壮督与祛风散寒、除湿通络、涤痰化瘀、虫类搜剔诸法合用，标本兼顾，提高机体抗病能力，使正胜邪却，此即所谓"不治之治，正妙于治也"。

朱婉华教授在继承其父朱老学术思想的基础上，不断完善发展，根据益肾蠲痹法研制开发了一批相应的药物，摸索出一套相对标准化的使用规范，并在临床实践中不断进行验证修订，以使得"益肾蠲痹法"技术临床应用更符合客观实际，更有利于大范围临床推广应用，该方案已经列入国家中医药管理局"十一五"重点专科 AS 的验证方案，在江苏省 5 家医院临床验证 120 例，总有效率 86.67%。朱婉华教授根据患者的病情及经济条件设立了 A、B、C 三种方案：

A 方案　蠲痹汤（随症加减）+浓缩益肾蠲痹丸+蝎蚣胶囊

B 方案　蠲痹汤（随症加减）+浓缩益肾蠲痹丸+扶正蠲痹胶囊

C 方案　蠲痹汤（随症加减）+浓缩益肾蠲痹丸+金龙胶囊

A 方案中蝎蚣胶囊为干品动物药，B 方案中扶正蠲痹胶囊为草木药与鲜动物药混合品，C 方案中金龙胶囊为纯鲜动物药，价格 C > B > A，起效时间 A > B > C，根据患者的病情及经济条件酌情选择，临床研究证实三方案均是较为安全有效的治疗方法。

二、强直性脊柱炎临床治愈的三大关键点

1. 饮食忌口　饮食禁忌问题是中医学的组成部分，是先辈留给我们的宝贵遗产。我国最早的医学经典著作《内经》指出："心病忌温食，肺病忌寒食……肝病禁辛，心病禁咸，脾病禁酸，肾病禁甘，肺病禁苦"等，人们选择的食物如果与疾病适宜，则有利于身体健康，有利于疾病康复，如果选择不相宜的食物，则不利于疾病的转归。临床上我们遇到很多的患者，治疗效果很好，病情稳定后就饮食无宜忌，最终导致复发，前功尽弃。因此朱婉华教授在治疗强直性脊柱炎时首先强调饮食忌口。

忌：①高脂肪类：脂肪在体内氧化过程中，能产生酮体，而过多的酮体，对关节有较强的刺激作用，故患者不宜多吃高脂肪类食物，如牛奶、肥肉等，炒菜、烧汤也宜少放油；②海产类：海产品中嘌呤含量较高，被人体吸收后，能在关节中形成尿酸盐结晶，使关节症状加重；③过酸、过咸类：过酸食物如花生、白酒、白糖以及鸡、鸭、鱼、肉、蛋等，消耗体内一定量的钙、镁等离子，而加重关节症状。过咸的食物如咸菜、咸蛋、咸鱼等，会使体内钠离子增多，而加重患者的症状。

宜：①苦瓜、苦菜、马齿苋、丝瓜等食物，具有清热解毒的功效，可以缓解局部发热、疼痛等；②薏仁、豆腐、芹菜、山药、扁豆等食物，具有健脾利湿的功效，可用于缓解肿胀症状；③蛇类、虫类等活血通络祛风止痛的食品，可以缓解局部的红肿热痛症状，还可起到防止病变向其他关节走窜的作用，因此是作用较强的食物；④多种青菜、水果可以满足人体对维生素、微量元素和纤维素的需求，同时具有改善新陈代谢的功能，可起到清热解毒、消肿止痛作用，从而缓解局部的红肿热痛症状；⑤香菇、黑木耳等食品，具有提高人体免疫力的作用，可以缓解局部的红肿热痛等症状。

2. 坚持治疗　目前对强直性脊柱炎尚无根治方法，中医辨证论治是解除病人痛苦，改善关节功能，预防关节畸形发展的有效途径。朱婉华教授早在 20 世纪 80 年代即提出对 AS 的早期诊断、早期药物治疗是缓解症

状和控制疾病进程的关键，可大大降低患者致残的发生率，减少患者的痛苦，提高患者的生活质量。临床上朱师对 AS 患者及经西药治疗无效的患者采用益肾蠲痹法，治疗一至二年后病情稳定再递减药物，服中成药巩固治疗共需五年，均可达到临床治愈。除少数患者有虫类药异体动物蛋白过敏反应外，未出现不良反应，是经过临床检验的安全有效的治疗方法。

对在我院治疗的 AS 患者进行回顾性研究，66 例放弃 MTX、SSZ 治疗的 AS 患者采用"益肾蠲痹法"治疗 3 年，观察治疗前后临床症状、患者躯体功能、血沉，C 反应蛋白，HLA-B27，骶髂关节 X 线片的变化。结果显示：66 例 AS 患者治疗后的 BASDAI、BASMI、BASFI 指数积分显著下降，ESR、CRP 明显下降；骶髂关节 X 线片有 4 例由 Ⅰ 级好转为 0 级，其余 57 例骶髂关节面模糊均有明显好转；24 例患者 HLA-B27 转阴，阴转率达 36.3%。该临床研究报道已被《世界中西医结合杂志》录用。

3. 功能锻炼　临床上 AS 患者最易忽视功能锻炼，坚持功能锻炼可以达到"四两拨千斤"的作用：可以促进关节功能的改善，维持脊柱生理曲度，保持良好的胸廓活动度，防止或减轻肢体废用及肌肉萎缩，脊柱的畸形，降低致残率，延缓疾病的进展，调节心理平衡，消除焦虑和提高生活质量。而且功能锻炼简单易掌握，无成本，不花钱，有疗效，应作为治疗 AS 必不可少的辅助治疗在 AS 患者中普及推广。因此鼓励病人坚持不懈地进行功能锻炼，把它看作与药物治疗同等重要。进行功能锻炼时必须注意患者疼痛能耐受且不加重症状为原则，最好选择精力最充沛，疼痛最轻时进行，时间可安排在晨起和临睡时。锻炼开始要慢，训练强度宜小，以后逐渐加大运动量。一般以患者运动时不感到心慌，运动后不感到劳累为度。切忌突然做高强度和最大范围的运动，以免发生意外。

三、中医特色疗法

1. 经气导平仪治疗　中医认为经络是人体运行气血的通路，它能行气血、营气血、濡筋骨、利关节、内联脏腑、外络肢节。经气导平仪通过物理刺激施加于相应穴位，导通受阻的经络，调整全身阴阳气血，从而达到治疗疾病的目的。对强直性脊柱炎患者颈肩、腰背部疼痛僵硬症状有明显改善作用。

2. 腹针疗法　通过激发腹部多层次空间立体经络调控系统，激发、通调气血，调节人体全身的内脏平衡来治疗疾病，具有标本兼顾的效果。强直性脊柱炎患者以中脘、下脘、气海、关元为主穴，再根据患者具体疼痛部位辨证选穴，以缓解关节局部疼痛和僵硬，尤其对缓解疼痛作用明显。

3. 中药熏蒸疗法　通过热、药的双重作用而取效，热能疏松腠理、开发毛孔，活血通络，松弛痉挛肌筋；药能对症治疗，疗病除疾。主要适用于强直性脊柱炎阳虚络瘀型，具有明显热象者慎用。

我们临床体会，在急性疼痛剧烈时腹针加中药熏蒸起效快，急性疼痛缓解后导平治疗为宜。条件许可的患者根据具体情况辨证选用以上中医特色疗法，内服外治相结合，往往可以达到事半功倍的作用。

四、护　理

1. 常见症状的护理　① 疼痛的护理：可给予疼痛关节按摩、热敷、中药熏蒸治疗等，疼痛较重者，尽量卧床休息，加强疼痛关节的外治法治疗。② 僵硬的护理：腰背肌锻炼：可改善关节僵硬的症状。采用"五点支撑"的方法，去枕仰卧于床上，双足跟、双肘部及头枕部（5 点）顶住床，腹部及臀部向上抬起，依靠上述五点支撑起整个身体的重量，持续 3~5 秒，然后腰部肌肉放松，放下臀部休息 3~5 秒为一个周期。循序渐进，逐渐增加锻炼量。如锻炼后次日感到腰部酸痛、不适、发僵等，应适当地减少锻炼的强度和频度。日常生活中，提醒患者不要长时间同一体位坐、站、卧，体位改变时，动作要轻缓，以免发生摔跤而致骨折。患者在睡眠时，可多变换几次体位，促进全身血液循环，减轻晨僵；早晨醒后，可在床上轻微活动、或揉搓按摩容易发生僵硬的肢体关节部位后再起床，这样可以使局部血流改善，肌肉放松，能使晨僵尽快缓解。

2. 一般护理与健康指导　① 嘱患者一定保持良好的心理状态，特别是已经出现畸形或肢残的患者，更要积极乐观地面对生活，树立战胜疾病的信念，保持精神愉快也是预防疾病复发的重要因素。② 注意保暖，避免寒冷潮湿刺激。③ 坚持进行功能锻炼，合理膳食，饮食忌口，不断增强体质，提高机体抵抗力。④ 坚持药物治疗，必须按照医嘱按时服药，不可自主随便停药。⑤ 保持良好的睡姿，坚持睡硬板床，平卧低枕，以减轻腰背部的疼痛，长期坚持还可预防或改善畸形。⑥ 定期回访患者，路途遥远的病人可采用电话随访，让医护人员及病人及时了解病情发展变化情况。在病情控制、临床缓解后也要坚持服药，保证五年期的治疗。

综上所述，益肾蠲痹法是治疗强直性脊柱炎的较为安全有效的治疗方法，饮食忌口、坚持治疗、功能锻炼是取得满意疗效的关键所在。

（原载于《中国中医基础医学杂志》2011 年第 8 期）

益肾蠲痹法治疗放弃 MTX、SSZ 治疗的强直性脊柱炎的临床研究

朱婉华 顾冬梅 蒋 恬 蒋 熙 吴 坚 张爱红

强直性脊柱炎（AS）是一种慢性炎性风湿病，主要累及中轴骨骼，治疗难度较大。我国平均发病率为0.3%[1]。目前对于明确诊断的 AS 患者，控制病情的 MTX、SSZ 联合治疗是国内外专科医生普遍采用的治疗方法，对适应的人群有满意的疗效，但在临床上我们也经常遇到一些因服用 MTX、SSZ 后出现不良反应，如胃肠道刺激、肝功能损害，外周血象改变而放弃治疗的患者[2,3]。

益肾蠲痹法治疗风湿病（包括强直性脊柱炎、类风湿关节炎、骨关节炎）是总结了我国中医风湿病泰斗朱良春教授数十年临床治疗经验而创立的，其治疗法则为益肾壮督治其本，蠲痹通络治其标；组方特点为善用血肉有情、虫蚁搜剔的虫类药和草木药相伍；代表方药有浓缩益肾蠲痹丸、蝎蚣胶囊、扶正蠲痹胶囊、金龙胶囊等。

应用"益肾蠲痹法"方法，对 66 例放弃 MTX、SSZ 治疗的 AS 患者连续治疗 3 年后，通过对疾病的活动性、患者的躯体功能及相关实验室炎性指标（ESR、CRP）的观察，发现这些指标自身前后对比均有明显改善（$P<0.05$），治疗一年后 HLA-B27 转阴率达 36.3%，骶髂关节 X 线片前后对照亦有变化，长期服用 3 年以上未出现明显毒副作用，取得良好的临床疗效，是一种值得推广的治疗方法。

一、资料和方法

（一）临床资料

对 2002~2006 年在我院治疗的 66 例 AS 患者，采用回顾性研究。

1. 纳入标准 ①符合 1984 年修订的 AS 纽约分类标准，人类白细胞抗原（HLA-B27）均为阳性；②处于疾病活动期（AS 活动期标准：临床表现主要为下背疼痛、僵硬及睡眠障碍加重；实验室检查 ESR、CRP 升高和 HLA-B27 阳性；影像学主要表现骶髂关节侵蚀、硬化）；③均为曾服用 MTX、SSZ 因不良反应而中止治疗后，改用益肾蠲痹法治疗 3 年以上的患者。

2. 排除标准 ①合并严重心、肺、肝、肾等严重原发性疾病者，精神病患者；②晚期关节炎重度畸形、僵硬、丧失劳动力者；③对试验药物过敏者。

（二）治疗方案

1. A 方案 蠲痹汤（随症加减）+浓缩益肾蠲痹丸+蝎蚣胶囊

2. B 方案 蠲痹汤（随症加减）+浓缩益肾蠲痹丸+扶正蠲痹胶囊

3. C 方案 蠲痹汤（随症加减）+浓缩益肾蠲痹丸+金龙胶囊

A、B、C 三种方案均以益肾壮督、蠲痹通络为治疗原则，A 方案中蝎蚣胶囊为干品动物药，B 方案中扶正蠲痹胶囊为草木药与鲜动物药混合品，C 方案中金龙胶囊为纯鲜动物药，价格 C＞B＞A，起效时间 C＞B＞A，根据患者的病情及经济条件酌情选择。

（三）治疗药物

1. 蠲痹汤 （医院协定方，鸡血藤、威仙灵、蜂房、僵蚕等九味药）每天一帖 每次 250ml，一日 2 次。

2. 浓缩益肾蠲痹丸　（医院制剂，批准文号：苏药制字：Z04000448）。

规格：4g/包（益肾蠲痹丸第二代产品）。

服法：4g/次，3次/日，饭后服。

3. 蝎蚣胶囊　（医院制剂，批准文号：苏药制字：Z04000455）。

规格：0.3g/粒。

服法：1.5g/次　3次/日，饭后服。

4. 扶正蠲痹胶囊　（医院制剂，批准文号：苏药制字：Z04001994）。

规格：4g/粒（为鲜动物药+草木药制品）。

服法：1.6g/次，3次/日，饭后服。

5. 金龙胶囊　（批准文号：国药准字：Z10980041　北京建生药业有限公司）。

规格：0.25g/粒（纯鲜动物药制品）。

服法：1.0g/次，3次/日，饭后服。

（四）观察方法及指标

三个月为一个疗程，治疗不间断。服用三个月后化验一次周围血象和 ESR、CRP，6 个月后第二次化验加做 HLA-B27，肝肾功能。服用半年，继续保持原治疗方案服用至一年，复查 X 线片，以骶髂关节片为主加病变的脊柱；如病情稳定，汤药停用。第二年其余药物继续服用，第二年周围血象 ESR、CRP、HLA-B27，肝肾功能半年复查一次。第三年仅服浓缩益肾蠲痹丸，结束时进行 ESR、CRP、HLA-B27，肝肾功能，X 线片检查。

（五）疗效评价

1. 临床症状和体征的评估　①BASDAI 指数；②脊柱痛 VAS；③患者总体评价 VAS；④夜间痛 VAS；⑤脊柱炎症（BASDAI 中晨僵的 2 个参数的平均值）；⑥肌腱端指数（enthesis index，EI）[4]，评价肌腱端疼痛的情况；⑦总体肿胀关节指数[5]；评价关节肿胀情况。

2. AS 患者躯体功能　Bath AS 功能指数（bath AS functional index，BASFI）[6]。

骨骼和肌肉系统活动度评估：①Bath AS 测量指数（Bath AS metrology，BASMI）[7]；②扩胸度。

3. 实验室炎性指标　血沉（ESR）、C 反应蛋白（CRP）。

4. 骶髂关节 X 线改变分期。

（六）统计分析

资料均采用 SPSS 11.5 统计软件进行分析处理，以 $P<0.05$ 作为具有统计学意义的界限。

二、结　果

（一）一般资料

本研究共纳入 66 例符合入选标准的 AS 患者，HLA-B27 均为阳性，其中男性 52 例，女性 14 例，男：女为 3：1，年龄最小为 13 岁（男），最年长的为 58 岁（女），平均年龄为 28.6 岁，男性患者平均年龄为 28.2 岁，女性患者平均年龄为 35.6 岁，病程最短为 3 年，最长为 11 年，平均 5.03 ± 0.28。

（二）治疗方案的选择

66 例 AS 选择 A 方案的 53 人（80.3%），选择 B 方案 5 人（7.5%），选择 C 方案 8 人（12.1%），从病人选择的治疗方案来看，A 方案因价廉 80.3%患者都愿意，经济条件好的患者也愿意接受起效快、价格高的 C 方案（12.1%）。

（三）病情评价

1. 治疗前后 BASDAI、BASFI 和 BASMI 的比较（表1）

表1 治疗前后 BASDAI、BASFI 和 BASMI 的比较

	BASDAI	BASFI	BASMI
治疗前	6.5±0.9	6.8±1.2	6.7±1.5
治疗6个月	5.2±1.1*	5.5±1.0*	5.0±1.6*
治疗12个月	4.3±1.3*	4.1±0.9*	3.6±1.2*

注：* 为治疗前后6个月和12个月时比较，$P<0.05$。

2. 治疗前后 ESR、CRP 改变的比较（表2）

表2 治疗前后 ESR、CRP 改变的比较

	ESR	CRP
治疗前	39.2±25.1	20.1±5.6
治疗6个月	25.6±17.7**	16.2±3.9**
治疗12个月	18.3±12.0**	8.9±2.3**

注：** 为治疗6个月、12个月后与治疗前比较，经 t 检验，$P<0.05$。

3. 治疗前后 X 线片骶髂关节分期的变化（表3）

表3 治疗前后 X 线片骶髂关节分期的变化（例）

	0	Ⅰ	Ⅱ	Ⅲ	Ⅳ
治疗前例数	0	9	26	20	11
治疗后例数	4	5	26	20	11

注：经 χ^2 检验，$\chi^2 (4) = 5.14$，P 大于 0.05。

治疗一年后复查 X 线片：有4例Ⅰ级好转为0级，其余57例Ⅱ、Ⅲ级患者中有4例虽然没有级别的改变，但 X 线片骶髂关节面模糊已有明显好转，髋关节间隙清晰，但没有 X 线级别的改变。

4. 经治疗后 HLA-B27 转阴时间为 10.67±0.74 个月，最短2个月，最长25个月，治疗一年后有36.3% 转阴，其中女性占20.8%，男性占79.2%（表4）。

表4 HLA-B27 转阴年龄构成

年龄（岁）	构成比（%）
0~	60.9
20~	21.7
30~	8.7
40~	8.7
50~	0
合计	100.0

（四）不良反应及处理

66例 AS 中有37例 AS 在治疗后的第一周至第二周之间出现胸、腰背、骶髂关节的酸胀、疼痛、膝、踝、足跟关节肿胀加重，继续服药后，疼痛、肿胀出现明显减轻，是经脉骨骼有渐通之兆，此乃佳象也，继续巩固服药，一般3~7天可以缓解。49例出现大便溏软，大便次数增多，告知为服用中药后正常情况，不需特殊处理，其中有5例 AS 出现腹胀、欲呕，腹胀者加大腹皮15g，欲呕者加姜半夏10g、生赭石30g，在对症处理后症状消失，66例 AS 无一例出现肝肾功能损害和周围血象的改变。

三、讨　论

（一）益肾蠲痹法治疗 AS 的症状改善情况

通过对 66 例 AS 患者治疗前后的 BASDAI、BASMI、BASFI 指数的比较，积分不同程度下降（$P < 0.05$），说明益肾蠲痹法治疗方法能改善患者的脊柱疼痛、关节肿痛、晨僵、局部触痛及疲乏等主要症状；能改善其躯体功能，更好地完成穿衣、拾物、行走、站立、转身等日常活动；并能增加患者脊柱及髋关节的活动度。

（二）益肾蠲痹法治疗 AS 的实验室指标改善情况及 HLA-B27 阴转率

66 例 AS 患者治疗后 ESR、CRP 明显下降；骶髂关节 X 线片有 4 例由 I 级好转为 0 级，其余 57 例骶髂关节面模糊均有明显好转；24 例患者 HLA-B27 转阴，阴转率达 36.3%，主要在小于 30 岁年龄段。以上实验室及 X 线检查指标的改善说明益肾蠲痹法对 AS 患者炎性指标有明显降低作用、对骨关节的破坏有一定的修复作用、能够使 HLA-B27 转阴。

值得注意的是 HLA-B27 是 AS 最主要的易感基因，是存在于人白细胞中与遗传直接相关的染色质上的一种抗原，西医认为是不可以逆转的[8]，然而通过我们的临床观察，在 66 例 AS 中有 24 例（36.3%）服药后出现 HLA-B27 转阴，其中 4 例是采用 C 方案进行治疗的，阴转率为 50%，其具体的机制尚未明了，值得进一步探讨。

（三）益肾蠲痹法治疗 AS 的机制分析

风湿病相当于祖国医学的"痹证"，对久治难愈、病情顽缠的痹证，如：类风湿性关节炎、强直性脊柱炎，朱老喜用《太平圣惠方》中"顽痹"之名来描述。朱老认为顽痹具有久痛多瘀、久痛入络、久病多虚、久病及肾的特点。同时患者多有阳气先虚，病邪遂乘虚袭踞经络，风、寒、湿、热之邪内侵，气血为邪所阻，壅滞经脉，留滞于内，湿停为痰，血凝为瘀，痰瘀交阻，凝涩不通，深入骨骱，胶着不去，邪正混淆，如油入面，肿痛以作。故此颇棘手，不易速效。五体痹久治不愈，累及内脏，又可转为五脏痹。朱老通过长期实践，明确认识到：此证久治不愈者，既有正虚的一面，又有邪实的一面；且病变在骨，骨为肾所主，又督脉统督一身之脉，故确立"益肾壮督治其本、蠲痹通络治其标"的治则[9]。

朱老积多年潜心钻研之功，应用虫类药得心应手。认为虫类药既能极大提高疗效，又具有其他药物不能替代的作用，总结出虫类药具有攻坚破积、活血祛瘀、息风定惊、宣风泄热、搜风解毒、行气和血、壮阳益肾、消痈散结八大功用[10]。

益肾蠲痹丸（国药准字：Z10890004）是朱老善用虫药治疗顽痹的代表方药。浓缩益肾蠲痹丸是第二代产品，方中 20 味中药，虫药就占了 9 味之多。一般治疗痹证中药都喜选用大队祛风燥湿，温经通络之品，但风药多燥，易于伤阴耗液，损伤正气。朱老一方面遵前人"治风先治血，血行风自灭"之意，加重当归、熟地、仙灵脾、骨碎补等养血祛风、补肾培本的草木之品。另一方面强调"虫药搜剔，钻透剔邪"的特性，集中使用露蜂房、全蝎、僵蚕、乌梢蛇、地龙、地鳖虫等血肉有情之虫类药，大队虫药与草木药熔为一炉，起到协同加强作用，具有调节免疫功能、消肿止痛、减轻病变关节滑膜组织炎症、胶原纤维沉着、修复软骨细胞增生的功效。虫类药为异体蛋白，含有大量的氨基酸和微量元素，特别是鲜动物药，含有大量生物活性物质。

（四）鲜动物药的作用机理

金龙胶囊〔（98）卫药准字 Z-070 号〕是一种治疗多种癌症及自身免疫性疾病的鲜动物药制剂，具有扶正荡邪、补肾培元、解毒消肿、活血化瘀之功。《神农本草经》早就强调"生者尤良"，《本草纲目》更明确指出"生"就是指新鲜中药。根据清华大学生命科学与工程研究院检测的结果："活动物冷冻干燥，其活性成分大于干品五六倍或十几倍。"经低温冷冻现代生化分离提取技术制备而成的现代鲜动物药金龙胶囊，既克服了动物药生吃不易消化吸收，易引起感染，异体蛋白质易导致过敏的缺点，又保存了鲜动物药的有效活性成分。清华大学生命科学与工程院鲍世铨教授研究发现，金龙胶囊主要含氨基酸、多肽、蛋白质、酶、多糖、核酸、脂肪等多种活性物质，且分子量在 1 万以下的小分子物质占 98% 以上，易于被人体吸收。经冷工艺制备的金龙胶囊与传统热工艺制备的产品相比，金龙胶囊氨基酸含量为传统工艺的 1.5 倍，多肽为 4 倍。中国医学科学院药物研究所于德泉教授的研究提示，总糖占金龙胶囊物质成分的 26.9%，其中多糖占 7.2%。众所周知，多肽和蛋白质常常作为抗原刺激机体后天获得性免疫反应，而多糖对先天免疫功能的促进作用也日益受到广泛关注[11,12]。金龙胶囊各种活性成分吸收进入人体后，对免疫功能进行整体、双向和多层次调节，对多种免疫性疾病均有较好的治疗效果，充分体现了中医"异病同治"以及鲜动物药整体平衡的独特优势。

20 世纪 80 年代，中草药尤其是虫类药基本都是天然采集，药效高，疗效好，随着中药材的人工饲养、人工栽培技术的不断推广，在临床上我们发现中药材的药效已有明显下降，中医药治疗风湿病（包括 AS）的治疗方案也在逐渐升级，联合用药也成趋势，中药成本也在逐渐增高，益肾蠲痹法中的 A，B，C 三方案就是在这种背景下产生的。A、B、C 三种方案立足于益肾生精以充盛督脉，逐瘀化痰以蠲痹通络，从而达到缓解疼痛、僵硬、改善关节功能、控制和减轻炎症、防止脊柱和关节破坏的效果。在制定方案时我们根据患者经济条件的需求，制订了 A，B，C 三种方案（价格 C>B>A），让患者自由选择，A 方案因其疗效可靠，价格适中，80.3% 的 AS 患者选择了 A 方案，临床研究证实三方案起效时间 C>B>A，三方案均是一种较为安全有效的治疗方法，适合于放弃 MTX、SSZ 方案治疗的 AS 患者和其他 AS 患者。

（五）益肾蠲痹法治疗 AS 的应用现状及展望

AS 的药物治疗一般采用非甾体抗炎药及慢作用药（MTX、SSZ）进行治疗[13]，益肾蠲痹丸治疗 RA 已在临床运用近 20 年，为国家中医药管理局"八五"中医药科技成果推广项目；2002~2004 年又被定为国家"十五"重点科技攻关项目"类风湿关节炎治疗方案研究"中的基础用药；益肾蠲痹丸用于治疗 AS 同样有效，张鸣鹤教授曾于 2000 年中华中医药学会风湿病学术大会进行交流。

由于此法用药特点为：益肾壮督与祛风散寒、除湿通络、涤痰化瘀、虫类搜剔诸法合用，标本兼顾，提高机体抗病能力，使正胜邪却，此即所谓"不治之治，正妙于治也"。根据此法研制的"益肾蠲痹丸"经药理研究，含有人体所需的十七种氨基酸及多种微量元素；多种氨基酸可在体内直接合成各种酶、激素并调节人体内代谢的平衡；多种微量元素可以调节机体内因微量元素变化引起的紊乱；动物实验亦证明该药除能消炎止痛外，对骨质的增生和破坏有修复作用。在此基础上，我们已经研制开发了一批相应的药物，摸索出一套相对标准化的使用规范，指导临床应用，以避免药物的误用、滥用，提高用药的精准率，并在临床实践中不断进行验证修订，以使得"益肾蠲痹法"技术临床应用更符合客观实际，更有利于大面积临床推广应用。

因此，益肾蠲痹法治疗风湿性疾病，具有良好的产业化、全球化发展前景，是一种值得深入探讨的优质治疗方案。

四、典型病案举例

江某，女，22 岁，职员，湖北省武汉人。

2006 年 9 月 25 日初诊：患者 2005 年出现晨起关节活动不利，伴全身多关节疼痛，在同济医院确诊为"强直性脊柱炎"，一直给予"甲氨蝶呤 4 片 qw、柳氮磺胺吡啶 4 片 tid"口服，关节疼痛有所减轻，但是症状反复发作，迁延不愈，且服药一个月后即出现胃脘部疼痛等消化道不良反应。辅助检查：X 线片示"腰椎轻度向右侧弯，3、4、5 椎间关节面有凹陷，小关节模糊，双侧骶髂关节狭窄模糊，上端关节间隙消失，左侧股骨头有破坏"，血沉：90mm/H，HLA-B27：91.0U/ml，CRP：33.8mg/L，刻诊：患者肩背部、腰部、双髋关节、双膝关节疼痛，无关节肿胀，关节活动欠利，胸廓紧束感，全身乏力，易汗，关节喜温，纳可，便调，舌质淡红，苔薄白，脉细，收住入院，辨证为肾督亏虚，经脉痹阻，予益肾壮督，蠲痹通络的 C 方案治疗。

2006 年 11 月 9 日：患者住院治疗 46 天，全身关节无明显疼痛，无晨僵，复查 X 线片示"3、4、5 椎间关节面稍有凹陷，小关节模糊不清，双侧骶髂关节不规则狭窄模糊，与前片比较有所改善，左侧股骨头破坏区有所修复"，血沉：55mm/H，HLA-B27：48.3U/ml，CRP：7.1mg/L，肝、肾功能正常。予带药出院继续治疗。

2007 年 1 月 29 日：来电话诉在当地医院复查血沉：29 mm/H，无明显不适感，能正常活动。要求邮寄三个月药量，嘱其定期复查各项指标，按医嘱逐渐减少药量。

2007 年 5 月 28 日：门诊复查，血沉、C 反应蛋白、HLA-B27、肝、肾功能等均正常，无关节疼痛，能正常上班。考虑病情控制良好，将 C 方案改为 A 方案，减轻经济负担。随访至今，未复发。

五、结　论

益肾蠲痹法对于放弃 MTX、SSZ 治疗的难治性 AS，具有疗效高、毒副作用小、症状及实验室指标改善明显等理想疗效，是一种易于推广使用、具有良好产业化前景的治疗方法。

参 考 文 献

[1] Reveille JD. The genetic basic of spondyloarthritis. Curr Rheumatol Rep, 2004, 6 (2)：117-125.

[2] Gran JT, Husby G. Ankylosing spondylitis：Cnrrent drug treatment. Drug, 1992, 44 (4)：585-603.

[3] 王彤. 甲氨蝶呤过量致肝损伤一例报告. 临床肝胆病杂志, 2000, 29 (2)：160.

[4] Mander M, Simpson JM, Mclellen A, et al. Studies with an enthesis index as a method of assessment in ankylosing apondylitis. Ann Rheum Dis, 1987, 46：197-202.

[5] Scott DL, Panayi GS, van Riel PL, et al. Disease activity in rheumatoid arthritis：preliminary report of the consensus study group of the European workshop for rheumatology research. Clin Exp Rheumatol, 1992, 10：521-525.

[6] Calin A, Garret S, Whitelock H, et al. A new approach to defining functional ability in ankylosing spondylitis：the development of the bath ankylosing spondylitis index. J Rheumatol, 1994, 21：2281-2285.

[7] Jenkinson TR, Malloie PA, Whitelock HC, et al. Defining spinal mobility in ankylosing spondylitis：the bath AS metrology index. JRheumatol, 1994, 21：1694-1698.

[8] 黄烽. 强直性脊柱炎基础研究与临床治疗方案变革. 解放军医学杂志, 2004, 29 (6)：468-471.

[9] 朱婉华. 益肾蠲痹丸治疗顽痹 200 例疗效观察. 北京中医学院学报, 1985, 3：28.

[10] 朱良春. 虫类药的应用. 南京：江苏科学技术出版社, 1981：3, 4.

[11] 高益民. 中药鲜动物药研究——金龙胶囊上市 10 年后的总评价. 中国肿瘤年鉴, 2007, 15：316.

[12] 鲍世铨. 现代抗癌鲜药中药制剂"金龙胶囊"的工艺特点及科学依据. 中国肿瘤年鉴, 2004, 12：465.

[13] 赵福涛, 赵浩. 甲氨蝶呤与柳氮磺吡啶治疗强直性脊柱炎的临床对比研究. 实用医学杂志, 2007, 23 (8)：1231-1233.

（原载于《世界中西医结合杂志》2011 年第 8 期）

浊瘀痹——痛风中医病名探讨

朱婉华　顾冬梅　蒋恬　指导：朱良春

痛风（gout）是嘌呤代谢障碍所致的疑难病。目前多将痛风的中医病名也称为"痛风"，笔者认为这种看法值得商榷。古代中医文献所论"痛风"是指广义的痹证，与现代医学所指痛风存在差别，而国医大师朱良春提出的"浊瘀痹"病名更契合病机，现陈述如下：

一、现代医学"痛风"的特点

痛风是嘌呤代谢紊乱和（或）尿酸排泄减少所引起的一种晶体性关节炎，临床表现为高尿酸血症和尿酸盐结晶沉积所致的特征性急性关节炎、痛风石形成、痛风石性慢性关节炎，并可发生尿酸盐肾病、尿酸性尿路结石等，严重者可出现关节致残、肾功能不全。痛风常伴发中心性肥胖、高脂血症、糖尿病、高血压以及心脑血管病。

目前对痛风的诊断，大多遵从美国风湿病协会 1977 年制定的诊断标准：

（1）关节液中有特异性的尿酸盐结晶体。

（2）有痛风石，用化学方法（murexide 试验）或偏振光显微镜观察证实含有尿酸盐结晶。

（3）具备下列临床、实验室和 X 线征象等 12 条中 6 条者：①1 次以上的急性关节炎发作；②炎症表现在 1 日内达到高峰；③单关节炎发作；④观察到关节发红；⑤第一跖趾关节疼痛或肿胀；⑥单侧发作累及第一跖趾关节；⑦单侧发作累及跗骨关节；⑧可疑的痛风石；⑨高尿酸血症；⑩关节内非对称性肿胀（X线片）；⑪不伴骨质侵蚀的骨皮质下囊肿（X线片）；⑫关节炎症发作期间关节液微生物培养阴性。

上述第3项中，具备任何一项即可诊断。

二、中医学"痛风"的特点

"痛风"一词最早见于梁代陶弘景《名医别录》："独活，微温，无毒。主治诸贼风，百节痛风无久新者。"[1]这里的"痛风"是指由于邪风侵袭导致的关节疾病，应当属于痹症范畴。

金元四大家之一的朱丹溪对痛风颇有研究，《格致余论·痛风论》："彼痛风者，大率因血受热，已自沸腾，其后或涉冷水，或立湿地，或扇取凉，或卧当风，寒凉外搏，热血得寒，汗浊凝涩，所以作痛，夜则痛甚，行于阴也。"[2]说明"痛风"乃因血热当风遇湿受寒，湿浊凝滞阻于经脉，表现为"作痛，夜则痛甚"，也应属于痹症范畴。

清代喻嘉言在《医门法律》中曰："痛风一名白虎历节风，实则痛痹也"[3]。

清代林佩琴《类证治裁》则曰"痛风，痛痹一症也，……初因风寒湿郁痹阴分，久则化热攻痛，至夜更剧"[4]。

《医学入门》曰："痛风，形怯瘦者，多内因血虚有火；形肥勇者，多外因风湿生痰；以其循历遍身，日历节风，甚如虎咬，痛必夜甚者，血行于阴也"[5]。

《医学六要》曰："痛风，即内经痛痹。上古多外感，故云三气合而为痹。今人多内伤，气血亏损，湿痰阴火，流滞经络，或在四肢，或客腰背，痛不可当，一名白虎历节是也"[6]。

龚廷贤在《万病回春》中又指出"一切痛风肢体痛者，痛属火，肿属湿……所以膏粱之人多食煎、炒、炙、酒肉，热物蒸脏腑，所以患痛风，恶疮痈疽者最多"[7]。

从上述文献论述中可以看出，"痛风"这一病名，在许多中医文献中均有论述，但有些并非是与嘌呤代谢紊乱引起的痛风相符合，虽病名为痛风，临床表现、发病原因并不相同，但有一个共性，把该病视为一种因外受风寒湿邪而引起的一种疾病，属痹症。

《中药新药临床研究指导原则》指出：痹病是指因外邪侵袭肢体经络而致肢节疼痛、麻木、屈伸不利的病证。严重者可致肢体残废，丧失劳动力。本病相似于现代医学自身免疫病范畴，诸如类风湿性关节炎、风湿性关节炎、强直性脊柱炎、骨性关节炎等。尤其是类风湿性关节炎、风湿性关节炎多见。临床主要表现：关节、肌肤、筋骨等部位疼痛，或肿胀僵硬，麻木重着，或屈伸不利，甚则关节肿大变形，强直不伸，肌肉萎缩等。多与气候变化有关，好发于青壮年，女多于男。理化检查：抗"O"增高，或血沉增快，或类风湿因子阳性，X线可见骨质侵害。

将上述痹症与嘌呤代谢紊乱引起的痛风病的特征相比较，不难看出二者之间尚有较大的差别，因此，将痛风的中医病名定为"痛风"的观点值得商榷。

三、国医大师朱良春对痛风的论述

朱老认为，痛风特征"多以中老年，形体丰腴，或有饮酒史，喜进膏粱肥甘之品；关节疼痛以夜半为甚，且有结石，或溃流脂液。"明确指出："从病因来看，受寒受湿虽是诱因之一，但不是主因，湿浊瘀滞内阻，才是主要原因"；对于痛风发病机理，认为"痰湿阻滞于血脉之中，难以泄化，与血相结而为浊瘀，滞留于经脉，则骨节肿痛、结节畸形，甚则溃破，渗溢脂膏。或郁闭化热，聚而成毒，损及脾肾。"指出"凡此皆浊瘀内阻使然，实非风邪作祟。"[8]朱良春国医大师根据痛风的病因病机，创立了"浊瘀痹"新病名以及"泄浊化瘀、调益脾肾"的治疗大法，这一论点早于1989年披露于《中医杂志》[9]，朱老又于1991年撰写《浊瘀痹辨治一得》一文发表于《光明中医杂志》，已被纳入《现代中医内科学》、《中医临床诊疗丛书》、《实用中医风湿病学》三部大型工具书中，作为名老中医经验进行专篇介绍。

朱老认为"中医之痛风是广义的痹证，而西医学之痛风则是指嘌呤代谢紊乱引起高尿酸血症的'痛风性关节炎'及其并发症，所以病名虽同，概念则异。"同属痹证，又谓之痛风，虽然突出了痛之特点，但名出多门，相互重叠，且与现代医学之"痛风"相混淆，不利于临床治疗与研究。

朱老创立的"浊瘀痹"新病名，既有别于西医，又统一于中医痹证范畴，补充了《黄帝内经》、《金匮要略》中有关痹证的分类之不足，提出痰、浊、瘀，内邪互为因果致痹的论点，是对《黄帝内经》"风寒湿三气杂合而为痹"，外邪致痹理论的继承发展，并进一步引申发挥，使痛风理论和实践更符合当代临床实际，内涵深刻，见解独到。[8]

综上所述，将痛风中医病名定为"浊瘀痹"较为契合病机。

参 考 文 献

[1] 陶弘景集，尚志钧辑校．名医别录．北京：人民卫生出版社，1986，38．
[2] 朱丹溪．格致余论．北京：人民卫生出版社，1956，38．
[3] 喻嘉言．医门法律．北京：中医古籍出版社，2002，112．
[4] 林佩琴．类证治裁．太原：山西科学技术出版社，2010，314．
[5] 李梴．医学入门．天津：天津科学技术出版社，1999，825．
[6] 张三锡．医学六要．上海：上海科学技术出版社，2005，216．
[7] 龚廷贤．龚廷贤医学全书·万病回春．北京：中国中医药出版社，1999，371．
[8] 王亚平．朱良春对丹溪痛风学说的发展创新．中国中医药报．2006-07-24．
[9] 姚祖培，陈建新．朱良春治疗痛风的经验．中医杂志．1989，30（3）：16．

（原载于《中医杂志》2011年第17期）

功能锻炼在强直性脊柱炎护理中的应用

宋　楠　林春花　赵佩瑚

强直性脊柱炎（AS）是一种类风湿因子阴性，累及中轴关节和肌腱韧带骨附着点的慢性炎症性疾病。常发生椎间盘纤维环及其附近韧带钙化和骨性强直。该病多发生于10~40岁，男性与女性之比为5~10∶1。脊柱关节病变可呈进行性加重，最终可引起脊柱关节畸形和功能障碍，甚至会导致终生残疾，严重影响病人的生活质量。我们通过对137例AS的患者除采用药物控制、行为治疗、心理干预等综合治疗外，重点实施了功能锻炼，收到良好效果，现介绍如下。

一、临 床 资 料

2010年1~12月收治AS患者共137例，其中男104例，女33例；年龄15岁以下3例，16~20岁18例，21~30岁48例，31~50岁68例。本组10例患者伴股骨头坏死，脊柱驼背畸形，均为临床确诊。主要症状：均有腰骶部及臀部疼痛，时轻时重，反复发作，伴晨僵，轻微活动后症状稍缓解。重者翻身困难、脊柱强直，行走不利及全身症状。患者住院期间经采用药物控制、行为治疗、心理干预等综合治疗并在护理人员的指导与监督下，每天至少功能锻炼两次，每次不少于20min。综合护理1~2周后，127例患者疼痛、关节活动度、生活质量等均较前明显好转，治疗（17±6）d疼痛明显缓解，有效率为92.7%。10例治疗效果不明显，137例患者均无明显不良反应。

二、护　　理

（一）疼痛的护理

强直性脊柱炎的住院病人突出表现为明显的腰骶部以及髋部的疼痛，剧烈时不能下床、翻身等。我们除按医嘱给予药物及物理治疗外，还要向病人解释疼痛的原因，主动与患者交谈，分散病人的注意力等，从而使病人精神放松。

（二）心理护理

向患者介绍本病的有关知识，告知患者此疾病并非不治之症，只要经过积极正确的治疗，大多数患者可以控制症状，延缓病情，部分患者甚至可以痊愈，使患者能保持乐观向上的心态，正确对待疾病。

（三）基础护理

强直性脊柱炎急性期患者可协助其轻微活动，交代患者保证睡眠的重要性，疼痛缓解后可适当活动及锻炼，减少引起持续性疼痛的体力活动；晚期骨性改变患者以卧床休息为主，帮助其掌握自理方法。避免在寒冷、潮湿的环境中生活，加强营养，告知患者食疗的重要性，指导患者进食低盐、高热量、高蛋白、高维生素食物，戒烟戒酒，养成良好的饮食习惯。

（四）用药指导

早期合理、规律地使用非甾体抗感染药及免疫制剂，往往能减轻疼痛，合理使用糖皮质激素，能迅速缓解症状，告知患者长期使用易产生副作用，应定期抽查血象、肝肾功能。注意补钾，减轻激素的副作用，并指导患者遵医嘱用药，以免突然停药造成不良后果。

（五）中药熏药

我院采用熏药医疗设备，将活血化瘀的中药（葛根、忍冬藤、骨碎补、补骨脂、拳参等十几味药物）转化为药物蒸汽，对疼痛、肿胀的关节进行药物熏蒸，每次 20min，每天 1~2 次。而对高血压、心脏病、皮肤病及年老体弱、处于发热、月经期、妊娠期的患者，则不宜进行中药熏药。

（六）功能锻炼

功能锻炼先慢后快，先小幅度后大幅度，先局部后整体，先轻后重，循序渐进，持之以恒。锻炼初始对患者进行示范、指导，使其掌握正确的方法。首先，患者在日常生活、工作及学习中，时刻注意保持正确的姿势和体位，纠正不良习惯，对于预防畸形非常重要。站立及行走时尽量抬头、挺胸、收腹，坐位宜使用直背硬靠椅，上身挺直收腹，尽可能向后靠紧椅背，髋、膝屈曲。避免坐矮板凳或沙发，卧位要求睡硬板床，低枕或不垫枕，忌用高枕，使腰背处于自然伸展状态；看书、读报时，视线应与书报保持平行高度，避免颈椎过久后仰或前倾。

1. 急性期患者需卧床休息，运动只能在床上进行，以防意外发生　床上运动法：①直腿抬高锻炼：主要锻炼股四头肌。病人平卧于床上，双腿交替抬高、放下，反复进行，抬腿时应尽量使下肢与身体成直角。②侧卧位梨状肌舒缩锻炼：病人侧卧于床上，上面的腿抬高，抬腿时应尽量使两腿之间的角度为直角，两腿交替进行。此方法可使下肢的外展肌群和臀部得到锻炼。③仰卧位拱桥式背伸肌锻炼（包括三点式、五点式）：病人仰卧于床上，双脚掌、双肘部、后枕部着床，小腿与床垂直用力，使身体其他部分离床拱起像拱桥一样。此方法可使脊柱两侧腰背肌得到锻炼，可保护脊柱在受力时不挤压椎间盘。④飞燕点水式背伸肌锻炼：病人俯卧位，使腹部着床，四肢、头部抬起像飞燕一样。锻炼目的同拱桥式。

2. 低强度有氧运动　如散步、俯卧撑、太极拳、游泳等。其中游泳对强直性脊柱炎最有益处，它既包括肢体的运动又包括扩胸运动，还有利于维持脊柱正常生理曲度。而跑步可能加重症状，不宜提倡。运动疗法应注意运动量、时间、方式的合理性，必要时在医生的指导下进行。如运动后新增加的疼痛持续 2h 以上，或运动致疲劳难以恢复，则说明运动过度，应适当调整运动量、运动类型或暂行休息[1]。

3. 维持胸廓活动度的运动　每天进行深呼吸练习，每次重复 20 次左右，每天 2~3 次，扩胸运动使胸廓展开，每天 2 次，每次重复 10~20 次。保持脊柱正确姿势和灵活性，每天头、背、臀、足跟均贴墙，挺直站立 30min 以上，增加脊柱小关节的活动如颈、腰各个方向的运动转动，以维持脊柱生理曲度，防止脊柱强直。

4. 针对性运动

（1）颈椎活动度降低　①两脚分立，与肩同宽，双手大拇指向下推按颈部肌群 2min，然后向上点按风池穴 10min；②抬头望天，望天时后仰到极限，还原，低头看地，看地时下颌尽力贴近胸部，还原，抬头时呼气，低头时吸气；③头颈向上向前探，向后向下伸，连续动作 10 次；④左右旋转，头向左或向右缓慢地旋转，看肩背到最大限度（用力不可过猛），连续 10 次；⑤左右侧屈：头部向左右缓慢侧屈，身体肩膀保持不动，左右重复 10 次；⑥结束动作：头颈、双臂自由活动数次，作深呼吸结束。

（2）腰骶疼痛　①两足开立，与肩同宽，双手叉腰，拇指向前，四指在后按住腰部两侧肾俞穴，腰部作环形摆动，左右重复 10 次；②患者仰卧位，用双脚后跟和头颈部做支点，腰部用力向上挺，同时吸气，恢复仰卧，同时呼气，重复 10 次；③患者俯卧位，双下肢伸直，双手向后，使头部、两侧上肢和下肢同时做背伸动作，尽量背伸重复 10 次。

（3）驼背畸形　可训练背靠墙站立，护理人员膝盖顶住患者膝盖，双手压住患者肩部，每次 3min，可重复 10~20 次。

三、讨　论

（1）功能锻炼是中医疗法的重要内容。在病变早期，坚持四肢及脊柱功能锻炼，随着病情的好转，逐渐加大运动量，应根据疼痛的耐受程度，逐渐增加每日活动次数、活动时间及活动频率[2]。通过功能锻炼，可以疏松紧缩的肌肉，减轻痉挛，促进血液循环，防止致痛物质堆积，促进炎症消散，减轻晨僵；活动时肌肉收缩所产生的生物电，有助于钙离子沉积，维持骨密度及骨强度，防止骨质疏松，从而减轻疼痛；经过锻炼可以保持脊柱的生理曲度，保持胸廓活动度和防止肢体失用性萎缩，预防畸形的发生，减少残疾，提高患者的生活质量。

（2）康复锻炼过程中，应选择难度和强度适宜的锻炼方法，便于患者掌握并长期坚持。自制功能锻炼操，可根据疾病特点、康复需要及患者实际情况，自主锻炼。媒体技术的运用，将功能锻炼方法带进家庭，对康复治疗起到了积极的促进作用，提高了患者坚持功能锻炼的依从性。

（3）功能锻炼需循序渐进，不能操之过急；功能锻炼中出现摩擦音或骨片交锁，轻微疼痛，均属正常反应，稍休息会缓解；但如果疼痛剧烈，则应适当减少活动次数和活动幅度；功能锻炼动作不宜粗暴，应以主动锻炼为主，他人帮助或被动锻炼为辅；只要活动得当能收到事半功倍的效果。

参 考 文 献

[1] 岳月，高明俐. 功能锻炼在治疗强直性脊柱炎中的重要作用. 中医药学刊，2006，24（3）：492.
[2] 马骄，阎小萍. 强直性脊柱炎的中医治疗进展. 中日友好医院院报，2001，15（4）：244-246.

（原载于《护士进修杂志》2011 年第 19 期）

论治"痹"非"通"不用

陈党红　潘　峰　朱婉华　朱胜华

痹证是临床常见病、多发病。该病是因人体正气不足，风寒湿热等外邪侵袭而引起的肢体关节肌肉疼痛、重着、麻木、肿胀、屈伸不利，甚则关节变形，或累及脏腑，缠绵难愈，对患者的生活和工作质量造成了较大影响。其病因病机复杂，治疗难度较大。著名风湿病专家朱良春教授认为，阳虚失煦、外邪乘虚入侵所致"不通"为病机关键，故治疗宜"通"，温通为痹证治本之法。笔者长期跟师朱老，深悟其治痹之整体思路、选药布局，临证每获良效，兹总结其学术思想如下。

一、痹证病机特点

（一）"不通"为痹证之关键病机

痹者闭也。痹证初起风寒湿热之邪痹阻经脉，气血为邪所阻，壅滞经脉，久而盘踞经隧络道，出现关节肿胀、疼痛、重着、屈伸不利，痰瘀交阻，如油入面，胶着不去，渐深入骨骱，遂成顽缠痼疾。著名中医风湿病专家朱良春教授把引致痹证的病机综括为"不通"，认为寒凝、湿蕴、痰瘀均可致不通。"痹"之一证，虽致病因素多，但无论新久，皆为"不通"所致。

（二）阳虚失于温通乃痹证缠绵的根本原因

在强调痹证的"不通"之病机时，重视"阳虚"之内因。如《素问·生气通天论》述："阳气者精则养神，柔则养筋，开阖不得，寒气从之，乃生大偻。"阳虚不足既是导致痹证的重要内因，也是影响其预后的关键因素。温煦、气化功能不足，则卫阳卫外功能不力。阳气虚在外则肌腠不能固密，予风寒湿邪可乘之机；在内则五脏失温养，寒积内痼，而正邪斗争，又加重阳气的耗伤，难以驱邪外出。风寒湿燥等邪停留于肌肉、筋脉、脏腑，缠绵难愈而成痼疾。"痹"病日久，其病机虽有风、寒、湿、燥、瘀、虚、痰之分，但其根本以"瘀"、"虚"为两大主要矛盾。"瘀"者，瘀浊败血不能及时排出，停于脉络窍道，久而致络阻不通、关节窍道濡滑不利，痹证作矣。"虚"虽有"气、血、阴、阳"之分，但皆可归咎于"肾精不足、阳气失用"。

张景岳曰："痹证,大抵因虚者多,因寒者多,唯气不足,故风寒得以入之,唯阴邪留滞,故经脉为之不利,此痹之大端也"。阳气不足当责之肾和督脉。肾为全身阳气之根本,督脉为阳脉之海,与全身各阳经都有联系,故朱良春教授强调治痹证必须壮肾督之阳气、发挥其温柔濡润之功。

"阳虚"既可因个体禀赋不足,亦可因诸邪盘踞各个流通环节阻碍阳气运行而致。特别是痹证后期,络道流通不利的因素占据了主导地位。"不通"则气血不能正常营运,筋脉肉皮骨得不到滋养,而有废用之变;"不通"则阳气温煦通道受阻,不能协同气血共同发挥温养全身之功能。故治痹应以"通"为用,以通为先机。

二、治疗原则

(一) 温通并施,寒去瘀通

痹久病邪深入关节,且风寒湿之性缠绵胶着,若驱之太急,风去而寒湿仍留,反遗后患,故治疗宜缓而行之。朱老认为,治痹之着眼点是使血脉流行,气血络道营运正常。但临床运用不可仅此一点,还应辨证辨病相结合,更要注意用药的寒温之性及患者体质。治痹之药多辛温燥,有伤津耗血之弊,有加重"本虚"之虞。朱老指出《素问·阴阳应象大论》早就有明示:"壮火散气,少火生气",故除沉寒痼冷在大辛温通之外,治痹应以"温而通之"之法。诸温通药中,朱老尤其强调桂附之功。桂枝,性温,入肝经,行血分,走经络而达营郁,最调木(肝)气,能舒筋脉之急挛,利关节之壅阻,通经络而开痹涩。上海陶御风教授认为桂枝的通阳利水或化气行水实际上是促进血液循环功能[1],故对湿阻、寒凝之证尤为有效。桂枝不但治疗寒湿之痹,巧妙配伍后治疗热痹亦同样疗效出众。例如《金匮要略》中的"白虎加桂枝汤"。桂枝在热痹证的治疗中其用有二:一是因湿为阴邪,非温不化;二是桂枝可温通经脉,调和营卫,以化血脉中的阴浊之气。朱良春教授在临床上不论何种痹证均加用桂枝[2],并指出:痹证以"不通"为关键,阳虚不足为导致"不通"的基础,故桂枝的温通之用尤为重要。经巧妙的配伍,桂枝可广泛地用于各种痹证,热痹亦可大胆使用。如朱老常以桂枝配白术以助中焦脾胃温运化湿,使气布湿散;配当归、川芎可行气活血;配石膏可辛散热邪、通络止痛。附子,作为"药中四维",其辛温通阳之力为诸药之最,一般以制品多用。朱老临证多用制附子、制川乌,若寒甚则川乌、草乌同用,用量从8g始,可渐增至20g。强调若用生品应注意配伍甘草或先煎,并配桂枝、细辛,一则制其剽悍之性,二则加强温通之功,使寒去瘀通、血脉复流。

朱老认为:温通之用为基本框架,盖气血非通不能流行,补益之品非通不能入脉,非通诸邪不去。此深合张景岳"治痹之法宜使血气流行,别寒邪而去"之旨。

(二) 搜剔通络,首推虫蚁

痹之初起,邪气轻浅,治疗并不难。该病的难治在于因失治误治、或治不及时致痹证缠绵,病邪深入经隧骨骱,湿痰瘀浊胶固。其痹阻之顽难不但体现在治疗时程长、病情反复发作,而且其胶着之性非草木之品所能宣达,必借虫蚁类药之搜剔窜透,方能使瘀去滞开,经络通畅。

朱老治疗顽痹主要从具"搜风解毒、攻坚积、壮肾督"的虫类药着手。如寒湿盛用乌梢蛇、桂枝、制川乌、苍白术,配以晚蚕沙、薏苡仁温阳渗湿;化热者用地龙、白僵蚕配以寒水石、萆草、石膏;痰浊盛者用白僵蚕配胆南星或白芥子;挟瘀明显者用水蛭、地鳖虫,配桃仁、红花。肢体关节痛剧者,用全蝎、蜈蚣配制天南星、延胡索、六轴子以止痛;对腰背痛甚者多用九香虫温阳理气;关节肿胀变形者,常用白僵蚕、蟅螂虫、炮穿山甲以加强散结之力;腰脊病变者,则合用露蜂房、乌梢蛇、地鳖虫温阳通督、行瘀散结,配以续断、狗脊等[2]。朱老治疗顽痹的著名成药"益肾蠲痹丸"(组成:熟地黄、仙灵脾、鹿衔草、淡肉苁蓉、全当归、鸡血藤、露蜂房、蕲蛇、地鳖虫、白僵蚕、蟅螂虫、炮穿山甲、全蝎、蜈蚣、地龙、甘草等)即是以通痹、壮肾督的虫类药为组方基础。该方在治疗痹证的同类药中疗效肯定。朱老在治疗浊瘀痹及其他奇疑顽缠难之证时,也常用虫类药。

朱老指出,虫类药治疗疑难杂病有奇特的疗效,盖与其性攻窜动而不守、兼具血肉有情补益之用有莫大关系,应多加挖掘应用。现代药理研究发现:虫类药均含有动物异体蛋白,对机体的补益调整有特殊作用,尤其是蛇类药还能促进垂体前叶促肾上腺皮质激素的合成与释放,使血中此种激素的浓度升高,从而达到抗炎、消肿、止痛的功效。

虫类药独特的功能特性,已被越来越多的医家所关注,一些医家甚至不加辨证加入虫类药,已有滥用之嫌。朱老认为与其他植物药一样，虫药之药性亦有不同，或性偏清凉，或偏于温通，或善于祛风开窍，或擅长钻髓挖掘，或长于软坚利水，或偏行于上窍，或通达下窍，或善温运于中土，等等，临床运用仍须遵从辨证的原则，灵活运用。

三、具体运用

痹证属中西医界的顽难症，临床医家各有心得体会。朱老治痹以"通"为则，其具体运用如下。

（一）风痹治疗当祛风通络除痹

风邪，百病之长，尤多夹寒湿伤人皮毛肌腠，致毛窍闭阻、营卫之气周流不通，故祛风通络为首治之选。风邪之轻证朱老多以羌活为君药，盖因羌活味辛而能散，气清而不浊，能通行上下、四肢，临证常用 10~15g；较重者，则羌活、独活同用，同时配伍海风藤、络石藤、豨莶草。重症则用"截风要药"之蕲蛇，朱老认为其搜风通络之力最强。《本草纲目》谓其"内走脏腑，外彻皮肤，无处不到也"。蕲蛇以散剂佳，2g/次，每日 2 次；入汤剂则用 10g。

（二）寒痹治疗当温经散寒开痹

川乌、草乌、附子、桂枝、细辛等辛温大热之品能宣通痹闭、解寒凝，为朱老常用。其中乌头强调炮制后用，生用则宜减量并先煎 1h 或与甘草同煎以减其毒。乌头用量应根据患者的耐受情况逐渐加量，由 8g 开始，渐加到 20g。草乌治痛功效较川乌为著，重症时二者可同时用[2]。细辛可由 10g 开始，渐加至 15g，结合地域、气候、体质考虑。细辛入丸散时量宜少，因其气味走窜，猛烈之性宜于止痛。

（三）湿痹治疗当化湿通络止痛

湿为阴邪，其性重浊，易阻络伤阳，湿非温不化，故朱老多用麻黄、白芥子、制附子、生白术、苍术、生或制半夏、薏苡仁，配伍使用。

（四）热痹治疗当温清并用，通络止痛

朱老认为热痹是在全身阳气不足的基础上发生的局部热变，如仅用寒凉之品，不但不能流通气血、开闭通痹，甚则有冰伏邪气、加重痹证之嫌，故临证多用辛温走窜之品配合清热药物。对于温、清之药的比例，则强调因证、症及病变程度进行调整。朱老自制"乌桂知母汤"加减，以川桂枝、制川草乌配生地黄、知母、寒水石，痛甚加用延胡索、六轴子（煎剂中成人 2g/d）。

另有天南星一味，朱老尤喜用于治疗痹证疼痛久不能止者。因痛痹为痰瘀、死血痹于关节经络，不通则痛，故用天南星，取其开结闭、涤痰瘀之功。用量初始从 30g 可渐加至 60g，认为前人所谓其专治骨痛甚有意义，值得深入研究。

综上所述，朱老治痹证，以"通"为用的布局贯穿治疗痹证之始终，这可从"益肾蠲痹丸"组方思路得到明证。而其后朱老创制"蠲痹汤"则不但从命名上，而且从其治疗痹证急性发作及疼痛的较好效果也再次验证了以"通"为用。以"通"为用治疗痹证值得临床重视。

参 考 文 献

[1] 陶御风．临证本草．北京：人民卫生出版社，2005：7．
[2] 朱良春．朱良春医集．4 版．长沙：中南大学出版社，2010：374．

（原载于《广州中医药大学学报》2012 年第 5 期）

国医大师朱良春教授治痹重温肾壮督

陈党红

痹证，是指因人体正气不足，风寒湿热燥等外邪侵袭引起的肢体关节肌肉疼痛、重着、麻木、肿胀、屈

伸不利，甚则关节变形，或累及脏腑为特征的一类病证的总称。为临床常见病、多发病，且多缠绵难愈，对患者的工作和生活质量造成了极大影响。

痹证病因病机复杂，治疗难度颇大。中医风湿病大家朱良春教授认为，同许多病机复杂的疾病一样，从其根本着手方是治本之法。笔者试从以下几个方面对其学术观点进行分析。

一、辨"痹"首辨"正虚"

提起痹证，许多医家脑海里会出现"风寒湿三气杂至，合而为痹"的理论，但是仅有风寒湿邪气侵袭就能发生痹病吗？《灵枢·百病始生》谓"风雨寒暑，不得虚，邪不能独伤人。卒然逢疾风暴雨而不病者，盖无虚，故邪不能独伤人，此必因虚邪之风，与其身形，两虚相得，乃客其形"。《素问·痹论》也曰"所谓痹者，各以其时重感于风寒湿之气也"，"不与风寒湿气合，故不为痹"。《素问·生气通天论》所述："阳气者精则养神，柔则养筋，开阖不得，寒气从之，乃生大偻"，指出风寒湿邪是风湿病发病的外部条件，而正气不足才是本病发生的根本原因。因此，《黄帝内经》提出"正气存内，邪不可干"，明确指出正气充足与否是机体发病、正邪斗争能否取得胜利的关键。这是辨识一切疾病的基本原则。故辨"痹"首辨"正虚"，这已经成为医家的共识，不再赘述。

二、"正虚"以"阳虚"为本

如上所述，"正虚"是痹证的本源，但"正虚"是一个笼统的范围，人体气、血、阴、阳皆有虚，五脏、六腑、四肢、百骸皆可为虚的载体，何种情况是痹证根本原因，此为辨识痹证所必须解决的第二个问题。要理解这个问题，就必须廓清其外围因素，找出其合理内核。《黄帝内经》曰："阳气者，若天与日，失其所则折寿而不彰，故天运当以日光明，是故阳因而上卫外者也"。《素问·生气通天论》所言："凡阴阳之要，阳密乃固，两者不和，若春无秋，若秋无夏，因而和之，是谓圣度。故阳强不能密，阴气乃绝；阴平阳秘，精神乃治，阴阳离决，精神乃绝"，为痹证因"阳虚"所致指出了纲领性的方向。历代认识不断细化加深，如明代张景岳认为真阳是人体一切功能活动的动力，"为元阳、元阴所自出"，其真阳即为肾阳。肾为阴阳水火之脏，主一身阳气生长、生发，五脏六腑的功能得以正常运转都有赖于命门真阳的温养煦缩。因此，从阴阳着手进行辨证，当是辨知痹证的关键。人体的阳气至为重要，关乎一身之健康。《素问·生气通天论》述："阳气者精则养神，柔则养筋，开阖不得，寒气从之，乃生大偻"。李中梓把阳气的重要性形象描述为："譬如春夏生而秋冬杀，向日之草木易荣，潜阴之花卉善萎也……阴阳并需，而养阳在滋阴之上。是非昂火抑水，不如是不得其平也"。此类观点对后世产生了重要影响。如当代名家方药中强调指出"阳为有生之本，阳旺则能化生阴血，故补气应在补血之先，扶阳应在滋阴之上"，强调了"阳气充足"的重要性。风湿病专家陈湘君教授则认为类风湿性关节炎的体质大多为阳虚阴寒内盛，即使患者局部有红肿疼痛存在，治疗时仍要考虑其"阳虚"，遵从《灵枢·本神》"节阴阳而调刚柔"之旨治疗[1]。朱良春教授遵《黄帝内经》之旨、参伤寒之论，结合长期临证经验，认为痹证发生是阳气不足在先，此为本质性的问题，所关脏腑为肾。肾为先天之本，受五脏六腑之精而藏之，是调节各个脏器功能的中心，平衡维系机体矛盾统一的主宰。肾气充足，则精力充沛，五脏六腑之阳气充足，百病少干；倘肾阳衰，肾气虚，脏腑之阳气衰少，必然神气衰惫、倦怠无力，百病丛生；温煦、气化功能不足，则卫阳卫外功能不力，肌腠不能固密，予外邪可乘之机。外邪侵入机体，正邪斗争，又加重阳气的耗伤，难以驱邪外出，缠绵难愈，致风寒湿燥等邪停留于肌肉、筋脉、脏腑，而成痼疾。此即朱良春教授所提出的痹证"四久"论：久病必瘀、久病必虚、久病入络、久病及肾[2]，认为无论是从痹病之始，还是从痹病过程，均以肾阳气不足为痹证根本因素。现代医学的大样本调查也发现类风湿关节炎、强直性脊柱炎的遗传倾向分别占患者3%~10%和30%，系统性红斑狼疮有家族聚集倾向，从流行病学角度表明禀赋不足是风湿病发生的病因之一[3]。这似符合"肾为先天之本"之论。"阳气行则痹自通"[4]，督为阳脉之海，循行于背部正中，与全身各阳经都有联系，是阳气功能的外在集中表现，故朱良春教授强调辨治痹证纠正阳虚时不可偏废督脉之功用。

朱良春教授根据其多年的临证经验，提出"温肾阳，壮肾督"为治疗痹证之大法，认为该法在痹证早期有开闭达郁、促使热邪速退之效，中期有燮理阴阳、防止寒凉伤胃之功，后期有激发阳气、引邪外出之用。在此理论指导下，朱良春教授临证常以川乌、草乌配以附子、桂枝、独活、细辛等温燥之品，指出乌头辛而大热，除寒开痹，力峻效宏；桂枝性味辛温，通阳散寒，入营达卫，二者合用，既可散在表之风寒，又可除在里之痼冷，相须相使，其效益彰；细辛气味香，善开结气、通滞气，内之宣络脉而疏通百节，外而行孔窍而直透肌肤，具有很好的协同桂附散寒利窍作用。凡寒邪较轻而体质弱者，用制川乌，较重者用生川乌，重症川乌、草乌并用，用量则根据病人对乌头碱的耐受反应程度，逐步增加。对于急性类风湿关节炎痛甚者，朱良春教授常用许叔微《本事方》中的麝香丸治疗，该方由草乌、地龙、黑豆、麝香等药物组成，研末泛丸如绿豆大，每次7~14粒，每日1~2次，黄酒送服，多在3~5日内痛止肿消；慢性顽固性者，坚持服用，亦可获效。临床观朱良春教授治痹恒用温药，即便是热痹，也倡以甘寒为主，指出龙胆草、黄芩、黄柏等虽有用于治热痹，然毕竟伤阳败胃，投用可暂不可久。其辨治郁久化热之热痹，亦常选川乌、草乌、桂枝配生地黄、知母、寒水石，于寒温剂量之比亦十分精究，处处注意固护阳气为本。

三、阴阳并补图效机

朱教授指出，治疗痹证虽倡"温壮肾督"为主，但亦不可偏颇，大热大辛之药不能长期用于慢性风湿，须适可而止，以免化燥伤阴，这是治疗痹证必须注意的原则，《黄帝内经》早有提示："壮火食气，气食少火，壮火散气，少火生气"。对于寒湿较重、阴阳俱虚，宜遵张仲景旨，用"微汗法"才能风湿俱祛而不伤阴阳。另外，对于阴阳偏虚之体，朱教授认为此时若仍用大剂温燥之品激发其体内残存之阳以温脏腑、肌表，因其没有物质基础，只能徒伤其阳，继而伤阴，终至阴阳俱败。因此，宜于温阳之剂中酌加补肾阴之品，俾阴阳并补，而使水火互济。如桂枝、补骨脂、淫羊藿、地黄、鹿角霜、生姜等皆是朱教授治疗阴阳并虚之痹的常用之品，尤以淫羊藿、地黄最为常用。

另外，朱教授认为，痹证辨证不可偏废六经。六经的生理病理不同，其为病的特点俱各相异，遣方用药不可不虑。如同为"寒厥"，厥阴肝经、少阴肾经用药就不相同，因肝藏血，"体阴而用阳"，若血虚有寒，过用温燥药就有伤阴动血之弊，故虽有久寒也多使用吴茱萸、生姜、桂枝、通草类，而不适宜用附子类的大辛大热之品，这在《伤寒论》里交代得十分清楚，论曰"手足厥寒，脉细欲绝者，当归四逆汤主之"、"若其人内有久寒者，宜当归四逆加吴茱萸生姜汤主之"。而肾为阴阳水火之脏，其阳虚寒证是由水中之火不足、阴寒内盛所致，故须用燥热猛峻之品，如附子、干姜等补火制水、驱阴寒，临证不可不识。

参 考 文 献

［1］苏励．陈湘君治疗风湿病用药特色初探．上海中医药大学上海市中医药研究院学报，1997，11（2）：44-45.
［2］朱良春．应用增补肾阳法治疗慢性久病．朱良春医集第1版．北京：人民卫生出版社，2010.
［3］娄玉钤，娄高峰，娄伯恩．论风湿病的病因——虚、邪、瘀．中医研究，2008，21（1）：16-18.
［4］史广宇，单书健．当代名医临床精华·痹证专辑．北京：中医古籍出版社，1998：56.

（原载于《中华中医药杂志》2012年第12期）

朱良春教授温肾壮督治痹证对《伤寒论》治法的发展

陈党红　指导：朱良春

痹证是临床上治疗较为困难的疑难病症。其病因非常复杂，常见的是"风寒湿三气杂至，合而为痹"；其病机之疑难在于风寒湿留伏体内、正邪胶着，真正如国医大师朱良春教授所谓"如油入面，难分难解"；其治疗之困难在于治法缤纷杂呈，立意总不出祛风除湿散寒，但长久效果不尽如人意。笔者有幸拜师朱教授脱产学习2年，对其辨治痹证的学术思想进行了系统学习，认为朱教授温肾壮督、通络止痛治痹证的学术思想是对《伤寒论》痹证辨证论治的继承和创新发展。

一、六经辨证治痹证

从痹证发展过程来看，自《内经》始，对痹证之论并不少见。细究《内经》"其风气胜者为行痹，寒气胜者为痛痹，湿气胜者为着痹也"，对痹证已进行了分类。而对《内经》的学术思想进行临床运用的当首推张仲景，《伤寒论》通过六经辨证，对痹证辨证论治进行了具体指导，在邪入尚轻浅的太阳病篇、邪深入之厥阴和少阴篇俱有阐述。

如《伤寒论·辨太阳病脉证并治》第35条曰："太阳病，头痛发热，身疼腰痛，骨节疼痛，恶风无汗而喘者，麻黄汤主之。"第14条曰："太阳病，项背强几几，反汗出恶风者，桂枝加葛根汤主之。"此为痹病在太阳的证治，病邪尚轻浅，故开太阳、解表散风寒可也。如治不彻底，外邪层层深入三阴时，则出现第174条"伤寒八九日，风湿相搏，身体疼烦，不能自转侧，不呕不渴，脉浮虚而涩者，桂枝附子汤主之"的表现，和第175条"风湿相搏，骨节疼烦，掣痛不得屈伸，近之则痛剧，汗出短气，小便不利，恶风不欲去衣，或身微肿者，甘草附子汤主之"之证。邪气进一步深入厥阴少阴，出现当归四逆汤证、四逆汤证等，则以当归四逆、四逆汤类为代表。《伤寒论·辨厥阴病脉证》第351条曰："手足厥寒，脉细欲绝者，当归四逆汤主之。若其人内有久寒者，宜当归四逆加吴茱萸生姜汤"，此处突出了两个症状："手足厥寒"和"脉细欲绝"。四末者，诸阳之本也，手足厥寒，阳气不能温煦也。脉细欲绝者，阴血并虚，而阳气无力推动也。治当以益气温阳、养血活血为治，俾气充血足则可驱寒外出。当归为血分之药也，能补血活血；细辛根茎直，具东方甲乙之生气，能交通少阴、太阳。故张志聪曰："桂枝、细辛助君火之神气以养阳；当归、芍药资中焦之血气以养阴；大枣、甘草益中土；通草通其络脉。阴阳血气通调而脉体自和，寒厥可愈。"对于有寒厥于内的各种病症皆可用之，收效可圈可点。四逆汤治疗"寒厥"则更为峻猛，其所治之"寒厥"乃因寒至里极而已，不及时救治则有生命之虞。不难看出，从太阳到三阴皆可发生痹证，所不同者，只是随着正邪力量对比而呈现出不同症情。

认真推敲《伤寒论》治疗"寒厥"的当归四逆汤、四逆汤类，二者病机大相径庭。当归四逆汤之手足厥寒是血虚受寒，寒凝经脉，血行不畅所致，因其寒邪在经不在脏，故肢厥程度较四逆汤证为轻，并兼见肢体疼痛等症。四逆汤之厥逆是因阴寒内盛，阳气衰微，无力到达四末而致，故其厥逆严重，伴有神衰欲寐、脉微欲绝等症。因此，两方用药、功用全然不同，正如周扬俊在《温热暑疫全书》言："四逆汤全在回阳起见，四逆散全在和解表里起见，当归四逆汤全在养血通脉起见。"仲景之制方在急救大寒侵犯所致之"厥"，确有温阳通脉、养血濡润之效。但是若邪已经留伏在厥阴、少阴不去，由经入腑入脏而产生的后果，其一为变生他病，如肿瘤等其他疑难杂证；其二是消耗正气，尤其是人体的阳气，日积月累导致人身根本损伤，即伤肾督情况下，如顽痹、大偻、肾痹或骨痹，仲景并没有提出具体方案。此时仍采用四逆类？当归四逆汤加减？的确值得商榷。因为大剂温阳有伤阴之弊，补阴血则有滋腻碍阳之虑，尤其是病邪已深伏伤及肾督的情况下，如何既能扶助真阳、温柔濡养而又能兼顾祛邪，实为痹证治疗的一大难题。

二、久寒痼疾从肾督

朱教授继承了《内经》的学术思想，在深研经典的基础上创制了"温肾壮督、通络止痛"治法治疗痹证，很好地解决了上述问题，是对《伤寒论》痹证辨证论治的继承和创新发展。

朱教授认为，痹证发生是阳气不足在先，此为根本性的问题，病邪深入留伏不去，除了重伤机体阳气外，更动摇元阳——肾。肾为先天之本，受五脏六腑之精而藏之，是调节各个脏器功能的中心，平衡维系机体矛盾统一的主宰。肾气充足则精力充沛，五脏六腑之阳气充足，百病少生；倘肾阳衰、肾气虚，脏腑之阳气衰少，必然神气衰惫，倦怠无力，百病丛生。温煦、气化功能不足，则卫阳卫外功能不力，肌腠不能固密，予外邪可乘之机。外邪侵入机体，正邪斗争，又加重阳气的耗伤，难以驱邪外出，缠绵难愈，致风寒湿等邪停留于肌肉、筋脉、脏腑，尤其是痹证发展到后期，肾督之阳大伤而成痼疾。因此，在病邪深伏伤及肾督的阶段治疗当从"温肾壮督、通络止痛"立法。而且，朱教授区别久寒、沉寒有"壮火逐寒"和"温而通之"两种治法，此承《素问·阴阳应象大论》明示："壮火散气，少火生气"之则。功能"少火生气"者，莫若桂枝。桂枝性温，入肝经而行血分，走经络而达营郁，最调木气，能舒筋脉之急挛，利关节之壅阻，通经络而开痹涩。肢体、关节、筋之能动，关乎两个问题：其一为肝血充足，如《素问·五脏生成》曰："人卧血归于肝，肝受血而能视，足受血而能步，掌受血而能握，指受血而能摄"；其二为阳气正常温煦，《素问·生气通天论》曰："阳气者，精则养神，柔则养筋。"《医学正传·卷一》云："少火生气，谓滋生元气……盖火不可无，亦可少而不可壮也，少则滋助乎真阳，壮则烧灼乎元气。"故"少火生气"对于已损之元阳的补益实为重要。

朱教授临证对于痹证之轻者，多以当归四逆汤、当归补血汤加减治疗，体质偏虚之人尤其如此；寒湿痹痛者，往往多兼有血虚，为阴阳气血皆虚也，故以温通并用、气血双补，如此方能阴阳血气通调而脉体自和，痹证自除，这正是朱教授治疗类风湿性关节炎时多以当归四逆汤加减治疗之根本原因，也深合张仲景以当归四逆汤加减治疗寒厥之意。

至若沉寒痼冷者，朱教授认为非川乌、附子大辛大热之峻猛不能通行十二经脉，多以川乌、附子、肉桂、细辛同用。朱教授指出，寒湿痹重伤阳气，出现肢体疼痛、痉挛、畸形等，其正气大虚甚为明显，在这种情况下治疗不可能速战速决，而应该缓祛其邪，当在乌附桂驱寒基础上，加淫羊藿、熟地黄、鹿角霜、补骨脂等培补肾精。

三、结　语

痹证发展由浅入深的过程，这中间有几个关键要素，一为太阳之藩篱是否严密。二为中土功能健运与否，阳明为十二经脉之长，维系内外之本，若其功能健运，则无病及少阴之理；反之，则损及太阴厥阴；阳明再虚，则病深损及少阴。三为肾督是否充足。病在太阳之表时，麻黄类汤加减方可治；损及阴血，当归四逆汤可治；至若痹久损及肾督，则须温督壮督、通络止痛方始全功。此即为朱良春教授辨治痹证的分阶段辨治之总体思路，也是其对仲景治疗痹证的继承和创新发展。

（原载于《新中医》2013 年第 9 期）

朱良春"益肾蠲痹法"治疗疑难风湿病验案二则

张侠福　何　峰　顾冬梅　朱婉华

"益肾蠲痹法"是我国著名中医风湿病专家、国医大师朱良春教授及其子女朱婉华等学术团队，在继承著名中医学家章次公先生学术经验的基础上，结合 70 余年的临床经验总结而成。2008 年"益肾蠲痹法"被定为国家中医药管理局风湿病重点专科全国协作组验证方案，以此法研发的以虫类药和鲜动物药为主要药材的浓缩益肾蠲痹丸、扶正蠲痹胶囊、痛风颗粒、蝎蚣胶囊及金龙胶囊等，具有补肾培元、解毒消肿、活血化瘀之功效，可增强和调节细胞免疫和体液免疫功能[1]，对类风湿关节炎、强直性脊柱炎、骨关节炎、红斑狼疮、硬皮病、干燥综合征等病的骨关节滑膜炎症渗出和骨质破坏有修复作用[2]。我们在中医辨证论治基础上使用益肾蠲痹法，临床治疗与免疫相关的多种疑难杂病，均获良效。现总结多发性动脉炎、免疫性血小板减少症治疗验案，据中医病脉证治介绍如下。

一、幼儿多发性动脉炎

患者，女，6 岁 5 个月。2008 年 9 月 20 日初诊。患儿 2005 年始反复出现发热咳嗽，血压偏高，时伴抽搐，2005 年 8 月于外院查颅动脉、颈内动脉、腹主动脉及肾动脉等处发现动脉狭窄性病变，胸部 CT 提示肺动脉高压，诊断：多发性大动脉炎，肺动脉高压，高血压。住院期间一度出现急性左心功能衰竭、呼吸衰竭，先后使用甲泼尼龙、苯磺酸氨氯地平片、复方利血平、阿司匹林肠溶片、氢氯噻嗪等治疗，病情好转出院。但血压在 170/100mmHg（1mmHg＝1.33kPa）左右，联合服用多种降压药，效果欠佳。今来诊求中医治疗，现服用强的松 5mg，每日 1 次；苯磺酸氨氯地平片 5mg，每日 2 次；氢氯噻嗪 10mg，每日 1 次；阿司匹林肠溶片 10mg，每日 1 次；氯化钾缓释片 1.0g，每日 2 次。刻下见：血压 160/96mmHg，精神尚可，身体瘦小，口唇红，牙齿、牙龈发育迟缓，纳可，大便偏干，舌红苔薄，脉细弦数。检查血钾 3.0mmol·L[-1]，肝、肾功能正常。治宜清热解毒，活血化瘀，益气养阴，培补肝肾兼顾。处方：金银花 6g、忍冬藤 6g、白花蛇舌草 10g、紫丹参 15g、赤芍 6g、地龙 6g、川牛膝 6g、生地黄 8g、鬼针草 15g、炙全蝎 3g、炙僵蚕 6g、穿山龙 15g、枸杞子 10g、炙甘草 4g，30 剂，常法煎服。降压洗脚汤（药用桑叶、桑枝、茺蔚子等），煎汤每晚泡脚。

2008 年 10 月 25 日二诊，血压 156/80mmHg，患儿胃纳好转，惟近日夜寐头颈汗出如潦，面部潮红，全身烘热感，口唇偏红，苔中后腻，舌尖红，脉细涩。中医辨证为络脉瘀阻，气血不畅，病属血痹或脉痹。治宜调益心肾，和血通脉。治疗加用金龙胶囊以益肾蠲痹，调节自身免疫，减阿司匹林肠溶片为 5mg，每日 1 次。处方：赤芍 10g、炒白芍 10g、紫丹参 10g、地龙 6g、炙全蝎 3g、桃仁 6g、红花 6g、山茱萸 15g、浮小麦 20g、穿山龙 15g、稀莶草 15g、忍冬藤 15g、女贞子 8g、生地黄 10g、牡丹皮 6g、刘寄奴 8g、甘草 4g，30 剂。辅以金龙胶囊每次 0.5g，每日 3 次。并用降压洗脚汤煎汤泡脚。

2008 年 12 月 24 日三诊，血压 150/70mmHg，盗汗减少，大便稀薄，日行 3 次，苔中白腻，脉细弦。上方加怀牛膝 8g、桑寄生 12g、炒白术 15g、生地黄改干地黄 10g，30 剂。金龙胶囊及降压洗脚汤治疗同前。

2009 年 2 月 3 日四诊，血压 140/70mmHg，复查肝、肾功能正常，时有气促，纳可，大便溏薄，苔薄舌质红，脉弦紧。前法继进，调益脾肾。处方：潞党参 8g、炒白术 12g、怀山药 12g、地龙 8g、炙全蝎 3g、丹参 10g、牡丹皮 8g、女贞子 8g、红花 6g、怀牛膝 6g、桑寄生 10g、穿山龙 15g、煅牡蛎 12g、浮小麦 15g、甘草 6g，30 剂，常法煎服。

2009 年 3 月 20 日家属电话述症，因发热咳嗽收住某儿童医院，检查诊断肺炎，嘱上方加金荞麦 15g、鱼腥草 15g、北沙参 12g、金沸草 10g 治疗，联合抗生素治疗 8d，病情逐渐稳定，好转出院。血压维持 130/65mmHg 左右。

2009 年 8 月 26 日来诊，上方调整巩固治疗，病情稳定。现予醋酸泼尼松 2.5mg，每周 2 次；苯磺酸氨氯地平片 5mg，每日 1 次，阿司匹林肠溶片 5mg，每日 1 次，口服。诸恙悉平，宜续服药，调气血，化痰瘀，以期巩固。处方：潞党参 8g、怀山药 12g、地龙 8g、炙全蝎 3g、丹参 10g、枸杞子 12g、牡丹皮 8g、女贞子 10g、红花 6g、怀牛膝 8g、桑寄生 12g、穿山龙 15g、煅牡蛎 12g、甘草 4g。30 剂。嘱其注意冷暖，适当加强锻炼，以增强机体免疫力，病症逐渐好转。

按： 多发性动脉炎是一种临床较为少见的疾病。为主动脉及其分支的慢性、进行性、闭塞性的炎症，病因尚不明确，多数病例发病前常有风湿、结核、红斑狼疮或外伤史等。本病可能属于自身免疫性结缔组织病[3]。现代医学无明确治疗方法，常因手术或发生心力衰竭、脑血管意外、肾功能衰竭、尿毒症及其他并发症而死亡。本案谨守病机，辨证审因，以辨病与辨证相结合进行治疗。系因先天不足，后天失调，复感外邪，尤其是寒邪，或热毒之邪，导致脉络瘀滞，甚至闭塞不通而无脉，临床上以本虚标实者为多，心肾亏虚为本，痰凝凝血瘀为标。治疗以益肾蠲痹为大法，其治疗法则为益肾壮督治其本、蠲痹通络治其标。用药特色以虫类药与草木药相伍[4]。以金龙胶囊（由鲜动物药天龙、金钱白花蛇等组成）益肾培元，活血通络，可增强和调节细胞免疫和体液免疫功能。药用枸杞子、女贞子、山药、党参及穿山龙补益脾肾，配以桃仁、红花、牡丹皮、牛膝及地龙、炙全蝎活血通络，据其寒热加金银花、白花蛇舌草清热解毒，佐以降压洗脚汤外用。经 1 年多中医治疗，患儿血压明显稳定，心肺功能改善，且逐渐减少西药剂量，尤其减少了激素用量，且患儿免疫功能及生活质量明显提高，说明益肾蠲痹法治疗与免疫相关的疑难杂病，疗效确切。

二、免疫性血小板减少症

患者，男，71 岁，因血小板减少 3 年，牙龈出血伴乏力 1 年，于 2011 年 12 月 5 日初诊收住入院。2010 年 7 月出现牙龈出血，伴夜寐烘热，口干乏力，在外院检查考虑特发性血小板减少性紫癜，治以胺肽素、利可君，未见缓解。同年 11 月 3 日收住当地某医院，查血小板为 0.7×10^9/L；骨髓象检查示：巨核细胞成熟滞缓。ENA 系列及 ANA 提示：抗核抗体阳性，抗 SSA/60KD 阳性，抗 SSA/52KD 阳性；血小板抗体（PAIgG）弱阳性，抗环瓜氨酸肽抗体阴性。唇腺活检见极少量炎症细胞浸润，符合黏膜慢性炎症 1 级。诊断为免疫性血小板减少症。急诊输血治疗，继而以甲泼龙、丙种球蛋白冲击，血小板上升后改醋酸泼尼松 20mg，每日 2 次口服。牙龈出血缓解，渐减激素剂量。既往有冠心病史。刻下见：牙龈出血，无皮疹紫癜，时觉头晕乏力，胸闷心慌，口干不适，纳可，二便自调，夜寐一般，舌质红，苔薄白，脉细弦。入院查血小板 84×10^9/L。四诊合参，证属脾肾亏虚，固摄失司。治疗以补益气血，健脾益肾为大法，予中药（处方：蠲痹汤加青风藤 30g、穿山龙 50g、女贞子 20g、旱莲草 30g、灵磁石 30g、熟地黄 20g、山茱萸 20g、仙鹤草 40g、潞党参 30g、枸杞子 15g、红景天 40g、炒白术 20g、牛角腮 30g、茯苓 20g、油松节 30g、凤凰衣 8g）15 剂，每日 1 剂，每剂煎 3 包，餐前 30min 服用；醋酸泼尼松 20mg，每日 2 次；金龙胶囊 1.0g，每日 3 次；埃索镁拉唑肠溶片护胃治疗。住院治疗 17d，复查血小板 136×10^9/L，牙龈出血症状缓解，乏力身倦好转。醋酸泼尼松改为 15mg，每日 2 次，带药出院。

2012 年 1 月 4 日再次收住我院，查血小板 102×10^9/L，红细胞沉降率 1mm/h，牙龈未见出血。惟夜寐烘热不适，午后乏力，食纳一般，大便稀薄，小便正常，舌红苔薄，脉细尺弱。病情稳定，再减醋酸泼尼松至 10mg，每日 2 次；改熟地黄为生地黄，加淫羊藿以蠲理阴阳，药用蠲痹汤（我院的协定处方，由乌梢蛇、蜂房、地龙等多味动物药组成）加青风藤 30g、穿山龙 50g、女贞子 20g、旱莲草 30g、灵磁石 30g、生地黄 20g、山茱萸 20g、淫羊藿 20g、仙鹤草 40g、潞党参 30g、枸杞子 20g、红景天 40g、炒白术 20g、牛角腮 30g、茯苓 20g、油松节 30g、凤凰衣 8g。15 剂，常法煎服。

2012 年 3 月 18 日来诊，牙龈未见出血，神疲乏力症状改善，查血小板 92×10^9/L，白细胞 5.88×10^9/L，血红蛋白正常。因经济原因停用金龙胶囊，改服浓缩益肾蠲痹丸；醋酸泼尼松改为每次 10mg，每日 1 次，口服；中药守方巩固治疗。

2012 年 6 月出现胸闷乏力，食纳欠馨，舌淡苔薄白根腻，脉细，中药处方去生地黄、山茱萸，加川芎 12g、蔻仁 5g（后下）、生薏苡仁 30g。2012 年 12 月出现小便淋漓，夜尿频数，查 B 超提示前列腺增生，守方加刘寄奴 20g、炮穿山甲 4g、王不留行 20g。并逐渐减少激素剂量，病情平稳。至 2013 年 1 月停用醋酸泼尼松，门诊中药间断治疗。2013 年 5 月，患者门诊复查血常规正常诸症好转而痊愈。

按： 免疫性血小板减少症亦称自身免疫性血小板减少性紫癜（简称 ITP），本病血液特点为外周血中血小板减少，血小板表面结合有抗血小板抗体，骨髓巨核细胞可代偿性增多而血小板生成障碍。确切病因不清，主要与自身免疫功能有关[5]。其治疗以肾上腺皮质激素为首选，其次可行脾切除及免疫抑制剂，临床疗效欠佳。本案明确诊断为免疫性血小板减少症。急性期现代医学予甲泼尼龙、丙种球蛋白冲击治疗，病症好转，后减用激素剂量，血小板很快下降，出血反复，伴乏力身倦，夜寐烘热，口干，舌红脉细数，中医辨证属"血证"，病位在肾、肝、脾三脏，证属脾肾亏虚，固摄失司。而本案治疗不循常规，立法用药着眼于肾，运用辨证与辨病相结合，大队虫类药与草木药熔为一炉，以益肾蠲痹，调节自身免疫治其本[6]。蠲痹汤具有益肾壮督，蠲痹通络，调节免疫之功效，广泛应用于类风湿关节炎、强直性脊柱炎、红斑狼疮及银屑病性关节炎的治疗，并认定为国家风湿病重点专科尫痹、大偻诊疗方案，临床疗效确切。临证加青风藤、穿山龙以蠲痹通络，有调节免疫、替代激素效果；仙鹤草、牛角腮、油松节、枸杞子配伍，具有化瘀止血，益气补血之功，不仅升高血小板计数，而且还能增强血小板功能，对各类血三系减少症出现的贫血、出血、神疲乏力等症，适当配伍，有屡试不爽之佳效，诸药相伍，标本兼治，使得病症控制，而获全效。

所选 2 个案例疗效确切，分析原因，首先，当属辨证治疗谨守病机，病机以肾督亏虚为本，痰瘀阻滞为标，治疗围绕益肾壮督，蠲痹通络，可谓治其本。其次，选方用药擅长以动物药为主，益肾培本，行气活血，搜剔疏利，标本兼顾。现代研究证实，蜂房、乌梢蛇、地龙及守宫等可全面调节机体神经、内分泌、免疫功能，且有抗炎、镇静、消肿止痛之功[7]。总之，临床谨守病机，选用益肾蠲痹法治疗多种疑难杂病，可获良效。

参 考 文 献

[1] 朱良春. 朱良春虫类药的应用. 北京：人民卫生出版社，2011：4-6.
[2] 朱良春. 朱良春医集. 长沙：中南大学出版社，2008：109-110.
[3] 孙瑛，王启民. 现代风湿病诊疗手册. 北京：北京医科大学出版社，2002：182-187.
[4] 朱剑萍. 虫类药在风湿病中的应用浅析：学习运用朱良春老师经验体会. 上海中医药杂志，2008，42（10）：13-14.
[5] 叶任高. 内科学. 6 版. 北京：人民卫生出版社，2006：659-662.
[6] 朱良春. 医学微言. 北京：人民卫生出版社，2009：149-151.
[7] 张杰，崔成德，李涢，等. 补肾益精方药对 DNA 空间结构影响的研究. 中国中医基础理论杂志，2005，11（12）：895-897.

（原载于《风湿病与关节炎》2013 年第 11 期）

无肌炎皮肌炎合并间质性肺炎 1 例

顾冬梅　蒋恬　指导：朱婉华

一、病 历 摘 要

患者，男，20 岁，2009 年 1 月 6 日初诊。主诉：指关节紫色斑疹伴咳嗽胸闷气急 1 年。患者 2008 年初参加抗雪灾任务时严重冻伤，出现双手、足部皮肤紫红色斑丘疹，部分破溃，四肢关节冷痛，伴咳嗽，活动后胸闷气急。2008 年 5 月在上海某医院确诊为"无肌炎皮肌炎，间质性肺炎合并感染"，予甲泼尼龙、羟氯喹、环孢素 A 治疗，病情有所控制。患者因恐西药久用毒副作用大，遂来求诊。初诊症见咳嗽，少量白黏痰，动辄胸闷气喘，颜面、胸部及双手皮肤散在红色斑丘疹，伴轻微肿胀，四肢关节畏寒冷痛，身重乏力，消瘦，舌质红、苔薄白，脉细。2008 年 11 月 12 日上海某医院 CT 示"纵隔少许积气，两肺间质性改变伴感染，双侧胸膜增厚毛糙"，肺功能示"中度限制性通气功能障碍"。中医诊断：肌痹合并肺痹，寒湿痹阻，肺热络瘀；西医诊断：无肌炎皮肌炎，间质性肺炎。予朱婉华老师自拟温经蠲痹汤加味。处方：乌梢蛇 10g，蜂房 10g，土鳖虫 10g，鸡血藤 30g，豨莶草 30g，青风藤 30g，穿山龙 50g，炮附片 10g，干姜 3g，地龙 10g，金荞麦 60g，鱼腥草 30g，炙麻黄 6g，生石膏 10g，苦杏仁 15g，凤凰衣 8g，莪术 8g，甘草 6g。30 剂，水煎服，每日 1 剂，早晚各 1 次。同时服用金龙胶囊（北京建生药业有限公司生产），每次 4 粒，每日 3 次。

复诊：患者咳嗽、咳痰症状缓解，活动后胸闷气喘有所减轻，颜面、胸部及双手皮疹仍较多，伴轻度瘙痒，舌质偏红，苔薄黄，脉细。考虑肺部感染症状已控制，风寒湿邪郁久化热，搏于营分，去金荞麦、鱼腥草、炙麻黄、生石膏、苦杏仁，加丹参 30g、徐长卿 15g、白鲜皮 15g，加强凉血祛风、消疹止痒之力。三诊：患者活动后胸闷气急明显减轻，无咳嗽、咳痰，颜面、胸部及双手皮疹消散不明显，加蕲蛇粉 4g（分吞）透骨搜风、通经活络、祛风除湿。治疗 5 个月后，咳嗽、胸闷明显缓解，面部及上肢皮损明显减少，2010 年 6 月复查胸部 CT，两肺间质性改变较 2008 年 11 月 12 日片明显改善。

按： 患者严重冻伤，寒凝气血，湿阻脉络，故颜面、前胸、手、足皮肤紫红色斑丘疹，伴轻微肿胀；寒湿过阻阳气，阳郁不达，不能温煦四末，出现四肢关节畏寒冷痛；寒湿困脾，中州不振，精微不布，而出现身重乏力、消瘦；风寒湿邪阻滞肌肤，内舍于肺，使肺气宣降失司，清气不升，浊气不降，因而动辄胸闷气喘，发为肺痹。四诊合参可辨为寒湿入络、经脉痹阻、肺失宣降而发的肌痹合并肺痹。方中乌梢蛇、蜂房、土鳖虫、鸡血藤、豨莶草祛风除湿，活血通络；青风藤与穿山龙配伍具有扶正气、祛风湿、通血脉、蠲痹着的功效；炮附片、干姜温经散寒；地龙、金荞麦、鱼腥草清肺、化痰、定喘、通络；炙麻黄、生石膏、苦杏仁宣肺平喘；凤凰衣、莪术和胃护膜；甘草调和诸药；全方共奏温经散寒、蠲痹肃肺、祛湿通络之功。其后肺部感染缓解，皮疹表现较重，则去宣肺化痰定喘之品，酌加丹参、徐长卿、白鲜皮凉血祛风、消疹止痒；后加蕲蛇粉，能内走脏腑，外达肌表以祛内外之风邪，既能治风湿顽痹，又能疗肌肤斑疹，诸症逐步缓解。

二、体　会

间质性肺炎是一种持续发展的疾病，为风湿免疫系统疾病常见的并发症，迄今尚无特效疗法，西药以肾上腺皮质激素及免疫抑制药为主，而这些药物的应用又会引发其他严重的并发症。

朱婉华教授传承家学，善治痹证，采用益肾壮督治其本，蠲痹通络治其标的"益肾蠲痹法"治疗各种风湿疑难重症[1]，选方用药上以大队虫类药和草木药相伍为特点，临床疗效显著，对风湿病引起的间质性肺炎，能缓解其咳嗽、呼吸困难等症状，有效控制肺泡炎并使之逆转。

麻黄、苦杏仁、生石膏（麻杏石甘汤）辛凉宣泄，清肺平喘，用于肺热喘咳，甚则气急等属邪热闭肺者。临床上朱老师将其用于各类肺部疾病，效果满意。金荞麦清热解毒，祛风利湿，虽无直接抗菌作用，但临床治疗肺部感染性疾病有较好的疗效。对呼吸道感染常用金荞麦与清热解毒、利尿消肿的鱼腥草相伍，加入辨证方中，疗效满意。

"金龙胶囊"是一种治疗癌症的鲜动物药制剂，是虫类药应用上的突破与发展，采用低温冷冻现代生化分离提取技术，最大程度上保留了它的有效活性成分。对免疫功能进行整体、双向和多层次调节，对多种免疫性疾病均有较好的治疗效果。临床上朱老师将其用于重症风湿类疾病，因为肿瘤和风湿病的发生，存在着机体免疫紊乱和功能失调的共性[2]，因此，在临床治疗重症风湿类疾病，除应用中药汤剂辨证施治外，喜用金龙胶囊辅助治疗，充分体现了中医治疗的独特优势。

参 考 文 献

[1] 朱良春. 朱良春医集. 长沙：中南大学出版社，2006：152.
[2] 朱婉华，顾冬梅，蒋恬，等. 益肾蠲痹法对 MTX、SSZ 治疗的强直性脊柱炎疗效观察. 世界中西医结合杂志，2011，6（8）：683-687.

（原载于《中医杂志》2013 年第 21 期）

国医大师朱良春幼年特发性关节炎辨治实录
及经验撷菁

吴　坚　蒋　熙　姜　丹　高　想　朱建华　朱婉华　朱建平

　　幼年特发性关节炎是幼儿风湿病中较为常见的一种疾病。国医大师朱良春教授不仅对成年人风湿病临证经验丰富，在临诊过程中，对幼年风湿病也屡有涉及。现将朱良春教授对幼年特发性关节炎的辨治经验总结介绍如下。

一、验 案 分 析

　　病例 1：崔某某，男，10 岁。2010 年 1 月 18 日初诊。

　　两膝关节疼痛半年，咳嗽两旬余。半年前感膝关节肿胀疼痛，无其他关节疼痛肿胀等症，B 超检查示：右膝关节髌上囊积液，滑膜增厚。骶髂关节 CT 检查示：右侧髂骨囊变，扫及双侧髋臼关节面下骨质密度不均，双侧髋关节炎可能，L5 隐裂。血 HLA-B27 阳性。上海仁济医院诊断为幼年特发性关节炎（附着点相关性炎症型）。经益赛普、来氟米特、西替利嗪、怡美力、强的松等治疗，病情趋于稳定。20 天前不慎感冒，见咳嗽，痰黄，膝关节时感疼痛，稍肿胀，二便正常，舌淡红、苔薄白，脉细弦。血沉 5mm/h。辨属肾督亏虚，调摄失宜，寒湿痹阻，又风热袭肺，肺失宣降。治宜益肾壮督，蠲痹通络，佐以清肺化痰。

　　处方：穿山龙 30g，补骨脂 12g，鹿衔草 15g，生熟地（各）12g，蜂房 6g，青风藤 12g，鸡血藤 15g，乌梢蛇 6g，金荞麦 20g，生甘草 3g。14 剂，1 日 1 剂，水煎服。

　　另服益肾蠲痹丸 4g，1 日 3 次。

　　2 月 1 日二诊：查抗肺支原体 IgM 阳性，药后膝关节疼痛减轻，唯偶尔鼻咽部不适，鼻衄，痰黄不多，舌红、苔薄白，脉细。络脉渐利，气血渐畅，肺热未清，热伤窍络。前法治之，兼顾利窍。上方加金沸草 12g，僵蚕 8g，21 剂。益肾蠲痹丸 4g，1 日 3 次，口服。

　　2 月 22 日三诊：稍感两膝关节疼痛，不咳，痰不多，二便正常，舌淡红、苔薄白，脉细。症情平稳，益肾蠲痹法治之。处方：穿山龙 30g，金荞麦 20g，蜂房 6g，僵蚕 8g，乌梢蛇 8g，鸡血藤 20g，豨莶草 15g，青风藤 15g，金沸草 12g，生甘草 4g。21 剂。

　　3 月 15 日四诊：强的松 10mg/d，药后症情稳定，无明显不适，舌淡红、苔薄白，脉细。前法加大益气补肾之力。上方加炙黄芪 20g，甘杞子 12g，仙灵脾 8g。30 剂。

　　4 月 12 日五诊：CRP、血沉正常，症情稳定，喉间多痰，稍咳，左膝瘆痛，苔薄，脉细弦。前法续治。处方：穿山龙 30g，金荞麦 15g，金沸草 10g，蜂房 10g，僵蚕 6g，鸡血藤 15g，炙黄芪 15g，炙甘草 6g。20 剂。

　　5 月 17 日六诊：血沉 4mm/h，尿常规正常，X 线提示左膝窝肿形成可能，与前片比较左膝关节腔积液基本消失，症情稳定，仍感左膝瘆痛，稍咳，舌质红、苔薄白，脉细弦。从肾虚络痹论治，上方加生熟地（各）10g，生苡仁 20g。14 剂。

　　6 月 14 日七诊：偶尔左膝发麻，余症尚可，舌偏红、苔薄，脉细。膝络不畅，守前法治之。处方：穿山龙 20g，生熟地（各）15g，全当归 8g，仙灵脾 10g，蜂房 6g，僵蚕 6g，鸡血藤 15g，青风藤 15g，生黄芪 20g，炙甘草 4g。30 剂。

　　7 月 19 日至 9 月 6 日 3 次来诊，症情平稳，此前 6 月 26 日上海仁济医院查 CRP、血沉、ACTH 正常，Crtsl（皮质醇）224.4nmol/L，杀伤细胞 NK10.2%。关节症状已不明显，纳可，便调，苔薄，脉细。复查血沉 2mm/h。强的松 2.5mg/d。基本以前方加减调治。

　　2011 年 3 月 14 日十二诊：强的松已停用 2 月，症情稳定，目前无明显不适，舌淡红、苔薄，脉细。上方去浮小麦，加川石斛 10g。30 剂。

　　按：幼年特发性关节炎是指 16 岁以下儿童持续 6 周以上不明原因关节肿胀，属于临床疑难疾病，发病机制比较复杂。中医学虽然没有特发性关节炎的记载，而且有关儿科典籍《小儿药证直诀》《幼科指南》《幼科铁镜》《幼科发挥》《幼科切要》等书籍中均无类似疾病记载及治疗，但是从症状看本病多属"痹证"等病范畴，本病病证以热痹多见。病理性质初起以邪实为主，邪实多为风湿热瘀；基本病机为本虚外感时邪、风寒、湿热等邪，兼夹侵袭，痹阻关节、肌肉、经络而成。西医治疗分为改善症状的抗风湿（SMARDs）和控制疾病的抗风湿治疗。DMARDs主要包括NSAID、糖皮质激素等。DMARDs药物主要有甲氨蝶呤、柳氮磺吡啶、来氟米特等。目前西医多主张DMARDs与SMARDs联合用药，DMARDs起效时间较长，最短的也要2个月。但是，用药时间长，会出现一定的副作用。该病发作期病机多责之于肾虚湿热痹阻或风湿热痹或寒湿痹阻。此例以膝关节疼痛为主症，先以西药治疗，症情好转。然仍存膝关节疼痛，就诊时又有咳嗽咳痰之症，辨属肾督亏虚，精血不足，寒湿痹阻关节，络脉不利，复又外邪袭肺，痰热内蕴，肺失宣降。治疗益肾壮督，蠲痹通络，清肺化痰。方以穿山龙活血舒筋，通经络，祛痰止咳；金荞麦清肺化痰止咳；青风藤、鸡血藤祛风湿，通经络；乌梢蛇、蜂房虫类搜剔通络消肿，善行走窜；生熟地益肾壮督，补益精血；补骨脂补肾助阳；鹿衔草补虚益肾，祛风除湿，强壮筋骨；甘草调和诸药。二诊络脉渐利，膝痛缓解，鼻咽部不适，鼻衄，痰黄不多为肺窍不利，加僵蚕、金沸草散风热、化痰利窍，鹿衔草也有止衄血作用，不需再加其他止血药；三诊CRP、血沉正常，症情稳定，喉间多痰，稍咳，左膝痠痛，以益肾蠲痹化痰法调治；六诊血沉4mm/h，检查左膝关节腔积液基本消失，湿浊渐去。此后治疗一直以益肾蠲痹法为主，适当调整。朱老指出临床注意在使用激素药减量时，可加仙灵脾、生地黄补肾阳，滋肾阴，减轻激素类副作用。坚持治疗，终于西药激素减量至停用而病情平稳。此患儿治疗主线益肾蠲痹，补气通络，基本守法调治，随症加减而收效。

病例2：周某某，女，2.5岁。2010年7月26日初诊。

左膝关节肿胀2月余。2月前患儿有外伤史，此后出现左下肢跛行，渐见膝踝关节肿胀疼痛，左膝肤色微红，烘热，易出汗，便溏，1日2~3次，舌红、苔薄腻，脉细数。院外拟诊为幼年特发性关节炎，血沉偏快，MRI检查示左膝关节少量积液，曾用MTX、帕夫林治疗。拟从湿热痹证治之。处方：穿山龙20g，赤白芍（各）12g，鸡血藤15g，生苡仁20g，蜂房6g，苏木12g，泽兰泻（各）12g，威灵仙12g，生黄芪20g，生白术15g，甘草3g。7剂，1日1剂，水煎服。另服新癀片1片，1日3次。芙黄膏外用。

2010年8月9日二诊：膝踝关节疼痛肿胀较前减轻，左膝肤色微红，烘热感不显，舌质偏红、苔薄白。热势有挫，络脉渐利，治宜益肾清利通络。处方：穿山龙20g，桑寄生10g，赤白芍（各）12g，当归10g，生苡仁20g，露蜂房6g，苏木12g，泽兰泻（各）12g，威灵仙12g，生黄芪20g，秦艽8g，肿节风10g，生甘草3g。10剂。

2010年8月23日三诊：膝踝关节疼痛不显，肿胀明显消退，行走较利，舌质淡红、苔薄白。气血渐通，拟益肾健脾通络法调治，方用桑寄生10g、穿山龙15g、老鹳草10g、当归10g、生黄芪10g、生白术10g、豨莶草10g、仙灵脾10g、赤白芍（各）10g、生甘草4g。14剂，1日1剂，巩固治疗。

按：此例患儿有明显诱因，外伤所致。中医认为有跌扑损伤可致气血瘀阻，脉络不利，就诊时膝踝关节疼痛肿胀，左膝肤色微红，烘热，舌红、舌苔薄腻，脉细数，均乃湿热痹证之象。因湿性下趋，湿热胶结，痹阻脉络、关节，故见膝踝肿胀疼痛，治疗宜清利湿热，蠲痹通络。穿山龙性温能通，活血舒筋，祛风止疼，可用于各种痹症，寒热痹证均能使用。《陕西植药调查》载其"制疟，止疼，消肿"。赤白芍清热凉血养阴；鸡血藤养血通络；生苡仁健脾利水渗湿；蜂房搜剔通络消肿；苏木活血通络；泽兰泻活血利水；威灵仙祛风湿，通经络；生黄芪益气利水；生白术健脾化湿；甘草调和诸药。配合芙黄膏外敷关节，清热解毒消肿；新癀片清热解毒，消肿通络。二诊症情好转，热势减，湿邪去，络脉通。治疗仍然宗守前法，以益肾补气、利湿活血、清热通络法调治，桑寄生补肝肾，强腰膝，通经络；当归活血补血；威灵仙、秦艽祛风湿，通经络；肿节风清热解毒，通经络。三诊病情明显好转，考虑患儿先天不足，脾肾两虚，以益肾健脾通络法调治巩固。

二、辨治特色

（一）病机总以虚实夹杂为主

幼年特发性关节炎的病因病机较为特殊和复杂。《类证治裁》曰："诸痹……良由营卫先虚，腠理不密，风寒湿乘虚内袭，正气为邪气所阻，不能宣行，因而留滞，气血凝涩，久而成痹。"朱老认为此病发病，内因为禀赋不足，脾肾亏虚，或脾胃虚弱，腠理不固；再加之外在诱因如跌扑损伤，调摄失宜，风寒湿热等邪侵袭，致发热、关节肿痛等症，或饮食失节致腹泻等触发，气血运行不畅，进而气血痹阻而发病。小儿体质自有特别之处，多为纯阳之体，脾常不足，心肝有余，感受病邪，易于热化，形成热证，但亦可为寒证。钱乙认为小儿"脏腑柔弱，易虚易实，易寒易热"。朱老指出此病发作期多虚实夹杂，以实为主。实邪多为风湿、湿热、血热、湿浊和瘀血，交阻关节、肌肉、络脉，表现为关节肿痛，皮色稍红，局部热感，以风湿热痹多见；本虚多为肾督亏虚、气虚、脾肾两虚；缓解期多肾督亏虚、气虚为主。

（二）治法总以益肾蠲痹为主

幼年特发性关节炎病机虽然复杂，但治疗大法，发作期宜益肾健脾清利通络法，缓解期宜益肾蠲痹通络法调治，具体辨治方法因人、因病情而异。朱老认为成年人痹证治疗，要以益肾蠲痹法为主，因为痹证，特别是顽痹，多虚，多痰，多瘀，治疗当益肾壮督，蠲痹通络。同样，幼年特发性关节炎为小儿痹证，也宜益肾蠲痹通络，但小儿脾常不足，临床注意要益肾健脾，用药如桑寄生、鹿衔草、川断、黄芪、白术、茯苓、苍术、生苡仁等。如关节肿胀，局部热感，皮红，或见红斑，发热恶寒，口干，舌红，苔黄腻，表现为风湿热痹，治宜益肾健脾，清利湿热，或加清热解毒之品，药如忍冬藤、萆草、秦艽、肿节风；活血用当归、赤芍；祛风湿、通经络用豨莶草、威灵仙、穿山龙、鸡血藤、青风藤；凉血用生地、丹皮；关节有积液，常用泽兰泻、白芥子。小儿生长旺盛或因为气虚无以摄津，表现为自汗、盗汗，加煅龙牡、浮小麦等。

（三）临证宜注意的几点细节

幼年特发性关节炎的治疗与成年人有所不同，要注意几点细节。一要注意慎用、少用毒性、药性峻猛之药，如制川草乌、制马钱子等。如果使用，要严格注意使用剂量，并观察用药反应。二要注意顾护脾胃，小儿脾胃娇嫩，又因用西药消炎止痛药和免疫抑制剂等都可伤及脾胃，故治疗宜护脾胃，可加用陈皮、白术、玉蝴蝶等。三要注意用药剂量，不宜过大。有时一剂药也可服 2 天，一煎分 2 次服。四是有一些患儿使用激素药治疗，在减量过程中要用一些温补肾阳药如仙灵脾、仙茅、生熟地、女贞子等。使用激素类药出现副作用，如阴虚火旺见面红、目赤、盗汗等症，常用知母、黄柏、枸杞子、丹皮、地骨皮等养阴清热。出现面部痤疮、口干、苔黄腻等湿热之象，加白花蛇舌草、土茯苓等清利湿热。

幼年特发性关节炎的调治需要早期治疗和坚持治疗，治疗过程中，既要观察症状、体征的变化，也要注意检查指标，如血沉、CRP、RF 等的变化，辨病与辨证相结合，治标与治本相结合，方能取得较好疗效。

（原载于《江苏中医药》2014 年第 9 期）

朱婉华主任医师经验治疗银屑病关节炎验案一则

沙 滨

笔者根据朱婉华主任医师经验，从肺脾肾三脏论治银屑病关节炎 1 例，获效颇佳，现介绍如下。

胡某，男，26 岁，已婚，2013 年 7 月来诊。

患者 2006 年出现腰骶、足跟及双膝关节疼痛，2007 年下半年渐出现四肢散在分布鳞屑样皮疹，局部结痂、鞍裂、瘙痒明显，并渐累及腹部、腰臀部及头皮等，查 HLA-B27（+），CRP、ESR 升高，诊断为银屑病关节炎，舌质衬紫，苔薄白根黄微腻，脉细小弦。辨证属湿热内蕴，经脉痹阻，治予清热化湿，蠲痹通络法，处方如下：

蠲痹汤，生石膏 40g，大黄 10g，青风藤 30g，金刚骨 50g，拳参 30g，忍冬藤 30g，骨碎补 30g，补骨脂 30g，凤凰衣 8g，莪术 7g，全蝎粉 3g，蜈蚣粉 3g，黄柏 6g。14 剂，常法煎服。同时配服浓缩益肾蠲痹丸 4g，1 日 3 次。

药后患者自觉关节疼痛较前改善，唯四肢皮疹反复结痂、脱落、再生，瘙痒难耐，且时觉喉中有痰，难以咯出，舌质淡，苔黄腻，脉细弦。予原方中加入竹沥夏 15g，苍白术各 20g，陈皮 8g，茯苓 20g，鱼腥草 30g。6 剂，常法煎服。仍配服浓缩益肾蠲痹丸。

患者服用 3 剂后即觉皮疹瘙痒较前改善，手足部结痂开始脱落，再生明显减少，舌质淡，苔黄微腻，脉细弦，原方长期化裁服用。

按：银屑病关节炎因早期起病症状的不同易被诊为强直性脊柱炎或银屑病，当关节与皮肤症状同时出现时即可明确诊断。该患者先以益肾蠲痹、清热化湿法治疗，诸症虽有缓解，然症情迁延反复，此治疗虽达其标，未及其本也。今笔者根据朱婉华主任医师经验，以益肾蠲痹法治疗关节炎，以清肺化湿、理气健脾法治疗皮疹，始获佳效。本案患者平素工作劳累，素体正气亏虚，卫外不足，寒湿之邪侵体，壅滞经脉，郁久化热，熏蒸肌肤发为皮疹，经络痹而不通，故见关节疼痛。辨证属湿热内蕴，经脉痹阻，方以拳参、忍冬藤、黄柏等药清热化湿；蠲痹汤、青风藤、金刚骨、全蝎、蜈蚣等药活血通络、蠲痹止痛；生石膏清热泻火，大黄凉血泻火解毒，骨碎补、补骨脂益肾壮骨，共奏清热化湿、蠲痹通络之效。药后患者关节疼痛改善，唯皮疹迁延反复。《证治汇补·痰证》有云：脾为生痰之源，肺为贮痰之器。患者喉间有痰，结合其舌脉，此为脾脏运化功能失调，痰湿凝聚，储于肺脏，以致肺宣发肃降失司，肺主皮毛，湿热之邪难以泄化，熏灼皮肤，故见皮疹结痂，予方中加入竹沥夏清肺燥湿化痰，苍白术健脾燥湿，陈皮燥湿化痰、理气健脾，茯苓健脾益胃，鱼腥草清泻肺热，药证合拍，故获良效。

（原载于《内蒙古中医药》2014 年第 27 期）

朱婉华应用虫类药治疗风湿病的经验

蒋　恬　顾冬梅

朱婉华老师是国医大师朱良春教授学术经验传承人，在三十多年临床实践中，对风湿病擅用虫类药的研究颇有建树，积累了丰富的经验，形成了自己的特色。

风湿一类疾病，所涉甚广，多缘素体不足，腠理空疏，卫阳不固，风寒湿邪乘虚而入，流走脉络，以致气血痹阻所形成。一般从三气偏胜，而立祛风、散寒、除湿之治法。但若久痹不愈，耗损精血，则从肾论治，滋填肝肾，参以虫类搜剔，始能有验。下面分别对常用虫类药在不同风湿病中的应用予以系统介绍。

一、类风湿关节炎

朱老师继承其父朱良春治疗顽痹的经验并有所发挥，坚持益肾蠲痹法治疗风湿病。类风湿关节炎是以关节软组织慢性炎性病变为主要表现的全身性自身免疫性疾病。属中医"顽痹"范畴，关节疼痛、肿胀、僵直变形为其的主要症状。痹证日久而致痰瘀互阻，血络不通，屈伸不利，活动受限，累及骨骱，肿痛变形，终致残疾。朱婉华认为类风湿关节炎从肾论治应用虫药，能达到抗炎、消肿、止痛之功效，使滑膜组织炎症减轻，胶原纤维沉着减少，软骨细胞增生修复，能防止和修复骨质破坏。虫类药的临床应用，需注意各药的特性以发挥其特长，在辨证论治的原则下，与草木药物配伍，多能明显增效。并选乌梢蛇、地鳖虫，配以穿山龙、青风藤祛瘀通络。寒湿甚者，配伍制川乌、桂枝、羌独活、蚕沙；化热者，用地龙配以生石膏、忍冬藤、拳参、萆草；夹痰者，用僵蚕配以胆南星、白芥子；痛甚者，用全蝎或蜈蚣配以鼠妇、参三七、玄胡；关节红肿热痛者，用羚羊角粉或水牛角配以生地、丹皮，可同时外敷倍黄膏（五倍子、黄柏、冰片等）；关节僵肿变形者，蜂房、僵蚕、蝼蛄虫配伍骨碎补、补骨脂；体虚羸瘦者，用黑蚂蚁、乌梢蛇配以黄芪、当归、熟地黄、仙灵脾；经脉拘挛、活动不利者，用穿山甲、地龙配以鸡血藤、伸筋草、白芍；皮下红斑或皮下结节者，用僵蚕、水牛角配赤芍、丹皮等。虫蚁蛇类之品善入细微孔隙之处，作用独特，故在类风关的治疗中应用最为广泛，收效明显。

二、强直性脊柱炎

强脊炎是一种中轴骨骼系统的慢性炎症性疾病，累及骶髂关节和脊柱，骶髂关节炎的存在是其特征。本病属"顽痹"、"肾痹"范畴。《素问·痹论》有"肾痹者，善胀，尻以代踵，脊以代头"和《素问·骨室论》有"督脉为病，脊强反折"《素问·骨空论》的记载。症见身体尪羸，腰脊僵直，关节疼痛，转颈、弯腰、下蹲、翻身功能受限，或骨节肿胀变形等。朱婉华认为，强脊炎的本质是肾督亏虚，其病变在脊柱、腰尻。肾主骨生髓，督脉总督一身之阳，贯脊直上。若肾督空虚，寒湿痰瘀阻于经络，两者相兼即发。遵循"益肾壮督治其本，蠲痹通络治其标"的治疗法则，在益肾壮督、荣筋强骨的基础上，蠲痹祛邪，攻逐痰瘀，标本同治，方可奏效。临床中朱老师从肾督阴阳偏衰、痰湿瘀邪兼夹寒热的证候进行辨治，拟定的"益肾通督汤"（鹿角片、骨碎补、补骨脂、蜂房、地鳖虫、乌梢蛇、穿山龙、青风藤、当归等）随证化裁。寒湿重者，加制川乌、桂枝、羌独活；湿热明显者，去鹿角片，加苍术、黄柏、土茯苓；阴虚内热者，去鹿角片，加生地、女贞子、鳖甲；热毒邪盛者，加水牛角、拳参、半枝莲、蛇舌草；颈胸肩疼痛者，加九香虫、五灵脂、葛根；腰背疼痛僵直者，穿山甲、壁虎、川断；脊柱畸形者，加蝼蛄虫、穿山甲、炙僵蚕；身体尪羸，骨痿膝软者，加海马、龟板、仙灵脾；疼痛剧烈者，加全蝎、蜈蚣、鼠妇、制南星；骨节久肿不消者，加水蛭、黄芪、泽兰泻。顽痹不已，往往多寒热错杂、虚实相兼、临证时又应寒热并用，扶正祛邪兼施。虫蚁透剔之品，多药合用，能提高疗效，与草木药配伍有协同作用。

三、痛　风

痛风是一种嘌呤代谢紊乱所致的疾病。高尿酸血症是最重要的生化基础，本病以关节红肿热痛反复发作、痛风石形成、慢性关节炎和关节畸形为主要临床表现，《医学准绳六要·痛风》云："痛风，即〈内经〉痛痹。"《血证论》云："身体不仁，四肢疼痛，今名痛风，古曰痹证。"朱良春老曾提出以"浊瘀痹"为中医病名，较为契合病机。认为本病系湿邪痰浊滞留血中，浊瘀蕴结，不得泄利，积渐化毒，偶适外邪，恣食肥甘饮酒，引动而发，出现骨节肿痛，溃流脂浊，甚则石淋、关格等证。朱良春认为，浊毒瘀结与脾肾二脏清浊代谢的紊乱有关。故恪守泄化浊瘀大法的同时，调益脾肾，并贯穿于本病治疗的始终。临床上常用土茯苓、草薢、苍术、生薏仁、威灵仙、蚕沙、地龙、泽泻、桃仁、红花等药物为基础方，可促进浊毒泄化、瘀结解除之机转。方中土茯苓、草薢配以蚕沙、地龙升清降浊，通利关节，推陈致新，增强疗效。关节红肿灼痛者，加水牛角、生石膏、黄柏，外敷倍黄膏（五倍子、黄柏、冰片）；疼痛剧烈者，加全蝎、蜈蚣、没药；关节漫肿或结节质软者，加炙僵蚕、白芥子、山慈菇等消除肿痛和软化结节，降低血尿酸浓度；若关节僵肿畸形，或结节质硬者，为痰瘀互结，深入骨骱之征，宜加穿山甲、蜣螂虫、僵蚕、蜂房等破结开瘀，消痰软坚，并辅以骨碎补、补骨脂、制首乌等补肾健骨，填益精髓；白术、茯苓、制附片、仙灵脾等调益脾肾，温阳散寒。若伴有尿道结石者，加金钱草、海金沙、穿山甲等。对痛风慢性期或间歇期维持治疗，可以延缓和减少痛风复发。经临床和实验研究证实，通过泄浊化瘀，调益脾肾，痛风在急性期可以消肿止痛，促进尿酸排泄；在慢性期能减少并发症的发生，抑制和减少尿酸的生成。

四、系统性红斑狼疮

系统性红斑狼疮是一种累及多系统多脏器的自身免疫性疾病。与中医的"温病发斑"、"阴阳毒"相类似。朱老师认为，该病病机为肝肾阴虚，邪毒亢盛，络脉瘀阻，内侵脏腑。以察虚实、辨脏腑、审气血为临床辨证要点，分为热毒炽盛、阴虚内热、瘀热阻络、脾肾两虚四个证型。热毒炽盛期是红斑狼疮急性期或急性发作阶段，目前西医主张采用糖皮质激素、抗疟药、免疫抑制剂，使临床症状迅速得到控制，有利于阻断病情恶化。阴虚内热或肝肾阴虚是本病常见的临床类型。在此期内，如何撤减激素，防止减量时的反跳，减轻激素及免疫抑制剂等的副作用，是治疗的关键。朱老师非常重视虫类药在红斑狼疮中的应用，认为本病早期病变在表，多见皮肤经络、肌肉关节受损，若病势由上而下，由表渐里，病邪深伏，则损害脏腑。毒邪每与热、瘀相搏，非虫类搜剔之品不能引药力以达病处，故虫类药搜络剔瘀，解毒透邪，用于红斑狼疮各期。虫类药与其他药物相伍，能起到协同增效的作用，最大程度发挥中药的优势。若症见骤然发病，发热，皮肤赤红斑疹，烦躁身痛，舌红苔薄黄，脉滑数等症，常用水牛角、银花、连翘、赤芍、丹皮、生地、鬼箭羽、地龙、蜈蚣、僵蚕等清热凉血、祛风解毒之品。若高热不退，加羚角粉、人工牛黄、青黛各等份，装胶囊，吞服。羚羊清肝息风，牛黄清心开窍，青黛清热消瘀，三药合用，一般数日即可热挫趋安。若低热缠绵，或身热掌炕，斑疹隐现，口干咽痛，舌苔薄或少苔质红，脉细数者，常用青蒿、秦艽、白薇、银柴胡、鳖甲、地龙、僵蚕、生地、玄参等养阴清热，化瘀通络。若四肢肌肉关节游走性疼痛，斑疹暗红，肌肤瘙痒，舌苔薄，脉弦细，常用穿山龙、青风藤、土茯苓、忍冬藤、秦艽、乌梢蛇、全蝎、僵蚕、鬼箭羽等祛风解毒，化瘀通络。口腔溃疡者，常用全蝎配川连，泻火解毒；斑疹嫩红不消者，重用僵蚕配生石膏；出现雷诺现象用僵蚕、蝉衣配川桂枝、毛冬青熄风解痉，温经通络；若腰膝酸软，肢体浮肿，神疲倦怠，舌苔薄白，脉细弱，多属狼疮晚期，出现脾肾两虚，药用：生黄芪、太子参、白术、制附子、仙灵脾、生地、泽泻、蜂房、水蛭、地龙等补肾健脾，活血行水。

五、系统性硬化病

硬皮病是一种以皮肤及各系统胶原纤维化为特征的结缔组织病。临床上以皮肤增厚、变硬，多关节疼痛为主要症状，可累及多个脏器。《诸病源候论》："风湿痹痛之状，或皮肤顽厚，或肌肉疼痛……。"《儒门事亲》："皮痹不已则成肉痹，肉痹不已则成脉痹……，久病不已则舍其合，若脏腑俱病，虽有智者，不能善图也。"由此可见，系统性硬皮病是以皮痹为特征的一种体脏痹证，可以发展形成脏腑痹。朱老师从皮肤病变的临床表现，归纳寒、虚、瘀为本病的主要病因，阳虚寒凝，痰瘀互结，络脉（肌肤）失养为其病机，提出以温通为治疗原则，即温阳益肾，散寒除湿，活血通络。在通络的基础上，结合皮肤病变三期（水肿期、硬化期、萎缩期）以及累及脏腑的不同，进行辨治。若手指或颜面皮肤肿胀、紧张、增厚，或肢冷、肤色少华，伴雷诺现象，舌苔薄白，脉细涩，为寒邪外侵，络脉瘀塞所致，常用黄芪、当归、白芍、桂枝、细辛、鸡血藤、丹参、穿山甲、僵蚕、地龙等，温经散寒，化瘀通络。若皮肤红肿、皮温较高，或伴发热，关节疼痛，舌红苔薄，脉滑数，为邪热壅遏，络脉瘀阻之征，常用银花、玄参、当归、赤芍、青蒿、毛冬青、蛇舌草、穿山甲、水蛭、地龙等，清热败毒，化瘀通络。朱老师认为，皮肤病变阶段是硬皮病治疗的关键期，往往决定疾病的发展和预后，虫类通络药是必投之品。若皮肤变硬，手指表面有蜡样光泽，不能捏起，关节僵硬，活动受限，假面具面容，面胸颈部皮肤紧绷，舌苔薄白，脉弦细，为痰瘀凝聚，阳气受损，常用白附子、半夏、丹参、鬼箭羽、鹿角霜、黄芪、仙灵脾、穿山龙、穿山甲、全蝎、僵蚕、水蛭等，共奏活血通络，化痰软坚，温肾益气之功。若皮肤萎缩，身痛疲乏，或肌肤甲错，毛发脱落，或肌肉萎缩，舌苔薄或少苔，脉沉细，多属气血亏虚，络虚不荣。常用黄芪、党参、熟地、当归、鹿角胶、龟板胶、地鳖虫、乌梢蛇、蜈蚣、穿山甲、鳖甲等，益气养血、通络软坚。出现吞咽障碍等食管病变者，用壁虎、水蛭、全蝎、威灵仙散瘀解痉，颇能切中病机。

六、干燥综合征

干燥综合征是一种以侵犯泪腺、唾液腺、腮腺为主的慢性自身免疫性疾病，以口眼干燥，反复发作的腮腺肿大，以及关节疼痛为主要临床表现。现归属中医"燥证"、"燥痹"的范畴。燥邪致痹往往导致气阴两虚，津液耗伤，影响肺、胃、肝、肾多个脏腑的功能。现代医学发现，干燥综合征能够引起肺纤维化、胆汁淤积性肝硬化、肾小管酸中毒以及消化腺损害。中医治疗原则一般以养阴润燥为主。朱老师对此有自己的见解，认为本病虽多阴虚征象，但又不同于一般的阴虚证，非单纯养阴润燥所能易复。况且干燥综合征因燥致瘀，瘀阻津伤，治疗不易速效。气阴虚损，燥热络瘀是疾病的本质，指出养阴润燥，益气生津，勿忘化瘀通络。实验研究表明，原发性干燥综合征与血瘀证密切相关，高免疫球蛋白血症，高效价类风湿因子与低补体血症，可能是形成血瘀证，影响血液流变学的原因之一。在临证中，选用生地、女贞、石斛、花粉、玄参、天麦冬、沙参、龟板、鳖甲等养阴生津；太子参、黄芪、白术、山药、茯苓等益气健脾；熟地、枸杞、首乌、山茱萸等滋养肝肾；鹿角胶、仙灵脾、苁蓉、补骨脂等温补肾阳；蛇舌草、败酱草、红藤、鬼箭羽、肿节风、菝葜等清热散瘀。眼干涩痛者，用鬼针草、密蒙花；口干明显者，加乌梅、麦冬；腮腺或淋巴肿大者，加全蝎、壁虎、僵蚕、肿节风、猫爪草等。朱老师常在各类证型中投入乌梢蛇、水蛭、蜈蚣、地鳖虫、穿山甲等化瘀搜剔之品，既能使津液输布流化之道畅达，尚利于体内癥积（包括皮肤瘀斑，腮腺漫肿，假性淋巴瘤，肝脾肿大等）的消散和痹痛的缓解。朱老师十分推崇明代吴又可"三甲散"（鳖甲、龟甲、穿山甲、蝉蜕、僵蚕、牡蛎、土鳖虫、当归、白芍、甘草），并善用此方化裁治疗干燥综合征，取得较好的疗效。

朱老师应用虫类药还治疗多种风湿类疾病，如成人斯蒂尔病（属中医"温病"、"痹症"范畴）出现高热持续不退，口干咽痛、烦躁不安，关节疼痛，身体多处红疹，溲黄，便干，舌红苔薄黄，脉洪数等气营两燔证候，常用银花、栀子、生石膏清气透发；水牛角（或羚羊角粉）、元参、生地黄、赤芍、蚤休清营解毒；巧用僵蚕、蝉衣、姜黄、虎杖（或大黄）宣郁发散，化瘀通下，在全方中起着升降两调，畅通三焦的作用，而应手收效。又如多发性大动脉炎（类似中医学之"脉痹"，又称"无脉证"），活动期虽无明显热痹的外在症状，甚则伴见乏力，发凉，麻木之虚寒征象，但实乃邪热壅遏，脉络瘀阻，闭塞不通所致，常用银花、青蒿、蛇舌草、虎杖清热达邪；川芎、丹参、鬼箭羽、毛冬青活血化瘀；黄芪、桂枝佐以益气通阳；更用水蛭、地龙、全蝎等剔邪通络，诸药相伍，往往热挫瘀化，络脉畅通。再如白塞氏病（与"狐惑病"相似）可累及多器官，发生多种病变。当出现口舌多处溃烂，创面发黄，边缘焮红，外阴部溃疡肿痛，或伴关节疼痛，舌红苔薄黄腻，脉滑数等心肝火盛，湿毒下注证候，常用银花、玄参、丹皮、黄连直折火势；苍术、土茯苓、苦参、碧玉散泄化湿毒；妙用全蝎、蜈蚣、僵蚕等搜邪通络，多能使顽疾得以迅速缓解。

七、结 语

顽痹以通为用，善用虫类药，是朱老师治疗风湿病的特色之一。顽痹病久入络，邪入经隧骨骱，气血凝滞不宣，痰瘀胶固，经络闭塞，必借虫蚁之类，轻灵流通，松动病根，搜剔窜透，以攻通邪结。俾"飞者升，走者降，血无凝著，气可宣通"。虫类药含有草木药所不具备的抗凝及纤溶的活性成分，是虫类药活血化瘀作用的独特之处。单味药如此，含有虫类药复方更显示这方面的优势。虫类药还具抗癌消瘤，调节免疫的作用。

朱老师经验，虫类药与清热解毒，化痰散结之肿节风、菝葜、龙葵、山慈菇、制南星等配伍联用，能够抑制滑膜增生和血管翳的形成，阻止滑膜炎症的进展和骨质侵蚀，其疗效优于后者的单独使用。在辨证用药的基础上，配钻透搜剔之品，往往出奇制胜，收到常规药物治疗难以达到的疗效。

朱老师认为，虫类药对机体还具有补益调整的特殊作用。大多数虫类药含有动物蛋白、氨基酸、无机元素、维生素以及生物活性物质等。对草木药而言，虫类药属血肉有情之品，非其所能比拟，无疑是药物中的"荤品"。蜂房、壁虎、蚂蚁、海马、九香虫有温肾壮阳，增强免疫的功效。全蝎、蜈蚣、海马、蚂蚁、蚯蚓、蛇肉等，都是滋补健身的药膳上品。正是虫类药这种攻伐开通与滋补强壮，神奇的双重功效，对改善病情，缩短病程，提高疗效，起到重要的促进作用。但同时也应该注意到，虫类药效捷而峻猛，多数偏于温热之性，孕妇、体弱或有阴虚阳亢之证者，应谨慎使用。

（原载于《中国中医基础医学杂志》2015年第4期）

附录二　益肾蠲痹法治疗风湿病大事年表

　　孟河名医马培之（1820~1903）、丁甘仁，提出了痹证虚实夹杂的治法，善用虫类药蠕动之力和啖血之性治疗顽固性痹证。

　　章次公（1903~1959）为孟河马培之徒孙、丁甘仁弟子，治疗痹证喜草木与虫类药相伍，形成了善用虫类药之"结合证型、配合虫类"、"结合药性、选择虫类"、"滋阴润燥、制虫之燥"、"善用丸散、宿邪缓攻"的鲜明用药特点。

　　19世纪60年代初，朱良春强调风湿病病因复杂，病机虚实夹杂，肾督亏虚为正虚的主要原因，寒、热、痰、湿、瘀痹阻精髓骨骱为邪实的一面，提出"久痛多瘀，久痛入络，久病多虚，久病及肾"的风湿顽痹的病机观。临证治疗时总以蠲痹祛风、逐湿通络为主，审查阴阳，区别虚实，辨证施治，并借血肉有情之虫类药，奏效始著，创制了"蠲痹舒络合剂"，并于1961年在江苏中医药发表《虫类药对风湿性关节炎60例的疗效观察》。

　　1963~1964年，在《中医杂志》连载"虫类药的临床研究"，进一步开展对虫类药的深入研究、推广应用，产生了积极作用，在中医界产生了广泛影响。

　　1968年朱良春在《江苏中医》发表《虫类药在顽痹治疗中的重要作用》一文，强调虫类药在益肾蠲痹法治疗中的重要作用。

　　1977年，在"蠲痹舒络合剂"的基础上，逐渐发展完善为"蠲痹通络丸"，最终形成"益肾蠲痹丸"，成为益肾蠲痹法的代表药方，具有养血舒筋、窜透搜风、逐湿散寒、化瘀通络的综合作用，并发表《"益肾蠲痹丸"治疗痹痛155例临床观察》。

　　1978年5月，在20世纪60年代《中医杂志》连载"虫类药的临床研究"的基础上，《虫类药的应用》充实成书，并于1981年由江苏科技出版社印行，是国内较早系统研究虫类药的著作。

　　1985年1月，获批江苏省卫生厅课题立项对"益肾蠲痹丸"进行新药开发研究，和中国中医科学院基础理论研究所合作进行动物实验研究。

　　1985年1月21日，在南通文峰饭店召开"益肾蠲痹丸临床验证协作会"。

　　1987年10月，在南通召开《顽痹（类风湿关节炎）从肾论治的研究》课题评审鉴定会，中国中医研究院路志正主任、中日友好医院焦树德主任、皖南医学院李济仁主任、南通医学院附院程达人院长、南通医学院徐健教授、南通医学院附院邵荣世主任、北京同仁堂提炼厂刘桂贤厂长、南通市科委王镣主任，南通市卫生局柯观副局长等参加。该科研成果获江苏省科技进步奖四等奖，南通市科技进步奖二等奖。

　　1988年，与南京中医学院计算机中心合作开发的《朱良春主任中医师痹证（风湿病）诊疗软件》获江苏省科技进步奖四等奖，南通市科技进步奖三等奖。1990年应邀去新加坡国际计算机博览会交流，受到新加坡教育部长接见，此软件转让南京、安徽等医院使用，受到好评。

　　1988年11月20日，在南通召开由江苏省中医管理局组织的"益肾蠲痹丸治疗顽痹（类风湿关节炎）临床与实验研究"成果鉴定会。由朱良春、朱婉华、齐鸣、王乃琪、王安民、吕爱平等汇报临床观察、实验研究等有关材料，经王绵之主任委员、陈廉副主任委员及王德修、周仲瑛、徐景藩、李济仁、陈之才、袁正刚等委员组成的鉴定会的评议，认为该课题设计周密，方法合理，数据可靠，科学性强，居国内先进水平，一致同意通过技术鉴定，建议申报部级成果。

　　1990年1月，"益肾蠲痹丸"获得国家新药证书，新药批准证书：（89）卫药证字Z-37号，药品批准文号：国药准字Z10890004，并转让江苏清江和广东华南制药厂生产。

　　1990年，"益肾蠲痹丸治疗顽痹的临床与实验研究"获国家中医药管理局科技进步奖三等奖。"益肾蠲痹丸治疗顽痹（类风湿关节炎）"被列入国家中医药管理局"八五"中医科技成果推广计划，第十七项。

　　1994年4月，"益肾蠲痹丸治疗类风湿的临床和实验研究"获世界传统医学大会（美国）优秀成果大赛"生命力杯"二等奖。

1994年7月，应读者需求，对《虫类药的应用》进行了修订和补充，由山西科学技术出版社再版印行。

1995年1月，在原方基础上进行加减、工艺改进，研制了第二代产品"浓缩益肾蠲痹丸"，获批江苏省医院制剂，批准文号：苏药制字Z 04000448，服用量4g，胃肠道反应明显减少。

2000年5月14日，在研究所举行"痛风冲剂"与中国中医研究院基础理论研究所及安徽神鹿制药集团联合开发签约仪式，吕爱平所长、杨红旗副总经理及朱婉华共同签署，南通市科委厉永茂主任，南通市卫生局缪宝迎副局长、南通市医药局季荣生局长等参加。

2002年1月，"益肾蠲痹丸"列入科技部十五重点攻关计划——中医药现代化研究与产业开发"类风湿关节炎治疗方案研究"课题治疗组用药（课题编号：2001BA701A17）。

2003年，《痛风冲剂治疗痛风的临床和实验研究》获南通市科技进步奖三等奖。

2005年9月，《益肾蠲痹法治疗风湿病》列入国家中医药管理局中医药科技成果推广项目（国中医药办发〔2005〕30号）。

2006年10月，"益肾蠲痹丸"列入十一五国家科技支撑计划——重大疑难疾病中医防治研究"基于二次临床研究的中医药治疗类风湿关节炎的临床评价"课题治疗组用药（课题编号：2006BAI04A10）。

2007年12月，"益肾蠲痹丸"列入十一五国家科技支撑计划——中医治疗常见病研究"痛风性关节炎中医综合治疗方案研究"课题痛风慢性期治疗组用药（课题编号：2007BAI20B034）。

2008年8月，《益肾蠲痹丸作为治疗类风湿关节炎基础用药的研究》获得南通市科学技术进步奖二等奖。

2009年6月，承担江苏省科技计划"朱良春诊疗经验传承、创新及应用示范"课题，整理总结"益肾蠲痹法治疗风湿病"的诊疗技术和经验。

2009年11月18日，《益肾蠲痹丸作为治疗痛风慢性期药物的应用》获得国家发明专利。

2010年，"朱良春益肾蠲痹法"列入南通市第二批市级非物质文化遗产名录（通政发〔2010〕72号）。

因《虫类药的应用》脱售已久，屡索难获，同时虫类药之品种和应用日益增多，故进行了充实与增订，于2011年6月由人民卫生出版社出版《朱良春虫类药的应用》（第二版）。

2012年，《浊瘀痹相关理论的研究及临床应用》获中华中医药学会科学技术三等奖，南通市科技进步奖二等奖。

2014年12月，"益肾蠲痹法治疗风湿病"申报江苏省第四批非物质文化遗产。

2014年3月18日，与国家中医药管理局中国中医药科技开发交流中心签订"全国名老中医经验、名方、特色诊疗技术传承促进工程——国医大师朱良春经验传承合作项目"，主要推广"益肾蠲痹法治疗风湿病技术"。

2015年6月，《痛风（浊瘀痹）诊疗与康复手册》成书，由人民军医出版社出版。

参 考 书 目

程士德 . 1982. 素问注释汇粹 . 北京：人民卫生出版社 .

方药中，许家松 . 2007. 温病条辨讲解 . 北京：人民卫生出版社 .

国家中医药管理局 . 1994. 中医病证诊断疗效标准 . 南京：南京大学出版社 .

[汉]·张仲景 . 1963. 金匮要略方论（医统正脉本）. 北京：人民卫生出版社 .

何绍奇 . 1991. 现代中医内科学 . 北京：中国医药科技出版社 .

冷方南等 . 1988. 中国基本中成药 . 北京：人民出版社 .

凌耀星 . 1991. 难经校注 . 北京：人民卫生出版社 .

刘渡舟 . 1991. 伤寒论校注 . 北京：人民卫生出版社 .

娄玉钤 . 2001. 中国风湿病学（上、中、下）. 北京：人民卫生出版社 .

路志正，焦树德 . 1996. 实用中医风湿病学 . 北京：人民卫生出版社 .

吕爱平，朱婉华 . 类风湿关节炎中西医结合应用基础研究 . 北京：中医古籍出版社 .

[明]·龚廷贤 . 1998. 万病回春 . 李秀芹注 . 北京：中国中医药出版社 .

[明]·王肯堂 . 2007. 证治准绳集要 . 沈阳：辽宁科学技术出版社 .

[清]·林珮琴 . 2010. 类证治裁 . 张克敏校 . 太原：山西科学技术出版社 .

[清]·喻昌 . 2002. 医门法律 . 赵俊峰校 . 北京：中医古籍出版社 .

[唐]·孙思邈 . 1955. 备急千金要方 . 北京：人民卫生出版社 .

[唐]·杨上善 . 1965. 黄帝内经太素 . 北京：人民卫生出版社 .

周翠英，孙素平，傅新利 . 1998. 风湿病中西医诊疗学 . 北京：中国中医药出版社 .

朱步先，何绍奇，朱婉华，等 . 2007. 朱良春用药经验集 . 长沙：湖南科学技术出版社 .

朱良春 . 2001. 中医百年百名临床家朱良春 . 北京：中国中医药出版社 .

朱良春 . 2001. 朱良春虫类药的应用 . 北京：人民卫生出版社 .

朱良春 . 2006. 朱良春医集 . 长沙：中南大学出版社 .

朱良春，缪正来，何绍奇，等 . 1999. 章次公医术经验集 . 长沙：湖南科学技术出版社 .